Kaiser/Kley
Cortisontherapie

Überreicht mit
freundlicher Empfehlung.

MERCK

Cortisontherapie

Corticoide in Klinik und Praxis

Hanns Kaiser und Hans K. Kley

Mit Beiträgen von P. Bumm, F. Haggenmüller, L. Kappos
H.-G. Mertens, R. Niedner, E. Schöpf, W. Straub

9., neubearbeitete Auflage

16 Abbildungen, 46 Tabellen

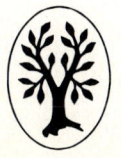
Georg Thieme Verlag Stuttgart · New York 1992

Die Deutsche Bibliothek –
CIP-Einheitsaufnahme

Cortisontherapie: Corticoide in Klinik und Praxis / Hanns Kaiser und Hans K. Kley. Mit Beitr. von P. Bumm ... – 9., neubearb. Aufl. – Stuttgart ; New York : Thieme, 1992
    Bis 8. Aufl. u. d. T.: Kaiser, Hanns: Cortisonderivate in Klinik und Praxis
NE: Kaiser, Hanns

Die 1.–8. Auflage erschien unter dem Titel: **Cortisonderivate in Klinik und Praxis**

1. Auflage 1957
2. Auflage 1958
3. Auflage 1960
4. Auflage 1965
5. Auflage 1968
6. Auflage 1973
7. Auflage 1977
8. Auflage 1987
1. türkische Ausgabe 1976

Wichtiger Hinweis:

Wie jede Wissenschaft ist die Medizin ständigen Entwicklungen unterworfen. Forschung und klinische Erfahrung erweitern unsere Erkenntnisse, insbesondere was Behandlung und medikamentöse Therapie anbelangt. Soweit in diesem Werk eine Dosierung oder eine Applikation erwähnt wird, darf der Leser zwar darauf vertrauen, daß Autoren, Herausgeber und Verlag große Sorgfalt darauf verwandt haben, daß diese Angabe dem Wissenstand bei Fertigstellung des Werkes entspricht.

Für Angaben über Dosierungsanweisungen und Applikationsformen kann vom Verlag jedoch keine Gewähr übernommen werden. Jeder Benutzer ist angehalten, durch sorgfältige Prüfung der Beipackzettel der verwendeten Präparate und gegebenenfalls nach Konsultation eines Spezialisten, festzustellen, ob die dort gegebene Empfehlung für Dosierungen oder die Beachtung von Kontraindikationen gegenüber der Angabe in diesem Buch abweicht. Eine solche Prüfung ist besonders wichtig bei selten verwendeten Präparaten oder solchen, die neu auf den Markt gebracht worden sind. Jede Dosierung oder Applikation erfolgt auf eigene Gefahr des Benutzers. Autoren und Verlag appellieren an jeden Benutzer, ihm etwa auffallende Ungenauigkeiten dem Verlag mitzuteilen.

© 1957, 1992 Georg Thieme Verlag, Rüdigerstraße 14, D-7000 Stuttgart 30
Satz: Gulde-Druck GmbH, Tübingen (gesetzt auf Apple Macintosh IIci)
Druck: Gutmann + Co, Heilbronn

ISBN 3-13-357209-1   1 2 3 4 5 6

Anschriften

Herausgeber

Kaiser, Hanns, Prof. Dr.
Jesuitengasse 12
8900 Augsburg

Kley, Hans K., Prof. Dr.
Chefarzt der Medizinischen Klinik
Städtisches Krankenhaus
Singen/Hohentwiel
Virchowstr. 10
7700 Singen

Mitarbeiter

Bumm, Peter, Prof. Dr.
Chefarzt der
Hals-Nasen-Ohren-Klinik
Zentralklinikum Augsburg
Stenglinstr.
8900 Augsburg

Haggenmüller, Fritz, Dr.
Leitender Arzt der Kneipp'schen
Kinderheilstätte Bad Wörishofen
Fidel-Kreuzer-Str. 12
8939 Bad Wörishofen

Kappos, Ludwig,
Priv.-Doz. Dr. med. Dipl.-Psych.
Leiter der Neurologischen
Universitäts-Poliklinik
Kantonsspital
Petersgraben 4
CH-4031 Basel

Mertens, Hans-Georg, Prof. Dr.
Hofweg 10
8707 Veitshöchheim

Niedner, Roland, Prof. Dr.
Oberarzt der Universitäts-
Hautklinik
Hauptstr. 7
7800 Freiburg

Schöpf, Erwin, Prof. Dr.
Direktor der Universitäts-
Hautklinik
Hauptstr. 7
7800 Freiburg

Straub, Wolfgang, Prof. Dr. Dr. h.c.
Von-Harnack-Str. 7
3550 Marburg

Darmstadt, im Dezember 1991

Vor Ihnen liegt die 9. Auflage des Buches »Cortisontherapie – Corticoide in Klinik und Praxis«. Dieses Buch von Prof. Kaiser ist zum Standardwerk der Cortisontherapie geworden.

E. Merck, Darmstadt, beschäftigt sich bereits seit Jahrzehnten mit Cortison-präparaten und gehört zu den führenden Anbietern auf diesem Gebiet. Seit Erscheinen der ersten Auflage im Jahr 1957 befindet sich die Therapie mit Corticoiden im Fluß. Mit engagierter Forschung hat E. Merck hierzu einen Teil beigetragen.

Auch in jüngster Zeit hat es neue Erkenntnisse auf dem Sektor der Cortison-therapie gegeben, wie die vorliegende Ausgabe zeigt. Diese umfassende und aktuelle Darstellung seit nunmehr 35 Jahren ist der Verdienst von Professor Kaiser. Wir möchten daher Herrn Prof. Kaiser im Namen der Leser für sein großes Engagement danken.

Wir danken auch Herrn Prof. Kley, der an dieser Auflage mitgearbeitet hat und das Buch in Zukunft weiterführen wird.

Für E. Merck ist es eine Verpflichtung, der Ärzteschaft einen qualifizierten Service anzubieten. In diesem Rahmen unterstützen wir das Werk von Prof. Kaiser seit Erscheinen der 1. Auflage.

Wir hoffen, daß dieser Service Ihnen beim Umgang mit Corticoiden nützlich ist. Falls Sie spezielle Fragen auf dem Gebiet der Cortisontherapie haben, stehen Ihnen unsere wissenschaftlichen Außendienstmitarbeiter/innen oder E. Merck, Vertrieb Pharma Deutschland, Postfach 41 19, 6100 Darmstadt, jederzeit zur Verfügung.

E. Merck, Darmstadt

Zum Geleit

Diese 9. Auflage erscheint 35 Jahre nach der 1. und weist eine grundsätzliche Änderung auf. Nach meinem Ausscheiden aus der klinischen Tätigkeit habe ich einen geeigneten Mitarbeiter und Nachfolger gesucht. In Herrn Prof. Dr. H. K. Kley fand ich einen fachlich hochqualifizierten und klinisch sehr erfahrenen Kollegen. Herr Kley hat etwa die Hälfte der allgemeinen und internistischen Kapitel dieser Auflage bearbeitet. Er wird das Buch auch in zukünftigen Auflagen weiterführen, so daß das von mir seit Anbeginn verfolgte Ziel auch weiterhin gesichert bleibt: Den Ärzten in Klinik und Praxis ein zuverlässiger Ratgeber bei den vielfältigen Problemen der Cortisontherapie zu sein. Dafür sage ich Herrn Kley meinen herzlichsten Dank.

H. Kaiser

Vorwort zur 9. Auflage

Mit der Neuauflage haben wir den Titel des Buches etwas geändert, weil »Cortisonderivate« nicht mehr korrekt ist. Grundkonzept und Art der Darstellung wurden beibehalten, wenngleich natürlich jeder Autor seinen eigenen Stil hat. Gemeinsam haben wir uns bemüht, das Buch in allen Abschnitten auf den letzten Stand zu bringen und aktuelle Literaturhinweise für den besonders Interessierten zu vermitteln. Dafür mußte freilich auf das Zitieren vieler älterer Arbeiten verzichtet werden.

Den bewährten Mitarbeitern, die ihre Kapitel aktualisiert und abschnittweise auch neu geschrieben sowie mit rezenten Literaturhinweisen versehen haben, gilt unser Dank.

Als neuen Mitarbeiter begrüßen wir Herrn Prof. Dr. P. Bumm, der das HNO-Kapitel vollständig neu bearbeitet hat, wofür wir ihm herzlich danken.

Herr Dr. Bannert, Leiter der Apotheke im Zentralklinikum Augsburg, hat wiederum alle Präparatelisten auf den aktuellen Stand gebracht, wofür wir ihm sehr dankbar sind.

Schließlich danken wir Lektorat, Redaktion und Herstellung des Georg Thieme Verlages für die schon bewährt gute und verständnisvolle Zusammenarbeit.

Augsburg und Singen, im Winter 1991   H. Kaiser und H. K. Kley

Inhaltsverzeichnis

Pharmakotherapie mit Corticoiden

Indikationen für die pharmakologische Corticoidtherapie

Die Geschichte der Nebennieren und ihrer Hormone

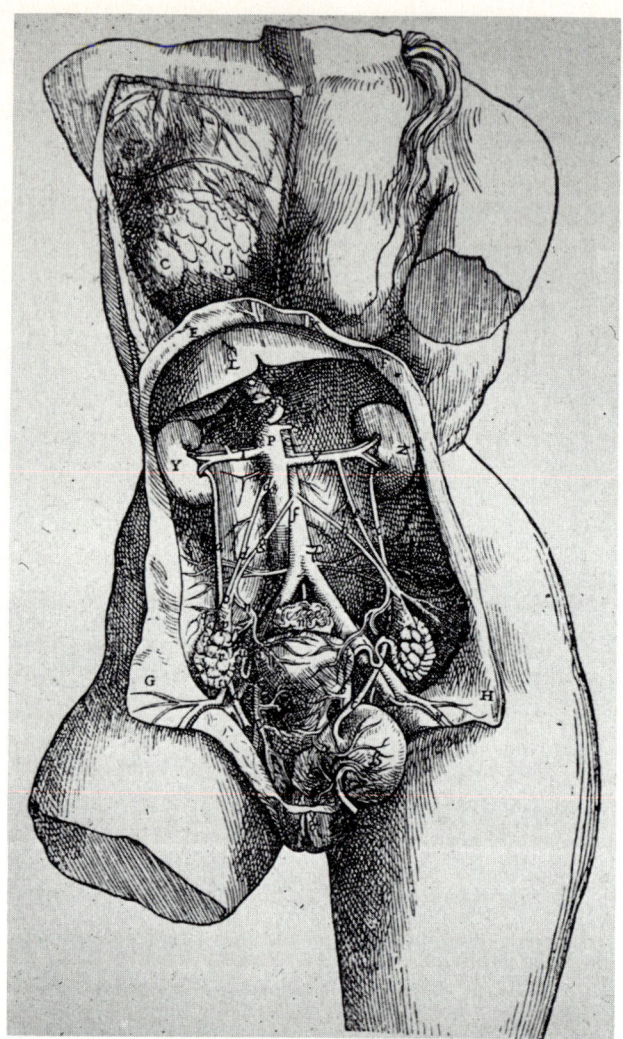

Abb. 1   Bauchsitus von Andreas Vesalius, 1543

Entdeckung der Nebennieren

Die meisten endokrinen Organe waren schon den Ärzten in der Antike bekannt. Die Nebennieren kannte aber selbst ANDREAS VESALIUS (1515–1564), der Begründer der modernen Anatomie, noch nicht (Abb. 1). Erst 1564 beschrieb BARTHOLOMAEUS EUSTACHIUS SANCTOSEVERINATUS (1520–1574), Professor der Anatomie in Rom, die »Glandulae quae renibus incumbunt« (Abb. 2). Trotzdem blieben diese Organe noch vielen Anatomen des 17. und 18. Jahrhunderts unbekannt.

Aufklärung der Funktionen

Noch 3 Jahrhunderte nach ihrer Entdeckung sollte die *Funktion* dieser Organe unklar bleiben. Der Spekulationen gab es viele. 1855 beschrieb THOMAS ADDISON (1793–1860) die nach ihm benannte Krankheit. Da alle seine Patienten an der Zerstörung der Nebennieren verstorben waren, zweifelte er

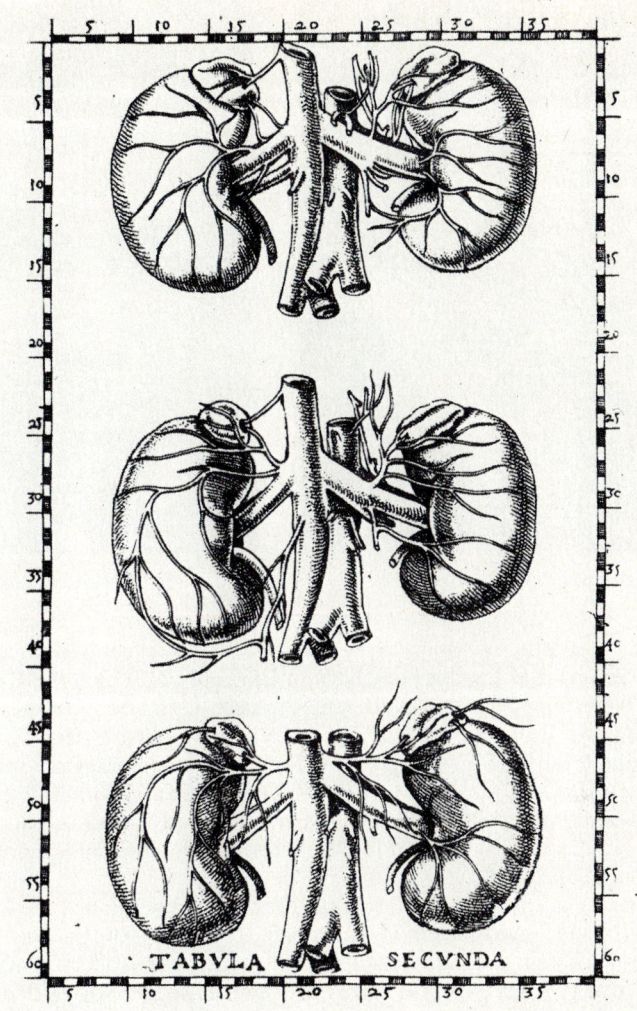

Abb. **2**   Erstmalige Darstellung der Nebennieren durch Bartholomaeus Eustachius, 1564

nicht an der Lebensnotwendigkeit dieser Organe. 1856/57 wies außerdem EDOUARD BROWN-SÉQUARD (1817–1894) tierexperimentell die Lebensnotwendigkeit der Nebennieren nach. Beide Autoren fanden aber keine allgemeine Anerkennung. So konnte es geschehen, daß JOSEPH HYRTL, Professor der Anatomie in Wien, in seinem weitverbreiteten Lehrbuch noch um die Jahrhundertwende schrieb: »Die unbekannte Funktion der Nebenniere sichert dieses Organ vor lästigen Nachfragen in der Heilwissenschaft.«

Schon 1852/54 hatte RUDOLPH VON KOELLIKER (1817–1905) festgestellt, daß die Nebenniere aus zwei verschiedenen Organen zusammengesetzt ist. 1903 konnte ARTHUR BIEDL (1869–1933) nachweisen, daß die Rinde der lebensnotwendige Teil des Organs ist.

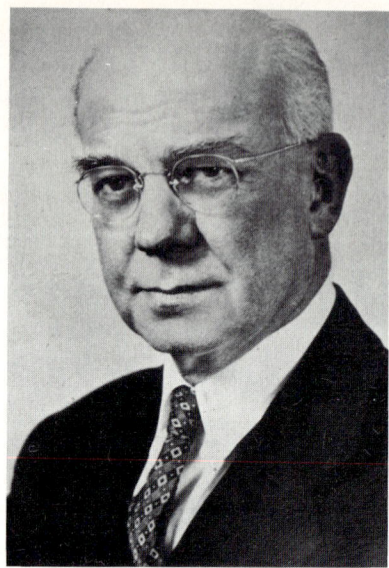

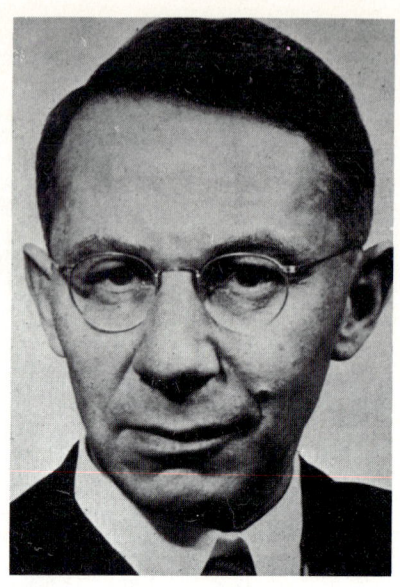

Abb. **3**   E. Kendall (1886–1972)   Abb. **4**   T. Reichstein (geb. 1897)

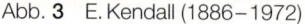

Nebennieren-
hormon-
forschung

1894 gelang gleichzeitig Forschern in England und Polen die Reinextraktion von Adrenalin aus dem Nebennierenmark. Und wieder dauerte es 3 Jahrzehnte, bis Biochemiker auf die Idee kamen, nach einem Hormon in der Nebennierenrinde zu suchen. Gleichzeitig und unabhängig voneinander versuchten EDUARD KENDALL (1886–1972) in der Mayo-Klinik, Rochester, OTTO WINTERSTEINER (1898–1971) in New York und TADEUSZ REICHSTEIN (geb. 1897) in Zürich den vermuteten Wirkstoff aus der Nebennierenrinde zu extrahieren (Abb. **3** u. **4**).

Zur nicht geringen Überraschung dieser Forscher fanden sie nicht einen, sondern eine ganze Reihe von Substanzen: Bis 1936 hatten KENDALL und WINTERSTEINER je 5 und REICHSTEIN 7 Wirkstoffe isoliert. Darunter befand sich auch 17-Hydroxy-11-dehydro-Corticosteron, das später den Namen Cortison erhielt. WINTERSTEINER hielt nicht viel von dieser Substanz und REICHSTEIN konzentrierte sein Interesse auf die Androgene und mineralwirksamen Hormone aus dieser Drüse.

Entdeckung von
Cortisol

1937 fanden sowohl KENDALL als auch WINTERSTEINER das später *Cortisol* genannte Steroid. Es dauerte aber noch lange, bis es als das physiologische Glucocorticosteroid anerkannt wurde.

Bis 1946 waren insgesamt 39 verschiedene Steroide aus der Nebennierenrinde isoliert und definiert. 1953 erfolgte der Schlußpunkt aus dieser Hormonforschung mit der Entdeckung des Aldosterons durch REICHSTEIN.

KENDALL hatte sich inzwischen um die Gewinnung größerer Mengen Cortison bemüht. Zur Extraktion von 1 g brauchte er 500 kg Nebennieren, d.h. die Organe von 20000 Stück Rindvieh. Das war selbst für das Land der unbegrenzten Möglichkeiten nicht erschwinglich. So kam es, daß nicht genügend Material für biologische Untersuchungen zur Verfügung standen. Hinzu kam, daß verschiedene Tierspezies unterschiedlich auf diese Wirkstoffe reagieren.

Abb. **5**   Ph. S. Hench (1896–1965)

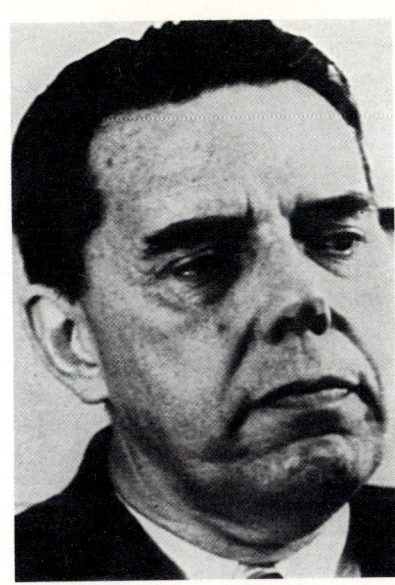

Die biologischen Funktionen des Hormons blieben also noch einige Zeit unklar.

Nachdem REICHSTEIN 1938 erstmals die Synthese eines Nebennierenwirk- *Synthese von* stoffs, des Desoxycorticosteron, durch Abbau von Cholesterin gelungen war, *Cortison* bemühte sich KENDALL um eine Partialsynthese von Cortison aus Rindergal- lensäuren. Die Aufgabe erwies sich als äußerst schwierig, sie überstieg die Möglichkeiten eines Kliniklabors. Deshalb arbeitete KENDALL mit der Phar- mafirma Merck zusammen. Trotz staatlicher Unterstützung konnte erst 1946 ein gangbarer Syntheseweg gefunden werden; dieser wurde 1948 so weit verbessert, daß eine Produktion möglich war.

1926 wurde PH. S. HENCH (1896–1965) zum Leiter der Sektion Rheumatologie *Die Beobachtun-* in der Mayo-Klinik bestellt (Abb. **5**). Er machte zwei klinische Beobachtun- *gen von* gen, die ihn faszinierten: Patienten mit chronischer Polyarthritis (c.P.), die an *Ph.S.Hench* Gelbsucht erkranken, und Frauen, die schwanger sind, bekommen eine vor- übergehende Remission ihrer Krankheit. HENCH war davon überzeugt, daß zwischen diesen beiden Beobachtungen ein Zusammenhang bestehen müßte. Er nahm an, daß eine körpereigene Substanz diese Besserungen auslöst. Aber welche? Therapieversuche mit Bilirubin, Gallensäuren sowie weiblichen Ge- schlechtshormonen und sogar mit toxischen Substanzen, die eine Gelbsucht erzeugen, schlugen fehl. Ein zufälliges Gespräch mit E. KENDALL 1940 ließ die Frage aufkommen, ob nicht das von Kendall erforschte Nebennierenrinden- hormon die gesuchte Substanz sein könnte. Ein Therapieversuch wurde ver- einbart. Der mußte aber noch lange auf sich warten lassen, da nicht genügend Substanz zur Verfügung stand.

Am 26. 7. 1948 wurde Mrs. G., die an einer schweren immobilisierenden c.P. *Das Cortison-* litt, in die Mayo-Klinik aufgenommen. Alle verfügbaren Mittel konnten ihren *Wunder*

Zustand nicht bessern. Jetzt drängte HENCH auf die Bereitstellung des Nebennierenrindenhormons. Am 17. 9. 48 erfolgte von Merck die erste Lieferung einer pharmazeutischen Zubereitung von Cortison. Die Behandlung begann nach umfangreichen Voruntersuchungen am 21. 9. 48 mit 2mal täglich einer Injektion von je 50 mg. Schon nach 2 Tagen konnte sich die Patientin im Bett bewegen, am 3. Tag hatte sie keine Schmerzen mehr und stand erstmals auf. Nach 1 Woche Behandlung nahm sie ein Taxi, fuhr in die Stadt und machte 3 Stunden lang Einkäufe. Das *Cortison-Wunder* war geschehen.

1. Publikation und Nobelpreis

Mit einem Bericht über die Behandlung von 14 Patienten traten die Mayo-Kliniker am 13. April 1949 erstmals an die Öffentlichkeit. Dabei haben sie bereits entscheidende Merkmale dieser neuen Therapie erkannt:

- Klinischer Effekt nach wenigen Tagen
- Wirkung dosisabhängig
- Blutsenkung fällt parallel zur klinischen Besserung
- nach Absetzen der Therapie Auftreten eines Rückfalls
- langfristige Behandlung führt zu unerwünschten Wirkungen

Bereits 1950 erhielten KENDALL, REICHSTEIN und HENCH den Nobelpreis.

Die Schattenseiten und ihre Folgen

HENCH und seine Mitarbeiter hatten also erkannt, daß Cortison die chronische Polyarthritis nicht heilt, sondern nur eine symptomatische antiphlogistische Wirkung entfaltet, solange man es verabreicht. Sie dehnten deshalb 1949/50 die Indikationen auf alle entzündlich rheumatischen Krankheiten aus; jeweils mit dem gleichen günstigen Soforteffekt. Das weltweite enthusiastische Echo auf das »Wundermittel« führte dazu, daß entzündliche Krankheiten auf allen Gebieten der Medizin damit behandelt wurden, und daß schließlich sogar Versuche bei den verschiedensten Krankheiten gemacht worden sind, für die es bis dahin noch keine befriedigende Therapie gab.

Der Explosion der Indikationen folgte eine Explosion der unerwünschten Wirkungen. Schon 1950 kam es deshalb zu einer Welle der Ablehnung dieses Medikaments. Man sprach von »Teufelszeug«.

Die Ärzteschaft konnte sich offenbar nicht so schnell damit auseinandersetzen, daß nun erstmals ein körpereigener Wirkstoff zur Behandlung von Krankheiten verwendet wird, denen kein Hormonmangel zugrunde liegt. Da die erwünschten Wirkungen einen Hormonexzeß voraussetzen, mußten zwangsläufig Effekte auftreten, die vom Standpunkt des Therapeuten aus nicht erwünscht waren. Das Pendel schwang jahrelang zwischen Begeisterung und Ablehnung hin und her.

Die weitere Entwicklung

Vier Jahrzehnte sind inzwischen vergangen: Neue Präparate wurden entwickelt und ihr Einsatz durch Erarbeitung der Pharmakokinetik verbessert; die Indikationsliste schrumpfte nach weitgehenden Einblicken in die Wirkungsmechanismen; die Kenntnis des biologischen Rhythmus der Hormonbildung änderte die Anwendungsformen; die klinische Erfahrung zeigte, daß bei akuten Krankheitszuständen sehr hohe Dosen kurzfristig verabreicht kaum Schäden verursachen, und daß in der Langzeittherapie chronischer Krankheiten ganz niedrige Dosen meist ausreichen; schließlich bieten topische Applikationsformen volle lokale Effekte ohne hormonale Allgemeinwirkung.

Diese Entwicklung führte dazu, daß die Corticoide heute ein unverzichtbarer Bestandteil der Pharmakotherapie geworden sind. Aber Cortison hat auch die medizinische Forschung beflügelt und die ärztliche Tätigkeit als solche beeinflußt. Man kann sogar sagen, daß Cortison die Medizin verändert hat.

Literatur

Hartmann F. Hat Cortison die Medizin verändert? Münch med Wschr 1989; 131: 961

Kaiser H, Klinkenberg N. Cortison – Die Geschichte eines Medikaments. Wissenschaftliche
Buchgesellschaft, Darmstadt 1988

Kaiser H. 40 Jahre Cortison in der Klinik.
Münch med Wschr 1989; 131: 812

Die Nebennierenrindenhormone

Terminologie, Trivialnamen und biochemische Bezeichnungen der Corticoide

Unter *Corticoiden* versteht man alle Steroide der Nebennierenrinde (NNR). Je nach Struktur und Wirkung können sie unterteilt werden in:

Hormongruppen
1. Glucocorticoide (auch Glucocorticosteroide, Glucocorticoidhormone, Corticoide, Cortison(e) oder Corticosteroide genannt),
2. Mineralocorticoide (auch Mineralocorticosteroide, Mineralocorticoidhormone bezeichnet)
3. Androgene (auch adrenale Androgene),
4. Östrogene (oder adrenale Östrogene) und als Vorstufen von 1–4 die
5. Gestagene.

Grundlage aller Steroide ist das Cyclopentanoperhydrophenantren-Gerüst. Sowohl die 4 Ringe (Ring A bis D) als auch die Kohlenwasserstoffatome (C1 bis C21) des Steroidmoleküls erfahren eine Benennung (Abb. **6 a–d**). Bei planer Darstellung des Steroidmoleküls (entspricht nicht der Wirklichkeit) werden die Substituenten mit Richtung auf den Betrachter als β-und die mit Richtung vom Betrachter weg als α-ständig bezeichnet. Dabei sind die β-ständigen Substituenten als »Schlüssel zum Schloß« der Rezeptoren in der peripheren Zelle von besonderer Bedeutung. Glucocorticoide, Mineralocorticoide und Gestagene haben 21 Kohlenwasserstoffatome; sie werden als C21-Steroide oder als Pregnane bezeichnet. Androgene leiten sich vom Androstan ab und besitzen 19 Kohlenwasserstoffatome (C19-Steroide). Die Östrogene leiten sich vom Östron ab; sie werden auch C18-Steroide genannt.

CRH

H-Ser-<u>Glu</u>-Glu-Pro-Pro-Jle- Ser-Leu-Asp-Leu-Thr-Phe-
His-Leu-Leu-Arg-Glu-Val-Leu-Glu-Met-<u>Ala-Arg</u>-Ala-<u>Glu</u>-
Gln-Leu-Ala-Gln-Gln-Ala-His-Ser-Asn-Arg-Lys-Leu-<u>Met</u>-
<u>Glu</u>-Jle-<u>Jle</u>-HN$_2$

Abb. **6** Molekülstruktur von CRH, ACTH, Cortisol und Cortisol-Rezeptor.
a) *CRH* (Corticotropin-releasing-Hormon) besteht aus 41 Aminosäuren und wurde bei Schafen von *Vale* u. Mitarb. (1981) aufgeklärt.

1	5	10

H$_2$N-Ser-Tyr-Met-Glu-His-Phe-Arg-Trp-Gly-Lys-

11	15	20

Lys-Pro-Val-Gly-Lys-Arg-Arg-Pro-Val-

21	25	30

Lys-Val-Tyr-Pro-Asn-Gly-Ala-Glu-Asp-Glu-

31	35	39

Ser-Ala-Glu-Ala-Phe-Pro-Leu-Glu-Phe-COOH

---

b) *ACTH* (Adrenocorticotropes Hormon) besteht aus 39 Aminosäuren, wobei die Aminosäuren 1–13 dem α-MSH (melanozyten-stimuliendes Hormon) und die von 18–39 dem CLIP (corticotropin-like intermediate lobe peptide) entsprechen. Die Strukturaufklärung gelang bereits 1956. 100 pg ACTH/ml Plasma bewirken bei Gesunden etwa eine Konzentration von 100 ng Cortisol/ml Plasma.

^{21}CH$_2$OH

^{18} ^{20}
H$_3$C C=O

^{19}H$_3$C ---OH

HO

I

HOH$_2$C ^{21}

^{18} ^{20}
CH$_3$ C=O

^{19}CH$_3$

HO

II

c) *Cortisol* in planer und räumlicher Darstellung. Die β-ständigen Substituenten sind ober-, während die α-ständigen unterhalb der Molekülebene angeordnet sind. Die β-ständigen Substituenten sind wichtig für die Affinität zum Rezeptor (Schlüssel zum Schloß). Für eine Wirkung als Glucocorticoid sind folgende Substituenten bzw. Gruppen notwendig: Δ4-3-Keto-, 11-β-OH-, 20-Keto- und 17α-OH-Gruppe, während für den mineralocorticoiden Effekt nicht die 11β-OH- sondern die 21-OH-Gruppe erforderlich ist. Jedes Kohlenstoffatom ist mit einer Zahl, jeder Ring mit einem Buchstaben bezeichnet.

d) *Glucocorticoidrezeptor* besteht aus 777 Aminosäuren, ein zweiter Rezeptor aus 742 Aminosäuren (*Hollenberg* u. Mitarb.). Man unterscheidet im Molekül 3 Domänen: die steroidbindende, die DNS-(Desoxyribonukleinsäure-)bindende und die immunogene Region.

Abkürzungen   Im folgenden sind einige häufig gebrauchte *Abkürzungen* und Trivialnamen mit den biochemischen Bezeichnungen physiologischer Hormone aufgeführt:

ACTH   Adrenocorticotropes Hormon (Abb. **6 b**)
CRH   Corticotropin-Releasing-Hormon (Abb. **6 a**)
Aldosteron   11α, 21-Dihydroxy-3, 20-dioxopregn-4-en-18-al
Cortisol (Hydrocortison) 11β, 17a, 21-Trihydroxypregn-4-en-3, 20-dion
                        (Abb. **6 c**)
Cortison   17α, 21-Dihydroxypregn-4-3, 11, 20-trion
Östron   Estra-1, 3, 5 (10)-trien-3β-ol-17-on
Östradiol   Estra-1, 3, 5 (10)-trien-3, 17β-diol
Testosteron   17β-Hydroxyandrost-4-en-3-on
Progesteron   Pregn-4-en-3, 20-dion

Bezeichnungen synthetischer Glucocorticoide finden sich in Tab. 11, S. 82 f

Cortison und   Für synthetisch hergestellte Glucocorticoide ist auch die Bezeichnung
Cortisol   *Cortison(e)* bzw. Cortisonderivate in Gebrauch. Da, wie man heute weiß, Cortison eine nicht wirksame Vorstufe des biologisch wirksamen Glucocorticoids Cortisol (auch Hydrocortison genannt) darstellt, sind diese Bezeichnungen nicht korrekt. In diesem Buch verwenden wir den Ausdruck »Corticoide« für synthetische Glucocorticoide und sprechen von Cortison nur für die chemisch eindeutig definierte Substanz (s. oben).

Literatur

Hollenberg SM, Weinberger C, Ong ES, Cevelli G, Oro A, Thompson EB, Rosenfeld MG, Evans RM. Primàry structure and expression of a functional glucocorticoid receptor cDNA. Nature 1985; 318: 635

Lenz HJ. Extrapituitary effects of corticotropin-releasing factor. Horm Metab Res 1987; 16 Suppl: 17

Missing Hormone in glucocorticoid-suppressible hyperaldosteronism. Letters to the editor. N Engl J Med 1982; 306: 746

Müller OA. Corticotropin releasing hormone. Horm Metab Res Suppl 16 (1987)

Taylor AL, Fischman LM. Corticotropin-releasing hormone. N Engl J Med 1988; 319: 213

Vale W, Spiess R, Rivier C, Rivier J. Characterization of a 41-residue ovine hypothalamic peptide stimulates secretion of corticotropin and ß-endorphin. Science 1981; 213: 1395

Weinberger C, Hollenberg SM, Rosenfeld MG, Evans RM. Domain structure of human glucocorticoid receptor and its relationship to the v-erb-A oncogene product. Nature 1985; 318: 670

Physiologie der Nebennierenrindensteroide

Allein die Nebennierenrinde (NNR) ist in der Lage, das zum Leben obligat notwendige Glucocorticoid Cortisol (Vorstufe Cortison) zu synthetisieren. Darüber hinaus produziert sie weitere Steroidhormone mit ganz anderen Wirkungsspektren, wie Mineralocorticoide, Androgene, Östrogene und Gestagene, die wiederum Ausgangsstoffe sind von mehr als 100 Steroidmetaboliten. Obwohl endogene Erkrankungen der NNR relativ selten sind, spielen sie differentialdiagnostisch bei einer Vielzahl von Krankheitsbildern eine Rolle. Darüber hinaus sind iatrogene Störungen im Cortisolregelkreis – hervorgerufen durch den weitläufigen Gebrauch von Glucocorticoiden als Pharmaka – von großer Bedeutung. Aus diesem Grunde ist die Kenntnis physiologischer Zusammenhänge bei Erwägungen adrenaler Erkrankungen und beim Einsatz von Glucocorticoiden als Pharmaka unerläßlich.

Die Nebennierenrinde:
Aufbau und Entwicklung

Die NNR unterliegt im Laufe ihrer Entwicklung gewissen morphologischen Veränderungen, wohingegen Cortisol-Synthese und -Plasmakonzentrationen während des postpartalen Lebens nur geringen Schwankungen unterworfen sind.

Fetale Entwicklung

Beginnend mit der *6. Schwangerschaftswoche* findet bereits eine Steroidsynthese in der NNR (fetale = innere Zone) statt. Sie weist zunächst noch qualitative Unterschiede zu Erwachsenen auf (z.B. relativ viel Cortison in Relation zu Cortisol). Später geht die Synthese auf die äußere (definitive) Zone über. Kurz vor der Pubertät macht die NNR eine weitere, vorwiegend enzymatische Wandlung durch, die als »Adrenarche« bezeichnet wird. Sie führt zu vermehrter Produktion adrenaler Androgene. Zeitlebens ist die NNR mit einer großen Regenerationsfähigkeit ausgestattet.

Altersveränderungen

Mit *zunehmendem Alter* lassen sich in der NN degenerative und – in Analogie zur Schilddrüse – knotige Veränderungen feststellen, so daß im Alter auch vermehrt sog. NN-Adenome (bis zu 8%) gefunden werden. Eine Abnahme der Organfunktion konnte jedoch nicht nachgewiesen werden, so man die Plasmakonzentrationen an Cortisol, die Fähigkeit der NNR zur Streßadaptation und den intakten Regelkreis als Parameter heranzieht. Die Produktionsraten von Cortisol, Aldosteron und den Androgenen scheinen im Alter etwas abzufallen, möglicherweise jedoch nur als Folge eines herabgesetzten Metabolismus in der Leber.

Folge ist, daß die Substitutionsdosis unter Normalbedingungen wie unter Streß (z.B. Operationen) sowie die Corticoiddosis bei der Pharmakotherapie auch im Alter konstant bleibt.

Die morphologisch klar trennbare Teilung der NNR in 3 Zonen drückt sich auch in der Synthese von Steroiden aus. Die innen gelegene Zona reticularis produziert vorwiegend Androgene, die Zona glomerulosa (mittlerer Bereich) Aldosteron, während Cortisol besonders in der äußeren Zona fasciculata synthetisiert wird.

Literatur

Blichert-Toft M. The adrenal glands in old age. In: Greenblatt RB, ed. Geriatric Endocrinology; Aging. Raven, New York 1978

Dhom G. Anatomie und Pathologie der Nebennieren. In: Kümmerle F., Lenner V. Hrsg. Erkrankungen der Nebennieren. Thieme, Stuttgart 1985: 11

Kley HK. Nebennierenrinde. Physiologie, Pathophysiologie, Klinik, Diagnostik und internistische Therapie. In: Kümmerle F, Lenner V, Hrsg. Erkrankungen der Nebennieren. Thieme, Stuttgart 1985: 41

Selye H. The general adaptation syndrome and the diseases of adaptation. J Clin Endocrinol 1946; 6: 117

Wingert TD, MUlrow PJ. Adrenocortical insufficiency. In: Krieger DT, Bardin CW, eds. Current Therapy in Endocrinology. Dekker, Philadelphia 1983

Physiologie der Glucocorticoide

Regulation der Glucocorticoide

Die Synthese aller NNR-Hormone ist ACTH-abhängig. Wie beim Krankheitsbild des Adrenogenital-Syndroms (AGS) dokumentiert, zeigt die Zona fasciculata der NNR nach vermehrter ACTH-Stimulation eine erhebliche Hypertrophie. Zusätzliche hypophysäre Faktoren, die man hypothetisch für adrenale Androgene (bei der Induktion der Adrenarche, s. oben), für Aldosteron (beim Hyperaldosteronismus mit beidseitiger Hyperplasie) und für Cortisol (bei gewissen Formen des Hyperkortisolismus ohne nachweisbare

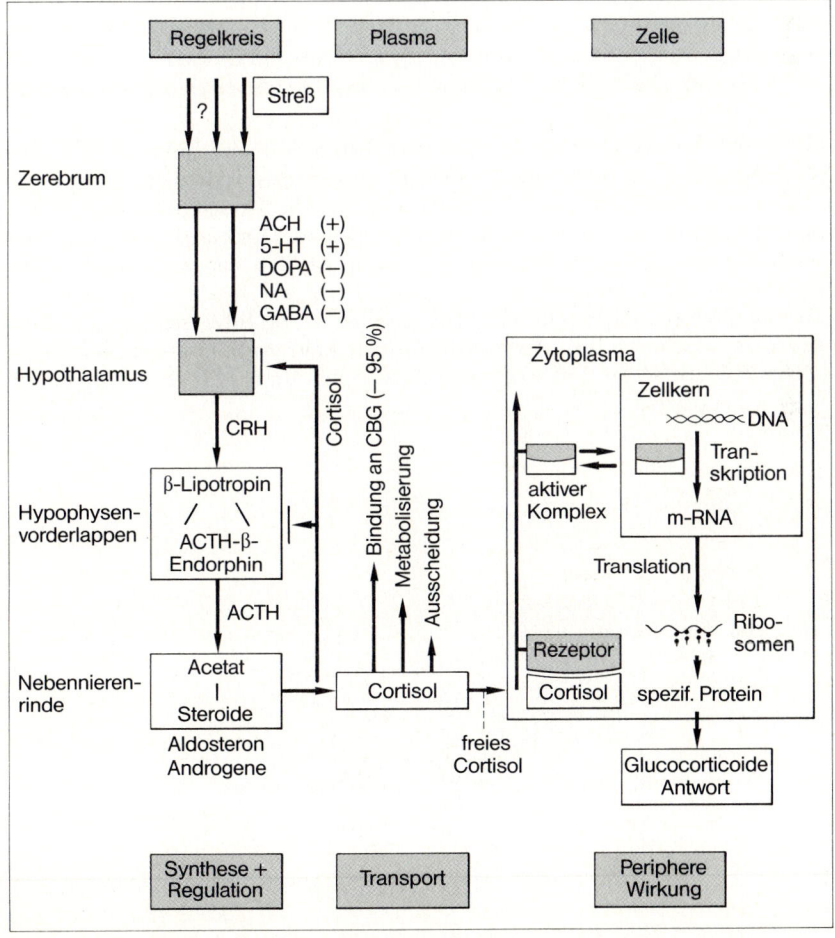

Abb. **7**   Regelkreis, Transport und periphere Wirkung von Cortisol (nach *Kley* 1985).

ACTH-Erhöhung) angenommen hatte, sind nie gefunden worden. ACTH wird durch hypothalamisches CRH gesteuert (Abb. **6**).

Dabei werden über die Stimulation von CRH aus einem Precursor-Glykoprotein des Hypophysenvorderlappens neben ACTH auch Proteine wie β-LPH, Endorphin, Enkephalin, MSH, CLIP freigesetzt. In geringem Maße wird ACTH auch extrahypophysär (in Lymphozyten) gebildet. Bereits 2 Min. nach Sekretion von ACTH steigt die Cortisolsynthese und -sekretion an. Die CRH- und ACTH-Synthese unterliegt verschiedenen zentralen Regulationsmechanismen (Abb. **7**):

1. der stoßweisen CRH- (und damit auch ACTH- und Cortisol-) Sekretion (etwa alle 90 Min.; abends abfallend in Frequenz und Amplitude) (Abb. **8**),
2. der zirkadianen Rhythmik (morgens hohe, abends niedrige Konzentrationen),
3. dem Streß-Adaptations-Mechanismus (bei Streß hohe Werte),
4. den Regelmechanismen für Cortisol mit negativer Rückkopplung (Abb. **7**). Hierbei unterscheidet man:
   a) eine schnelle Rückkopplung (»fast feedback«), die innerhalb von Minuten erfolgt und wahrscheinlich einen zellmembranständigen Mechanismus beschreitet unter Umgehung der Transkription und
   b) eine verzögerte Rückkopplung (»delayed feedback«), die der Konzentration an Plasmacortisol proportional ist.

Gegenstand vieler Untersuchungen ist es, Einblick in endogene und exogene Störungen bzw. Einflußmöglichkeiten für diese Regelmechanismen zu gewinnen. So konnte gezeigt werden, daß es verschiedene Streßsituationen gibt, die einer unterschiedlichen zentralen Regulation und damit auch pharmakologischen Beeinflußbarkeit unterliegen. Wichtig ist, daß von den vielen NNR-Hormonen allein Cortisol in der Lage ist, im adrenalen Regelkreis eine Suppression von CRH und ACTH zu bewirken. Von Interesse sind Arbeiten der letzten Zeit, die zeigen, daß CRH in der Lage zu sein scheint, die Cortisolsynthese ohne die Mitwirkung von hypophysärem ACTH zu stimulieren (FEHM u. Mitarb.)

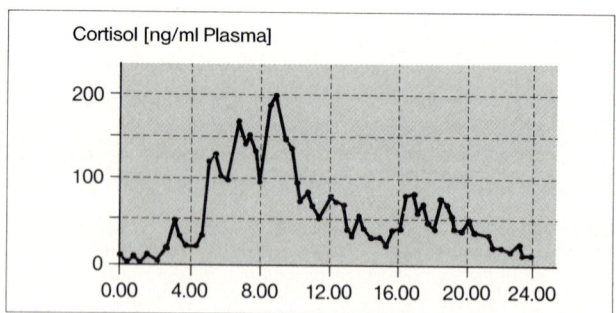

Abb. **8**   Sekretionsprofil von Cortisol während eines Tages bei einem gesunden Probanden. Man findet das bekannte Tagesprofil (morgens hoch und abends niedrig) und die hypothalamisch gesteuerten Sekretionsstöße. Cortisol wird nur während eines solchen Sekretionsstoßes aus der Nebennierenrinde sezerniert.

Literatur

Fehm HL, Holl R, Spät-Schwalbe E, Born J, Voigt K.H. Ability of corticotropin releasing hormone to stimulate cortisol secretion independent from pituitary adrenocorticotropin. Life Sci 1988; 42: 679

Fehm HL, Voigt KH, Lang RE, Beinert KE, Kummer GW, Pfeiffer EF. Paradoxical ACTH response to glucocorticoids in Cushing's disease. N Engl J Med 1977; 297: 904

Kley HK: Physiologie, Pathophysiologie, Klinik, Diagnostik und internistische Therapie. In: Kümmerle F, Lenner V, Hrsg. Erkrankungen der Nebennieren. Thieme, Stuttgart 1985: 41

Kley HK, Dehnen H, Krüskemper HL. Differenzierte Wirkung von Cyproheptadin auf die Regulation des adrenalen Regelkreises. Drug Res 1979; 29: 885

Taylor AL, Fishman LM. Corticotropin-releasing hormone. N Engl J Med 1988; 319: 213

Synthese der Glucocorticoide

Unter der Stimulation von ACTH werden fast alle Enzymsysteme der NNR in Richtung auf eine vermehrte Synthese von Cortisol aktiviert. Die einzelnen Schritte verlaufen über eine Kette von Zwischen- und Vorstufen zum Cortisol. Tritt in dieser Kaskade eine Störung ein, häufen sich die Vorstufen an, so wie wir es bei Einsatz von Adrenostatika (s. S. 61) oder beim genetisch bedingten Enzymdefekt des Adenogenital-Syndroms (s. S 43) her kennen. Neben der de-novo-Synthese aus Acetat verwendet die NNR Cholesterol aus dem Blut für ihre Steroidsynthese.

Neben dem Ausdruck der *Syntheserate* wird noch der Terminus der *Produktionsrate* verwendet. Die Produktionsrate umfaßt neben der eigentlichen Organsynthese (hier in der NNR) noch die Bildung eines Steroids in anderen Organen (Haut, Leber, Gonaden, Fett). In Tab. 1 sind die Produktionsraten einiger NNR-Hormone aufgeführt. Es fällt auf, daß die adrenalen Androgene trotz ihrer geringen biologischen Wirksamkeit in relativ hohen Mengen synthetisiert werden. Eine teleologisch akzeptable Erklärung ist hierfür nicht bekannt.

Tabelle 1   Produktionsraten und Plasmakonzentrationen wichtiger Steroide im Organismus. Diese Steroide stammen aus der Synthese in Nebennierenrinde und/ oder Gonaden sowie aus peripherer Konversion (Umwandlung) (nach Kley 1978) .

	Produktionsrate (mg/die)		Plasmakonzentration (ng/ml)	
Cortisol	8–25		M 104	F 112
Corticosteron	1–3		M 2–4	F 2–6
11-Deoxycorticosteron (DOC)	0,6		0,15	
Aldosteron	0,15		< 0,10	
Progesteron	– –		M 0,15–0,2	F 0,1–18,0
17α-OH-Progesteron	– –		0,2–1,1	
Testosteron	M 5–8	F 0,23	M 4,0–8,0	F 0,2–0,6
Androstendion	M 2,2	F 2,5	M 0,3–0,9	F 0,7–1,2
Dehydroepiandrosteron (DHA)	M 3,0	F 0,7	M 4,0–6,6	F 2,0–6,0
DHAS (=DHA-Sulfat)	6–9		M 1000–1800	F 1000–2050
Östron	M 0,02–0,04	F 0,001–0,08	M 0,03–0,04	F 0,04–0,25
Östradiol	M 0,03–0,05	F 0,04–0,25	M 0,02–0,03	F 0,03–0,22

M = Männer; F = Frauen

Literatur

Baxter JD, Tyrell JB. The adrenal cortex. In: Felig P, Baxter JD, Broadus AE, Frohman L Hrsg. Endocrinology and Metabolism. McGraw-Hill, New York 1981: 485

Kley, HK. Endokrines System. Nebennierenrinde. In: Kümmerle HP. Hrsg. Methoden der klinischen Pharmakologie. Urban & Schwarzenberg, München 1978: 539

Plasmaspiegel von Cortisol

Die Plasmakonzentrationen der NNR-Hormone sind das Resultat aus Synthese und Metabolismus, so daß die einfache Beziehung: PR = MCR x PC aufgestellt werden kann. Dabei wird die Synthese als Produktionsrate (PR), der Metabolismus als metabolische Clearance-Rate (MCR) und PC als die Plasmakonzentration definiert. Trotz der Ähnlichkeit der Steroide untereinander zeigt sich, daß die MCR sehr unterschiedlich ist. Hierfür ist u.a. die Bindung an Plasmaproteine verantwortlich.

Wie dargelegt, unterliegt eine aktuelle Cortisolkonzentration vielen hypothalamisch-hypophysären und metabolischen Einflußnahmen. Besonders auffällig ist der zirkadiane Rhythmus, der geradezu Modell für die Biorhythmen in der Medizin geworden ist. Morgens gegen 4 Uhr ist der Cortisolspiegel am höchsten und abends gegen 23 Uhr extrem niedrig (nahe Null). Aufgrund dessen muß bei Angabe einer Cortisolkonzentration zur Interpretation auch die Tageszeit mitgeteilt werden. Da zudem Cortisol stoßweise sezerniert wird, ist man in der Regel gezwungen, nicht nur einen, sondern 3 Plasmawerte zu messen (z.B. um 8.00, 8.15 und 8.30 Uhr; s. Abb. **8**). Während eines Lebens ist die geregelte Cortisolkonzentration im Plasma konstant und nicht geschlechtsabhängig.

Da mit zunehmendem Alter die Cortisol-Clearance (sprich: der Metabolismus) abnimmt, muß bei unveränderter Plasmakonzentration auch die Produktionsrate abfallen. Die Streßreaktion der adrenalen Achse ändert sich im Alter nicht. Die Plasmawerte einiger NNR-Hormone sind neben den Produktionsraten in Tab. **1** aufgeführt.

Messung von Cortisol im Speichel: Besonders bei Kindern oder auch bei seriellen Bestimmungen während eines Tages hat sich neben der Messung der Cortisolkonzentration im Plasma auch die im Speichel bewährt. Neben der höheren Praktikabilität hat dieses Verfahren einen weiteren Vorteil: Die Konzentration im Speichel korreliert sehr gut mit der des freien, peripher wirksamen Hormons. Obwohl das Verfahren einfach und zuverlässig ist, hat es sich nicht allgemein durchsetzen können. Die Messung von Hormonkonzentrationen im Speichel hat auch Anwendung bei der Messung von Testosteron und 17-Hydroxyprogesteron gefunden.

Literatur

Hägg E, Olsson T, Grankvist K. Salivary Cortisol during overnight dexamethasone suppression test using a simple saliva collection device. Horm Metab Res 1990; 22: 553
Kley, HK. Endokrines System. Nebennierenrinde. In: Kümmerle HP, Hrsg. Methoden der klinischen Pharmakologie. Urban & Schwarzenberg, München 1978

Weitzmann ED, Fukushima D, Nogeire C, Roffwarg H, Gallagher TF, Hellman L. Twenty-four hour pattern of the episodic secretion of cortisol in normal subjects. J Clin Endocr Metab 1971; 33: 14

Bindung der Glucocorticoide an Plasmaproteine

Etwa 95 % des Cortisol ist im Plasma an Bindungsproteine gebunden. Das wichtigste Bindungsprotein ist das CBG (*cortisolbindendes Globulin*), das in der Leber synthetisiert wird. CBG hat eine hohe Affinität, jedoch begrenzte Kapazität für Cortisol, so daß bei hoher Cortisolkonzentration die Bindung am zweiten Bindungsprotein, dem Albumin an Bedeutung gewinnt. Albumin bindet Cortisol unspezifisch, mit geringer Affinität aber mit fast unbegrenzter Kapazität. *(Randnotiz: Cortisol-bindendes Globulin)*

Die Konzentration an CBG ist nicht konstant und besonders Sexualhormone können sowohl eine Abnahme (Androgene), als auch eine Zunahme (Östrogene, wie z.B. in der Schwangerschaft oder nach Einnahme der »Pille«) des CGB bewirken.

Obwohl entsprechend dem Massenwirkungsgesetz ein relativ rascher Ausgleich zwischen gebundener und nicht gebundener Cortisolfraktion eintritt, ist der *freie Cortisolanteil* (etwa 5%) besonders wichtig. Nur diese 5% sind im adrenalen Regelkreis reguliert, sind in der Peripherie über Rezeptoren wirksam und werden in der Leberzelle metabolisiert (Abb. **7**). *(Randnotiz: Freies Cortisol)*

Bei der Interpretation von Labordaten über die Konzentration von Cortisol besteht die Schwierigkeit, daß mit den üblichen Nachweismethoden das Gesamtcortisol (freies und gebundenes) im Plasma gemessen wird. Bei hohem CBG werden deshalb (scheinbar) hohe Cortisolkonzentrationen bestimmt. Die Folge ist, daß bei Frauen unter hormonellen Kontrazeptiva gelegentlich ein Cushing-Syndrom angenommen wird, wenn man die erhöhte Bindung unberücksichtigt läßt. Im Gegensatz zur Schilddrüsenhormondiagnostik, bei der ähnliche Probleme der Hormonbindung eine Rolle spielen, hat sich in der NNR-Diagnostik die Messung des freien Cortisols nicht allgemein durchgesetzt.

Da *synthetische Corticoide* teilweise auch an CBG gebunden werden muß dies bei einigen Meßverfahren berücksichtigt werden. Dies kann auch eine Rolle spielen, wenn in Notfällen rasch eine große Menge an Corticoid an den Wirkort gebracht werden soll. So wird z.B. Prednisolon sehr gut, Dexamethason jedoch nicht an CBG gebunden. *(Randnotiz: Bindung synthetischer Corticoide)*

Die biologische Bedeutung des Bindungsproteins CBG ist nicht klar. Teleologisch geprägte Erklärungsversuche scheitern an der Tatsache, daß man verschiedene Tierspezies (z.B. Halbaffen), aber auch menschliche Familien gefunden hat, die kein CBG besitzen; sie sind gesund und streßadaptationsfähig.

Literatur

Crousos GP, Loriaux DL, Lipsett MB. Primary cortisol resistance in man. A glucocorticoid receptor-mediated disease. J Clin Invest 1982; 69: 1261

Kley HK, Krüskemper HL. Leber und Steroidhormone. Beeinflussung des Leberstoffwechsels durch Steroidhormone. Med Klin 1977; 72: 231

Metabolismus der Glucocorticoide

Entsprechend der Beziehung: PR = MCR x PC (s. S. 18) verlangt eine bedarfsadäquate Bereitstellung von Cortisol neben einer genau gesteuerten Synthese einen in seiner Bedeutung gleichwertigen Abbau (Metabolismus) von Cortisol. Aus diesem Grunde kommt der Leber als metabolisierendem Organ für Steroidhormone – auch als »Antagonist steroidproduzierender Organe« bezeichnet – eine große Bedeutung zu. Diese Bedeutung unterstreichen Ergebnisse, die zeigen, daß auch der Metabolismus von Steroidhormonen in der Leber – ähnlich der Synthese – einer zentralen Regulation unterliegt.

Der Metabolismus der Steroidhormone, also auch der von Cortisol, hat zur Folge, daß das Hormon irreversibel inaktiviert und eliminierbar wird. Die Ausscheidung von Cortisol erfolgt vorwiegend über den Urin (dabei nur etwa 1 % als »freies Urincortisol«), Galle (enterohepatischer Kreislauf) und Stuhl (etwa 3 %).

Der Metabolismus der Steroidhormone ist relativ uniform: Hydrierung der $\Delta4$-Doppelbindung (Bildung von Dihydroverbindungen), Reduktion der C3-Ketogruppe (Bildung von Tetrahydroverbindungen), Reduktion der C20-Ketogruppe, sowie Glucuronierung/Sulfatierung (Bildung wasserlöslicher und damit eliminierbarer Metaboliten).

Eine Vielzahl von Bedingungen ist bekannt, die den Metabolismus von Steroidhormonen verändern kann, z.B. veränderte Plasmabindung, Lebererkrankungen, Nierenerkrankungen, Adipositas, Hypo-/Hyperthyreose Pharmaka (z.B. Diphenylhydantoin, Barbiturate, Rifampicin, Östrogene; s. S. 137) sowie das Alter.

Literatur

Kley HK. Nebennierenrinden. Physiologie, Pathophysiologie, Klinik, Diagnostik und internistische Therapie. In: Kümmerle F, Lenner V, Hrsg. Erkrankungen der Nebenniere. Thieme, Stuttgart 1985: 41

Stuck AE, Frey BM, Frey FJ. Kinetics of prednisolone and endogenous cortisol suppression in the elderly. Clin Pharmacol Ther 1988; 43: 354

Intrazelluläre Wirkung der Glucocorticoide

Entsprechend Abb. **7** wirken Corticoide in den Zielorganen über spezifische intrazelluläre Rezeptoren. Sie passieren die Zellmembran (wahrscheinlich keine einfache Diffusion, wie früher angenommen) und gehen entsprechend dem Massenwirkungsgesetz eine Verbindung mit den Rezeptoren im Zytoplasma ein. Diese Rezeptoren unterscheiden sich interindividuell nach Empfindlichkeit (= Affinität), Rezeptorzahl (4 000 – 100 000 pro Zelle), Zustand der Regulation (Down-Regulation oder Desensitivierung) und Art des Rezeptors. Der typische Rezeptor für Cortisol ist ubiquitär (= in jeder Zelle), individuell unterschiedlich in Zahl und Affinität, weitgehend konstant im Verlaufe eines Lebens und bewirkt in jedem Organ verschiedene Reaktionen. Nach DE KLOET u. Mitarb. unterscheidet man folgende Corticoidrezeptoren:

- Typ I: ein Mineralocorticoidrezeptor (MR) sowie ein Cortisol-(Corticosteron-)bevorzugender Rezeptor (CR),
- Typ II: ein Glucocorticoidrezeptor (GR).

Diese Typisierung von Rezeptoren wurde nach den Untersuchungen von McEwen und de Kloet zunächst im Rattenhirn entdeckt. Nur hier fand man obige Rezeptoren in unterschiedlicher Verteilung. Alle bisherigen Untersuchungen sprechen dafür, daß auch im menschlichen Gehirn eine ähnliche Verteilung der Rezeptoren vorliegt. Für die Zukunft ergeben sich hieraus äußerst interessante pharmakologische Fragestellungen mit dem Ziel, durch Auswahl des Glucocorticoids (und seines Rezeptors) unterschiedliche zentrale gewünschte und zu erzielen.

Nach Bindung des Corticoids an den Rezeptor erfolgt eine Änderung der Rezeptorkonformation (= Aktivierung). Der Corticoid-Rezeptor-Komplex kann die Zellkernmembran passieren und sich am Chromatin (DNS) binden. Diese Interaktion bewirkt eine erhöhte Transskriptionsrate bestimmter Gene. Über die mRNS erfolgt daraufhin eine vermehrte Proteinsynthese im Zytoplasma. Eins dieser Proteine ist das Lipocortin, das eine Vielzahl von Glucocorticoideffekten zellspezifisch bewirkt (s. S. 75). Einige klinisch relevante pharmakologische Daten gebräuchlicher Corticoide s. Tab. 2.

Tabelle **2**   Einige klinisch relevante pharmakologische Daten gebräuchlicher Corticoide

	Glucocorticoid-wirkung*	Mineralo-corticoid-wirkung	Vertei-lungs-volumen (1/kg)**	Plasma-halbwerts-zeit (min)	Bindung an CBG	Bindung an Rezeptor***
Cortisol	1	1	0,5	90	100	100
Prednisolon (P)	4 – 5	0,6	0,6	200	40	200
6-Methyl-P	4 – 5	0	1,1	150	2	500
16-Methylen-P	4 – 5	0	–	160	–	200
Fluocortolon	4 – 5	0	1,0	75	10	700
Triamcinolon	4 – 5	0	–	200	–	100
Dexamethason****	30	0	0,7	250	0	800

   * Entspricht entzündungshemmender Wirkung (Daten nicht einheitlich ermittelt)
  ** Werte wurden aus verschiedenen Untersuchungen gewonnen (Täuber und Mitarb. 1984)
 *** Werte teilweise aus *Ballard* und Mitarb.
**** Ähnlich verhalten sich Betamethason, Paramethason

Literatur

Ballard PL, Carter JP, Grahan BS, Baxter JD. A radioreceptor assay for evaluation of the plasma glucocorticoid activity of natural and synthetic steroids in man. J Clin Endocrinol Metab 1975; 41: 290

Fehm HL. Neue Aspekte zu Physiologie und Pharmakologie der Glukokortikoide. In: Fehm HL, Hrsg. Gezielter Einsatz von Glukokortikoiden bei obstruktiven Atemwegserkrankungen. Vieweg, Braunschweig 1988: 9

Fuxe K, Wikström AC, Okret S, Agnati LF, Härfstrand A, Yu ZY, Granholm L, Zoli M, Vale W, Gustafsson JA: Mapping of glucocorticoid receptor immunreactive neurons in the rat tel- and diencephalon using a monoclonal antibody against rat liver glucocorticoid receptor. Endocrinol 1985; 17: 1803

de Kloet ER, Reul JMHM, de Ronde FSW, Bloemers M, Ratka A. Function and plasticity of brain corticosteroid receptor systems: ac-tion of neuropeptides. J Steroid Biochem 1986; 25: 723

McEwen BS, de Kloet ER, Rostene W. Adrenal steroid receptors and actions in the nervous system. Physiol Rev 1986; 66: 1121

McEwen BS, Weiss JM, Schwartz LS. Selective retention of corticosterone by limbic structures in rat brain. Nature 1968; 220: 911

Schlaghecke R, Kley HK. Circadian and seasonal variations of glucocorticoid receptors in normal human lymphocytes. Steroids 1986; 47: 287

Täuber U. Pharmakokinetik von Glukokortikoiden. In: Fehm HL, Hrsg. Gezielter Einsatz von Glukokortikoiden bei obstruktiven Atemwegserkrankungen. Vieweg, Braunschweig 1988

Täuber U, Haack D, Nieuweboer B. The pharmacokinetics of fluocortolone and prednisolone after intravenous and oral administration. Int J Clin Pharmacol Ther Toxicol 1984; 22: 48

Periphere Wirkungen der Glucocorticoide

Cortisol hat im Organismus 2 wichtige Aufgaben: Es ist dauernd erforderlich für eine normale Funktion aller Zellen: »Cortisol = Hormon für das Leben« und zusätzlich als Hormon zur Adaptation auf Streßsituationen: »Cortisol = Hormon für den Streß«.

„Hormon für das Leben"

Bei Aufzählung der vielen, bei weitem nicht vollständig gelisteten Einzeleffekten von Corticoiden darf nicht vergessen werden, daß die Summe dieser Einzelwirkungen dem Organismus ermöglicht, äußeren Noxen und Belastungen zu begegnen, da die NNR das entscheidende Organ zur Bewahrung einer Homöostase höher integrierter Lebewesen in einer sich dauernd ändernden Umwelt ist. Wichtig ist auch die Integration von Cortisol auf vielen Ebenen in das Immunsystem des Organismus (Berczi). Eine Dosis an Corticoiden kann je nach Belastung des Organismus physiologisch oder pharmakologisch sein. Unter optimalen Bedingungen reicht eine geringe Menge von Corticoiden aus, um den Organismus ausreichend zu versorgen; unter ungünstigen Bedingungen (z.B. Streß) sind jedoch oft große Mengen an Corticoiden zum Überleben notwendig. Bei der Beschreibung der vielen Wirkungen der Corticoide findet man häufig gewisse Unkorrektheiten, von denen auch diese Zusammenfassung nicht frei ist:
– Es werden häufig Effekte beschrieben, die nur bei einem Exzeß (z.B. Cushing-Syndrom) nachweisbar sind.
– Die einzelnen Effekte werden oft kurz und summarisch besprochen oder man beschränkt sich auf die angeblich klinisch wichtigen »Nebenwirkungen«.
– Nicht beabsichtigte Effekte, die beim Einsatz von Corticoiden gesehen werden, werden als »Nebenwirkungen« bezeichnet, obwohl alle Eigenschaften der Corticoide allen eigen sind und nicht isoliert betrachtet werden können. Man sollte deshalb von (momentan) erwünschten und von den unerwünschten Wirkungen der Corticoide sprechen.
Obwohl zu einem besseren Verständnis die Beschreibung der einzelnen Wirkungen von Corticoiden notwendig wäre, würde dies den Rahmen des Buches sprengen. Es sei deshalb auf die entsprechenden Kapitel der gewünschten und unerwünschten Wirkungen der Corticoide in der Pharmakotherapie verwiesen (s. S. 90 ff).

Literatur

Baxter JD, Tyrell JB. The adrenal cortex. In: Felig P, Baxter JD, Broadus AE, Frohman LA, eds. Endocrinology and Metabolism. McGraw-Hill, New York 1981: 385

Berczi I: Pituitary function and immunity. CRC Press, Boca Raton Florida 1986

Kley HK. Pharmakotherapie mit Nebennierenrindenhormonen. 1. Grundlagen der Substitutions- und Pharmakotherapie. Mod Arzneimitteltherapie 1976; 1: 20

Kley HK. Physiologie, Pathophysiologie, Klinik, Diagnostik und internistische Therapie. In: Kümmerle F, Lenner V, Hrsg. Erkrankungen der Nebennieren. Thieme, Stuttgart 1985: 41

„Hormon für den Streß"

Seit den Untersuchungen von Selye vor fast 50 Jahren wird Cortisol als das typische Hormon zur Bewältigung von Streßsituationen angesehen. Allerdings wird die Situation Streß vom Organismus anders interpretiert, als es heute unter soziopsychologischen Gesichtspunkten üblich geworden ist: Nur Situationen, die die Integrität des Organismus beeinflussen, führen zu einer

Erhöhung von Cortisol, also Verletzungen, Operationen, Infektionen, Geburten, so daß auch der Ausdruck »fight and flight« zur Beschreibung der Streßsituation die Lage nicht adäquat widergibt.

Allerdings hat sich in den letzten Jahren die Ansicht über die Bedeutung des Cortisols zur Bewältigung der Streßsituation gewandelt. Galt früher noch die Annahme von SELYE, daß Glucocorticoide dem Organismus eine »increased resistence to stress« liefern, so gilt heute mehr die Auffassung von DE MUNCK, daß Corticoide notwendig sind, um eine »increased resistance to overreaction to stress« zu vermitteln. Beide sehr unterschiedliche Interpretationen über die Rolle von Cortisol bei Streßsituationen übersehen nicht, daß ohne Cortisol der Organismus dem Streß oder der Streßreaktion gegenüber schutzlos ausgeliefert ist und ein Mangel an Cortisol nicht mit dem Leben vereinbar ist. Aufgrund dessen ist jeder Patient mit einer NNR-Insuffizienz streßgefährdet und muß aufgeklärt werden (s. Corticoid-Ausweis Abb. 10, S. 37).

Literatur

Kley HK. Die akute Nebennierenrindeninsuffizienz. Ther Wo 1982; 32: 1639

de Munck A, Guyre PA, Holbrock NJ. Physiological functions of glucocorticoids in stress and their relation to pharmacological actions. Endocr Rev 1984; 5: 25

Selye H. The general adaptation syndrome and the diseases of adaptation. J Clin Endocrinol 1946; 6: 117

Wingert TD, Mulrow PJ. Adrenocortical insufficiency. In: Krieger DT, Bardin CW, eds. Current Therapy in Endocrinology. Dekker, Philadelphia 1983

Physiologie der anderen Nebennierenrindenhormone

Wie beschrieben, ist die Enzymausstattung der einzelnen Zonen der NNR nicht gleichartig, so daß den morphologisch verschiedenen NNR-Zonen auch unterschiedliche Endprodukte (Steroide) zugeordnet werden können. Dabei wird Aldosteron vorwiegend in der Zona glomerulosa und werden die adrenalen Androgene und Östrogene in der Zona reticularis synthetisiert.

Mineralocorticoide

Regulation · Die *Regulation* des Aldosteron erfolgt über mehrere Systeme:

- Renin-Angiotensin-Aldosteron System
- Kalium
- Natrium
- ACTH (und Serotonin)
- Missing hormones?

Von diesen kommt dem Renin-Angiotensin-Aldosteron-System und dem Kalium die größere Bedeutung zu. Dabei erfolgt die Reninfreisetzung aus den juxtaglomerulären Zellen durch:

1. die Elektrolytkonzentration (vorwiegend Chlorid) um die juxtaglomerulären Zellen.
2. einen Abfall des renalen Blutdrucks (über Barorezeptoren) und
3. betaadrenerge Stimulation.

Renin stimuliert die Umwandlung von Angiotensinogen in Angiotensin I (Dekapeptid), welches durch »converting enzymes« zu Angiotensin II (Oktapeptid) und dann zu Angiotensin III gespalten wird. Angiotensin II hat eine außerordentlich kurze Plasmahalbwertszeit (1–2 Min.) und ist die eigentlich wirksame Substanz. Es wird an Rezeptoren der Zellmembran von Zellen der Zona glomerulosa gebunden und bewirkt einen raschen Anstieg von Aldosteron. Angiotensin II hat – ähnlich dem ACTH – einen trophischen Effekt auf die Zellen der Zona glomerulosa der NNR.

Unabhängig von Angiotensin oder Natrium stimuliert hohes *Plasma-Kalium* (niedriges vermindert) die Aldosteronsekretion der NNR. Die Angriffspunkte in der Aldosteronsynthese sind praktisch die gleichen wie für Angiotensin II und – ähnlich dem Angiotensin II – hat Kalium einen trophischen Effekt auf die Zona glomerulosa der NNR.

Ein Abfall von *Plasma-Natrium* bewirkt eine Stimulation und ein Anstieg eine Verminderung des Aldosteron. Dieser Effekt wirkt vorwiegend über den Renin-Angiotensin-Aldosteron-Mechanismus.

Obwohl *ACTH* bei der täglichen Regulation von Aldosteron eine geringe Rolle spielt, ist bei ACTH-Anstieg ein deutlicher Effekt auf Aldosteron nachweisbar. Ähnlich dem Cortisol wird Aldosteron stoßweise sezerniert und weist eine Tagesrhythmik auf; hierfür ist sowohl Angiotensin als auch ACTH verantwortlich.

Obwohl seit längerem zusätzliche Faktoren für die Regulation der Aldosteronsynthese postuliert werden, um alle Phänomene in diesem Regelsystem deuten zu können, sind diese dem Hypophysenvorderlappen zugeordneten unbekannten Hormone (»missing hormones«) bisher nicht identifiziert und bleiben wahrscheinlich hypothetisch.

Die *Syntheseschritte*, die zum Endprodukt Aldosteron führen, sind in einem weiten Bereich ähnlich denen von Cortisol. Dabei besitzt DOC (11-Desoxycorticosteron), die Vorstufe von Aldosteron, ebenfalls einen starken mineralocorticoiden Effekt. Selbst Cortisol hat noch eine Mineralocorticoidwirkung (etwa 1 % von der des Aldosteron). Berücksichtigt man dabei die unterschiedlichen Plasmakonzentrationen dieser beiden wichtigsten NNR-Hormone (Tab. 1), ist dieser Effekt von Cortisol für den Organismus nicht unerheblich. Bei synthetischen Glucocorticoiden ist diese mineralocorticoide Wirkung sehr unterschiedlich ausgeprägt, bei den meisten gleich Null.

Synthese

Der *Plasmaspiegel* von Aldosteron ist wegen seiner kurzen Plasmaverweildauer (etwa 15 Min.) und seiner starken Abhängigkeit von der Körperlage (z.B. Anstieg bis zum Faktor 6 beim Aufstehen aus liegender Position) noch weniger konstant als der von Cortisol; deshalb ist ganz besondere Vorsicht bei der Interpretation von Labordaten notwendig. Um sich rasch den aktuellen Situationen des Organismus anpassen zu können, unterliegt Aldosteron nur einer sehr schwachen und unbedeutenden Bindung an Albumin. Aldosteron wird bereits bei einmaliger Leberpassage vollständig aus dem Plasma eliminiert. Im Urin erscheint es vorwiegend als: Tetrahydraldosteron-Glucuronid (35–70 µg/die), als Aldosteron-18-glucuronid (3–20 µg/die) und als freies Aldosteron (etwa 0,25 mg/die).

Plasmaspiegel

Die *Wirkung* von Aldosteron ist leichter und eindeutiger zu definieren, als die des Cortisols. Es hat bedeutend weniger Zielorgane: Niere, Speicheldrüsen, Schweißdrüsen, Intestinum. Weitere Steroide mit mineralocorticoider Wirkung sind DOC (11-Desoxycorticosteron), Corticosteron, Cortisol und von den synthetischen Corticoiden Fludrocortison (= 9 α-Fluorhydrocortison) und in geringem Maße Prednisolon.

Wirkung

Das wichtigste *Zielorgan* von Aldosteron sind die proximalen Sammelrohre der Nierenrinde. Aldosteron bewirkt hier nach etwa 30–60 Min. über 5 Std. eine Reabsorption von Natrium im Austausch von Kalium und Wasserstoff. Bei einem Aldosterondefizit findet man: Natriurie, Kaliumretention, verminderte Wasserstoffsekretion mit konsekutiver Dehydratation, Hyponatriämie, Hyperkaliämie und metabolische Azidose. Bei einem Aldosteronexzeß ist das Gesamtnatrium erhöht mit Hypervolämie, Hypokaliämie und metabolischer Alkalose. Da nur ein geringer Teil des Natriums im Organismus mineralocorticoidgesteuert ist und das Gesamtnatrium auch von der Flüssigkeitsmenge abhängig ist und einem sog. »Escape-Phänomen« unterliegt, ist Natrium als Parameter einer gestörten Mineralocorticoidwirkung wenig geeignet. Dies ist bei Kalium anders, so daß es bei Verdacht auf Aldosteronexzeß der entscheidende Laborparameter vor jeder evtl. Hormonuntersuchung ist. Da Mineralocorticoide über das Natrium eine Wasserretention mit Erhöhung des extrazellulären Flüssigkeitsvolumens hervorrufen, wird indirekt die glomeruläre Filtrationsrate und der Nierenplasma-Flow erhöht und Renin supprimiert. Auf molekularer Ebene kann auf ähnliche intrazelluläre Mechanismen verwiesen werden wie für Cortisol (s. oben).

Zielorgan

Literatur

Kaufmann W, Wambach G, Helber A, Meurer KA. Mineralocorticoids and hypertension. Springer, Berlin 1983

Kley HK: Endokrines System. Nebennierenrinde. In: Kümmerle HP, Hrsg. Methoden der klinischen Pharmakologie. Urban & Schwarzenberg, München 1978: 41

Kley HK. Die Nebennierenrinde. In: Kümmerle F, Lenner V, Hrsg. Erkrankungen der Nebennieren. Thieme, Stuttgart 1985: 539

Missing Hormone in glucocorticoid-suppressible hyperaldosteronism. Letters to the editor. N Engl J Med 1982; 306: 746

Adrenale Androgene

Nach heutiger klinisch orientierter Sicht haben die Androgene aus der NNR keine große Bedeutung, obwohl ihre tägliche Produktionsrate bei Männern wie Frauen mit etwa 10 mg/die hoch ist. Sie ist damit fast so hoch wie die des Cortisols (Tab. **1**) und doppelt so hoch wie die Androgenproduktion in den Testes eines erwachsenen Mannes. Die NNR-Androgene werden in geringem Ausmaß als Vorstufen für die Testosteronsynthese verwendet. Neben ihrer Synthese in NNR und Testes entstehen Androgene auch durch periphere Konversion, so daß die Herkunftsbestimmung eines Androgens oft nur eingeschränkt möglich ist.

Bei der Frau Bei der Frau schwankt nicht nur die Konzentration der Androgene während des Zyklus, sondern auch deren Zusammensetzung. In der Follikelphase stammen etwa 70 % des gemessenen Testosteron, 55 % des Androstendion, 50 % des Dihydrotestosterons, 80 % des DHA (Dehydroepiandrosteron) und 95 % des DHA-Sulfats aus der NNR. Mit der Lutealphase ändert sich diese Relation: dann stammen Testosteron, Androstendion und Dihydrotestosteron nur noch zur Hälfte aus der NNR.

Alle Versuche einen stimulierenden Faktor für die adrenale Androgensynthese zu finden, sind vergeblich gewesen, obwohl bis heute nicht geklärt ist, aufgrund welcher Mechanismen die Adrenarche mit ihrer erhöhten Androgenproduktion aus der NNR bei den 8- bis 10jährigen eintritt.

Bei einmaliger Leberpassage werden etwa 80 % des Androstendions und 45–60 % des Testosterons aus dem Plasma entfernt. Die Androgene werden vorwiegend als Konjugate im Urin ausgeschieden (Sulfate und Glucuronide). Wichtig ist, daß Androgene (auch die aus der NNR) in der Peripherie einer gewissen Konversion (Umwandlung) zu (aktiven) Hormonen (Androgenen und Östrogenen) unterliegen. So wird ein Teil des Dehydroepiandrosteron zu Androstendion und Testosteron und diese wiederum zu Östron und Östradiol (sowie Dihydrotestosteron und 5α-Androstandiol). Alle sind wirksame Sexualhormone.

Wegen der beschriebenen Konversion adrenaler Androgene zu hochaktiven Hormonen, müssen bei der Beurteilung der Wirkung dieser Steroide diese Umwandlungsprodukte mitberücksichtigt werden. Des weiteren werden adrenale Androgene aus dem Blut zur Synthese testikulärer Hormone herangezogen, so daß bei Patienten mit NNR-Insuffizienz niedrigere Testosteronkonzentrationen gefunden werden als bei gesunden Männern.

Beim Mann Insgesamt ist der Anteil an adrenalen Steroiden bei der *Testosteronproduktion des Mannes* mit etwa 5% zu veranschlagen (Gesamtproduktion etwa 6 mg/die), während bei der Frau adrenale Androgene etwa 60–70% der täglichen Testosteronmenge (etwa 0,25 mg/die) ausmachen. Über die Bedeutung der adrenalen Androgene ist in der Vergangenheit viel spekuliert worden. Besonders von Soziologen und Psychologen wurde diesen Androgenen ein Einfluß auf das Sozialverhalten der Frau zugesprochen. Der Beweis steht jedoch aus, so daß beim weiblichen Patienten mit NNR-Insuffizienz Androgene nicht substituiert werden.

Literatur

Nieschlag E, Kley HK: Possibility of adrenal-testicular interaction as indicated by plasma androgens in response to HCG in man with normal, suppressed and impaired adrenal function. Horm Metab Res 7 (1975) 326

Ryan AJ: Athletics. In: Kochakian CD, ed. Anabolic-androgenic Steroids. Springer, Berlin 1976: 515

Adrenale Östrogene

Es kann nicht entschieden werden, ob es sich bei der Produktion adrenaler Östrogene nicht um eine nutzlose Überproduktion des Organismus handelt. Die Bestimmung des Herkunftsorts der Östrogene (aus Ovar, NNR, anderen Östrogenen oder Konversion von Androgenen; s. Tab. **1**, S. 17) ist noch schwieriger als bei den männlichen Sexualhormonen.

Die Leber spielt hierbei keine Rolle, da – wie wir haben zeigen können – die Konzentration an Östrogenen nach Leberperfusion geringer ist als vorher. Bei Stimulation der NNR steigt vornehmlich Östron und bei Stimulation der Gonaden Östron und Östradiol im Plasma an, so daß differenzierte Stimulationstests für NNR und Gonaden entwickelt wurden, um bei Verdacht auf hormonaktive Tumoren (z.B. bei Gynäkomastie) eine topische Diagnose zu erreichen. Bei der geschlechtsreifen Frau spielen die adrenalen Östrogene eine untergeordnete Rolle (etwa 5 % der Gesamtproduktion). Die Konversion von Androgenen zu Östrogenen findet beim Menschen vorwiegend im Fettgewebe statt, so daß adipöse Patienten beiderlei Geschlechts einen deutlich höheren Östrogenspiegel aufweisen als Normal- bzw. Untergewichtige.

Über die biologische Bedeutung der adrenalen Androgene kann keine gesicherte Aussage gemacht werden; vielleicht spielen sie eine Rolle bei der Vermeidung der Osteoporose.

Von den Östrogenen unterliegt Östradiol einer Bindung an Plasmaproteine. Es wird vorwiegend an SHBG (sexualhormonbindendes Globulin) gebunden in Konkurrenz zu Testosteron. Da die Affinität des SHBG für Testosteron höher ist als für Östradiol, beeinflußt die Konzentration von SHBG auch die Wirkung von Östradiol und Testosteron (wie z.B. bei der Entstehung der Gynäkomastie oder des Hirsutismus).

Literatur

Kley HK. Östrogene im Plasma des Mannes. Urban & Schwarzenberg, München 1975

Kley HK. Plasma estrogens and liver cirrhosis. Z Gastroenterol 1979; 7: 406

Adrenale Gestagene

Obwohl in der NNR auch Gestagene produziert werden, sind ihre Größenordnung und Bedeutung fast unerforscht. Progesteron und 17-Hydroxy-Progesteron sind Vorstufen von Cortisol und Aldosteron, während für die Sexualhormone (Östrogene und Androgene) die Gestagene Pregnenolon und 17-Hydroxy-Pregnenolon die entscheidenden Vorläufer sind.

Bisher haben die adrenalen Gestagene vorwiegend Bedeutung bei der Untersuchung von genetischen (Adrenogenital-Syndrom; S. 43) und pharmakologischen (Adrenostatika; S. 61) Enzymstörungen erlangt. Bei den beiden wichtigsten genetischen Enzymdefekten der NNR, dem 21- und dem 11-Hydroxylasedefekt des Adrenogenital-Syndroms, steigen sie als Vorstufen, die direkt vor dem Enzymblock gelegen sind, erheblich an. Sie können damit als Parameter für Diagnostik und adäquate Substitutionstherapie herangezogen werden.

Literatur

New MI, Dupont B, Pang S, Pollack M, Levine
  LS. An update of congenital adrenal hyperplasia. Rec Progr Horm Res 1981; 37: 105

Substitutionstherapie

Die Ursachen eines Mangels an Cortisol (Synonym: »NNR-Insuffizienz«) sind in Tab. **3** aufgelistet. Die übliche Auftrennung in primäre und sekundäre NNR-Insuffizienz berücksichtigt heute mögliche differenziertere Einteilungen nicht, bei denen der Ort der Störung direkt angegeben wird (Abb. **7** u. **9**). Danach gibt es Ursachen der NNR-Insuffizienz, die im Bereich der zerebralen Neurotransmitter, im Hypophysenvorderlappen oder in der NNR zu lokalisieren sind, solche bei denen der Regelkreis beeinträchtigt ist oder wo eine Störung in Transport, Metabolismus oder im Rezeptor der Zelle (Abb. **7**, S. 15) vorliegt. Aus diesem Grunde ist es auch nicht mehr gerechtfertigt, eine einheitliche Substitutionsform zu propagieren, sondern in Abhängigkeit von Ursache und Lokalisation der Störung muß eine differenzierte Therapie eingesetzt werden.

Von den vielen Möglichkeiten der Störung im Cortisolregelsystem (Abb. **7**) sollen im folgenden die wichtigsten besprochen werden.

Tabelle **3** Einteilung der verschiedenen Formen der Nebennierenrindeninsuffizienz (nach *Kley*)

1. Primäre NNR-Insuffizienz:	Autoimmunadrenalitis, Tbc, Tumormetastasen, Störung der Synthese (AGS), AIDS
2. Sekundäre NNR-Insuffizienz:	
a) Hypophysäre Störungen:	Adenome, Kraniopharyngeome Sheehan-Syndrom, postoperative Störung der ACTH-Synthese
b) Hypothalamische Störungen:	Tumoren Meningitis-Enzephalitis Neurotransmitter-Störung (?) Störung der CRH-Synthese
3. Iatrogene Insuffizienz des adrenalen Regelkreises:	
a) Hormone:	Corticoidapplikation ACTH-Applikation
b) Zentral wirkende Pharmaka:	Enkephaline Opiate Neurotransmitter-Antagonisten

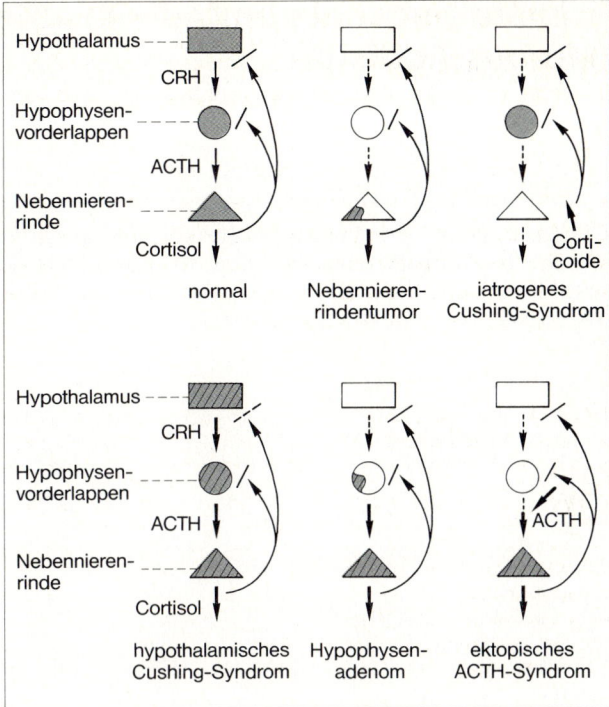

Abb. **9** Der adrenale Regelkreis bei Gesunden, bei verschiedenen Formen des Cushing-Syndroms und nach Applikation von Corticoiden im Rahmen einer Pharmakotherapie

Primäre Nebennierenrindeninsuffizienz (Morbus Addison)

Definition   Bei der primären NNR-Insuffizienz handelt es sich um einen *Mangel an Cortisol.* Sie wurde 1855 von Thomas Addison beschrieben.

Ursachen   Die *Ursachen* der primären NNR-Insuffizienz sind in Tab. **3** aufgeführt. Die primäre NNR-Insuffizienz ist selten, trotzdem muß sie differentialdiagnostisch häufig ausgeschlossen werden, da viele der Symptome andere Krankheiten widerspiegeln können (Tab. **4**).

Tabelle **4**   Häufigkeit klinischer Symptome bei der primären Nebennierenrindeninsuffizienz

Symptome	Häufigkeit
Asthenie bzw. Schwäche und Müdigkeit	99%
Pigmentierung der Haut	98%
Pigmentierung der Schleimhäute	82%
Gewichtsverlust	97%
Anorexie, Nausea, Erbrechen	90%
Hypotonie (RR unter 110/70)	87%
Spontanhypoglykämie	50%
Subazidität (Magensaft)	50%
Abdominalschmerz	34%
Salzhunger	22%
Diarrhö	20%
Obstipation	19%
Vitiligo	6%
(nach *Thorn-Jenkins* [1958] 94 Fälle)	

Die wichtigste Ursache ist heute die Autoimmunadrenalitis (etwa 90 %), bei der histologisch eine lymphozytäre Infiltration der NNR unter Aussparung des Nebennierenmarks nachweisbar ist. Sie wird als Autoimmunerkrankung angesehen, und in den meisten Fällen gelingt es, Antikörper gegen NNR-Gewebe nachzuweisen. Fast immer sind andere endokrine Organe mitbetroffen.

Früher war die Tuberkulose die häufigste Ursache der NNR-Insuffizienz, heute macht sie nur noch 10–20 % aus. In Gegenden mit hoher TBC-Häufigkeit dürfte sie jedoch, so wie bei uns zu Beginn dieses Jahrhunderts, öfter zu finden sein.

Die übrigen Ursachen betragen nur noch etwa 1 % (z.B. das Adrenogenital-Syndrom; s. S. 43).

Literatur

Kley HK. Physiologie, Pathophysiologie, Klinik, Diagnostik und internistische Therapie; Nebennierenrinde. In: Kümmerle F, Lenner V, Hrsg. Erkrankungen der Nebennieren. Thieme, Stuttgart 1985: 41

Tabelle 5   Leit- (oder Kardinal-)Symptome bei Erkrankungen im adrenalen System. Bei der Nebennierenrindeninsuffizienz besteht ein erheblicher Unterschied in der klinischen Symptomatik je nach Lokalisation der Störung: Bei der primären NNR-Insuffizienz wird die Symptomatik vorwiegend durch den Mangel an Mineralocorticoiden bestimmt (Symptome mit hoher Spezifität und Sensitivität), bei der sekundären NNR-Insuffizienz wird die Symptomatik durch den Mangel an Glucocorticoiden bestimmt (Diagnose durch den Mangel an anderen hypophysär gesteuerten Hormonen, wie Schilddrüsen- und Sexualhormone) und bei der iatrogenen NNR-Insuffizienz erfolgt die Diagnose sogar über die Symptomatik eines Cushing-Syndroms.

Cortisolexzeß	Cortisoldefizit
Cushing-Syndrom	*Addison-Syndrom*
Fettverteilungsstörung	Leistungsschwäche – Adynamie
Muskelatrophie	Pigmentation
Striae rubrae	Anorexie – Gewichtsabnahme
Ekchymosen	Hypotonie
Arterielle Hypertonie	Hyperkaliämie
Ektopisches ACTH-Syndrom	*Iatrogene NNR-Insuffizienz*
Hypokaliämie-Alkalose	Kreislaufkollaps
Pathol. Glucosetoleranz	Gestörte Bewußtseinslage
Ödeme	Keine typ. Elektrolytveränderungen
	Evtl. Symptome des Cushing-Syndroms

Meist entwickelt sich eine primäre NNR-Insuffizienz über Monate bis (selten) Jahre. Die Patienten können oft sehr genau angeben, ab welchem Zeitpunkt sie zunehmend die typischen Symptome aufwiesen (Tab. **4**). Wichtig ist, daß die Diagnose schnell (am besten am Krankenbett) gestellt und eine Therapie sofort eingeleitet wird. Dies gilt besonders dann, wenn eine sog. Addison-Krise droht bzw. eingetreten ist (s. unten). Aufgrund dessen verweisen wir gerne auf sog. Leitsymptome (Tab. **5**). Fehlt nur eines der 4 ersten Symptome, so ist eine manifeste NNR-Insuffizienz praktisch ausgeschlossen. Wichtig bei dem Symptom Leistungsschwäche/Adynamie ist, daß im Gegensatz zur häufigen hypotonen orthostatischen Kreislaufregulation die Patienten relativ erholt morgens aufstehen, dann nach wenigen Stunden jedoch so müde sind, daß sie sich wieder hinlegen. Gelegentlich führt die Hypotonie zum Krankenhausaufenthalt, wo oft unbewußt eine richtige »Teiltherapie« durchgeführt wird (nämlich Infusion von physiologischer NaCl-Lösung), so daß sich die Patienten erholen und nach Hause entlassen werden. Bei Stellung der (Verdachts-)Diagnose darf der Patient auf keinen Fall entlassen werden, denn ohne Therapie kann eine lebensbedrohliche Addison-Krise auftreten. Die Hyperpigmentation, verursacht durch MSH (melanozytenstimulierendes Hormon; beim Menschen kein eigenständiges Hormon), einem Bruchstück des ACTH (Abb. **6 b**, S. 10), hat besondere Prädilektionsstellen: Handlinien, Fingergelenke (knuckles), Narben, Mamillen, Druckstellen der Haut, Mundschleimhaut. Ganz auffällig, obwohl klinisch oft übersehen, ist eine Exsikkose.

Klinik

Wie ausgeführt, soll die *Diagnose* einer primären NNR-Insuffizienz aufgrund der Klinik (bes. aber der Kardinalsymptome) gestellt werden. Labor- und Hormondaten liefern nur noch die nachfolgende Bestätigung.

Diagnose

Laborwerte Von den *Laborwerten* ist die Hyperkaliämie am wichtigsten, obwohl wir diese bei Neudiagnose einer primären NNR-Insuffizienz in nur 60 % der Fälle gesehen haben. Andere Befunde von geringerem Wert sind: Hyponatriämie, erhöhtes Kreatinin, niedriger Blutzucker, Anämie.

Hormondaten Gemäß der Definition der primären NNR-Insuffizienz und bei Kenntnis des adrenalen Regelkreises (Abb. **7**, S. 15) sind die entsprechenden *Hormondaten* vorhersagbar: Cortisol niedrig (nahe Null) und nicht stimulierbar und ACTH hoch:

Hierzu nimmt man Blut ab zur Messung von Cortisol basal und ACTH basal, wobei der Zeitpunkt der Blutabnahme gleichgültig ist. Danach injiziert man synthetisches ACTH (Synacthen 0,25 mg i.v.) und nimmt 1 Std. später nochmals Blut zur Messung des stimulierten Cortisols ab. Ist der Patient gefährdet, muß er sofort mit Hydrocortison behandelt werden. Alle sonstigen oft aufgeführten Hormonmessungen sind nicht erforderlich; dies gilt bes. für die Messung von Steroiden im 24-Stunden-Urin. Typische Hormonergebnisse sind: Cortisol basal und nach Stimulation nahe Null (0–20 ng/ml) und ACTH (normal 30 bis 80 pg/ml) deutlich erhöht (meist um 500 pg/ml). Aus Kostengründen warten wir in der Regel den Cortisolwert ab, bevor wir die Messung von ACTH anfordern. Weitere (später) durchführbare diagnostische Maßnahmen ergeben sich aus der Liste der Ursachen der primären NNR-Insuffizienz (Tab. **3**).

Chronische Substitutionstherapie

Auch bei einem nichtkrisenhaften Zustand (und rein klinischer Diagnosestellung) der primären NNR-Insuffizienz darf die notwendige Therapie nicht bis zum Eintreffen der Hormondaten aufgeschoben werden; sie muß sofort begonnen werden. Eine evtl. unnötige Gabe von Hydrocortison – bei uns nur einmal vorgekommen – schadet dem Patienten nicht, kann ihn aber vor einer lebensbedrohlichen Addison-Krise bewahren. Zur Substitution sollte das

Cortisol originäre Hormon Hydrocortison (= *Cortisol*) verwendet werden und synthetische Glucocorticoide nur dann, wenn Hydrocortison nicht verfügbar ist; dann muß jedoch die Äquivalenzdosis beachtet werden (s. Tab. **13**, S. 87). Aus Tradition wird gelegentlich das Prohormon Cortison verwendet. Es bietet keine Vorteile gegenüber Hydrocortison und stellt, da es erst nach Umwandlung in das eigentliche Hormon Cortisol wirksam wird, sogar einen Unsicherheitsfaktor dar. Die Dosis muß fast doppelt so hoch gewählt werden wie bei Hydrocortison.

Bei der Applikation von Hydrocortison muß berücksichtigt werden, daß die pharmakologischen Kenndaten, wie Plasmahalbwertszeit, Verteilung, Resorption und Metabolisierung, interindividuell erhebliche Schwankungen (bis um den Faktor 2–3) aufweisen. Des weiteren muß bei jedem Patienten der zirkadiane Rhythmus (Abb. **8**, S. 16) beachtet werden. Die Produktionsrate der gesunden NNR für Cortisol liegt zwischen 10 und 25 mg/die, und wie wir haben zeigen können, liegt bei oraler Applikation von Hydrocortison auch die notwendige Substitutionsdosis in diesem Bereich. Da diese Substitutionstherapie lebenslang erforderlich ist, halten wir es für sinnvoll – aus Gründen der Vermeidung von Nebenwirkungen und unnötigen Kosten – bei jedem Patienten die individuelle Tagesdosis festzulegen. Dazu werden morgens 10 bis 15 mg, mittags 5 mg und abends 2,5–5 mg Hydrocortison appliziert und der Plasmaspiegel von Cortisol an diesem Tag alle 2 Std. gemessen. Die aus diesen Werten individuell festgelegte Tagesdosis wird bei unseren Patienten auf 3 (in angelsächsischen Ländern meist 2) Dosen verteilt. Wie wir durch Messungen 10 Jahre später nachgewiesen haben, bleibt dieser individuelle Cortisolbedarf konstant. Auch unter dieser Behandlung bleibt ACTH gering- bis mittelgradig erhöht (100–200 pg/ml).

Da bei einer primären NNR-Insuffizienz nicht nur Cortisol, sondern auch Aldosteron ausfällt, fehlendes *Aldosteron* jedoch erhebliche Ausfallserscheinungen hervorrufen kann (s. Tab. **4**, S. 32), ist auch eine Substitution mit einem Mineralocorticoid notwendig. Hierzu wird in der Regel Fluodrocortison (z.B. Astonin H) in einer Dosierung von 0,1–0,3 mg/die (morgens zu nehmen) verwendet. Parameter einer guten Einstellung ist neben dem Blutdruck die Messung von Renin (soll normal sein). Nach Einstellung mit einem Mineralocorticoid kann Hydrocortison meist reduziert werden. Bei den sekundären Formen der NNR-Insuffizienz ist die Gabe von Mineralocorticoiden nicht erforderlich, da Aldosteron auch über ACTH-unabhängige Regelmechanismen (z.B. Renin-Angiotensin, Kalium) gesteuert wird. Wie oben ausgeführt, werden adrenale Östrogene (beim Mann), adrenale Androgene (bei der Frau) sowie adrenale Gestagene nicht substituiert.

Aldosteron

Literatur

Allolio B, Kaulen D, Deuß D, Hipp FX, Winkelmann W. Vergleich von Hydrocortison und Cortisonacetat in der Substitutionstherapie der Nebennierenrindeninsuffizienz. Akt Endokr Stoffw 1985; 6: 35

Kley HK, Krüskemper HL. Cortisol-Substitution bei Nebennierenrindeninsuffizienz. Dtsch Med Wschr 1978; 103: 155

Oelkers W, L'age M. Control of mineralocorticoid substitution in Addison's disease by plasma renin measurement. Klin Wschr 1976; 54: 607

Smith SI, Markandu ND, Banks RA, Dorrington-Ward P, MacGregor GA, Bayliss J, Prentice MG, Wise P. Evidence that patients with Addison's disease are undertreated with fludrocortisone. Lancet 1984; I: 11

Substitutionstherapie bei Streßsituationen

Bei Streßsituationen ist es notwendig, die Menge an Hydrocortison zu steigern; andernfalls kann eine lebensbedrohliche Situation entstehen. Dabei wird vom Organismus der Ausdruck »Streß« anders verstanden, als dieses Wort heute meist Verwendung findet: Prüfungen (z.B. Staatsexamen), beruflicher oder häuslicher Ärger sind, bezogen auf den Cortisolbedarf, für den Organismus kein Streß; wohl aber alles, was die körperliche Unversehrtheit beeinträchtigt oder zu beeinträchtigen droht (früher als »fight and flight« bezeichnet), bes. aber: Verletzungen, Infektionskrankheiten, Geburten, Operationen, Verbrennungen. In diesen Fällen ist eine erhebliche Mehrapplikation an Hydrocortison notwendig. Auch hier richtet sich die Maximaldosis an der (maximalen) Produktionsrate einer gesunden NNR (etwa 200 mg Cortisol/die). Um der Zelle in einer solchen Streßsituation möglichst viel Cortisol zur Verfügung zu stellen, ist der Organismus in der Lage, Verteilungsvolumen, Plasmabindung und Metabolismus von Cortisol zu verändern. Da solche Streßsituationen nicht vorhersehbar sind, ist es notwendig die Patienten zu schulen, ihnen eine schriftliche Information mitzugeben und Patient und Arzt einen sog. »Addison-Ausweis« (Abb. **10**) auszuhändigen.

Dosierung   Je nach erforderlicher Dosis an Cortisol (Hydrocortison), werden Streßsituationen (Belastungen) in 3 Schweregrade eingeteilt:

1. *geringe Streßsituation*: z.B. Erkältungskrankheiten mit Fieber, kleine Eingriffe in Lokalanästhesie, (vielleicht auch) Klimaumstellungen und erhebliche körperliche Belastungen,
2. *mittelgradige Streßsituation*: z.B. kleinere operative Eingriffe, schwerere fieberhafte Infekte, die meisten Unfälle;
3. *starke/maximale Streßsituation*: z.B. große Verletzungen, große Operationen (z.B. Abdominaloperationen), schwere Unfälle, großflächige Verbrennungen, Geburten.

Die bei den genannten Streßsituationen empfohlenen Dosen an Cortisol schwanken zwischen 30–50 mg (1.), 50–100 mg (2.) und 150–300 mg (3.) Hydrocortison/die.

Trotz aller Bemühungen um Information scheint auf dem Gebiet der Substitution mit Hydrocortison bei NNR-Insuffizienz die Compliance der Patienten gering. So fanden in einer retrospektiven Untersuchung Braatvedt u. Mitarb., daß 15 von 25 Patienten im Verlaufe von 15 Jahren (d.h. 375 Patientenjahren) nie die Dosis verändert hatten und daß bei Überprüfung des notwendigen Wissensstandes nur 7 von 25 korrekte Antworten gaben. Die Ergebnisse dieser Studie wie auch langjährige Erfahrungen halfen deshalb bei der Gestaltung des »Corticoid-Ausweises« (s. Abb. **10**), der leicht nachlesbare oder telefonisch rasch abrufbare Informationen vermitteln soll.

Literatur

Braatvedt GD, Newrick PG, Corral RJM. Patients self administration of hydrocortisone. Brit Med J 1990; 301: 1312

CORTICOID-AUSWEIS
für Patienten unter Langzeittherapie

Name:

Vorname:

geb.:

Anschrift:

Betreuung durch:

1. Hausarzt:

   Telefon:

2. Klinik:

   Telefon:

Diagnose:

1. **Substitutionstherapie:**

   _____ mg _____ mg _____ mg Hydrocortison
   morgens   mittags   abends
   (sofort beim Aufstehen)

   und _____

2. **Pharmakotherapie:**

   a) morgens/täglich: _____

   b) morgens/jeden 2. Tag: _____

   und _____

BESONDERE INFORMATIONEN: _____

Wegen der Gefahr einer »Addison-Krise« (lebensbedrohlicher Zustand) bei den verschiedenen Formen der Nebennierenrindeninsuffizienz muß bei besonderen Belastungen (Streß-Situationen) die Dosis an Corticoiden erhöht und nach Besserung der Belastung wieder schrittweise reduziert werden.

CORTICOIDE BEI BELASTUNGEN

- **Geringe Belastung:** z.B. Klimaumstellung erheblich körperliche Belastung, Erkältungskrankheit
  - **bei Substitutionstherapie**
    etwa 40 mg Hydrocortison/Tag
  - **bei Pharmakotherapie**
    Corticoiddosis etwa verdoppeln

- **Mittelgradige Belastung:** z.B. hohes Fieber, schwere Infektionskrankheit, Operation in Lokalanästhesie
  - **bei Substitutionstherapie**
    etwa 50–100 mg Hydrocortison/Tag
  - **bei Pharmakotherapie**
    Corticoiddosis etwa verdreifachen

- **Starke Belastung:** z.B. schwerer Unfall, Operation, Geburt
  - **bei Substitutionstherapie**
    etwa 100–300 mg Hydrocortison/Tag
  - **bei Pharmakotherapie**
    Corticoiddosis etwa verzehnfachen

ZUR BEACHTUNG

Erbrechen oder **Durchfallerkrankungen** sind bes. für Patienten unter Substitutionstherapie gefährdend. Dann soll das Medikament durch Injektion verabreicht werden.

Bei **Notfällen** und ohne ärztliche Hilfe (z.B. im Ausland): Selbst-Injektion eines Corticoides: 100–200 mg Hydrocortison oder 25–50 mg Prednisolonäquivalent.

Wichtig: Patienten unter länger als 3 Monate durchgeführter Pharmakotherapie bedürfen auch noch einige Wochen nach Beendigung dieser Behandlung bei Belastungen der gleichen Therapie.

Bitte zeigen Sie diesen Ausweis jedem behandelnden Arzt sofort!

EMPFEHLUNGEN FÜR PATIENTEN UNTER LANGZEIT-PHARMAKOTHERAPIE

(Gelten nicht bei Substitutionstherapie)

1. Gewicht konstant halten (regelmäßig wiegen)
2. Viel Eiweiß essen (Fleisch, Fisch, magere Milchprodukte)
3. Viel Obst genießen
4. Wenig Zucker und wenig Salz verwenden
5. Ausweis durchlesen und immer bei sich tragen
6. Für unten aufgeführte Untersuchungen zum Hausarzt gehen
7. Vorbeugung von OSTEOPOROSE:
   - Gymnastik, täglich 2 X 15 Minuten für alle Gelenke (soweit möglich)
   - Viel Calcium, z.B. täglich 1 Liter Milch oder 1g Calcium als Tabletten
   - Evtl. zusätzliche Arzneimittel nach Verordnung durch den Hausarzt

VORSCHLÄGE FÜR ÄRZTLICHE KONTROLLEN BEI PATIENTEN UNTER LANGZEIT-PHARMAKOTHERAPIE

(Gelten nicht bei Substitutionstherapie)

- **Jeden Monat**
  Kontrolle von: Aussehen, Blutdruck, Stuhl auf Blut, Temperatur
  Fragen nach: Abdominalbeschweren, Rückenschmerzen, Infekten
  Übelegen, ob Corticoid reduziert oder abgesetzt werden kann

- **Alle 3 Monate**
  Kontrolle von: Blutsenkung, Blutbild, Blutfetten, Urinstatus, Urinzucker
  Augenärztliche Untersuchung von Linse und Augeninnendruck

- **Alle 6 Monate**
  Kontrolle von: Herzbefund, Knochendichte
  Je nach Klinik: Rö-Thorax
  Bei Magenbeschwerden: Gastroskopie

Abb. **10** Corticoid-Ausweis (gleichzeitig Addison-Ausweis) für Patienten mit Nebennierenrindeninsuffizienz.
Dieser Ausweis wird für den Klinik- und Praxisgebrauch kostenlos abgegeben von der Firma E. Merck, Darmstadt

Cortisolsubstitution bei Auslandsreisen

Besonders belastend für den Organismus sind fieberhafte Infekte mit Erbrechen und Diarrhö, wie sie in südlichen Ländern im Urlaub häufig vorkommen. Diese Patienten sind nach meinen Erfahrungen so gefährdet, daß ich ihnen für den Eigengebrauch zur i.m. Injektion ein wasserlösliches Glucocorticoid (z.B. Hydrocortison-Upjohn 100 mg oder Fortecortin-Mono-Fertigspritze 40 mg) mitgebe (s. Ausweis; Abb. **10**, S. 36).

Addison-Krise

Definition Bei der Addison-Krise handelt es sich um einen akuten lebensbedrohlichen Zustand, hervorgerufen durch einen Mangel an Cortisol; der Mangel an Aldosteron wirkt verschlimmernd (Tab. **6**). Auslöser einer Addison-Krise ist bei chronischem Cortisolmangel meist eine zusätzliche Streßsituation.

Tabelle **6** Pathophysiologie der akuten Nebennierenrindeninsuffizienz (Addison-Krise)

I. Cortisoldefizit führt zu:
1. gastrointestinalen Störungen: Erbrechen, Diarrhö, Koliken, Anorexie
2. KH-Stoffwechsel-Störungen: Hypoglykämie, Abfall des Leberglykogens
3. kardiovaskulären Störungen: Hypotonie
4. Calciumstoffwechselstörungen
5. Veränderungen der Psyche: Antriebsarmut, Apathie, Reizbarkeit, Psychose
6. ACTH-Mehrsekretion: Pigmentierung
7. Verlust der Fähigkeit zur Streßadaptation

II. Aldosterondefizit führt zu folgenden Störungen:
1. Natriumretention vermindert:
   Hyponatriämie, Dehydratation, Gewichtsverlust, vermindertes Herzminutenvolumen, Hypotonie, Abfall der Nierendurchblutung, verminderte Wirkung der Katecholamine, Schwäche, Kreislaufkollaps, Schock
2. Kaliumausscheidung vermindert:
   Hyperkaliämie, Azidose, Asystolie

Ursache Als *Ursache* kommen alle Formen eines Mangels an Cortisol in Frage (NNR-Insuffizienz; s. Tab. **3**, S. 30**)**. Besonders zu nennen sind: primäre NNR-Insuffizienz, Adrenogenital-Syndrom, iatrogene NNR-Insuffizienz nach längerer Pharmakotherapie mit Glucocorticoiden.

Klinik Da es sich bei der sog. Addison-Krise um eine *akut lebensbedrohliche Situation* handelt, haben einfache klinische Symptome, die zu einer Diagnose führen, besonderes Gewicht. Die in Tab. **5** (S. 33) aufgeführten Leit- (oder Kardinal)Symptome haben bei der primären NNR-Insuffizienz eine Spezifität von 100 %, nicht jedoch (wichtig!) bei den verschiedenen Formen der sekundären oder der iatrogenen NNR-Insuffizienz. Das schwierige ist in der Regel nicht die Diagnose, sondern »das Daran-Denken«. Das am häufigsten zitierte Symptom der Hyperkaliämie fanden wir nur in etwa 60% der Fälle (n=46). Das in gastroenterologischen Lehrbüchern gerne aufgeführte »akute Abdomen« habe ich nie gesehen. Klinisch ist die Addison-Krise charakterisiert durch kontinuierlichen Kreislaufverfall bis zum Schock. Verwirrtheit, Erbrechen, Hyperthermie, Elektrolytverschiebungen kommen hinzu.

Bei der akuten NNR-Insuffizienz auf dem Boden einer sekundären NNR-Insuffizienz (Abb. **7**, S. 15) stehen Verwirrtheit, Somnolenz, Kreislaufdepression im Vordergrund. Ähnlich ist es bei der iatrogenen Form der NNR-Insuffizienz (hier kommt es oft im Rahmen einer Operation zur Krise), so daß in diesem Falle Anamnese und Klinik bei der Diagnose im Vordergrund stehen.

Mit Hilfe obiger Leitsymptome ist es einfach bei einer bekannten primären NNR-Insuffizienz (Morbus Addison) die *Diagnose* zu stellen. Bei den sekundären Formen der NNR-Insuffizienz (Tab. **3**, S. 30) und bei der sog. iatrogenen NNR-Insuffizienz (S.51) kann die Diagnose jedoch erhebliche Schwierigkeiten bereiten. Trotzdem muß auch hierbei die Therapie schnell erfolgen. In diesem Falle hilft oft die Diagnose »ex juvantibus«. Jedoch sollte vor Einleitung einer Therapie alles zur Diagnosesicherung getan werden. Dies ist nicht schwierig, da hierzu nur 3 Röhrchen Blut abgenommen werden müssen: ein Röhrchen für die aktuelle Bestandsaufnahme (Blutbild, Elektrolyte, Kreatinin, Blutzucker), ein Röhrchen für Cortisol und das dritte Röhrchen für ACTH (zunächst im Kühlschrank lagern). *(Diagnose)*

In einem solchen krisenhaften Zustand ist bei Gesunden das Cortisol immer erhöht, so daß der früher empfohlene ACTH-Stimulationstest hier entfallen kann. ACTH ist bei primärer NNR-Insuffizienz in der Krise maximal erhöht (bei uns immer > 500 pg/ml) und bei den sekundären Formen erniedrigt (nahe Null). Sollte die Diagnose aber aus Cortisol- und ACTH-Bestimmung nicht eindeutig sein, wird später ein ACTH-Stimulationstest und bei Verdacht auf sekundäre Formen einer NNR-Insuffizienz ein Insulinhypoglykämietest oder ein CRH-Stimulationstest (s. unten) durchgeführt. Dazu reicht es, vor dem Test über einen Tag kein Hydrocortison zu applizieren: gemessen wird Plasmacortisol vor und 1 und 2 Std. nach i.v. Gabe von 0,25 mg Synacthen sowie ACTH basal.

Die *Behandlung* der Addison-Krise ist relativ einfach und, da sich die Patienten meist in Stunden (maximal innerhalb eines Tages) vollständig erholen, sehr befriedigend. *(Therapie)*

Cortisolsubstitution: Hierzu wird Hydrocortison-Hoechst 100 mg in 500 ml physiol. NaCl so rasch als möglich (d.h. in Minuten) infundiert oder auch Hydrocortison-Upjohn 100 mg, das auch unmittelbar i.v. injiziert werden kann. Danach werden weitere 100 (bis 200) mg Hydrocortison über 24 Std. gegeben. Sollte kein Hydrocortison zur Verfügung stehen, kann auch Prednisolon genommen werden (beachte Äquivalenzdosis, Tab. **13**, S. 87)

Flüssigkeitssubstitution: Gleichzeitig und genauso wichtig ist die Behandlung der Exsikkose durch die Gabe von physiologischer NaCl-Lösung (etwa 5 Liter) und 5%iger Glucose (etwa 1 Liter). Die Flüssigkeit soll so rasch als möglich einlaufen (etwa 1 l/Std.). Hierzu sollte man (während die Infusion bereits läuft) einen venösen Zugang schaffen zur Messung des zentralvenösen Drucks (ZVD).

Überwacht werden sollen: ZVD, Blutdruck, Herzfrequenz, Monitor-EKG, Elektrolyte, Blutzucker, Urinausscheidung.

Zusatztherapie: sind Infektionen Auslöser der Krise, müssen Antibiotika gegeben werden. Wichtig ist, daß Mineralocorticoide nicht erforderlich sind: der mineralocorticoide Effekt des applizierten Hydrocortisons ist voll ausreichend.

Nach Überwindung der bedrohlichen akuten Situation (etwa 24 Std. später) kann die tägliche Hydrocortisondosis in der Regel relativ rasch (innerhalb 3 bis 4 Tagen) auf die übliche Tagesdosis reduziert werden (Ausnahme: Fortbestehen der auslösenden Streßsituation wie z.B. Operation oder Infektion).

Literatur

Kley HK. Die akute Nebennierenrindeninsuffizienz. Therapiewo 1982; 32: 12

Wingert TD, Mulrow PJ. Adrenocortical insufficiency. In: Krieger DT, Bardin CW, eds. Current Therapy in Endocrinology. Dekker, Philadelphia 1983

Sonderformen der primären Nebennierenrindeninsuffizienz

Schwangerschaft

Bei *Schwangerschaft* und Geburt empfehlen wir eine besonders aufmerksame Überwachung der Patientin mit Morbus Addison. Eventuelle Streßsituationen in der Schwangerschaft werden sehr sorgfältig nach obigem Schema behandelt (WIEACKER u. Mitarb. 1989). Bei Hyperemesis gravidarum müssen Serumelektrolyte engmaschig kontrolliert und die Cortisoldosis erhöht werden. Da in der Schwangerschaft die Plasmabindung von Cortisol zunimmt und, wie wir haben nachweisen können, der freie Cortisolanteil ansteigt, erhöhen wir die tägliche Cortisoldosis um 5 (2. Trimenon) bis 10 mg (am Ende der Schwangerschaft).

Geburt

Die *Geburt* ist eine starke Streßbelastung, weswegen eine Infusion mit 100 mg Hydrocortison gegeben wird; nach der Geburt erfolgt sehr rascher Abbau von Cortisol auf die normale Tagesdosis (innerhalb von 3 Tagen). Zur Substitution bei Schwangerschaft und Geburt soll grundsätzlich Hydrocortison und sollen keine plazentagängigen synthetischen Glucocorticoide verwendet werden. Obwohl das Neugeborene endokrinologisch immer gesund ist und keiner Substitutionstherapie bedarf, wird es bei uns für 1–2 Tage sorgfältig überwacht. Mit obigem Vorgehen wurden bisher alle Schwangerschaften erfolgreich beendet (n=7), obwohl Komplikationen häufiger sein sollen.

Literatur

Albert E, Dalaker K, Jorde R, Berge LN. Addison's disease and pregnancy. Acta Obstet Gynecol Scand 1989; 68: 185

Herbst J, Kräubig H. Morbus Addison und Schwangerschaft. Geburtsh Frauenheilk 1980; 40: 354

Wieacker P, Alexopoulos A, DeGregorio G, Breckwoldt M. Schwangerschaft bei Morbus Addison. Dtsch Med Wschr 1989; 114: 1117

NNR-Insuffizienz bei Kindern

Die Cortisol-Substitutionstherapie *bei Kindern* unterscheidet sich nicht wesentlich von der Erwachsener. Jedoch stellt sich gerade bei ihnen das Problem einer adäquaten individuellen Therapie. Kinder gelangen bei entsprechenden Situationen schneller in eine sog. Addison-Krise. Andererseits reagieren sie bei einer Überdosierung mit vermindertem Wachstum (und Osteoporose).

Die Richtlinien für eine chronische Substitutionstherapie sind deshalb besonders sorgfältig einzuhalten.

Im Alter ist die Cortisol-Clearance (=Metabolismus) vermindert. Da aber der Plasmaspiegel an Cortisol konstant bleibt, bedeutet dies, daß die Produktionsrate an Cortisol leicht abfällt. Daß dies eine Folge der Regulation und nicht einer evtl. NNR-Insuffizienz ist, zeigt die normale Reaktion auf Streßsituationen.   Ältere Patienten

Obwohl man bei älteren Patienten gelegentlich diskutiert, pharmakologische Dosen an Corticoiden wegen der erhöhten unerwünschten Wirkungen zu reduzieren, wird eine altersadaptierte Therapie nicht durchgeführt. Dies gilt in gleicher Weise für die Substitutionstherapie bei älteren Patienten mit NNR-Insuffizienz. Da wir unsere Substitutionstherapie nicht nach einem starren Schema durchführen, sondern individuell nach dem Plasmaspiegel von Cortisol einstellen (KLEY u. KRÜSKEMPER), dürften Überdosierungen bei älteren Patienten ebenfalls keine Rolle spielen.

Literatur

Kaiser FE, Doe RP. Steroidmedikation im Alter. Tempo Medical 1985; 14: 32

Kaiser H. Kortikoidtherapie. In: Platt D. Hrsg. Pharmkotherapie und Alter. Springer, Berlin 1988: 135

Kley HK, Krüskemper HL. Cortisol-Substitution bei Nebennierenrindeninsuffizienz. Dtsch Med Wschr 1978; 103: 150

Für eine *akute, massive Blutung in beide Nebennieren* existieren 3 Risikofaktoren: Thromboembolie, Gerinnungsstörung und postoperativer Status. Die Gefährdung ist größer, wenn mehrere dieser Faktoren zusammentreffen. Die klinische Symptomatik ist wenig charakteristisch: Abdominalschmerzen, Fieber, Hypotonie. Bei den Labordaten fällt auf: plötzlicher Abfall von Hämoglobin und Hämatokrit sowie Befunde der akuten NNR-Insuffizienz wie Hyponatriämie, Hyperkaliämie, Azidose, erhöhter Harnstoff bei normalem Kreatinin. Der diagnostische Beweis erfolgt durch den Nachweis der NNR-Insuffizienz (niedriges Cortisol, hohes ACTH) und der Blutung in die Nebenniere (erheblich vergrößerte beidseitige Nebennieren im Computertomogramm).   NN-Blutung

Die Prognose ist schlecht; bei rechtzeitiger Diagnose (»daran denken«) und Therapie sollen jedoch viele Patienten rettbar sein. Therapeutisch wird die Gerinnungsstörung behandelt, der Kreislauf durch Gabe von Flüssigkeit gestützt und Hydrocortison in hohen Dosen (200 mg/die per inf.) appliziert.

Als Ursache für die isolierte Blutung in die Nebennieren wird diskutiert: ACTH-induzierte Mehrdurchblutung des Organs im Streß und extrem hohe lokale Konzentrationen an Katecholaminen aus dem Nebennierenmark.

Literatur

Kornbluth AA, Salomon P, Sachar DB, Subramani K, Kramer A, Gray LE, Present DH, Chapman ML. ACTH-indaced adrenal hemorrhage: a complication of therapy masquerading as an acute abdomen. J. Clin Gastroenterol 1990; 12: 371

Rao RH, Vagnucci AH, Amico JA. Bilateral massive adrenal hemorrhage: early recognition and treatment. Ann Int Med 1989; 110: 227

NNR-
Metastasen

Eine *Metastasierung* in beide Nebennieren ist, wie Sektionen und computer-tomographische Untersuchungen zeigen, nicht selten. Oft sieht man bei der Obduktion nur noch Tumormassen und kaum mehr Nebennierengewebe. Obwohl unsere Untersuchungen nicht repräsentativ sind, waren wir bisher in keinem Falle in der Lage, bei solchen Patienten (Diagnose in der Regel eher zufällig über computertomographische Untersuchungen) auch eine NNR-Insuffizienz nachzuweisen. Aus diesem Grunde gilt: Bei solchen Patienten auf das Auftreten von Symptomen einer primären NNR-Insuffizienz achten und in Abständen von 4–8 Wochen Cortisol basal (und evtl. ACTH) im Plasma messen. Bei Auftreten einer NNR-Insuffizienz werden diese Patienten in üblicher Weise substituiert.

AIDS und NNR-
Insuffizienz

Patienten mit AIDS weisen häufig Symptome auf, wie wir sie bei primärer NNR-Insuffizienz finden. Aufgrund dessen sind eine Vielzahl von Untersuchungen durchgeführt worden mit dem Ziel, eine NNR-Insuffizienz bei diesen Patienten nachzuweisen. Aus den umfangreichen bisherigen Untersuchungen kann man folgendes Resumee ziehen:

Bei AIDS-Patienten, besonders bei Homosexuellen mit Zytomegalie-Virus-Infektion, kann es zu Entzündungen und Nekrosen in der Nebenniere kommen. Diese Nekrosen umfassen maximal 70 % des Nebennierengewebes und sind vorwiegend in Nebennierenmark und Zona reticularis der NNR lokalisiert. Sie können in seltenen Fällen zu einer partiellen NNR-Insuffizienz mit Mangel an Cortisol, Aldosteron und adrenalen Androgenen führen. Ein totaler Ausfall der NNR wurde bisher nicht bewiesen.

Diese partielle NNR-Insuffizienz kann von Bedeutung sein z.B. bei:

- starken Streßsituationen, wie fieberhafte Infekte oder Operationen,
- ausgeprägten orthostatischen Regulationsstörungen (dabei normales Cortisol und erhöhtes Renin),
- Elektrolytverschiebungen (fieberhafte Infekte, Diarrhö, Erbrechen),
- Auftreten von Steroidantikörpern (muß noch bestätigt werden),
- Einsatz von Pharmaka, die Synthese (z.B. Ketoconazol, Etomidate) oder Metabolismus (z.B. Rifampicin) von Cortisol beeinflussen.

Insgesamt scheint jedoch das Problem der akuten NNR-Insuffizienz bei Patienten mit AIDS von geringer Bedeutung zu sein. Neben morphologischen Veränderungen in der Nebenniere finden sich auch solche im Hypophysen-vorderlappen (32 %). Die klinische Bedeutung dieser Veränderungen für die einzelnen Partialfunktionen der Hypophyse ist noch unklar.

Unabhängig davon haben sich Corticoide als Zusatztherapie bei Pneumocystis-carinii-Pneumonie im Rahmen der AIDS-Erkrankung bewährt (s. S. 277 f).

Literatur

Bricaire F, Marche C, Zoubi D, Regnier B, Saimot AG. Adrenocortical lesions and AIDS. Lancet 1988; I: 881

Glasgow BJ, Seinsapir KD, Anders K, Layfield LJ. Adrenal pathology in the acquired immune deficiency syndrome. Am Clin Pathol 1985; 84: 594

Greene LW, Cole W, Greene JB, Levy B, Louie E, Rahael B, Waitkevicz HJ, Blum M. Adrenal insufficieny as a complication of the acquired immunodeficieny syndrome. Ann Intern Med 1984; 101: 497

Groll A, Schneider M, Althoff PH, Falkenbach A, Helm EB, Keul HG, Schleiblinger S, Hübner K. Mophologie und klinische Bedeutung pathologischer Veränderungen an Nebennieren und Hypophyse bei Aids. Dtsch Med Wschr 1990; 115: 483

Guy RJC, Turberg Y, Davidson RN, Finnerty G, MacGregor GA, Wise PH. Mineralocorticoid deficiency in HIV infection. Brit Med J 1989; 298: 496

Klein RS, Mann DN, Friedland GH, Surks MI. Adrenocortical function in the acquired immunodeficiency syndrome. Ann Intern Med 1983; 99: 566

Membreno L, Irony I, Dere W, Klein R, Biglieri EG, Cobb E. Adrenocortical function in acquired immunodeficiency syndrome. Clin Endocr Metab 1987; 65: 482

Salim YS, Faber V, Wiik A, Andersen PL, Hoier-Madsen M, Mouritsen S. Anti-corticosteroide antibodies in AIDS patients. APMIS 1988; 96: 889

Tapper ML, Rotterdam HZ, Lerner CW, Al Khafaji K, Seitzmann P. Adrenal necrosis in the acquired immunodeficiency syndrome. Ann Intern Med 1984; 100: 239

Zu den Substanzen, die durch Enzymblockierung die Cortisolsynthese einschränken, gehören die sog. *Adrenostatika* (s. auch 64). Bei allen Pharmaka, die ihre Wirkung über eine Enzymhemmung entfalten, kommt es bei intaktem Regelkreis über eine erhöhte ACTH-Sekretion meist zu einer vermehrter NNR-Stimulation und damit Überspielung des gewollten therapeutischen Effektes. Eine gewisse Ausnahme spielen hierbei: o, p' DDD (durch zusätzliche Nekrose der NNR) und Metopiron (durch Induktion eines erhöhten Abbaus von Cortisol in der Leber). Bei Verwendung der Adrenostatika muß deshalb die Konzentration von Cortisol im Blut regelmäßig gemessen werden, um bei Abfall eine Substitutionstherapie mit Hydrocortison einleiten zu können. Aus diesem Grunde sollen alle Patienten unter Adrenostatika auch einen sog. Addison-Ausweis (s. Abb. **10**, S. 36) erhalten.

Adrenostatika

Das Adrenogenital-Syndrom

Als *Adrenogenital-Syndrom* (AGS) bezeichnet man genetisch bedingte Enzymdefekte bei der Synthese von Cortisol. Folge dieser Erkrankung ist ein Mangel an Cortisol. Über den adrenalen Regelkreis (Abb. **7**) tritt bei diesen Patienten bereits pränatal eine vermehrte ACTH-Stimulation der NNR auf. Diese bewirkt eine Hypertrophie der NNR, einen Exzeß an NNR-Androgenen und je nach Ausprägung des Enzymdefekts phänotypische Veränderungen bis zum Pseudohermaphroditismus femininus (bei Mädchen) bzw. zur Pseudopubertas praecox (bei Jungen).

Definition

Ursache des AGS ist ein angeborener Enzymdefekt in der Kaskade der Cortisolsynthese, der zu einer Mangelproduktion (ein 100%iger Enzymdefekt kommt klinisch wahrscheinlich nicht vor) an lebenswichtigem Cortisol führt. Es können praktisch sämtliche Enzyme in der Cortisolsynthese betroffen sein. Die wichtigsten sind der *21-Hydroxylase-* (etwa 90%), der *11β-Hydroxylase-* (etwa 10%) und *3β-Hydroxy-Dehydrogenase-Defekt*. Neben der Cortisol-Mangelproduktion kommt es zu einer Überproduktion von Hormonvorstufen (alle diejenigen, die vor dem Enzymdefekt liegen) und einer unterschiedlich großen Mehrproduktion von Androgenen (über einen Nebenweg) sowie gelegentlich auch zu einer Mangelproduktion von Aldosteron (z.B. bei der Salt-wasting-Form des 21-Hydroxylasemangels).

Ursache

Von den aufgeführten Enzymdefekten gehen alle mit einem Cortisolmangel und einem Androgenüberschuß einher. Sie können somit alle zu einem AGS führen. Die Häufigkeit des AGS liegt in Deutschland bei 1:7000. Obwohl theoretisch die Relation Jungen:Mädchen wie 1:1 ist, ist die Relation bei den klinisch diagnostizierten Patienten wie 1:6 bis 1:10. Heterozygote Merkmalsträger kommen mit einer Häufigkeit von 1:40 vor. Es gibt Bevölkerungsgruppen, die das AGS mit einer Häufigkeit von 1:250 aufweisen (einige Eskimostämme).

Der Ausdruck »erworbenes AGS« als Beschreibung eines NNR-Tumors mit Androgenproduktion und Virilisierung sollte nicht mehr gebraucht werden.

Klinik
Einteilung

Beim *21-Hydroxylase-Defekt* ist die Biosynthese von Mineralocorticoiden und Glucocorticoiden nicht immer gleichermaßen betroffen. Bei etwa 70% dieser Patienten ist die Synthese von Mineralocorticoiden nicht oder nur gering (und klinisch unbedeutend) vermindert. Aufgrund dessen unterscheidet man eine Simple-virilizing- von einer Salt-wasting-Form. Darüber hinaus gibt es noch eine Late-onset- oder »postpuberale« (klinisches Auftreten nach der Pubertät) und eine »cryptic« Form (gering ausgeprägte Klinik bei vorhandenem Enzymdefekt). Selbst bei Patienten mit einer funktionell gleichartigen Mutation an Gen CYP21 unterliegt neben der Cortisol- auch die Aldosteronproduktion großen Schwankungen nicht nur von Person zu Person sondern auch bei einem Patienten im Verlaufe seines Lebens (SPEISER u. Mitarb.) Beim 11β-Hydroxylase-Defekt werden die Simple-virilizing-, die Late-onset- und die »cryptic« -Formen ebenfalls gesehen. Zusätzlich findet sich eine arterielle Hypertonie aufgrund erhöhter Mineralocorticoide.

HLA-Typisierung

Je nach Land bzw. Bevölkerungsstruktur ist dem AGS ein bestimmtes *HLA-Muster* assoziiert; in Deutschland für den 21-Hydroylase-Defekt meist das Antigen HLA-Bw 47, welches häufig Teil eines bestimmten Haplotyps ist: A3, Bw47, Cw6, DR7 (Simple-virilizing- und Salt-wasting-Form), und für die nichtklassischen Formen HLA-B14 als Teil des Haplotyps B14, Cw8, DR1 (Late-onset-Form) sowie AW33, B14, DR1 (»cryptic« -Form). Wichtig ist, daß – wie bereits ausgeführt – bei Patienten mit AGS ein NNR-Tumor fast obligat auftritt. Dieser Tumor ist hormoninaktiv und bedarf keiner operativen Intervention (s.S. 71).

Diagnose

Bei der Suche nach heterozygoten Merkmalsträgern (etwa 1:40) kommt oben angeführter HLA-Typisierung besonders in Familien mit AGS-Patienten große Bedeutung zu. Darüber hinaus ist es KNORR u. Mitarb. (1984) gelungen, mittels eines einfachen Tests diese gesunden Träger zu identifizieren:

Heterozygoten-
test

Heterozygotentest: Messung von 17α-Hydroxyprogesteron vor und 60 Min. nach Gabe von ACTH (1 Amp. Synacthen i.v.). Bei Heterozygoten ist der basale Wert an 17α-Hydroxyprogesteron oft noch normal, der Anstieg nach ACTH jedoch überschießend (> 2,5 ng/ml Plasma). Eine pränatale Diagnostik ist ab der 21. Schwangerschaftswoche mittels Amniozentese und Fruchtwasseranalyse (HLA-Typisierung und Hormonanalyse) möglich. Eine Therapie kann bei positivem Ausfall bereits pränatal durchgeführt werden.

Sowohl bei entsprechender Klinik (Virilisierung) als auch Familienanamnese sollte postpartal eine rasche Diagnose angestrebt werden. Dies ist aus mehreren Gründen erforderlich: zur Substitution mit Cortisol, zur Vermeidung bzw. Reduktion der Virilisierung bei Mädchen, zur Unterdrückung der Pseudopubertas praecox bei Jungen und besonders zur Vermeidung bzw. adäquater Therapie krisenhafter Zustände einer akuten primären NNR-Insuffizienz. Diese krisenhaften Zustände sind bei der »salt-wasting« -Form besonders ausgeprägt und führten früher häufig zum Kindstod. Neben der Familienanamnese (Virilisierung, häufiger frühkindlicher Tod in der Familie) führt die Klinik in der Regel zur richtigen Diagnose. Dabei findet sich bei Jungen oft nur ein vergrößerter Penis und bei Mädchen eine Virilisierung des Genitale (Klitorishypertrophie); dies allerdings in sehr unterschiedlichem Ausmaß.

Late-onset-AGS

Tritt bei Mädchen postpuberal ein vermehrter Hirsutismus (manchmal auch Virilismus) auf, muß man an die *Late-onset-Form* eines AGS denken. Wie unsere Familienuntersuchungen gezeigt haben, wurde bei vielen Patienten die Diagnose erst im Erwachsenenalter, ja manchmal mit 60 Jahren gestellt, leider gelegentlich auch in einer Addison-Krise (z. B. im Rahmen einer Operation).

Hormondiagnostik: Die Messung von Cortisol führt bei diesem Krankheitsbild nicht zur Diagnose, da die Konzentration dieses Hormons meist noch im unteren Normbereich liegt; ACTH dagegen ist immer erhöht. Zur Diagnostik herangezogen wird eine Vorstufe von Cortisol, nämlich das 17α-Hydroxy-Progesteron (Plasma)und bei Kindern sein Urinprodukt Pregnantriol. 17α-Hydroxy-Progesteron wird oft im Rahmen eines ACTH-Stimulationstests (s. S. 52) gemessen, obwohl schon sein Basalwert bei AGS um den Faktor 5 – 100 überhöht ist.
Beim 11β-Hydroxylase-Defekt ist zusätzlich auch 11-Deoxycortisol (und 11-Deoxycorticosteron) im Plasma erhöht. Es wird zur Differentialdiagnose der AGS-Art gemessen.

Hormon-diagnostik

Bei diesem Krankheitsbild kann bereits im Rahmen einer Familienplanung Diagnostik (HLA-Typisierung, Heterozygotentest) und Beratung erfolgen.

Prophylaxe

Mit *Beginn einer Schwangerschaft* kann bei entsprechender Disposition (und Neigung zur Virilisierung) eine Therapie mit Dexamethason bereits ab der 6. Schwangerschaftswoche prophylaktisch durchgeführt werden. Dieses Verfahren einer frühen präpartalen Behandlung ohne sichere Diagnosestellung wird von den meisten Gruppen in Deutschland abgelehnt.
Viele Kinder (und Mütter) würden bei diesem Verfahren, ohne erkrankt zu sein, mittherapiert werden. Vor allem französische Forscher haben zeigen können, daß eine pränatale Diagnose durch Amniozentese in der 21. Schwangerschaftswoche mit HLA-Typisierung und Hormonanalyse aus dem Fruchtwasser möglich ist.
Bei Diagnosestellung kann eine Therapie mit Glucocorticoiden sofort erfolgen mit dem Ziel, bei Mädchen eine pränatale Virilisierung zu vermeiden bzw. zu reduzieren (PANG u. Mitarb.). Hierzu wird ein plazentagängiges Glucocorticoid zur Substitution des fehlenden Cortisols und Suppression der adrenalen Androgene der Mutter appliziert (meist Dexamethason 4 x 0,25 bis 0,5 mg oral). In Deutschland hat dieses Verfahren bisher wenig Anhänger gefunden.

Pränatale Therapie

Bei der *postnatalen Behandlung* des AGS ist das primäre Ziel die Substitution fehlender Glucocorticoide. Sie unterscheidet sich damit grundsätzlich nicht von der bei Patienten mit primärer NNR-Insuffizienz. Bei der üblichen Substitutionstherapie wird der frühmorgendliche ACTH-Stoß nicht ausreichend unterdrückt, weshalb eine vermehrte Androgenproduktion trotz genügender Substitution resultiert. Aus diesem Grunde gibt man spät abends (etwa 23 Uhr, in einigen Fällen auch morgens um 2–3 Uhr) etwa $1/3$ der Tagesdosis oder auch ein Glucocorticoid mit längerer Halbwertszeit (z.B. Prednisolon). Eine entsprechende Therapie kann z.B. folgendermaßen aussehen: morgens gegen 7 Uhr (so früh als möglich) 10 mg, mittags 5 mg und abends (23 Uhr oder so spät als möglich bzw. nötig) 10–15 mg Hydrocortison (oder abends 2,5 mg Prednisolon). Ist beim 21-Hydroxylase-Defekt des AGS Renin erhöht, muß auch eine Substitution mit einem Mineralocorticoid (Fludrocortison 0,05–0,3 mg/die) erfolgen. Meist kommt man hiermit zu einer stabileren Einstellung. Leider gibt es keinen Parameter einer ausreichenden und richtigen Behandlung des AGS, auf den man sich allein verlassen könnte. So müssen bei allen

Postnatale Therapie

Patienten individuell mehrere klinische Parameter und Hormondaten beurteilt werden. Besonders bei Jugendlichen werden Aussehen, Cushing-Facies, Virilisierung, Hodengröße, Blutdruck, Epiphysenfugen sowie Wachstumsrate als klinische Parameter und Suppression von ACTH, Normalisierung von Renin, Reduktion von 17α-Hydroxyprogesteron, Testosteron und 11-Hydroxyandrostendion als Hormonparameter herangezogen. In der Pubertät kommt die Sicherung einer normalen gonadalen Entwicklung (Anstieg von LH, Wachstum der Testes, Eintreten einer normalen Menstruation) hinzu. Mit dieser sehr intensiven Betreuung ist es gelungen, Jungen und Mädchen so zu führen, daß sie eine fast normale (errechnete) Körperlänge und eine normale Fertilität erlangten. In höherem Alter spielt bei Männern mit AGS die abendliche Dosis zur Unterdrückung der morgendlichen adrenalen Androgene eine immer geringere Rolle.

Entwickelt sich trotz aller Bemühungen eine Virilisierung bzw. Pseudopubertas praecox, kann mit gutem Erfolg Cyproteronacetat (Androcur), ein Testosteron-Rezeptor-Antagonist, eingesetzt werden. In diesem Falle muß jedoch berücksichtigt werden, daß Cyproteronacetat aufgrund einer geringen Corticoidwirkung bei Kindern mit Pubertas praecox eine Suppression des adrenalen Regelkreises bewirkt (v. MÜHLENDAHL u. Mitarb. 1977).

Streßsituationen oder eine akute NNR-Insuffizienz im Sinne einer Addison-Krise werden bei Patienten mit AGS genau wie bei anderen Formen der primären NNR-Insuffizienz behandelt (s. S. 38 f).

Literatur

Höller W, Scholz S, Knorr D, Bidlingmaier F, Keller E, Albert ED. Genetic differences between the salt-wasting, simple virilizing and nonclassical types of congenital adrenal hyperplasia. J Clin Endocr Metab 1985; 60: 757

Horner JM, Hintz RL, Luetscher JA. The role of renin and angiotensin in salt-losing 21-hydroxylase deficient congenital adrenal hyperplasia. J Clin Endocr Metab 1979; 48: 776

Knorr D, Bidlingmaier F, Butenandt O, v.Schnackenburg AV, Wagner W. Test for heterozygosity of congenital adrenal hyperplasia. In: Lee PA, Plotnick LP, Kowarski AA, Migeon CI: Congenital Adrenal Hyperplasia. University Park Press, Baltimore 1984: 495

von Mühlendahl KE, Korth-Schütz S, Müller-Hess R, Helge H, Weber B. Cyproterone acetate and adrenocortical function. Lancet 1977; I: 1160

New MI, Dupont B, Pang S, Pollack M, Levine LS. An update of congenital adrenal hyperplasia. Rec Progr Horm Res 1981; 37: 105

New MI, Lorenzen F, Lerner AJ, Kohn B, Oberfield SE, Pollack MS, Dupont B, Stoner E, Levy DJ, Pang S, Levine LS. Genotyping steroid 21-hydroxylase deficiency: hormonal reference data. J Clin Endocr Metab 1983; 57: 320

Pang SY, Pollack MS, Marshall RN, Imken L. Prenatal treatment of congenital adrenal hyperplasia due to 21-hydroxylase deficiency. N Engl J med 1990; 322: 111

Pollack MS, Maurer D, Levine LS, New MI, Pang S, Duchon M, Owens RP, Merkatz IR, Nitowsky HM, Sachs G, DuPont B. Prenatal diagnosis of congenital adrenal hyperplasia (21-hydroxylase deficiency) by HLA typing. Lancet 1979; I: 1107

Prader A. Die Häufigkeit des kongenitalen adrenogenitalen Syndroms. Helv Paediatr Acta 1958; 13: 426

Schlaghecke R, Kley HK. Angeborenes adrenogenitales Syndrom. Internist Welt 1987; 11: 21

Smith R, Donald RA, Espiner EA, Glatthaar C, Abbot G, Scandrett M. The effect of different treatment regimes on hormonal profiles in congenital adrenal hyperplasia. J Clin Endocr Metab 1980; 51: 230

Speiser PW, Agdere L, Ueshiba H, White PC, New MI. Aldosterone synthesis in salt-wasting congenital adrenal hyperplasia with complete absence of adrenal 21-hydroxylase. N Engl J med 1991; 324: 145

Sekundäre Nebennierenrindeninsuffizienz

Unter dem Ausdruck *»sekundäre NNR-Insuffizienz«* sind alle Formen einer NNR-Insuffizienz zusammengefaßt, bei denen das Cortisoldefizit durch einen Mangel an steuerndem ACTH verursacht ist (s. Tab. **3**). Die Gründe hierfür können im Hypothalamus (gelegentlich auch »tertiäre NNR-Insuffizienz« genannt), im Hypophysenvorderlappen (eigentliche »sekundäre NNR-Insuffizienz«) und im adrenalen Regelkreis (z.B. »iatrogene NNR-Insuffizienz«) lokalisiert sein (s. Abb. **9**). `Definition`

Primäre und isolierte Störungen des adrenalen Regelsystems im Hypothalamus oder Hypophysenvorderlappen sind selten. Wir selbst haben erst *einen* Patienten diagnostiziert mit einer isolierten Störung im Hypothalamus. Dagegen sind hypothalamische Veränderungen (Verletzungen, Tumoren), die u.a. auch die adrenale Funktion erfassen, häufiger. `Ursache`
Wichtig ist, daß viele Pharmaka und Substanzen in Neurotransmitter-Systeme von Zerebrum und Hypothalamus eingreifen können (s. Abb. **7**) und damit auch zu einer sekundären, hypothalamischen NNR-Insuffizienz (meist nur im Streß) führen.
Im Bereich des Hypophysenvorderlappens sind Störungen der adrenalen Funktion hervorgerufen durch Tumoren, postpartale Nekrosen (Sheehan-Syndrom) und (viel seltener) Blutungen, Entzündungen (Tbc, Sarkoidose, Lues, AIDS) sowie immunologisch bedingte Ausfälle. Nach den neuesten Untersuchungen dürfte auch die iatrogene NNR-Insuffizienz hierzu gehören.

Im Gegensatz zur primären NNR-Insuffizienz sind die *klinischen Symptome* einer sekundären NNR-Insuffizienz wenig hinweisend. Als Folge des isolierten ACTH- und damit auch Cortisolmangels finden sich so uncharakteristische Symptome wie Schwäche, Abgeschlagenheit, Adynamie und arterielle Hypotonie (s. Tab. **4**). Folge ist, daß es gelegentlich schwer ist, ein überzeugendes Argument für diese Verdachtsdiagnose zu äußern (z.B. bei Patienten, die aus der Narkose postoperativ sich nicht richtig erholen bei meist niedrigen Blutdruckwerten). Die üblichen Laborparameter geben hier keine Hinweise. `Klinik`
Oft kann die Diagnose – außer bei der iatrogenen NNR-Insuffizienz – jedoch über eine andere klinische Symptomatik erfolgen.
Wie ausgeführt, ist eine adrenale Störung im Hypothalamus oder Hypophysenvorderlappen meist mit anderen Störungen kombiniert. Hierzu zählen lokale Veränderungen wie Gesichtsfeldeinschränkungen, Selladestruktionen, direkter Tumor- oder Verletzungshinweis im Computertomogramm oder Hirnstammausfälle. Des weiteren können klinische Symptome eines Hypogonadismus bzw. einer Hypothyreose oder auch mangelnde Laktation nach der Geburt auf funktionelle Störungen im Hypothalamus-HVL-Bereich hinweisen. Aufgrund dessen sollten in einem solchen Fall alle Partialfunktionen des HVL überprüft werden.
Ein Symptom, auf das OELKERS hingewiesen hat, ist von besonderer Bedeutung. Er konnte nachweisen, daß bei einigen Patienten mit Funktionsstörung der hypophysären adrenalen Partialfunktion eine inappropriate Sekretion an Vasopressin (antidiuretischem Hormon) vorhanden ist. Diese zeichnet sich aus durch eine kaum korrigierbare Hyponatriämie (und Hypochlorämie). Nach adäquater Cortisolsubstitution verschwindet diese Flüssigkeits- und

Elektrolytstörung. Hinzuweisen ist, daß Patienten mit sekundärer NNR-Insuffizienz nie eine Hyperpigmentierung (wie bei primärer NNR-Insuffizienz; Tab. **4**, S. 32) aufweisen, sondern aufgrund des ACTH-Mangels eher blaß sind (früher auch »blasser Addison« genannt).

Diagnose | Neben den oben aufgeführten klinischen Symptomen, die meist relativ unspezifisch sind, ist die *Messung von Cortisol und ACTH* von entscheidender Bedeutung. Beide sind erniedrigt und zeigen weder die typisch hypothalamisch bedingte stoßweise Sekretion (s. Abb. **8**, S. 16) noch eine ausreichende Reaktion bei Streßsituationen (z.B. Insulin-Hypoglykämietest). Der Funktionstest sollte im Rahmen eines großen, mehrere HVL-Partialfunktionen umfassenden Tests durchgeführt werden:

Großer HVL-Test | *Großer Hypophysenvorderlappen-Funktionstest:* Hierzu wird morgens Blut für die Messung folgender Hormone unter Basalbedingungen abgenommen: Testosteron, Trijodthyronin, Thyroxin Cortisol, ACTH (nicht obligat), LH (luteinisierendes Hormon), FSH (follikelstimulierendes Hormon), Prolactin, STH (Wachstumshormon) und TSH (thyreoideastimulierendes Hormon). Danach werden folgende Hormone (über eine liegende Kanüle) nacheinander i.v. injiziert:

- 100 µg CRH (Corticotropin-releasing-Hormon),
- 100 µg Somatoliberin (STH-releasing-Hormon),
- 200 µg TRH (TSH-releasing-Hormon),
- 100 µg LHRH (LH-releasing-Hormon).

Dreißig Minuten nach Injektion wird Blut abgenommen für: Cortisol, ACTH, STH, TSH, Prolactin, LH und FSH. TRH stimuliert sowohl TSH als auch Prolactin und LHRH sowohl LH als auch FSH. Bei der Auswertung der Hormondaten sind sowohl die Basalkonzentrationen als auch deren Stimulierbarkeit (meist Faktor 2–3) zu berücksichtigen.

Insulin-Hypoglykämie-Test | Da die erwähnten Testsubstanzen relativ teuer sind, wird der über lange Jahre ausgeführte *Insulin-Hypoglykämie-Test* in Kombination mit der Gabe von TRH und LHRH oft bevorzugt. Dazu wird neben der Injektion von 100 mg LHRH und 200 mg TRH 0,1 E Altinsulin/kg i.v. injiziert. Der nach etwa 20–30 Min. eintretende Blutzuckerabfall (BZ-Werte < 30 mg% werden angestrebt) ist ein so starker Streß, daß ACTH, Cortisol und STH deutlich ansteigen. Neben den oben beschriebenen Basalwerten wird nach 30 Min. Blut abgenommen zur Messung von LH, FSH, TSH, Prolactin, Cortisol und Blutzucker. Nach 60 Min. wird nochmals Blut zur Messung von Cortisol (und evtl. ACTH) sowie STH entnommen. Wichtig ist, daß obiger Test wegen der angestrebten merkbaren Hypoglykämie gewisse Risiken mit sich bringt. Deshalb sollten folgende Vorsichtsmaßnahmen eingehalten werden:

1. Der Insulinhypoglykämietest darf nur in der Klinik (nicht in der Praxis) durchgeführt werden.
2. Während des gesamten Testablaufs muß ein informierter Arzt ununterbrochen neben dem Patienten anwesend sein.
3. Es muß ein peripherer Venenzugang gelegt werden.
4. Es muß eine Glucoselösung vorbereitet sein.
5. Es muß die Möglichkeit der Reanimation (Notfallkoffer) – nach Forderung einiger Kollegen – vorhanden sein. Die Auswertung der erhaltenen Hormondaten entspricht der bei obigem großem HVL-Funktionstest.

Funktionsstörungen der Hypophysenvorderlappenfunktion können entsprechend den erhaltenen Analysen *individuell substituiert* werden. Die Überprüfung, ob eine ausreichende Substitution mit Hydrocortison erfolgt, soll erst nach voller Substitution aller anderen gestörten Partialfunktionen des Hypophysenvorderlappens durchgeführt werden. Hierbei gelten die gleichen Regeln wie bei der primären NNR-Insuffizienz mit der Ausnahme, daß die Gabe eines Mineralocorticoids unnötig ist; bei der sekundären NNR-Insuffizienz steht Aldosteron, gesteuert über den Renin-Angiotensin-Regelkreis, in ausreichendem Maße zur Verfügung.

Therapie

Literatur

Kley HK, Wiegelmann W, Solbach HG, Krüskemper HL. Kombinierter Stimulationstest zur Simultananalyse mehrerer Partialfunktionen der Adenohypophyse. Dtsch Med Wschr 1974; 99: 2014

Lainee J, Aubert P. Deficit isole et hormone corticotrope antehypophysaire. Ann Endocr 1975; 36: 283

Littmann KP, Müller-Lissner S. Hypophysenvorderlappen-Insuffizienz und hypophysäres Koma. Dtsch Ärztebl 1978; 75: 251

Lytras N, Grossmann A, Perry L, Tomlin S, Wass JAH, Coy DH, Schally AV, Rees LH, Besser GM. Corticotropin releasing factor: responses in normal subjects and patients with disorders of the hypothalamus and pituitary. Clin Endocr 1984; 20: 71

Müller OA, Dörr HG, Hagen B, Stalla GK, v.Werder K. Corticotropin releasing factor (CRF)-stimulation test in normal controls and patients with disturbance of the hypothalamo-pituitary-adrenal axis. Klin Wschr 1982; 60: 1485

Oelkers W: Hyponatremia and inappropriate secretion of vasopressin (antidiuretic hormone) in patients with hypopituitarism. New Engl J Med 1989; 321: 492

Hypophysäres Koma

Das hypophysäre Koma ist selten, und viele der in der Literatur beschriebenen Kasuistiken entsprechen wahrscheinlich keinem hypophysären Koma. Möglicherweise ist es deshalb so selten, weil Aldosteron in genügendem Ausmaß zur Verfügung steht und auch bei vollständigem Ausfall des Hypophysenvorderlappens geringe Mengen an ACTH (aus Leukozyten und Nebennierenmark?) im Blut nachweisbar sind. Hiervon gibt es jedoch 2 wichtige Ausnahmen:

1. akute Streßsituationen bei Patienten, bei denen neben der adrenalen noch andere Partialfunktionen des Hypophysenvorderlappens ausgefallen sind (insbesondere die thyreoidale Partialfunktion);
2. akute Streßsituationen bei iatrogener NNR-Insuffizienz.

Bereits 1952 wurde von einem Todesfall bei iatrogener NNR-Insuffizienz berichtet. Die Symptomatik entspricht, soweit es die adrenale Partialfunktion betrifft, derjenigen der sekundären NNR-Insuffizienz (s. S. 51). Die Patienten sind zudem somnolent bis komatös.

Die Behandlung entspricht der der Addison-Krise mit der Einschränkung, daß der Flüssigkeitsbedarf deutlich geringer ist (in der Regel wird 5%ige Glucose gegeben) und meist zusätzlich Schilddrüsenhormone substituiert werden müssen.

Literatur

Atzpodien W, Weilemann LS, Beyer J. Diagnostik und Behandlung des hypophysären Komas. Therapiewo 1981; 31: 1997

Fraser CG, Preuss FS, Bigford WD. Adrenal atrophy and irreversible shock associated with cortisone therapy. J Amer Med Ass 1952; 149: 1542

Littmann KP, Müller-Lissner S. Hypophysenvorderlappen-Insuffizienz und hypophysäres Koma. Dtsch Ärztebl 1978; 75: 351

Taylor AL, Fishman LM. Corticotropin-releasing hormone. N Engl J Med 1988; 319: 213

Narkose und Nebennierenrindeninsuffizienz

Beurteilt man die Größe einer Streßsituation an der Reaktion des Organismus Cortisol freizusetzen, dann ist neben der Geburt der wohl größte Streß in einem »normalen« Leben die Operation. Wegen der erheblichen Reaktion des Organismus auf den Operationsstreß sind Beeinflussungen dieser Situation von großer Bedeutung. Da es sich bei der Operation um eine dynamische Reaktion des Organismus handelt, ist die Interpretation von Störungen besonders schwierig. Wegen der vielen Wechselbeziehungen innerhalb der Hormonsysteme (Schilddrüsenhormone, Adiuretin, Katecholamine u.a.) birgt zudem jede isolierte Betrachtungsweise der NNR-Funktion die Gefahr der fehlerhaften Vereinfachung in sich.

NNR-Funktion während Narkose und Operation

Wie die Untersuchungen der letzten 20 Jahre zeigten, führt die *Operation* zu einem maximalen ACTH-vermittelten Anstieg des Plasmacortisols. Dieser Anstieg beginnt mit der Narkose und erreicht sein Maximum einige Stunden später. Die Cortisolkonzentrationen sind größer als die, die man im ACTH-Stimulationstest erreichen kann und halten je nach Art der Operation bis zu einer Woche an. Gleichzeitig verändern sich Tagesprofil, Verteilungsvolumen und Metabolismus von Cortisol wie auch die Konzentration an Bindungsprotein im Blut. Diese Veränderungen sind ausgerichtet, um – teleologisch gesehen – dem Organismus eine möglichst große Menge an freiem Cortisol zur Verfügung zu stellen. Der Regelmechanismus für diese Vorgänge ist nicht bekannt.

Dynamische Homöostase

Eine Beeinflussung dieser *dynamischen Homöostase* durch Prämedikation und Narkose ist durch eine Vielzahl gebräuchlicher Pharmaka möglich, ohne daß es bis heute möglich wäre zu sagen, ob dies für den Organismus und seine Reaktion auf den Operationsstreß günstig oder ungünstig ist. Eine inadäquate Vorbereitung bei furchtsamen Patienten führt zu einem zusätzlichen Cortisolanstieg intra operationem. Pentobarbital und Muskelrelaxanzien beeinflussen den Regelkreis offensichtlich nicht, während häufig verwendete Pharmaka wie Pethidin, Chlorpromazin, Benzodiazepine und Morphin (und seine Derivate) in Stimulationstests und bei der Operation eine Hemmung der Cortisolantwort bewirken. Andererseits konnte gezeigt werden, daß verschiedene Streßarten durch Pharmaka in unterschiedlicher Weise beeinflußt werden können. Dagegen findet sich bei den Inhalationsanästhetika fast durchweg eine Zunahme an Cortisol, wie z.B. bei Cyclopropan, Halothan, Enfluran und besonders Äther.

Epidural- oder Spinalanästhesie

Noch auffälliger ist der Effekt einer heute häufig angewendeten Form der Anästhesie, nämlich der *Epidural- oder Spinalanästhesie*. Hierbei wird jede Reaktion von Cortisol vollständig unterdrückt solange diese Anästhesie wirkt. Der Mechanismus dieser Hemmung ist nicht geklärt, da nach unserem jetzigen Verständnis die adrenale Regulation von Streßsituationen Zentren zugeschrieben wird, die in der Hierarchie des adrenalen Regelkreises oberhalb des Hypothalamus, d.h. höher als es der peripheren Anästhesie entspricht, liegen.

Es stellt sich die Frage, inwieweit es geboten scheint, gewisse Pharmaka bei einer Narkose zu meiden bzw. solche Kombinationen von Pharmaka zu wählen, die in ihrer Summation eine »normale« Regulation des adrenalen Regelkreises gewährleisten. Solche Überlegungen haben bisher nicht zu praktizierbaren Anwendungen geführt. Lediglich bei dem hervorragend wirksamen Hypnotikum *Etomidat* (Hypnomidate) ergeben sich Konsequenzen (s. Adrenostatika, s. S. 61). Nachdem festgestellt wurde, daß bei Langzeitbeatmungen mit Etomidat die Letalität höher ist als bei anderen Pharmaka, darf dieses Medikament nur kurzfristig eingesetzt werden. Es könnte durchaus sein, daß auch andere Medikamente, die zur Prämedikation, zur Narkose, zur Schmerzbehandlung und zur Psychopharmakotherapie Verwendung finden, eines Tages einer ähnlichen Einschränkung unterzogen werden.

Etomidat

Literatur

Fellows DW, Byrne AJ, Allison SP. Adrenocortisol suppression with etomidate. Lancet 1983; II: 54

Kehlet H, Binder C. Alterations in distribution volume and biological half-live of cortisol during major surgery. J Clin Endocr Metab 1973; 36: 330

Kley HK. Auswirkungen von Störungen der Nebennierenrindenfunktion auf die Homöostase: Diagnostik und Therapie. In: Halmagyi M, Beyer J, Schuster HP, Hrsg. Der Risikopatient in der Anästhesie. Springer, Berlin 1984: 135

Kley HK, Dehnen H, Krüskemper HL. Differenzierte Wirkung von Cyproheptadin auf die Regulation des adrenalen Regelkreises. Drug Res 1979; 29: 885

Kley HK, Peerenboom H, Strohmeyer G, Krüskemper HL. Cortisol excretion into gastric juice. Studies in health, in digestive ulcer disease, and in surgery stress. Dig Dis Sci 1983; 28: 494

Morgner KD, Fissan A, Krüskemper HL. Klinisch-experimentelle Untersuchungen zur Stimulierbarkeit der ACTH-Sekretion nach Gabe von Pethidin und Chlorpromazin. Verh Dtsch Ges Inn Med 1971; 77: 1043

Oyama T. Influence of anaesthesia on the endocrine system. In: Stoeckel H, Oyama T, eds. Endocrinology in Anaesthesia and Surgery. Springer, Berlin 1980: 39

Roberts JC. Operative collapse after corticosteroid herapy. A survey. Surg Clin N Amer 1970; 50: 363

Iatrogene Nebennierenrindeninsuffizienz

Bei der iatrogenen NNR-Insuffizienz handelt es sich um eine *Insuffizienz des adrenalen Regelkreises* nach länger dauernder Pharmakotherapie mit Corticoiden. Folge ist eine mangelnde Synthese von Cortisol sowohl basal als auch bei Streßsituationen. Heute weiß man, daß es sich vorwiegend um eine Insuffizienz der adrenalen Partialfunktion des Hypophysenvorderlappens handelt und nicht der NNR. *»Iatrogene Insuffizienz des adrenalen Regelkreises«* oder »iatrogene Insuffizienz der adrenalen Partialfunktion des Hypophysenvorderlappens« wären deshalb korrektere Bezeichnungen.

Definition

Nach länger dauernder Applikation von Corticoiden als Pharmaka (mehr als 6 Wochen) kann es zu einer Insuffizienz des adrenalen Regelkreises) kommen. Folge ist, daß bei Streßsituationen mit hohem Cortisolbedarf oder bei Reduktion/Absetzen der Corticoidapplikation endogenes Cortisol nicht mehr synthetisiert wird und eine akute »iatrogene NNR-Insuffizienz« resul-

Ursache

tiert. Hierdurch sind solche Patienten gefährdet. Der erste Todesfall auf dem Boden einer solchen Insuffizienz wurde bereits 1952 mitgeteilt.

Das Eintreten einer so gearteten Insuffizienz des adrenalen Regelkreises ist von individuellen Gegebenheiten, aber auch von der Dosis an Corticoiden und ihrer Applikationsart abhängig. Ungünstig sind z.B.: intramuskuläre Depotpräparate (sollten vom Markt gezogen werden), synthetische Glucocorticoide mit langer Halbwertszeit (wie z.B. Dexamethason), nichtzirkadiane Applikationsweisen (z.B. abends statt morgens), zu lange/zu hohe Dosierung (s. »Pharmakotherapie« S. 149 ff.)

Klinik Die *Klinik* der sog. iatrogenen NNR-Insuffizienz ist verwirrend, da man nicht die typische Symptomatik einer NNR-Insuffizienz (s. Tab. **4**, S. 32), sondern oft das klinische Vollbild eines iatrogenen Cushing-Syndroms (s. Tab. **8**, S. 58) vorfindet. Erst nach Reduktion bzw. Absetzen der Corticoid-Pharmakotherapie kann es zur Manifestation einer akuten NNR-Insuffizienz kommen mit den wenig auffallenden Symptomen einer sekundären NNR-Insuffizienz (s. Tab. **5)**. Wie bei jeder sekundären NNR-Insuffizienz sind dabei ACTH und Cortisol niedrig.

Diagnose Die *Diagnose* ergibt sich mehr aus Anamnese und Hormonwerten denn aus klinischen Symptomen (s. »Sekundäre NNR-Insuffizienz«, S. 47). Die Anamnese weist auf eine länger dauernde (›6 Wochen) und evtl. falsch dosierte bzw. applizierte Pharmakotherapie mit Corticoiden hin. Die Hormonparameter weisen einen Mangel an ACTH und an Cortisol aus. Oft ist es jedoch notwendig, allein aufgrund von Anamnese und Klinik die Diagnose zu stellen und eine Substitutionstherapie mit Hydrocortison zu beginnen (z.B. bei Unfällen, vor Operationen, bei fieberhaften Infekten).

Hat man aber die Zeit, den adrenalen Regelkreis auf seine Funktionsfähigkeit zu überprüfen, bieten sich verschiedene Tests an, wie:

1. Cortisolbasalwerte: mindestens 3, morgens z.B. 8.00, 8.15 und 8.30 Uhr;
2. ACTH-Stimulationstest: Dazu werden 0,25 mg Synacthen i.v. injiziert und Cortisol basal sowie nach 1 (und evtl. nach 2) Std. gemessen;
3. CRH-Stimulationstest: Dazu werden 100 µg CRH (Corticobiss) i.v. injiziert und (ACTH sowie) Cortisol basal und nach 30, 60, 120 Min. gemessen;
4. Insulin-Hypoglykämie-Test: Dazu werden 0,1 E Kg KG Altinsulin i.v. injiziert und Cortisol basal und nach 30, 60, 90 Min. gemessen (s. S. 48).

Bei all diesen Tests soll der Cortisolbasalwert im Idealfall im Normbereich liegen und nach Stimulation (mit ACTH, CRH oder in der Insulinhypoglykämie etwa um den Faktor 2–3 ansteigen.

Owohl die Tests 1 und 2 häufig mit obiger Fragestellung durchgeführt werden, sind sie weniger aussagefähig als Test 3 und 4. Theoretisch ist der Insulin-Hypoglykämie-Test der günstigste, da allein er eine Streßsituation herbeiführt und damit die Streßfähigkeit des gesamten adrenalen Regelkreises überprüft. Wie unsere Untersuchungen jedoch zeigen, ist die Aussagekraft des CRH-Tests gleichwertig (jedoch teurer).

Therapie Wird die Pharmakotherapie mit synthetischen Glucocorticoiden weitergeführt, ist eine zusätzliche Substitutionstherapie nur dann nötig, wenn die Pharmakotherapie unterhalb der erforderlichen Substitutionstherapie liegt. Beispiel: ein Patient erhält eine Pharmakotherapie von 20 mg/die Prednisolon. Eine zusätzliche Substitutionstherapie wäre nur dann notwendig, wenn die Streßsituation (z.B. Operation) eine Dosis von > 100 mg Hydrocortison (entspricht etwa 20 mg Prednisolon) notwendig machen würde.

Soll eine länger dauernde Pharmakotherapie abgebrochen werden, besteht manchmal die Notwendigkeit einer Substitutionstherapie. Bei richtiger Applikationsart fanden sich bei unseren Patienten auch noch nach Jahren der Pharmakotherapie solche, die einen normal funktionierenden adrenalen Regelkreis aufwiesen. In der Regel wird man jedoch nach längerer Pharmakotherapie substituieren müssen. Morgens etwa 15 mg, mittags und abends etwa 5 mg Hydrocortison. Für Streßsituationen sollen die Patienten nach dem sog. »Corticoid-Ausweis« (Abb. **10**) verfahren. Für diese Substitutionsphase soll ausschließlich Hydrocortison verwendet werden. Die substitutionsbedürftige Phase kann gelegentlich Jahre dauern. In der Regel reduzieren wir die Tagesdosis (nicht aber die Streßdosis) relativ rasch auf 10 mg Hydrocortison morgens. Es ist nicht erforderlich, immer wieder den Insulin-Hypoglykämie-Test zur Festlegung der Notwendigkeit einer weiteren Substitution durchzuführen; hier reichen in der Regel Cortisolmorgenwerte im Plasma zur Beurteilung aus.

Wie immer, ist die beste Therapie die *Prophylaxe*. Untersuchungen und Empirie der letzten 20 Jahre haben gezeigt, daß es möglich ist, durch richtige Applikationsweise und ein Bündel von Vorsichtsmaßnahmen die sog. sekundäre NNR-Insuffizienz zu reduzieren bzw. manchmal zu vermeiden.

Prophylaxe

Daß es sich bei der akuten NNR-Insuffizienz mit der Gefahr der Krise nicht um eine theoretische Überlegung handelt, zeigt die Arbeit von FRASER u. Mitarb. bereits aus dem Jahre 1952, in der der wahrscheinlich erste Todesfall aufgrund einer iatrogenen NNR-Insuffizienz beschrieben wurde. Es stellte sich deshalb bereits früh die Aufgabe Applikationsschemata zu entwickeln, die in der Lage sind, den empfindlichen und gefährdeten adrenalen Regelkreis möglichst wenig zu beeinträchtigen. Bereits in den 60iger Jahren konnten NICHOLS u. Mitarb. zeigen, daß der adrenale Regelkreis in den Morgen weit weniger empfindlich reagiert als in den Abendstunden.

Auf dieser Basis wurden in der Folgezeit Applikationsschemata für die systemische Corticoidtherapie entwickelt, bei denen versucht wurde, erwünschte Wirkung auf den Organismus und unerwünschte Wirkung auf den adrenalen Regelkreis in einen gewissen Einklang zu bringen (s. S. 149 ff).

Wir wissen jedoch auch, daß die Bewahrung des adrenalen Regelkreises ganz erheblich von individuellen Faktoren abhängig ist, so daß trotz »richtiger« Therapie eine langdauernde Suppression oder aber auch ein langjähriger Erhalt des adrenalen Regelkreises resultieren kann.

Literatur

Borst GC, Michenfelder HJ, O'Brian JT. Discordant cortisol response to exogenous ACTH and insulin-induced hypoglycemia in patients with pituitary disease. New Engl J Med 1982; 306: 1462

Fraser CG, Preuss FS, Bigford WD. Adrenal atrophy and irreversible shock associated with cortisone therapy. J Amer Med Ass 1952; 149: 1542

Kley HK. Pharmakotherapie mit Nebennierenrindenhormonen; 1. Grundlagen der Substitutions- und Pharmakotherapie; 2. Angewandte Therapie. Mod Ther 1976; 1: 20, 199

Kley HK. Die akute Nebennierenrindeninsuffizienz. Therapiewo 1982; 32: 1639

Nichols F, Nugent CA, Tyler FH. Diurnal variation in suppression of adrenal function by glucocorticoids. J Clin Endocrin Metab 1965; 25: 343

Schlaghecke R, Ridderskamp P, Degner FL, Kley HK, Juli E. Corticotropinreleasing hormone (CRH) stimulation tests and insulin hypoglycemia tests (IHT) reveal secondary adrenal insufficiency under long term glucocorti-

Hemmtherapie

Eine Hemm- oder Suppressionstherapie ist dann erforderlich, wenn ein endogener Exzeß von Cortisol oder anderen Hormonen der NNR vorhanden ist. In vielen Fällen handelt es sich um eine Therapieform, die nur dann eingesetzt wird, wenn die Ursache des Hormonexzesses durch operative Maßnahmen nicht oder nicht schnell genug behandelt werden kann. Krankheitsbilder, bei denen ein Exzeß an NNR-Hormonen vorliegt bzw. vorliegen kann, sind: Hypercortisolismus (Cushing-Syndrom), Hyperaldosteronismus (Conn-Syndrom), Adrenogenital-Syndrom, Hirsutismus/Virilismus und Gynäkomastie sowie – mit gewissen Einschränkungen – sog. stumme Nebennierentumoren (s. S. 71).

Cushing-Syndrom
(endogener Hypercortisolismus)

Beim endogenen Cushing-Syndrom findet man erhöhte, dem Bedarf nicht angepaßte Cortisolspiegel im Blut. Die Ursache dieser Störung kann auf jeder Ebene der Cortisolregulation liegen (Abb. **7**, S. 15).

Definition

Man unterscheidet ACTH-abhängige (= sekundäre) von ACTH-unabhängigen (=primäre, autonome) Formen des Cushing-Syndroms (Tab. **7**). Die häufigsten sind beim Erwachsenen die sekundären Formen des Cushing-Syndroms (etwa 80%). Hierbei kann die Störung im Hypothalamus (wahrscheinlich selten), im Hypophysenvorderlappen oder bei einem ektop ACTH- (gelegentlich auch CRH-)produzierenden Tumor liegen. Meist ist es ein Bronchialkarzinom (gelegentlich auch ein Pankreas- oder anderes Karzinom). Obwohl in Tab. **7** nicht gesondert aufgeführt, gehören in diese Gruppe auch Regulationsstörungen, die wahrscheinlich oberhalb des Hypothalamus, nämlich bei der zentralen Regulation mit Neurohormonen zu lokalisieren sind, wie der Hypercortisolismus bei endogener Depression und Alkoholismus. Die primären oder autonomen Formen des Cushing-Syndroms sind auf Adenome oder Karzinome der NNR zurückzuführen.

Ursache

Tabelle **7**   Die verschiedenen Formen des Cushing-Syndroms (=Hypercortisolismus). Die Zahlen geben die ungefähre Häufigkeit an (Kinder in Klammern). Wahrscheinlich ist aber das ektope ACTH-Syndrom häufiger als angegeben, da ACTH-ähnliche Substanzen in fast jedem kleinzelligen Bronchialkarzinom gefunden werden.

Primäres (ACTH-unabhängiges) Cushing-Syndrom
(hierbei ist Cortisol ↑ und ACTH ↓)

Nebennierenrindenadenom	8% (15%)
Nebennierenrindenkarzinom	8% (50%)
Nebennierenrindendysplasie (mikronodulär)	4%

Sekundäres (ACTH-abhängiges) Cushing-Syndrom
(hierbei ist Cortisol ↑ und ACTH ↑)

Hypophysenadenom (mit ACTH-Produktion)	65% (35%)
Hypothalamisch-hypophysäres Cushing-Syndrom*	?
Ektopes ACTH-Syndrom**	10%
Ektopes CRH-Syndrom	?
Sonderformen eines sekundären Cushing-Syndroms	
Immun-Cushing-Syndrom (Carney-Complex)***	
Zyklisches Cushing-Syndrom****	
Alkoholbedingtes Cushing-Syndrom*****	

* Hierbei keine Suppression durch ACTH
** Meist handelt es sich um ACTH-ähnliche Peptide (fast in allen Bronchialkarzinomen; wahrscheinlich viel häufiger als angenommen)
*** Hier Stimulation durch Immunkomplexe (cf. Immunhyperthyreose), familiär, meist mit weiteren klinischen Symptomen
**** Wahrscheinlich sehr häufig zu Beginn eines zentralen Cushing-Syndroms (Hypophysenadenom)
***** Durch Alkoholkarenz innerhalb von 1–3 Monaten reversibel

Klinik   Obwohl beim Cushing-Syndrom die *Klinik* vom Cortisolexzeß bestimmt wird, ist das Krankheitsbild keinesfalls einheitlich. Neben individuellen Faktoren der Empfindlichkeit gegenüber Hormonen spielt auch die unterschiedliche Mitproduktion anderer NNR-Hormone (Mineralocorticoide, Androgene, Östrogene, Gestagene) eine Rolle. Die von SOFFER u. Mitarb. 1961 aufgestellte Liste klinischer Symptome (Tab. **8**) gilt auch heute noch, obwohl sie uns nur die Verdachtsdiagnose eines endogenen Cushing-Syndroms liefern kann. Wichtig ist, daß beim ektopen ACTH-Syndrom aufgrund unterschiedlicher Hormonproduktion, der raschen Entwicklung des Tumors und der Grundkrankheit meist die typischen und bekannten klinischen Symptome eines Cushing-Syndroms (Tab. **8**) nicht vorherrschen, sondern: Tumorkachexie, Alkalose, pathologische Glukosetoleranz und Hypokaliämie (Tab. **5**, S. 33).

Tabelle **8**   Relative Häufigkeit klinischer Symptome beim endogenen Cushing-Syndrom. Beim iatrogenen Cushing-Syndrom fallen die Symptome, die mineralocorticoid-, androgen- oder östrogen-bedingt sind, weg. Hinzu kommen aber: Katarakt, Glaukom, Pseudotumor cerebri und Osteonekrose

Klinische Symptome	Relative Häufigkeit (%)
Vollmondgesicht	88
Fettsucht	86
Hypertonie	85
Plethorisches Aussehen	77
Amenorrhö (bei Frauen)	77
Hirsutismus	73
Adynamie	67
Striae rubrae distensae	60
Kapillarfragilität	59
Osteoporose	58
Knöchelödeme	57
Büffelnacken	54
Akne	54
Psychische Veränderungen	46
Kopfschmerzen	40
Pathologische Frakturen	38
Schlechte Wundheilung	35
Neurologische Symptome	34
Polydipsie und Polyurie	28
Leichte Polyzythämie	20

Diagnostik   Die üblichen Laborparameter sind bei Diagnosestellung eines Cushing-Syndroms (Ausnahme ektopes ACTH-Syndrom, s. Tab. **5**, S. 33) wenig hilfreich, obwohl viele (unspezifische) Veränderungen gesehen werden, wie Polyglobulie, Eosinopenie, Hypokaliämie, Alkalose, Kalziurie, Diabetes mellitus.
Die Diagnose muß mittels Hormonmessungen gestellt werden, wobei man in praxi in 2 Schritten vorgehen sollte:

• Qualitative Diagnostik
• Topische Diagnostik

Durch *qualitative Diagnostik* soll festgestellt werden, ob überhaupt ein Cushing-Syndrom vorliegt. Entsprechend unseren Untersuchungen sind hierfür sinnvoll und praxisgerecht (Spezifität und Sensitivität > 90%):

Cortisoltagesprofil: hierzu Blutabnahme 3mal morgens (z.B. um 8.00, 8.15 und 8.30 Uhr) sowie um 23.00 Uhr. Dabei wird die absolute Konzentration des Cortisols, die stoßweise Sekretion und der zirkadiane Rhythmus (morgens hoch, abends niedrig) beurteilt. Alle 3 Parameter sind beim Cushing-Syndrom gestört.

Freies Urincortisol: Hierzu wird im 24-Std.-Urin die Exkretion an freiem (= nicht metabolisiertem) Cortisol gemessen. Vorteil dieser Methode ist, daß Überlappungszonen der normalen (< 50 µg/die) und der pathologischen Aus­scheidung (meist > 150 µg/die) von uns nie gesehen wurden.

Dexamethason-Suppressionstest (Liddle): Hierzu wird morgens um 8.00 Uhr Blut zur Cortisolbestimmung abgenommen, dann werden am gleichen Tag um 23.00 Uhr 2–3 mg Dexamethason oral eingenommen und am Folgetag um 8.00 Uhr erneut Blut zur Cortisolmessung gewonnen. Im Normalfall wird der Regelkreis für Cortisol durch diese Dosis an Dexamethason so stark supprimiert, daß die Cortisolmessung am Folgetag einen Wert nahe Null ergibt. Dies ist bei allen Formen des Cushing-Syndroms nicht der Fall. Dieser Test ist der sicherste. Er kann mit dem Cortisoltagesprofil kombiniert werden. BIEMOND u. Mitarb. haben einen Test vorgestellt, der in Sensitivität und Spezifität obigem Testverfahren überlegen sein soll. Dabei werden von 9–16 Uhr 1 mg Dexamethason/Std. infundiert und Cortisol vorher sowie nach 3, 5 und 7 Std. im Plasma gemessen. Über den Abfall an Cortisol sei die Differentialdiagnose zwischen primärem und sekundärem Cushing-Syndrom besser möglich als mit den bisherigen Testverfahren. Bei Tumoren mit ektopem CRH- bzw. ACTH-Syndrom bestehen jedoch weiterhin die bekannten Schwierigkeiten.

Alle anderen, oft noch empfohlenen Testverfahren (dies gilt z.B. für die 17-Hydroxycorticoide im Urin) sollten nicht mehr durchgeführt werden.

Ist durch o.g. Untersuchungen die qualitative Diagnose eines Cushing-Syndroms gesichert, wird die *Diagnose zur Lokalisation der Störung* in der Regel in der Klinik durchgeführt. Sie umfaßt zuerst die Messung von ACTH zur Differenzierung von primärem und sekundärem Cushing-Syndrom, dann, je nach Bedarf: Computertomographie von Nebenniere und Hypophyse, MNR-Untersuchung von Hypophyse und Hypothalamus, seitengetrennte Blutabnahme aus der Nebennierenvene, Szintigraphie mit 131-Jodcholesterol, selektive Blutabnahme aus dem Abflußgebiet des Hypophysenvorderlappens (aus dem Sinus petrosus inferior) zur ACTH-Bestimmung, und evtl. CRH-Test.

Alle diese Verfahren, die selbstverständlich nicht immer durchgeführt werden müssen (meist reicht neben der Messung von ACTH die Durchführung eines Computertomogramms von Hypophyse oder Nebennieren), dienen der exakten Lokalisation der Störung, da man heute versucht, therapeutische Maßnahmen differenziert je nach Lokalisation einer Störung einzusetzen.

Da man heute versucht, primär den Ort der Störung therapeutisch anzugehen, ist die Behandlung zwar differenzierter geworden, jedoch bisher noch nicht als ideal zu bezeichnen.

Beim *alkoholbedingten Hypercortisolismus* reicht in der Regel 2- bis 3monatiges Abwarten ohne Alkohol.

Bezüglich des *Hypercortisolismus bei endogener Depression* sind eine Vielzahl an Untersuchungen durchgeführt worden. Sie zeigten, daß Cortisol im

Qualitative Diagnostik

Topische Diagnostik

Therapie

Plasma zu hoch, daß der Tagesrhythmus aufgehoben ist, und daß gelegentlich der Dexamethason-Suppressionstest pathologisch ausfällt. Leider ist es mit Hilfe dieser Untersuchungen nicht möglich, eine Differentialdiagnose der psychischen Störung, eine Therapieplanung oder Prognoseaussage zu machen. Wegen der Inkonsistenz der Ergebnisse konnten keine gesicherten Zusammenhänge zwischen Endokrinium und Art der psychischen Störungen aufgedeckt werden. Auch der vor einigen Jahren beschriebene gute Effekt von CRH (s. S. 10) als Pharmakon bei psychischen Störungen wird nicht weiter verfolgt.

Die größte Entwicklung der letzten 20 Jahre ist – besonders in Deutschland – auf dem Gebiet des zentralen (hypophysären) Cushing-Syndroms gemacht worden. Die *Hypophysenadenome* können dabei meist sehr gut und mit Erhalt anderer hypophysärer Partialfunktionen transnasal-transethmoidal operiert werden.

Eine Bestrahlung – am besten mit α-Partikeln – ist nur noch selten notwendig. Das ektope ACTH-Syndrom, das gelegentlich vor klinischer Nachweisbarkeit mit selektiver Blutabnahme aus einer peripheren Arterie und aus dem rechten Vorhof (mit anschließender ACTH-Messung) nachgewiesen werden kann, wird durch Operation des Primärtumors geheilt und Adenome/Karzinome der NNR durch *Adrenalektomie* behandelt. Zu beachten ist, daß die verbleibende Nebenniere oft Jahre benötigt, bis sie wieder in der Lage ist, Cortisol in ausreichender Menge zu produzieren; bei 3 unserer Patienten hat sich die NNR sogar nie mehr erholt. Die Substitutionstherapie nach Adrenalektomie wird auf S. 328 f. dargestellt.

In all den Fällen aber, in denen die Operation als Primärtherapie nicht möglich ist oder nicht erfolgreich war, sollte eine Behandlung mit *Adrenostatika* versucht werden.

Literatur

Ashcraft MW, van Herle AJ, Vener SL, Geffner DL. Serum cortisol levels in Cushing syndrome after low- and high-dose dexamethasone suppression. Ann Intern Med 1982; 97: 21

Biemond P, deJong FH, Lamberts WJ. Continuous dexamethasone infusion for seven hours in patients with the Cushing syndrome. Ann Intern Med 1990; 112: 738

Cushing H. The basophil adenomas of the pituitary body and their clinical manifestations. Bull Johns Hopk Hosp 1932; 50: 137

Hirschfeld RM, Koslow SH, Kupfer DJ. The clinical utility of the dexamethasone suppression test in psychiatry. J Amer Med Ass 1983; 250: 2172

Holboer F, Benkert O. Neuroendokrinologische und endokrinologische Forschung bei depressiven Patienten. Nervenarzt 1985; 56: 1

Kley HK. Physiologie, Pathophysiologie, Klinik, Diagnostik und internistische Therapie; Nebennierenrinde. In: Kümmerle F, Lenner V, Hrsg. Erkrankungen der Nebennieren. Thieme, Stuttgart 1985; 41

Kley HK. Klinik und Diagnostik des Cushing-Syndroms. Therapiewo 1978; 28: 2

Kley HK, Betzholz R, Stolze T, Körfer R, Krüskemper HL. Differentialdiagnose zwischen dem hypothalamisch-hypophysären Cushing-Syndrom und dem ektopischen ACTH-Syndrom. Dtsch Med Wschr 1978; 103: 783

Krieger DT, Amorosa L, Linick F. Cyproheptadine-induced remission of Cushing's disease. New Engl J Med 1975; 293: 893

Liddle GW. Tests of pituitary-adrenal suppressibility in the diagnosis of Cushing's syndrome. J Clin Endocrinol Metab 1960; 20: 1539

Müller OA. Diagnose des Cushing-Syndroms. Dtsch Med Wschr 1985; 110: 1895

Soffer LI, Dorfman RI, Gabrilove JL. The Human Adrenal Gland. Lea & Febiger, Philadelphie 1961

Young W, Carney JA, Musa BU, Wulffraat NM, Lens JW, Drexhage H. Familial Cushing's syndrome due to primary pigmented nodular adrenocortical disease. New Engl J Med 1989; 321: 1659

Adrenostatika

Adrenostatika sind Substanzen, die zu einer Suppression der Steroidsynthese (vorwiegend Cortisol) in der NNR führen. Der Ausdruck wird in erweiterter Definition auch gebraucht für Pharmaka, die in der Lage sind, die Cortisolregulation im adrenalen Regelkreis zu supprimieren oder auf Hypothalamus und Hypophysenvorderlappen negativ einzuwirken. Als neue Gruppe bieten sich hier auch Agonisten bzw. Antagonisten für den Cortisolrezeptor an.

Definition

Substanzen mit zentralem Angriffspunkt: Wie von KLEY und MAGRIAN dargestellt, gibt es eine Reihe von Neurohormonen, die stimulierend oder supprimierend auf die zentrale Regulation wirken. In einer Unzahl von Studien hat man versucht, ein leicht applizierbares Neurohormon bzw. einen Antagonisten für Cortisol zu finden. Die bisherigen Ergebnisse haben zu keinem überzeugenden Erfolg geführt; das gilt auch für das nur gelegentlich bei zentralem Cushing-Syndrom wirksame Cyproheptadine (Nuran), einen Dopaminantagonisten. Auch zentral wirksame Cortisol-Rezeptor-Antagonisten (RU 486) sind im adrenalen Regelkreis bisher nur von wissenschaftlichem Interesse.

Substanzen mit adrenalem Angriffspunkt: Es handelt sich bei diesen Adrenostatika um Enzymhemmer, die in die Synthesekette zum Cortisol ein oder mehrere Enzyme blockieren. Im folgenden seien solche mit klinischer Relevanz aufgeführt:

Aminoglutethimid (Orimeten) wird weniger als Enzymblocker für Cortisol (durch Hemmung der 3β-OH-Dehydrogenase und der 11β-Hydroxylase) vielmehr als Hemmer für die Aromatase (hemmt die Bildung von Östrogenen aus Androgenen) bei der Behandlung des östrogenabhängigen Mammakarzinoms in der Postmenopause verwendet. Wie gezeigt werden konnte, ist nur in der Anfangsphase die Substitution mit Corticoiden notwendig. Die übliche Dosierung beträgt 500–750 (1500) mg/die. Nebenwirkungen sind: Müdigkeit, Übelkeit, Diarrhö, Somnolenz, Myalgien.

Aminoglutethimid

Metyrapon (Metopiron) hemmt den letzten Schritt der Cortisolsynthese von 11-Deoxycortisol zum Cortisol (11β-Hydroxylasehemmer). Es hat den Vorteil, daß es sofort wirkt und deshalb mit anderen Adrenostatika, die einen langsameren Wirkungseintritt haben (wie z.B. o,p 'DDD), überlappend eingesetzt werden kann. Wir haben unter Metopiron schwere Phasen der NNR-Insuffizienz gesehen, so daß diese Therapie (die Substanz wurde früher auch im Rahmen des sog. Metopiron-Tests eingesetzt) in der Anfangsphase immer stationär erfolgen sollte. Daneben finden sich Schwindel, Kopfschmerzen, Blutdruckabfall. Als Besonderheit hat Metyrapon zusätzlich einen stimulierenden Effekt auf den Cortisolabbau, so daß Cortisol mit einer Halbwertszeit von < 60 Min. aus dem Plasma verschwindet. Die Tagesdosis liegt bei 2000 bis 4000 mg/die, verteilt auf 4–6 Einzeldosen.

Metyrapon

Trilostan (WIN 24, 540, Modrenal) hemmt die 3β-OH-Dehydrogenase und führt damit zu einem Abfall von Cortisol (und Aldosteron). Es bewirkt gastrointestinale Symptome und vermehrten Speichelfluß. Die Tagesdosis liegt bei 200–1000 mg. In England wird es häufiger, in Deutschland eher selten eingesetzt.

Trilostan

Ketokonazol *Ketokonazol* (Nizoral) hemmt Cytochrom-P-450-abhängige Enzyme, besonders die 11β-Hydroxylase. Es ist ein Imidazolabkömmling und wird vorwiegend als Antimykotikum eingesetzt. Wegen seines starken Effekts auf die Cortisolsynthese ist es wahrscheinlich das jetzt am meisten verwendete Adrenostatikum. Obwohl die Dosierung als Antimykotikum (200–400 mg/die) deutlich niedriger liegt als bei Verwendung als Adrenostatikum (600 bis 1000 mg/die), muß die adrenostatische Nebenwirkung bei Gebrauch immer bedacht werden; dies gilt besonders für Streßsituationen. An Nebenwirkungen findet man Übelkeit, Pruritus, Kopfschmerzen, Anstieg der Transaminasen, Potenzstörungen und eine verminderte ACTH-Antwort nach Streß und CRH-Stimulation (STALLA u. Mitarb).

o,p 'DDD *o,p 'DDD* (Mitotane, Lysodren-Bristol) ist sicher das wichtigste Adrenostatikum. Neben einer Enzymblockierung (3b-OH-Dehydrogenase) hat es einen direkten zytotoxischen Effekt auf die Zona reticularis und fasciculata der NNR. Nachteilig ist, daß seine Wirkung verzögert einsetzt und seine erheblichen Nebenwirkungen (Diarrhö, Erbrechen, Übelkeit) eine ausreichende Dosierung meist verhindern. Wegen seines doppelten Angriffspunktes in der NNR, ist der Cortisolplasmaspiegel nicht nur während der direkten Behandlung zu verfolgen, sondern auch nach Absetzen. Meist ist eine Dauersubstitution, bes. bei Streßsituationen erforderlich. Ein sog. Addison-Ausweis (s. Abb. **10**, S. 36) ist besonders wichtig. In der Regel beginnt man mit 4 x 500 mg und steigert bis zur Toleranzgrenze, maximal bis 8000–12000 mg/die. Leider weist die Sammelstatisitik von 105 Patienten (LUTON u. Mitarb.) aus, daß die Hormonsekretion zwar in 75% mit o,p 'DDD kontrolliert werden kann, daß die mittlere Überlebenszeit von 14,5 Monaten jedoch nicht signifikant gebessert werden konnte.

Etomidat *Etomidat* (Hypnomidate) ist zufällig als Adrenostatikum entdeckt worden, als man nämlich in London feststellte, daß Patienten, die über Langzeit mit diesem Hypnotikum behandelt wurden, eine schlechtere Prognose hatten. Ursache ist ein Abfall an Cortisol, so daß es heute nur noch kurzfristig oder unter Cortisolsubstitution gegeben wird. Als Adrenostatikum war es bisher nur gelegentlich (ALLOLIO u. Mitarb. 1988) von Bedeutung (s. auch »Narkose und sekundäre NNR-Insuffizienz« S. 47).

Cyproteronacetat *Cyproteronacetat* (Diane, Androcur) ist ein starkes Gestagen und gleichzeitig ein Androgen-Rezeptor-Antagonist. Es wird vorwiegend als Androgenantagonist eingesetzt, z.B. bei Hirsutismus, Adrenogenital-Syndrom, Pubertas praecox, Sexualdeviationen. Da es zusätzlich einen supprimierenden Effekt auf die NNR ausübt, sollte bei längerer Anwendung und in hoher Dosierung an diese Wirkung gedacht werden. Die Entwicklung von Striae rubrae wird häufig gesehen.

Suramin *Suramin* hat noch keine größere klinische Bedeutung erlangt.

Heute werden meist verwendet: Metyrapon wegen seiner fast augenblicklichen Wirkung zur Initialtherapie, dann meist Ketokonazol oder die wirksamste Substanz: o,p 'DDD. Orimethene hat bei der Behandlung des Mamma-Karzinoms in der Postmenopause Verwendung gefunden. Insgesamt muß jedoch bedacht werden, daß die Wirkung der Adrenostatika durch vermehrte ACTH-Stimulation meist überspielt wird (Ausnahme o,p ' DDD) und damit unzureichend ist. Sie haben deshalb fast nur zur Vorbereitung auf oder bei Unmöglichkeit einer Operation ihre Indikation.

Obwohl theoretisch eine vermehrte Plasmabindung an CBG (cortisolbindendes Globulin; z.B. durch Gabe von Östrogenen) oder ein vermehrter Abbau (z.B. durch Diphenylhydantoin, Rifampicin, Barbiturate oder Metyrapon) die Wirkung von Cortisol reduzieren könnte, haben solche Maßnahmen in praxi keine Bedeutung gefunden.

Substanzen mit Wirkung auf den Cortisolrezeptor: Sicher am elegantesten ist ein Rezeptoragonist, besser -antagonist für Cortisol, der trotz hoher Konzentration von Cortisol dessen Wirkung an der Zelle aufheben könnte. Bis heute ist jedoch ein klinisch einsetzbarer Antagonist nicht bekannt. Nötig wäre eine Substanz mit einer 11β-Hydroxylgruppe, die für die Bindung am Cortisolrezeptor entscheidend ist. Theoretisch wären Cortison- oder Progesteronderivate möglich, die am Rezeptor binden aber keine Wirkung entfalten. Diese Substanzen haben klinisch jedoch keinen Einsatz gefunden, da sie einmal in das wirksame Cortisol metabolisiert werden können (Cortison) oder da ihre Wirkung über eine vermehrte Stimulation von ACTH wieder aufgehoben wird. Bis heute steht erst ein Cortisol-Rezeptor-Antagonist (RU 486) zur Verfügung, der als gleichzeitiger Gestagen-Rezeptor-Antagonist wegen seiner abortiven Eigenschaften bereits eingesetzt wird. Bisher hat er in der Cortisolforschung nur eine geringe Bedeutung erlangt. Ähnlich ist es mit dem starken Gestagen Cyproteronacetat, das als Androgen-Rezeptor-Antagonist (Diane, Androcur) verwendet wird und in hohen Konzentrationen eine geringe Wirkung auf Cortisol ausübt.

Substanzen mit Wirkung auf Transport und Metabolismus

Cortisol-Rezeptor-Antagonist

Literatur

Allolio B, Jaursch-Hancke C, Reincke M, Arlt W, Metzler U, Winkelmann W. Behandlung des metastasierenden Nebennierenkarzinoms mit Suramin. Dtsch Med Wschr 1989; 114: 381

Allolio B, Schulte HM, Kaulen D, Reincke M, Jaursch-Hancke C, Winkelmann W. Nonhypnotic low-dose etomidate for rapid correction of hypercortisolaemia in Cushing's syndrome. Klin Wschr 1988; 66: 361

Allolio B, Schulte HM. Moderne Diagnostik und therapeutische Strategien bei Nebennierenerkrankungen. Schattauer, Stuttgart 1990.

Chrousos, GP, Nieman L, Healy D, Spitz L, Hodgen G, Bardin CW, Cutler GB, Schulte HM, Merriam GR, Brandon DD, Loriaux DL. Antiglucocorticoids: General aspects and clinical implications. In: Fehm HL, Graupe K, Köbberling J, Hrsg. Glukokortikoide: Forschung und Therapie. Perimed, Erlangen 1984; 54

Höffken K, Kempf H, Miller AA, Miller B, Schmidt CG, Faber P, Kley HK. Aminoglutethimide without hydrocortisone in the treatment of postmenopausal patients with advanced breast cancer. Cancer Treatm Rep 1986; 70: 1153

Kley HK. Endokrines System: Nebennierenrinde. In: Kümmerle HP, Hrsg. Methoden der klinischen Pharmakologie. Urban & Schwarzenberg, München 1978; 539

Kley HK. Physiologie, Pathophysiologie, Klinik, Diagnostik und internistische Therapie; Nebennierenrinde. In: Kümmerle F, Lenner V, Hrsg. Erkrankungen der Nebennieren. Thieme, Stuttgart 1985; 41

Kley HK, Magrian G. Endokrinologie; Adrenales System. In: Rahn KH, Hrsg. Erkrankungen durch Arzneimittel, 3. Auflage, Thieme, Stuttgart 1984; 489

Luton JP, Cerdas S, Billaud L, Thomas G, Guilhaume B, Bertagna X, Laudat MH, Louvel A, Chapuis Y, Blondeau P, Bonnin A, Bricaire H. Clinical features of adrenocortical carcinoma, prognostic factors, and the effect of mitotane therapy. New Engl J Med 1990; 322: 1195

Sonino N: The use of ketoconazole as an inhibitor of steroid production. New Engl J Med 1987; 317: 812

Stalla GK, Stalla J, Loeffler JP, von Werder K, Müller OA. Pharmacological modulation of CRH-stimulated ACTH secretion by ketokonazole. In: Müller OA, Hrsg. Corticotropin Releasing Hormone. Thieme, Stuttgart 1987; 31

Tabarian A, Gilles C, Navarranne A, Parneix M, Roger P. Utilisation du ketoconazole dans un cas de corticosurrenalome malin secretant. Presse Med 1991; 20: 266

Hyperaldosteronismus

Definition Beim Hyperaldosteronismus findet sich eine inappropriate Sekretion von
Aldosteron. Bei der primären Form (*Conn-Syndrom*) liegt die Ursache in der
NNR (Adenom, Hyperplasie, Karzinom), während beim sekundären Hyperaldosteronismus die Ursache in einer vermehrten Stimulation durch Veränderungen im Elektrolyt- und Flüssigkeitshaushalt des Organismus liegt.

Ursachen Neben den NNR-Tumoren (Adenom, selten Karzinom) kommt etwa in der
Hälfte der Fälle eine beidseitige NNR-Hyperplasie als Ursache vor. Die
verschiedenen Unterformen könnten dafür sprechen, daß es sich auch hierbei
um sekundäre Formen handelt; jedoch sind bisher keine entsprechenden
stimulierenden Substanzen gefunden worden. Neben Aldosteron können
auch andere Steroide mit mineralocorticoiden Eigenschaften wie DOC und
Cortisol im Exzeß das klinische Bild eines Hyperaldosteronismus hervorrufen. Wichtig ist, daß der primäre Hyperaldosteronismus mit etwa 0,5% die
häufigste Ursache aller endokrin bedingten Hypertonien (etwa 1%) ist. Beim
sekundären Hyperaldosteronismus liegen die Ursachen extraadrenal; es handelt sich um Krankheitsbilder mit Ödemen, wie z.B. Leberzirrhose, Nephrose,
Herzinsuffizienz sowie bei einigen Hypertonieformen (renale und maligne
Hypertonie) und bei vermehrter, tumorbedingter Reninbildung (Bartter-Syn-
drom).

Klinik Bei den *sekundären Formen* des Hyperaldosteronismus bestimmt die Ursache
die Klinik.

Tabelle **9** Relative Häufigkeit klinischer Symptome beim primären Hyperaldosteronismus
(Conn-Syndrom)

Klinische Symptome	Relative Häufigkeit (%)
Hypertonie	100
Hypokaliämie	100
Proteinurie	85
Hyposthenurie	80
EKG-Veränderungen	80
Muskelschwäche	73
Polyurie	72
Hypernatriämie	65
Kopfschmerzen	51
Retinopathie	50
Polydipsie	46
Kardiomegalie	41
Parästhesien	24
Sehstörungen	21
Intermittierende Paralyse	21
Intermittierende Tetanie	21
Müdigkeit	19
Muskelschmerzen	16
Asymptomatisch	6
Paralysen	4
Signifikante Ödeme	3

Beim *primären Hyperaldosteronismus* sind die klinischen Leitsymptome arterielle Hypertonie und Hypokaliämie. Weitere Symptome sind entweder auf Kaliumexkretion (Hypokaliämie, Muskelschwäche, Muskellähmungen, Subileus) oder Natriumretention (erhöhtes Plasmavolumen, Hypertonie, Kopfschmerzen, Polyurie) zurückzuführen (Tab. **9**). Des weiteren liegt meist eine milde Retinopathie vor. Die immer wieder erwähnten Ödeme sind bei diesen Patienten fast nie vorhanden (allenfalls aufgrund einer Herzinsuffizienz).

Bei Patienten mit einer arteriellen Hypertonie sollte man an einen primären Hyperaldosteronismus denken, wenn

1. zusätzlich eine Hypokaliämie vorliegt (bei etwa 90% aller Patienten mit einem Conn-Syndrom),
2. bei der initialen Hochdruckbehandlung mit Saluretika inappropriat und unmittelbar eine Hypokaliämie auftritt (evtl. mit starkem Blutdruckabfall),
3. bei einer Kochsalzbehandlung (> 120 mval/die) sich eine Hypokaliämie entwickelt.

Auch hier sollte man eine qualitative vor einer differenzierenden *Diagnostik* (Tumor oder Hyperplasie) durchführen. Dazu müssen Saluretika für etwa 3 Wochen und Spironolacton für 3 Monate abgesetzt sein. Die Kochsalzzufuhr soll normal sein. Folgende Untersuchungen werden durchgeführt (KAUFMANN u. Mitarb. 1983):   Diagnostik

* 24-Std.-Urin mit Messung von Aldosteron-18-glucuronid (normal: 11 + 5 mg/die) und (besser) freiem (= nichtmetabolisiertem) Aldosteron (normal: < 0,5 mg/die)
* Plasma-Aldosteron und -Renin in Ruhe (nach > 3 Std. Liegen) und nach Stimulation (nach > 3 Std. Umhergehen). Teilweise wird diesem Test noch ein zusätzlicher Stimulationstest angefügt durch Gabe von 60–80 mg Furosemid. Normal: Plasma-Aldosteron in Ruhe < 100 pg/ml, nach Stimulation › 200 pg/ml.

Die Unterscheidung zwischen einer Hyperplasie und einem Adenom ist auch heute noch schwierig und oft nicht mit letzter Sicherheit mittels Hormonanalysen durchführbar (VETTER u. Mitarb.)

An weiteren Techniken stehen zur Verfügung: Venographie, Szintigraphie, Computertomographie, selektive Katheterisierung der Nebennierenvenen mit Aldosteron- und Cortisolbestimmung.

NNR-Adenome sollen *operiert* werden, obwohl nur bei etwa der Hälfte der Patienten post operationem eine Normalisierung des Blutdrucks eintritt (25% Besserung). Bei der beidseitigen Hyperplasie ist eine Operation in der Regel nicht indiziert. Die Sonderformen der Hyperplasie, die allein mit Spironolacton, Dexamethason (1–2 mg/die) oder Cyproheptadin (Nuran) behandelbar sind, sind außerordentlich selten (oft familiär). NNR-Karzinome mit Hyperaldosteronismus sind selten und oft bei Diagnosestellung nicht mehr kurabel resezierbar. Dies heißt zusammenfassend, daß der primäre Hyperaldosteronismus in den meisten Fällen nicht bzw. nicht allein operativ behandelt werden kann.   Therapie

In diesen Fällen werden *Pharmaka* mit unterschiedlichem Angriffspunkt bei Regulation, Synthese und peripherer Aldosteronwirkung eingesetzt. Sie werden auch beim sekundären Hyperaldosteronismus gegeben (hier zusätzlich sog. ACE-Hemmer) und bei Erkrankungen, bei denen bisher ein Exzeß an

Mineralocorticoiden nicht überzeugend nachgewiesen werden konnte, wie essentielle Hypertonie, Herzinsuffizienz, Vorderwandinfarkt, diuretikainduzierte Hypokaliämie. Neben unten besprochenen Antagonisten der Mineralocorticoide haben vor allem Substanzen mit Angriff in das Renin-Angiotensin-Aldosteron-System Verwendung gefunden. Hiervon am wichtigsten sind sog. ACE-(Angiotensin-Converting-Enzym)-Hemmer, z.B. Captopril. Sie werden beim sekundären Hyperaldosteronismus mit großem Erfolg, teilweise auch prophylaktisch (z.B. Vorderwandinfarkt zur Prophylaxe und Therapie einer Herzdilatation) eingesetzt.

Für die meisten Fälle steht ein Antagonist für den Aldosteronrezeptor in der Zielzelle zur Verfügung: *Spironolacton*. Spironolacton ist ein echter kompetitiv wirkender Antagonist, der deshalb nur dann wirkt, wenn Aldosteron vorhanden ist. Er bildet mit dem Rezeptor einen Rezeptor-Antagonist-Komplex, der keiner Translokation in den Zellkern und keiner Chromatinbindung unterliegt. Des weiteren inhibiert Spironolacton in hohen Dosen die Aldosteronsynthese in der NNR. Darüber hinaus gibt es Interaktionen mit Androgen- und (sehr gering) Östrogenrezeptoren, so daß ein östrogener (Regelanomalien) und antiandrogener Effekt (Impotenz, Gynäkomastie) resultiert. Vor allem die Entwicklung einer Gynäkomastie ist obligat und muß daher als wichtige Nebenwirkung allen männlichen Patienten mitgeteilt werden.

Andere nicht kompetitive Antagonisten von Aldosteron sind *Amilorid* und *Triamteren*. Diese Pharmaka haben einen direkten Membraneffekt an den distalen Nierentubuli. Sie benötigen deshalb zu ihrer Wirkung kein Aldosteron und sind bei obigen Erkrankungen deutlich weniger wirksam. Auch sie werden gelegentlich beim primären Hyperaldosteronismus (inkl. zusätzlicher Kaliumgabe) eingesetzt.

Beim primären Hyperaldosteronismus auf dem Boden eines NNR-Karzinoms können bei Inoperabilität auch *Enzymhemmer* gegeben werden. Es bieten sich dabei solche an, die auch die Enzyme für die Aldosteronsynthese hemmen. Die am meisten verwendeten sind Hemmer der 3β-OH-Dehydrogenase, wie Aminoglutethimid, Trilostan und o,p 'DDD (s. »Adrenostatika«, S. 61 ff).

Literatur

Conn JW, Knopf RF, Nesbit RM. Clinical characteristics of primary aldosteronism from an analysis of 145 cases. Amer J Surg 1964; 107: 159

Kley HK. Primärer Hyperaldosteronismus. In: Kümmerle F, Lenner V, Hrsg. Erkrankungen der Nebenniere. Thieme, Stuttgart 1985; 81

Kaufmann W, Wambach G, Helber A, Meurer KA. Mineralocorticoids and Hypertension. Springer, Berlin 1983

Kley HK, Magrian G. Endokrinologie; Adrenales System. In: Rahn KH, Hrsg. Erkrankungen durch Arzneimittel, 3. Auflage, Thieme, Stuttgart 1984; 499

Vetter H, Brecht G, Fischer M, Galanski M, Glänzer K, Cramer BM, Pouliadis G, Sialer G, Studer A, Tenschert W, Wollnick S, Zumkley H, Vetter W. Lateralization procedures in primary aldosteronism. Klin Wschr 1980; 58: 1135

Hirsutismus

Beim *Hirsutismus* findet man bei Frauen eine Sexualbehaarung vom männlichen Typ, mehr als es für eine weibliche Person in ihrer jeweiligen kulturellen, sozialen und rassischen Umgebung akzeptabel ist. Meist wird der Ausdruck Hirsutismus als Synonym für vermehrte Behaarung beim weiblichen Geschlecht verwendet. Dies ist nicht korrekt; man unterscheidet zwischen:

Hypertrichose: Vermehrte Behaarung am ganzen Körper (oder großen Flächen) ohne Betonung der androgenabhängigen Haare; wird auch als »Flaum« (Vellushaar) bezeichnet.

Hirsutismus: Verstärkte Behaarung vom männlichen Typ: Oberlippe, Kinn, Koteletten, Ohr- und Nasenhaare, Brust, Oberschenkelinnenseite, männliche Schambehaarung; es handelt sich um das rauhere, dunklere Terminalhaar.

Virilismus: Hirsutismus plus vermännlichende Organveränderungen, wie: tiefe Stimme, männlicher Körperbau, Amenorrhö, Mammaatrophie, Klitorishypertrophie.

Aus Praktikabilitätsgründen kann der Hirsutismus unterteilt werden in eine androgenvermittelte und eine idiopathische Form.

Der *Virilismus* ist immer durch einen erhöhten Androgenspiegel (vorwiegend Testosteron) verursacht. MAUVAIS-JARVIS u. Mitarb. haben sogar versucht, Testosteronkonzentrationen im Plasma mit dem Virilisierungsgrad zu korrelieren. Danach tritt vermehrte Körperbehaarung auf bei einer Testosteronkonzentration von > 0,6 ng/ml, Menstruationsstörungen bei > 0,9 ng/ml, Klitorishypertrophie bei > 2,0 ng/ml, Tieferwerden der Stimme bei > 2,5 ng/ml und vermehrte Muskelmasse bei > 3,5 ng/ml.

Nichtsteroidale Pharmaka wie Phenytoin, Diazoxid, Acetazolamid, Penicillamin, Minoxidil, Cyclosporin können zu einer *Hypertrichose* (nicht Hirsutismus) führen.

Besonders zu erwähnen sind Patientinnen mit *Adrenogenital-Syndrom* (s. S. 43). Häufig fanden wir einen Hirsutismus bei der sog. Late-onset-Form des AGS, so daß u.E. bei der Diagnostik des Hirsutismus immer ein AGS ausgeschlossen werden muß. Dies um so mehr, als viele Untersuchungen der letzten Jahre zeigen konnten, daß sich unter den idiopathischen Formen des Hirsutismus in bis zu 30% ein »heterozygotes AGS« verbirgt.

Wichtig ist, daß beim *idiopathischen Hirsutismus* die Ursache zwar nicht bekannt ist, daß endokrinologisch jedoch eine Reihe von Veränderungen gefunden werden, die diesen Hirsutismus als androgeninduziert ausweisen; so wird eine erhöhte Produktionsrate an Androgenen (meist aus Ovar und NNR), ein erhöhter Androgenmetabolismus zu aktiven Androgenen in der Haut bei normalen Konzentrationen an Rezeptoren, eine verminderte Konzentration an Bindungsprotein (SHBG: sexualhormonbindendes Globulin) und damit eine erhöhte Konzentration an freiem, peripher wirksamem Testosteron gefunden.

Formen und Ausprägung des Hirsutismus ergeben sich aus der Definition. Wichtig ist, daß neben Tumoren von Ovar oder NNR auch endokrinologische Krankheitsbilder eine Rolle spielen, die bis heute in ihrer Ursache nicht eindeutig definiert werden konnten, wie polyzystisches Ovariensyndrom, Adipositas, Insulinresistenz oder auch der idiopathische Hirsutismus.

Bei der Erhebung der *Anamnese* muß besonders eingegangen werden auf Erkrankungsbeginn, Progredienz, Regelanamnese, familiäre Disposition, Pharmaka.

Bei der *körperlichen Untersuchung* muß auf oben genannte Symptome (Definition) und Adipositas, Hautpigmentierung, Akne, Seborrhö, Haarausfall, Haarindex geachtet werden.

Erst danach sollen *Hormonanalysen* durchgeführt werden, wie basales Testosteron, Dehydroepiandrosteron-Sulfat (stammt zu 95% aus der NNR), Androstendion, LH (luteinisierendes Hormon), Prolactin, freies Testosteron und im ACTH-Stimulationstest (0,25 mg Synacthen i.v., Messung 0 und nach 60 Min.): Cortisol, 17-Hydroxyprogesteron (und evtl. 11β-OH-Androstendion).

Die früher üblichen *Suppressionstests* für die adrenale (mit Dexamethason) und für die ovarielle Steroidproduktion (mit Östrogenen) sind obsolet, da die beabsichtigte Lokalisationsdiagnostik hiermit nicht möglich ist. Im Gegenteil, durch Dexamethason wird auch die ovarielle Androgensekretion supprimiert (YUEN u. Mitarb.). Gelegentlich ist eine sonographische (nur für das Ovar, nicht aber für die Nebenniere sinnvoll) oder computertomographische Untersuchung bei Verdacht auf polyzystisches Ovariensyndrom oder NNR- und Ovartumor erforderlich.

Therapie Neben lokalen (Zupfen, Rasur, Enthaarung, Elektrokoagulation: in der Regel alle unbefriedigend) und operativen Maßnahmen (bei Tumoren von NNR oder Ovar) kommt beim Adrenogenital-Syndrom (homo- und heterozygote Form) die Substitution und Suppression mit Corticoiden in Frage (s. »Adrenogenital-Syndrom« S. 43). Da viele Patientinnen auf Corticoide (z.B. Dexamethason abends 0,125–0,375 mg) sehr gut ansprechen, wird diese Therapie in den angelsächsischen Ländern häufiger eingesetzt.

Bei uns hat sich beim idiopathischen Hirsutismus und beim AGS neben der Suppression mit Corticoiden die Applikation eines Androgen-Rezeptor-Antagonisten (Cyproteronacetat) bewährt: Bei geringer Ausprägung des Hirsutismus in Form eines hormonellen Kontrazeptivums (Diane), dem nach HAMMERSTEIN bei stärkerer Ausprägung Cyproteronacetat (Androcur 100 mg) zyklusgerecht zugegeben werden kann.

In den USA wird statt Cyproteronacetat meist ein anderer Rezeptorantagonist, nämlich Spironolacton (wirkt auch an Androgenrezeptoren) appliziert. Unbedingt zu berücksichtigen ist, daß wegen der langen Haarphase etwa $1/2$ – 1 Jahr abgewartet werden muß, bevor ein Erfolg beurteilbar ist.

Literatur

Van Dijk JG. Das soziale Phänomen des Hirsutismus. Sexualmed 10 (1981) 814

Hammerstein J, Cupceancu B. Behandlung des Hirsutismus mit Cyproteronacetat. Dtsch Med Wschr 1969; 94: 829

Hammerstein J, Lachnit-Fixson U, Neumann F, Plewig G. Androgenisierungserscheinungen bei der Frau. Excerpta Medica, Amsterdam 1979: 496

Kley HK, Magrian G. Endokrinologie; Gonadales System. In Rahn KH, Hrsg. Erkrankungen durch Arzneimittel, 3. Auflage, Thieme, Stuttgart 1983

Kuttenn F, Couillon P, Girard F, Billand L, Vincens M, Bouсеkkine C, Thalabard JC, Maudelonde T, Spritzer P, Mowszowicz I, Bone A, Mauvais-Jarvis P. Late-onset adrenal hyperplasia in hirsutism. New Engl J Med 1985; 313: 224

Labhart A. 3000 Jahre Therapie des Hirsutismus. Schweiz Med Wschr 1990; 120: 83

Lucky AW, Rosenfield RL, McGuire J, Rudy S, Helke J. Adrenal androgen hyperresponsiveness to adrenocorticotropin in women with acne and/or hirsutism: adrenal enzyme defects and exaggerated adrenarch. J Clin Endocr Metab 1986; 62: 840

Lunde O, Djoseland O. A comparative study of aldactone and diane in the treatment of hirsutism. J Steroid Biochem 1987; 28: 161

Lynfeld YL, MacWilliams P. Shaving and hair growth. J Invest Dermatol 1970; 55: 170

Mauvais-Jarvis P, Kuttenn F, Mowszowicz I. Hirsutism. Springer, Berlin 1981

Parker LN, Lifrak ET, Odell W. A 60.000 molecular weight human pituitary glycopeptide stimulates adrenal androgen secretion. Endocrinol 1983; 113: 2092

Redmond GP, Gidwani GP, Gupta MK, Bedocs NM, Parker R, Skibinski C, Bergfeld W. Treatment of androgenic disorders with dexamethasone: dose-response relationship for suppression of dehydroepiandrosterone sulfate. J Amer Acad Dermatol 1990; 22: 91

Schlaghecke R, Juli E, Kley HK. Hirsutismus: Pathogenese, Diagnostik und Therapie. Intern Welt 1988; 4: 114

Schlaghecke R, Kley HK. Angeborenes adrenogenitales Syndrom. Intern Welt 1987; 10: 21

Yuen BH, Mincey EK. Role of androgens in menstrual disorders of nonhirsute and hirsute women, and the effekte of glucocorticoid therapy on androgen levels in hirsute hyperandrogenic women. Am J Obstet Gynecol 1983; 145: 152

Vermeulen A, Ando S. Metabolic clearance rate and interconversion of androgens and the influence of the free androgen fraction. J Clin Endocr Metab 1979; 48: 320

Gynäkomastie

Definition Bei der *Gynäkomastie* handelt es sich wie beim Hirsutismus um ein Symptom und nicht um eine Krankheit. Hierbei findet sich beim Mann eine Vergrößerung des Brustdrüsenkörpers. Sie kann ein- und doppelseitig auftreten und ist abzugrenzen von der sog. Pseudogynäkomastie (Vermehrung des Brustfettgewebes bei Adipositas und entsprechender Disposition). Einige Formen der Gynäkomastie sind so häufig, daß sie als »physiologisch« bezeichnet werden, so die »Neugeborenen-, die Pubertäts-, die Involutions- und die postdystrophische Gynäkomastie«.

Ursachen *Pathophysiologisch* ist die Gynäkomastie durch eine relative (relativ in Bezug auf Testosteron) oder absolute Erhöhung der Östrogene (besonders Östradiol) sowie durch eine erhöhte Plasmabindung von Testosteron bedingt, wie es z.B. bei der alkoholischen Leberzirrhose der Fall ist.
Eine Vielzahl von *Pharmaka* sind in der Lage, eine Gynäkomastie hervorzurufen, wie z.B. Psychopharmaka (meist in Zusammenhang mit einer Prolactinerhöhung), Antihypertensiva (Reserpin), Spironolacton sowie Östrogene, Androgene (auch Testosteron) und Anabolika. Digitalis, obwohl immer mit aufgeführt, ist nach unseren Untersuchungen hierfür nicht verantwortlich.
Die klinisch wichtigsten Ursachen sind jedoch *Chorionepitheliome, NNR-und Hodentumoren* sowie alle Formen des *primären Hypogonadismus*, wo eine Androgenproduktion in den Testes noch nachweisbar ist (z.B. Klinefelter-Syndrom). Letztendlich kann auch ein lokaler Tumor (Mammakarzinom) Ursache einer einseitigen Gynäkomastie sein.

Diagnose Unabhängig von der Genese der Gynäkomastie ist das *histologische Bild* relativ uniform, so daß hierdurch keine ursächliche Diagnose möglich ist. Mit zunehmendem Alter tritt eine Fibrosierung ein. Probeexzisionen aus diagnostischen Gründen sind nicht sinnvoll.
Wenn die oben genannten Ursachen (bes. physiologische und pharmakainduzierte Formen) für eine Gynäkomastie ausgeschlossen sind, ist es von besonderem Interesse, einen hormonproduzierenden Tumor sicher auszuschließen. Hierzu hat sich ein Suppressionstest für die adrenale und gonadale Hormonproduktion als sinnvoll erwiesen (KLEY 1979): zunächst Suppression der adrenalen Östrogene (bes. Östron) mit Dexamethason (1,5 mg alle 8 Std. über 4 Tage), dann zusätzlich Suppression der gonadalen Östrogene (Östradiol und Östron) mit einem Androgen (Fluoxymesteron 20 mg alle 12 Std. über 4 Tage). Durch Messung von Östron und Östradiol vorher, nach 4 und nach 8 Tagen ist nicht nur eine qualitative Aussage (liegt ein Tumor vor?), sondern auch eine Lokalisation (NNR oder Testes?) des Tumors möglich.

Therapie Ein lokaler (Mammakarzinom) oder östrogenproduzierender Tumor muß operativ behandelt werden.
Bei den pharmakainduzierten Formen genügt oft das Absetzen des Medikaments. Bedacht werden sollte auch, daß Östrogene auf sehr unterschiedlichem Wege in den Organismus gelangen können, z.B. über östrogenversetztes Haarwasser, über Fleischprodukte bei Gabe von Östrogenen an Schlachtvieh, über falsch eingenommene hormonelle Kontrazeptiva oder auch bei Chemiearbeitern, die mit Östrogenen in Berührung kommen. Obwohl eine Gynäko-

mastie sehr wohl durch adrenale Östrogene hervorgerufen werden kann, gibt es keine Form, die mit Hilfe einer Hemmtherapie (z.B. Dexamethason) behandelt werden könnte oder sollte. In letzter Zeit ist vielfach versucht worden, durch Gabe eines Östrogen-Rezeptor-Agonisten (Tamoxifen) das Symptom »Gynäkomastie« zu behandeln.

Literatur

Bidlingmeier F, Knorr D. Plasma testosterone and estrogens in pubertal gynecomastia. Z Kinderheilk 1973; 115: 89

Clark E. Spironolactone therapy and gynecomastia. J Amer Med Ass 1963; 193: 163

Kley HK. Diagnose der Gynäkomastie. Intern Welt 1978; 2: 4

Kley HK, Nieschlag E, Wiegelmann W, Krüskemper HL. Sexualhormone beim alternden Mann. Acta Geront 1976; 6: 61

Kley HK, Nieschlag E, Wiegelmann W, Solbach HG, Krüskemper HL. Steroid hormones and their binding in plasma of male patients with fatty liver, chronic hepatitis and liver cirrhosis. Acta Endocr 1975; 79: 275

Nicolis GL, Modlinger RS, Gabrilove JL. A study of the histopathology of human gynecomastia. J Clin Endocr Metab 1971; 32: 173

Nebennierentumoren ohne Hormonexzess (meist zufällig entdeckt)

Durch computertomographische Untersuchungen von Oberbauchorganen werden viele NNR-Tumoren zufällig entdeckt. Folge war zunächst eine gewisse Häufung unnötiger Operationen. In der Folgezeit wurde auch entdeckt, daß fast alle (!) Patienten mit einem Adrenogenital-Syndrom ein oder mehrere NNR-Tumoren aufgrund der vermehrten ACTH-Stimulation entwickeln (bei 18 von 20 unserer untersuchten Patienten). Diese Tumoren bei AGS sollen nicht operiert werden; oft führte jedoch ihre zufällige Entdeckung zur Diagnose eines AGS (s. S. 43). Aufgrund unserer Untersuchungen gelten folgende Regeln bei einem zufällig entdeckten Nebennierentumor:

a. Hormonaktive Tumoren sind immer zu operieren. Entsprechende Untersuchungen für NNR- und Nebennierenmark-Hormone müssen deshalb immer durchgeührt werden.

b. Hormoninaktive Tumoren sollen nur dann operiert weden, wenn sie Wachstumstendenz zeigen (Kontroll-Computertomogramm nach 6 Mon.) bzw. größer als 3–6 cm Durchmesser sind (beide Größen werden genannt)

Eine Unterscheidung zwischen NN-Karzinom und benignem Adenom kann heute mit Hilfe der Magnetresonanztomographie mit dynamischer Kontrastmitteluntersuchung erfolgen (KRESTIN).

Bei hormoninaktiven NNR-Tumoren muß immer ein (homo- wie heterozygotes) Adrenogenital-Syndrom ausgeschlossen werden, auch um den Patienten durch den Stress der Operation nicht zu gefährden.

Literatur

Jaresch S, Schlaghecke R, Jungblut R, Krüskemper HL, Kley HK: Stumme Nebennierentumoren bei Patienten mit Adrenogenitalsyndrom. Klin Wschr 65 (1987), 627

Kley HK, Wagner H, Jaresch S, Jungblut R, Schlaghecke R. Endokrin inaktive Nebennierentumoren. In: Allolio B, Schulte HM (Hrsg.) Moderne Diagnostik und therapeutische Strategien bei Nebennierenerkrankungen. Schattauer, Stuttgart 1990: 189

Krestin GP. Kernspintomographie der Nebennieren. In: Allolio B, Schulte HM. Moderne Diagnostik und therapeutische Strategien bei Nebennierenrindenerkrankungen. Schattauer Stuttgart 1990

Dexamethason-Hemmtest

Obwohl es sich hierbei nicht um eine Hemmtherapie handelt, sei dieser sog. »*Dexamethason-Hemmtest*« erwähnt. Grundlage dieses Tests ist die Kenntnis des adrenalen Regelkreises (s. Abb. **7**, S. 15). Endogene wie exogen zugeführte Corticoide führen bei funktionierendem adrenalen Regelkreis zu einer Suppression von : CRH (Corticotropin-releasing-Hormon), ACTH (adreno-corticotropes Hormon) und Cortisol (s. Abb. **6**, S. 10). Liegt jedoch eine Störung auf einer Ebene des adrenalen Regelkreises (Abb. **7**, S. 15**)** im Sinne einer Überfunktion vor, führt die Applikation von Corticoiden nicht zur erwarteten Suppression (Abb. **9**, S. 31). Dexamethason wird verwendet, da es bei den Bestimmungsmethoden für Cortisol nicht mitgemessen wird.

Indikation Überprüfung des gesamten adrenalen Regelkreises bei Verdacht auf Überfunktion.

Durchführung Messung von Cortisol morgens um 8.00 Uhr (= Basalwert), Gabe von 1,5 bis 2 mg Dexamethason (Fortecortin) oral um 23.00 Uhr, Messung von Cortisol am Folgetag um 8.00 Uhr (= supprimierter Wert). Tritt keine Suppression ein, wird der Test mit 6–8 mg Dexamethason wiederholt. Früher wurde der Test über 3 Tage durchgeführt (1,5 mg Dexamethason alle 8–12 Std.) mit Messung der 17-Hydroxycorticoide im Urin.

Beurteilung Normal tritt unter obigen *Testbedingungen* eine Suppression von Cortisol (am Folgetag) auf nahe Null ein (< 10 ng/ml Plasma). Beim Cushing-Syndrom, unabhängig ob die Störung in der NNR, im Hypophysenvorderlappen, im Hypothalamus oder in einem Bronchialkarzinom mit ektoper ACTH- (oder CRH-)Produktion lokalisiert ist, findet sich kein oder aber ein nicht ausreichender Abfall von Cortisol. Mit 6–8 mg Dexamethason lassen sich hypothalamisch hypophysäre Formen eines Cushing-Syndroms meist noch supprimieren, nicht jedoch NNR-Tumoren mit autonomer Cortisolproduktion (dieses Verfahren ist jedoch nicht ssehr pezifisch).
Der Dexamethason-Suppressionstest besitzt bei der Diagnose des Cushing-Syndroms die größte Aussagekraft (predictive value) aller bekannten Verfahren mit einer Sensitivität von 98,5%, einer Spezifität von 94,5% und einer Effizienz von 95%. Falsch positive Werte kommen bei endogener Depression und bei Alkoholismus vor (s. S. 59).

Literatur

Kley HK. Nebennierenrinde; Physiologie, Pathophysiologie, Klinik, Diagnostik und internistische Therapie. In: Kümmerle F, Lenner V, Hrsg. Erkrankungen der Nebennieren. Thieme, Stuttgart 1985

Liddle GW. The adrenal cortex. In: Williams RH, eds. Testbook of Endocrinology. Saunders, Philadelphia 1974; 233

Pharmakotherapie mit Corticoiden

Wenn die Glucocorticoide zur Behandlung der verschiedensten Krankheiten auf allen Gebieten der Medizin eingesetzt werden, so handelt es sich nicht um den Ersatz ungenügender körpereigener Hormonbildung, sondern um die Verwendung dieser Hormone und ihrer Derivate als Pharmaka. Voraussetzung für eine solche Pharmakotherapie ist die Verabreichung dieser Substanzen in überphysiologischen Dosen. Das wußte schon PHILIP HENCH, der seinerzeit vermutet hatte, daß eine vermehrte Bildung dieser Hormone während Schwangerschaft und Gelbsucht die Ursache der ausgezeichneten Wirkung auf die chronische Polyarthritis sei. Wenn sich auch seine Hypothese nicht bestätigte – in beiden Situationen findet nur eine gering vermehrte Cortisolbildung statt –, so erwies sich dennoch der beschriebene Weg als richtig. Corticoide sind die stärksten entzündungshemmenden und antiallergisch wirkenden Medikamente. Sie haben außerdem einen deutlichen immunsuppressiven Effekt und darüber hinaus eine Reihe von therapeutisch nutzbaren Wirkungen.

Wirkungsmechanismen

Wie aus den physiologischen Wirkungen (s. S. 20 ff.) hervorgeht, haben die Corticoide vielfältige Angriffspunkte im Organismus. Es ist verständlich, daß alle diese Wege auch beschritten werden, wenn man überphysiologische Dosen verabreicht. Daraus leiten sich erwünschte und unerwünschte Effekte dieser Hormone ab.

Eine Zusammenfassung dieser Beziehungen gaben jüngst MUNCK u. GUYRE (Tab. **10**).

Tabelle **10** a–c: Vergleich physiologischer und pharmakologischer Corticoidwirkungen (nach MUNCK u. GUYRE)

a) Physiologische Cortisolwirkungen

– Rückkopplung auf CRH und ACTH
– Erhalt von Blutzucker und Leberglykogen
– Sicherung der kardiovaskulären Funktionen
– Ausscheidung einer Wasserüberladung
– Permission der Pressor-, lipolytischen und glukoneogenetischen Hormonfunktionen
– Schutz vor mäßigem Stress

b) Wirkung hoher Corticoiddosen (Stress oder Pharmakotherapie)

– Suppression von CRH, ACTH, ADH, β-Endorphin
– Insulinantagonismus (BZ $\uparrow$, Leberglykogen $\uparrow$)
– Immunsuppression, Lympholyse, Ly-Transport-änderungen
– Entzündungshemmung
– Unterdrückung von Mediatoren: Lymphokine, Monokine, Eicosanoide, Kinine, 5-HT
– Induktion der Glutaminsynthetase, Tryptophanoxygenase, Metallothioneine
– Induktion von Surfactant und NNM-PNMT
– Schutz vor schwerem Stress

c) Wirkung langzeitig hoher Corticoiddosen (Cushing-Syndrom oder Pharmakotherapie)

– Suppression und Atrophie des Kontrollsystems (CRH, ACTH, Cortisol)
– Steroid-Diabetes
– Fettverteilungsstörung
– Proteinverlust, Osteoporose, Hautatrophie, Muskelschwäche, Wundheilungsstörung
– Immunsuppression, Lympholyse, erhöhte Infektanfälligkeit
– Exazerbation von Hochdruck und Glaukom
– Steroid-Psychose

Die wichtigsten Wirkungen spielen sich im *molekularen Bereich* ab. Wie auf Seite 20 f beschrieben, binden sich die Glucocorticoide an spezifische Rezeptoren, die sich in großer Zahl an allen Zellen finden. Der Corticoid-Rezeptor-Komplex passiert die Zellkernmembran, bindet sich an den Zellkern und löst über die Messenger-RNS die Bildung verschiedener Eiweiße aus, welche ihrerseits für die weitere Wirkung verantwortlich sind. Bis die klinischen Wirkungen dieses Mechanismus eintreten, vergehen verständlicherweise mehrere Stunden.

Molekularer Mechanismus

Die Affinität verschiedener Corticoide zu den Rezeptoren ist unterschiedlich. Da aber alle Corticoide sich mit dem gleichen Rezeptor verbinden, entstehen immer die gleichen Proteine, die schließlich die Wirkung vermitteln. Das bedeutet, daß die Pharmakodynamik aller Corticoide die gleiche ist.

Schon vor etwa 20 Jahre fand man eine Substanz, die als wichtigster Wirkungsvermittler angesehen wurde. Die verschiedenen Entdecker nannten sie Makrocortin, Renocortin, Lipomodulin und einigten sich schließlich auf den Namen Lipocortin. Inzwischen fand man, daß es mehrere Lipocortine gibt. Diese Substanzen sind Antagonisten der Phospholipase A2 und beeinflussen damit die sog. Arachidonsäurekaskade. Dieser Weg galt als klassisch für die entzündungshemmende Wirkung der Corticoide. Die Tatsache, daß sowohl die Cyclooxygenase als auch die Lipoxygenase wie auch die Entstehung des erst jüngst (speziell für die Asthmagenese) in den Vordergrund gerückten plättchenaktivierenden Faktors beeinflußt werden, wurde als Begründung dafür angesehen, daß die Corticoide eine wesentlich stärkere antiinflammatorische Wirkung ausüben als die nichtsteroidalen Antirheumatika, die ihrerseits nur über die Cyclooxygenase die Prostaglandinsynthese zu hemmen vermögen.

Inzwischen wurde die chemische Struktur der Lipocortine analysiert, und es gelang die gentechnologische Herstellung. Man erhoffte sich davon eine von Hormonwirkungen freie Entzündungshemmung. Die Enttäuschung war groß: Diese Substanzen erwiesen sich als kaum wirksam, was aber neuerdings auch wieder bestritten wird (HIRATA). Gleichzeitig ergab sich, daß die durch therapeutische Corticoidgaben erreichten Lipocortinkonzentrationen nicht ausreichen, um die Phospholipase A2 zu antagonisieren. Schon früher von verschiedenen Forschern vorgebrachte Zweifel an der Lipocortintheorie der Corticoidwirkung scheinen bestätigt. RESCH sagt dezidiert, daß dieses Konzept nicht länger aufrechterhalten werden könne. Eine Reihe von Experten hält dennoch an dieser Theorie fest bzw. meint, daß dies *einer* der Wirkungsmechanismen sei. (FLOWER, GOULDING u. Mitarb., RUSSO-MARIE, ROTHHUT u. Mitarb., SCHMUTZLER).

Zytokin-wirkungen

Bereits 1982 ist nachgewiesen worden, daß Glucocorticoide die Bildung des für eine Fülle von Funktionen im Organismus verantwortlichen Interleukin 1 (IL 1) hemmen. Es handelt sich um ein vorwiegend in Makrophagen – nach jüngsten Untersuchungen aber auch in allen Zellen – gebildetes Eiweiß, für welches eine Reihe von Zellen, insbesondere die T-Helfer-Zellen, einen spezifischen Membranrezeptor haben. Ende der 80er Jahre wurde klar, daß Corticoide und Interleukin 1 einen Regelkreis mit gegenseitiger Beeinflussung bilden: IL 1 induziert die Freisetzung von Glucocorticoiden durch Feedback-Mechanismus via Hypothalamus (s. Abb. **7**, S. 15 f.), während therapeutische Konzentrationen von Glucocorticoiden die IL-1-Bildung antagonisieren. Das Gleichgewicht der beiden Substanzen wird als Basismechanismus für die Regelung der Antwort des Organismus auf Infektionen oder andere Schädigungen angesehen. IL 1 stimuliert unter anderem die Prostaglandine und den Plasminogenaktivator, hat Einflüsse auf die immunkompetenten Lymphozyten. Alle diese Veränderungen führen dazu, daß akute (Ödem, Kapillarerweiterung) und chronische Entzündungen (Kapillar- und Fibroblastenproliferation) unterdrückt werden. IL 1 ist auch verantwortlich für systemische Effekte wie Fieber, Leukozytose sowie die Bildung von Akute-Phase-Proteinen, speziell CRP, in der Leber. Bis eine substanitielle Hemmung der IL 1-Bildung durch Corticoide eintritt, vergehen etwa 8 Stunden (ZABEL u. Mitarb.)

Etwa gleichzeitig mit diesen Erkenntnissen wurde festgestellt und inzwischen mehrfach bestätigt, daß IL 1 der zentrale Mediator für die Entstehung einer chronischen Polyarthritis ist. Er führt zu Synovitis sowie zur Proteoglykandegradation und aktiviert die Osteoklasten. Sowohl im Gelenkerguß als auch im Blut ist IL 1 bei diesen Fällen erhöht. Corticoide wirken nicht nur in vitro antagonistisch zu IL 1, sondern es fällt auch unter ihrem Einfluß beim Patienten der Blutspiegel dosisbezogen ab (WEILL u. Mitarb.). Man unterstellt heute, daß diese Vorgänge auch für andere chronisch entzündliche Krankheiten gelten.

Im übrigen spielen dabei auch noch andere Zytokine, speziell der Tumornekrosefaktor (TNF) eine wichtige Rolle.

Es gilt heute die Hypothese, daß die Hemmung von IL 1 und TNF nicht nur für die Entzündungshemmung, sondern auch für die antiallergische sowie die immunsuppressive Wirkung der Corticoide verantwortlich sind. Daneben hemmen die Corticoide auch andere Zytokine wie z.B. IL 2, IL 6. Ein Teil der IL 1 zugeschriebenen Effekte kommt wahrscheinlich nur zusammen mit den anderen Substanzen zustande.

Sowohl die Lipocortinbildung als auch die durch Zytokine in Gang gesetzten Vorgänge brauchen eine gewisse Zeit. Sie beginnen frühestens 30 Min. nach Applikation und erreichen ihr Maximum nach etwa 6 Std. Diese Wirkung tritt selbstverständlich auch nach intravenöser Gabe nicht schneller ein. Sie kann auch durch Erhöhung der Dosis nicht beschleunigt werden.

Zelluläre Wirkungen

Zu den physiologischen Wirkungen der Corticoide gehört die Verminderung der Zahl der Lymphozyten, Monozyten und Eosinophilen bzw. der Anstieg der neutrophilen Leukozyten. Bei pharmakologischer Dosierung verstärkten sich diese Wirkungen verständlicherweise. Die Lymphopenie entwickelt sich 4–6 Std. nach Corticoidgabe und hält etwa 24 Std., die Wirkung auf die Eosinophilen und Basophilen bis zu 72 Std. an. Die Beeinflussung der Lymphozyten und Monozyten ist ein wichtiger Bestandteil der pharmakologischen Corticoidwirkung. T-Lymphozyten werden deutlich mehr beeinflußt als B-Lymphozyten, T-Helfer-Zellen sind empfindlicher als T-Suppressor-Zellen, die nur auf sehr hohe Dosen abfallen. Am empfindlichsten sind in jedem Falle die Monozyten.

Diese Zelleffekte werden zumindest teilweise durch die Zytokine beeinflußt und sind somit integriert in die entzündungshemmende und immunsuppressive Wirkung der Corticoide.

Der leukozytensteigernde Effekt der Corticoide wird insbesondere bei toxischen Schäden der Leukopoese, z.B. durch Zytostatikatherapie, genutzt.

Membranwirkungen

Während die bisher erwähnten Wirkungen der Corticoide auch schon bei niedrigen Konzentrationen nachgewiesen werden können, gibt es *unspezifische Membraneffekte*, die nur bei hohen Dosen zustande kommen. Sie beruhen wahrscheinlich auf physikalischen Änderungen zellulärer Grenzflächen, möglicherweise durch Einlagerung der Steroide in Plasma- und Organellenmembranen. Es scheint, daß der lokale Ionentransport, speziell des Kalzium, dabei eine Rolle spielt. Der genaue Wirkungsmechanismus ist noch nicht geklärt.

Diese Wirkungen werden nicht über Rezeptoren vermittelt, sondern treten innerhalb weniger Minuten auf und sind auch nur von kurzer Dauer. Sie werden zur Erklärung der Wirkung, z.B. beim toxischen Lungenödem, bei verschiedenen ödematösen Schwellungen sowie bei gewissen Schockzuständen, herangezogen.

Permissiver Effekt

Ebenfalls eine Sofortwirkung können Corticoide durch ihren *permissiven Effekt* für Katecholamine auslösen. Das spielt speziell in der Asthmatherapie eine große Rolle, wenn sich die Empfindlichkeit der Bronchien auf β-Mimetika erschöpft hat. Nach Corticoidgabe wirken diese Pharmaka wieder (DAVIES).

Surfactant-Stimulierung

Die genetisch gesteuerte Lungenreifung des Embryos setzt unter dem Einfluß des *Surfactants* in der 2. Schwangerschaftshälfte ein. Bei Frühgeburten ist dieser Vorgang oft noch nicht abgeschlossen; die Folge ist das bedrohliche Atemnotsyndrom. Verabreicht man einer Mutter rechtzeitig Corticoide, so stimulieren diese die Bildung verschiedener Enzyme, welche die Lungenreifung beschleunigen. Diese Wirkung wird rezeptorvermittelt und geht daher nicht schnell. Nach klinischer Erfahrung wird die volle Wirkung nach 24 Std. erreicht. Dabei sind die notwendigen Konzentrationen im kindlichen Organismus nicht höher als bei Streß am Ende der Schwangerschaft, so daß man von einem physiologischen Stimulus spricht.

Hirnödem-wirkung

Die empirisch erwiesene Wirkung auf das *Hirnödem* bei gut- und bösartigen Tumoren, Metastasen, Abszessen sowie nach Kontusionen kann nicht von der entzündungshemmenden oder antiexsudativen Wirkung der Corticoide abgeleitet werden. Es handelt sich um komplexe Vorgänge, wobei ein Teil rezeptorvermittelt wird und ein anderer Teil über Membraneffekte und Kalziummechanismus erklärt wird.

Eine große Rolle für die Wirkung im Gehirn scheint die Hemmung freier Radikale, speziell der Lipidperoxidation, zu spielen. Gewisse Fermente werden durch Steroide nur im Gehirn induziert, nicht dagegen in peripheren Organen wie z.B. die Glycerolphosphatdehydrogenase. Die biochemischen Vorgänge im Gehirn sind noch nicht überschaubar.

Interessant ist, daß die Wirkung je nach Genese des Hirnödems unterschiedlich ist. Die Wirksamkeit geht parallel zur Konzentration zytosolischer Rezeptoren: Sie ist am größten bei zerebralen Metastasen und nimmt ab über Meningeome, Gliome zur Kontusion.

Gesichert ist heute, daß die Abnahme des Tumorödems auf der Veränderung der Blut-Hirn-Schranke beruht. Die Liquorproduktion wird deutlich vermindert.

Antiemese

Bei der Anwendung hochwirksamer, aber stark emetogener Zytostatika erweisen sich die Corticoide, speziell Dexamethason, als effiziente und relativ ungefährliche Antiemetika.

Andere Wirkungen

Darüber hinaus gibt es noch viele bereits therapeutisch genutzte *Einzelwirkungen*, deren Mechanismus noch nicht oder nur ungenügend geklärt ist. Die oft sehr segensreiche psychomotorische Stimulierung geht über die Beeinflussung des limbischen Systems. Bei Asthma spielen neben den bekannten Wirkungen auch die Hemmung der Schleimsekretion eine wichtige Rolle.

Zusammen-fassung

Noch gibt es kein komplettes Konzept der Wirkungen und ihrer Mechanismen einer pharmakologischen Corticoidtherapie. Vieles weiß man aus der klinischen Empirie, man hat aber noch keine oder nur eine unzulängliche wissenschaftliche Erklärung. Experimentelle Untersuchungen haben viele Zusammenhänge erklären lassen. Ihre Ergebnisse lassen sich aber nicht immer ohne weiteres in die Klinik übertragen.

Für die praktische Anwendung der Corticoide ist die Tatsache von großer Bedeutung, daß verschiedene Corticoidwirkungen schnell, andere langsam eintreten.

Schnell ergeben sich die Rückkopplung im adrenalen Regelkreis, der permissive Effekt für Katecholamine sowie die noch wenig geklärten Membranwirkungen.

Langsam, also erst im Verlauf mehrerer Stunden, kommt es zu den wichtigen molekularen und zellulären Wirkungen, die für Entzündungshemmung, antiallergische Wirkung sowie Immunsuppression verantwortlich sind. Auch die Surfactant-Stimulierung und die Beeinflussung des Hirnödems wirken sich erst nach einigen Stunden aus.

Gibt es eine »Corticoidresistenz«?

Die Corticoide gehören zu denjenigen Medikamenten, die ihre Wirkung prompt und zuverlässig entfalten. Immer wieder aber reagiert ein Patient, meist ein Asthmatiker, nicht wie erwartet auf diese Therapie. Was kann dahinter stecken?

- Man frage sich zunächst, ob die Diagnose stimmt; vielleicht beruht die Atemnot gar nicht auf einem Asthma, sondern hat andere Gründe, wie z. B. eine mechanische oder kardiale Ursache.
- Die nächste Frage: War die verordnete Dosis für die Krankheit, das Alter und das Gewicht des Patienten richtig?
- Dann ist zu überprüfen, ob der Patient das Medikament überhaupt und wenn ja in richtiger Dosierung eingenommen hat.
- Weiter denke man an eine Arzneimittelinteraktion, z. B. bei gleichzeitiger Therapie mit Rifampicin oder Phenytoin, die den Abbau der Corticoide beschleunigen.
- Sicher sehr selten gibt es Abnormitäten auf der Ebene der Corticosteroid-Rezeptoren, z. B. eine verminderte Anzahl.
- Schließlich kommt, sicher noch seltener, eine Corticoidresistenz bei Asthmatikern mit Asthma-Familienanamnese und langer eigener Asthmakrankheit vor, deren Ursache allerdings unbekannt ist (SZEFLER)

Fazit: Eine echte Corticoidresistenz ist eine der größten Seltenheiten; meist handelt es sich um andere Ursachen für ein nur vermeintliches Nichtreagieren eines Krankheitsbildes auf Corticoide.

Literatur

Adrenal Corticosteroids in Nonendocrine Diseases. Drug Evaluation. 6th ed. Amer Med Ass, Chicago 1986

Allison AC, Lee SW. The mode of action of antirheumatic drugs. 1. Anti-inflammatory and immuno-suppressive effects of glucocorticoids. Fortschr Arzneimittelforschung 1989; 33: 63

Baethmann A. Cortison bei der Behandlung des Hirnödems. Münch Med Wschr 1989; 131: 883

Ballard PL. Delivery and transport of glucocorticoids to target cells. In: Baxter JD, Rousseau GG. Glucocorticoid Hormone Action. Springer, Berlin 1979

Baxter JD, Rousseau GG. Glucocortcoid Hormone Action. Springer, Berlin 1979

Besedovsky H, del Rey A. Sorkin E, Dinarello CA. Ummunoregulatory feedback between interleukin-l and glucocorticoid hormones. Science 1986; 233: 652

Cousin MA, Fontaine S, Dougados M, Lando D, Amor B. Dosage immunoenzymatique plasmatique de l'interleukine- 1β au cours des pathologies rhumatismales. In: Gaucher A, Pourel J, Netter P, Kessler M, ed. Actualités en physiopathologie et pharmacologie articulaires. Masson, Paris 1989

Davies AO, Steroid regulation of adrenergic receptors. In: Schleimer RP, Claman HN, Oronsky A. Anti-inflammatory Steroid Action. Academic Press San Diego 1989.

Eastgate JA, Wood NC, di Giovine FS, Symons JA, Grinlinton FM, Duff GW. Correlation of plasma interleukin l levels with disease activity in rheumatoid arthritis. Lancet 1988; 24: 706

Étienne SD, Chosidow O, Herson S. Les corticoïdes. Pharmacologie et thérapeutique. Ann Méd Interne 1989; 140: 502

Flower RJ, Dale MM. The anti-inflammatory effects of corticosteroids. In: Dale MM, Foreman J. Textbook of Immunpharmacology. Blackwell, Oxford 1989

Flower RJ. Glucocorticoide and the Inhibiton of Phospolipase A$_2$. In: Schleimer RP, Claman HN, Oronsky A. Anti-inflammatory Steroid Action, Academic Press San Diego 1989.

Gaab MR. Kortikosteroid-Therapie beim Schädel-Hirn-Trauma? Jahrbuch der Neurochirurgie 1986. Regensberg & Biermann, Münster

Gerner R. Die Prophylaxe des kindlichen Atemnotsyndroms unter besonderer Berücksichtigung der Glukokortikoide. Med Klinik 1990; 85: 151

Goodman, Gilman. The Pharmacological Basis of Therapeutics. 7th ed. Macmillan, New York 1985

Goodwin JS, Atluru D, Sievakowski S, Lianos EA. Mechanism of Action of Glucocorticosteroids. J Clin Invest 1986; 77: 1244

Goulding NJ, Godolphin JL, Sharland PR, Peers SH, Sampson M, Maddison PJ, Flower RJ: Anti-inflammatory lipocortin 1 production by peripheral blood leucocytes in response to hydrocortisone. Lancet 1990; 1416

Grimminger F, Seeger w. Regulation inflammatorischer Abläufe – Angriffspunkte und Grenzen steroidaler Antiphlogistika. Med Welt 1991; 41: 951

Herrmann DBJ, Bicker U. Drugs in autoimmune diseases. Klin Wschr 1990; 68: 15

Hirata F. Lipocortins as a second messenger. In: Schleimer RP, Claman HN, Oronsky A. Anti-inflammatory Steroid Action. Academic Press San Diego 1989

Jarden JO, Dhawan V, Moeller JR, Strother SC, Rottenberg DA. The time course of steroid action on blood-to-brain and blood-to-tumor transport of ^{82}Rb: a positron emission tomographic study. Ann Neurol 1989; 25: 239

Kurowski M, Brune K. Pharmakologie der Glukokortikoide. Münch Med Wschr 1989; 131: 942

Meyer O. Interleukine-l et »tumor necrosing factor«. In: de Sèze S. L'actualité rhumatologique 1988. L 'Expansion, Paris 1988

Miossec P, Ziff M. Rôle de l'interleukine 1 dans la migration des lymphocytes au cours de la synovite rhumatoïde. Rev Rhum 1989; 55: 533

Munck A, Guyre PM. Glucocorticosteroids: physiology, pharmacology and stress. Adv Exp Med Biol 1986; 196: 81

Munck A, Guyre PM. Glucocorticoid Physiology and Homeostasis in Relation to Anti-inflammatory Actions. In: Schleimer RP, Claman HN, Oronsky A. Anti-inflammatory Steroid Action. Academic Press San Diego 1989

Neugebauer E, Bouillon B, Dietrich A, Lechleuthner A. Notfallindikation Schock. Münch Med Wschr 1989; 131: 907

Pujol JP. Interleukine l, prostaglandine E2 et inflammation articulaire. Rev Rhum 1989; 56: 12

Resch K. Der entzündliche Gelenkschmerz. Pathobiochemie und pharmakologische Grundlagen. Vortrag Rheumatologenkongreß Hannover. Gesellschaft zum Studium des Schmerzes, Heidelberg 1990

Robertson RP. Métabolites de l'acide arachidonique en médecine. In: Harrison TR. Principes de médecine interne. 4ème éd. fse Flammarion, Paris 1988

Rothhut B, Coméra Ch, Russo-Marie F. Lipocortine – neue Erkenntnisse iher Wirkung. In: Dorow P, Hetler R. Glukokortikoide in der Pneumologie. de Gruyter, Berlin 1990

Rugstad HE. Antiinflammatory and immunoregulatory effects of glucocorticoids: mode of action. Scand J Rheumatol 1988; 76: 257

Russo-Marie F. Corticoides et éicosanoides. Rôle des lipocortines. Sem H^op Paris 1988; 64: 501

Sany J. Cytokines et polyarthrite rhumatode. Rev Rhum 1990; 57: 275

Sapolsky R, Rivier C, Yamamoto G, Plotsky P, Vale W. Interleukin l stimulates the secretion of hypothalamie corticotropin-releasing factor. Science 1987; 238: 524

Schleimer RP, Derse CP, Friedman B, Gillis S, Plaut M, Lichtenstein LM, MacGlashan DW Jr. Regulation of human basophil mediator release by cytokines. J Immunol l 1989; 143: 1310

Schumacher M. Rapid membrane effects of steroid hormones: an emerging concept in neuroendocrinology. TINS 1990; 13: 359

Schmutzler W. Immunologische Grundlagen der Glukokortikoid-Therapie. In: Dorow P, Hetzer R. Glukokortikosteroide in der Pneumologie. de Gruyter, Berlin 1990

Slater EP, Anderson T, Cattini P, Isaacs R, Birnbaum MJ, Gardner DG, Eberhardt NL, Baxter JD. Mechanisms of glucocorticoid hormone action. Adv Exp Med Biol 1986; 196: 67

Szefler SJ. General Pharmacology of Glucocorticoids. In: Schleimer RP, Claman HN, Oronsky A. Anti-inflammatory Steroid Action. Academic Press San Diego 1989

Ukena D, Schlimmer P, Vogt J, Sybrecht GW. Die Therapie obstruktiver Atemwegserkrankungen. Teil III: Glukokortikosteroide. Med Klin 1990; 85: 388

Wagener P, Schulte D, Wagenbreth I, Heublein B. Rheumatologische Manifestation bei Patienten nach Herztransplantation. Akt Rheumatol 1991; 16: 48

Warnatz H. Ruschen S, Lemm G. Interleukin-l in der Pathogenese der chronischen Polyarthritis. Med Klin 1990; 85: 302

Weill BJ, Moachon L, Chéreau Ch, Job-Deslanadre Ch, Renoux LM, Menkès CJ. Effets des bolus de methylprednisolone sur la production d'Interleukin l par les macrophages dans la polyarthrite rhumatoïde. In: Gaucher A, Pourel J, Netter P, Kessler M. Actualités en physiopathologie et pharmacologie articulaires. Masson, Paris 1989

Weissmann G. Brief communication. Corticosteroids and membrane stabilization. Circulation 1976; 53: 171

Zabel P, Horst H-J, Kreiker C, Schlaak M. Circadian Rhythm of Interleukin-1 Production of Monocytes and the Influence of Endogenous and Exogenous Glucocorticoids in Man. Klin Woschenschr 1990; 68: 1217

Die verschiedenen Präparate

Für die *Substitutionstherapie* ist das physiologische Glucocorticoid Cortisol das optimale Präparat (s. S. 34).

Cortisol

Für die *Pharmakotherapie* hat Cortisol – ebenso wie das primär verwendete Prohormon Cortison – den großen Nachteil der Mineralocorticoidwirkung: Verminderte Natriumausscheidung mit der Folge Wasserretention, Kaliumverlust. Das wußte PHILIP HENCH bereits 1949. Man hat deshalb schon früh versucht, das Cortisonmolekül so abzuwandeln, daß die gewünschten Glucocorticoidwirkungen erhalten bleiben, die unerwünschten Mineralwirkungen aber wegfallen. 1955 gelang dies erstmals durch die Dehydrierung von Cortison und Cortisol zu Prednison und Prednisolon. Die Mineralocorticoidaktivität dieser beiden Präparate ist deutlich geringer. Bei den später entwickelten, speziell den 9α-fluorierten Produkten, fiel der Mineraleffekt völlig weg. Diese haben – wie weiter unten zu zeigen ist – dafür andere erhebliche Nachteile für die systemische Therapie.

Derivate

Prednisolon ist deshalb auch heute noch das Standardpräparat für die Pharmakotherapie mit Corticoiden.

Pharmakodynamik

Wie sich aus Tab. **11** ergibt, stehen heute 10 verschiedene Derivate für die systemische Therapie zur Verfügung. Alle diese Präparate binden sich an den gleichen intrazellulären Rezeptor und lösen die Bildung der gleichen Eiweißstoffe aus, die für die spezifischen Cortisolwirkungen verantwortlich sind. Daraus ergibt sich, daß alle diese Präparate die prinzipiell gleiche pharmakodynamische Wirkung haben, wobei Wirkung gleichgesetzt wird sowohl mit erwünschter als auch mit unerwünschter Wirkung. Die Hoffnungen der Pharmaindustrie und der Ärzteschaft, daß es gelingen würde, ein »nebenwirkungsfreies« Corticoid herzustellen, haben sich nicht erfüllt. Eine Differenzierung zwischen den für die Pharmakotherapie erwünschten und den durch Hormonexzeß hervorgerufenen unerwünschten Wirkungen gibt es nicht.

Nicht erfüllt haben sich aus den gleichen Gründen auch die Hoffnungen, einzelne Präparate seien für spezielle Indikationen besser als andere. Das wurde speziell bei Neueinführung eines Präparates immer behauptet, hat sich aber bei längerem Gebrauch in keinem Falle beweisen lassen.

Dennoch gibt es natürlich große Unterschiede zwischen den einzelnen Präparaten. Sie beziehen sich auf die Kinetik sowie die Wirkungsstärke.

Tabelle **11** Die verschiedenen Corticoidpräparate für die systemische Therapie*

Kurzbezeichnung	Formel und chemische Bezeichnung	In der Bundesrepublik Deutschland gebräuchliche Handelspräparate (ohne Retard-, Depot- und Kombinationspräparate)**
Cortison	CH_2-OH $C=O$ H_3C OH H_3C	**Tabletten:** Cortison CIBA (als Acetat) 25 mg
Cortisol (Hydrocortison)	CH_2-OH $C=O$ HO H_3C OH H_3C	**Tabletten:** Hydrocortison „Hoechst" 10 mg
		Injektionsformen: Hydrocortison „Hoechst" Infusionslösungskonzentrat 100 mg/20 ml (in 50% Ethanol gelöst!) Hydrocortison (Upjohn) (als Hydrogensuccinat) 100 mg, 250 mg, 500 mg, 1000 mg
Prednison	CH_2-OH $C=O$ H_3C OH H_3C Δ_1-Dehydrocortison	**Tabletten:** Decortin 5 mg, 50 mg Ultracorten 5 mg, 50 mg
Prednisolon	CH_2-OH $C=O$ HO H_3C OH H_3C Δ_1-Dehydrocortisol	**Tabletten:** Decortin-H 1 mg, 5 mg, 20 mg, 50 mg Deltacortril 5 mg Scherisolon 5 mg
		Injektionsformen: Solu-Decortin-H (als Hydrogensuccinat) 10 mg, 25 mg, 50 mg, 250 mg, 1000 mg Ultracorten-H wasserlöslich (als Tetrahydrogenphthalat) 25 mg, 50 mg, 250 mg, 1000 mg

Tabelle **11** (Fortsetzung)

Kurzbezeichnung	Formel und chemische Bezeichnung	In der Bundesrepublik Deutschland gebräuchliche Handelspräparate (ohne Retard-, Depot- und Kombinationspräparate)**
Methylprednisolon	CH_2-OH $C=O$ H_3C HO H_3C ''OH O CH_3 ← 6α-Methylprednisolon	**Tabletten:** Medrate 4 mg Urbason 4 mg, 16 mg, 40 mg **Injektionsformen:** Medrate solubile (als Hydrogensuccinat) 40 mg, 125 mg, 500 mg, 1000 mg Urbason solubile (als Hydrogensuccinat) 20 mg, 40 mg, 250 mg, 1000 mg
Prednyliden	CH_2-OH $C=O$ H_3C HO H_3C ··OH $=CH_2$ ← O 16-Methylenprednisolon	**Tabletten:** Decortilen 6 mg, 24 mg, 60 mg **Injektionsformen:** Decortilen solubile (als Hydrogensuccinat) 30 mg, 60 mg
Cloprednol	CH_2-OH $C=O$ H_3C HO H_3C ···OH O Cl ← 6-Chlor-6-dehydroprednisolon	**Tabletten:** Syntestan 2,5 mg, 5 mg
Fluocortolon	CH_2-OH $C=O$ H_3C HO H_3C ··CH₃ ← O F ← 6α-Fluor-16α-methyl 1-dehydrocorticosteron	**Tabletten:** Ultralan-oral 5 mg, 20 mg, 50 mg
Triamcinolon	CH_2-OH $C=O$ H_3C HO H_3C ··OH ··OH ← O F ← 9α-Fluor-16α-hydroxyprednisolon	**Tabletten:** Delphicort 2 mg, 4 mg, 8 mg Volon 1 mg, 4 mg, 8 mg, 16 mg **Injektionsformen:** Volon A solubile (Triamcinolon-acetonid als Phosphat) 10 mg, 40 mg, 80 mg, 200 mg

Tabelle **11** (Fortsetzung)

Kurzbezeichnung	Formel und chemische Bezeichnung	In der Bundesrepublik Deutschland gebräuchliche Handelspräparate (ohne Retard-, Depot- und Kombinationspräparate)**
Paramethason	6α-Fluor-16α-methylprednisolon	**Tabletten:** Monocortin 2 mg
Dexamethason	9α-Fluor-16α-methylprednisolon	**Tabletten:** Fortecortin 0,5 mg, 1,5 mg, 4 mg **Injektionsformen:** Fortecortin-Mono-Ampulle (als Phosphat) 4 mg, 8 mg, 40 mg, 100 mg Decadron-Phosphat 4 mg, 8 mg, 20 mg, 48 mg, 120 mg
Betamethason	9α-Fluor-16β-methylprednisolon	**Tabletten:** Betnesol WL (Wasserlösl.) Tabletten 0,5 mg Celestan 0,5 mg **Injektionsformen:** Celestan solubile (als Phosphat) 4 mg, 20 mg

* Die Anwendungsformen für die topische Therapie finden sich in den jeweiligen Kapiteln

** Die Tabelle ist ohne Anspruch auf Vollständigkeit.

Pharmakokinetik

Bioverfügbarkeit

Alle Corticoide werden aus dem *Magen-Darm-Kanal* zu 80–90% resorbiert, wobei nach 1–2 Std. das Maximum ihrer Plasmakonzentration erreicht wird. Cortison und Prednison müssen erst zur Wirkform Cortisol bzw. Prednisolon reduziert werden. Deren maximale Plasmaspiegel werden dennoch nicht wesentlich später erreicht. Insgesamt ist die Bioverfügbarkeit aller Corticoide sehr gut.

Zur *intravenösen Injektion* müssen veresterte Präparate verwendet werden. Es handelt sich überwiegend um Hydrogensuccinat – oder Phosphatester. Die Ester werden durch entsprechende Fermente abgespalten. Das geht bei Phosphatestern schneller als bei Hydrogensuccinatveresterung. Der maximale Wirkstoffwert im Plasma wird nach 30 bzw. 60 Min. erreicht. Das spätere Maximum für die Hydrogensuccinate spielt für die entzündungshemmende und immunsuppressive Wirkung keine Rolle, da ja die entscheidenden molekularen Wirkungen sowieso erst nach einigen Stunden auftreten. Für die schnell eintretende Permeabilitätswirkung kann dies in Notfallsituationen allerdings von Nachteil sein.

Sehr unterschiedlich sind die *Plasmaeliminations-Halbwertszeiten* der verschiedenen Präparate. Man hat diese Unterschiede früher für äußerst wichtig gehalten, weil man daraus auf die klinische Wirkungsdauer schloß. Es ist jedoch gesichert, daß zwischen der Plasmahalbwertszeit und der Dauer der klinischen Wirkung keine direkte Beziehung besteht. Die Corticoide wirken grundsätzlich erheblich länger als sie im Plasma anwesend sind. Ihre wesentliche Wirkung entfaltet sich – wie ausführlich dargestellt – auf molekularer Ebene. Man hat aus der Plasmaeliminations-Halbwertszeit noch einen zweiten Fehlschluß gezogen, indem man unterstellte, daß das schnell aus dem Plasma verschwindende Corticoid nur eine geringere Hemmwirkung auf den adrenalen Regelkreis ausübe, während lange im Plasma verweilende zu einer anhaltenden Blockade der Zentren führen. Daß dies nicht stimmt, ergab sich aus dem Nachweis einer sehr kurzen Plasmaeliminations-Halbwertszeit für Dexamethason, dasjenige Corticoid, das die stärkste Hemmwirkung ausübt und deshalb zum Hemmtest verwendet wird (s. S. 72) Ähnliches gilt auch für Fluocortolon, das in der Klinik eine längere Wirkung als Prednisolon zeigt, aber eine kürzere Plasmaeliminations-Halbwertszeit aufweist.

Plasmaeliminations-Halbwertszeit

Die von verschiedenen Untersuchern gefundenen Werte für die Plasmaeliminations-Halbwertszeit zeigen im übrigen deutliche Unterschiede. Schließlich gibt es große interindividuelle Schwankungen der Kinetik, was ja auch schon für das physiologische Hormon Cortisol nachgewiesen ist.

Darüber hinaus gibt es noch viele andere Einflüsse. Von einzelnen Untersuchern werden dosisabhängige Unterschiede gefunden, von anderen nicht. Unwidersprochen sind dagegen folgende Veränderungen der *Plasmaeliminations-Halbwertszeit (HWZ)*:

- Tageszeit   morgens kürzere Halbwertszeit
- Alter und Geschlecht des Patienten   alte Menschen und Frauen haben
                                         eine kürzere HWZ
- Körperliche Aktivität   bei größerer Aktivität kürzere HWZ
- Gravidität   verlängerte HWZ
- Östrogeneinnahme (Pille)   verlängerte HWZ
- Gleichzeitige Therapie mit Phenytoin, Rifampicin, Barbituraten   verkürzte HWZ
- Bei Leberzirrhose, Myxödem,
  Schock   verlängerte HWZ
- Bei Hyperthyreose   verkürzte HWZ

Aus allen diesen Darlegungen ergibt sich, daß die Angaben über die Plasmaeliminations-Halbwertszeit der Corticoide für die therapeutische Anwendung keine große Bedeutung haben.

Sehr viel wichtiger ist dagegen die *biologische Halbwertszeit*. Wie sich aus der Tab. **11** ergibt, kann man 3 Gruppen von Corticoidpräparaten unterscheiden: die kurz, mittellang und lang wirkenden. Diese Feststellungen stimmen überein mit der Hemmwirkung auf den adrenalen Regelkreis.

Biologische Halbwertszeit

Die *Metabolisierung* aller Corticoide geschieht in der Leber nach Inaktivierung durch Konjugation mit Glucuronsäure (70%) und Sulfatierung (30%).

Metabolisierung und Ausscheidung

Die *Ausscheidung* der Metaboliten geschieht überwiegend über den Harn; nur eine kleine Menge erscheint unkonjugiert im Urin. Auch bei Niereninsuffizienz kommt es zu keiner Akkumulation hormonal aktiver Substanzen. In diesen Punkten besteht kein wesentlicher Unterschied zwischen den einzelnen Produkten.

Tabelle **12** Plasmaeliminations-Halbwertszeit bzw. biologische Halbwertszeit der verschiedenen Corticoide*

	Plasma t 1/2 h	biologische t 1/2 h	Charakterisierung
Cortison	1 – 1 1/2	8 – 12	Substitutions-
Cortisol	1 – 1 1/2	8 – 12	präparate
Prednison	2 – 3	18 – 36	
Prednisolon	2 – 3	18 – 36	
6-Methylprednisolon	1,5 – 3	18 – 36	kurz wirkend
Prednyliden	2 – 3	18 – 36	
Cloprednol	2	(?)	
Fluocortolon	1,3 – 2	24 – 48	mittellang
Triamcinolon	3 – 5	28 – 48	wirkend
Paramethason	5	36 – 72	
Dexamethason	3,5	36 – 72	lang wirkend
Betamethason	5 – 7	36 – 72	

* Approximativwerte, meist Mittelwerte verschiedener Untersuchungen

Wirkungsstärke

Als man in den 50er und 60er Jahren viele Abwandlungen am Cortisonmolekül vornahm, war man davon begeistert, daß durch Einführung eines Fluoratoms an C9 bzw. einer Hydroxyl- oder Methylgruppe an C16 eine Wirkungsverstärkung erreicht werden konnte. Vereinfachend kann man sagen, daß die kurz und mittellang wirkenden Corticoide etwa die 5fache, die langwirkenden die 10- bis 20fache entzündungshemmende Wirkung von Cortisol haben. Wieder erlagen Hersteller und Ärzte einem Fehlschluß, indem sie meinten, daß die niedrigere Dosierung zu weniger unerwünschten Wirkungen führen würden. Das Gegenteil erwies sich als richtig. Die fluorierten Präparate haben starke Stoffwechseleffekte und, wie oben ausgeführt, eine erheblich stärkere Hemmwirkung auf den adrenalen Regelkreis. Deshalb stellen sie für die systemische Therapie keinen Gewinn dar. Als spezielle Indikation für Dexamethason ergab sich das Hirnödem, vielleicht wegen spezieller Rezeptoren im Gehirn und höherer Liquorgängigkeit; diese Frage ist aber noch nicht genügend geklärt. Einen eindeutigen Vorteil brachten die wirkungsverstärkten fluorierten Präparate dagegen für die topische Therapie (s. S. 160 f.).

Dosenäquivalenz   Will man aus speziellen Gründen nicht eines der Standardpräparate verwenden, so muß die *Dosenäquivalenz* beachtet werden. Dies ist sehr schwierig, weil je nach Höhe der Dosis, nach Krankheit, Alter des Patienten und anderen nicht im vorhinein erkennbaren Ursachen große individuelle Unterschiede bestehen. Trotzdem ähneln sich die von ganz verschiedenen Autoren in den unterschiedlichsten Ländern angegebenen Zahlen weitgehend. Obwohl von wissenschaftlicher Seite immer Einwände gegen solche Äquivalenztabellen im allgemeinen und gegen die Werte für einzelne Produkte im speziellen vorgebracht werden, haben sie sich in der klinischen Literatur über Jahrzehnte gehalten. So gesehen können diese Tabellen also nur einen groben Hinweis geben und entbinden den Arzt nicht von der Pflicht, bei jedem Patienten individuell nach Reaktion und Verträglichkeit vorzugehen (s. Tab. **13**).

Tabelle **13** Approximative Dosenäquivalenz für die systemische Therapie

Prednison/Prednisolon	5 mg
Prednyliden	6 mg
6-Methylprednisolon	4 mg
Cloprednol	2,5 mg–5 mg
Fluocortolon	5 mg
Triamcinolon	4 mg
Paramethason	2 mg
Dexamethason	0,75 mg
Betamethason	0,75 mg

Im übrigen gelten für topische Anwendungen andere Äquivalenzen; diese sind in den jeweiligen Kapiteln angegeben.

Verschiedene Untersucher (BALLARD, KATZENELLENBOGEN, RHODEWALD u. Mitarb.) haben gezeigt, daß die verschiedenen Corticoide sehr unterschiedliche *Affinitäten zu den Rezeptoren* aufweisen. Man sollte annehmen, daß die Rezeptoraffinität die Wirkungsstärke eines Präparates repräsentiert. Die Ergebnisse der verschiedenen Untersuchungen kommen jedoch zu sehr unterschiedlichen Werten, was möglicherweise mit den Substraten zusammenhängt. Außerdem stimmen die Resultate für die systemische Therapie nicht mit den jahrelangen klinischen Erfahrungen überein, während sich für die topische Anwendung auf der Haut eine gute Korrelation ergibt (s. S. 356). Somit können die bisher vorliegenden Daten zur Differenzierung der verschiedenen Corticoide noch nicht beitragen.

Rezeptor-
bindungsaffinität

Präparateauswahl

Aus der Darstellung der letzten Abschnitte ergibt sich, daß Prednison und (besser noch) Prednisolon weltweit als Standardpräparate für die systemische pharmakologische Therapie angesehen werden. Keine Einwände bestehen auch gegen die 3 weiteren nichtfluorierten Prednisolonabkömmlinge 6-Methylprednisolon, Prednyliden, Cloprednol.
Die länger wirkenden Präparate Fluocortolon und Trimcinolon scheinen sich aufgrund ihrer längeren biologischen Halbwertszeit besonders gut für die alternierende Therapie zu eignen.
Die Präparate Paramethason, Dexamethason, Betamethason sollte man nicht für die länger dauernde systemische Therapie verwenden. Gegen ihren Einsatz zur kurzfristigen Notfallbehandlung bestehen dagegen keine Einwände.

Eine Differenzierung der Präparate nach Indikationen gibt es nicht, denn die Pharmakodynamik aller Präparate ist – wie ausführlich begründet – die gleiche. Eine Ausnahme macht vielleicht die Dexamethasontherapie beim Hirnödem.

Keine Indikation für ACTH

Es besteht *keine Indikation* für eine Therapie mit *ACTH* anstelle von Corticoiden (auch nicht bei Kindern), da:

- durch ACTH für den Organismus eine Mehrbelastung mit anderen adrenalen Steroiden auftritt, wie Androgenen (Hirsutismus, vorzeitiger Epiphysenfugenschluß), Mineralocorticoiden (arterielle Hypertonie) und Östrogenen (Gynäkomastie);
- die Menge an durch ACTH stimuliertem Cortisol für viele Krankheitsbilder zu gering ist (max. etwa 40 mg Prednisolon-Äquivalente/die);
- die Corticoiddosis unsicher ist. Bei Langzeitanwendung von ACTH tritt nämlich eine Hypertrophie der NNR auf mit einer nicht berechenbaren Zunahme der Cortisolproduktion;
- die iatrogene Insuffizienz des adrenalen Regelkreises nach ACTH ausgeprägter ist als nach Corticoiden;
- die Gefahr einer vermehrten Pigmentierung durch das inhärente melanozytenstimulierende Hormon auch bei synthetischem ACTH besteht;
- alle unerwünschten Wirkungen vorhanden sind wie bei den Corticoiden;
- tödlich verlaufene allergische Reaktionen gegen dieses Peptid beschrieben worden sind.

Literatur

Al Habet SMH, Rogers HJ. Comparative clinical pharmacokinetics (PK) study on oral and intravenous prednisolone (PL) and Methylprednisolone (MP). J Clin Pharmacol 1988; 28: 924

Al-Habet SMH, Rogers HJ. Methylprednisolone pharmacokinetics after intravenous and oral administration. Br J Clin Pharmac 1989; 27: 285

Baron S, Demay R, Vasmant D, Bensman A. Pharmacocinétique de la prednisolone chez l'enfant. Recherche d'une orrélation avec la tolérance et l'effet thérapeutique au cours de la néphrose. Presse Méd 1988; 17: 632

Bergrem H, Grøttum P, Rugstad HE. Pharmacokinetics and protein binding of prednisolone after oral and intravenous administration. Eur J Clin Pharmacol 1983; 24: 415

Gupta SK, Teng R, Tuntland T, Hale VG, Benet LZ. Pharmacokinetics and bioavailability of prednisolone and prednisone in healthy volunteers following oral and intravenous administration. Pharm Res 1988; 5: 158

Haack D. Vergleichende Untersuchungen über die Kinetik verschiedener Kortikosteroide. Allergol 1983; 6: B38

Kaiser H. Praxis der Cortisontherapie, 2. Aufl. Urban & Schwarzenberg, München 1986

Kley HK, Magrian G. Endokrinologie; Adrenales System. In: Rahn KH, Hrsg. Erkrankungen durch Arzneimittel, 3. Aufl., Thieme, Stuttgart 1984

Kuemmerle HP, Hitzenberger G, Spitzy KH. Klinische Pharmakologie, 4. Aufl. 3. Org.-Lieferung (V-3.5.3). Ecomed, München 1985

Legler UF, Benet LZ. Marked alterations in dose-dependent prednisolone kinetics in women taking oral contraceptives. Clin Pharmacol Ther 1986; 39: 425

Matthys H, Jooss M. Cloprednol und Methylprednisolon bei Patienten mit Asthma bronchiale. Atemw-Lungenkrkh 1986; 3: 82

Möllmann HW, Barth J. Glukokortikoide. In: Nolte D, Dorow P. Pneumologisches Kolloquium 4: Asthma bronchiale. de Gruyter, Berlin 1988

Möllmann H, Rhodewald P, Barth J, Möllmann C, Verho M, Derendorf H. Comparative Pharmacokinetics of methylprednisolone phosphate and hemisuccinate in high doses. Pharmaceutical Research 1988; 5: 509

Pörtner M, Möllmann H, Barth J, Rodewald P. Pharmakokinetik von Triamcinolon nach oraler Verabreichung. Arzneim-Forsch/Drug Res 1988; 38: 1838

Richter K. Pharmakokinetik und Beeinflussung der Cortisolkonzentration beim Menschen nach oraler Gabe hoher Dosen von Fluocortolon. Inaug Diss, FU Berlin 1985

Rohdewald P, Möllmann H, Barth J, Rehder J, Derendorf H. Pharmacokinetics of dexamethasone and its phosphate ester. Biopharmaceutics & Drug Dispostion 1986; 7

Schlaghecke R, Kley HK. Circadian and seasonal variations of glucocorticoid receptors in normal human lymphocytes. Steroids 1986; 47: 287

Szefler SJ, Ebling WF, Georgitis JW, Jusko WJ. Methylprednisolone versus prednisolone pharmacokinetics in relation to dose in adults. Eur J Clin Pharmacol 1986; 30: 323

Taggart AJ, Astbury C, Doxin JS, Bird HA. Prednisolone pharmacokinetics in patients with rheumatoid arthritis, polymyalgia rheumatica and asthma. Clin Rheumatol 1986; 3: 327

Williams GH, Dluhy RG. Maladies du cortex surrénalien. In: Harrsion TR. Principes de médecine interne. 4ème éd. fse Flammarion, Paris 1988

Unerwünschte Wirkungen der Pharmakotherapie

Corticoide (endogenes Cortisol wie synthetische Derivate) werden nicht nur als Hormone (»Hormon für das Leben« und »Hormon für den Streß« s. S. 22), sondern auch als Pharmaka eingesetzt. Dabei werden besonders ihre antiphlogistischen, antiallergischen und immunsuppressiven Eigenschaften genutzt. Wünscht man nur eine dieser Indikationen therapeutisch auszunutzen, werden alle anderen Eigenschaften der Corticoide zu momentan »unerwünschten Wirkungen«. Da alle (Gluco-)Corticoide jedoch über nur einen Rezeptor wirken, sind diese nicht gewünschten Wirkungen auch allen Corticoiden eigen; folgerichtig dürfen sie nicht als »Nebenwirkungen« bezeichnet werden. Diese unerwünschten Wirkungen der Corticoide können auf 2 Hauptwirkungen zurückgeführt werden: Den endogenen Hypocortisolismus (iatrogene Insuffizienz des adrenalen Regelkreises) und den exogenen Hypercortisolismus (iatrogenes Cushing-Syndrom). Obwohl diese unerwünschten Wirkungen einer Corticoidtherapie je nach therapeutischer Zielrichtung zu gewünschten Eigenschaften werden können, seien im folgenden die wichtigsten und klinisch relevanten, unerwünschten Wirkungen einer Pharmakotherapie mit Corticoiden besprochen.

Iatrogenes Cushing-Syndrom

Es gibt keine Pharmaka mit einer vergleichbar großen therapeutischen Indikation wie der Glucocorticoide, ja es gibt fast kein Krankheitsbild, bei dem Corticoide nicht (versuchsweise) eingesetzt worden sind. Wichtig ist, daß bei der Pharmakotherapie mit Corticoiden die Dosis immer höher ist, als es der Eigenproduktion des Organismus entspricht. Pharmakotherapie mit Corticoiden bedeutet per definitionem deshalb immer »Exzeß an Glucocorticoiden«.

»Cushing-Schwellendosis« Diese Voraussetzung wurde nicht immer bedacht, so daß zeitweise der inkorrekte Ausdruck »*Cushing-Schwellendosis*« Eingang in den Sprachgebrauch gefunden hatte. Schwellendosis kann heute interpretiert werden, als die Menge an Corticoiden, die größer ist, als es der normalen Produktion an Cortisol entspricht (Produktionsrate: 10–25 mg/die).

Symptomatik *Symptome* eines iatrogenen (exogen induzierten) Cushing-Syndroms sind deshalb logische Folgen jeder Pharmakotherapie mit Corticoiden. Grundsätzlich finden sich beim iatrogenen Cushing-Syndrom die gleichen Symptome, wie sie bereits von SOFFER u. Mitarb. für das endogene Cushing-Syndrom beschrieben wurden (s. Tab. **8**, S. 58). Abweichungen ergeben sich allein aus der Tatsache, daß beim iatrogenen Cushing-Syndrom ein Exzeß an Mineralocorticoiden (wie auch Androgenen, Östrogenen und Gestagenen) vermieden werden kann.

Suppression des adrenalen Regelkreises

(sog. iatrogene Nebennierenrindeninsuffizienz)

Wie in Abb. **9**, S. 31 dargestellt, führt die Zufuhr von Corticoiden im adrenalen Regelkreis zu einer Suppression des Systems mit der Folge des Abfalls von CRH, ACTH und Cortisol. Dieser Abfall erfolgt fast augenblicklich (KLEY U. KRÜSKEMPER), so daß als Wirkungsmechanismus hier ein schneller transkriptionaler Effekt des Cortisols angenommen wird. Die Wirkung von Corticoiden auf den adrenalen Regelkreis stellt im Organismus nichts Außergewöhnliches dar, finden wir Vergleichbares doch auch bei anderen endokrinologischen Regelsystemen, wie dem thyreoidalen (Suppression mit 200 – 300 µg L-Thyroxin/die) oder dem gonadalen Regelkreis (Suppression durch hormonelle Kontrazeptiva).

Beim adrenalem Regelkreis besteht jedoch die Besonderheit, daß er im Gegensatz zu den anderen nach längerer Suppression funktionsuntüchtig wird, d.h., nicht mehr in der Lage ist, bei Bedarf Cortisol in adäquater Menge zu produzieren. Da Cortisol aber »für das Leben und für den Streß« notwendig ist, sind solche Patienten dann gefährdet. Obwohl der erste Todesfall einer sog. iatrogenen NNR-Insuffizienz nach Corticoidtherapie bereits 1952 (FRASER u. Mitarb.) beschrieben wurde, hat es lange gedauert, bis diese unerwünschte Wirkung bei Corticoiden allgemein beachtet wurde.

Da hierbei eine Atrophie der NNR (Hypothalamus und Hypophysenvorderlappen zeigen morphologisch keine Auffälligkeiten) beobachtet wurde, war man lange der Meinung, daß der *Ort dieser Störung* in der NNR zu lokalisieren sei und bezeichnete das Krankheitsbild als »iatrogene NNR-Insuffizienz«. Des weiteren versuchte man (ohne Erfolg) diese Störung durch ACTH-Injektionen kausal zu behandeln. Da durch ACTH die Situation jedoch verschlimmert wurde, sprach man später von einer »Insuffizienz des adrenalen Regelkreises«. Heute weiß man, daß der Ort dieser Störung im Hypophysenvorderlappen zu suchen ist (SCHLAGHECKE u. Mitarb.). | Lokalisation der Störung

Das Ausmaß einer solchen iatrogenen NNR-Insuffizienz ist von vielen Einzelfaktoren abhängig. Ungünstig sind u.a. Corticoide mit langer biologischer Halbwertszeit, Corticoide mit geringer Rezeptoraffinität, des weiteren die abendliche Gabe von Corticoiden, hohe Dosen sowie langdauernde Verabreichung und die Verwendung von Depotpräparaten.

Deshalb wurden *Regeln* für eine systemische Corticoidtherapie aufgestellt mit dem Ziel, diese unerwünschte Wirkungen auf den adrenalen Regelkreis zu minimisieren. Dies ist möglich durch: | Prophylaxe

- Auswahl des Corticoids (s. Präparate Tab **11** S. 82 f)
- Dosierung (so wenig als möglich)
- Zeitpunkt der Applikation (zirkadian oder alternierend)
- Art der Applikation (lokal besser als systemisch)
- Absetzmanöver
- Substitution bei endogenem Bedarf
- Information an Patient und Arzt (Corticoid-Ausweis, Abb. **10**, S. 36)
- Verbot der Verwendung von Depot- und Retardpräparaten.

Folgen einer iatrogenen NNR-Insuffizienz können sein: | Folgen

- Mangel an Cortisol bei schnellem Absetzen (akute NNR-Insuffizienz)
- Mangel an Cortisol bei Streß-Situationen

Selbstverständlich gibt es viele Übergangsformen. So kann es durchaus sein, daß die endogene Cortisolsynthese noch ausreichend ist »für das Leben«, »für den Streß« jedoch zu gering ist.

Verdachts-
diagnose

Die *Verdachtsdiagnose* einer iatrogenen NNR-Insuffizienz kann dann angenommen werden, wenn:

- Corticoide länger als 6 Wochen systemisch appliziert wurden
- die tägliche Dosis > 10–15 mg Prednisolonäquivalente betrug
- eine falsche Applikationsform gewählt wurde

Diagnose

Die *Diagnose* einer iatrogenen NNR-Insuffizienz kann durch Tests erfolgen; am günstigsten sind der CRH- und der Insulin-Hypoglykämie-Test (s. S. 52) (SCHLAGHECKE u. Mitarb..)

Therapie

So wie meist ist die wichtigste Therapie die Prophylaxe. *Therapie* der iatrogenen NNR-Insuffizienz: s. Substitutionstherapie (S. 52)

Literatur

Fraser CG, Preuss FS, Bigford WD. Adrenal atrophy and irreversible shock associated with cortisone therapy. J Amer Med Ass 1952; 149: 1542

Kley HK. Pharmakotherapie mit Nebennierenrindenhormonen. 1. Grundlagen der Substitutions- und Pharmakotherapie, 2. Angewandte Therapie. Mod Arzneimittelther 1976; 1: 20, 199

Kley HK, Krüskemper HL. Bestimmung von 11-Hydroxy- und 11-Deoxycorticoiden aus der gleichen Plasmaprobe als Basis eines Metopironkurztestes. Z Klin Chem Klin Biochem 1971; 9: 520

Nickols F, Nugent CA, Tyler FH. Diurnal variation in suppression of adrenal function by glucocorticoids. J Clin Endocr Metab 1965; 25: 343

Schlaghecke R, Ridderskamp P, Degner FL, Julie.Corticotropin-Releasing-Hormon (CRH-)Test bei der Überwachung der Glucocorticoidtherapie. Dtsch Med Wschr 1990; 115: 1136

Soffer LI, Dorfman RI, Gabrilove JL. The Human Adrenal Gland. Lea & Febiger, Philadelphia 1961

Amenorrhoe/Impotenz

Nach Applikation von Glucocorticoiden kommt es beim Mann bereits am nächsten Morgen zu einem deutlichen Abfall von Testosteron (DOERR u. PIRKE). Wie beim endogenen Cushing-Syndrom findet man auch bei der Pharmakotherapie mit Corticoiden Potenzstörungen beim Mann und Regelanomalien bei der Frau. Hierfür gibt es mehrere Gründe: Durch Corticoide kommt es zu einem Abfall von ACTH. ACTH stimuliert jedoch nicht nur die Produktion von Cortisol, sondern auch die von adrenalen Androgenen und Östrogenen. Adrenale Androgene aber werden als Vorstufen für die Synthese von Testosteron und für die Konversion zu Östrogenen verwendet (NIESCHLAG u. KLEY). Darüber hinaus wurde bei hirsuten Frauen nachgewiesen, daß Corticoide auch die Synthese von gonadalen Androgenen supprimieren (YUEN u. MINCEY). Wichtig für jede Pharmakotherapie mit Corticoiden ist, daß Androgene die katabole Wirkung von Corticoiden auf den Eiweißstoffwechsel *nicht* antagonisieren, aufheben oder lindern können (WAGNER).

Literatur

Doerr P, Pirke KM. Cortisol-induced suppression of plasma testosterone in mormal adult males. J Clin Endocr Metab 1976; 43: 622

Nieschlag E, Kley HK. Possibility of adrenal-testicular interaction as indicated by plasma androgens in response to HCG in men with normal, suppressed and impaired adrenal function. Horm Metab Res 1975; 7: 326

Wagner T. Einfluß von Kastration und Anabolica-Gabe auf Stoffwechselwirkungen der Glucocorticoide an der Skelettmuskulatur adrenalektomierter Ratten. Promotionsarbeit, Düsseldorf 1983

Yuen BH, Mincey EK. Role of androgens in menstrual disorders of nornhirsute and hirsute women, and the effect of glucocorticoid therapy on androgen levels in hirsute hyperandrogenic women. Am J Obstet Gynecol 1983; 145: 152

Interaktionen mit anderen Hormonen

Die Regel, daß Corticoide ubiquitär (d.h. in jeder Zelle) wirken, gilt auch für andere Hormonsysteme, und es scheint praktisch keine Hormone (inkl. Cortisol) zu geben, die nicht bei Synthese, Transport, Wirkung oder Metabolismus durch Corticoide beeinflußt werden. In vielen Fällen kann man kaum entscheiden, ob die vielen berichteten Interaktionen eine klinische Relevanz haben, und es fällt schwer, jeden dieser Effekte unter der teleologisch geprägten Überschrift: »Hormon für das Leben und Hormon für den Streß« zu sehen. Im folgenden kann deshalb nur ein unvollständiger Überblick gegeben werden:

Die komplexen Interaktionen zwischen Corticoiden und anderen Hormonen wurden teilweise in den vorangegangenen Artikeln erwähnt. Als Beispiel mag der Hinweis dienen, daß ein Synergismus zwischen Corticoiden und Glukagon oder Corticoiden und Adrenalin sowie ein Antagonismus zu Insulin besteht. Corticoide können darüber hinaus die Empfindlichkeit gegenüber anderen Hormonen ändern (z.B. bei Adrenalin; wird als »permissiver Effekt« bezeichnet) und ihr Einfluß auf ACTH, Angiotensin, Vasopressin, Wachstumshormon, Glucagon, Vitamin D, Parathormon, Prostaglandinen, Insulin sind vielfältig. Sie inhibieren darüber hinaus das pankreatische Polypeptid wie auch das Gastrin. Corticoide üben eine Vielzahl von Einzeleffekten auf das thyreoidale und gonadale System des Menschen aus. So ist unter Corticoidtherapie im TRH-Test die TSH-Antwort verstärkt, ist die Konversion von Thyroxin zu Trijodthyronin mehr zu »reverse Trijodthyronin« (mit Abfall von Trijodthyronin) verschoben und die Konzentration des schilddrüsenhormonbindenden Hormons erhöht. Unter Corticoiden fällt Testosteron im Plasma ab, sein morgendlicher Anstieg wird reduziert und sein Metabolismus erhöht. Bei Frauen wird im LHRH-Test (luteinisierendes Hormon-Releasing-Hormon) das LH durch Corticoide supprimiert, fallen Progesteron und Östrogene im Blut ab und wird die Ovulation inhibiert (häufige Folge: sekundäre Amenorrhö). Auch stimulieren Corticoide das ANP (atriales natriuretisches Peptid) aus dem Vorhof des Herzens (SAXENHOFER u. Mitarb.).

Literatur

Burr WA, Griffiths RS, Ramsden DB, Black EG, Hoffenberg R, Meinhold H, Wenzel KW. Effect of single dose of dexamethasone on serum concentrations of thyroid hormone. Lancet 1976; II: 58

Cunningham GR, Goldzieher JW, de la Pena A, Oliver M. The mechanism of ovulation inhibition by triamcinolone acetonide. J Clin Endocr Metab 1978; 46: 8

Doerr P, Pirke KM. Cortisol-induced suppression of plasma testosterone in normal adult males. J Clin Endocr Metab 1976; 43: 622

Granner DK. The role of glucocorticoids as biological amplifiers. In: Baxter JD, Rousseau GG, eds. Glucocorticoid Hormone Action. Springer, New York 1979; 593

Lantiguce RL, Streck WF, Lockwood DH, Jacobs LS. Glucocorticoid suppression of pancreatic and pituitary hormones; pancreatic polypeptide, growth hormone, and prolactin. J Clin Endocr Metab 1980; 50; 298

Saxenhofer H, Angst H, Weidmann P, Shaw SG, Ferrier C. Corticosteroidinduced stimulation of atrial natriuretic peptide in man. Acta Endocrinol 1988; 118: 179

Wachstumshemmung

Die neben der sekundären NNR-Insuffizienz und der Oseoporose wohl wichtigste unerwünschte Wirkung von Corticoiden ist die Wachstumshemmung bei Kindern. Es handelt sich um die Hemmung des Längenwachstums und der Knochenreifung. Schon 3–5 mg Prednisolon/die führen zu einer Wachstumsverzögerung und 10–15 mg/die bei 10- bis 14jährigen zum Wachstumsstillstand. Auch bei lokal auf die Haut aufgetragenen Corticoiden muß wegen der guten Resorption an diese unerwünschte Wirkung gedacht werden.

Ursache Wahrscheinlich beruht dieser Effekt auf *multifaktoriellen Mechanismen*. Beteiligt scheinen zu sein: Hemmung von DNA-Synthese, Osteoblasten, Wachstumsfaktoren und Rezeptoren sowie Störungen im Vitamin-D- und Parathormonstoffwechsel. Des weiteren ist die spontane Sekretion, die vorwiegend nachts stattfindet, wie auch die stimulierte Ausschüttung von Wachstumshormon vermindert und die somatostatinvermittelte Hemmung erhöht (NAKAGAWA u. Mitarb.). Bei alternierender Therapie ist die spontane Sekretion am corticoidfreien Tag deutlich höher als am Therapietag. So konnten BYRON u. Mitarb. zeigen, daß 0,6 mg/kg KG/die Prednisolon bei Kindern mit rheumatoider Arthritis das Wachstum supprimierte, während bei 2 mg/kg KG jeden 2. Tag ein normales Wachstum gefunden wurde.

Klinik Es finden sich je nach Corticoiddosis unterschiedlich ausgeprägte Symptome des Cushing-Syndroms. Die Kinder bleiben kleiner als gleichaltrige und wirken kindlich. Die Knochenreifung ist zurückgeblieben und die Pubertät verspätet.

Diagnose Die *Diagnose* folgt den klinischen Symptomen und der genauen Erhebung der Anamnese. Das Knochenalter sollte bestimmt werden (Röntgenaufnahme der linken Hand) wie auch die Perzentile der Körperlänge (s. z.B. Tab. von Ciba-Geigy). Untersuchungen auf einen Mangel an Wachstumshormon sind nicht erforderlich. Das Stadium der Pubertät (nach Tanner) sollte bestimmt werden.

Therapie Außer Absetzen und Meiden (so möglich) von Corticoiden gibt es bei bereits eingetretener Wachstumshemmung keine sonstige etablierte *Behandlung* mit der Ausnahme einer streng eingehaltenen alternierenden Corticoidtherapie. Allgemeine Maßnahmen, die sich an die Behandlung der corticoidinduzierten Osteoporose anlehnen, sind empfehlenswert, wie die Gabe von Calcium (etwa 1 g/die), Vitamin D (1- bis 2mal 1000 E Vigantolette 1000) und eiweißreicher Kost sowie körperliche Aktivität. Sollte die Pubertät eintreten, kann, um einen »vorzeitigen« Epiphysenfugenschluß zu vermeiden, der Einsatz von

Cyproteronacetat (Androcur) erwogen werden (nur in endokrinologischen Zentren).

Nicht gegeben werden dürfen: Androgene (führen zu einer vorzeitigen Knochenreifung und damit zu einer verminderten Endgröße des Kindes), Wachstumshormon (hat keinen Effekt; allerdings sind exzessive Dosen, wie sie heute zur Verfügung stehen, mit dieser Fragestellung bisher nicht untersucht worden) und ACTH (die früher beschriebene günstige Wirkung bei Kindern hat sich nicht bestätigt; im Gegenteil, die Corticoiddosis wird unüberschaubar).

Wichtig ist, daß viele Kinder nach Absetzen der Corticoide einen deutlichen Wachstumsschub haben, so daß doch noch eine passable Endgröße erreicht wird.

Wichtigste Therapie ist die *Prophylaxe*. Gerade bei Kindern hat sich gezeigt, daß die unerwünschte Wirkung von Corticoiden auf das Längenwachstum sich durch die alternierende oder intermittierende Applikationsform deutlich reduzieren läßt. Dieser Effekt auf das Längenwachstum ist so eklatant, daß jede andere Applikationsart von Corticoiden als Pharmaka, wie z.B. die abendliche Gabe (bei Asthma leider gelegentlich erforderlich) oder die Verwendung von Depotpräparaten kontraindiziert ist.

Prophylaxe

Kurz zusammengefaßt: Corticoide so niedrig wie möglich dosieren; Corticoide so kurz wie möglich geben; Corticoide nur alternierend oder intermittierend applizieren; kein ACTH und nie Depotpräparate!

Regeln für die Klinik

Literatur

Baxter JD. Mechanims of glucocorticoid inhibition of growth. Kidney Int 1978; 14: 330

Byron MA, Jackson J, Ansell BM. Effet of different corticosteroid regimens on hypothalamic-pituitary-adrenal axis and growth in juvenile chronic arthritis. J R Soc Med 1983; 76: 452

Cassidy JT. Juvenile rheumatoid arthritis. In: Kelley WN, Harris ED, Ruddy S, Siedge CB, eds. Textbook of Rheumatology. Saunders, Philadelphia 1985; 2

Daughaday WJ, Herrington AC, Phillips LS. The regulation of growth by endocrines. Ann Rev Physiol 1975; 37: 211

Hughes IA. Steroids and growth. Brit Med J 1987; 295: 683

Hyams JS, Carey DE. Corticosteroids and growth. J Pediatr 1988; 113: 249

Lange K, Treser G, Slobody L, Wassermann E. Die langdauernde stoßweise Behandlung der Nephrose mit Steroiden. Dtsch Med Wschr 1959; 84: 1442

Loeb JN. Corticosteroids and growth. N Engl J Med 1976; 295: 547

Nakagawa K, Ishizuka T, Obara T, Matsubara M, Akikawa K. Dichosomic action of glucocorticoids on growth hormone secretion. Acta Endocrinol 1987; 116: 165

Polito C, Oporto MR, Totino SF, La Manna A, Di Toro R. Normal growth of nephrotic children during long-term alternate-day prednisone therapy. Acta Paediatr Scand 1986; 75: 245

Rimsza ME: Complications of corticosteroid therapy. Amer J Dis Child 1978; 132: 806

Osteoporose

Obwohl H. Cushing schon 1932 bei der Erstbeschreibung des nach ihm benannten Krankheitsbildes auf die Demineralisation des Knochens mit der Folge von Wirbel- und Rippenbrüchen hingewiesen hatte, wurde auf dieses Risiko einer pharmakologischen Steroidtherapie erst 1952 bei der Behandlung von Pemphigus- sowie weiblichen Polyarthritispatienten hingewiesen. Daß Männer mit einer chronischen Polyarthritis auch betroffen werden können, wurde 1954 beschrieben. Erst 1983 wurde gesichert, daß auch Asthmakranke durch Corticoide eine Osteoporose bekommen können.

Historisches

Diese historische Reminiszenz weist auf 3 wichtige Fakten hin:
1. daß die Osteoporose sich erst nach längerer therapeutischer Verabreichung von Corticoiden entwickelt,
2. daß das Risiko bei Frauen höher ist als bei Männern und
3. daß es Krankheiten gibt, die zu einer Störung des Knochenaufbaus prädisponieren und solche, bei denen dies weniger der Fall ist.

Bedeutung und Häufigkeit der Steroidosteoporose wurden jahrzehntelang unterschätzt. Das beruht zum einen darauf, daß sie röntgenologisch – früher die einzige Möglichkeit zu ihrem Nachweis – erst sichtbar wird, wenn mindestens 30% der Knochenmasse verlorengegangen sind, und zum zweiten darauf, daß nicht alle Patienten die äußerst schmerzhaften Wirbelkörperzusammenbrüche erleben.

Heute kann die Osteoporose durch Photonen-Absorptiometrie und Knochendichtemessung mittels Computertomographie sowohl frühzeitig erkannt als auch in ihrem Verlauf beurteilt werden. Deshalb weiß man, daß sie zu den gravierendsten Komplikationen einer Langfristtherapie gehört.

Pathogenese | Die Corticoide nehmen auf verschiedenen Wegen Einfluß auf den Knochen:
1. Via *Rezeptoren an den Osteoblasten* vermindern sie deren Zahl und Aktivität und reduzieren so die Knochenbälkchendicke. Außerdem stimulieren sie – insbesondere bei Langzeitbehandlung – die Osteoklastenbildung. Die Folgen sind gehemmter Knochenanbau und gesteigerter Knochenabbau.
2. Corticoide behindern die *intestinale Resorption von Calcium* und hemmen die *Calciumrückresorption* im distalen Tubulus. Auf den erniedrigten Blut-Calcium-Spiegel reagiert die Nebenschilddrüse mit einer (allerdings nicht immer objektivierbaren) vermehrten Bildung von Parathormon, woraus wiederum eine Aktivierung der Osteoklasten resultiert.
3. Bei höheren Steroiddosen kommt es zu einer Störung des adrenalen Regelkreises und damit auch zu einer *verminderten Bildung der Nebennierenrinden-Androgene und -Östrogene.* Auch direkte Hemmwirkungen auf die Gonadotropine des Hypophysenvorderlappens werden diskutiert.

Zusätzliche Risikofaktoren | Wie bereits erwähnt, gibt es Krankheiten, die per se zur Osteoporosebildung prädisponieren; das sind in erster Linie entzündliche Krankheiten, die zu einer Inaktivierung des Kranken führen, wie z.B. die chronische Polyarthritis und der systemische Lupus erythematodes. Auch alle Krankheiten, die eine Malabsorption zur Folge haben, wie z.B. die entzündlichen Darmkrankheiten, provozieren eine Osteoporose. Auch chronische Entzündungen ganz allgemein erhöhen das Risiko.

Schon lange ist bekannt, daß Frauen, insbesondere um die Menopause, bevorzugt von Osteoporose befallen werden. Besonders gefährdet sind auch Frauen, die niemals Kinder hatten. Auch ältere Menschen sind grundsätzlich eher von der Osteoporose bedroht. Das wird, zumindest zum Teil, mit ungenügender Calcium- und Eiweißzufuhr in der Ernährung und verminderter körperlicher Aktivität zusammenhängen. Weiterhin haben sich massiver Kaffee- und Zigarettengenuß als schädlich erwiesen.

Da körperliche Aktivität die Knochenneubildung stimuliert, ist mangelnde körperliche Bewegung – unabhängig von ihrer Ursache – ein weiterer Risikofaktor.

Schließlich gibt es familiäre Dispositionen für die Osteoporose. Alle genannten Situationen erhöhen das Osteoporoserisiko eines Patienten, der langfristig Corticoide einnehmen muß.

Es ist kein Zweifel, daß das Risiko einer Osteoporose um so größer ist, je Dosis-Zeit-
höhere Dosen gegeben und je länger die Corticoide verabreicht werden. Da Relation
aber – wie erwähnt – sehr viele verschiedene Faktoren interferieren, gibt es
bis heute keine zuverlässigen Angaben über die Grenzdosen. Vielleicht wird
man eines Tages eine *kumulative Gesamtdosis* finden (DYKMAN u. Mitarb.).
Alle früheren Angaben, die sich am Röntgenbild orientiert hatten, können
heute nicht mehr als maßgeblich angesehen werden. Da die modernen Dich-
temessungen noch nicht so lange zur Verfügung stehen, gibt es noch nicht sehr
viele prospektive Studien zu diesem Thema.
Während man noch Anfang der 80er Jahre annahm, daß eine tägliche Dosis
von 15 mg Prednisolon keine Gefahr für den Knochen darstelle (KRUSE u.
KUHLENCORDT), sind die »Grenzdosen« inzwischen erheblich nach unten ge-
rückt: Über 8 mg/die (DAMBACHER), 7,5 mg (DEQUEKER), 7,0 mg (BURCK-
HARDT) auf 5 mg Prednisolon/die (HAJIROUSSOU u. Mitarb., RINGE). Schließlich wird von vielen Autoren die Meinung geäußert, daß *jede* langfristige
Corticoidtherapie – auch nur mit 2,5 mg/die Prednisolon (SMITH) – zu einer
Osteoporose führt.
DHILLON u. Mitarb. fanden bei 30- bis 40jährigen Frauen mit SLE unter einer
Dauertherapie mit 10 mg/die Prednisolon nicht mehr Knochenverlust als
ohne Corticoide.
Eine prospektive Studie von SAMBROOK u. Mitarb. kommt zu dem Ergebnis,
daß der Knochenverlust bei Patientinnen mit chronischer Polyarthritis unter
einer Dosis zwischen 3 und 10 (im Durchschnitt 6,6) mg/die Prednisolon im
Verlaufe von 2 Jahren nicht höher ist als ohne Cortisontherapie. Dagegen
steigt das Risiko bei Männern, die über 10 mg/die einnehmen, signifikant an.
LEBOFF u. Mitarb. kontrollierten Calcium-Stoffwechsel und Knochendichte
bei postmenopausalen Frauen mit chronischer Polyarthritis. Die Ergebnisse
waren bei 15 Frauen, die durchschnittlich 6,6 mg/die Prednison über im Mittel
2,5 Jahre eingenommen hatten, identisch mit 7 Frauen, die keine Corticoide
einnahmen. Die Autoren vermuten, daß die Dämpfung des entzündlichen
Prozesses und die vermehrte körperliche Aktivität infolge der Funktionsbes-
serung dafür verantwortlich sind.
Aber auch bei höheren Dosen (5–20 [ø 10] mg/die Prednison) fanden FELDER
und RÜEGSEGGER bei perimenopausalen Frauen mit cP gegenüber nicht mit
Corticoiden behandelten mittels Messungen mit der quantitativen Computer-
Tomographie über 2 Jahre keinen Unterschied der Dichte von corticalen und
nur einen geringen, als minimal bewerteten Verlust von 1%/Jahr an trabekulären Knochen. Die Autoren sind der Überzeugung, daß für die Osteoporose-
entwicklung von größter Bedeutung die Östrogenfunktion ist.
BUTLER u. Mitarb. stellten dagegen unter Zuhilfenahme der Single-Photon-
absorptiometrie am distalen Vorderarm unter mittler Erhaltungsdosis zwischen 4,2 und 5,0 mg/die Prednisolon bei Männern und postmenopausalen
Frauen – nicht dagegen bei prämenopausalen Frauen – einen gegenüber der
Kontrollgruppe erhöhten Knochenverlust und eine deutlich vermehrte Rate
von symptomatischen Frakturen fest.
Nach JOFFE und EPSTEIN entwickeln nur etwa 40% der mit Corticoiden behandelten cP-Patienten eine Osteoporose, wobei Sexualhormonstatus, körperliche Aktivität und Krankheitsdauer maßgeblich sind.
Eine Untersuchung von ANDERSSON u. Mitarb. weist nach, daß Patienten mit
Riesenzellarteriitis, die über 5 Jahre eine Erhaltungsdosis zwischen 5 und 7,5
mg/die Prednisolon eingenommen hatten, im Vergleich zu einer gleichaltrigen

Normalbevölkerung keine zusätzliche Verminderung des Knochenmineral-salzgehaltes aufweisen.

Diese Feststellungen sind von großer praktischer Bedeutung, nachdem sich inzwischen herausgestellt hat, daß »homöopathische« Corticoiddosen in der Langfristbehandlung chronisch-entzündlicher rheumatischer Krankheiten nützlich sind (s. S. 186 f.).

Sehr wichtig ist weiter die Beobachtung, daß eine alternierende Therapie als solche nicht vor Osteoporose schützt (BERG u. Mitarb.), während die hochdo-sierte intravenöse Stoßtherapie (pulse therapy) nicht zur Osteoporose führt (BIJLSMA u. Mitarb., SMITH, VINCENEUX).

Die ausschließlich inhalative Therapie mit den modernen Corticoid-Deriva-ten führt nicht zur Osteoporose (Smith). Die Mehrzahl der Asthmatiker kommt heute ohne kontinuierliche systemische Therapie aus, sondern muß nur bei Verschlechterungen vorübergehend mit oralen oder intravenösen Corticoiden behandelt werden. Damit sinkt das Osteoporose-Risiko erheb-lich: In einer prospektiven Studie traten bei 19 Patienten unter oraler Corti-coid-Dauertherapie in 42% Frakturen auf, während 11 nur intermittierend behandelte Patienten keine Frakturen aufwiesen (POLLA u. Mitarb.)

Manifestation Die Cortison-Osteoporose betrifft vorwiegend den trabekulären (spongiö-sen) Knochen und wesentlich weniger die Corticalis.

Am meisten betroffen sind die Wirbelsäule, es folgen die Rippen und seltener die Extremitäten (Humerus, Radius, Femur, Tibia, Metakarpalia u.a.).

Beschwerdebild Die *Patienten klagen* meist über diffuse Rückenschmerzen von wechselnder Intensität. Wirbelkörperkompressionsfrakturen lösen ein schweres akutes Schmerzbild aus. In ihrem Gefolge stellen sich allmählich Deformierungen der Wirbelsäule sowie Habitusänderungen ein. Rippenfrakturen sind dage-gen oft schmerzlos und werden zufällig festgestellt.

Diagnose Calcium-, Phosphor- und alkalische Phosphatase-Werte im Blut sagen über eine Osteoporose nichts aus. Weder Röntgenuntersuchungen noch Osteokal-zinbestimmungen erlauben eine sichere Beurteilung des Osteoporoserisikos. Die Knochenbiopsie dient in erster Linie zum differentialdiagnostischen Aus-schluß anderer Knochenkrankheiten.

Für die *Knochendichtemessung* stehen die Single-Photon-Absorptiometrie (am Arm) und die Dual-Photon-Absorptiometrie (auch Wirbelkörpermes-sung möglich) zur Verfügung. Die quantitative Computertomographie mit hochauflösendem Spezial-Scanner (DAMBACHER) hat eine Sensivität von 90% und eine Spezifität von 95% und ist speziell zur Frühdiagnose geeignet. Das Gerät steht leider noch nicht allgemein zur Verfügung.

Prävention Die sicherste Methode, eine *Cortison-Osteoporose zu verhindern*, ist die Ver-meidung einer kontinuierlichen systemischen Langfristtherapie. Da dies nicht in jedem Falle möglich ist, sollte die niedrigstmögliche Dosis austitriert werden (s. S. 152).

Gleichbedeutend ist die körperliche Aktivität, soweit das Krankheitsbild sie erlaubt. Gegebenenfalls muß sie durch physikalisch-therapeutische Maßnah-men ersetzt werden (2x tgl. entsprechende Gymnastik).

Außerdem muß ausreichende Calciumzufuhr in der Nahrung sichergestellt sein (1,0–1,5 g/die); andernfalls soll Calcium in Tablettenform verordnet wer-den.

Bei Risikopatienten sollte eine spezielle Präventivtherapie durchgeführt werden:

- Frauen um die Menopause bekommen eine Östrogen-Gestagen-Kombination, langfristig und niedrig dosiert unter gynäkologischer Kontrolle (vermindern Knochenabbau).
- Fluor stimuliert die Osteoblastentätigkeit (wird aber heute teilweise abgelehnt; s. unter Therapie)
- Vitamin D vermindert den Knochenabbau, erfordert aber regelmäßige Kontrolle von Calcium, Phosphor sowie gelegentlich des Parathormon im Blut sowie der Kalzurie.
- Calcitonin kann im Tierexperiment und in der Klinik den Cortison-induzierten Knochenbau verhindern (RINGE); es wirkt allerdings nur, solange es gegeben wird.
- Anabolika werden erneut wieder diskutiert.

Für die *Behandlung der chronischen Osteoporose* galt in Mitteleuropa neben Calciumzufuhr und körperlicher Aktivität seit Jahren die *Fluorgabe* als gesicherte Therapie: 50 mg/die über mehrere Jahre mit regelmäßigen Kontrollen der Nierenfunktion und einmal jährlicher seitlicher Röntgenaufnahme der BWS/LWS zum Ausschluß einer Fluorose.   *Therapie*

Nun hat eine amerikanische Studie (RIGGS u. Mitarb.), die vor der Fluortherapie warnt, Ärzte und Patienten verunsichert (HESCH u. Mitarb.). In Amerika wurden überhöhte Dosen und andere Präparate verabreicht sowie die Nierenfunktion nicht berücksichtigt, weshalb viele deutsche Osteologen vor unbesonnenem Absetzen warnen (RINGE 1990, ZIEGLER). Wert und Risiko der Fluortherapie werden zur Zeit erneut überprüft.

Nicht unumstritten ist die Therapie mit *Vitamin D* bzw. seinen Metaboliten (Pro: ZIEGLER, Contra: SCHWARTZMAN u. FRANCK). In jedem Falle erfordert diese Therapie konsequente Überwachung (siehe unter Prävention).

Weibliche Geschlechtshormone können die eingetretene Osteoporose nicht mehr bessern, aber evtl. weiteren Knochenverlust verhindern.

Von verschiedenen Schulen werden *Thiazide* gegeben, und zwar so lange, bis keine Hypercalciurie mehr vorliegt.

Verschiedene Biphosphonate, Parathormon, Calcitriol sowie Kombinationen dieser Medikamente und schließlich Progesteron (allerdings nur für Männer) sind derzeit in klinischer Erprobung.

Die *Behandlung akuter Schmerzzustände*, die meist durch eine Fraktur ausgelöst sind, erfordert kurzfristige Bettruhe und Analgetika. Eine sehr gute Wirkung hat meist eine befristete parenterale Zufuhr von Calcitonin. Im weiteren Verlauf ist aufbauende Gymnastik erforderlich.

Literatur

Andersson R, Rundgren A, Rosengren K, Bengtsson BA, Malmvall BE, Melistrom D. Osteoporosis after corticosteroid treatment of giant cell arteritis. Scand J Rheumatol 1990; 19: 172. J Internal Med 1990; 227: 391

Bayley TA, Muller C, Harrison J, Basualdo J, Sturtridge, Josse R, Murray TM, Pritzker KPH, Vieth R, Goodwin S, Strauss A. A Long-Term Treatment of Steroid Osteoporosis with Fluoride. Bone Min Res 1990; 5: 157

Bijlsma JWJ, Raymakers JA, Mosch C, Hoekstra A, Derksen RHWM, Baart de la Faille H, Duursma SA. Effect of oral calcium and vitamin D on glucocorticoid-induced osteopenia. Clin Exp Rheumatol 1988; 6: 113

Burckhardt P. Le risque de l'ostéoporose dans le traitement cortisonique. Méd et Hyg 1987; 45: 2281

Casez J-P, Meunier P-J. Prévention de l'ostéoporose des glucocorticoïdes. Gazette Médicale 1987; 94: 33

Butler RC, Davie MWJ, Workfold M, Sharp CA. Bone mineral content in patients with rheumatoid arthritis: relationship to low-dose steroid therapy. Brit J Rheumatol 1991; 30: 86

Compston JE, Vedi S, Mellish RWE, Croucher P, O'Sullivan MMO. Reduced bone formation in non-steroid treated patients with rheumatoid arthritis. Ann Rheum Dis 1989; 48: 483

Dambacher MA, Gass R, Rüegsegger P. Die Erfassung von Osteoporose-Risiko-Patientinnen mittels Risikofaktorenanalyse und quantitiver Computertomographie. Z Rheumatol 1989; 48: 88

Dambacher MA, Olah AJ, Maurer H, Gampp R, Rüegsegger P. Pathogenese, Prophylaxe und Therapie der Steroid-Osteoporose. Z Orthop 1990; 128: 1

Dequeker J, Geusens P. Osteoporosis and arthritis. Ann Rheum Dis 1990; 49: 276

Dhillon VB, Davies MC, Hall ML, Round JM, Ell PJ, Jacobs HS, Snaith ML, Isenberg DA. Assessment of the effect of oral corticosteroids on bone mineral density in systemic lupus erythematosus: a preliminary study with dual energy X ray absorptiometry. Ann Rheum Dis 1990; 49: 624

Dykman TR, Gluck OS, Murphy WA, Hahn TJ, Hahn BH. Evaluation of factors associated with glucocorticoid-induced osteopenia in patients with rheumatic diseases. Arthritis Rheum 1985; 28: 361

Felder M, Rüegsegger P. Bone loss in patients with rheumatoid arthritis – effect of steroids measured by low dose quantitative computed tomography. Rheumatol Int 1991; 11: 41

Grecu EO, Weinshelbaum A, Simmons R. Effective Therapy of Glucocorticoid-Induced Osteoporosis with Medroxyprogesterone Acetate. Calcif Tissue Int 1990; 46: 294

Hesch RD, Harms H, Rittinghaus EF. Fluoride sollten zur Behandlung der Osteoporose in der täglichen Praxis nicht mehr angewandt werden. Dtsch Ärzteblatt 1990; 87: 39

Hodgson SF. Corticosteroid-Induced Osteoporosis. Endocrinol Metabol Clin North America 1990; 19: 95

Joffe J, Epstein S. Osteoporosis Associated with Rheumatoid Arthritis. Sem Arthritis Rheum 1991; 20: 256

Kaiser H. Die Auswirkungen der Kortikosteroide auf den Knochen. Z Rheumatol 1989; 48: 21

Lebkoff MS, Wade JP, Mackowiak S, Fuleihan G E-H, Zangari M, Liang MH. Low Dose Prednisone Does Not Affect Calcium Homeostasis or Bone Density in Postmenopausal Women with Rheumatoid Arthritis. J. Rheumatol 1991; 18: 339

Llorca G. Effets secondaires osseux des glucocorticostéroides. Sem Hôp Paris 1988; 8: 526

Lukert BP, Raisz LG. Glucocorticoid-induced osteoporosis: pathogenesis and management. Ann Int Med 1990; 112: 352

Mohler DG, Juhn A, Wang L, Healy JH, Lane JM. Steroid-Related Osteoporosis: Therapeutic Response to Fluoride Therapy. Arthritis Rheum 1989; 32: 72

Reid IR, Heap SW. Determinants of Vertebral Mineral Density in Patient Receiving Longterm Glucocorticoid Therapy. Arch Intern Med 1990; 150: 2545

Reid IR, Schooler BA, Stewart AW. Prevention of Glucocorticoid-Induced Osteoporosis. Bone Min Res 1990; 5: 619

Riggs BL, Hodgson SF, O'Fallon WM, Chaok EYS, Wahner HW, Muhs JM, Cedel SL, Melton LJ. Effect of fluoride treatment on the fractures rate on postmenopausal women with osteoporosis. New Engl J Med 1990; 322: 802

Ringe JD. Die kortikoidinduzierte Osteoporose. Prax Klin Pneumol 1988; 42: 159

Ringe JD. Fluorid-Therapie der Osteoporose nicht voreilig über Bord werfen. Dt Ärztebl 1990; 9: 504

Ringe JD. Pathogenese der Kortikoidosteoporose. Fortschr Med 1990; 20: 393

Ringe D. Osteoporose. De Gruyter Berlin 1991

Sambrook PN, Cohen ML, Eisman JA, Pocock NA, Champion GD, Yeates MG. Effects of low dose corticosteroids on bone mass in rheumatoikd arthritis: a longitudinal study. Ann Rheum Dis 1989; 48: 535

Schwartzman MS, Franck WA. Vitamin D toxicity complicating the treatment of senile, postmenopausal, and glucocorticoid-induced osteoporosis. Amer J Med 1987; 82: 224

Sektion »Calcium-regulierende Hormone und Knochenstoffwechsel« der DGE: Stellungnahme zur Prophylaxe und Therapie der glucocorticoid-induzierten Osteoporose. Endokrinologie-Informationen 1990; 45: 573

Smith R. Corticosteroids and osteoporosis. Thorax 1990; 45: 573

Vinceneux Ph, Lenoble L, Pouchot J. L'ostéoporose cortisonique. In: De Sèze S. L'actualite rhumatologique 1988. L'Expansion, Paris 1988

Ziegler R. Das Dilemma der Osteoporose-Therapie. Dtsch Ärztebl 1990; 87: 624

Osteonekrose

Historisches　Aseptische Knochennekrosen sind schon seit langer Zeit als Folge von Traumen, Caisson-Krankheit, Röntgenbestrahlungen, Trepanozytose, Morbus Gaucher, aber auch im Gefolge von Alkoholismus, Fettsucht, Fettstoffwechselstörungen und Diabetes bekannt.

Nach einer systemischen Steroidbehandlung wurden Osteonekrosen erstmals 1957, nach intraartikulärer Injektion 1958 und beim spontanen Morbus Cushing sogar erst 1964 beschrieben. Deshalb gab es lange Zeit Zweifel, ob wirklich ein kausaler Zusammenhang zwischen Glucocorticoidexzeß und aseptischer Knochennekrose besteht. Dies um so mehr als die Osteonekrose oft Monate (bis zu 5 Jahren) nach Beendigung der Steroidtherapie auftritt.

Nachdem heute in zunehmendem Maße hochdosierte Therapien angewandt werden und dabei die Rate an Osteonekrosen steigt, gilt der Zusammenhang als gesichert.

Die Osteonekrose ist die *Folge eines Knocheninfarktes* nach einem Gefäß- **Pathogenese**
verschluß, wobei eine Fettembolie am wahrscheinlichsten ist. Diskutiert wird auch eine Fettakkumulation im Knochenmark, die zu einer Kompression von Gefäßen führt.

Infolge der Besonderheiten der Gefäßversorgung ist der *Oberschenkelkopf* **Lokalisation**
am häufigsten betroffen. Osteonekrosen können aber auch am Oberarmkopf, an Tibia, Femurkondylen, Handwurzelknochen und Talus vorkommen. In 60% der Fälle tritt die Nekrose beidseitig auf, oft nach einem längeren Zeitintervall. Auch sind mehrfach Fälle beschrieben worden, bei denen gleichzeitig Hüft- und Oberarmkopf betroffen waren.

Im Gegensatz zur Osteoporose, die durch kleine Dosen über lange Zeit **Vorkommen**
provoziert wird, entsteht die Osteonekrose *nach hohen Dosen*, speziell wenn sehr hohe Dosen über kurze Zeit verabreicht worden sind, z.B. im Rahmen der pulse therapy. Bei Patienten mit chronischer Polyarthritis, die ja meist mit niedrigen Dosen von Corticoiden behandelt werden, ist das Osteonekroserisiko nicht höher als bei nicht mit Corticoiden behandelten Patienten. Im übrigen scheint eine große interindividuelle Variabilität zu bestehen; eine Kumulativdosis gibt es deshalb nicht. Sicher ist, daß die o.g. Stoffwechselstörungen das Risiko erhöhen.

Osteonekrosen werden gehäuft beobachtet nach Transplantationen, bei systemischem Lupus erythematodes, schweren entzündlichen Darmkrankheiten und bei Schädel-Hirn-Trauma.

Bei den Nierentransplantierten kommt als weiterer pathogenetischer Faktor die meist bestehende renale Osteopathie hinzu. Nach PATTON u. PFAFF ist das Risiko bei Patienten, die schon vor Transplantation radiologische Skelettveränderungen aufwiesen, 3mal so hoch.

Nach THIEL u. Mitarb. erhielten Transplantierte früher 2 Monate 2,5 mg/kg/ die Prednisolon, wobei 9% eine Osteonekrose entwickelten. Seit Ciclosporin verwendet wird, bekommen die Patienten nur 1,1 mg/kg/die Prednisolon und nur 1% erleiden eine aseptische Knochennekrose.

PERE u. Mitarb. fanden nach initialer hochdosierter intravenöser Therapie und Fortsetzung mit hoher Prednison-Azathioprin-Therapie bei 94 Patienten in 18% eine Osteonekrose, seit Ciclosporinanwendung mit Low-Dose-Prednisolon bei 68 Patienten 0% Osteonekrose.

FELSON u. ANDERSON fanden bei Transplantierten das Auftreten einer Osteonekrose nach 12- bis 18monatiger Behandlung, dagegen kein erhöhtes Risiko bei Anwendung der hochdosierten intravenösen Stoßtherapie.

Bei systemischem Lupus erythematodes (SLE) spielt für die Entstehung einer Osteonekrose sicherlich die krankheitsspezifische Vaskulitis eine zusätzliche Rolle. WEINER u. ABELES fanden bei 28 von 172 SLE-Patienten eine Osteonekrose (= 16,3%). Die mittlere Tagesdosis über 6 Monate hatte 18,3 mg Prednisolon betragen, dagegen nur 6,8 mg bei den Patienten, die keine Osteonekrose entwickelten.

NAGASAWA u. Mitarb. beschreiben 24 Osteonekrosen bei 111 SLE-Patienten. Die Patienten mit Osteonekrosen hatten eine maximale Tagesdosis von 50,8 mg, während die Dosis bei den Kranken ohne Osteonekrose 41,8 mg/die betrug.

Nach FELSON u. ANDERSON trat die Osteonekrose bei Patienten mit systemischem Lupus erythematodes erst 3,4–5,5 Jahre nach Beendigung der Behandlung auf.

7 von 161 Patienten mit chronisch entzündlichen Darmkrankheiten entwickelten im Verlaufe von 10 Jahren eine Osteonekrose (= 4,3%). Die mittlere Dosis der Betroffenen betrug 26 mg/die Prednison über 42 Wochen (mittlere kumulative Dosis 7 g). Die Osteonekrose trat im Mittel 6 Monate nach Beendigung der Therapie auf. VAKIL u. SPARBERG schließen aus diesen Daten, daß entzündliche Darmkrankheiten zur Osteonekrose prädisponieren, und daß die auslösenden Corticoiddosen niedriger seien als bei anderen Krankheiten.

Die hinsichtlich anderer cortisonbedingter Schäden günstiger zu beurteilende intermittierend durchgeführte hochdosierte Stoßtherapie kann ebebfalls eine Osteonekrose auslösen. HENDRY u. Mitarb. beschrieben einen Patienten, der zur Beseitigung von Sperma-Antikörpern 3mal je 7 Tage in Intervallen von 4 Wochen 96 mg Methylprednisolon oral bekommen hatte und schon bei der ersten Serie über Hüftschmerzen klagte und nach einem Jahr das Vollbild einer doppelseitigen Hüftkopfnekrose zeigte.

Nach hohen, auch nur kurzfristig verabreichten Dexamethasondosen zur Hirnödemprophylaxe bei Schädel-Hirn-Trauma ergibt sich ebenfalls ein erhöhtes Risiko von Osteonekrosen.

MÜLLER u. KONERMAN beobachteten nach Gabe von 720 mg Dexamethason in 17 Tagen 22 Monate später eine beidseitige Hüftkopfnekrose.

ANDERTON u. Mitarb. beschrieben sie nach 112 mg Dexamethason in einer Woche.

GROSSMANN und GANZ berichten über 6 Fälle von Ostonekrose (davon 5 mit bedrohlicher Erkrankung des ZNS), von denen 4 Dexamethason und 2 Prednisolon erhalten hatten: Die Dosis betrug 1.3000–12.500 (im Durchschnitt 5.100) mg Prednisolon-Äquivalent in 7–42 (im Durchschnitt 23) Tagen.

Andererseits haben KENZORA u. GLIMCHER unter 6000 Patienten mit Schädel-Hirn-Trauma unter der hochdosierten Dexamethasontherapie keine einzige Osteonekrose beobachtet.

Krankheits-
bild
Katamnestische Erhebungen ergaben, daß manche Patienten schon während der Initialtherapie mit Corticoiden *Beschwerden* in den später betroffenen Knochen hatten. Die eigentliche Symptomatik entwickelt sich aber meist erst Monate (bis Jahre) nach Beendigung der Therapie. Es treten zunächst Schmerzen bei Belastung mit Ausstrahlung auf, beim Hüftkopf bis zum Oberschenkel. In Ruhe verschwinden die Beschwerden meist wieder. Später kommt ein Nachtschmerz hinzu. Die Patienten hinken; trotzdem findet man bei der Untersuchung zunächst keine wesentliche Bewegungseinschränkung.

Diagnose
Die *Erkennung der Osteonekrose* ist bei Patienten mit chronischer Polyarthritis schwierig, weil man natürlich zuerst an eine Arthritis des betroffenen

Gelenkes denkt. Gegen die Arthrose sollte der Nachtschmerz sprechen. Schwieriger abzugrenzen ist die Algodystrophie.

Während die Röntgenuntersuchung erst in fortgeschrittenen Stadien Aufschluß gibt, erlaubt die Szintigraphie eine frühere Diagnose. Eine wirkliche Frühdiagnose ist jedoch nur mittels Kernspinresonanz-Tomographie (NMR) möglich. Sie klärt auch Fälle auf, die röntgenologisch und szintigraphisch stumm sind (FROCRAIN u. Mitarb., LECLET u. Mitarb., LANG). Während das Szintigramm in Frühfällen nur bei 80% positiv ist, bietet NMR nach HALL 100prozentige Sicherheit, auch gegenüber der Algodystrophie (HILGER u. Mitarb.).

Durch diese Methode werden auch früher verwendete invasive Verfahren wie intraossäre Druckmessung oder die Entnahme eines Spongiosazylinders (Forage) überflüssig.

Wird die Diagnose erst gestellt, wenn der betroffene Knochen zusammengebrochen ist, bleibt nur der endoprothetische Ersatz.   **Therapie**

Durch Frühdiagnose kommen gelenkerhaltende revaskularisierende Eingriffe zum Zuge (SCHLUMPF u. VONWIL, SCHWETLICK u. Mitarb.); manchmal ist sogar konservative Behandlung ausreichend: Entlastung der Hüfte durch Gehen mit 2 Stöcken während 5 Monaten. Nach WEBER u. GERBER tritt eine subjektive Besserung innerhalb von 1–2 Monaten und eine völlige Beschwerdefreiheit nach 5 Monaten ein. Der NMR-Befund hat sich nach einem Jahr meist vollständig normalisiert.

Gegen die Schmerzen der Hüftkopfnekrose hat sich nach ARLET die Verabreichung von Vincamine bewährt, während Laroche u. Mitarb. sich die Nifedipin-Gabe als schnell und signifikant schmerzbeseitigend erwies.

Literatur

Anderton JM, Orth MCh, Helm R. Multiple joint osteonecrosis following short-term steroid therapy. J Bone Joint Surg 1982; 64A: 139

Arlet J. Les ostéonécroses et leur traitement. Rev Méd Interne 1988; 9: 153

Felson DT, Anderson JJ. A cross-study evaluation of association between steroid dose and bolus steroids and avascular necrosis of bone. Lancet 1987; I: 902

Frocrain L, Duvauferrier R, Chales G, Ramée A, Martin A, Meadeb J, Pawlotsky Y. Diagnostic pr'coce en imagerie magnétique de l'ostéonécrose aseptique de la tête fémorale. Rev Rhum 1987; 54: 823

Hall FM. Treatment of avascular necrosis of the femoral head. Radiology 1987; 165: 876

Hendry WF, Stedronska J, Parslow J, Hughes L. The results of intermittent high dose steroid therapy for male infertility due to antisperm antibodies. Fertil Steril 1981; 36: 351

Higer HP, Grimm J, Pedrosa P, Apel R, Bandilla K. Transitorische Osteoporose oder Femurkopfnekrose? Frühdiagnose mit der MRT. Fortschr Röntgenstr 1989; 36: 407

Kaiser H. Die Auswirkungen der Kortikosteroid auf den Knochen. Z Rheumatol 1989; 48 Suppl 1: 21

Kenzora JE, Glimcher MJ. Accumulative Cell stress: The multifactorial etiology of idiopathic osteonecrosis. Orthop Clin North Am 1985; 16: 669

Lang P. Magnetresonanztomographie bei aseptischer Osteonekrose des Femurkopfes. Enke, Stuttgart 1990

Laroche M, Jacquemier J-M, de la Roque M, Arlet J, Mazières B. La nifédipine per os améliore les douleurs de l'ostéonécrose de la tête fémorale. Rev Rhum 1990; 57: 669

Leclet H, Mamou-Mani B, Chastanet P. Apport et place de l'irm dans le diagnostic de l'ostéonécrose aseptique de la tête fémorale. Rev Rhum 1990; 57: 463

Müller RT, Konermann H. Femurkopfnekrose nach Hirnödemprophylaxe beim schweren Schädel-Hirn-Trauma. Chirurg 1987; 58: 355

Nagasawa K, Ishii Y, Mayumi T, Tada Y, Ueda A, Yamauchi Y, Kusaba T, Niho Y. Avascular necrosis of bone in systemic lupus erythematosus: possible role of haemostatic abnormalities. Ann Rheum Dis 1989; 48: 672

Patton PR, Pfaff WW. Aseptic bone necrosis after renal transplantation. Surgery 1988; 103: 63

Pere P, Kessler M, Prouteau JM, Gaucher A. Les ostéonécroses des transplantés rénaux. Diminution de fréquence depuis l'utilisation de la ciclosporine. Presse Méd 1989; 18: 896

Schlumpf U, Vonwil T. Bilaterale Femurkopfnekrose nach hochdosierter Corticoidtherapie wegen Chorioretinitis. Schweiz Med Wschr 1985; 115: 488

Schwetlick G, Weber U, Klingmüller V. Die Hüftkopfnekrose der Erwachsenen. Med Welt 1987; 38: 1475

Thiel G, Landmann J, Mihatsch M. Probleme der Langzeit-Immunsuppression nach Organtransplantation. Therap Umschau 1990; 47: 138

Vakil N, Sparberg M. Steroidrelated osteonecrosis in inflammatory bowel disease. Gastroenterology 1989; 96: 62

Weber M, Gerber H. Restitutio ad integrum einer Femurkopfnekrose dank Früherfassung mit Kernspintomographie. Z Rheumatol 1989; 48: 258

Weiner ES, Abeles M. Aseptic necrosis and glucocorticosteroids in systemic lupus erythematosus: AS reevaluation. J Rheumatol 1989; 16: 5

Subaxiale Subluxation der Halswirbelsäule

Atlantookzipitale und subaxiale Subluxationen der Halswirbelsäule kommen relativ häufig bei chronischer Polyarthritis, selten bei schweren degenerativen Veränderungen der Halswirbelsäule und gelegentlich nach Trauma vor.

RASKER u. Mitarb. vermuteten, daß langfristige Steroidtherapie die Entwicklung dieser Komplikation fördern könne.

RUDGE u. Mitarb. wiesen erstmalig darauf hin, daß diese Veränderungen auch bei Asthmapatienten auftreten können, die langfristig mit Corticoiden behandelt worden sind. Die Autoren hatten aber keinen Fall mit neurologischen Ausfällen.

DUNN u. Mitarb. beobachteten eine Patientin, die wegen Asthma 25 Jahre ununterbrochen Steroide genommen hatte, bei der sich eine zervikale Myelopathie aufgrund multipler subaxialer Subluxationen entwickelt hatte. Die Autoren empfehlen deshalb, diese Komplikation der langen Liste der möglichen Cortisonschäden hinzuzufügen.

RASK u. ENRICK beobachteten bei 14 von 280 Patienten mit schwerer chronischer Polyarthritis, die jahrelang systemische Corticoide eingenomen hatten, eine Subluxation, während eine solche Veränderung bei keinem von 274 Kranken ohne Cortison beobachtet werden konnte. Unter 14 Betroffenen waren 12 Frauen und 2 Männer. Die Autoren sind davon überzeugt, daß diese Störung eine unmittelbare Folge der Steroidtherapie ist, warnen deshalb vor Langfristbehandlung und empfehlen regelmäßige Röntgenkontrolle bei allen Patienten, die Corticoide eingenommen haben.

Alle genannten Beobachtungen sind mehrere Jahre alt; in jüngster Zeit sind keine einschlägigen Publikationen erschienen.

Literatur

Dunn NA, Lewis-Barned NJ, Lloyd-Jones JK. Multiple subaxial subluxation of cervical spine: a side effect of corticosteroids? Brit Med J 1985; 290: 299

Rask MR, Enrick NL. Cervical spine subluxation. Another complication of systemic cortison usage in patients with rheumatoid arthritis. J Neurol Orthop Surg 1984; 5: 267

Rasker JJ, Cosh JA. Radiological study of cervical spine and hand in patients with rheumatoid arthritis of 1 years' duration: an assessment of the effects of corticosteroid treatment. Ann Rheum Dis 1978; 37: 529

Rudge SR, Drury PL, Lloyd-Jones JK. Long-term corticosteroids and cervical subluxation in non-rheumatoid patients. Rheum Rehab 1981; 20: 102

Auswirkungen auf Muskeln und Bindegewebe

Der Einfluß von Corticoiden auf Glucose- und Eiweißstoffwechsel im Skelettmuskel hat seine allgemeine Bedeutung darin, daß der Muskel aufgrund seiner schieren Masse die Hauptquelle zur Bereitstellung von Substrat für die Glukoneogenese und die Glucoseutilisation darstellt. Corticoide inhibieren Muskel-DNA und -RNA und bewirken deren verstärkten Abbau.

Die Wirkung der Corticoide auf Fibroblasten ist eine der entscheidenden unerwünschten Wirkungen dieser Pharmaka bei Langzeitanwendung mit Dünnerwerden der Haut, Abnahme der Knochenmatrix, Neigung zu Ekchymosen, Wundheilungsstörungen. Corticoide hemmen auch die Proliferation der Epithelzellen, eine Eigenschaft, die bei der Behandlung der Psoriasis vulgaris ausgenutzt wird. Auch die hemmende Wirkung der Corticoide auf Kollagen und Fibronectin wird bei vielen Krankheiten therapeutisch ausgenutzt (Kollagenkrankheiten, vermehrte Narbenbildung).

Literatur

Baxter JD, Rousseau GG. Glucocorticoid Hormone Action. Springer, New York 1979

Cahill GF. Action of adrenal cortical adrenal steroids on carbohydrate metabolism. In: Christy NP, ed. The Human Adrenal Cortex. Harper & Row, New York 1971; 205

Pastore L, Kessler S. Pulmonary fat embolism in the immunocompromised patient; its relationship to steroid medication. Amer J Surg Pathol 1982; 6: 315

Schwartz DA, Finkelstein SD, Lumb GD. Fat embolism to the conduction system associated with sudden death. Human Pathol 1988; 19: 116

Shamoon H, Soman V, Sherwin RS. The influence of acute physiological increments of cortisol on fuel metabolism and insulin binding to monocytes in normal humans. J Clin Endocr Metab 1980; 50: 495

Myopathie

Typisch ist eine langsam, ohne Schmerzen auftretende Schwäche der proximalen Muskulatur der unteren, seltener der oberen Extremitäten. Der Patient kann nicht mehr ohne Hilfe der Arme vom Stuhl aufstehen bzw. sich hinsetzen, später nicht mehr Treppensteigen und schließlich überhaupt nicht mehr gehen. Es entwickelt sich eine sichtbare, bei Fettüberlagerung (Cushing-Syndrom) nur tastbare Atrophie der Gürtelmuskulatur. | Klinisches Bild

Ursache ist der langfristige Hormonexzeß; Myopathie gehört auch zum Bild des spontanen Cushing-Syndroms. | Ätiopathogenese

Die Myopathie beruht im wesentlichen auf der eiweißkatabolen Wirkung der Glucocorticosteroide; zusätzlich kann die Verminderung des intrazellulären Kaliums eine Rolle spielen.

Am stärksten ausgeprägt treten Myopathien bei Therapie mit 9-alpha-fluorierten Präparaten, speziell Triamcinolon, auf; warum ist nicht geklärt.

Leichte Formen werden oft nicht erkannt, schwere als »Lähmungen« verkannt. Diagnose durch Inspektion und Palpation der Gürtelmuskulatur. | Diagnostik

Myopathietest: Patient sitzt auf einem Stuhl mit vorgehaltenen Händen und versucht, so aufzustehen.

Keine spezifischen Veränderungen im Blut, insbesondere keine Erhöhung der Muskelenzyme, aber erhöhte Kreatinurie. Im EMG nur unspezifische

Veränderungen. In der Muskelbiopsie Atrophie der Typ II-Fasern, speziell der II b-Fasern.

Differential-
diagnose
Myopathien anderer Ursache, z.B. durch Antimalarika, D-Penicillamin, Betablocker, Schilddrüsenhormone, Cimetidin und alle hypokaliämisierenden Präparate.

Abgrenzung gegenüber Myalgien (stärker schmerzhaft und weniger funktionsstörend) und Myositiden (Entzündungszeichen, Erhöhung der Muskelfermente).

Therapie
Umsetzen von 9-alpha-fluorierten auf nichtfluorierte Präparate, Reduktion der Corticoiddosis, wenn möglich Absetzen der Corticoidtherapie.

Krankengymnastische Übungen zur Muskelstärkung; eiweiß- und kaliumreiche Ernährung. Keine i.m. Injektionen von Anabolika.

Prognose
Die Myopathie ist, wenn auch in schweren Fällen nicht vollständig, meist innerhalb von Monaten reversibel.

Sonderform: Akute Myopathie

1977 beschrieben MacFarlane u. Rosenthal erstmals eine akute Myopathie nach hochdosiertem Hydrocortison bei schwerstem Asthma. Es folgten weitere Berichte 1980 von Van Marle u. Woods, 1986 von Knox u. Mitarb., 1987 von Bachman u. Mitarb., 1988 von Sury u. Mitarb. sowie 1990 von Shee.

Es handelt sich in allen Fällen um jugendliche Asthmatiker – mehr Frauen als Männer –, die eine schwere Exazerbation erlitten, künstlich beatmet werden mußten und hohe Dosen Hydrocortison intravenös erhielten. Die Myopathie zeigte sich meist nach Extubation. Sie entspricht nicht dem Bild der klassischen Cortisonmyopathie, sondern betrifft auch distale Extremitäten sowie die Atemmuskulatur und auch Gesichts- und Augenmuskeln. Dabei finden sich keine neurologischen Störungen und keine signifikante Erniedrigung des Serumkalium. Die Symptome bilden sich trotz Übergang auf orale Prednisolondosen (20 – 30 mg/die) in 1 – 6 Wochen zurück.

Während man früher annahm, daß die hohe Tagesdosis (bis zu 4 g/die Hydrocortison) die Ursache sei, ergab der Vergleich von 4 Kranken mit Myopathie und 5 Patienten, die keine Myopathie entwickelten, daß die kumulative Gesamtdosis verantwortlich ist: Keine Myopathie bei weniger als 4 g Hydrocortison, während Myopathiepatienten eine Gesamtdosis zwischen 5,4 und 10,2 g erhalten hatten. Das ist gleichbedeutend mit längerer Beatmung, weshalb sich die Frage stellt, ob nicht die Muskelrelaxanzien einen prädisponierenden Faktor darstellen (Shee).

Williams u. Mitarb. berichten über 2 ebenfalls künstlicher Beatmung bedürftige Asthmapatienten, die eine akute Myopathie entwickelten. Die Beobachtungen unterscheiden sich aber in mehrfacher Hinsicht von den bisher berichteten. Die Patienten zeigten regelrechte Lähmungserscheinungen, hatten eine sehr hohe CK sowie EMG-Veränderungen, klagten über Muskelschmerzen und wiesen in der Biopsie entzündliche und nekrotische Veränderungen auf. Die Rückbildung benötigte mehrere Monate. Diese Patienten hatten nicht nur Hydrocortison, sondern auch Dexamethason bzw. Betamethason hochdosiert erhalten.

Literatur

Bachman P, Gaussorgues P, Piperno D, Fussy A, Jaboulay JM, Robert D. Myopathie aigue au décours de l'état de mal asthmatique. Presse Méd 1987; 16: 1486

Danneskiold-Samsøe B. Muscle function in women with rheumatoid arthritis – the influence of glucocorticosteroids. Scand J Rheumatology 1988; 17: 305

Knox A, Mascie-Taylor BH, Muers MF. Acute hydrocortisone myopathy in acute severe asthma. Thorax 1986; 41: 411

MacFarlane IA, Rosenthal FD. Severe myopathy after status asthmaticus. Lancet 1977; 615

Mastaglia FL. Adverse effects of drugs on muscle. Drugs 1982; 24: 304

Shee CD. Risk factors for hydrocortisone myopathy in acute severe asthma. Respir Med 1990; 84: 229

Sury MRJ, Russell GN, Heaf DP. Hydrocortisone myopathy. Lancet 1988: 515

Truhan AP, Ahmed aR. Corticosteroids: a review with emphasis on complications of prolonged systemic therapy. Ann Allergy 1989: 62: 375

Uldry P-A, Regli F. Les atteintes musculaires en relation avec la prise de médicaments. Schweiz Rundschau Med 1989; 23: 671

Van Marle W, Woods KL. Acute hydrocortisone myopathy. Brit Med J 1980; 281: 271

Williams TJ, O'Hehir RE, Czarny D, Horne M, Bowes G. Acute myopathy in severe acute asthma treated with intravenously administered corticosteroids. Am Respir Rev Dis 1988; 2: 460

Zuckner J. Drug-Induced Myopathies. Sem Arthritis Rheum 1990; 19: 259

Sehnenrupturen

Daß es nach *lokaler Cortisonapplikation* bei Enthesitiden und noch häufiger nach Sportverletzungen infolge Injektion in eine Sehne zu einer Nekrose mit Stabilitätsverlust des Gewebes und im Gefolge bei einem Minitrauma zu einem Sehnenabriß kommen kann, ist gut bekannt (s. S. 194). Dabei ist praktisch immer eine einzelne Sehne betroffen.   Lokaltherapie

Bei *langzeitiger systemischer Corticoidtherapie* können aber auch beidseitige Sehnenabrisse auftreten. So beschreiben z.B. DICKEY u. PATTERSON eine Patientin, die seit Jahren wegen Asthma unter Corticoiden stand und in den letzten 12 Monaten 10 mg/die Prednison eingenommen hatte. Sie entwickelte schmerzfrei eine Gangunsicherheit. Man fand fehlende Achillessehnenreflexe und eine erheblich reduzierte Kraft für die Plantarflexion bei sonst normalem neurologischen Befund. Über den Achillessehnen ließ sich ein Defekt palpieren. Die Symptome besserten sich unter konservativer Therapie: Reduktion der Steroide und Anlegen einer Baycast-Schiene.   Systemische Therapie

FEST u. DUPON beschreiben bei einem 77jährigen Mann, der 4 Monate wegen Riesenzellarteriitis unter Cortison gestanden hatte, eine spontane Ruptur der Achillessehne. Hier ergab sich eine histologisch gesicherte Angiitis.

PRITCHARD und BERNEY fanden bei 4 von 180 überwiegend jüngeren Patienten mit systemischem Lupus erythematodes, die 7–15 Jahre Corticoide in einer Dosierung zwischen 5 und 30 mg/die Prednisolonäquivalent eingenommen hatten und im übrigen eine Reihe von Steroidschäden aufwiesen, spontane Patellarsehnenrupturen. Die Autoren referieren 17 in der Literatur beschriebene Fälle mit Patellar-, Achilles-, Finger-, Bizeps- und Trizepssehnenrupturen.

Es ist kein Zweifel, daß die Stimulierung der Kollagenasebildung sowie die Hemmung der Fibroblastenproliferation durch die Corticoide ungünstige Voraussetzungen für gewichtbelastete Sehnen schaffen, so daß Minitraumen zu Rupturen führen können. Vermutlich ist diese Komplikation häufiger als sie berichtet wird.

Literatur

Dickey W, Patterson V. Bilateral Achilles tendon rupture simulating peripheral neuropathy: unusual complication of steroid therapy. Royal Soc Med 1987; 80: 386

Fest T, Dupond JL. Achillessehnenruptur. Lancet, deutsche Ausgabe 1990; 4: 55
Pritchard CH, Berney S. Patellar Tendon rupture in systemic lupus erythematosus. J Rheumatol 1989; 16: 6

Wundheilungsstörungen

Während die Wundheilungsstörung in der Anfangsära der Cortisontherapie – sicher auch wegen der damals üblichen, sehr viel höheren Dosen – sehr verbreitet und bei Chirurgen gefürchtet war, wird sie heute als minimal angesehen. Bei Eingriffen an den Extremitäten besteht nach MOHING, WESSINGHAGE sowie DINGES u. Mitarb. kein erhöhtes Risiko.

Bei der Untersuchung von WECHSLER u. Mitarb. fand sich eine Nahtinsuffizienz in 6/73, ebenfalls mit einer deutlich erhöhten Mortalität. Auch die Wundheilung war bei diesen Patienten gestört, während metabolische Komplikationen selten auftraten. Besonders schwierig war die Behandlung bei Patienten mit einer Vaskulitis, bei denen ein Wiederauftreten der Gefäßerkrankung mit einer um 100% erhöhten Mortalität verbunden war.

Resümee: Wundheilungsstörungen unter Corticoiden spielen heute eine offensichtlich geringe Rolle. Sie sind bei Operationen an den Extremitäten wahrscheinlich zu vernachlässigen, können bei Abdominaloperation jedoch noch eine Rolle spielen, besonders dann, wenn zusätzlich eine Vaskulitis vorliegt.

Literatur

Dinges H, Gehlen F, Thabe H, Dreher R. Einfluß von Basistherapien bei c. P. auf die Wundheilung. Akt. Rheumatol 1991; 16: 112
Mohing W. Operative Möglichkeiten in der Behandlung der chronischen Polyarthritis rheumatica. Therapiewo 1977; 29: 6630

Wechsler B, Le Thi Huong Du, Langlois P, Baumer R, Ghesquiere F, Herson S, Piette JC, Godeau P. Corticothérapie et chirurgie. Ann Med Interne 1985; 136: 290
Wessinghage D. Operative Therapie. In: Matthies H. Rheumatologie. Handbuch Innere Medizin. Springer, Berlin 1983

Kohlenhydrat-, Fett- und Eiweißstoffwechsel

Kohlenhydratstoffwechsel

Die Wirkungen der Corticoide auf den *Kohlenhydratstoffwechsel* sind besonders ausgeprägt: Corticoide bewirken in der Leber eine vermehrte Produktion von Glucose und Glykogen und in der peripheren Zelle eine verminderte Aufnahme und Utilisation von Glucose. Folge dieser Veränderungen ist eine Anhebung des Glucosespiegels und eine verminderte Glucosetoleranz, die bei einigen Patienten zu einem reversiblen »Steroiddiabetes«, bei anderen zur Aufdeckung eines latenten Diabetes mellitus und bei Patienten mit bestehender Zuckerkrankheit zu einer Verschlechterung der Stoffwechsellage führen (s. S. 109).

Fettstoffwechsel

Veränderungen im *Fettstoffwechsel*, die bei einem Exzeß an Corticoiden gesehen werden, sind biochemisch nicht immer interpretierbar, wie z.B. die Fettverteilungsstörungen mit einem Exzeß an Fett im Gesicht, am Nacken, am Stamm und einem Fettverlust an den Extremitäten. Man nimmt an, daß hier das erhöhte Insulin eine Rolle spielt, da bei Diabetikern mit Cushing-Syndrom Fettverteilungsstörungen weniger ausgeprägt gesehen werden, so daß möglicherweise eine unterschiedliche Sensitivität der verschiedenen Gewebe gegenüber Corticoiden und Insulin für die auffälligen Fettverteilungsstörungen verantwortlich ist.

Insgesamt erhöhen die Corticoide die Lipolyse und die Wirkung lipolytisch wirkender Substanzen (Katecholamine und Schilddrüsenhormone). Im Blut findet man eine Zunahme der freien Fettsäuren. Wichtig ist, daß in einigen Fällen die Behandlung mit Corticoiden Ursache von Fettembolien in Lunge (PASTORE u. KESSLER) und in das kardiale Reizleitungssystem (SCHWARTZ u. Mitarb.) gewesen sind.

Der Effekt von Corticoiden auf zellulärer Ebene konnte für die DNA-, RNA- und *Proteinsynthese* in fast allen Organen nachgewiesen werden. Die Wirkung ist unterschiedlich und nicht generell katabol. Vereinfacht kann gesagt werden, daß Corticoide die Proteinsynthese in der Leber meist stimulieren, in vielen peripheren Organen aber inhibieren (Muskel, Haut, Knochen, Fibroblasten, Lymphozyten) und in einigen Geweben (Herz und Gehirn) unbeeinflußt lassen. Teleologisch gesehen bedeutet der Effekt der Corticoide auf den Eiweißstoffwechsel die schnelle Bereitstellung von Substrat für die Gluconeogenese aus Organen, die weniger essentiell für die akute Adaptation auf Streßsituationen sind.

Eiweißstoffwechsel

Literatur

Baxter JD, Rousseau GG. Glucocorticoid hormone action. Springer, New York 1979

Cahill GF. Action of adrenal cortical adrenal steroids on carbohydrate metabolism. In: Christy NP, ed. The human adrenal cortex. Harper & Row, New York 1971: 205

Pastore L, Kessler S. Pulmonary fat embolism in the immunocompromised patient; its relationship to steroid medication. Amer J Surg Pathol 1982; 6: 315

Schwartz DA, Finkelstein SD, Lumb GD. Fat embolism to the conduction system associated with sudden death. Human Pathol 1988; 18: 116

Shamoon H, Soman V, Sherwin RS. The influence of acute physiological increments of cortisol on fuel metabolism and insulin binding to monocytes in normal humans. J Clin Endocr Metab 1980; 50: 495

Diabetes mellitus

Unter Corticoiden in pharmakologischen Dosen findet sich eine verminderte Kohlehydrattoleranz, die dazu führt, daß bei Gesunden die Blutglucose leicht ansteigt, bei Patienten mit einem latenten Diabetes mellitus eine Zuckerkrankheit decouvriert wird und bei Patienten mit einem manifesten Diabetes mellitus sich die Stoffwechsellage verschlechtert. Ob ein sog. »Steroiddiabetes« entsteht, hängt auch von der Insulinreserve (gilt besonders bei adipösen und älteren Patienten), wie auch von der Leberfunktion (gilt z.B. bei Patienten mit Leberzirrhose oder Hepatitis) ab.

Definition

Corticoide in pharmakologischen Dosen erhöhen Glykogen- und Glucoseproduktion in der Leber und vermindern Aufnahme und Verbrauch von Glucose in der peripheren Zelle. Obwohl der einzelne Beitrag dieser gestör-

Ursache

ten Stoffwechselvorgänge zum Steroiddiabetes nicht immer klar ist, führt die Summe dieser Vorgänge zu verminderter Kohlenhydrattoleranz und tendenziell zur Hyperglykämie.

Umgekehrt findet man bei der NNR-Insuffizienz (Addison-Syndrom) niedrige Glucosespiegel. Wahrscheinlich spielt auch die permissive Wirkung von Corticoiden für die Wirkung anderer Hormone mit Einfluß auf die Gluconeogenese, wie Glucagon und Katecholamine, eine Rolle.

Früher wurden Corticoide auch als Testsubstanz verwendet, um einen latenten Diabetes mellitus zu diagnostizieren.

Therapie   Besteht nur eine Tendenz zu erhöhtem Blutzucker sowie pathologischer Glucosetoleranz, reicht in der Regel eine entsprechende Diät, selten sind orale Antidiabetika notwendig. Bei einem »Steroiddiabetes« ist der Glucoseanstieg meist »relativ« gering, es findet sich keine Entgleisung mit Ketoazidose. Trotz relativer Insulinresistenz bereitet die Einstellung (mit entsprechender Diät) meist keine Probleme. Die Zuckerkrankheit ist nach Absetzen der Corticoide reversibel.

Bei Patienten mit vorbestehendem Diabetes mellitus kann durch Corticoide eine erhebliche Verschlechterung der Erkrankung mit schlechter Regulierbarkeit durch Insulin resultieren. Engmaschige Kontrollen des Blutzuckers im Rahmen der »intensivierten Diabetesbehandlung« (Blutzucker-Selbstmessung 3mal am Tag, Selbstentscheidung über Insulinmenge und -art sowie Selbstinjektion durch den Patienten nach entsprechender Schulung) sind erforderlich. Zur Unterstützung empfehlen wir den Patienten regelmäßige körperliche Aktivität. Da es sich bei dieser unerwünschten Wirkung um einen Effekt aller Corticoide handelt, sind bei länger dauernder Pharmakotherapie regelmäßige Kontrollen von Urinzucker und/oder Blutzucker postprandial bzw. des HbIAc-Wertes erforderlich.

Literatur

Baxter JD, Rousseau GG. Glucocorticoid Hormone Action. Springer, New York 1979

Miller SEP, McNeilson JE. Clinical features of the diabetic syndrome appearing after steroid therapy. Postgrad Med J 1964; 40: 660

Lokalisierte Fettablagerungen

Die pharmakologische Therapie mit Corticoiden führt zu erheblichen Fettstoffwechselstörungen (s. S. 108). Eine typische Fettverteilungsstörung mit Vollmondgesicht, Stammfettsucht, Büffelnacken ist charakteristisch für das spontane, aber auch für das iatrogene Cushing-Syndrom (s. S. 58).

Darüber hinaus gibt es selten bei der pharmakologischen Therapie – nicht dagegen beim spontanen Cushing-Syndrom – örtliche Fettablagerungen, die je nach Lokalisation zu Störungen verschiedener Organfunktionen führen können. Betroffen sind meist Patienten, die wegen Organtransplantation oder Asthma langfristig mit relativ hohen Steroiddosen behandelt werden müssen.

Lokalisation   LUCENA u. Mitarb. beobachteten erstmals eine *Fettablagerung auf dem Sternum*. Eine schmerzhafte bitemporale Fettansammlung beschrieb GOTTLIEB. Beide sind überwiegend kosmetisch störend.

Zu ernsthaften Krankheitszuständen können Fettablagerungen *im Mediasti-num*, *auf dem Epikard* und im *Retroperitonealraum* führen (PORCHET u. Mit-arb.).

In den letzten Jahren wurden mehrfach epidurale Lipomatosen beschrieben, die zu neurologischen Ausfällen führen: lumbischialigische Syndrome, neuro-gene Claudicatio intermittens, Cauda-equina-Syndrom, Querschnittsbilder mit Blasen- und Darmstörung.

Durch Röntgenuntersuchung, einschließlich Myelographie, läßt sich lediglich eine Raumforderung nachweisen. Deshalb ist es äußerst wichtig, bei beste-hender Cortisonanamnese an die Lipomatosis zu denken, auch wenn keine Cushing-Symptomatik vorliegt. Durch Dichtemessung im CT kann die Lipo-matose wahrscheinlich gemacht werden. Nach neuesten Erfahrungen scheint es, daß lediglich die Kernspintomographie die Diagnose frühzeitig sichern kann. Eine Frühdiagnose ist aber insbesondere im Hinblick auf die Therapie von größter Bedeutung. **Diagnose**

Bei gesicherter Diagnose ist heute eine Operation nur noch in Fällen notwen-dig, bei denen bedrohliche Organ- und/oder Nervenstörungen vorliegen. In allen anderen Fällen kann die Symptomatik durch konsequente Dosisreduk-tion und entsprechende Diätetik vollständig zurückgebildet werden. **Therapie**

Literatur

Aussedat R, Lascombes F, Czorny A, Pourel J. Lombosciatique révélatrice d'une lipomatose épidurale. Complication exceptionnelle de la corticothérapie prolongée. Ann Méd Nancy et de l'Est 1987; 26: 149

Bischoff Ch. Epidurale Lipomatose als Kompli-kation einer chronischen Glucocorticoidmedi-kation. Dtsch Med Wschr 1988; 113: 1964

Butcher DL, Sahn SA. Epidural lipmatosis: a complication of corticosteroid therapy. Ann Intern Med 1979; 90: 60

George WE, Wilmot M, Greenhouse A, Hamme-ke M. Medical management of steroid-induced epidural lipomatosis. New Engl J Med 1983; 308: 316

Gottlieb NL. Temporal fat prad sign during cor-ticosteroid treatment. Arch Intern Med 1980; 140: 1507

Kaneda A, Yamaura I, Kamikozuru M, Nakal O. Paraplegia as a complication of corticosteroid therapy. J Bone Jt Surg 1984; 66-A: 783

Lucena GE, Bennet WM, Pierre RV. A cortico-steroid-induced episternal fatty tumor. New Engl J Med 1966; 275: 834

Paull BR. Epidural lipomatosis from corticoste-roids. Ann Intern Med 1979; 90: 859

Porchet H, Mirescu D, Mottet R, Chapuis B. A propos de 2 cas d'elargissement lipomateux du médiastin en relation avec un traitement stéroidien et revue de la littérature. Schweiz Med Wschr 1984; 114: 10

Taborn J. Epidural lipomatosis as a cause of spi-nal cord compression in Polymyalgia rheuma-tica. J Rheumatol 1991; 18: 286

Zampella EJ, Duvall ER, Sekar BC, Langford KH, Epstein AE,1 Kirklin JK, Moraletz RB. Symptomatic spinal epidural lipomatosis as a complication of steroid immunosuppression in cardiac transplant patients. J Neurosurg 1987; 67: 760

Hämatologische Veränderungen

Corticoide in pharmakologischen Dosen führen zu einer Veränderung prak-tisch aller Blutbestandteile: Abfall zirkulierender Lymphozyten (bis 75%), Abnahme der Monozyten, Abnahme der basophilen Granulozyten, Abnah-me der Eosinophilen, dosisabhängige Zunahme der Granulozyten, leichter Anstieg der Erythrozyten und Zunahme der Thrombozyten (max. 30%). Bei der primären NNR-Insuffizienz werden sämtliche oben beschriebenen Verän-derungen mit umgekehrten Vorzeichen gesehen.

Lymphozyten   Bei dem Abfall der *Lymphozyten* handelt es sich (anders ist es bei kindlichen Leukämien) um eine Abnahme zirkulierender Lymphozyten durch Umverteilung in andere Kompartimente (Knochenmark, Lymphknoten, Milz). Der Effekt ist – so wie bei den Granulozyten und Monozyten – bereits 4 Std. nach Einnahme der Corticoide nachweisbar und hält nach Absetzen für 1–2 Tage an. Der Effekt ist bei B-Lymphozyten geringer ausgeprägt als bei T-Lymphozyten und hier wieder bei den T-Suppressor-Zellen stärker als bei den T-Helfer-Zellen, so daß man glaubt, therapeutisch selektive Wirkungen der Corticoide auf bestimmte Immunvorgänge ausnützen zu können. Eine Vielzahl an Untersuchungen wurde durchgeführt, (PARILLO u. FAUCI) um festzustellen, welche der vielen Reaktionen der Lymphozyten gestört sind. Corticoide wirken darüberhinaus lympholytisch (programmierter innerer Zelltod [CULPEPPER u. LEE])und beeinflussen die Proliferation, die Reaktion auf Mediatoren und ihren zytotoxischen Effekt. Bei hohen Dosen an Corticoiden findet sich auch eine (geringe) Abnahme der Immunglobuline, möglicherweise durch Suppression der B-Zell-Funktion. In der Regel scheint die Antikörperbildung nicht beeinträchtigt zu sein, außer bei einigen Erkrankungen wie der Sarkoidose, wo bei Anergie eine Inhibition der T-Suppressor-Zellen durch Corticoide zu einer vermehrten Immunantwort führen kann und therapeutisch ausgenutzt wird.

Granulozyten   Nach Gabe von Corticoiden steigen *Granulozyten* dosisabhängig durch Aktivierung reifer Zellen aus dem Knochenmark bei verlängerter Plasmahalbwertszeit an.

Monozyten   *Monozyten/Makrophagen* reagieren besonders empfindlich auf Corticoide und fallen im Blut ab. An Entzündungsherden ist nach Corticoidgabe die Anzahl an Granulozyten und Monozyten/Makrophagen vermindert. Interessant ist die Beobachtung, daß bei alternierender Therapie mit Corticoiden an den Therapietagen Granulo- und Monozyten am Entzündungsherd vermindert sind, an den Zwischentagen ohne Corticoide jedoch nur die Monozyten. Andere Wirkungen von Corticoiden auf Granulozyten sind weniger sicher und werden nicht konstant gefunden: Suppression der Phagozytose, der Chemotaxis, der Bakterizidie. Sie werden oft nur bei exzessiv hohen, in praxi kaum gebräuchlichen Dosen an Corticoiden gesehen.
Die Bedeutung des Abfalls der basophilen und eosinophilen Granulozyten ist unklar. Früher wurde das Verhalten der Eosinophilen im »Thorn-Test« als Funktionsparameter der NNR-Funktion verwendet.
Corticoide blockieren die Monozyten in ihrer Bindung an antikörperbeladene Zellen und unterbinden damit die antibakterielle Wirksamkeit und Zytotoxizität der Monozyten.
Wahrscheinlich ist die unterschiedliche Präsenz der Mono-, Granulo- und Lymphozyten nach Corticoiden der Hauptmechanismus für die antiphlogistische Wirkung dieser Pharmaka. Es besteht jedoch kein Zweifel, daß bakterielle, virale, mykotische Infektionen unter Corticoiden aufflammen und zu lebensgefährlichen Erkrankungen werden können, dies gilt auch für »ruhende« Infektionen, wie der Tuberkulose.

Erythrozyten   Nach Corticoidgabe in pharmakologischen Dosen findet man eine leichte *Polyglobulie* (bei Morbus Addison dagegen eine normochrome Anämie). Trotzdem sind Corticoide nur in wenigen Fällen (einige kongenitale Anämien, hämolytische Anämien) zur Stimulation der Erythropoese geeignet. Beim endogenen Cushing-Syndrom mögen adrenale Androgene einen zusätzlichen Effekt auf die Erythropoese ausüben.

Corticoide können akut eine Zunahme der *Thrombozyten* induzieren, auch dann, wenn keine Immunthrombopenie vorliegt. Gelegentlich wurde bei chronischer Applikation von Corticoiden auch eine Thrombozytopenie beschrieben, eine Beobachtung, die nicht interpretiert werden kann. Blutgerinnung: s. Thrombosen unter Corticoiden (S.119).

Thrombozyten

Die *Blutungsneigung* (Ekchymosen) von Patienten unter Langzeitbehandlung mit Corticoiden beruht weder auf einem Mangel (oder Insuffizienz) an Gerinnungsfaktoren noch der Thrombozyten, sondern ist Ausdruck einer erhöhten Gefäßfragilität. In früheren Jahren (OZSOYLU u. Mitarb.) wurden Corticoide wegen eines Effekts auf den Gerinnungsfaktor VIII bei der Behandlung der Hämophilie eingesetzt.

Blutungsneigung

Literatur

Baxter JD. Glucocorticoid hormone action. In: Gill GN, ed. Pharmakology of Adrenal Cortical Hormones. Pergamon, Oxford 1979; 67

Butler WT, Rossen RD. Effects of corticosteroids on immunity in man: decreased serum IgG concentration caused by 3 or 5 days of high doses of methylprednisolone. J Clin Invest 1973; 52: 2629

Christy NP. Principals of systemic corticosteroid therapy in nonendocrine disease. In: Krieger DT, Bardin CW, eds. Current Therapy in Endocrinology. Dekker, Philadelphia 1983

Craddock CG. Corticosteroid-induced lymphopenia, immunosuppression and body defense. Ann Intern Med 1978; 88: 564

Culpepper J, Lee F. Glucocorticoid regulation of Lymhokine production by murine Tlymphocytes. In: Webb DR, Goeddel Dr (Hrsg.) Lymphokines. Academic Press, New York 1987; 275

Glaman NH. How corticosteroids work. J Allergy Clin Immunol 1975; 55: 145

Ozsoylu S, Streuss HS, Diamond LK. Effects of corticosteroids on coagulation of the blood. Nature (London) 1962; 195: 1214

Parrilo JE, Fauci AS. Mechanisms of glucocorticoid action on immune processes. Ann Rev Pharmacol Toxicol 1979; 19: 179

Saxon A, Stevens RH, Ramer SJ, Clemens PJ, Yu DTY. Glucocorticoids administered in vivo inhibit human suppressor T lymphocyte function and diminish B lymphocyte responsiveness in in-vivo immunoglobulin synthesis. J Clin Invest 1978; 61: 922

Infektionen

Entzündungshemmung ist die wichtigste Indikation für den Einsatz von Corticoiden als Pharmaka. Entzündung ist aber keine primäre Krankheit, sondern eine Reaktion des Gewebes auf eine Schädigung. Wird diese Schädigung durch ein lebendes Agens ausgelöst, so fördert die Entzündungshemmung die Ausbreitung des Keims. Dies geschieht durch Behinderung der Phagozytose und Zellmigration zum Entzündungsherd, Reduktion der humoralen Antikörpertiter und bei höherer Dosierung (mehr als 20mg/die Prednisolon) durch Unterdrückung der zellvermittelten Hypersensitivität (TRUHAN u. AHMED).

Schon in seiner ersten Publikation hat PHILIP HENCH auf das Risiko einer Sepsis hingewiesen. Auch tödliche tuberkulöse Streuungen wurden in der Anfangsära der Cortisontherapie beobachtet. Die Erkenntnis, daß man bei akuten Virusinfektionen keine Steroide geben darf, daß vor einer Corticoidtherapie bakterielle Infektionen saniert werden oder zumindest gleichzeitig geziel behandelt, und schließlich daß langfristig behandelte Patienten regelmäßig auf das eventuelle Auftreten einer Infektion überwacht werden müssen, hat die Zahl der corticoidinduzierten oder -exazerbierten Infektionen reduzieren, aber nicht ganz verhindern lassen.

Häufigkeit STUCK u. FREY haben 73 Literaturstellen analysiert:
Unter 2168 corticoidbehandelten Patienten hatten 270 einen Infekt, 26 starben daran.
Von 2145 Patienten ohne Steroide bekamen 168 einen Infekt und 11 starben daran.
In einer zweiten Analyse fanden STUCK u. Mitarb. bei Auswertung von 71 kontrollierten klinischen Studien infektiöse Komplikationen bei 12,7% (n= 2111) der steroidbehandelten gegenüber 8,0% (n = 2087) bei nicht mit Corticoiden behandelten Patienten.
Praktisch kein erhöhtes Infektionsrisiko besteht bei einer Tagesdosis von unter 10 mg/die Prednisolon oder bei einer kumulativen Gesamtdosis von unter 700 mg Prednisolon.
Es ist nicht genau geklärt, wie lange man eine Dosis von 1 mg/kg/die Prednison geben darf, bevor das Risiko einer akuten Infektion besteht. Man kann aber davon ausgehen, daß ein ansonst gesunder Mensch, z. B. ein Patient mit einer Schädelverletzung, eine solche Dosis 30 Tage lang ohne Infektionsrisiko nehmen kann. Dagegen steigert eine solche Dosis das Risiko einer sekundären Infektion bei Vorliegen einer entzündlichen oder Autoimmunkrankheit. Dieses Risiko ist besonders hoch bei Tuberkulose, Pilzinfektionen und Toxoplasmose; unter den Viruskrankheiten sind es besonders die Herpes-Infektionen, die zu Sekundärinfektionen disponieren (SHEAGREN).
Das Risiko einer Infektion ist erhöht bei Patienten mit systemischem Lupus erythematodes, speziell wenn Corticoide und Zytostatika kombiniert werden (RITCHLIN u. Mitarb.).
Ein hohes Risiko haben auch an neurologischen Krankheiten Leidende, dagegen ein geringeres Patienten mit Magen-Darm-, Leber- und Nierenkrankheiten (STUCK u. Mitarb.).
Das Infektionsrisiko bei Langfristbehandlung wird duch alternierende Verabreichung reduziert. Eine kurzfristige hochdosierte Therapie erhöht das Infektionsrisiko nicht wesentlich, außer wenn langwirkende Präparate, wie z.B. Dexamethason, verabreicht werden (SHEAGREN).

Pilzinfektionen Bei chronischen Bronchitiden, die im Gegensatz zu Asthma schlechter auf Corticoide ansprechen, muß bei Langzeittherapie (5 Monate bis 2 Jahre) und hohen Dosen (10–60 mg/die Prednisolon) nicht nur mit Virus- und bakteriellen Infekten, sondern auch mit *Pilzinfektionen* gerechnet werden; von 7 Patienten entwickelten 5 eine Aspergillose und 3 verstarben daran (WIEST u. Mitarb.).
Von 6 Patienten, die wegen einer chronischen bronchopulmonalen Erkrankung unter einer täglichen Dosis zwischen 16 und 40 mg Prednisolon standen und eineAspergillose entwickelten, überlebten nur 2 (Palmer u. Mitarb.).
Eine tödliche Aspergillose war auch die Folge einer 14jährigen Steroidtherapie wegen Berylliose (O'BRIEN u. Mitarb.).
Zum Tode führte auch eine Pneumocystis-carinii-Pneumonie bei einem HIV-negativen Patienten, der wegen einer rapid progredienten Glomerulonephritis mit Niereninsuffizienz mit hochdosierter intravenöser Stoßtherapie behandelt worden war (KOZENY u. Mitarb.).

Von 203 schwarzen Asthmakranken in Südafrika wurden 52 über Jahre mit Steroiden (10–40 mg Prednison, an je 3 Tagen der Woche) und 151 ohne Steroide behandelt. Bei beiden Gruppen entwickelten sich 4 *Lungentuber-kulosen*. Obwohl proportional mehr Patienten unter Corticoiden eine Tbc bekamen, meinen die Autoren, daß eine prinzipielle INH-Prophylaxe nicht nötig sei. Wichtig ist dagegen eine gewissenhafte Überwachung der Patienten und frühzeitiger Einsatz von Tuberkulostatika, sofern sich eine Manifestation ergibt. *Tubekulose*

Bei Behandlung einer Sarkoidose mit 10 – 15 mg/die Prednison über 3 Jahre beobachteten Knox u. Mitarb. einen tuberkulösen Pleuraerguß.

Zwei Nepalesinnen, die wegen einer tuberkulösen Pleuritis 3fach-Kombinati-on und 40 mg/die Prednisolon erhalten hatten, entwickelten – obwohl der Stuhl vor Beginn der Behandlung keine Entamoeba histolytica enthielt – in wenigen Tagen einen *Amöbenabszeß der Leber* bzw. eine Amöbendysenterie (Ratcliffe). *Parasiten*

Ein Japaner, der wahrscheinlich früher eine *Strongyloides-Infektion* hatte, er-litt, nachdem er wegen eines Non-Hodgkin-Lymphoms mit einer 5fach-Kom-bination von Zytostatika und Prednisolon behandelt worden war, eine tödli-che Exazerbation (Suzuki u. Mitarb.).

Ein Kubaner wurde wegen einer sehr schweren obstruktiven Atemwegser-krankung unter anderem mit Hydrocortison behandelt und starb nach weni-gen Tagen. Die Autopsie ergab multiple *Strongyloides-stercoralis-Organismen in der Lunge*. Die Infektion muß bis dahin latent gewesen sein (Yee u. Mit-arb.).

Literatur

Cowie RL, King LM. Pulmonary tuberculosis in corticosteroid-treated asthmatics. SAMJ 1987; 72: 849

Knox AJ, Wardman AG, Page RL. Tuberculous pleural effusion occurring during corticoste-roid treatment of sarcoidosis. Thorax 1986; 41: 651

Kozeny GA, Quinn JP, Bansal VK, Vertuno LL, Hano E. Pneumocystis carinii pneumonia: a lethal complication of »pulse« methylprednis-olone therapy. Int J Artificial Organs 1987; 10: 304

O'Brien AAJ, Moore DP. Keogh JAB. Pulmo-nary berylliosis on corticosteroid therapy, with cavitating ling lesions ans aspergillomata – re-port on a fatal case. Postgrad Med J 1987; 63: 797

Ratcliffe GE. Amoebic disease precipitated by cortiosteroids prescribed for tuberculous pleu-ral effusions. Tubercle 1988; 69: 219

Ritchlin C, Dobro J, Senie R, Buyon J, Winche-sicter R, Abramson S. Opportunistic infections in patients with systemic lupus erythematosus. Arthr Rheum 1989; 32: 115

Suzuku T, Nara N, Miyake S, Eishi Y, Sugiyama E, Aoki N. Fatal strongyloidiasis latent over 42 years in the antineoplastic chemotherapy of a case with malignant lymphoma. Jpn J Med 1989; 28: 96

Stuck AE, Frey FJ. Ausmaß des Infektionsrisi-kos unter Glukokortikoidtherapie. Schweiz Med Wschr 1987; 117: 30

Stuck AE, Minder CE, Frey FJ. Risk of in-fectious complications in patients taking glu-cocorticosteroids. Rev Inf Dis 1989; 11: 654

Truhan AP. Ahmed AR. Corticosteroids: a re-view with emphasis on complications of pro-longed systemic therapy. Ann Allergy 1989; 62: 375

Wist PM, Flanigan T, Salata RA, Shales DM, Katzman M, Lederman MM. Serious in-fectious complications of corticosteroid ther-apy for COPD. Chest 1989; 95: 1180

Yee A, Boylen CT, Noguchi T, Klatt EC, Sharma OP. Fatal strongyloides stercoralis infection in a patient receiving corticosteroids. Western J Med 1987; 146: 363

Kardiovaskuläres System

Corticoide sind erforderlich, um eine normale Herzleistung und einen normalen Blutdruck zu erhalten. Dies geschieht auf verschiedenen Wegen: Erhöhung der vaskulären Reaktion, Erhöhung des vaskulären Tonus, Steigerung des peripheren Widerstandes, permissive Wirkung für die Katecholamine. Blutdruck und Herzleistung sind beim Addison-Syndrom vermindert und können durch Mineralocorticoid- und Elektrolytgabe nicht, wohl aber durch Corticoide gesteigert werden. Andererseits besteht kein Hinweis dafür, daß Corticoide in der Lage wären, in pharmakologischen Dosen die kardiale Funktion zu bessern, zu steigern oder in einer überschießenden Weise zu aktivieren. Obwohl Corticoide eine Vielzahl an Effekten auf das kardiovaskuläre System ausüben, kann allein schon der mineralocorticoide Effekt zu einer unerwünschten Wirkung führen, nämlich der arteriellen Hypertonie. Wie auf S. 81 ausgeführt, konnte bei fast allen synthetischen Corticoiden dieser mineralocorticoide Effekt eliminiert werden, so daß das Fehlen dieser unerwünschten Wirkung der entscheidende Vorteil synthetischer Corticoide gegenüber biogenem Cortisol ist. Ähnlich dem endogenen Mineralocorticoidexzeß (Conn-Syndrom) führt der Einsatz von Corticoiden mit mineralocorticoider Partialfunktion primär nicht zu Ödemen.

Arteriosklerose

Eine vermehrte Inzidenz von Herzinfarkt und Apoplex wurde bei Patienten mit Cushing-Syndrom beschrieben (MONTGOMERY u. WELBOURN). KALBAK teilte mit, daß bei Patienten mit rheumatoider Arthritis unter Corticoiden (10 mg Prednisolon/die) eine Mediaverkalkung der Arteria tibialis vermehrt vorkam. Beim endogenen Cushing-Syndrom findet man darüber hinaus eine sekundäre Hyperlipidämie. Die dabei gefundenen Veränderungen sind nicht einheitlich, so daß – legt man die Einteilung nach FREDRICKSON zugrunde – sowohl eine Hyperlipidämie vom Typ IIa, IIb oder IV resultieren kann. In den letzten Jahren ist eine Vielzahl von Untersuchungen unternommen worden (meist bei Patienten nach Herztransplantation oder mit systemischem Lupus erythematodes; also Krankheitsbilder, die längere Zeit mit Corticoiden behandelt werden), um zu erfahren, welche Fraktionen der Lipide unter Corticoiden eine Veränderung aufweisen und ob diese für eine erhöhte Arteriosklerose verantwortlich sind. Eine erhöhte Rate an koronarer Herzkrankheit (KHK) hat man nämlich sowohl bei Patienten mit Lupus erythematodes (SPIERA u. ROTHENBURG) als auch nach Herztransplantation gefunden. Nicht weniger als 40% wiesen 3 Jahre nach Transplantation eine erneute KHK (URETSKY u. Mitarb.) und 50% 2 Jahre nach Transplantation eine Herzinsuffizienz auf, die auf die neugebildete Gefäßsklerose zurückzuführen war.

Fett-stoffwechsel-störungen

Bei Patienten mit Lupus erythematodes unter Corticoiden fanden ETTINGER u. Mitarb. eine signifikante Zunahme an Triglyceriden, Gesamtcholesterin, LDL-(= low density lipoprotein)Cholesterin, HDL-(= high density lipoprotein)Cholesterin der Unterfraktion 3, also von Lipiden, bei denen ein erhöhtes Risiko für Gefäßsklerose nachgewiesen ist.

In einer weiteren Arbeit (ETTINGER u. HAZZARD) wurden die Daten für Triglyceride und LDL-Cholesterin bestätigt und zusätzlich nachgewiesen, daß Apolipoprotein B erhöht ist, während die Aktivitäten der Triglyceridlipasen unverändert blieben. TASKINEN u. Mitarb. fanden nach Kurzzeitapplikation von Corticoiden über 7 Tage eine Zunahme von HDL-Cholesterin, wobei die HDL-Unterfraktion 3 ab- und die Unterfraktion 2 zunahm. Apolipoprotein I blieb unverändert, während Apolipoprotein II abfiel. BECKER u. Mitarb. untersuchten den Langzeiteffekt von Corticoiden über 18–24 Monate bei 92 Patienten nach Herztransplantation. Sie fanden eine signifikante Zunahme von Triglyceriden, Gesamtcholesterin und LDL-Cholesterin. HDL-Cholesterin stieg postoperativ an, um danach jedoch wieder auf den Ausgangswert zurückzukehren.

Zusammenfassend kann gesagt werden, daß Corticoide eine sekundäre Hyperlipoproteinämie hervorrufen. Die dabei betroffenen Parameter sind Triglyceride, Gesamtcholesterin, LDL-Cholesterin, Apolipoproteine und bei den Unterfraktionen von HDL-Cholesterin findet sich eine Verschiebung zu der Fraktion mit den kleineren Lipoproteinen. Die dabei beschriebenen Veränderungen erhöhen das Risiko einer Gefäßsklerose.

Es ist nicht bekannt, ob bei dieser Form einer sekundären corticoidinduzierten Hyperlipidämie durch konsequente Überwachung, Diät und die verschiedenen lipidsenkenden Pharmaka eine Gefäßsklerose sicher vermieden werden kann. Eine enge Überwachung ist hierbei um so wichtiger, als 2 weitere Risikofaktoren für eine Gefäßsklerose, nämlich die arterielle Hypertonie und der Diabetes mellitus ebenfalls durch Corticoide induziert werden. Folge dieser Befunde ist, daß besonders bei Jugendlichen die kardiale Funktion und der Fettstoffwechsel untersucht werden müssen. — Therapie

Literatur

Becker DM et al. Relationship between corticosteroid exposure and plasma lipid levels in heart transplant recipients. Amer J Med 1988; 85: 632

Cantwell BMJ, Carmichael J, Ghani SE, Harris AL. Thromboses and thromboembolism in patients with lymphoma during cytotoxic chemotherapy. Brit Med J 1988; 297: 170

Ettinger WH, Hazzard WR. Elevated apolipoprotein-B levels in corticosteroid-treated patients with systemic lupus erythematodes. J Clin Endocrinol Metab 1988; 67: 425

Ettinger WH, Goldberg AP, Applebaum-Bowden D, Hazzard WR. Dyslipoproteinemia in systemic lupus erythematosus. Effect of corticosteroids. Amer J Med 1987; 83: 503

Haider Ys. Roberts WC. Coronary arterial disease in systemic lupus erythematosus. Amer J Med 1981; 70: 775

Kalbak K. Incidence of arteriosclerosis in patients with rheumatoid arthritis receiving long-term corticosteroid therapy. Ann Rheum Dis 1972; 31: 196

Levine MN, Gent M, Hirsh J, Arnold A, Goodyear MD, Hryniuk W, de Pauw S. The thrombogenic effect of anticancer drug therapy in women with stage II breast cancer. New Engl J Med 1988; 317: 404

Luton JP, Richard Ch, Laudat MH, Pinon JC. Bricaire H. Manifestations cardiovasculaires et anomalies lipidiques au cours du syndrome de Cushing. Nouv Presse Med 1982; 11: 2693

Montgomery DAD, Welbourn RB. Medical and surgical endocrinology. Arnold, London 1975

Nashel DJ. Is atherosclerosis a complication of long-term corticosteroid treatment? Amer J Med 1986; 80: 925

Taskinen MR, Kuusi T, Yki-Järvinen H, Nikkila EA. Short-Term effects of prednisone on serum lipids and high density lipoprotein subfractions in normolipidemic healthy men. J Clin Endocrinol Metab 1988; 67: 291

Uretsky BF, Murali S, Reddy S. Development of coronary artery disease in cardiac transplant patients receiving immunosuppressive therapy with cyclosporine and prednisone. Circulation 1987; 76: 827

Arterielle Hypertonie

Eine arterielle Hypertonie unter ACTH, beim Cushing-Syndrom oder nach Applikation von Corticoiden mit mineralocorticoidem Effekt ist wohl bekannt. Man findet einen Anstieg des systolischen und diastolischen Blutdrucks, eine Zunahme des Plasmavolumens und des Herzzeitvolumens. Alle diese Veränderungen wurden dem Aldosteron oder der mineralocorticoiden Partialwirkung der Glucocorticoide zugesprochen. Neue Untersuchungen wiesen sogar darauf hin, daß ein mangelnder Cortisolmetabolismus in der Niere (von Cortisol zu inaktivem Cortison) bei einigen Formen der arteriellen Hypertonie eine Rolle spielen könnte (STEWARD u. Mitarb.). Die Untersuchungen von WHITWORTH u. Mitarb. weisen jedoch darauf hin, daß synthetische Glucocorticoide ohne jeden mineralocorticoiden Effekt, wie Triamcinolon und Dexamethason, ebenfalls eine Blutdruckerhöhung ohne Anstieg des Plasmavolumens bewirken. Dagegen wiesen JACKSON u. Mitarb. nach, daß Prednison/Prednisolon in niedriger Dosierung (unter 20 mg/die) über ein Jahr keine arterielle Hypertonie verursachte.

Fazit: Bei allen Patienten unter Corticoidtherapie muß unabhängig von der Art des Steroids der Blutdruck regelmäßig kontrolliert werden (s. Corticoid-Ausweis, Abb. **10**, S. 36), besonders dann, wenn größere Mengen (> 20 mg/die Prednisolon) verwendet werden.

Literatur

Connel JMC, Whitworth JA, Davies DL, Lever AF, Richards AM, Fraser R. Effects of ACTH and cortisol administration on blood pressure, electrolyte metabolism, atrial natriuretic peptide and renal function in normal man. J Hypertension 1987; 5: 425

Jackson SHD, Beevers DG, Myers K. Does long-term low-dose corticosteroid therapy cause hypertension? Clin Sci 1981; 61: 381

Steward PM, Shackleton CHL, Eswards CRW. The cortisol-cortisone shuttle and the genesis of hypertension. In: Mantero F, Vecsei P, eds. Corticosteroids and Peptide Hormones in Hypertension. Raven, New York 1987; 163

Whitworth JA, Gordon D, Andrews J, Scoggins AB. The hypertensive effect of synthetic glucocorticoids in man: role of sodium and volume. J Hypertension 1989; 7: 537

Vaskulitis

Obwohl Arteriitiden mit dem Einsatz von Corticoiden gelegentlich in Zusammenhang gebracht wurden, ist eine Corticoidursache bezüglich einer möglichen Induktion weder bei Kollagenosen noch als Hypersensitivitätsvaskulitis bewiesen oder wahrscheinlich. Auch eine Vaskulitis im Gefolge eines Corticoidabsetzmanövers (s. »Cortisonentzugssyndrom«) ist in ihrer Genese wenig verständlich, obwohl gelegentlich beschrieben (s. S. 129).

Literatur

Christy NP. Adrenal cortical steroids in various types of hypertension. In: Manger MW, eds. Hormones and Hypertension. Thomas, Springfield 1966; 169

Lefer AM. Corticosteroids and circulatory function. In: Greep RO, Astwood EB, eds. Handbook of Physiology, sect. 7: Endocrinology, vol. VI: Adrenal Gland. Amer Physiol Soc, Washington 1975; 191

Sambhi MP, Weil MH, Udhoji VN. Acute pharmacologic effects of glucocorticoids: cardiac output and related hemodynamic changes in normal subjects and patients with shock. Circulation 31, 1965; 31: 523

Thrombose

Es ist eine immer wieder gemachte klinische Erfahrung, daß bei einem Exzeß an Corticoiden (endogenem wie exogenem) vermehrt Thrombosen und Thromboembolien auftreten. Bisher weiß man weder die Genese dieser Koagulopathie (Thrombozyten stellen wahrscheinlich nicht den Grund dar), noch ist es bisher gelungen, die klinische Beobachtung statistisch zu sichern. In jüngster Zeit gab es Mitteilungen über das vermehrte Auftreten von Thrombosen und Lungenembolien (oft mit tödlichem Ausgang) im Rahmen einer Chemotherapie maligner Tumoren (CANTWELL u. Mitarb.). Es scheint sicher, daß hierfür die Therapie und nicht die Tumoren verantwortlich sind (LEVINE u. Mitarb.). In beiden Fällen waren Corticoide (initial 40 – 50 mg/die Prednisolon) mit Zytostatika kombiniert worden. Welchen Stellenwert die Steroide für diese Komplikation haben, ist nicht geklärt.

Literatur

Cantwell BMJ, Carmichel J, Ghani SE, Harris AL. Thrombosis and thromboembolism in patients with lymphoma during sytotoxic chemotherapy. Brit Med J 1988; 297: 170

Levine MN, Gent M, Hirsh J, Arnold A, Goodyear MD, Hryniuk W, de Pauw S. The thrombogenic effect of anticancer drug therapy in women with stage II breast cancer. New Engl J Med 1988; 317: 404

Ozsoylu S, Streuss HS, Diamond LK. Effects of corticosteroids on coagulation of the blood. Nature (London) 1962; 195: 1214

Auswirkungen auf Niere, Elektrolyt- und Wasserhaushalt

Die Wirkung von Corticoiden auf Niere, Elektrolyt- und Wasserhaushalt verläuft über verschiedene Mechanismen: Glucocorticoide steigern die Herzleistung (cardiac output). Dieser Effekt ist unabhängig von ihrer mineralocorticoiden Wirkung. Beteiligt könnten jedoch sein: der permissive Effekt für die Wirkung der Katecholamine, die stimulierende Wirkung auf das Renin-Angiotensin-System und der inhibierende Effekt auf Adiuretin.

Glucocorticoide binden mit geringer Affinität auch an Rezeptoren für Mineralocorticoide und bewirken damit eine Natriumretention und eine Kaliumexkretion. Glucocorticoide erhöhen die glomeruläre Filtrationsrate der Nieren, so daß bei einem reinen Glucocorticoid, wie Dexamethason, sogar eine Natriurese (mit Ödemausschwemmung) resultieren kann. Folge dieser verschiedenen Angriffspunkte der Glucocorticoide ist, daß bei der primären NNR-Insuffizienz (Addison-Syndrom) eine verminderte Herzleistung, Veränderungen bei Elektrolyten und Wasser sowie eine reduzierte Nierenfunktion (oft mit Kreatininanstieg) resultiert und bei der Addison-Krise zur Substitution allein Cortisol, nicht aber ein Mineralocorticoid notwendig ist (s. S. 39). Die Wirkung der Glucocorticoide auf Elektrolyt- und Wasserhaushalt geschieht teilweise über die gleichen Mechanismen, wie die des Mineralocorticoids Aldosteron, nämlich unter Einbeziehung der Mineralocorticoidrezeptoren in Nieren, Speicheldrüsen, Schweißdrüsen und Intestinum. Es ist effektiv

die einzige unerwünschte Wirkung von Glucocorticoiden, die durch Änderung der Molekülstruktur des Grundgerüstes eliminiert werden kann. Deshalb spielt der mineralocorticoide Effekt synthetischer Corticoide heute eine
untergeordnete Rolle und ist nur noch bei einigen wenigen Präparaten (z.B.
bei Prednison/Prednisolon) zu beobachten. Bei Verwendung dieser Corticoide mit Mineralocorticoid-Restfunktion ist es deshalb erforderlich, den Blutdruck (und evtl. die Serumelektrolyte) regelmäßig zu kontrollieren und bei
Veränderungen (besonders bei arterieller Hypertonie) ein Corticoid ohne
Mineralocorticoidwirkung einzusetzen.

Calcium-/Phosphorstoffwechsel

Bei NNR-Insuffizienz findet man oft eine leichte Hyperkalzämie und eine
Hyperkalzämie kann mit Corticoiden behandelt werden (s. S. 304).
Des weiteren fällt unter Corticoiden das Serumphosphor gering ab. Eine
Folge dieser und anderer Wirkungen ist die in der Regel eine der wichtigsten
unerwünschten Wirkungen der Corticoide, die Osteoporose. Sie ist oft der
limitierende Faktor einer ausreichenden Pharmakotherapie mit Corticoiden
(s. S. 95 ff).

Literatur

Bengele HH McNamara ER, Alexander ER:
    Natriuresis after adrenal enucleation: effect of
    spironolactone and dexamethasone. Amer J
    Physiol 1977; 233:I; F 8
Boykin J, de Torrente A, Erickson A, Robertson
    G, Shrier RW. Role of plasma vasopressin in
    impaired water excretion of glucocorticoid de-
    ficiency. J Clin Invest 1978; 62: 738
Downic WW, Günn A, Paterson CR, Howie GF.
    Hypercalcaemic crisis as presentation of
    Addison's disease. Brit Med J 1977; I: 655
Kley HK. Pharmakotherapie mit Nebennieren-
    rindenhormonen: 1. Grundlagen der Substitu-
    tions- und Pharmakotherapie, 2. Angewandte
    Therapie. Mod Ther 1976; 1: 20, 199

Lefer AM. Corticosteroids and circulatory func-
    tion. In: Gree RO, Astwood Eb, eds. Hand-
    book of Physiology, sect. 7: Endocrinology, vol.
    VI: Adrenal Gland. Amer Physiol Soc, Wash-
    ington 1975; 191
Sambhi MP, Weil MH, Udhoji VN. Acute phar-
    macologic effects of glucocorticoids: cardiac
    output and related hemodynamic changes in
    normal subjects and patients with shock.
    Circulation 1965; 32: 523
Stockigt JR, Hewert MJ, Topliss DJ, Higgs EJ,
    Taft P. Renin and renin substrate in primary
    adrenal insufficiency: contrasting effects of
    glucocorticoid and mineralocorticoid deficien-
    cy. Amer J Med 1979; 66: 915

Magen-Darm-Störungen

Magen-/Duodenalulcera

Fast mit Beginn des pharmakologischen Einsatzes von Corticoiden wurden
Magen-bzw. Duodenalulcera beschrieben (Moe 1952) und die Zahl der meist
kasuistischen Beiträge auf diesem Gebiet ist Legion. Ulcera sollten danach
bis zu einer Häufigkeit von 30% bei Patienten unter Corticoiden auftreten
(ROBERT u. Nezamis) und es verwundert deshalb nicht, wenn auch heute noch
Kollegen die Applikation von Corticoiden fast automatisch mit der Verschrei-
bung von Antazida koppeln.
Wir wissen heute, daß Corticoide in hohen Dosen die DNA-Synthese in der
Magenmukosa hemmen, die Säuesekretion im Histamintest erhöhen, die
Mukosaschranke gegenüber Wasserstoffionen unterbrechen, Schleimpro-

duktion und-zusammensetzung im Magen verändern (SPIRO u. Mitarb.), beim Operationsstress in erhöhter Konzentration im Magensaft vorhanden sind (KLEY u. Mitarb.), zu einer Hyperplasie von Gastrin- und Parietalzellen führen (DELANEY u. Mitarb.), eine verzögerte Heilung von experimentellen Ulcera bewirken (JANOWITZ u. Mitarb.), und zu einem Rezidiv bei abgeheiltem Ulcus (KAHN u. Mitarb.) führen können. Trotzdem ist der Zusammenhang zwischen Corticoiden und Magen-/Darmulcera längst nicht so sicher wie früher angenommen.

CONN und BLITZER überarbeiteten 1976 26 Placebo-kontrollierte doppelblind durchgeführte klinische Studien – unter Ausschluß von nichtsteroidalen Antiphlogistika – und fanden unter Corticoiden ein relatives Risiko von 1,4. Dieser Unterschied ist gering (1,0 bedeutet kein erhöhtes Risiko) und war statistisch nicht signifikant, so daß man daraufhin – nicht unwidersprochen – »vom Mythos des Corticoidulcus« sprach.

MESSER und Mitarb. analysierten 1983 71 klinische Studien – ohne sicheren Ausschluß von nichtsteroidalen Antiphlogistika – und kamen zu einem relativen Risiko von 2,3. Dieses Risiko stieg mit der Dosis an Corticoiden an.

PIPER und Mitarb. haben 1991 das Ulcusrisiko bei 1415 Patienten mit über 65 Jahren, die wegen Ulcus oder oberer Gastrointestinalblutung hospitalisiert worden waren, erneut untersucht. Sie kommen zu ähnlichen Zahlen, wie CONN und MESSER: Relatives Risiko unter Corticoiden 1,1 und von 2,0 wenn die Einnahme von nichtsteroidalen Antiphlogistika mit einbezogen wurde. Da aber aus vielen Arbeiten bekannt ist, daß nichtsteroidale Antiphlogistika das Ulcusrisiko beträchtlich erhöhen (GRIFFIN u. Mitarb., SOMMERVILLE u. Mitarb.), wurde besondere Aufmerksamkeit auf diese Substanzen gelegt. Hier fand sich für nichtsteroidale Antiphlogistika allein ein relatives Risiko von 4,4 und von 14,9 (!) bei gleichzeitiger Einnahme von Corticoiden und nichtsteroidalen Antiphlogistika. Dies liegt deutlich über der Summe beider Einzelrisiken. Sie errechneten auch, daß bei 1000 Patienten die kombinierte Einnahme von Corticoiden und nichtsteroidalen Antiphlogistika in 1 Jahr zu 76 zusätzlich stationären Aufnahmen führt.

Eine Erklärung für das hohe Risiko einer kombinierten Einnahme von Corticoiden und nichtsteroidalen Antiphlogistika – bei PIPER und Mitarb. immerhin bei 16% aller älteren Patienten – lieferte SPIRO bereits 1983. Er postulierte, daß nichtsteroidale Antiphlogistika im Magen die Erosion und das Ulcus verursachen und Corticoide dann die Heilung verhindern.

Insgesamt kann man heute einen Zusammenhang von Corticoiden allein und Magen-/Darmulcera wohl ablehnen. Werden jedoch Corticoide zusammen mit nichtsteroidalen Antiphlogistika eingenommen, ist das Risiko für die Entstehung eines Ulcus oder einer oberen Gastrointestinalblutung erheblich.

Wir sehen in der Klinik weniger die Gefahr der Entstehung oder mangelnden Abheilung des peptischen Ulcus unter Corticoiden als vielmehr der oft spät erkennbaren Ulcuskomplikationen, wie *Penetration* und *Perforation*. Über deren Inzidenz gibt es keine gesicherte Statistik jedoch kann eine Perforation äußerst symptomarm verlaufen mit nur geringen Schmerzen und ohne die klassischen Zeichen der Peritonitis (Abdomen nicht »bretthart«). Die Gefahr eine Perforation zu übersehen ist unter Corticoiden deshalb ungleich höher.   Perforation

Ulcusblutungen scheinen unter Corticoiden nicht häufiger aufzutreten. In der Studie von CONN u. BLITZER waren unbekannte Blutungen aus dem Gastrointestinaltrakt unter Corticoiden sogar seltener als bei den Kontrollen. Blutun-   Ulcusblutung gen und Ulcera scheinen unter Corticoiden besonders häufig, wenn zusätzlich – z.B. im Rahmen einer Rheumatherapie – nichtsteroidale Antirheumatika appliziert werden.

Folgerung für die Praxis

Welche *Folgerungen* können aus obigen Beobachtungen für die Pharmakotherapie mit Corticoiden gezogen werden?

- Generelle Ulcusprophylaxe mit Antazida (s. auch S. 137) und/oder H2-Blockern ist nicht indiziert.
- Ulcusprophylaxe ist evtl. empfehlenswert, wenn ein Magen-Darm-Ulcus aus der Anamnese bekannt ist.
- Ulcusprophylaxe ist dringend anzuraten, wenn zusätzlich ein nichtsteroidales Antirheumatikum gegeben wird (obwohl Wirksamkeit bisher nicht untersucht).
- Nichtsteroidale Antirheumatika sollten, wenn nötig, lokal oder als Suppositorien appliziert werden.
- Patienten unter langdauernder Corticoidtherapie sollten regelmäßig auf diese unerwünschte Wirkung hin untersucht werden: Blutbild, Stuhl auf Blut, Klinik des Abdomens und evtl. Gastroskopie (s. Corticoid-Ausweis; Abb. **10**, S. 36).
- Ist ein Ulcus ventriculi/duodeni vorhanden oder hat es sich unter Corticoidtherapie gebildet, muß eine notwendige Therapie mit Corticoiden nicht unterbrochen werden; eine besonders enge klinische und gastroskopische Kontrolle ist aber erforderlich.

Literatur

Börsch G. Corticosteroide, Antirheumatika und Gastroduodenum. Z Rheumatol 1984; 43: 435

Conn HO, Blitzer BL. Nonassociation of adrenocorticosteroid therapy and peptic ulcer. New Engl J Med 1976; 294: 473

Delaney JP, Michel HM, Bonsack ME, Eisenberg MM, Dunn DH. Adrneal corticosteroids cause gastrin cell hyperplasia. Gastoneterology 1979; 76: 913

Etienne JP, Labayle D, Chaput JC. Können unter Corticosteroidtherapie entstandene Magen-Darm-Ulcera heilen, ohne daß die Hormonbehandlung abgesetzt wird? Arch Franc Mal Appar Dig 1976; 65: 287

Griffin MR, Piper JM, Daugherty JR, Snowden M, Ray WA. Non-steroidal anti-inflammatory drug use and increased risk for peptic ulcer disease in elderly persons. Ann Intern Med 1991; 114: 257

Janowitz HD, Winstsein VA, Shaer RG, Cerghini JF, Hollander F. The effect of cortisone and corticotropin on the healing of gastric ulcer: an experimental study. Gastroenterology 1958; 34: 11

Kahn DS, Phillips MJ, Skoryna SC. Healed experimental gastric ulcer in the rat: re-ulceration resultung from cortisone administration. Arch Pathol 1961; 38: 177

Kley HK, Peerenboom H, Strohmeyer G, Krüskemper HL. Cortisol excretion into gastric juice. Studies in health, in digestive ulcer disease, and in surgery stress. Dig Dis Sci 1983; 28: 494

Letters to the editor. New Engl J Med 1976; 294: 1291–3

Messer J, Reitman D, Sachs HS. Smith H, Chalmers TC. Association of adrenocorticosteroid therapy and peptic-ulcer disease. New Engl J Med 1983; 309: 21

Piper JM, Ray WA, Daugherty JR, Griffin MR. Corticosteroid use and peptic ulcer disease: rose of nonsteroidal anti-infammatory drugs. Ann Intern Med 1991; 114: 735

Robert A, Nezamis JE. Histopathology of steroid-induced ulcers. Arch Pathol 1964; 77: 407

Sommerville K, Faulkner G, Langman M. Nonsteroidal anti-inflammatory drugs and bleeding peptic ulcer. Lancet 1986; I: 462

Spiro HM. Is the steroid ulcer a myth? New Engl J Med 1983; 309: 45

Steinert S, Singer MV, Eysselein VE, Benker G, Goebell H. Einfluß einer einwöchigen Gabe von Prednison auf die Magensäuresekretion und die Freisetzung von Gastrin beim gesunden Menschen. Z Gastroenterol 1990; 28: 132

Colonperforationen

Unter Corticoiden scheinen Colonperforationen (WARSHAW u. Mitarb.) nicht nur bei Patienten mit Divertikulose (ARSURA) vorzukommen. Im Gegensatz hierzu scheint die Rate an Perforationen bei den entzündlichen Darmerkrankungen (Colitis ulcerosa und Morbus Crohn) unter Corticoiden nicht erhöht zu sein. Wichtig ist auch hier, daß – ähnlich wie beim Magen-/Duodenalulcus – die Klinik auf eine Perforation wenig hinweisend sein kann.

Literatur

Arsura EL. Corticosteroid-associated perforation of colonic diverticula. Arch Intern Med 1990; 150: 1337

Warshaw AL, Welch JP, Ottinger LW. Acute perforation of the colon associated with chronic corticosteroid therapy. Amer J Surg 1976; 131: 442

Pankreatitis

Besonders aus dem ersten Jahrzehnt der Pharmakotherapie mit Corticoiden liegt eine Vielzahl von Beobachtungen über corticoidinduzierte Pankreasentzündungen bzw. -nekrosen vor, während heute ein Zusammenhang zwischen Pankreatitis und Corticoiden eher als weniger wahrscheinlich beurteilt und selten gesehen wird (STEINBERG u. LEWIS). Pathogenetisch werden verschiedene Mechanismen diskutiert. So findet sich unter Corticoiden eine Erhöhung der Viskosität des Pankreassekretes (LINDNER). Bei Kaninchen fand man Azinuszelldegeneration und interstitielle entzündliche Veränderungen sowie Störungen der Enzymbildung und -sekretion. Klinisch kommt es beim Menschen unter Corticoiden gelegentlich zu einer Erhöhung der Serumamylase ohne klinische Symptomatik und beim Kaninchen unter hoher Dosierung nach 1–3 Monaten fast regelmäßig zu einer hämorrhagischen Pankreatitis mit Fettgewebsnekrosen.

Schon relativ früh wurde *bei Kindern* eine corticoidinduzierte Pankreatitis beschrieben, die insofern von Bedeutung ist, als eine akute Pankreatitis bei Kindern außerordentlich selten ist. Von großer Bedeutung in diesem Zusammenhang ist eine pathologisch-anatomische Untersuchung bei 54 Patienten, die aus den verschiedensten Gründen (Leberzirrhose, Leukämie, aplastische Anämie, Lupus erythematodes, Nephrose, Pemphigus vulgaris u.a.) über längere Zeit Glucocorticoide oder ACTH erhalten hatten (CARONE u. LIEBOW); klinisch hatte sich bei keinem Patienten und zu keiner Zeit Anhalt für eine Pankreatitis ergeben, während histologisch bei 16 eine akute interstitielle Pankreatitis oder Fettgewebsnekrosen nachweisbar waren. Bei den Kontrollen fand sich nur zweimal eine Pankreatitis. Die Prognose der corticoidinduzierten Pankreatitis ist besonders bei Kindern deutlich schlechter als bei anderen Formen einer Pankreatitis: von 21 Kindern überlebten nur 4, während bei 18 Kindern mit einer Pankreatitis aus anderen Ursachen alle überlebten (RIEMENSCHNEIDER u. Mitarb., WOLMAN).

Obwohl die meiste Literatur über Pankreatitis und Corticoide älter ist, kann dieser Zusammenhang u.E. nicht abgestritten werden. Möglicherweise wird die Pankreatitis so selten diagnostiziert, weil die klinische Symptomatik oft als Magenbeschwerden gedeutet wird. Aufgrund dessen sollte bei allen Oberbauchbeschwerden unter Corticoiden (bes. bei Kindern) nicht nur nach ei-

Pankreatitis bei Kindern

nem Ulkus gefahndet, sondern auch die Amylase/Lipase gemessen und eine Oberbauchsonographie durchgeführt werden. Die in gastroenterologischen Lehrbüchern manchmal empfohlene Behandlung einer akuten Pankreatitis mit Corticoiden halten wir für nicht indiziert, auch nicht im Anfangsstadium der Erkrankung oder bei einem Kreislaufkollaps (DREILING u. Mitarb., HAFTER, NELP).

Literatur

Baar HS, Wolff OH. Pancreatic necrosis in cortison-treated children. Lancet 1957; I: 812

Carone FA, Liebow AA. Acute pancreatic lesions in patients treated with ACTH and adrenal corticoids. New Engl J Med 1957; 257: 690

Dobrilla G, Felder M, Chilovi F. Medikamentös induzierte akute Pankreatitis. Schw Med Wschr 1985; 115: 850

Dreiling DA, Janowitz HD, Rolbin H. Effect of ACTH and adrenocortical steroids on external pancreatic secretion in man. New Engl J Med 1958; 258: 603

Erben R, Kleinbaum H. Über den Einfluß einer Glucocorticosteroidapplikation auf die Aktivität der alphy-Amylase im Serum. II. Untersuchungen bei kranken Säuglingen und Kindern, die mit Prednison behandelt wurden. Z Kinderheilk 1969; 107: 267

Hafter E. Praktische Gastroenterologie. Thieme, Stuttgart 1978; 6

Lindner H. Akute Pankreatitis (Pankreasnekrose) infolge Glucocorticoidtherapie. Dtsch Med Wschr 1964; 89: 833

Nelp WB. Acute pancreatitis associated with steroid therapy. Arch Intern Med 1961; 108: 702

Riemenschneider TA, Wilson JF, Vernier RL. Glucocorticoid-induced pancreatitis in children. Pediatrics 1968; 41: 428

Steinberg WM, Lewis JH. Steroid-induced pancreatitis; does it really exist? Gastroenterol 1981; 81: 799

Stumpf HH, Wilens SL, Somoza C. Pancreatic lesions and peripancreatic fat necrosis in cortisone-treated rabbits. Lab Invest 1956; 5: 224

Wolman B. Acute pancreatitis in children. Brit Med J 1962; I. 1591

Pruritus ani

Viele Patienten unter hochdosierter i.v. Therapie mit Corticoiden klagen nach Injektion über ein bis zu 1 Stunde anhaltendes Brennen und Pruritus ani, das Rektum und Hoden miterfassen kann. Diese Beschwerden scheinen bei Frauen als Pruritus vulvae relativ häufiger vorzukommen (TALEB u. Mitarb., BAHARAV u. Mitarb., THOMAS). Nach NOVAK u. Mitarb. sollen diese Beschwerden vom Phosphatester (nicht vom Corticoid) herrühren; Hemisuccinatverbindungen sollen solche Beschwerden nicht verursachen.

Hämorrhoidalbeschwerden

Vom Pruritus ani zu trennen ist eine andere unerwünschte Wirkung der Corticoide in der »Hämorrhoidensprechstunde«. Patienten, die wegen ihrer Hämorrhoidalbeschwerden die dafür angebotenen Corticoidexterna über längere Zeit genommen haben, fühlen sich durch Ekzem, Juckreiz, Hautatrophie gedrängt, Corticoide immer wieder zu verwenden. Bei der Untersuchung findet man eine typische Hautatrophie, Ekzem und/oder Hautmykose. Corticoidhaltige Externa sollten deshalb bei Analbeschwerden nur nach penibler Diagnose und bei eindeutiger Indikation für eine sehr beschränkte Zeit verwendet werden; meist sind sie entbehrlich.

Literatur

Baharav E, Harpaz D, Mittelman M, Lewinski UH. Dexamethsone induced perineal irritation. New Engl J Med 1986; 314: 515

Novak E, Gilbertson TJ, Seckman Ce, Stewart RD, Di Santo AR, Stubbs SS. Anorectal pruritus after intravenous hydrocortisone sodium succinate and sodium phosphate. Clin Pharmacol Ther 1976; 20: 109

Novak E, Seckman CE, Elliott G, Lee JG, Di Santo AR, Stubbs SS. The clinical pharmacology of methyl-prednisolone sodium phosphate. Tox Appl Parmacol 1977; 41: 561

Taleb N, Geahchan N, Ghosn M, Brihi E, Sacre P. Vulvar pruritus after high-dose dexamethasone. Eur J Cancer Clin Oncol 1988; 24: 495

Thomas VL. Dexamthasone induced perineal irritation. New Engl J Med 1986; 314: 643

Auswirkungen auf Zentralnervensystem und Psyche

Bei labilen Patienten können sich unter einer Corticoidtherapie – besonders ausgeprägt bei hochdosierter intravenöser Gabe – *vegetativ-nervöse Störungen* einstellen wie Nervosität, Herzklopfen, Schwitzen, Hitzeandrang zum Kopf und Schlafstörungen. Letztere beruhen auf einer Reduktion des REM-Schlafes (BORN u. Mitarb.). Vegetative Störungen

Alle diese Symptome sind harmlos; sie verschwinden meist während der Therapie wieder, zumindest bei Dosisreduktion. Nur ausnahmsweise ist man gezwungen, ein leichtes Sedativum zu verordnen.

Während man früher das *Guillain-Barré-Syndrom* (GBS) mit Corticoiden behandelte – heute gilt die Unwirksamkeit als erwiesen (s. S. 347) –, berichten STEINER u. Mitarb. über 3 Fälle, bei denen es sich im Laufe der Steroidtherapie entwickelte. Bei einem Patienten mit Colitis ulcerosa traten die Symptome beim Steroidabbau auf; bei einem Kranken, der unter Langzeittherapie wegen multipler Sklerose stand, entwickelte sich das GBS beim Reduzieren; der dritte Patient mit Aquäduktstenose und Ventrikel-Vorhof-Shunt hatte Corticoide wegen des Verdachtes einer Malfunktion des Shunts bekommen; die GBS-Symptome traten ebenfalls beim Reduzieren auf. 2 der 3 Patienten wurden mit relativ hohen Dosen von Corticoiden behandelt (400 mg/die Hydrocortison bzw. 70 mg/die Prednison). Die Symptome bildeten sich langsam aber kontinuierlich zurück. Guillain-Barré-Syndrom

Die Autoren vermuten, daß der Wegfall der immunsuppressiven Wirkung der Corticoide bei Dosisreduktion das vermutlich immunologisch bedingte GBS ausgelöst habe. Dafür spricht das gute Ansprechen auf die Wiederaufnahme der Steroidtherapie.

Ebenfalls im Zusammenhang mit plötzlicher Dosisreduktion oder Absetzen einer Steroidtherapie kann sich bei Kindern ein *Hirndrucksyndrom* entwickeln. Die Betroffenen klagen über Kopfschmerzen, Müdigkeit, Brechreiz, Doppeltsehen, Ohrensausen, Unsicherheit beimGehen und Stehen. Pseudotumor cerebri

Objektiv findet man einen erhöhten Schädelinnendruck, Stauungspapille und häufig eine Abduzensparese.

Dieses Syndrom, das auch idiopathisch vorkommen kann, ist in 2/3 der Fälle mit hormonalen Störungen assoziiert. Die Pathogenese ist unklar; ein Zusammenhang mit dem Cortisonentzugssyndrom ist naheliegend (s. S. 129).

Die Prognose ist gut. Nach Wiederaufnahme der Steroidtherapie und nur sehr langsamer Reduktion bildeten sich die Erscheinungen wieder zurück. Operative Maßnahmen sind nur indiziert, wenn bereits erhebliche Sehstörungen vorliegen.

Der nicht durch Steroidentzug bedingte Pseudotumor wird im übrigen nicht mit Corticoiden behandelt (BENINI, TRUHAN u. AHMED).

Lipomatose
Neurologische Störungen, speziell Lumbischialgien, Querschnittssyndrome, Paraparesen, Parästhesien, können durch *epidurale Lipomatose* ausgelöst sein (s. S. 111).

Psychische Veränderungen
Als Mrs. G., der erste mit Cortison behandelte Mensch (s. S. 6), eine Woche nach Therapiebeginn sagte »Ich habe mich in meinem Leben nie besser gefühlt.«, war PHILIP HENCH klar, daß diese Aussage nicht nur als emotionale Reaktion auf die verbesserte körperliche Situation zurückgeführt werden kann, sondern daß dieses Hormon auch euphorisierend wirkt.

Euphorie
Heute weiß man, daß 50–80% aller mit Corticoiden behandelten Patienten eine mehr oder weniger ausgeprägte *Euphorie* entwickeln. Diese »Nebenwirkung« wird von Patient und Arzt, insbesondere bei chronisch Kranken, als positiv beurteilt. Mit dieser psychischen Anregung geht oft auch eine körperliche Aktivierung einher. Man nimmt heute an, daß die psychomotorische Stimulierung durch direkte Einflüsse des Hormons auf das limbische System zurückzuführen sind.

Kognitive Störungen
WOLKOWITZ u. Mitarb. stellten unter Corticoiden *kognitive Störungen* fest, wie sie physiologischer Weise im höheren Alter, aber auch unter Einluß von Amphetamin vorkommen. Die Unersuchung erfüllt jedoch nicht alle methodischen Anforderungen.

Depression
Im Rahmen des Cortisonentzugssyndroms (s. S. 129) entwickeln sich meist Apathie und *depressive Verstimmung* – dies auch dann, wenn es nicht zu einer Verschlechterung der Krankheit kommt, deretwegen der Patient das Cortisonpräparat eingenommen hatte. Die Symptome sind meist mild und reagieren ausgezeichnet auf Wiederaufnahme der Corticoidtherapie.

Abhängigkeit
Bei langfristiger Verabreichung von Corticoiden kann es infolge der Wirkung auf die Psyche zur Gewöhnung und – glücklicherweise in seltenen Fällen – zu einer *psychophysischen Abhängigkeit* kommen. Dann sind Dosisreduktion und Entzug des Hormons kaum noch möglich. Psychotherapie und Psychopharmaka sind in diesen Fällen unerläßlich.

Psychosen
Schließlich können durch Corticoide regelrechte *Psychosen* ausgelöst werden. Sie entwickeln sich meist in den ersten 2 Wochen der Behandlung, meist bei höherer Dosierung (mehr als 40 mg/die Prednisolon).

Bei Langzeitbehandlung kommt es zu solchen Folgen meist im Zusammenhang mit abrupten Dosisveränderungen, und zwar sowohl nach oben wie auch nach unten.

Über die Häufigkeit der »Cortisonpsychosen« sind die Angaben äußerst differierend: zwischen 0,4 und 5%. Nach eigenen Erfahrungen gehört die Cortisonpsychose zu den seltenen Komplikationen dieser Therapie.

In der Mehrzahl der Fälle handelt es sich um paranoid-halluzinatorische, weniger häufig um manische oder depressive Symptome, am seltensten um dementielle Phasen.

Betroffen sind in erster Linie Patienten mit einer zerebralen Vorschädigung, z.B. Kranke mit systemischem Lupus erythematodes und anderen Kollagenosen. Eine sog. »psychiatrische Anamnese« bedeutet nach neuerer Auffassung dagegen keine Risikoerhöhung für das Auftreten psychotischer Symptome.

Schließlich muß auch immer bedacht werden, daß die Corticoide – wie viele andere Pharmaka – die akute Manifestation einer idiopathischen Psychose

(Schizophrenie oder Zyklothymie) auslösen können. Die Differenzierung bedarf großer psychiatrischer Erfahrung. Interessant ist, daß z.B. eine Manie schon durch Beclomethason-Nasenspray ausgelöst worden ist (GOLDSTEIN u. PRESKORN).

Die *Therapie* zielt – mit Ausnahme des Cortisonentzugssyndroms – auf langsame Reduktion der Steroide bis zum Abbau. Daneben sollen Neuroleptika und/oder Lithium unter Überwachung durch den Psychiater verordnet werden. VISWANATHAN u. GLICKMAN empfehlen Clonazepam (Rivotril).

Jüngst erschien eine interessante Beobachtung: Der Progesteron-Rezeptorantagonist Mifepriston (in Deutschland nicht im Handel), der in höherer Dosierung auch die Glucocorticosteroidwirkung blockiert und deshalb zur konservativen Therapie nicht-operabler Cushing-Syndrome Verwendung findet, beseitigte in 2 Fällen sehr rasch eine schwere akute Cortisonpsychose (VAN DER LELY u. Mitarb.)

Literatur

Benini A. Pseudotumor cerebri. DIA-GM 1989; 10: 1841

Bethge H. Psychotrope Nebennierenrinden-Hormone. Diagnostik 1979; 12: 286

Born J, Zwick A, Roth G, Fehm-Wolfsdorf G, Fehm HL. Differential effects of hydrocortisone, fluocortolone, and aldosterone on nocturnal sleep in humans. Acta Endocrinol 1987; 1: 129

Bräunig P, Bleistein J. Kortisoninduzierte Psychosen. Nervenarzt 1988; 59: 596

Bräunig P, Bleistein J. Reversible körperlich begründbare Psychosen als Komplikation bei Glukokortikoidtherapie. Nervenheilk 1989; 8: 139

D'Orbán PT. Steroid-induced psychosis. Lancet 1989; 694

Goldstein ET, Preskorn SH. Mania triggered by a steroid nasal spray in a patient with stable bipolar disorder. Am J Psychiatry 1989; 146: 8

Grohmann R, Scherer J, Bullinger-Naber M, Naber D. Psychische Effekte von Hormonen, antiinfektiösen Mitteln und Zytostatika. Münch Med Wschr 1987; 129: 611

Hippius H, Bullinger-Naber M. Psychische Störungen. In: Rahn KH. Erkrankungen durch Arzneimittel, 3. Aufl. Thieme, Stuttgart 1984

Kaiser H. Cortison – Fluch oder Segen? In: Weintraub A. Rheuma und Psyche. pmi, Frankfurt 1990

van der Lely A-J, Foeken K, van der Mast RC, Lamberts SWJ. Rapid reversal of acute psychosis in the Cushing syndrome with the cortisol-recptor antagonist Mifepristone (RU 486). Ann Intern Med 1991; 114: 134

Steiner I. Wirguin I, Abramsky O. Appearance of Guillain-Barré syndrome in patients during corticosteroid treatment. J Neurol 1986; 233: 221

Venkatarangam SHM, Kutcher SP, Notkin RM. Secondary mania with steroid withdrawal. Can J Psychiatry 1988; 33: 631

Viswanathan R, Glickman L. Clonazepam in the treatment of steroid-induced mania in a patient after renal transplantation. New Engl J Med 1989; 120: 319

Wolkowitz OM, Reus VI, Weingartner H, Thompson K, Breier A, Doran A, Rubinow D, Pickar D. Cognitive Effects of Corticosteroids. Am J Psychiatry 1990; 147: 1297

Cortisonallergie

Da die Corticoide im Rufe stehen, die stärksten antiallergisch wirksamen Pharmaka zu sein, scheint es verwunderlich, daß es auch eine Cortisonallergie gibt. Ihre Zahl hat offenbar in den letzten Jahren zugenommen, ist aber glücklicherweise immer noch nicht sehr hoch.

Beobachtet wurden sowohl klassische Überempfindlichkeitsreaktionen vom verzögerten Typ mit Hautveränderungen als auch anaphylaktische (IgE-vermittelte) und insbesondere anaphylaktoide Reaktionen (ohne Nachweis von Antikörpern) (PELLER u. BARDANA).

Während man früher annahm, daß in der Mehrzahl der Fälle der Ester, Lösungsvermittler und zugesetzte Stabilisatoren verantwortlich sind, mehren sich Beobachtungen, bei denen das Corticoid selbst, sogar häufig das physiologische Cortisol, der auslösende Stoff ist (PREUSS).

Die bedrohlichsten Reaktionen treten nach intravenöser Injektion auf und sind, wie bei anderen Medikamenten, manchmal kaum mehr beherrschbar (MAHDY u. HALL).

Allergische Reaktionen können aber auch nach intraartikulären Injektionen eines Corticoids auftreten (LINDMAIER, DE BOER u. Mitarb, LARSSON) (s. S. 190). Nach jeder solchen Reaktion sollte eine ausgedehnte allergologische Untersuchung stattfinden. Dabei muß berücksichtigt werden, daß Hauttestung nicht unbedingt mit Allgemeinwirkung parallel geht (MAUCHER u. Mitarb.).

Literatur

De Boer EM. Allergie gegen injizierbare Kortikosteroide. Dermatosen 1985; 33: 148

Hamann G, Schimrigk K. Akute anaphylaktische Reaktion auf Methylprednisolon. Med Klin 1988; 83: 464

Mahdy HA, Hall M. Anaphylaxis and hydrocortisone. Ann Intern Med 1988; 108: 487

Larsson LG. Anapylactic shock after i. a. administration of Triamcinolon-acetonide in a 35-year-old female. Scand J Rheumatol 1989; 18: 441

Lindmaier A, Lindemayr H. Allergien gegen Kortikoide. Akt Dermatol 1988; 14: 161

Maucher OM, Farber M, Knipper H, Kirchner S, Schöpf E. Kortikoidallergie. Hautarzt 1987; 38: 577

Peller JS, Bardana EJ. Anaphylactoid reaction of corticosteroid: case report and review of the literature. Ann Allergy 198;5 54: 302

Preuss L. Allergic reactions to systemic glucocorticoids: a review. Ann Allergy 1985; 55: 772

Uter W. Allergische Reaktionen auf Glukokortikoide. Derm Beruf Umwelt 1990; 38:75

Arthralgien und Arthritiden

Es mutet paradox an, daß ausgerechnet jenes Medikament, das als Panazee der Gelenktherapie gilt, Arthritiden hervorrufen soll.

Schon lange bekannt ist, daß nach intraartikulärer Injektion einer Kristallsuspension eine reaktive (= kristallinduzierte) Synovitis auftreten kann. Sie tritt insbesondere bei Injektion großer Kristalle in relativ kleine Gelenke auf und muß differentialdiagnostisch gegenüber einer eingeschleppten bakteriellen Infektion abgegrenzt werden. Bei Verwendung der modernen Präparate gehören jedoch solche Reaktionen zu den Seltenheiten (s. S. 189).

Arthralgien können zusammen mit Myalgien auch im Rahmen eines Cortisonentzugssyndroms vorkommen (s. S. 129)

Am häufigsten sind Arthralgien und Ergußbildungen im Zusammenhang mit der Steroidtherapie dann beobachtet worden, wenn große Schwankungen in der Dosierung vorgekommen sind. Dabei bestehen sicher Beziehungen zum Cortisonentzugssyndrom. Das wurde schon in den 70er Jahren bei kurzfristiger Verabreichung sehr hoher Dosen zur Behandlung von Abstoßungskrisen nach Organtransplantation beobachtet.

WAGENER u. Mitarb. wiesen jüngst darauf hin, daß bei 120 Patienten nach Herztransplantation, die sie über 2 Jahre beobachteten, 83 über »rheumatische« Beschwerden klagten. Bei 15 Patienten handelt es sich um eine Gichtathropathie, bei 37 wurden die Beschwerden auf eine Osteoporose zurückgeführt und 66 (= 55%) zeigten eine unklare Athropathie mit z. T. sehr heftigen Beschwerden und nur geringem objektiven Befund (nur 6 x fand sich ein Erguß). Diese letzteren sehen die Autoren als Folge der langfristigen, zeitweilig hochdosierten und wieder reduzierten Cortisontherapie an.

Da die hochdosierte i. v. Stoßtherapie inzwischen Einzug in die Behandlung der Systemkrankheiten und Vaskulitiden gefunden hat, werden diese Symptome öfter beobachtet, und zwar speziell auch bei Patienten, die keinerlei Gelenkerkrankung aufweisen.

Es handelt sich um teils heftige, vor allem nächtliche Schmerzen, bevorzugt in den Kniegelenken, die in 12 – 72 Std. wieder verschwinden, teils aber auch um Gelenkergüsse, deren Analyse keinen entzündlichen Charakter zeigt und die sich ebenfalls spontan zurückbilden.

Literatur

Baptiste J, Le Parc JM, Arfi S. Severe arthralgias after pulse corticosteroid therapy in transplant patients. J Rheumatol 1987; 14: 5

Hatz H, Schalm J. Hochdosierte Kortikoidstoßtherapie bei Kollagenosen. Internist Welt 1986; 8: 254

Kahl L, Medsger TA. Severe arthralgias after wide fluctuation in corticosteroid dosage. J Rheumatol 1986; 13: 1063

Lally EV. High-dose corticosteroid therapy: association with noninflammatory synovial effusions. Arthritis Rheum 1983; 26: 1283

Wagener P, Schulte D, Wagenbreth I, Heublein B. Rheumatologische Manifestationen bei Patienten nach Herztransplantation. Akt Rheumatol 1991; 16: 48

Weinstein J. Benign joint effusion associated with glucocorticosteroid therapy. J Rheumatol 1980; 7: 245

Cortisonentzugssyndrom

Setzt man eine über längere Zeit, speziell mit höheren Dosen durchgeführte Corticoidtherapie plötzlich ab oder reduziert man die Dosis in großen Schritten, so kann sich das schon 1955 von SLOCUMB erstmals beschriebene Entzugssyndrom einstellen. Die gleiche Symptomatik entwickelt sich auch, wenn nach operativer Therapie eines Cushing-Syndroms nicht ausreichend substituiert wird.

Das *Beschwerdebild* ist sehr charakteristisch: Die Patienten sagen, sie fühlten sich insgesamt schlecht, elend, seien antriebslos und depressiv gestimmt sowie psychisch labil; sie klagen über Appetitlosigkeit und Übelkeit sowie über Muskelschwäche (»Ich kann mich kaum noch schleppen«). Schließlich klagen viele Patienten über ziehende Schmerzen in den Extremitäten, mehr in der Muskulatur als in den Gelenken; dann spricht man von Steroidpseudorheumatismus. Nicht ganz selten kommt auch noch Fieber hinzu. In seltenen Fällen entwickelt sich das Bild einer diffusen Vaskulitis, deren erstes Symptom meist eine periphere Neuropathie ist, ausgelöst durch den Befall der Vasa nervorum. *Klinisches Bild*

Nur ein Teil der Patienten weist eine *Störung des adrenalen Regelkreises* auf. Im übrigen passen auch die meisten Symptome nicht zum Bild der Nebennierenrindeninsuffizienz. Die Symptomatik kann also nicht allein auf Hormonmangel zurückgeführt werden. Es wird angenommen, daß der plötzliche Abfall der Steroidkonzentration bei einem an höhere Werte gewohnten Organismus das Syndrom auslöst. Dabei wird eine Interaktion mit Hormonen des Cerebrum vermutet. Für das auftretende Fieber soll der plötzliche Anstieg von Interleukin 1 bzw. Tumornekrosefaktor verantwortlich sein. *Pathogenese*

Alle Beschwerden und Symptome verschwinden meist schlagartig, wenn man die Steroidtherapie wieder aufnimmt bzw. die Dosis wieder erhöht. Dann soll der weitere Abbau nur in 1-mg-Schritten geschehen. *Therapie*

Liegt bei dem Patienten eine Nebennierenrindeninsuffizienz vor, so empfiehlt es sich, auf Substitutionsdosen von Cortisol überzugehen und diese Therapie erst zu beenden, wenn der adrenale Regelkreis wieder normal funktioniert. In diesen Fällen ist monatliche Kontrolle zu empfehlen.

Im Falle einer durch den Entzug ausgelösten Vaskulitis muß die Cortisondosis höher gewählt werden als sie vor dem Entzug war, um die entzündliche Gefäßreaktion zu unterdrücken.

Permanentes Entzugssyndrom　In Einzelfällen läßt sich der endgültige Cortisonentzug nicht erreichen, weil der Patient über »wahnsinnige Schmerzen« klagt, die er »überall und immer« verspüre. Hier muß man annehmen, daß durch die Steroidtherapie eine *Störung im Schmerzkontrollsystem* bzw. der Schmerzverarbeitung eingetreten ist. In diesen Fällen wird man wohl von Cortisongewöhnung oder schließlich von Cortisonabhängigkeit sprechen können; der Ausdruck »Cortisonsucht« ist jedoch nicht begründet (SCHILLING).

Die Behandlung dieses Syndroms ist äußerst schwierig. Psychotherapie muß durch Psychopharmaka ergänzt werden. Ob Steroide substituiert werden müssen, ist davon abhängig zu machen, ob sich eine Störung im adrenalen Regelkreis nachweisen läßt oder nicht.

Literatur

Bürgi H. Nach der Kortisontherapie. Haben sie die Entzugssymptome im Griff? Schweiz Rundschau Med (Praxis) 1988; 77: 82

Schilling F. Rheumatologische Schmerzprobleme. Verl Dtsch Ges Rheumatol 1981; 7: 73

Schlienger JL, Simon C, Vignon F, Jaeck D, Ratel JL. Fièvre prolongée au cours d'un syndrome de sevrage aux corticoïdes avec intégrité de la fonction surrénalienne. Sem Hôp Paris 1986; 62: 2017

Verresen L, Vanreterghem Y, Waer M, Hauglustaine D, Michielsen P. Corticosteroid withdrawal syndrome in dialysis patients. Nephrol Dial Transplant 1988; 3: 476

Wolkowitz OM. Long-lasting behavioral changes following prednisone withdrawal. J Amer Med Ass 1989; 261: 1731

Induktion von Neoplasien?

Seit Beginn der Pharmakotherapie mit Corticoiden hat man sich die Frage gestellt, ob durch corticoidinduzierte Immunvorgänge die Zahl der Neoplasien bei Langzeittherapie größer ist, oder ob bei bestehenden Tumoren (gilt nicht für Lymphome) unter Corticoiden deren Wachstum schneller und Metastasen häufiger sind. Dies um so mehr, als bekannt ist, daß unter Zytostatika, nach Bestrahlung und bei angeborenen oder erworbenen Immundefekten (AIDS) Neoplasien häufiger sind. Es handelt sich bei den Tumoren nach zytostatischer Behandlung meist um Leukämien, bei Zustand nach Strahlenexposition um Karzinome und Leukämien und bei AIDS um das Kaposi-Sarkom. Andererseits wurden auch vermehrt Tumoren beobachtet bei Nierentransplantation mit der üblichen immunsuppressiven Behandlung, bei Patienten mit malignen Lymphomen (Plasmozytom, Leukämien), bei Kollagenosen, bei nephrotischem Syndrom und chronisch aktiver Hepatitis. Von praktisch allen gängigen Zytostatika ist eine Tumorinduktion bekannt.

Bei den zytostatikainduzierten Tumoren war fast immer auch ein Corticoid gegeben worden, dessen zusätzliche Rolle unklar bleibt (TUCKER u. Mitarb.). Es existieren auch Berichte, die allein dem Corticoid eine entsprechende

Rolle zuschreiben (AMBLARD u. Mitarb., ILIE u. Mitarb., LEUNG u. Mitarb., HOSHAW u. Mitarb.).

Am häufigsten scheinen solche »corticoidinduzierte« Tumoren Kaposi-Sarkome nach langjähriger Corticoidmedikation zu sein (KOOP u. Mitarb., HOSHAW u. Mitarb.) die über eine veränderte Immunlage erklärt werden.

Resümee: Die Immunsuppression der Corticoide scheint vielleicht in einigen wenigen Fällen auch zur Entstehung von Tumoren (vorwiegend Kaposi-Sarkome) beizutragen. Wie unsere tägliche Praxis mit Corticoid-Langzeittherapie jedoch zeigt, ist diese Gefahr sehr gering, sicher deutlich geringer als z.B. nach Zytostatika oder Radiatio oder erworbenem Immundefekt (AIDS).

Literatur

Amblad P. Reymond JL, Beani JC, Zambelli P. Pemphigus vulgaire et maladie de Kaposi. Dermatologica 1981; 163: 58

Hoshaw RA, Schwartz RA, Kaposi's sarcoma after immunosuppressive therapy with prednisone. Arch Dermatol 1980; 116; 1280

Ilie B, Brenner S, Lipitz R, Krakowski A. Kaposi's sarcoma after steroid therapy for pemphigus foliaceus. Dermatologica 1981; 163: 455

Kaiser H. Cortison-Therapie und Metastasierungsneigung. Dtsch Med Wschr 1983; 108: 917

Koop HO, Holodniy M, List AF. Fulminant Kaposi's sarcoma complicating long-term corticosteroid therapy. Amer J Med 1987; 83: 787

Leung F, Fam AG, Osoba D. Kaposi's sarcoma complicating corticosteroid therapy for temporal arteriitis. Amer J Med 1981; 71: 320

Sodomann CP, Gropp C. Wie groß ist die Malignomgefahr durch Immunosuppressiva? Internist 1979; 29: 571

Tucker MA, Coleman CN, Cox RS, Varghese A, Rosenberg SA. Risk of second cancers after treatment for Hodgkin's disease. New Engl J Med 1988; 318: 76

Cortisonschäden am Auge

(W. STRAUB)

Corticoidkatarakt

1960 machten BLACK u. Mitarb. erstmals darauf aufmerksam, daß bei langanhaltender allgemeiner Steroidtherapie *hintere subkapsuläre Linsentrübungen* von weißlicher Farbe auftreten können. Es handelt sich um eine doppelseitige, scharf begrenzte, nicht sehr dichte Trübung. Histologische Untersuchungen zeigten, daß die Linsenkapsel unbeschädigt bleibt, der Äquatorbereich und die vorderen subkapsulären Schichten erst später betroffen werden (BABEL). Schätzungsweise 7% aller Patienten, bei denen sich eine steroidinduzierte Katarakt entwickelt, müssen deswegen operiert werden (Friedburg). Diese Linsentrübungen sind inzwischen in vielen Ländern beobachtet worden.

Zur Ermittlung des Alters von Corticoidkatarakten ist festzustellen, daß sich aufgrund der kontinuierlichen Apposition von Linsenfasern eine kernwärts gerichtete Verschiebung jener Trübungszone ergibt, die in der hinteren Linsenrinde auftritt. Somit erlaubt ihre Lage Rückschlüsse auf das Alter der Katarakt (SCHLAEGEL).

Wahrscheinlich handelt es sich dabei um die Folge einer Permeabilitätsstörung der Linsenkapsel und sich hieraus ergebende Elektrolytverschiebungen zwischen Linse und Kammerwasser. BABEL vermutet aufgrund histochemischer Untersuchungen eine Anomalie der Linsenmucopolysaccharide. Nach

Ursache

dem Absetzen der Therapie können neugebildete klare Linsenfasern die getrübten Fasern komprimieren, so daß sich die Sehschärfe u.U. wieder bessert.

Häufigkeit

Die *Häufigkeitsangaben* über Corticoidkatarakte schwanken erheblich. Nach LEYDHECKER ist mit Kataraktbildung bei 10% der über ein Jahr lang mit Corticoiden Behandelten zu rechnen. Die Corticoidkatarakt kann auch bei Kindern auftreten. FRIEDBURG ermittelte, daß die meisten Corticoidkatarakte bei Patienten mit chronischer Polyarthritis beobachtet werden. ADHIKARY u. Mitarb. berichten über die Entstehung von fast immer doppelseitigen hinteren subkapsulären Linsentrübungen bei Patienten mit Nierentransplantation, welche systemisch Corticoide erhalten hatten. Cortisonkatarakte sind auch nach Keratoplastiken festgestellt worden. Bei der Anwendung von Depotpräparaten, besonders bei häufigen intramuskulären Injektionen von Depot-Triamcinolon, scheinen Linsentrübungen gehäuft aufzutreten (KREY). Bei licht-, raster- und elektronenmikroskopisch untersuchten Corticoidbedingten Kataraktlinsen finden sich ähnliche Veränderungen wie bei seniler Katarakt.

Dauer der Corticoid-behandlung

Linsentrübungen wurden einerseits bei einer *Behandlungsdauer* von einem Jahr beobachtet, andererseits aber auch erst nach zweieinhalb Jahren. Neben der Behandlungsdauer spielt offenbar die Höhe der Tagesdosis eine Rolle. Nach der Statistik aus einer Rheumakinderklinik hatten rund 44% der mit über 0,7 mg/kg/die behandelten Kinder nach einem Jahr Linsentrübungen, während solche, die selbst höhere Dosen weniger als ein Jahr genommen hatten, in keinem Falle derartige Veränderungen aufwiesen. Auf der anderen Seite hatten Kinder, welche nur 0,1 mg/kg/die Prednisolon bekamen, selbst nach 5 Jahren noch keine Katarakt. Mit einem Cortisonstar ist zu rechnen, wenn mindestens 10 mg/die Prednisolon über mindestens ein Jahr gegeben werden. Ausnahmen sind jedoch möglich.

Eine streng gesetzmäßige Dosis-Zeit-Relation ist also nicht gegeben. Bei Erwachsenen ist die Gefahr wohl sicher geringer. Eine Kombination der Corticoidtherapie mit anderen Noxen kann offenbar die Kataraktbildung beschleunigen (FECHNER).

Bei langfristiger Corticoidtherapie sind jedenfalls regelmäßig augenärztliche Kontrollen erforderlich. Wahrscheinlich existiert eine individuelle Kataraktempfindlichkeit der Linse auf Corticoide (URBAN u. COTLIER).

Kataraktbildung bei Lokaltherapie

Die weitaus überwiegenden Berichte betreffen systemisch behandelte Patienten. Aber auch nach lang anhaltender Applikation von *corticoidhaltigen Augentropfen* können Linsentrübungen auftreten (STREIFF). Bei einem Patienten, der wegen einer einseitig stärker ausgeprägten periorbitalen Lichtdermatitis 10 Jahre lang corticoidhaltige Medikamente angewandt hatte, fanden KATSUSHIMA u. Mitarb. ein auf der Seite der intensiveren Corticoidbehandlung stärker ausgeprägtes Glaukom und eine dichtere Katarakt. Es wird vermutet, daß eine Resorption der Corticoide durch die Hornhaut hindurch stattgefunden hatte.

Corticoidglaukom

Augeninnen-drucksteigerung

Schon seit 1955 haben verschiedentlich amerikanische Autoren aufgrund von Einzelbeobachtungen darauf hingewiesen, daß eine fortgesetzte lokale Corticoidtherapie zu einer *Erhöhung des Augeninnendrucks* führen kann. 1962 hat GOLDMANN die ersten Fälle aus Bern publiziert, in der Zwischenzeit haben sich diese Beobachtungen laufend gemehrt, und es ist kein Zweifel, daß diese Corticoidkomplikation häufiger ist, als sie bekannt wird (LEYD-HECKER). Sie ist im übrigen auch bei langfristiger Allgemeinbehandlung beobachtet worden, kommt allerdings bei örtlicher Therapie viel häufiger vor. Die Dauer der Corticoidtherapie ist wesentlich. Bei relativ kurzfristiger Behandlung kann der Druck spontan wieder normal werden.

Die *Häufigkeitsangaben* schwanken erheblich, nämlich etwa zwischen 10% und 50%, bei Patienten, welche langfristig Corticoide lokal angewendet hatten. Bei 80% von Glaukomverdächtigen und Familienangehörigen von Glaukomkranken wurde 3 Wochen nach örtlicher Dexamethasonanwendung ein Druckanstieg festgestellt (JILANI u. Mitarb.). Eine erhöhte augendrucksteigernde Wirkung von Dexamethason im Vergleich zu Fluorometholon haben KASS u. Mitarb. beobachtet. Daß diese Komplikation nicht selten ist, ergibt sich im übrigen auch daraus, daß damit ein Test für die Anfälligkeit des Auges für Drucksteigerungen aufgebaut wurde. KREY berichtete, daß eine lokale Anwendung von Dexamethason- oder Betamethasontropfen über einen Zeitraum von 3 Wochen in 97% der Fälle zu einer intraokulären Drucksteigerung führte. 20–25% der Gesamtbevölkerung müßten als genetisch disponiert für ein Corticoidglaukom angesehen werden. Vermutlich sind die Disposition zum verstärkten Ansprechen auf Corticoide und die allgemeine Glaukomdisposition nicht identisch. Damit verliert die Glaukombelastungsprobe durch Corticoide an Wert (LEYDHECKER, FECHNER).

Häufigkeit

In der Regel handelt es sich um eine dem *Glaucoma chronicum simplex* ähnliche Form, es sind jedoch auch akute Fälle bekannt geworden. Ferner wird eine pseudokongenitale Form unterschieden.

Art des Glaukoms

Bei Corticoid-Langfristtherapie muß daher auch *regelmäßig der Augeninnendruck gemessen* werden! Die Drucksteigerungen nach Corticoidgaben sind in etwa 30% der Fälle reversibel. Das Corticoidglaukom ist so lange reversibel, bis noch keine allzu schweren morphologischen Veränderungen des Kammerwinkels eingetreten sind. In der Tat sprechen die anatomischen Untersuchungen von ROHEN dafür, daß das Corticoidglaukom nach lokaler Corticoidtherapie durch Ablagerungen feinfibrillärer Substanzen im Trabekelwerk der Kammerwinkelregion auf dem Boden einer erhöhten Gewebekonzentration von Corticoiden im Kammerwinkel zustande kommt. Neue Erfahrungen mit menschlichen, in vitro gezüchteten Trabekelzellen haben gezeigt, daß sie spezifische Glucocorticoidrezeptoren enthalten, die u.a. eine Synthese der Mucopolysaccharide bewirken. Die Untersuchung dieser Zellen könnte u.U. zum Entstehungsmechanismus des Corticoidglaukoms beitragen.

Prophylaxe

Sonstige Augenschäden

In diesem Zusammenhang sei erneut darauf hingewiesen, daß die *Lokaltherapie am Auge* sehr gefährlich sein kann. Unter Umständen kann schon die gesund anmutende Hornhaut trophische Störungen aufweisen, woraus sich erhebliche Folgeerscheinungen ergeben können. Die Unterdrückung der Entzündung hat im übrigen einen ungenügenden Abtransport von Gewebstrümmern und Toxinen zur Folge und kann die lokale Antikörperbildung behindern. Insbesondere auch die Entwicklung und zunehmende Ausbreitung von Pilzinfektionen wird mit der lokalen Corticoidtherapie in Zusammenhang gebracht. Auch bei Hornhautverletzungen können durch lokale

Schäden durch lokale Therapie

Corticoidgaben Komplikationen auftreten. Die von FRANÇOIS u. RIJSSELAERE nach lokaler und subkonjunktivaler Verabreichung von Corticoiden bei experimenteller Verimpfung mehrerer Pilzarten in die Hornhaut von Kaninchen verschlimmerten Kornealschäden werden auf eine Behinderung der Gewebeabwehr durch eine Hemmung der Entzündungsreaktion zurückgeführt. Die Wucherung der Myzele erfolgt dadurch leichter und intensiver. Weiterhin wurden schwere Schäden bei langfristiger Anwendung von Corticoidaugentropfen zur Beseitigung von Reizerscheinungen bei Kontaktlinsenträgern beobachtet. So hat man festgestellt, daß bei *Keratoconjunctivitis epidemica* unter lokaler Corticoidtherapie massive Hornhautherde zwar signifikant seltener vorkommen, daß aber gehäuft postinfektiös ein »trockenes Auge« entsteht. Corticoide werden daher bei der epidemischen Bindehautentzündung nur kurzfristig und in schweren Fällen empfohlen.

Seltene Komplikationen Weiterhin gibt es vereinzelte Berichte über corticoidinduziertes Vorkommen von Mydriasis, Ptosis, flächenhaften Retinopathien, Neuritis nervi optici, Stauungspapille und Exophthalmus. Bei Retinitis centralis serosa wurde nach hoher Dosierung der Corticoide eine Verschlechterung des Fundusbefundes beobachtet. Einen Verschluß von Netzhautgefäßen mit Verlust des Sehens beobachteten WILKINSON u. Mitarb. nach intranasaler Corticoidinjektion wegen Sinusitis.

Literatur

s. Kapitel »Augenkrankheiten«. S. 414 f.

Hautatrophie

(R. NIEDNER)

Auch die systemische Anwendung von Corticoiden führt zu Veränderungen der Haut, wie sie im Teil »Hautkrankheiten« aufgeführt sind (vgl. S. 370 f.).

Besonders zu nennen sind solche Nebenwirkungen an der Haut (NATER u. DE GROOT) wie Hirsutismus, Ekchymosen, Akne, periorale Dermatitis (ADAMS u. Mitarb.) sowie die Atrophie des Hautorgans.

Die Atrophie zeigt sich als Striae distensae, als umschriebene Atrophien an empfindlicher Haut wie an den Augenlidern, an den Axillen und am Thorax, als diffuse ausgedehnte Verdünnung der Haut, kenntlich an der zigarettenpapierartigen Fältelung, an durchscheinenden Gefäßen und an purpuriformen Hautveränderungen der Extremitäten. Auch kann die Haut einen ichthyosiformen Charakter annehmen.

Diese Hautveränderungen treten altersabhängig unterschiedlich häufig auf. Kinder zeigen besonders häufig eine Atrophie und Striae distensae, ältere Patienten dagegen eine vorzeitige Alterung der Haut mit Pseudocicatrices stellaires spontanées, Purpura und erhöhter Verletzlichkeit des Hautorgans.

Literatur

Adams JS, Davidson AM, Cunliffe W.J, Giles GR. Perioral dermatitis in transplant recipients maintained on corticoCorticoids and immunosuppressive therapy. Brit J Dermatol 1982; 106: 589

Nater JP, De Groot AC. Unwanted effects of cosmetics and drugs used in dermatology. Elsevier – North Holland – Excerpta medica, Amsterdam 1985

Schweregrad, Häufigkeit und Bedeutung unerwünschter Wirkungen

Auf Schweregrad, Häufigkeit und Bedeutung unerwünschter Wirkungen von Corticoiden wurde in den vorangegangenen Artikeln eingegangen. Im Verlaufe der letzten 40 Jahre ist eine kaum übersehbare Anzahl an Untersuchungen durchgeführt worden, um das Auftreten erwünschter wie unerwünschter Wirkungen auf eine bestimmte Dosis an Corticoiden zu beziehen mit dem Ziel, eine Schranke festlegen zu können, bei deren Überschreiten mit einer bestimmten unerwünschten Wirkung gerechnet werden kann. Produkt dieses formalistischen Denkens war u.a. die Fixierung einer sog. »Cushing-Schwellendosis«, bei deren Überschreiten ein iatrogenes Cushing-Syndrom zu erwarten wäre. Folge war auch, daß jede Firma bestrebt war, ihrem eigenen synthetischen Corticoid eine möglichst große Wirkung, gleichzeitig jedoch eine möglichst geringe Anzahl an unerwünschten Wirkungen zu attestieren. Folge war auch der Versuch einer ganzen Gruppe synthetischer Corticoiden, nämlich den *fluorierten Corticoiden* (s. Tab. **10**, S. 82), eine besonders niedrige Schwellendosis für unerwünschte Wirkungen und damit eine geringere Gefährlichkeit zu assoziieren.

Wir wissen heute, daß das Ausmaß der gewünschten Wirkung eines Corticoids auch dem Ausmaß der unerwünschten Wirkungen entspricht. Eine differenzierte Wirkung eines Corticoids ist nur in sehr geringem Maße erreichbar:

- durch Verwendung von Corticoiden, die nicht am Mineralocorticoidrezeptor binden (S. 20),
- durch Verwendung von Corticoiden, die nicht an sog. Dexamethasonrezeptoren im Gehrin binden (S. 20),
- durch zirkadiane oder (besser) alternierende Applikationsform von Corticoiden (S. 153).

Für alle anderen Wirkungen, gewünscht oder unerwünscht, gilt, daß sie jedem Corticoidmolckül inhärent sind, so daß folgende Regel aufgestellt werden kann: »*Ausmaß der gewünschten Wirkung = Ausmaß der unerwünschten Wirkung*«.

Damit kann auch die Frage der Häufigkeit unerwünschter Wirkungen allgemeingültig beantwortet werden: Unerwünschte Wirkungen treten in Abhängigkeit von der Corticoiddosis auf.

Auch die »Cushing-Schwellendosis« kann leichter definiert werden: Es ist die Dosis an Corticoiden, die höher ist, als es dem endogenen Bedarf an Corticoiden als Hormon entspricht. Aus unseren Untersuchungen über Cortisolsynthese in der NNR und Rezeptorgehalt in der peripheren Zelle wissen wir aber, daß die Wirkung einer definierten Corticoidmenge individuell um den Faktor 3 schwanken kann. Von den unerwünschten Wirkungen sind besonders solche zu beachten, die entweder besonders gefährlich oder aber irreversibel sind.

- *Gefährliche unerwünschte Wirkungen* von Corticoiden können sein: Aktivierung von Infektionen (u.a. Tbc), Perforationen von Ulcera ventriculi/duodeni, schwere Psychosen, iatrogene NNR-Insuffizienz, Glaukom, allergische Reaktionen.

- *Irreversible unerwünschte Wirkungen* von Corticoiden sind: Aseptische Osteonekrose, Minderwuchs bei Kindern, Osteoporose, Linsentrübung. Die Osteoporose stellt in praxi die wichtigste unerwünschte Wirkung einer Corticoid-Pharmakotherapie dar.

Prophylaxe gegen unerwünschte Wirkungen

Unerwünschte Wirkungen von Corticoiden lassen sich nicht vermeiden, jedoch durch prophylaktische Maßnahmen oft reduzieren:

- Keine Corticoide mit mineralocorticoidem Effekt;
- Keine Corticoide vom Dexamethason-Typ (Ausnahme: Hirnödem und Hemmtest);
- Keine Corticoide mit verlängerter Wirkung, keine Depotpräparate!
- Corticoide so kurz und so niedrig wie möglich dosieren;
- Corticoide mit kurzer biologischer Halbwertszeit verwenden;
- Corticoide besser lokal als systemisch geben;
- Corticoide richtig applizieren (zirkadian oder alternierend),
- Kontraindikationen der Corticoidtherapie beachten;
- Interaktionen mit anderen Pharmaka beachten;
- Zweiterkrankungen mit verschlimmerndem Effekt beachten, wie z.B. Infektionskrankheiten (Tbc), Ulcus ventriculi/duodeni, Glaukom, Hypertonie, Diabetes mellitus, Osteoporose;
- Familiäre Dispositionen beachten: Diabetes, Psychosen, Osteoporose;
- Regelmäßige Kontrolluntersuchungen durchführen;
- Patienten- und Arztinformation beachten (s. Corticoid-Ausweis Abb. **10**, S. 36);
- Spezifische Gegenmaßnahmen ergreifen, wie z.B.:
  - Osteoporose: Muskeltraining, einweißreiche Kost, calciumreiche Kost, evtl. Vitamin D3, Diphosphonat oder Calcitonin.
  - Diabetes mellitus: Kohlenhydratarme Kost (sicher aber kein Zucker und zuckerhaltige Speisen), Urinzucker regelmäßig messen.
  - Katabolismus: Muskeltraining, eiweißreiche Kost (keine Anabolika!).
  - Glaukom: Augeninnendruck regelmäßig messen.
  - Hypertonie: Keine Corticoide mit mineralocorticoidem Effekt, regelmäßige RR-Kontrolle.
  - Kleinwuchs: Indikation immer von neuem bedenken, eiweißreiche Kost. Körperlänge alle 3 Mon. messen.
  - Tuberkulose: Da bei der systemischen Pharmakotherapie die postprimäre Tuberkulose immer eine Gefahr darstellt, sollte vor jeder Pharmakotherapie ein Tuberkulintest durchgeführt werden. Bei positivem Ausfall prophylaktische Gabe von INH? (hier besteht kein einheliger Konsens) und regelmäßig Röntgen-Thoraxaufnahme. Bei negativem Ausfall Tuberkulintest alle 6 Monate wiederholen

Literatur

Kley HK, Magrian G. Endokrinologie; Adrenales System. In: Rahn KH, Hrsg. Erkrankungen durch Arzneimittel. Thieme, Stuttgart 1984; 499

Rimsza ME. Complications of corticoCorticoid therapy. Amer J Dis Child 1978; 132: 806

Targoff C. Side effects of corticosteroids. In: Blunestone R, ed. Rheumatology. Houghton-Mifflin, Boston 1980

Interaktionen von Corticoiden mit anderen Pharmaka

Eine Vielzahl von Pharmaka ist bekannt, die im Regelkreis für endogenes Cortisol, in Synthese, Transport, Metabolismus und peripherer Wirkung positiv (verstärkend) oder negativ einwirken können. Für exogene (also applizierte) Corticoide spielen hier besonders Pharmaka eine Rolle, die in Resorption, Transport, Metabolismus und peripherer Wirkung eingreifen können.

Bereits bei der *Resorption* aus dem Gastrointestinaltrakt spielen die oft eingesetzten Antazida durch physikalische Adsorbtion eine negative Rolle (SZEFLER). H_2-Antagonisten haben dagegen bei der Resorption keinen negativen Einfluß auf die Corticoide.

Resorption

Von den synthetischen Corticoiden wird allein Prednisolon in nennenswertem Umfang an CBG (cortisolbindendes Globulin) gebunden. Da die Kapazität von CBG begrenzt ist (WESTPHAL), bedeutet dies, daß Corticoide zunächst an CBG gebunden werden, bevor sie in der Zelle wirksam werden können. Dadurch ist ihr Wirkungseintritt (theoretisch) etwas verspätet. Bei hoher CBG-Konzentration (Leberzirrhose, Schwangerschaft, »Pille«) ist diese Pufferwirkung von CBG etwas ausgeprägter. Es ist bisher nicht untersucht worden, ob dieser Effekt klinisch von Bedeutung ist. Jedoch wurde vielfach statt Prednisolon Dexamethason für Notfälle mit folgenden Begründungen empfohlen: Dexamethason wird nicht an CBG gebunden, es wird als Phosphatester schneller gespalten (und steht damit dem Organismus rasch zur Verfügung) und es liegt bereits als wäßrige Lösung vor (Auflösen vor Injektion entfällt damit).

Transport

Der *Metabolismus* von Corticoiden ist während des Lebens weitgehend konstant (PETERSON) mit der Ausnahme im Säuglings- und Greisenalter, wo er leicht vermindert ist (BONDY). Pharmaka wie Diphenylhydantoin, Rifampicin, Barbiturate und Metopiron stimulieren hepatische Enzyme für die Steroidmetabolisierung, so daß unter diesen Medikamenten ein schnellerer Abbau und damit verringerte Wirkung von Corticoiden resultiert (PETERSON, DRUKKER u. Mitarb.). Durch Minoxidil wird der Abbau von Aldosteron stimuliert (PRATT u. Mitarb.) Schwangerschaft und »Pille« vermindern die Abbaurate aller CBG-gebundenen Corticoide (Cortisol, Prednisolon; LENGLER u. Mitarb.) und Salicylate vermindern die Corticoidwirkung durch erhöhte renale Exkretion. Obwohl hierdurch die Wirkung von Corticoiden bis um 50% reduziert weden kann, spielen sie in praxi außer für Rifampicin selten eine Rolle. Bei den Makrolid-Antibiotika (z. B. Erythromycin) findet sich eine verminderte Elimination von Methylprednisolon, nicht aber von Prednisolon (SZEFLER).

Metabolismus

Von besonderem Interesse ist, daß Corticoide, die in einer unwirksamen Form appliziert werden (z.B. Cortison oder Prednison), erst durch die Leberpassage aktiviert werden. Bei gestörter Leberfunktion (z.B. Leberzirrhose) oder Nichtpassage der Leber (z.B. nach intraartikulärer Injektion) sind sie deshalb weniger oder auch gar nicht wirksam (COPE u. GIFFORD).

Rezeptoren

Periphere Wirkung auf der Ebene der *Rezeptoren:* In den letzten Jahren ist eine Vielzahl an Krankheitsbildern, physiologischen Veränderungen und Pharmaka untersucht worden dahingehend, ob sie Rezeptorzahl und/oder -affinität für Corticoide beeinflussen. Wirksam waren bei den Krankheiten die rheumatoide Arthritis sowie einige Formen der Leukämien und bei den Pharmaka besonders die Corticoide selbst (SCHLAGHECKE). Dieser Effekt wurde früher mit »down-regulation« bezeichnet, heute nennt man ihn »homologe Regulation«. Untersuchungen auf dieser Ebene stehen noch in den Kinderschuhen; es ist jedoch durchaus möglich, daß durch intrazelluläre Beeinflussung der Rezeptoren auch eine Wirkung auf die periphere Wirkung von Corticoiden erzielt wird.

Periphere Wirkung

Periphere Wirkung von Corticoiden: Die Vielzahl an Indikationen für Corticoide bedeutet auch, daß sie selten allein, meist jedoch zusammen mit anderen Pharmaka gegeben werden: z.B. mit Antiphlogistika (bei rheumatischen Erkrankungen), mit Antihistaminika (bei allergischen Erkrankungen), mit Bronchospasmolytika (bei Bronchialerkrankungen), mit Zytostatika (bei onkologischen Erkrankungen). Hier ergeben sich oft Interaktionen mit anderen Pharmaka. Einige häufige Kombinationen mit möglichen unerwünschten Wirkungen seien aufgezählt:

Herzglykoside

Bei Corticoiden mit verbliebener mineralocorticoider Wirkung (z.B. Prednisolon) können über den Kaliumverlust *Glykosidüberdosierungen* (mit Herzrhythmusstörungen) vorkommen.

Saluretika

Corticoide mit mineralocorticoidem Effekt können den Kaliumverlust durch *Saluretika* verschlimmern.

Kumarine

Durch schnelleren Abbau soll die Wirkung von *Marcumar* vermindert sein.

Diphenyl-
hydantoin
u. a.

Diphenylhydantoin, *Barbiturate*, *Salicylate*, *Carbamazepin*, *Ephedrin*: Obwohl hier noch keine eindeutigen Untersuchungen mit Spiegelmessungen von Corticoiden vorliegen, sollte bei gleichzeitiger Gabe dieser Pharmaka daran gedacht werden, daß theoretisch die Corticoiddosis erhöht werden muß und evtl. eine Bestimmung der Corticoidplasmakonzentration gemacht werden. Ähnlich wie beim Rifampicin wird eine Erhöhung der Corticoiddosis in den meisten Fällen notwendig sein.

Rifampicin

Durch *Rifampicin* kommt es zu einer vermehrten Bildung von Cytochrom P 450, das an zahlreichen oxidativen Biotransformationsprozessen beteiligt ist. Von besonderer Bedeutung war der raschere Abbau von hormonellen Kontrazeptiva (»Pille«), so daß es trotz Pille zu Schwangerschaften gekommen ist. Wichtig war die Beobachtung von MCALLISTER u. Mitarb., daß unter Rifampicin die Bioverfügbarkeit von Prednisolon um etwa 50% verringert und die Clearance um 55% erhöht ist. Folge dieser Beobachtungen ist, daß bei gleichzeitiger Gabe von Rifampicin und Corticoiden die Corticoiddosis mindestens um den Faktor 2 erhöht werden muß (BITAUDEAU u. Mitarb.).

Antidiabetika

Wegen der Wirkung von Glucocorticoiden auf den Kohlenhydratstoffwechsel resultiert bei Diabetes mellitus eine schlechtere und meist schwierigere Einstellung (gilt sowohl für orale *Antidiabetika* wie für *Insulin*).

Es ist eine Vielzahl an Untersuchungen durchgeführt worden, um herauszufinden, welche Substanzen in ihrer Wirkung durch Adsorption an *Antazida* reduziert werden. Dieser Effekt scheint abzuhängen von der Art des Antazidums (Bikarbonat und Magnesiumtrisilikat), dem Einnahmezeitpunkt (voller Magen hat nur gering verzögernden Effekt auf die Corticoidwirkung; AL-HABET u. ROGERS). Sucralfat übt keinerlei Effekt auf die Corticoidresorption aus.

Antazida

Wie wir von den Herzglykosiden wissen, bindet *Colestyramin* sehr effektiv Steroidgerüste. Dieser Effekt wird durch den ausgeprägten enterohepatischen Kreislauf der Corticoide (eigene Beobachtungen) noch verstärkt. Colestyramin »inaktiviert« Glucocorticoide in so erheblichem Umfang, daß es – so möglich – nicht zusammen mit Corticoiden gegeben werden soll (evtl. ausweichen auf Lovastatin).

Colestyramin

Bei *NSAR* (nichtsteroidalen Antirheumatika) liegt die wahrscheinlich häufigste (und auch ungünstigste) Kombination mit einem Corticoid vor. Beide wirken als Inhibitoren der Prostaglandinsynthese (Arachidonsäurekaskade). Während es bei Corticoiden statistisch nicht möglich ist, einen Effekt auf Entstehung und Verlauf von Ulcus ventriculi/duodeni auszumachen, findet man bei dieser Kombination ein Ulcusleiden sehr häufig. Ist die Kombination nicht zu umgehen (z.B. bei Erkrankungen aus dem rheumatischen Formenkreis), empfehlen wir wegen der hohen Ulcusinzidenz grundsätzlich die gleichzeitige Einnahme eines H_2-Blockers.

NSAR

Des weiteren konnte gezeigt werden, daß Corticoide – möglicherweise über eine erhöhte glomeruläre Filtration – kurzfristig zu einem Abfall des Serum-Salicylat-Spiegels führen. Eine verminderte Wirkung wurde bisher nicht beobachtet (BAER u. Mitarb.).

*A*lle Corticoide bewirken im Exzeß psychische Veränderungen bis hin zu manifesten Psychosen. Wichtig ist, daß solche corticoidinduzierten Psychosen durch die üblichen *Psychopharmaka* schwer zu behandeln sind. Gelegentlich muß deshalb das Corticoid abgesetzt werden (s. S. 127).

Psychopharmaka

Wie in vielen Untersuchungen nachgewiesen, kann der katabole Effekt von Corticoiden durch *Androgene/Anabolika* nicht aufgehoben (antagonisiert) werden. Da Corticoide und Androgene mit unterschiedlichen Rezeptoren reagieren und auch im Stoffwechsel einen unterschiedlichen Angriffspunkt haben, war ein solcher Antagonismus (obwohl immer wieder gesucht) auch nicht zu erwarten. Aufgrund dessen kommen als Gegenmaßnahme zur katabolen Wirkung von Glucocorticoiden nur die in »Regeln für den Patienten« beschriebenen Verfahren in Frage, nicht aber Anabolika.

Anabolika

Literatur

AL-Habet MH, Rogers H. Effekt of food on the absorption and pharmacokinetics of prednisolone from enteric-coated tablets. Eur J Clin Pharmacol 1989; 37: 423

Baer PA, Shore A, Ikeman RL. Transient fall in serum salicylate levels following intraarticular injection of steroid in patients with rheumatoid arthritis. Arthr Rheum 1987; 30: 345

Bergrem H, Refvem OK. Altered prednisolone pharmacokinetics in patients treated with rifampicin. Acta Med Scand 1983; 213: 339

Bitaudeau P, Clement S, Chartier JP, Papapietro PM, Bonnafoux A, Arnaud M, Treves R, Desproges-Gotteron R. Interaction Rifampicine-prednisolone. Rev Rhum 1989; 56: 87

Bondy PK. The adrenal cortex. In: Bondy PK, Rosenberg LE, eds. Metabolic Control and Disease. Saunders, Philadelphia 1979; 1427

Cope CL. Adrenal Steroids and Disease. Pittman Medical, London 1977

Drucker WD, Sfikakis A, Borowski AJ, Christy NP. On the rate of formation of steroidal glucuronides in patients with familial and acquired jaundice. J Clin Invest 1964; 43: 1952

Gifford RH. Corticosteroid therapy for rheumatoid arthritis. In: Azarnoff DL, ed. Steroid Therapy. Saunders, Philadelphia 1975; 78

Jubiz W, Meikle AW. Alterations of glucocorticoid actions by other drugs and disease states. Drugs 1979; 18: 113

Kaiser H. Arzneimittelinteraktionen mit Kortikoiden. Fortschr Med 1981; 99: 1827

Kley HK, Magrian G. Endokrinologie; Adrenales System, 3. Aufl. In: Rahn KH, Hrsg., Erkrankungen durch Arzneimittel. Thieme, Stuttgart 1984; 499

Kley HK, Peerenboom H, Strohmeyer G, Krüskemper HL. Cortisol excretion into gastric juice; Studies in health, in digestive ulcer disease, and in surgery stress. Dig Dis Sci 1983; 28: 494

Lengler UF, Benet LZ. Marked alterations in dose-dependent prednisolone kinetics in women taking oral contraceptives. Clin Pharmacol Ther 1986; 35: 425

McAllister WAC, Thompson PJ, AL-Habet SM, Rogers HJ. Rifampicin reduces effectiveness and bioavaibility of prednisolone. Brit Med J 1983; 286: 923

Peterson RE. Metabolism of adrenal cortisol steroids. In: Christy NP, ed. The Human Adrenal Cortex. Harper & Row, New York 1971; 87

Pratt JH, Grim CE, Parkinson CA. Minoxidil indreases aldosterone metabolic clearance in hypertensive patients. J Clin Endocr Metab 1979; 49: 834

Szefler SJ. Drug interactions. In: Schleimer RP, Claman HN, Oronsky AL (Hrsg.) Antiinflammatory steroid action. Academic Press New York 1989; 364

Westphal U. Steroid-protein Interactions. Springer, Berlin 1971

Therapieprobleme in speziellen Situationen

Hohes Alter

Da mit zunehmendem Alter die Cortisol-Clearance (= Abbau von Corticoiden) nachläßt, stellt sich die Frage, ob im Alter zur Erreichung des gleichen pharmakologischen Effektes geringere Dosen an Corticoiden ausreichend sind. Obwohl diese Frage bei asthenischen Patienten gelegentlich diskutiert wird, gibt es bis heute keine allgemeingültige Empfehlung. Da unser Bestreben bei jedem Patienten ist, die individuell niedrigst mögliche Corticoiddosis zu nehmen, dürfte diese Überlegung klinisch keine Rolle spielen.

Bestätigt wird diese Annahme durch STUCK und Mitarb., die zeigen konnten, daß bei älteren Probanden gleiche Dosen von Prednisolon endogenes Cortisol weniger stark supprimieren, obwohl eine höhere Konzentration an freiem und gebundenem Prednisolon vorliegt als bei Jüngeren.

Fazit: Gleiche Corticoiddosierungen bei älteren Patienten wie bei Jugendlichen; jedoch besonders sorgfältige Beobachtung von gewünschten und unerwünschten Wirkungen der Corticoidtherapie.

Literatur

Kaiser FE, Doe RP. Steroidmedikation im Alter. Tempo Medical 1985; 14: 32

Kaiser H. Kortikoidtherapie: In: Platt D, ed. Pharmakotherapie und Alter. Springer, Berlin 1988: 155

Stuck AE, Frey BM, Frey FJ. Kinetics of prednisolone and enogenous cortisol suppression in elderly. Clin Pharmacol Ther 1988; 43: 345

Schwangerschaft

Gelegentlich ist es auch während der Schwangerschaft notwendig, Corticoide zu applizieren. Es stellt sich deshalb die Frage, welche Gefährdung für Mutter, Fetus und Schwangerschaft durch eine solche Pharmakotherapie besteht. Aus Versuchen mit Nagetieren weiß man, daß Corticoide teratogen und embryotoxisch wirken können, bes. dann, wenn sie in der Phase der frühen embryonalen Entwicklung (beim Menschen: 1.–3. Schwangerschaftswoche) oder während der Organogenese (beim Menschen: 4.–12. Schwangerschaftswoche) appliziert werden.

Bei Nagetieren wurden u.a. beschrieben: Gaumenspalten, kardiale Mißbildungen, Anomalien des Urogenitalsystems, Umbilikalhernien, Syndaktylien, intrauterine Wachstumsretardierungen, NNR-Atrophie (KLEPAC, NISHIMURA u. TANIMURA, SHAH u. KILISTOFF). Diese Veränderungen waren dosisabhängig. Des weiteren kommt es in der Spätschwangerschaft des Kaninchens zur vorzeitigen Geburt und erhöhter postnataler Letalität. Bei Ratten ist der DNA-, RNA- und Proteingehalt der Zellen deutlich reduziert (KLEPAC).

Aufgrund dieser Untersuchungen werden folgende Risiken für Fetus und Schwangerschaft diskutiert: 1. teratogene Effekte, 2. intrauterine Wachstumsretardierung und erniedrigtes Geburtsgewicht, 3. Aborte, Früh- und Totgeburten, 4. erhöhte peri- und postnatale Mortalität. *(Marginalie: Theoretische Risiken)*

Aus fast allen bisherigen Untersuchungen folgt, daß Mißbildungen beim Menschen unter Corticoiden äußerst selten sind. In einer Serie von 260 Schwangerschaften wurden eine kurzfristige NNR-Insuffizienz und 2 Gaumenspalten gesehen, während bei den Kindern von 45 anderen Müttern, die Glucocorticoide während und nach der Konzeption eingenommen hatten, keine Gaumenspalte gefunden wurde (COPE).

LEE u. Mitarb. haben zeigen können, daß bereits 10 mg/die Prednisolon zu einer leichten Entwicklungsretardierung führen können mit Beeinträchtigung des Wachstums der langen Röhrenknochen (GEOFFREY u. REDMOND, REDMOND) einer verminderten Insulinaktivität (HILL u. STERN) und einer verminderten adrenalen Androgenproduktion. Das Geburtsgewicht der »Glucocorticoid-Babies« soll etwa 200–300 g niedriger (SCHATZ u. Mitarb.) sein.

Von mehreren Autoren wird eine erhöhte Abortrate beschrieben, die bei NISHIMURA u. TANIMURA sogar 6 von 26 Schwangerschaften betraf. Vor allem Corticoide im 2. und 3. Trimenon sollen mit einer erhöhten Rate an Früh- und Totgeburten korreliert sein.

Neben der Wachstums- und Reiferetardierung wird vor allem die Suppression des adrenalen Regelkreises für die erhöhte peri- und postnatale Mortalität verantwortlich gemacht. Der Hypothalamus als steuerndes Organ wird bereits in der 4. und die NNR in der 5. Schwangerschaftswoche angelegt. Bereits ab der 7. Woche ist das gesamte adrenale Regelsystem selbständig und arbeitsfähig (DEGENHARDT, NISHIMURA u. TANIMURA). Das fetale Immunsystem ist bisher noch wenig untersucht (GLEICHER u. SIEGEL). Jedoch scheint durch Corticoide die humorale Immunantwort des Feten nicht verändert zu sein, während in In-vitro-Versuchen eine mangelhafte Makrophagenfunktion nach Corticoidexposition gefunden wurde.

Zusammenfassend ist unter Berücksichtigung der bisherigen Literatur (FABEL) nur ein geringes (wenn überhaupt vorhandenes) teratogenes Risiko durch Corticoide während der Schwangerschaft anzunehmen. Komplikationen wie Aborte, Frühgeburten, Totgeburten sowie erhöhte Mortalität können *(Marginalie: Praktische Konsequenzen)* nicht ganz ausgeschlossen werden. Die Inzidenz ist jedoch so gering, daß die meisten Autoren zu dem Ergebnis kommen, daß (fast) keine Gefährdung vorliegt. Deshalb darf während einer Schwangerschaft eine notwendige Therapie nicht abgebrochen oder verweigert werden. Jedoch sollte die niedrigste, noch effektive Dosis mit dem geringsten systemischen Effekt gewählt werden. Postpartal sollte das Kind besonders intensiv überwacht werden, da eine kurzfristige NNR-Insuffizienz möglich sein könnte. Ob, wie von CHUMG u. BARNES vorgeschlagen, Prednison (gegenüber Prednisolon) einen Vorteil bietet, da die kindliche Leber noch nicht in der Lage sei, es ausreichend schnell in die wirksame Form umzuwandeln, bedarf weiterer Untersuchungen, da die Mutter hierzu sehr wohl in der Lage ist. Nach SCHNEIDER geht 1% des applizierten Prednison in die mütterliche Milch über (Kontrollbedürftiger Befund).

Positive Effekte während der Schwangerschaft

Wie oben dargelegt, ist ein negativer Effekt von Corticoiden während der Schwangerschaft eher fraglich und wenn, dann offensichtlich gering. Positive Effekte sind erfreulicherweise ebenfalls vorhanden und werden ausgenutzt bei:

- Substitution der Mutter bei NNR-Insuffizienz (S. 40)
- Substitution (Suppression) des Feten mit genetisch bedingter NNR-Insuffizienz beim Adrenogenital-Syndrom (zur Vermeidung einer Virilisierung von weiblichen Feten; s. S. 45)
- Beschleunigte Lungenreifung bei Frühgeburten zur Vermeidung des RDS (Respiratory distress syndrome) S. 427 f.

Literatur

Cope CL. Adrenal Steroids and Disease. Pittman Medical, London 1977

Chung KF, Barnes PJ. Prescribing in pregnancy: treatment of asthma. Brit Med J 1987; 294: 103

Fabel G. Risiken der Glucocorticoidtherapie in der Schwangerschaft. In: Fabel H, ed. Corticosteroide bei Atemwegserkrankungen. Verlag für angew. Wissenschaften, München 1985; 35

Geoffrey P, Redmond MD. Effect of drugs on intrauterine growth. Clin Perinatol 1976; 6: 5

Gleicher N, Siegel I. Do glucocorticoids affect the fetal immune system? Amer J Redprod Immunol 1981; 1: 185

Goldman AS, Shapiro BH, Katsumata M. Human fetal palatal corticoid receptors and teratogens for cleft palate. Nature 1978; 272: 464

Hill RM, Stern L. Drugs in pregnancy: effects on the fetus and newborn. Drugs 1979: 17: 182

Klepac R. Influence of dexamethasone on growth and development of rat fetuses: changes in nucleic acids and protein content. Endocrinol 1982; 80: 311

Lee F, Nelson N, Faiman C: Low-dose corticoid therapy for anovulation-effect upon fetal weight. Obstet Gynecol 1982; 60: 314

Lewis BY: Drug therapy in pregnancy. Practitioner 1978; 221: 866

Nishimura H, Tanimura T. Clinical aspects of teratogenicity of drugs. Excerpta medica, Amsterdam 1976; 240: 243

Redmond GP. Effects of drugs on intrauterine growth. Clin Perinat 1979; 6: 55

Schatz M, Patterson R, Zeit S, O'Rourke J, Melam H. Corticosteroid therapy for the pregnant asthmatic patient. J Amer Med Ass 1975; 233: 804

Schneider H. Asthmabehandlung während der Stillperiode. Dtsch Med Wschr 1987; 112: 1356

Shah RM, Kilistoff A. Cleft palate induction in hamster fetuses by glucocorticoid hormones and their synthetic analogues. J Embryol Exp Morphol 1976; 35: 101

Singh M. Iatrogenic disorders of the fetus and newborn as a result of maternal medications. Ind Ped 1975; 12: 603

Lebererkrankungen und Urämie

Für einen funktionierenden Regelkreis ist der Metabolismus von Corticoiden von gleich großer Bedeutung wie deren Synthese. Dies bedeutet, daß bei Einhaltung der geregelten Größe »Cortisolplasmaspiegel« bei einem verminderten Metabolismus in der Leber auch die Synthese in der NNR reduziert werden muß. Dies wird auch bei erheblicher Störung der Leberfunktion (Leberzirrhose) im Organismus ausreichend geregelt. Jedoch fanden wir, daß bei plötzlicher Cortisolsekretion (z.B. im Streß) bei Patienten mit Leberzirrhose inappropriat hohe Konzentrationen an freiem Cortisol gefunden werden mit dem Ergebnis eines leichten Hypercortisolismus (KLEY u. Mitarb.).

Ähnliche Verhältnisse finden wir bei der Urämie. Hier ist die Halbwertszeit von Prednisolon um 50% verlängert und es findet sich eine überhöhte Konzentration an freiem (= aktiven) Prednisolon.

Fazit: Bei Patienten mit Leberzirrhose und Urämie sind meist niedrigere Dosen an Corticoiden notwendig. Diese sollten jedoch im Verlauf der Behandlung individuell und je nach Krankheitsbild angepaßt werden.

Literatur

Bergrem H. The influence of uremia on pharmacokinetics and protein binding of prednisolone. Acta Med Scand 1983; 213:333

Kley HK, Krüskemper HL. Leber und Steroidhormone. III. Veränderungen von Steroidsynthese, -konzentration und -stoffwechsel bei Lebererkrankungen. Med Klin 1978; 73: 1155

Kley HK, Both H, Krüskemper HL. Hypercortisolism in patients with cirrhosis of the liver due to decreased binding of plasma cortisol. Horm Metab Res 1978; 10: 459

Operationen

Corticoide können bei einer Operation in verschiedener Weise das Ergebnis negativ beeinflussen:
- iatrogene NNR-Insuffizienz (S. 51),
- erhöhtes Infektionsrisiko (S. 113),
- Wundheilungsstörung und Nahtdehiszenz (S. 108).

Hiervon ist die iatrogene NNR-Insuffizienz sicher die schwerwiegendste. Hinzu kommen noch typisch chirurgische Probleme, die (früher) die Einsicht einer evtl. notwendigen Corticoidtherapie perioperativ erschwerten.

WECHSLER u. Mitarb. haben bei 73 operativen Eingriffen unter Corticoid-Pharmakotherapie diese unerwünschten Wirkungen näher analysiert: Sie fanden ein um 20–30% erhöhtes Infektionsrisiko, das besonders bei Notoperationen (Risiko um 75% erhöht) und bei Corticoidgaben von > 0,5 mg/kg/die Prednisolon nachweisbar war. Die Mortalität war um ganze 75% bei diesen Patienten erhöht.

Literatur

Wechsler B, Le Thi Huong Du, Langlois P, Baumer R, Ghesquiere F, Herson S, Piette JC, Godeau P. Corticotherapie et chirurgie. Ann Méd Interne 1985; 136: 290

Impfungen

Unter einer Cortisondauertherapie stehende Patienten können unbedenklich, d.h. risikolos, mit einem Totimpfstoff (z.B. gegen Influenza) geimpft werden. Bei der üblichen Erhaltungsdosis von unter 10 mg/die Prednisolon wird die Immunreaktion nicht wesentlich behindert, so daß die Impfung auch den erwünschten Erfolg hat. Die Grippeimpfung ist für abwehrgeschwächte Patienten sogar ausdrücklich zu empfehlen (STICKL 1985).

Anders ist dagegen die Situation bei lebenden Impfstoffen, wie z.B. Röteln, Masern, BCG und Polioschluckimpfung. Diese dürfen immunsupprimierten Patienten nicht verabreicht werden.

Literatur

Alexander M, Reattig HJ. Infektionskrankheiten, 3. Aufl. Thieme, Stuttgart 1987
Stickl H. Impfen unter Corticoid-Therapie? Selecta 1985; 27: 689
Vildé J-L, Bricaire F. Les vaccinations chez les immunodéprimés. Méd et Hyg 1984; 42: 816

Kontraindikationen für Corticoide

Es gilt die grundsätzliche Regel, daß für eine notwendige Corticoidtherapie keine echte Kontraindikation besteht. Dies gilt besonders dann, wenn eine akute Notsituation vorliegt.

Substitutionstherapie

Substitutionstherapie: Bei der Substitutionstherapie handelt es sich um eine echte Indikation für eine Dauertherapie. Hier gibt es keine Kontraindikation weder unter Normalbedingungen noch (für eine erhöhte Dosis) unter Streßsituationen (s. Corticoid-Ausweis, Abb. **10**).

Hemmtherapie

Hemmtherapie: Auch für die Suppression des adrenalen Regelkreises gibt es keine Kontraindikation weder für den Suppressionskurztest nach Liddle zur Diagnose des endogenen Hypercortisolismus (s. S. 90) noch für eine Langzeittherapie zur Suppression des adrenalen Regelkreises (z.B. Adrenogenital-Syndrom [S. 43] oder beim Hirsutismus [S. 67]).

Pharmakotherapie

Pharmakotherapie: Auch für eine Pharmakotherapie mit Corticoiden gibt es nur selten absolute Kontraindikationen, so man unerwünschte Wirkungen rechtzeitig erkennt und adäquat behandelt.

– *Kurzzeit-Pharmakotherapie*: Für eine kurz dauernde Therapie mit Corticoiden, wie es z.B. bei schweren allergischen Reaktionen, bei akutem schwerem Asthmaanfall, bei bestimmten Intoxikationen notwendig werden kann, gibt es – auch für extrem hohe Dosen – keine Kontraindikation.

– *Mittellange Pharmakotherapie*: Für eine mittellange Pharmakotherapie mit Corticoiden (bis zu 1 Monat) gibt es nur relative Kontraindikationen, besonders dann, wenn unerwünschte Wirkungen beachtet werden und Nutzen gegenüber möglichen Risiken abgewogen wird.

– *Langzeit-Pharmakotherapie*: Bei Systemkrankheiten, gewissen rheumatischen Erkrankungen, Lungenerkrankungen. Für eine notwendige Langzeit-Pharmakotherapie sind absolute Kontraindikationen äußerst selten, z.B. bei Vorliegen gewisser Infektionen

- chronisch aktive infektiöse Hepatitis
- systemische Mykosen
- Parasitosen

sowie bei erwiesener Corticoidallergie

Relative Kontraindikationen bestehen nur insofern, als die oben aufgeführten unerwünschten Wirkungen nicht beachtet werden und evtl. nicht behandelt werden können. Dies ist z.B. der Fall bei/beim:

- Ulcus ventriculi/duodeni (S. 120)
- Diabetes mellitus (S. 109)
- Osteoporose (S. 95)
- corticoidinduzierter Psychose (S. 126)
- Glaukom (S. 132 f.)
- Wachstumsstörung präpuberaler Kinder (S. 94)
- Infektionen (bakterielle, virale, mykotische). Hier ist bis zur Überwindung der akuten Infektion gelegentlich eine Reduktion oder Unterbrechung der Corticoidtherapie notwendig (s. S. 113 f.). Immer muß auch an eine mögliche Reaktivierung einer Tuberkulose gedacht werden (s. S. 115).

Überwachung einer langfristigen Therapie

Das nachfolgende Schema der Überwachung hat sich seit Jahrzehnten bewährt, weil es alle wesentlichen Risiken erfassen hilft und trotzdem die zeitlichen Möglichkeiten des Arztes in Praxis und Klinik nicht überbeansprucht. Das Schema bezieht sich allerdings nur auf die Corticoidtherapie selbst und muß durch die Kontrollen der jeweiligen Grundkrankheit ergänzt werden.

Anfangs alle 14 Tage, später einmal im Monat:

- Gesicht anschauen
- Gewicht feststellen
- RR messen
- Temperatur prüfen
- nach Magenbeschwerden bzw. Blutstuhl fragen
- nach Rückenbeschwerden fragen
- nach selbst eingenommenen oder von anderen Ärzten verordneten Medikamenten fragen
- überlegen, ob die Dosis reduziert oder die Therapie abgesetzt werden kann

Alle 3 Monate:

- Blutsenkung und Blutbild
- Urinsediment, evtl. Kultur
- Urin auf Zucker bzw. postprandialen Blutzucker
- augenärztliche Kontrolle von Hornhaut, Linse und Augeninnendruck

Alle 6 Monate:

- Knochendichtemessung (Osteoporose?)
- Fettstoffwechselanalyse
- kardiologische Untersuchung (Auskultation, RR, EKG, Ergometrie)
- Thorax röntgen (bei Verdacht auf Tbc)

Bei entsprechenden Beschwerden:

- Gastroskopie (Ulkus?)

Corticoid-Ausweis

Jeder Patient, der langfristig mit Corticoiden behandelt werden muß – gleichgültig, ob zur substitutiven oder zur pharmakologischen Therapie –, sollte einen *Corticoid-Ausweis* (s. Abb. **10** S. 36) erhalten und aufgefordert werden, diesen immer bei sich zu führen. Auch wenn heute die langfristige Therapie bei der überwiegenden Mehrzahl der Patienten so durchgeführt werden kann, daß keine schwere Störung des adrenalen Regelkreises und damit der Streßanpassung resultiert, ist man doch nie sicher, ob der Patient alle ärztlichen Empfehlungen richtig eingehalten hat. Da in diesen Ausweisen auch kurzgefaßte Empfehlungen für das Verhalten in verschiedenen Situationen gegeben werden, wird das Interesse des Kranken an dieser Therapie geweckt und die Compliance verbessert. Die Wahrscheinlichkeit, daß der Patient im Falle einer akuten Erkrankung den Notarzt über seine Cortisontherapie informiert, steigt. Der wichtigste Grund ist aber zweifellos, daß in kritischen Situationen, wenn das Bewußtsein des Kranken gestört ist, Nothelfer und Ärzte den Ausweis finden und dadurch die zur Lebenserhaltung nötige Steroidgabe nicht versäumen.

Empfehlungen an den Patienten

Cortisonangst

Während in den ersten Jahrzehnten der Cortisonära viele Patienten, die einmal ein Corticoid erhalten hatten, die Fortführung dieser Therapie forderten und wenig Verständnis für die damals noch erheblichen Risiken aufbrachten, sehen wir uns heute, da man die Cortisontherapie fast ohne Gefahr für den Patienten durchzuführen gelernt hat, einer um sich greifenden *Cortisonangst* gegenüber. Nicht wenige Patienten sagen von vornherein: »Cortison nehme ich auf keinen Fall«. Diese durch die Beipackzettel ausgelöste, aber auch durch Medien geschürte Angst ist irrational. Allein durch noch so bemühte Aufklärung kann sie kaum überwunden werden. Zuerst muß eine psychologische Vertrauensbasis geschaffen werden, wobei der Patient in die Therapieplanung eingeschlossen werden muß. Er darf sich nicht als Subjekt, sondern er soll sich als Partner des behandelnden Arztes fühlen. Der Patient darf nicht zur Corticoidtherapie überredet werden, sondern soll sie akzeptieren. Dann kann man einen zweiten Schritt tun und dem Patienten sagen, daß er selbst sehr viel dazu beitragen kann, daß die Therapie richtig durchgeführt wird und unerwünschte Wirkungen vermieden werden.

Literatur

Bosse K. Aber bitte kein Cortison, Herr Doktor. Dtsch Derm 1988; 36: 47

Bosse K, Kaiser H, Lamparter-Lang R.: »Cortisonangst« und ihre Bewältigung. In Vorbereitung.

Drews M. Antibiotika oder Cortison verschreiben ist oft Schwerarbeit. Med Tribune 1990; Nr. 11: 14

Dazu gehört zunächst, daß der Patient weiß, wo eventuelle Gefahren drohen könnten, also soll er auf Magenbeschwerden, Rückenschmerzen, Veränderungen der Augen achten.

Allgemeine Ratschläge

Der Patient muß auch wissen, daß eigenmächtige Veränderungen der Dosis, nach oben ebenso wie nach unten, und mehr noch ein plötzliches Weglassen der Therapie, Risiken für ihn bringen können. Das gleiche gilt auch für Änderungen der empfohlenen Einnahmezeit.

Weiter muß der Patient davon überzeugt werden, daß die regelmäßigen ärztlichen Kontrollen in seinem Interesse durchgeführt werden. Das setzt natürlich voraus, daß er auch seinen Arzt sieht und nicht nur durch die Sprechstundenhilfe eine Blutentnahme gemacht wird.

Wichtig ist, daß der Patient sich sofort meldet, wenn eine akute Krankheit auftritt oder sich eine Schwangerschaft einstellt.

Von großer Bedeutung ist weiterhin, daß er vor jeder Einnahme anderer Medikamente – seien sie von einem Facharzt verordnet oder von der Nachbarin empfohlen – mit dem behandelnden Arzt Rücksprache nimmt, damit keine Interaktionen übersehen werden.

Jeder Cortisonpatient soll, soweit es seine Krankheit zuläßt, für möglichst viel körperliche Betätigung sorgen. Das schützt Knochen und Muskulatur vor Schäden.

Schließlich sollte jeder Patient, der eine Langzeit-Corticoidtherapie erhält, seinen Cortison-Ausweis ständig bei sich führen; das gibt ihm ein zusätzliches Sicherheitsgefühl.

Ernährungs-
empfehlungen

Viele Patienten, ganz speziell Rheumatiker, glauben, daß ihre Krankheit irgendwie etwas mit der *Ernährung* zu tun habe bzw. daß sie durch eine Diät beeinflußt werden könnte. Natürlich gibt es ebenso wenig eine Rheuma- wie eine Asthmadiät. Diesem Wunsch der Patienten kann man aber sehr gut nachkommen, wenn man ihm das als Diät aufgibt, was wir für eine vernünftige Ernährung halten. Viele Patienten sind dafür sehr dankbar und halten die Empfehlungen ganz strikt ein.

- Keine Gewichtszunahme: täglich wiegen und Verhinderung eines Gewichtsanstieges durch angepaßte Kalorienzufuhr.
- Reichliche Eiweißzufuhr: Fleisch, Fisch und magere Milchprodukte (weil sowohl entzündliche Grundkrankheiten wie die Corticoide den Körperbestand an Eiweiß reduzieren).
- Zurückhaltung mit Salz (weil die Corticoide Natrium im Körper speichern und dadurch Wasseransammlungen auslösen können).
- Sorge für kaliumreiche Ernährung, d.h. viel Obst, speziell Aprikosen und Bananen (weil unter Cortison der Kaliumbestand des Körpers vermindert werden kann).
- Reichliche Calciumzufuhr wie Milch (etwa 1 l) und magere Milchprodukte (zur Vermeidung eines Knochenschwundes).
- Zurückhaltung mit Zucker (da es zur Wirkung des Cortison gehört, den Zuckerspiegel zu erhöhen).
- Vitamin-C-reiche Ernährung wie frisches Obst und Salat.

PS: In Klammer stehen jeweils Erklärungen, die man dem Patienten geben kann.

Viele Herstellerfirmen von Cortisonpräparaten haben in den letzten Jahren Informationsbroschüren für Patienten herausgebracht; die meisten von ihnen sind sehr gut. Außerdem gibt es im Perimed-Verlag im Rahmen der Merkblätter zum Aufklärungsgespräch mit dem Arzt auch eines über Langzeitbehandlung mit Cortisonpräparaten. Alle diese Hilfen ersetzen aber selbstverständlich nicht das individuelle Gespräch mit dem behandelnden Arzt.

Allgemeine Dosierungsempfehlungen

Die Dosierung richtet sich nach Art und Schwere der Erkrankung und der Reaktion des Patienten. Es gilt die grundsätzliche Regel, relativ hohe Anfangsdosen zu verwenden und nach Wirkungseintritt stufenweise bis zur Erhaltungsdosis zu reduzieren.

Die Höhe der *Initialdosis* hängt von der Akuität und Ausdehnung des Krankheitsbildes ab. Je akuter und schwerer die Krankheit, um so höher müssen die Dosen gewählt werden. Je chronischer die Krankheit, um so niedriger kann dosiert werden.

Als *Erhaltungsdosis* gilt die kleinste eben noch wirksame Dosierung. Sie ist je nach Krankheit und spezieller Situation verschieden und muß ganz individuell austitriert werden.

Die *Behandlungsdauer* hängt ebenfalls vom Krankheitsbild ab. Akute Krankheiten erfordern meist nur eine kurzfristige Behandlung, bei chronischen Krankheiten ist man meist zu einer Langzeittherapie gezwungen.

Grundsätzliches

Initialdosen

Dosen von 2–3 g Prednisolon intravenös nur 1- bis 2mal verabreicht finden Anwendung bei gewissen Schockzuständen (anaphylaktischer Schock, infektiöstoxischer Schock).

Höchstdosen

Die *hochdosierte intravenöse Corticoidstoßtherapie* (pulse therapy der Amerikaner) ist in den 70er Jahren zur Behandlung von Abstoßungsreaktionen nach Nierentransplantation entwickelt worden und gilt heute als Standardtherapie bei akuten Abstoßungskrisen nach allen Organtransplantationen.

Schon einige Jahre später wurde sie bei Nierenkomplikationen im Rahmen des systemischen Lupus erythematodes und schließlich bei schweren Verlaufsformen aller Systemkrankheiten und Vaskulitiden eingesetzt sowie bei therapierefraktärer chronischer Polyarthritis versucht.

Diese Anwendungsform der Corticoide hat einen massiven und meist länger als die entzündungshemmende Wirkung anhaltenden immunsuppressiven Effekt, wobei keine Beeinträchtigung der zellulären Abwehrmechanismen zustande kommt.

Der besondere Vorteil dieser Therapieform gegenüber der kontinuierlichen hochdosierten Behandlung ist, daß es nicht zu einer anhaltenden Störung des adrenalen Regelkreises kommt; 48 Std., spätestens 72 Std. nach Beendigung des Stoßes sind ACTH- und Cortisolwerte wieder normal. Schließlich kommt es bei dieser intermittierenden Anwendung auch kaum zu unerwünschten Wirkungen im Sinne des Hyperkortizismus. Ein weiterer Vorzug, speziell für jugendliche Patienten, ist, daß man in vielen Fällen auf eine Alkylanzientherapie verzichten kann.

Dagegen ist diese Therapie mit speziellen Risiken belastet. Bei Patienten mit Niereninsuffizienz, die gleichzeitig hohe Dosen Furosemid nötig haben, kann sich ein intrazellulärer Kaliumverlust einstellen, der zu Herzrhythmusstörungen und Herzstillstand führen kann. Auch akute anaphylaktische Reaktionen kommen vor. In Einzelfällen wurde Monate nach dieser Behandlung

Hochdosierte intravenöse Stoßtherapie

eine aseptische Knochennekrose beobachtet. Natürlich können bestehende Infektionen sowie ein vorhandener Diabetes und ein nicht genügend behandelter Bluthochdruck exazerbieren. Bei einem vorhandenen Ulcus ventriculi können Komplikationen auftreten. Auch Arthralgien und seltener blande Gelenkergüsse können vorkommen. Daneben gibt es häufiger wenige gravierende und schnell wieder verschwindende Störungen wie Geschmacksstörungen, Flush, Singultus, innere Unruhe, Schlafstörungen, psychische Veränderungen, Schwitzen, Bradykardie.

Wird die intravenöse Stoßtherapie, wie in den ersten Jahren, als Monotherapie durchgeführt, so hält der immunsuppressive Effekt höchstens 4 Wochen, die Besserung exsudativer Gelenkveränderungen jedoch kaum länger als 2 Wochen an (WERNER). Deshalb wird heute die Stoßtherapie grundsätzlich in einen Gesamtbehandlungsplan eingebettet wie dies bei den einzelnen Indikationsgebieten angegeben wird.

Die rasche Ausweitung der Indikationen, die Beobachtung unerwünschter Wirkungen sowie die Tatsache, daß es nur wenige kontrollierte Studien (z.B. MACKWORTH-JOUNG u. Mitarb.), sondern überwiegend Erfahrungsberichte gibt, führte dazu, daß diese Therapieform – mit Ausnahme der Abstoßungskrisen – immer noch nicht von allen Klinikern anerkannt wird.

Indikationen
Die hochdosierte intravenöse Stoßtherapie wird heute bei folgenden *Indikationen* eingesetzt:

- akute Abstoßungskrise nach Organtransplantation
- schwer verlaufende Systemkrankheiten, speziell bei Nieren- und ZNS-Befall
  - SLE
  - Polymyositis
- chronische Polyarthritis
  - aggressive Verlaufsform
  - therapierefraktäre Schubsituation
  - schwer verlaufendes Felty- und Still-Syndrom
  - generalisierte Vaskulitis
    (ausführliche Darstellung und spezielle Indikationen s. S. 183 f.)
- schwer verlaufende generalisierte Vaskulitiden
  - Panarteriitis nodosa
  - Vaskulitis bei Systemkrankheiten
  - Morbus Wegener
  - akute Erblindung bei Riesenzellarteriitis
- Nierenkrankheiten
  - rapid progrediente Glomerulonephritis
  - Goodpasture-Syndrom
- Lungenkrankheiten
  - akutes Atemnotsyndrom des Erwachsenen (ARDS) ?
- Nervenkrankheiten
  - akuter Schub einer multiplen Sklerose

Durchführung
Die hochdosierte Stoßtherapie wird *folgendermaßen durchgeführt:*
An je 3 aufeinanderfolgenden Tagen wird morgens je 1 g Prednisolon oder Methylprednisolon (bei manchen Indikationen genügen auch kleinere Dosierungen) in 500 ml 5%iger Glucose- oder 0,9%iger NaCI-Lösung innerhalb von 30–45 Min. infundiert. Cave: Lävulose wegen der nicht seltenen und den

Patienten oft nicht bekannten hereditären Fructoseintoleranz (KELLER, STEE-GMANNS u. Mitarb.). Durchführung nur in der Klinik, stationäre Überwachung des Patienten über mindestens 24 Std. Der nächste Stoß folgt in 4 Wochen. Die Zahl der Stöße richtet sich nach dem Krankheitsbild. Sie beträgt zwischen 1 und 3 (– 6) Stöße.

Patienten, die durch eine vorhergegangene hochdosierte Corticoidtherapie eine Störung des adrenalen Regelkreises erlitten haben, müssen selbstverständlich in den Intervallen substituiert werden.

Bei sehr aktiven Prozessen muß eine niedrigdosierte pharmakologische Corticoidtherapie während der Intervalle der Stoßtherapie fortgeführt werden.

Literatur

Die spezielle Literatur befindet sich in den betreffenden Kapiteln, z.B. »Rheumatische Krankheiten«, »Systemkrankheiten«, »Nierenkrankheiten«.

Devulder B, Hatron P-Y, Gosset D, Lacroix G. Médecine interne. 2ème éd. Masson, Paris 1990

Erstad BL. Severe cardiovascular adverse effects in association with acute, high-dose corticosteroid administration. DICP, Pharmacother 1989; 23: 1019

Hansen TM, Dickmeiss E, Jans H, Hansen TJ, Ingemen-Nielsen M, Lorenzen J. Combination of methylprednisolone pulse therapy and remission inducing drugs in rheumatoid arthritis. Ann Rheum Dis 1987; 46: 290

Hatz H, Schalm J. Hochdosierte Kortikoidstoßtherapie bei Kollagenosen. Int Welt 1986; 9: 254

Juli E, Kley HK, Schlaghecke R. Methylprednisolon-Stoßtherapie. Int Welt 1988; 5: 123

Kaiser H. Hochdosierte Kortikoidtherapie. Int. Praxis 1991; 151

Keller U. Zuckerersatzstoffe Fructose und Sorbit: ein unnötiges Risiko in der parenteralen Ernährung. Schweiz Med Wschr 1989; 119: 101

Land W. Kidney transplantation – state of the art. Transplant Proc 1989; 21: 1425

Larbre JP, Collet Ph, Looten S, Llorca G. Tolérance de la corticothérapie intraveineuse d'assaut. Rev Rhum 1990; 57: 709

Mackworth-Young CG, David J, Morgan SH, Hughes GRV. A double blind, placebo controlled trial of intravenous methylprednisolone in systemic lupus erythematosus. Ann Rheum Dis 1988; 47: 496

Steegmanns I, Rittmann M, Bayerl JR, Gitzelmann R. Erwachsene mit hereditärer Fructoseintoleranz: Gefährdung durch Fructoseinfusion. Dtsch Med Wschr 1990; 14: 539

Troiano R, Cook SD, Dowling PD. Steroid therapy in multiple sclerosis. Arch Neurol 1987; 44: 803

Werner MH. The Use of steroidal agents via intermittent pulse administration. In: Willkens RF, Dahl SL. Therapeutic controversis in the Rheumatic Diseases. Grune & Stratton, New York 1987

Initiale Tagesdosen von *1,0–2,0 mg/kg/die Prednisolon* sind üblich bei allen perakuten Krankheiten, die auf Steroide reagieren, wie z.B. Status asthmaticus, akute immunhämolytische Krise, akute thrombozytopenische Purpura, Arteriitis capitis, schwere Colitis ulcerosa.

Hochdosierte Therapie

Die Behandlung wird mit 3–4 über den Tag verteilten oralen Dosen oder bei i.v. Anwendung mit einem Bolus, dem weitere kleinere i.v. Gaben folgen, begonnen. Zur Dosisreduktion wird zunächst die abendliche, dann die nachmittägliche und mittägliche Dosis reduziert und abgebaut, so daß die morgendliche Gabe übrigbleibt. Diese wird dann langsam zur Erhaltungsdosis reduziert.

In diesem Dosierungsbereich liegt auch die Behandlung des Hirnödems, für das bevorzugt Dexamethason Verwendung findet (s. S. 340 ff.).

Eine Anfangsdosis von *0,5 mg/kg/die Prednisolon* empfiehlt sich bei subakuten entzündlichen Krankheitsbildern, wie z.B. Asthma, Sarkoidose, nicht bedrohliche viszerale Komplikationen bei chronischer Polyarthritis.

Mittlere Dosierung

Abbau der Dosierung nach den oben gegebenen Regeln langsam zur Erhaltungsdosis.

Niedrige Dosen Mit 0,25 *mg/kg/die Prednisolon* beginnt man die Behandlung bei den primär chronisch verlaufenden entzündlichen Krankheiten, wie z.B. chronische Polyarthritis, Polymyalgia rheumatica ohne Arteriitis capitis, Lungenfibrose.

Ganz niedrig dosierte Therapie Diese Dosen werden von Anfang an morgens vor 8.00 Uhr auf einmal verabreicht und nur langsam zur Erhaltungsdosis reduziert.

In jüngster Zeit hat sich die Behandlung mit *maximal 10 mg/die Prednisolon* in die Therapie der Alterspolyarthritis eingeführt, um die körperliche Unabhängigkeit der Patienten zu bewahren. Bei jüngeren Kranken kann diese Dosierung zur Erhaltung der Arbeitsfähigkeit in Frage kommen (sozioökonomische Indikation).

Diese Dosen werden von Anfang an morgens vor 8.00 Uhr auf einmal verabreicht.

Abbau der Initialdosen und Erhaltungsdosis

Abbau Ist die erwartete Wirkung unter der Initialdosis eingetreten, so wird diese stufenweise reduziert.

Für den *Dosisabbau* gelten folgende Regeln als Richtlinien, die selbstverständlich im Einzelfall variiert werden müssen:

• im höherdosierten Bereich je 10 mg Prednisolon,
• ab 30 mg/die je 5 mg Prednisolon,
• ab 15 mg/die je 2,5 mg Prednisolon,
• ab 10 mg/die je 1 mg Prednisolon.

Für die Intervalle, in denen reduziert wird, können keine allgemeingültigen Richtlinien gegeben werden, da diese von der Wirkung bzw. der Toleranz des Patienten abhängt.

Erhaltungsdosis Als *Erhaltungsdosis* gilt die nach dem oben beschriebenen Dosisabbau erreichte kleinste, eben noch wirksame Dosis. Ihre Höhe hängt von der Art der Krankheit und der Reaktion des Patienten ab, ist also immer eine individuelle. Das gilt im übrigen in gleicher Weise auch für das Auftreten unerwünschter Wirkungen. Aus diesem Grunde hat der vor Jahrzehnten geprägte, immer wieder gebrauchte Terminus »Cushing-Schwellendosis« keinerlei allgemeingültige Verbindlichkeit. Der Ausdruck ist sogar eher gefährlich, weil er eine fixe Dosis als risikoarm deklariert und weitere Bemühungen um Reduktion der Dosis verhindert. Das ist deshalb bedeutungsvoll, weil wir in den letzten Jahren gelernt haben, daß die Erhaltungsdosis bei der Mehrzahl aller Patienten, die einer Langzeitbehandlung bedürfen, deutlich niedriger liegt, als man dies früher glaubte. Grundsätzlich gilt die Empfehlung, daß die Erhaltungsdosis so niedrig wie möglich liegen soll. Bei chronischer Polyarthritis, aber auch bei Asthmakranken, liegt sie häufig bei 5 mg/die und manchmal sogar noch darunter.

In früheren Jahren bezweifelte man, daß solche als »homöopathisch« bezeichneten Dosen überhaupt wirksam sind. Heute gibt es dafür exakt wissenschaftliche Beweise (s. Abschnitt »Low-dose-Therapie in der Rheumatologie«, S. 186 ff.).

Bei manchen schweren Krankheitsbildern, z.B. bei systemischem Lupus erythematodes, Riesenzellarteriitis, Still-Syndrom, läßt sich eine tolerable Erhaltungsdosis oft wochen- und manchmal sogar monatelang nicht erreichen. Dann kann die Kombination mit einem Immunsuppressivum nützlich sein. Welche Präparate sich für die einzelnen Krankheiten eignen, wird in den entsprechenden Abschnitten genannt.

Die Erhaltungsdosis soll, um den adrenalen Regelkreis so wenig wie möglich zu belasten, *morgens vor 8.00 Uhr* auf einmal eingenommen werden. Kombinationspräparate mit nichtsteroidalen Medikamenten, die zur Mißachtung dieser Regel zwingen, sind deswegen als obsolet anzusehen. `Zirkadiane Therapie`

Die Einhaltung der *zirkadianen Gabe* ist allerdings bei manchen schweren Krankheitsbildern zumindest zeitweilig nicht möglich bzw. würde überhöhte morgendliche Dosen erfordern. Das gilt speziell für Asthmakranke, die ausschließlich nächtliche Anfälle bekommen. In solchen Fällen empfiehlt es sich, morgens 2/3 und abends 1/3 der Tagesdosis zu geben. In Einzelfällen wird man nicht umhin können, die gesamte Dosis abends zu verabreichen. Dann muß mit einer frühen Blockade des adrenalen Regelkreises gerechnet werden, worüber der Patient aufgeklärt werden muß. Außerdem müssen solche Patienten unter allen Umständen einen Cortison-Ausweis stets bei sich führen.

Aufgrund solcher Einzelfälle, aber auch um die Gesamtdosis zu reduzieren (REISS u. Mitarb., HAEN u. Mitarb.) gehen heute mache Ärzte grundsätzlich von der Regel der einmaligen morgendlichen Corticoidgabe in der Langzeittherapie ab. Davor muß nachdrücklich gewarnt werden. MYLES u. Mitarb. fanden bei einer Dauerdosis von 5 (bis maximal 10) mg/die Prednisolon über 10–40 Jahre gegeben im Insulin-Hypoglykämie-Test normale Reaktion bei allen Patienten, die die gesamte Tagesdosis morgens auf einmal nahmen, aber eine deutlich verminderte bis aufgehobenen Antwort, wenn die gleiche Dosis in 2 Teilen genommen worden war. Die Autoren halten diese Tatsache für das größte Risiko der Corticoid-Therapie. Auch AXELROD betont, daß die Suppression des adrenalen Regelkreises gefährlich ist und daß bei allen rheumatischen und Systemkrankheiten die ungfährlichere einmalige morgendliche Gabe ausreichend sei. Selbst in der Untersuchung von REISS u. Mitarb. bestätigt sich, daß einer höhere morgendliche Dosis weniger adrenale Suppression hervorruft. Eine jüngste Studie von HUMMEL u. Mitarb. zeigt, daß eine Erhaltunsdosis von 7,5–12,5 mg/die Prednisolon mit einer Dosisverteilung von morgens 2/3 und abends 1/3 nach mehr als einjähriger Verabreichung bei Herztransplantierten zu einer deutlichen Senkung des morgendlichen ACTH-Spiegels und fehlendem Cortisolanstieg nach CRH-Provokation führt, d. h., daß der Regelkreis supprimiert ist.

Neuerdings wird versucht, die zweite Tagesdosis nicht abends, sondern am frühen Nachmittag (ca. 15 Uhr) zu geben, wodurch die Gesamtdosis reduziert werden könne. Statt 40 mg morgens nur 20 mg morgens und 5 mg um 15 Uhr (REISS u. Mitarb.). Diese Dosisverteilung entspreche den zirkadianen Variationen der Lungenfunktion und wird deshalb in der Asthmatherapie versucht (HAEN u. EMSLANDER). In welchem Ausmaß dadurch der Regelkreis supprimiert wird, ist noch nicht untersucht.

Das besondere Risiko der Suppression liegt darin, daß die Patienten davon nichts spüren, und daß diese Tatsache auch nicht mit einfachen klinischen Mitteln erkannt werden kann. Gefahr droht solchen Patienten nur dann, wenn sie die Therapie aus irgendeinem Grunde plötzlich abbrechen oder wenn sie in eine Streßsituation geraten.

Fazit: Eine über den Tag verteilte Gabe ist begründet bei der Substitutionstherapie sowie bei jeder höher dosierten Initialbehandlung.

Eine Teilung der Dosis in 2 Gaben kann notwendig sein bei bestimmten schweren systemischen Krankheiten.

Eine ausschließliche abendliche Gabe ist begründet beim Adrenogenital-Syndrom (s. S. 45) und ausnahmsweise bei nur in den frühen Morgenstunden auftretenden Asthmaanfällen.

Ansonsten ist eine zirkadiane Therapie anzustreben.

Alternierende Therapie

Noch schonender für den adrenalen Regelkreis ist, wie man seit Jahrzehnten weiß, die *alternierende Therapie*, d.h. die Verabreichung der für 2 Tage nötigen Erhaltungsdosis alle 48 Std. jeweils morgens früh.

Auch wenn manchmal die morgendlichen Cortisol-Werte im unteren Normbereich liegen, so zeigen doch ACTH-, CRH- und Insulinhypoglykämie-Teste eine volle Funktion des adrenalen Regelkreise; der Patient ist also voll streßfähig (AXELROD, SCHÜRMEYER u. Mitarb..). Diese Therapieform hat auch den Vorteil, daß die übrigen unerwünschten Wirkungen geringer sind (AXELROD, CHRÉTIEN); auch das Infektionsrisiko ist vermindert (SHEAGREN), nicht dagegen die Gefahr einer Osteoporose-Entwicklung (s. S. 98) und wahrscheinlich auch nicht die Bildung einer Katarrakt.

Ungeeignet ist dieses Schema selbstverständlich für alle Formen der Substitutionstherapie sowie, wenn eine therapeutisch induzierte Störung des adrenalen Regelkreises vorliegt und selbstverständlich auch für die Initialtherapie akuter Krankheitsbilder. Es läßt sich auch bei schmerzhaften rheumatischen Krankheiten sowie bei den meisten Asthmakranken nicht durchführen. Ungünstig ist es auch bei Diabetikern, weil dadurch erhebliche Schwankungen im Kohlenhydratstoffwechsel ausgelöst werden. Die alternierende Therapie ist dagegen sehr gut anwendbar bei Sarkoidose, Lungenfibrose, nephrotischem Syndrom sowie Haut-, Augen- und Nervenkrankheiten, nach AXELROD sogar bei den meisten aller langfristig Corticoid-bedürftigen Krankheiten mit Ausnahme der Polymyalgia rheumatica bzw. der Riesenzellarteriitis.

Trotz so vieler positiver Gesichtspunkte hat sich die alternierende Therapie in Deutschland kaum durchgesetzt. Das mag daran liegen, daß der Übergang von täglicher zu alternierender Therapie oft schwierig ist. Er darf keineswegs abrupt durchgeführt werden, sondern sollte sich über 1 Woche der »Umschichtung« erstrecken; sonst kann eine Exazerbation der Grundkrankheit oder auch ein Cortison-Entzugssyndrom die Folge sein. Außerdem sollten an den Cortison-armen bzw. -freien Tagen vermehrt nichtsteroidale Symptomatika (NSAR, Antiasthmatika, Antiallergika usw.) gegeben werden. Der Patient bedarf während des Übergangs der intensiven Überwachung und Betreuung. Die vor allem für ältere Patienten schwierige Anordnung einer Einnahme nur jeden 2. Tag kann durch die Empfehlung überwunden werden, das Präparat immer nur an geraden Tagen zu nehmen.

Zur negativen Einstellung gegenüber der alternierenden Therapie haben sicherlich auch Veröffentlichungen von FREY sowie von FREY u. Mitarb. beigetragen, die zwar die geringere Nebenwirkungsrate anerkennen, aber auch eine deutlich geringere Wirkung behaupten und betonen, daß sie die Suppression der Achse »für das kleinere Übel« halten.

Diese Einstellung steht im krassen Gegensatz zu der Ansicht sehr erfahrener Kliniker, wie z.B. CHRÉTIEN, AXELROD; sie findet ihren Ausdruck auch in der Mehrzahl der amerikanischen und französischen Publikationen.

Fazit: Grundsätzlich sollte die alternierende Therapie immer dann bevorzugt werden, wenn sie möglich ist.

Verschiedene Situationen zwingen, insbesondere in der längerfristigen Behandlung, dazu, von den gegebenen Empfehlungen abzuweichen bzw. sie veränderten Verhältnissen anzupassen.

Dosierungsvariationen

Das gilt z.B. bei *gleichzeitiger Therapie mit Medikamenten*, die den Stoffwechsel der Corticoide verändern (s. »Interaktionen«, S. 137 f.).

Bei *eingeschränkter Nierenfunktion* kommt es nicht zur Erhöhung von hormonwirksamen Metaboliten, so daß keine Änderung der Dosis erforderlich ist.

Literatur

Axelrod L. Side effects of glucocorticoid therapy. In: Schleimer RP, Claman HN, Oronsky A. Anti-inflammatory Steroid Action. Academic Press San Diego 1989

Axelrod L. Clinical pharmacology in rheumatic diseases. In: Kelley WN, Harris ED, Ruddy S, Sledge CB. Textbook of Rheumatology 3. Aufl. Saunders Philadelphia 1989

Frey FJ. Praktische Aspekte der Glucocorticoid-Therapie. Schweiz med Wschr 1984; 114: 354

Frey BM, Frey FJ. Clinical Phamacokinetics of Prednisone and Prednisolone. Clin Pharmacokinet 1990; 19: 126

Frey FJ, Rüegsegger M, Frey BM. Weshalb ist der klinische Effekt von Prednison geringer bei alternierender als bei täglicher Dosierung? Schweiz med Wschr1984; 114: 1859

Frey FJ, Rüegsegger M, Frey BM. The dose-dependent systemic availability of prednisone: one reason for the reduced biological effect of alternate-day prednisone. Br J clin Pharmac 1986; 21: 183

Haen E, Barth J, Möllmann W, Forth W, Enslander HP. »Zirkadiane Kortisoltherapie« – ein falsches Dogma oder nur ein falscher Begriff? Münch med Wschr 1991; 133: 99

Haen E, Emslander HP. Das nächtliche Asthma. Münch med Wschr 1991; 133: 44

Hummel M, Warnecke W, Schüler S, Luding K, Hetzer R. Risiko der Nebennierenrindeninsuffizienz nach Herztransplantation. Klin Wochenschr 1991; 69: 269

Myles AB, Schiller LFG, Glass D, Daly JR. Single daily dose corticosteroid treatment. Ann Rheum Dis 1976; 35: 73–76

Reiss WG, Slaughter RL, Ludwig EA, Middleton E, Jusko WJ. Steroid dose sparing: Pharmacodynamic responses to single versus divided doses of methylprednisolone in man. J Allergy Immunol 1990; 85: 1058

Schürmeyer TH, Tsokos GC, Avgerinos Pc, Balow JE, D'Agata R, Loriaux L, Chrousos GP. Pituitary-adrenal responsiveness to corticotropin-releasing hormone in patients receiving chronic, alternate day glucocorticoid-therapy. J Clin Endocrinol Metab 1985; 61: 22

Applikationsformen für die systemische Therapie

Orale Therapie

Die Anwendungsform der Wahl für die Corticoidtherapie ist die *orale Darreichung*. Sie bietet auch die besten Voraussetzungen, die zirkadiane oder alternierende Therapie anzuwenden, die unterhalb eines Dosisbereichs von 25–30 mg Prednisolon in jedem Falle angestrebt werden soll. Zur Anwendung durch den Patienten in Notfallsituationen, z.B. bei Insektenstich-Allergien, können auch wassergelöste Corticoide aus Ampullen getrunken werden.

Intravenöse Injektion

Die *i.v. Injektion* wasserlöslicher Corticoidester wird man immer dann bevorzugen, wenn sehr hohe Dosen verabreicht werden müssen oder wenn der Patient aus Krankheits- bzw. Persönlichkeitsgründen nicht in der Lage ist, die Dosis in Tablettenform einzunehmen. Bei der Schocktherapie ist der Effekt auf das Kreislaufsystem an die rasche Anflutung gebunden. Ansonsten darf man sich aber von der intravenösen Injektion keinen wesentlich schnelleren Eintritt der pharmakologischen Wirkung erwarten; das wird im Abschnitt »Wirkungsmechanismus« (S. 77) ausführlich dargestellt.

Intramuskuläre Injektion

Wasserlösliche Präparate können, sofern Venenschwierigkeiten bestehen, unbedenklich auch *intramuskulär* gespritzt werden. Voraussetzung für ihre Resorption aus dem Muskel ist allerdings eine intakte Kreislauffunktion. Die Wirkung tritt dann nur wenig langsamer ein als bei intravenöser Injektion.

Die *i.m. Injektion von Kristallsuspensionen* zur Corticoiddepottherapie ist dagegen eine mit vielen Risiken belastete Darreichungsform. Jahrelang wurde sie von vielen Ärzten der oralen Therapie mit der Begründung vorgezogen, daß hier der Arzt die Therapie steuere und nicht der Patient. So würden Über- und Unterdosierungen vermieden, argumentierte man. Tatsächlich ergeben sich aber unmittelbar nach der Injektion höhere Blutspiegel als sie für die therapeutische Wirkung notwendig sind und verursachen damit ein unnötiges Risiko von unerwünschten Wirkungen. In der zweiten Hälfte der Wirkungsdauer liegen die Spiegel aber oft unterhalb der benötigten Dosis, so daß die Wirkung nicht mehr garantiert ist. Es kommt hinzu, daß sich der Arzt ohne große endokrinologische Untersuchungen kein Bild von den Auswirkungen dieser Therapie auf den adrenalen Regelkreis machen kann. Je nach Präparat und Dosierung kommt es nach der Injektion zu einer 1–4 Wochen anhaltenden Suppression der Achse Hypothalamus-Hypophysenvorderlappen-Nebennierenrinde. Dann erholt sich der Regelkreis wieder. Wenn aber eine solche Therapie mehrfach oder gar langfristig durchgeführt wird, muß mit sehr schweren, alle Etagen des Regelkreises betreffenden Störungen gerechnet werden. Die Wiedererholung dieser Funktionen nach Beendigung der Therapie kann viele Monate bis zu Jahren dauern. Während dieser Phase ist der Patient nicht streßfähig, und jede akute Belastung kann ihn in eine lebensgefährliche Situation bringen.

Es kommt hinzu, daß das meistverwendete Präparat Triamcinolon besonders bei Frauen und Jugendlichen zu schweren trophischen Störungen der Haut, des Unterhautgewebes und der Muskulatur an der Injektionsstelle führen kann.

Suppositorien

Aus allen diesen Gründen hat die Deutsche Gesellschaft für Endokrinologie schon vor Jahren vor dieser Therapieform nachdrücklich gewarnt; alle Endokrinologen sehen sie als obsolet an.

In der Pädiatrie ist die Verabreichung von Medikamenten in *Suppositorienform* gebräuchlich, um die Kinder nicht durch eine Injektion zu traumatisieren.

Es gibt Prednison-Suppositorien. Die rektale Absorption von Corticoiden ist jedoch sehr großen Schwankungen ausgesetzt: Nach Verabreichung von 100 mg Prednison in Suppositorienform werden 4–40 mg absorbiert (VON HATTINGBERG). Bei Verwendung noch niedriger dosierter Suppositorien ist das Risiko einer fehlenden Wirkung noch größer.

Genaue kinetische Untersuchungen wurden für Prednisolon in Weichgelatinekapseln gemacht (MEHLHAUS-BARLET u. Mitarb.). Dabei ergab sich eine sehr große interindividuelle Schwankung der Bioverfügbarkeit (21–80%) sowie des Zeitpunktes bis zum Erreichen der maximalen Plasmakonzentration (1,2 bis 3,4 Std.). Damit sind diese Kapseln zumindest für den Gebrauch bei akuten Krankheitssituationen (z.B. Krupp-Syndrom) keine Alternative zur intravenösen Injektion.

Fazit: Der rektale Weg ist für ein so differenziertes Arzneimittel, das präzise Dosierungen im mg-Bereich voraussetzt, nicht geeignet.

Über corticoidhaltige Hämorrhoidalsuppositorien wird im Abschnitt »Lokaltherapie« (s. S. 161) berichtet.

Literatur

von Hattingberg HM. Pharmakokinetik der rektalen Prednisonanwendung. Intern Prax 1983; 23: 151

Mehlhaus-Barlet N, Kummer M, Kunz K. Absolute Bioverfügbarkeit von Prednisolon nach Applikation einer Rektalkapsel. Therapiewoche 1988; 38: 209

Absetzprobleme

Substitutions-
therapie

Die *Substitutionstherapie* der primären oder sekundären chronischen Nebennierenrindeninsuffizienz ist eine lebenslange Behandlung, die in gewissen
Situationen in ihrer Dosierung erhöht, aber niemals abgesetzt werden darf.
Bei der iatrogenen Nebennierenrindeninsuffizienz dagegen kann die Substitutionsbehandlung beendet werden, wenn sich das gesamte System wieder
erholt hat. Das muß aber durch entsprechende endokrinologische Untersuchungen (s. S. 52 f.) geklärt sein.

Pharmako-
therapie

Da die *Pharmakotherapie* mit Corticoiden immer nur eine symptomatische
Behandlung darstellt, die keine Krankheit zu heilen vermag, wird sie – nicht
zuletzt im Hinblick auf ihre Risiken – eines Tages beendigt werden müssen.
Die Beendigung ist indiziert, wenn die zu behandelnde Krankheit spontan
geheilt ist (wie z.B. eine Riesenzellarteriitis) oder unter dem Einfluß einer
anderen Therapie so weit gebessert wurde, daß auf die symptomatischen
Steroide verzichtet werden kann (z.B. chronische Polyarthritis unter Basistherapie). Schließlich kann ein Absetzen der Corticoidtherapie durch das
Auftreten gravierender Nebenwirkungen bzw. Komplikationen erzwungen
werden.

Absetzrisiken

Das Absetzen einer länger dauernden Cortisontherapie ist mit 3 verschiedenen Risiken belastet:

- Exazerbation bzw. Rezidiv der Grundkrankheit
- Nebennierenrindeninsuffizienz, speziell bei Streßsituationen
- Cortisonentzugssyndrom

Wird wegen Komplikationen oder aus Angst vor Nebenwirkungen eine Steroidtherapie schnell abgesetzt, muß man mit einem *Rückfall der Grundkrankheit* rechnen. Dabei kann es sogar zur Entwicklung eines wesentlich
schwereren Krankheitsbildes als vor der Behandlung kommen. Beispiel: Wird
die Steroidtherapie einer Polymyalgia rheumatica vorzeitig abgesetzt, kann
eine Arteriitis capitis evtl. mit Erblindung resultieren. Aus diesem Grunde
darf eine Cortisonbehandlung nur sehr langsam und unter ständiger Überwachung der Grundkrankheit abgesetzt werden, ggf. muß die Behandlung mit
anderen Wirkstoffen überlappend ergänzt werden. Bei schweren chronisch-
entzündlichen Krankheiten bieten sich hierfür die Zytostatika an.
Da die iatrogene *Nebennierenrindeninsuffizienz* nur die Glucocorticosteroide, aber nicht die Mineralocorticoide betrifft, muß man ohne Streß nicht mit
dem Auftreten einer akuten Nebennierenrindeninsuffizienz rechnen.
Gefährlich wird also auch für einen Patienten mit gestörtem adrenalen Regelkreis die Situation erst dann, wenn er in eine Streßsituation gerät. Das
Vorgehen ist auf S. 36 ausführlich dargestellt.
Ein *Cortisonentzugssyndrom* kann sich bei abruptem Abbruch einer länger
dauernden Therapie, aber auch bei plötzlicher Dosisreduktion einstellen.
Seine Symptomatik und die Behandlung sind auf S. 129 f. besprochen.

Absetzprocedere

Die möglichen Komplikationen bei Beendigung einer Cortisontherapie be-
dingen das *Vorgehen* entsprechend der jeweiligen Situation:

I.   Corticoidtherapie während weniger Tage (selbst bei hohen und höchsten Dosen)
     Sofort absetzen.

II. Hochdosierte i.v. Therapie von 1–2 Wochen

     • Injektionsintervalle verlängern: 6–8–12–24 Std.
     • letzte Injektion morgens um 8.00 Uhr
     • Umsetzen auf orale Therapie wie unter III

III. Behandlung von 3–4 Wochen

     • Dosen über 15 mg/die Prednisolon: täglich um 5 mg reduzieren bis zu 15 mg/die
     • Dosen von 15 mg/die Prednisolon: alle 2–3 Tage um 2,5 mg reduzieren

IV. Übergang auf inhalative Therapie

     • Nach Beginn der inhalativen Therapie Erhaltungsdosis noch 14 Tage beibehalten.
     • Unter Kontrolle von Peak flow und Eosinophilenzahl Übergang auf alternierende Anwendung und Abbau innerhalb von 10–14 Tagen.

V.   Langfristige Therapie (Monate bis Jahre)

     1. *Bei nicht wesentlich gestörtem adrenalen Regelkreis*
         Intakter Regelkreis kann angenommen werden, wenn die Therapie mit Low-dose bei ausschließlicher morgendlicher Einnahme eines wenig hemmenden Präparates durchgeführt worden ist. Im Zweifelsfalle sollte eine Überprüfung des adrenalen Regelkreises durchgeführt werden (s. S. 52).

         • Dosen über 15 mg/die Prednisolon: Reduktion wöchentlich um 5 mg bis zu 15 mg/die
         • Dosen ab 15 mg/die Prednisolon: Reduktion wöchentlich um 2,5 mg bis zu 10 mg/die
         • Dosen ab 10 mg/die Prednisolon: monatlich um 1 mg reduzieren.

     2. *Bei gestörtem adrenalen Regelkreis*
         Gestörter Regelkreis ist zu befürchten, wenn höhere Dosen verabreicht worden sind, die Einnahme nicht ausschließlich morgens erfolgte, ein stark hemmendes Corticoid verordnet worden war oder die Therapie mit intramuskulären Injektionen einer Kristallsuspension durchgeführt worden ist. Auch hier ist im Zweifelsfall eine endokrinologische Untersuchung zu empfehlen.

         a) Absetzen über Monate
            • Streng zirkadiane Therapie mit Reduktion der Dosis um je 1 mg Prednisolon pro Monat

         b) Rasches Absetzen (nur wenn wegen ernster Komplikationen erforderlich)
            • Beendigung der pharmakologischen Therapie und sofortiger Beginn einer Substitutionsbehandlung mit Hydrocortison: morgens 10–15 mg, mittags 5 mg
              Fortführung dieser Therapie bis zur erwiesenen Normalisierung des adrenalen Regelkreises.
              Hauptgefahr dieses Vorgehens: Rezidiv der Grundkrankheit

Lokaltherapie

Wenn eine Corticoidwirkung nur an umschriebener Stelle des Organismus nötig ist, empfiehlt sich eine örtliche Anwendung. Sie hat den Vorteil, daß eine maximale Konzentration des Wirkstoffs am gewünschten Ort erreicht wird. Sie schließt allerdings hormonale Allgemeinwirkungen und damit auch eine Hemmung des adrenalen Regelkreises nicht aus. Außerdem können lokale Schäden entstehen. Aus diesem Grunde müssen auch für jede Art der topischen Therapie strenge Indikation, vorsichtige Dosierung und gewissenhafte Überwachung gefordert werden.

Topische Therapie in der Dermatologie

Die größte Bedeutung hat die topische Behandlung zweifellos im Bereich der *Dermatologie*. Beweis: Im Abschnitt »Hautkrankheiten« dieses Buches widmen die Autoren 22 Seiten der topischen einschließlich der intrafokalen und perifokalen Therapie, während die systemische Behandlung nur 8 Seiten umfaßt. Alles über diese Therapie sowie eine Übersicht über die verschiedenen corticoidhaltigen Dermatika findet sich auf den S. 356 ff.

Lokale Anwendung am Auge

In der *Ophthalmologie* spielt die Lokaltherapie eine ebenso große Rolle wie die systemische Behandlung. Alle einschlägigen Probleme werden auf den S. 405 ff. vom Experten dargestellt. Auf S. 407 findet sich auch eine Übersicht über die corticoidhaltigen Ophthalmika.

Örtliche Therapie im HNO-Bereich

Auch bei Erkrankungen der Nase und Nasennebenhöhlen werden die Corticoide überwiegend lokal angewandt. Sie können auch in die Ohrtrompete und das Mittelohr eingebracht werden. Schließlich kommt auch eine Instillation in den Kehlkopf in Frage. Indikationen und Durchführung der Therapie werden vom Spezialisten auf den S. 390 ff besprochen. Auf S. 392 sind alle für diese Therapie wichtigen corticoidhaltigen Präparate zusammengestellt.

Inhalationstherapie

Schon in der Anfangsphase der Corticoidbehandlung von asthmatischen Ventilationsstörungen hat man versucht, diese Präparate *per inhalationem* anzuwenden. Kamen die Aerosole in tiefere Luftwege, wurden sie über die Alveolen resorbiert. Die Behandlung entsprach einer Allgemeinbehandlung mit all ihren Risiken und bot letztlich keine Vorteile.

Die Entwicklung von topischen Präparaten mit voller lokaler Wirksamkeit, die bei Einhaltung der empfohlenen Dosen zu keiner hormonalen Allgemeinwirkung führen, hat die Asthmatherapie geradezu revolutioniert: Während die Corticoide früher an letzter Stelle des therapeutischen Stufenplans standen, stehen die inhalativen Präparate heute auf Platz 1.

Indikationen, Kontraindikationen, Anwendungsformen und Dosierung s. S. 242 f.

Lokaltherapie in der Rheumatologie

Schon ein Jahr nach der ersten Anwendung von Cortison bei chronischer Polyarthritis wurde die *intraartikuläre Injektion* dieser Hormone angewandt. Später kamen die *Infiltrationstherapie* bei Weichteilerkrankungen sowie die epidurale und schließlich die intradiskale Injektion hinzu.

Während bei Anwendung der klassischen Kristallsuspensionen mit hormonaler Allgemeinwirkung gerechnet werden muß, wird dieses Risiko bei besonders schwer löslichen Präparaten erheblich reduziert. Im übrigen sind auch hier Bemühungen im Gange, ausschließlich topisch wirksame Präparate zu entwickeln.

Die genannten Therapieformen gehören heute zur Routine jedes rheumato-
logisch tätigen Arztes. Indikationen, Kontraindikationen und Durchführung
werden auf den S. 188 ff. besprochen.
Eine Übersicht über die derzeitig verfügbaren Kristallsuspensionen zur lokalen Therapie findet sich auf S. 192.

In früheren Jahren hat man zur Behandlung der exsudativen Serositiden,
speziell der Perikarditis und Pleuritis, Corticoide zur Exsudationshemmung
und Vermeidung einer bindegewebigen Proliferation *intrakavitär* injiziert.
Heute bevorzugt man in solchen Situationen die systemische Therapie.
Das gleiche gilt auch für die *intrazisternale Anwendung* bei Meningitis tuber-
culosa.

Intrakavitäre Therapie

Die Möglichkeit einer Lokaltherapie im Zentralnervensystem in Form *intrathekaler Injektionen* von Corticoiden wird im Abschnitt »Neurologische Erkrankungen« diskutiert (s. S. 351 f.).

Intrathekale Therapie

Zur Behandlung entzündlicher Dickdarmkrankheiten hat sich die Instillation
von Corticoiden in Form von *Verweilklysmen* ausgezeichnet bewährt (s. S.
291). Einziger Nachteil ist die Resorption dieser Präparate. Da für diese
Therapie vorwiegend die stark hemmenden Derivate Dexamethason und
Betamethason Verwendung finden und Verweilklysmen üblicherweise am
Abend verabreicht werden, muß mit einer massiven und langanhaltenden
Störung des adrenalen Regelkreises gerechnet werden.
Werden die Klysmen nur morgens und nur jeden 2. Tag angewandt, ist das
Risiko einer endokrinen Störung erheblich geringer.
Inzwischen wurde nachgewiesen, daß die für die inhalative Therapie entwik-
kelten topischen Präparate (s. S. 291) bei Anwendung als Klysma ihre volle
entzündungshemmende Wirkung auf die Darmschleimhaut fast ohne systemische Effekte entfalten. Die lokale Wirkung läßt sich sogar bis zum Querdarm
nachweisen. Allerdings gibt es in der Bundesrepublik Deutschland noch kein
entsprechendes Handelspräparat.

Instillation in den Darm

Suppositorien, die zur Hämorrhoidentherapie angeboten werden, enthalten
nicht selten Corticoide, um ihren entzündungshemmenden und juckreizstil-
lenden Effekt auszunutzen. In diesen Suppositorien findet sich nicht mehr als
1–2 mg Prednisolonäquivalent, so daß selbst bei abendlicher Applikation
nicht mit ungünstigen Auswirkungen auf das endokrine System gerechnet
werden muß. Dagegen darf nicht übersehen werden, daß die gehäufte Anwendung solcher Suppositorien zu einer Atrophie der Analübergangs-
schleimhaut sowie zur Rhagadenbildung und Ekzematisation führen kann.

Hämorrhoidal-suppositorien

Zusammenfassend kann also gesagt werden, daß es auf vielen Gebieten der
Medizin möglich ist, Corticoide lokal anzuwenden. Die Höhe der örtlichen
Konzentration des Hormons ist indessen nur dann ein Vorteil, wenn sie zu
geringerer oder gar keiner hormonalen Allgemeinwirkung führt. Das Pro-
blem ist für die Anwendung am Auge und an anderen Kopforganen sowie der
Lunge praktisch gelöst. Auch für die Anwendung im Dickdarm wurde dieser
Weg beschritten. Auf der Haut ist eine von systemischen Wirkungen freie
Therapie möglich. Für die topische Anwendung im Bereich des Bewegungs-
apparates wurde das Risiko durch Verwendung besonders schwer löslicher
Ester vermindert.
Es ist anzunehmen, daß in der Zukunft für alle Formen einer Lokaltherapie
Präparate entwickelt werden, die fast nur mehr topisch wirksam sind.

Zusammenfassung

Indikationen für die pharmakologische Corticoidtherapie

Rheumatische Krankheiten

Es werden zunächst die Indikationen für Corticoide bei den verschiedenen rheumatischen Krankheiten abgehandelt. Dosierung und Anwendungsformen der Corticoide folgen zusammengefaßt auf den S. 183 ff.

Chronische Polyarthritis (Rheumatoide Arthritis)

Die chronische Polyarthritis (c.P.) ist zunächst ein diagnostisches Problem. Die Diagnose muß nach wissenschaftlichen Kriterien gesichert sein, bevor eine spezifische Therapie eingeleitet wird. Das setzt spezielle Kenntnisse und Erfahrungen von seiten des behandelnden Arztes voraus.

Therapieziele Da es keine kausale bzw. heilende Therapie gibt, ist das *Ziel der Behandlung* Besserung von Schmerz und Behinderung, Erhaltung der Gelenkfunktion, Dämpfung des entzündlich immunologischen Prozesses, Verhinderung der Progredienz und damit von Deformierung, Destruktion und Ankylose sowie Beseitigung viszeraler Manifestationen.

Prinzipien der Da es sich um eine chronische Krankheit handelt, muß ein langfristiger Be-
Therapie handlungsplan erstellt werden, der alle therapeutischen Möglichkeiten einschließt. Dazu gehören:

- Allgemeinbehandlung: Aufklärung des Patienten, psychologische Führung, psychosoziale Betreuung, Beratung in vernünftiger Ernährung, um unsinnige und evtl. schädliche Diätschemata zu vermeiden.
- Sogenannte Basistherapie: in den Pathomechanismus eingreifende Behandlung, deren Wirkung erst nach Monaten eintritt.
- Symptomatische medikamentöse Behandlung: nichtsteroidale Antirheumatika und Corticoide.
- Lokalbehandlung: Corticoide, Radionuklide, Chemikalien.
- Medikamentöse Zusatztherapie: Analgetika, Muskelrelaxanzien, Psychopharmaka, Schlafmittel, Osteoporoseprophylaxe bzw. -therapie.
- Physikalische Therapie: Bewegungsbehandlung, Kälte- und Wärmetherapie, Ergotherapie, Badekur.
- Konservativ-orthopädische Maßnahmen: Bandagen, Lagerungsschalen, Orthesen, Gehhilfen, orthopädische Schuhe und andere Hilfsmittel.
- Operative Eingriffe: Synovektomien, rekonstruktive Eingriffe, Nervendekompression.

Therapie- Die folgenden Therapieschemata für verschiedene Krankheitsphasen können
schemata nur allgemeine Empfehlungen sein; sie bedürfen selbstverständlich der individuellen Anpassung an jeden Einzelfall.
Therapieschemata für verschiedene Stadien der chronischen Polyarthritis:

I. *Beginnende Erkrankung*

- Aufklärung des Patienten über seine Krankheit und gemeinsame Erstellung eines Behandlungsplanes.
- Entlastung der durch Entzündung betroffenen Gelenke, aber keine völlige Ruhigstellung (cave: Gipsverband!).
  Aktive Bewegungsbehandlung aller nicht betroffenen Gelenke.
  Angepaßte Krankengymnastik, am besten in Gruppen.

- Verordnung von nichtsteroidalen Antirheumatika, angepaßt an die Bedürfnisse und die Toleranz des Patienten.
- Bei aktiver Alters-c.P.: Beginn einer ganz niedrig dosierten Corticoid-Langzeittherapie.
- Einleitung einer Basistherapie.
  Bei geringer Aktivität Antimalarika, Pyritioxin oder Sulfasalazin; bei deutlicher Aktivität Gold, parenteral oder oral in Abstimmung mit dem Patienten.
- Zusätzliche Medikamente: Bei depressiver Reaktion auf die Diagnoseneröffnung, die durch Gesprächstherapie nicht beeinflußt werden kann, vorübergehende Verordnung von Psychopharmaka.
- Psychosoziale Betreuung durch die Rheumaliga.

II. *Akute Schubphase*
- Aufklärung des Patienten über seine Krankheit und gemeinsame Erstellung des Behandlungsplans.
- Vorübergehende Bettruhe; schonende, Fehlhaltungen vermeidende Lagerung der betroffenen Gelenke. Regelmäßige aktive Bewegung aller nicht betroffenen Gelenke unter krankengymnastischer Aufsicht.
- Kryotherapie auf die betroffenen Gelenke.
- Hochdosiert nichtsteroidale Antirheumatika. Wenn diese nicht vertragen werden oder nicht ausreichend wirksam sind, Corticoide, auf die Schubphase befristet.
- Einleitung bzw. Intensivierung einer Basistherapie mit parenteralem Gold oder D-Penicillamin. Sind diese bereits »ausgereizt«, Sulfasalzin oder evtl. Methotrexat.
- Zusatzmedikation: Für die Nacht sind häufig Myotonolytika bzw. Sedativa erforderlich.
- Bei sehr hoher Aktivität und schlechtem Allgemeinzustand: Klinikeinweisung.

III. *Aktive fortgeschrittene Erkrankung*
- Aufklärung des Patienten über seine Krankheit und gemeinsame Erstellung des Behandlungsplans.
- Angepaßte aktive Krankengymnastik unter Aufsicht. Nachts Orthesen, um Deformierungen zu vermeiden.
  Isometrische Muskelübungen.
  Kryotherapie bei hoher örtlicher Aktivität.
  Milde Wärmeapplikationen bei geringer lokaler Entzündung.
  Evtl. stationäre Behandlung in entsprechend eingerichtetem Rehabilitationszentrum.
- In Präparatewahl und Dosierung den Bedürfnissen und der Toleranz des Patienten angepaßte Verordnung von nichtsteroidalen Antirheumatika.
  Bei ungenügender Wirkung: Corticoide, zunächst befristet. Bei Progredienz des Prozesses trotz Basistherapie: Corticoid-Langfristbehandlung.
  Bei Persistenz der Entzündung in einem oder wenigen Gelenken intraartikuläre Corticoidapplikation.
  Bei trotz Corticoidinjektionen häufig rezidivierenden Ergüssen in einem oder wenigen Gelenken: Synoviorthese.

- Bei Persistieren proliferierender Gelenkveränderungen mit Deformations- und Destruktionsneigung: Synovektomie.
- Wenn noch keine Basistherapie durchgeführt, sofortiger Beginn einer möglichst zuverlässigen Behandlung, am besten parenterales Gold oder Methortexat.
  Wenn Basistherapie läuft, aber wenig wirksam, Intensivierung dieser Behandlung.
  Wenn bereits mehrere Basistherapeutika angewandt, aber unwirksam waren bzw. nicht vertragen wurden: immunsuppressive Behandlung mit Azathioprin oder Methotrexat.
- Zusatzmedikamente: Oft sind Myotonolytika bzw. Sedativa für die Nacht unvermeidbar.
- Dringend psychosoziale Betreuung durch die Rheumaliga.

IV. *Hochaktive Erkrankung mit viszeraler Beteiligung*

- Einweisung in eine Klinik mit rheumatologischem Schwerpunkt.
- Weitgehende Bettruhe.
- Angepaßte Krankengymnastik zur Erhaltung der Gelenkfunktionen und Vermeidung von Muskelatrophien.
- Komplette Untersuchung des Patienten zur Erfassung aller Manifestationen der Krankheit.
- Hochdosierte Corticoidtherapie (Beginn mit mindestens 100 mg Prednison/die) oder – speziell bei generalisierter Vaskulitis – hochdosierte intravenöse Stoßtherapie (0,5–1 g Prednisolon als i.v. Infusion an 3 aufeinanderfolgenden Tagen/Monat) und Erhaltungsdosen im Intervall.
- Evtl. zusätzlich Zytostatika.
- Bei bedrohlichen Situationen, insbesondere bei Hyperviskositätssyndrom: Lymphoplasmapherese.
- Nach Überwindung der akuten Phase Nachbehandlung in einer Rehabilitationsklinik.

V. *Wenig aktive fortgeschrittene Krankheit*

- Aufklärung des Patienten über seine Krankheit und gemeinsame Erstellung eines Behandlungsplanes.
- Intensive physikalische Therapie.
  Bewegungsübungen im Trockenen und im Wasser unter krankengymnastischer Anleitung.
  Wärmeapplikation auf die betroffenen Gelenke.
  Isometrische Muskelübungen.
  Intensive Ergotherapie.
  Alle Maßnahmen der Rehabilitation, evtl. in Form eines Heilverfahrens.
- Analgetika bzw. nichtsteroidale Antirheumatika nach unbedingtem Bedarf.
- Bei Verschlechterung in einzelnen Gelenken: Corticoidinjektion bzw. Synoviorthese.
- Zusatzmedikamente: Myotonolytika; ggf. Therapie der Osteoporose.
- Basistherapie nur, wenn noch entzündliche Aktivität oder Tendenz zur Progression besteht.
- Operative Maßnahmen: Synovektomien, Beseitigung von Stellungsanomalien, Arthrodesen, Gelenkersatz usw. je nach Situation.
- Psychosoziale Betreuung durch die Rheumaliga.

Wie sich aus diesen Therapieschemata ergibt, werden die Corticoide – einst als Panazee der Rheumatherapie gepriesen – heute bei der c.P. nur mehr relativ selten, dann aber sehr gezielt und unersetzbar, eingesetzt.

Corticoid-indikationen

Eine *befristete Corticoidtherapie* ist indiziert

- in aktiven exsudativen Phasen, die auf nichtsteroidale Antirheumatika nicht ausreichend reagieren,
- bei viszeralen Manifestationen.

Eine *Langzeit-Corticoidbehandlung* ist begründet

- bei maligner Progression der Krankheit trotz konsequenter Therapie,
- bei aktiver immobilisierender Alters-c.P.,
- zur Erhaltung der Arbeitsfähigkeit bzw. körperlichen Unabhängigkeit, sofern dies mit anderen Mitteln nicht gelingt.

In den folgenden Abschnitten werden nur diejenigen speziellen Lokalisationen und Manifestationen der c.P. besprochen, bei denen der Einsatz von Corticoiden indiziert sein kann.

Die seltene *akute Krikoarytänoidarthritis* kann zu schwerem Stridor und zu Atemnot führen. Diese Manifestation kann sich schon zu Beginn der Krankheit und auch bei Kleinkindern einstellen (MALLESON u. Mitarb.).

Spezielle Gelenk-lokalisationen

Die häufige (in tabula bei 48–87% der cP-Fälle nachweisbare [JURIK u. Mitarb.]), aber selten diagnostizierte *chronische Krikoarytänoidarthritis* verursacht Fremdkörpergefühl im Hals, Enge im Hals, Heiserkeit, Schmerzen beim Sprechen und Schlucken. Sie reagiert meist auf Erhöhung der systemischen Corticoidgabe, kann aber auch durch inhalative Therapie beeinflußt werden (GETERUD u. Mitarb.).

Der Befall der *Temporomandibulargelenke* kann erhebliche Schmerzen und starke Behinderung der Kaufunktion auslösen. Hier ist gezielte intraartikuläre Injektion eines Corticoids zu empfehlen.

Auch bei Befall des *Manubriosternal-* sowie der Sternoklavikulargelenke erreicht man am ehesten durch intraartikuläre Injektion eine Besserung (DOUBE u. CLARKE).

Bei *Tendovaginitiden* in den Streckfächern empfiehlt sich lokale Infiltration eines Corticoids.

Weichteil-Beteiligung

Engpaßsyndrome infolge Tenosynovitis (Karpaltunnelsyndrom, Tarsaltunnelsyndrom, Meralgia paraesthetica, Morton-Syndrom) bessern sich meist mit Rückgang der entzündlichen Aktivität unter Allgemeinbehandlung. Ist dies nicht der Fall, so empfiehlt sich die Corticoidinfiltration. Liegen jedoch bereits Denervierungszeichen vor (EMG!), muß operativ vorgegangen werden (KAISER 1990).

Auch *Knoten in den Beugesehnen* reagieren gut auf lokale Infiltration. Cave: Injektion *in die* Sehne.

Die Behandlung von *Augenentzündungen* überlasse man dem Ophthalmologen (s. S. 409 ff.).

Viszerale Manifestationen

Bei der seltenen *Pericarditis sicca* zögere man nicht, auch wenn der Patient wenig Beschwerden hat, mit einem Steroidstoß in mittleren Dosen, damit sich keine Verwachsungen entwickeln. Die seltene Entwicklung eines großen Ergusses, evtl. sogar mit Herztamponade, erfordert selbstverständlich eine Punktion und eine hochdosierte systemische Steroidtherapie (BREUT u. Mitarb.).

Neben der Perikarditis ist auch eine *Pleuritis* nicht selten; sie kann sogar vor den Gelenksymptomen auftreten. Behandlung wie die Perikarditis. Intrapleurale Instillation eines Corticoids hat sich nicht bewährt (Schlapbach u. Imhof).

Die als *Pneumonitis* bezeichnete interstitielle Pneumopathie kann zu Lungenfibrose führen und bedarf daher eine gewissenhaften Behandlung und Überwachung. Richtlinien s. S. 247.

Die bei etwa 10% der c.P.-Kranken auftretende *Siccasymptomatik* wird im Abschnitt Sjögren-Syndrom besprochen (s. S. 209 f.).

Die *generalisierte Vaskulitis* bei c.P. erfordert hohe Corticoiddosen (s. S. 221).

Literatur

Spezielle Arbeiten s. **in den Abschnitten** über **die Dosierung** (S.183 ff).

Amor B, Delrieu F, Dougados M, Kahan A, Revel M, Roux C, Saporta I. Rhumatologie, 2ème éd. Maloine, Paris 1990

Axelrod L. Glucocorticoids. In: Kelley WN, Harris Ed, Ruddy S, Sledge CB. Textbook of Rheumatology, 3rd ed. Saunders, Philadelphia 1989

Behrens TW. Goodwin JS. Glucocorticoids. In: McCarty DJ. Arthritis and Allied Conditions, 11th ed. Lea & Febiger, Philadelphia 1989

Breut C, Drouelle S, Lognone T, Scanu P, Grollier G, Potier JC. Complications des péricardites rhumatoïdes: constriction et tamponade. Presse Méd 1989; 18: 1151

Doube A, Clarke AK. Symptomatic manubrosternal joint involvement in rheumatoid arthritis. Ann Rheum Dis 1989; 48: 516

Geterud A, Einell H, Mansson I, Sandberg N, Bake B, Bjelle A. Severe airway obstruction caused by laryngeal rheumatoid arthritis. J Rheumatol 1986; 13: 948

Hart FD. Drug Treatment of the Rheumatic Diseases, 3rd ed. Williams & Wilins, Sidney 1987

Hettenkofer HJ. Rheumatologie, 2. Aufl. Thieme, Stuttgart 1989

Jurik AG, Pedersen, U, Nørgård A. Rheumatoid Arthritis of the cricoarytenoid joints: a case of laryngeal obstruction due to acute and chronic joint changes. Laryngoscope 1985; 95: 846

Kaiser H. Chronische Polyarthritiden, 2 Aufl. Enke, Stuttart 1988

Kaiser H. 40 Jahre Cortison in der Rheumatherapie – eine Standortbestimmung. Akt Rheumatol Sonderheft 1 1988; 13: 27

Kaiser H. Memo Rheumatologie. Enke, Stuttgart 1990

Malleson P, Riding K, Petty R. Stridor due to cricoarytenoid arthritis in pauciarticular onset juvenile rheumatoid arthritis. J Rheumatol 1986; 13: 952

Mathies H, Miehle W. Medikamentöse Therapie. In: Fehr K, Miehle W, Schattenkirchner M, Tillmann K. Rheumatologie in Praxis und Klinik. Thieme, Stuttgart 1989

McCarty DJ. Arthritis and Allied Conditions, 11th ed. Lea & Febiger, Philadelphia 1989

Moll IMH, Bird HA, Rushton A. Therapeutics in Rheumatology. Chapman & Hall, London 1986

Myles AB. Corticosteroids. In: Scott JT. Copeman's Textbook of the Rheumatic Diseases, 6th ed. Churchill-Livingstone, Edinburgh 1986

Neumann VCM. Corticosteroids in rheumatic diseases. In: Moll JMH, Bird HA, Rushton A. Therapeutics in Rheumatology. Chapman & Hall, London 1986

Neustadt DH. Systemic corticosteroids. In: Katz WA. Diagnosis and Management of Rheumatic Diseases, 2nd ed. Lippincott, Philadelphia 1988

Pawlotsky Y. Rhumatologie. Ellipses, Paris 1988

Ryckewaert A. Rhumatologie. Flammarion, Paris 1987

Sany J. Polyarthrite rhumatoïde. Flammarion, Paris 1987

Ryckewaert A, Bardin T. Polyarthrite rhumatoïde. In: Kahn MF, Peltier AP, Meyer O, Piette J-Ch. Les Maladies systémiques 3ème éd Flammarion Paris 1991

Schlapbach P, Imhof V. Lungenmanifestation bei chronischer Polyarthritis. Dtsch Med Wschr 1987; 112: 1869

Scott JT. Copeman's Textbook of the Rheumatic Diseases, 6th ed. Churchill-Livingstone, Edinburgh 1986

Simon L, Blotman F, Claustre J. Rhumatologie, 5ème éd Masson, Paris 1989

Sonderformen der chronischen Polyarthritis

Juvenile chronische Arthritis

Ausführliche Darstellung im Kapitel Kinderkrankheiten s. S. 434 f.

Still-Syndrom des Erwachsenen

Das von STILL beschriebene Syndrom ist eine Sonderform der kindlichen Polyarthritis. Es wurde jedoch in den letzten Jahren immer häufiger auch bei Erwachsenen beobachtet. Betroffen sind Frauen und Männer meist vor dem 35. Lebensjahr, gelegentlich aber auch noch nach dem 60. Lebensjahr.

Die *Krankheit* beginnt akut mit einer Pharyngitis, es entwickelt sich hohes Fieber und meist ein flüchtiges Exanthem. Dann stellten sich Arthralgien und oft erst später eine Polyarthritis ein, häufig an Hand- und Kniegelenken beginnend. Als viszerale Manifestationen können sich Lymphknotenschwellungen, Hepatosplenomegalie, Perikarditis und Pleuritis sowie selten eine Myokarditis (BERGEMER u. Mitarb.) entwickeln.
Die Arthritis kann remittieren, rezidiviert aber sehr häufig und führt etwa in der Hälfte der Fälle zu schweren Gelenkdestruktionen (CABANE u. Mitarb.).
Im Blutbild findet sich eine Leukozytose bis zu 60000 mm³ mit Linksverschiebung. Dabei bestehen hochgradige humorale Entzündungszeichen, aber keine spezifischen immunologischen Marker.
Die wichtigste Differentialdiagnose sind systemischer Lupus erythematodes, akute Leukämie und Sepsis.

Krankheitsbild

In Amerika werden täglich 4,0 bis 6,0 Aspirin empfohlen. Diese Dosen werden in Europa meist nicht vertragen; außerdem ist Aspirin gegen Fieber, systemische und viszerale Manifestationen nicht ausreichend wirksam. Es empfiehlt sich deshalb eine *hochdosierte Corticoidtherapie*. Als Initialbehandlung für sehr schwere Fälle hat sich die hochdosierte intravenöse Stoßtherapie bewährt. Ansonsten beginnt man mit 1 mg/kg/die Prednisolon, verteilt auf 2–3 Einnahmen und langsamer Reduktion. Bei Herzbeteiligung empfiehlt sich eine Initialdosis von 2 mg/kg/die. Langfristige Corticoidgabe ist nötig, wobei die Erhaltungsdosen bei systemischen Symptomen zwischen 12,5 und 15 mg/die Prednisolon, bei ausschließlichen Gelenkerscheinungen zwischen 7,5 und 10 mg/die Prednisolon liegen. Bei nicht ausreichender Wirkung empfiehlt sich die Kombination mit Metothrexat.
Basistherapeutika sind im akuten Stadium nicht wirksam, bei Tendenz zur Gelenkdestruktion jedoch zu empfehlen (CUSH u. Mitarb.).

Therapie

Literatur

Arber N, Weinberger A, Fadila R, Sidi Y, Pinkhas J. Adult onset Still's disease. Clin Rheumatol 1989; 8:339

Baumgart P, Walger P, Vetter H. Septisches Fieber, Gelenkschmerzen, Hepatosplenomegalie. Schweiz Rundschau Med 1987; 76: 1433

Bergemer AM, Fouquet B, Goupille P, Charbonnier B, Valat JP. Myocardite au cours d'une maladie de Still de l'adulte. Rev Rhum 1988; 55: 945

Cabane J, Michon A, Ziza J-M, Bourgeois P, Blétry O, Godeau P, Kahn M-F. Comparison of long term evolution of adult onset and juvenile onset Still's disease, both followed up for more than 10 years. Ann Rheum Dis 1990; 49: 283

Cush JJ, Medsger TA, Christy WC, Herbert DC, Cooperstein LA. Adult-onset Still's disease. Arthritis Rheum 1987; 30: 186

Fournier P, Faja A, Mahieu D, Sauvaget F, Herreman G. Maladie de Still à début tardif. Presse Méd 1990; 19: 1461

Gerster J-C, Zenklusen J-L. Maladie de Still de l'adulte. DIA-GM 1989; 15: 1421
Herzer P. Still-Syndrom im Erwachsenenalter. Dtsch Med Wschr 1986; 111: 865
Kahn MF, Delaire M. Maladie de Still de l'adulte. In: Kahn MF, Peltier AP, Meyer O, Piette J-Ch. Les malades systémiques. 3ème éd. Flammarion Paris 1991

Langer HE. Still-Syndrom beim Erwachsenen. DIA-GM 1990; 1631
Masson C, Brégeon C, Victor J, Meissonnier M-C, Renier J-C. La myocardite de la maladie de Still chez l'adulte. »R« 1991; 21: 5

Alterspolyarthritis

Als Alters-c.P. bezeichnet man die nach dem 60. Lebensjahr auftretende chronische Polyarthritis. 15–30% aller Patienten erkranken erst in diesem Alter, wobei es nach oben fast keine Grenze gibt.

Die Meinungen darüber, ob die Alters-c.P. eine gutartige oder eine bösartige Variante sei, wurde jahrzehntelang kontrovers diskutiert. Den Schlüssel zur Klärung lieferten in den 80er Jahren HEALY (USA) und CAROIT u. Mitarb. (Paris). Sie fanden, daß es *nicht eine Alters-c.P.* gibt, sondern 3 verschiedene Subgruppen mit unterschiedlicher Symptomatik und Prognose.

Klassische Alters-c.P. Die als *klassische Alters-c.P.* bezeichnete Form weist bei etwa 65% der nach dem 60. Lebensjahr beginnenden chronischen Polyarthritiden eine ganze Reihe von Besonderheiten auf: Es werden relativ mehr Männer befallen; das Verhältnis Frauen : Männern beträgt etwa 1,2:1, während in jüngeren Jahren etwa 75% Frauen betroffen werden; die Krankheit beginnt häufig akut; neben den kleinen Gelenken werden meist auch große Gelenke, bevorzugt die Schultergelenke, betroffen;. die Patienten haben stark erhöhte humorale Entzündungszeichen, BKS über 100 in der ersten Stunde ist keine Seltenheit; der Rheumafaktor ist überwiegend positiv; viele Kranke zeigen Allgemeinsymptome wie schlechtes Befinden, Appetitlosigkeit, Gewichtsverlust; relativ rasch entwickelt sich eine Muskelatrophie, die die Immobilisierung beschleunigt. Während viszerale Manifestationen, speziell die Vaskulitis mit ihren Folgen, fehlen, kommt es rasch zu Deformierungen und zur Zerstörung von Gelenken. Für diese Fälle hat sich langfristige Anwendung niedriger Corticoiddosen als segensreich erwiesen (s. S. 186)

Alters-c.P. mit Sjögren-Syndrom Die mit *Sjögren-Syndrom* einhergehende Form, die etwa 10% der Patienten betrifft, zeigt eine persisitierende Synovitis der Hand- und MCP-Gelenke, während andere Gelenke nur vorübergehend befallen werden. Die Patienten sind meist wenig behindert und beeinträchtigt. Obwohl der Rheumafaktor in der Mehrzahl der Fälle postiv ist, kommt es nicht zu Gelenkzerstörungen. Dagegen gehört das Auftreten einer Siccassymptomatik zu dieser Verlaufsform. Eine systemische Corticoidanwendung ist hier meist nicht erforderlich.

Alters-c.P. mit myalgischem Syndrom Die sich mit einem *myalgischen Syndrom* manifestierende Form, die bei etwa 25% aller nach dem 60. Lebensjahr beginnenden c.P-Fälle zu beobachten ist, tritt im Mittel erst nach dem 70. Lebensjahr auf; auf 4 Frauen kommen 3 Männer.

Die Krankheit beginnt überwiegend akut mit einem ausgeprägten myalgischen Syndrom symmetrisch in den Schultergürteln. Die Patienten klagen über starke Schmerzen und weisen eine ausgeprägte morgendliche Steifigkeit auf. Der Gelenkbefall bezieht sich auf große und kleine Gelenke. Hochgradige humorale Entzündungszeichen sind charakteristisch; nicht selten bestehen auch leicht erhöhte Temperaturen, und es entwickelt sich rasch eine Verschlechterung des Allgemeinzustandes. Der Rheumafaktor ist so gut wie immer negativ.

Trotz des zunächst schweren Krankheitsbildes hat diese Verlaufsform eine relativ gute Prognose. Nach CAROIT u. Mitarb. kommt es bei 24% zur Heilung, 48% der Patienten erreichen eine Stabilisierung, nur bei 28% ergibt sich eine Persistenz der Symptome.

Diese c.P.-Form erinnert also in vielen Punkten an die Polymyalgia rheumatica. Tatsächlich ist eine Differenzierung im Anfangsstadium manchmal auch dem erfahrenen Rheumatologen nicht möglich.

Bei dieser Verlaufsform wird wegen des myalgischen Syndroms meist eine Corticoidtherapie eingeleitet, wodurch die Myalgien promt verschwinden, bei Dosisreduktion sich jedoch die Gelenksymptome vermehrt bemerkbar machen. Eine Langfrist-Corticoidtherapie ist jedoch meist nicht erforderlich.

Literatur

Caroit M, Rouaud JP, Nicolas-Vuillerme S. La polyarthrite rhumatoïde à début tardif (après 60 ans). In: De Sèze St. Ryckewaert A, Guérin C. L'actualité rhumatologique 1987. L'Expansion Scientifique, Paris 1987

Euller-Ziegler L, Grisot C, Bernardin-Milletre M, Berets P, Gagnerie F, Commandre F, Ziegler G. La polyarthrite rhumatoïde a début tardif. Rhumatologie 1988; 40: 165

Healy LA. Rheumatoid arthritis in the elderly. Clin Rheum Dis 1986; 12: 173

Kaiser H. Kortikoidtherapie. In: Platt D. Pharmakotherapie im Alter. Springer, Heidelberg 1988

Kaiser H. Chronische Polyarthritis im Alter. In: Schattenkirchner M, Hrsg. Rheumatische Krankheiten im Alter. Coll rheumatol 44. Banaschewski, München 1989

Kaiser H. Memo Rheumatologie. Enke, Stuttgart 1990

Krüger K. Besonderheiten der medikamentösen Therapie bei der Behandlung rheumatischer Krankheiten im Alter. In: Schattenkirchner M, Hrsg. Rheumatische Krankheiten im Alter. Coll rheumatol 44. Banaschewski, München 1989

Akute ödematöse Alterspolyarthritis: ein neues Krankheitsbild

McCARTY u. Mitarb. (Milwaukee) beschrieben 1985 anhand von 10 Beobachtungen eine neue Krankheit: Remitting Seronegative Symmetrical Synovitis with Pitting Edema (RS₃PE-Syndrom). 1987 berichteten die Autoren bereits über 23 Patienten mit diesem Syndrom.

CHAOUAT u. Mitarb. (Paris) beschrieben 1988 4 solcher Fälle (Polyarthrite aiguë oedémateuse bénigne du sujet âgé). DAVID-CHAUSSÉE u. MORRIER (Bordeaux) fanden bis 1989 15 Patienten mit diesem Krankheitsbild (Polyarthrite oedémateuse aiguë du sujet âgé).

CHAOUAT u. Mitarb. faßten 1989 27 inzwischen in Frankreich beschriebene Fälle zusammen.

Aufgrund weiterer Erfahrungen sprechen CHAOUAT u. Mitarb. neuerdings von *subakuter* benigner ödematöser Alterspolyarthritis.

Betroffen sind ausschließlich Patienten über 60, größtenteils über 70 Jahre; ganz überwiegend Männer.

Klinik

Die Krankheit beginnt akut, manchmal mit Fieber: Symmetrische Polyarthritis bevorzugt der Hand-, Finger- und Schultergelenke sowie der Zehen- und Fuß-, dagegen selten der Kniegelenke. Meist sind die Beugesehnen im Sinne der Tenosynovitis einbezogen, so daß eine starke Behinderung der Funktion resultiert. In allen Fällen entwickelt sich ein deutliches blasses Ödem der Finger und des Handrückens bis zum Handgelenk, weniger konstant des Fußrückens bis zum Knöchel (ausnahmsweise bis zur Tibia). Durch das Ödem ist die klinische Diagnose der Arthritis erschwert.

Im Blut finden sich entsprechend dem Ausmaß der Arthritiden deutliche Entzündungszeichen, und bei längerem Bestehen entwickelt sich eine normochrome Anämie. Rheumafaktoren sind negativ, niedrigtitrige ANA kommen bei dieser Altersgruppe gelegentlich vor.

Röntgenologisch findet man nur Weichteilschwellungen; es kommt niemals zu Erosionen.

Die Prognose der Krankheit ist gut: Nach durchschnittlich eineinhalb Jahren (3–36 Monate) bilden sich alle Erscheinungen, zuerst die Ödeme und dann die Arthritiden zurück; übrigbleiben können leichte Beugebehinderungen der Hände.

Die Ätiologie der Krankheit ist unbekannt; McCARTY vermutet, daß es sich um eine reaktive Arthritis auf dem Boden einer genetischen Bereitschaft handelt: Er fand bei diesen Patienten meist HLA-B-7 positiv.

Die Entstehung der Ödeme wird in erster Linie durch den entzündlichen Prozeß, aber auch durch eine venöse Zirkulationsstörung und/oder eine Behinderung der Lymphdrainage erklärt.

Differentialdiagnostisch müssen neben den anderen Formen der Alters-c.P. die Polymyalgia rheumatica (wegen des akuten fieberhaften Beginns und der beidseitigen Schulterschmerzen) sowei das Algodystrophie-Syndrom (wegen der diffusen Schwellungen) erwogen werden.

Therapie Die *Therapie* ist symptomatisch mit nichtsteroidalen Antirheumatika. Corticoide bringen die Symptome und damit die Behinderung wesentlich schneller zur Rückbildung: Beginn mit 20 mg/die Prednisolon, langsamer Rückgang auf Erhaltungsdosis zwischen 5 und 10 mg/die für einige Monate. Eine aggressive Therapie ist wegen der guten Prognose zu vermeiden. Besonders aus diesem Grunde ist die Stellung der Diagnose wichtig.

Literatur

Chaouat D, Belange G, Leparc JM. Polyarthrite aiguë oedémateuse bénigne du sujet âgé. Rev Rhum 1988; 55: 895

Chaouat D, Belmatoug N, Kahn MF. Le syndrome RS₃PE. In: De Sèze S. L'actualité rhumatologique 1989. L'Expansion, Paris 1989

Chaouat D, Perier JY, Le Parc JM, belange G. Polyarthrite subaiguë œdémateuse bénigne du sujet âgé. Presse Méd 1990; 19: 1705

David-Chaussé J, Morrier P. La polyarthrite oedémateuse aiguë du sujet âgé. »R« 1989; 19: 27

McCarty DJ, O'Duffy D, Pearson L, Hunter JB. Remitting seronegative symmetrical synovitis with pitting edema. JAMA 1985; 19: 2763

McCarty DJ, Pearson L, Hunter JB, Russell EB. Remitting seronegative symmetrical synovitis with pitting edema. The RS₃PE syndrome – 1986 update. In: Machtey I, (ed.) Progress in Rheumatology, vol III. Peteh-Migoa, Israel 1987

Felty-Syndrom

Als Felty-Syndrom wird die Kombination einer seropositiven, zu rascher Destruktion neigenden c.P. mit Splenomegalie und Leukopenie sowie Granulozytopenie bezeichnet. Dem Syndrom liegen komplexe immunologische Mechanismen zugrunde, die nur teilweise aufgeklärt sind.

Die Patienten sind ausgesprochen infektgefährdet, wodurch die Prognose getrübt wird.

Im akuten Stadium sind Corticoide in mittlerer Dosierung Therapie der Wahl. Bei Langfristbehandlung erhöht sich jedoch das Risiko von Infektionen. Deshalb wird heute, zumindest für schwere Fälle, die hochdosierte intravenöse Corticoidstoßtherapie empfohlen (JOB-DESLANDRE u. MENKÈS).

Literatur

Feldmann JL, Menkès CJ. Mécanisme du syndrome de Felty et évolution à long terme. Rev Rhum 1988; 55: 255

Job-Deslandre C, Menkès CJ. Traitement du syndrome de Felty avec agranulocytose par assauts cortisoniques. Presse Méd 1987; 16: 569

Seronegative Spondarthritiden

Unter dem Begriff seronegative Spondarthritiden werden Krankheitsbilder zusammengefaßt, die sich durch folgende Besonderheiten auszeichnen:

Definition

- asymmetrische Oligopolyarthritis mit Bevorzugung der unteren Extremitäten,
- Fehlen von Rheumafaktoren und Rheumaknoten,
- Befall des Achsenskeletts (Iliosakralarthritis und gelegentlich auch Spondylitis),
- hohe Assoziation zu HLA B27,
- gleichartige Veränderungen an Haut, Nägeln, Schleimhäuten und Augen.

Der Begriff ist nicht nur für die Klassifikation rheumatischer Krankheiten nützlich, sondern hat sich auch in der Praxis bewährt, weil nicht selten im Anfangsstadium einer solchen Krankheit noch keine exakte Zuordnung möglich, aber an der Zugehörigkeit zu dieser Gruppe kein Zweifel ist.

Der *Spondylitis ankylosans* geht in 35% eine Monarthritis, speziell im Knie- oder Hüftgelenk, voraus, und es entwickeln sich im Verlauf der Krankheit bei etwa 50% der Patienten periphere Arthritiden mit Bevorzugung von Hüfte und Schulter.

Spondylitis ankylosans

Während die Iliosakralarthritis und die Spondylitis niemals eine Indikation für eine Corticoidtherapie darstellen, kann die Gelenkbeteiligung eine solche erfordern. Bei der initialen Monarthritis kommt höchstenfalls die intraartikuläre Injektion eines Corticoids in Frage. Die chronischen Oligarthritiden werden nach den für die chronische Polyarthritis geltenden Regeln behandelt; eine Indikation für eine systemische Steroidtherapie ist nur sehr selten gegeben. Versuche mit hochdosierter intravenöser Stoßtherapie wurden in Mexiko und England gemacht (MINTZ u. Mitarb., RICHTER u. Mitarb.). Sie haben aber wenig Nachahmer gefunden.

Die bei allen seronegativen Spondarthritiden häufig auftretende Manubriosternal- und Sternoklavikulararthritis reagiert sehr gut auf die gezielte intraartikuläre Injektion eines Corticoids.

Bei den ebenfalls häufigen Enthesiopathien bewährt sich die Infiltrationstherapie mit einem Corticoid.

Die Behandlung der bei etwa 25% der Betroffenen auftretenden Iritiden wird im Augenkapitel besprochen (s. S. 411).

Morbus Reiter

Das akute *Reiter-Syndrom* erfüllt die Kriterien einer reaktiven Arthritis, die chronische Krankheit diejenigen einer seronegativen Spondarthritis.

Das akute Stadium heilt bei etwa der Hälfte der Patienten innerhalb 6 Monaten aus. 20% zeigen einen rezidiverenden und 30% einen primär chronischen Verlauf.

Von den chronisch Kranken haben wiederum die Hälfte einen Wirbelsäulenbefall, 30% eine periphere Oligopolyarthritis und 20% zeigen die Kombination von Achsenskelettbefall mit peripherer Arthritis.

Die Behandlung richtet sich nach den Regeln für die Behandlung der Spondylitis ankylosans bzw. der chronischen Polyarthritis.

Eine systemische Steroidtherapie ist nur äußerst selten nötig. Eine spezielle Indikation stellt die schwere, auf Lokaltherapie nicht ausreichend reagierende Iritis dar, da nicht selten in ihrem Anschluß eine Gelenkexazerbation auftritt und diese abgefangen werden kann. Intraartikuläre Injektionen sind bei mon- und oligartikulären Verläufen, Corticoidinfiltrationen bei den häufigen Enthesiopathien nützlich.

Arthritis und Spondylitis psoriatica

Etwa 10% der Psoriatiker erkranken an *Arthritis und/oder Spondylitis psoriatica*, wobei in 10% die Arthritis den Hautveränderungen vorausläuft und in 6% eine typische Psoriasisarthritis sich ohne Hautveränderungen einstellt.

Von der Arthritis betroffen sind in 70% die peripheren Gelenke, davon 60% oligartikulär, 30% zunächst monartikulär und 10% primär polyartikulär. Als typische Befallmuster gelten: Strahlbefall der Finger und Zehen bzw. transversaler Befall der Fingerendgelenke.

Eine systemische Steroidtherapie ist sehr selten begründet. Zurückhaltung ist nicht zuletzt deshalb zu empfehlen, weil durch die Corticoide auch die Hautveränderungen gebessert werden, diese aber nach dem Absetzen oft erheblich exazerbieren.

Bei der öfter indizierten intraartikulären Therapie mit Corticoiden vermeide man das Durchstechen von Psoriasisherden, weil dadurch das Infektionsrisiko erheblich steigt.

Enterogene Arthritiden

Chronische Arthritiden stellen sich bei *Morbus Crohn* in etwa 20%, bei *Colitis ulcerosa* in ca. 10% der Fälle ein. Ein Befall des Achsenskelettes ist bei beiden Krankheiten in 10–15% zu erwarten.

Die rheumatischen Manifestationen nehmen bei Colitis ulcerosa und Morbus Crohn unter den seronegativen Spondarthritiden eine Sonderstellung ein, weil die Gelenkveränderungen unter effizienter Therapie des Darms ausheilen. Lediglich der Achsenskelettbefall wird von der Darmkrankheit unabhängig und hat insofern eine schlechtere Prognose.

Die Corticoidindikation hängt also vom Darmbefund und nicht von den Gelenken ab. Sie wird auf S. 289 bzw. 291 ausführlich dargestellt.

Morbus Whipple

Differentialdiagnostisch muß der nicht zu den seronegativen Spondarthritiden gehörende *Morbus Whipple* erwähnt werden. Es handelt sich um eine durch Corynebakterien hervorgerufene Jejunitis. Die Gelenkmanifestationen (Oligopolyarthritis bei 70%, Spondylitis ankylosans bei 6% der Patienten) gehen dem Malabsorptionssyndrom oft Monate bis Jahre voraus. Die Erkrankung heilt unter langfristiger Tetracyclintherapie vollständig ab.

HLA-B27-assoziierte Oligarthritis

Die Bezeichnung *HLA-B27-assoziierte Oligarthritis* wurde gewählt für solche seronegativen Spondarthritiden, die auch nach jahrelangem Verlauf oligosymptomatisch bleiben und keine Zuordnung zu einem der genannten Krankheitsbilder erlauben. Ob es sich dabei um eine eigenständige Krankheit handelt oder nur um sog. Formes frustes differenter Krankheitsbilder ist noch nicht entschieden.

Das Krankheitsbild ist benigne und zeigt häufige spontane Remissionen, so daß sich keine Indikation für eine systemische Corticoidtherapie ergibt. Gelegentlich kann die intraartikuläre Injektion eines Corticoids indiziert sein.

Literatur

Bourgeois P. Manifestations systémiques de la spondylarthrite ankylosante. In: Kahn MF, Peltier AP, Meyer O, Piette J-Ch. Les maladies systémiques.3ème éd Flammarion Paris 1991

Brackertz D. Arthritiden bei Colitis ulcerosa und Morbus Crohn. Z Rheumatol 1987; 46: 1

Calin A. The spondylarthropathies: clinical aspects. Clin Exp Rheumatol 1987; 5/S-1: 53

Calin A. Reiter's syndrome. In: Kelley WN, Harris ED, Ruddy S, Sledge CB. Testbook of Rheumatology, 3rd ed. Saunders, Philadelphia 1989

Cazalis P. Le traitement du rhumatisme psoriasique. In: De Sèze S. L'actualité rhumatologique 1988. L'Expansion, Paris 1988

Doury P. Pattin S, Eulry F. La conduite du traitement médicamenteux de la spondylarthrite ankylosante. In: Simon L, Hérisson Ch. La spondylarthrite ankylosante. Masson, Paris 1988

Fellmann N. Spondylitis ankylosans und verwandte Spondylitiden. In: Fehr K, Miehle W, Schattenkirchner M, Tillmann K. Rheumatologie in Praxis und Klinik. Thieme, Stuttgart 1989

Fuchs W. Therapie der reaktiven Arthritiden und des Reiter-Syndroms. Therap Umschau 1989; 46: 250

Huchzermeyer H. Entzündliche Erkrankungen des Darms. Z Rheumatol 1987; 46 Suppl 1:3

Kaiser H. Zur Kortikoidanwendung bei Arthritis und Spondylitis psoriatica. In: Schilling F. Arthritis und Spondylitis psoriatica. Steinkopff, Darmstadt 1986

Kaiser H. Chronische Polyarthritiden, 2. Aufl. Enke, Stuttgart 1988

Klein G, Petritsch W, Pöllmann G. Enteropathische Arthritiden. Internist 1989; 30: 673

Krüger K. Reiter-Syndrom. In: Fehr K, Miehle W, Schattenkirchner M, Tillmann K. Rheumatologie in Praxis und Klinik. Thieme, Stuttgart 1989

Mintz G, Enríquez RD, Mercado U, Robles EJ, Jiménez FJ, Gutierrez G. Intravenois methylprednisolone pulse therapy in severe ankylosing spondylitis. Arthritis Rheum 1981; 24: 734

Pipitone V. Seronegative spondylarthrits: facts and fiction. Clin Exp Rheumatol 1987: 5/S-1: 1

Richter MB, Woo P, Panayi GS, Trull A, Unger A, Shepherd P. The effects of intravenous pulse methylprednisolone on immunological and inflammatory processes in ankylosing spondylitis. Clin exp Immunol 1983; 53: 51

Russel AS, Suarez-Almazor ME. Seronegative arthritis: psoriatic arthrits. Clin Exp Rheumatol 1987; 5/S-1: 61

Schölmerich J. Extraintestinale Symptome bei chronisch entzündlichen Darmerkrankungen. Dtsch Med Wschr 1989; 114: 911

Reaktive Arthritiden

Als *reaktive Arthritiden* bezeichnet man para- und postinfektiöse Gelenkentzündungen. Sie entwickeln sich als allergisch-hyperergische bzw. immunologische Reaktion der Synovialis auf einen viralen oder bakteriellen Infekt. Sie sind also keine infektiösen Arthritiden; im Gelenk finden sich keine Erreger. Allerdings wurden in jüngster Zeit mit neuer Technik sowohl nach Chlamydien- als auch nach Yersinieninfektion bakterielle Antigene im Gelenk nachgewiesen (GRANFORS u. Mitarb., CUNNINGHAM u. Mitarb., TOIVANEN u. Mitarb.). Das hat dazu geführt, daß verschiedene Kliniker eine langfristige antibiotische Therapie empfehlen (POTT u. Mitarb., GENTH).

Die Gelenkentzündungen klingen klassischerweise in einigen Wochen vollständig und endgültig ab, können aber auch Chronifizierungstendenz zeigen.

Das *rheumatische Fieber* wird im Kapitel »Herzkrankheiten«, S. 259f. besprochen.

Im Verlauf verschiedener *Virusinfektionen*, besonders Röteln, Hepatitis-B, Mumps, Masern, treten gelegentlich, bei Coxsackie- und Echo-Virus-Infek-

(Randnotizen) Definition

Rheumatisches Fieber

Arthritis nach Allgemeininfekt

tion seltener Arthralgien oder Arhritiden auf. Diese sind grundsätzlich benigne, reagieren genügend auf nicht-steroidale Antirheumatika und heilen spontan wieder ab. Ein Einsatz von Corticoiden ist praktisch niemals erforderlich.

Arthritis nach Darminfektion

Nach *Enteritiden*, die durch Yersinien, Campylobacter jejuni, Salmonellen oder Shigellen ausgelöst wurden, kann es – hauptsächlich bei Trägern des HLA B27 – zu einer akuten Oligarthritis mit Bevorzugung der unteren Extremitäten kommen. Oft entwickelt sich gleichzeitig ein Erythema nodosum. Die Yersinienarthritis ist heute die häufigste akute Arthritis. Die Arthritiden sind oft sehr heftig, zeigen hohe humorale Entzündungszeichen und halten mehrere Wochen bis Monate an. Dann heilen sie jedoch ab. In Einzelfällen wurde der Übergang einer akuten Yersinienarthritis in einen chronischen Morbus Reiter beobachtet.

Die Arthritis wird zunächst mit Kryotherapie und nicht-steroidalen Antirheumatika angegangen. Reicht diese Therapie nicht aus oder zeigt die Krankheit Rezidivneigung bzw. Chronifizierungstendenz, so sind Steroide unvermeidbar. Man muß dann meist mit ziemlich hohen Dosen beginnen, um einen Erfolg zu haben. Vorsichtige Dosisreduktion unter ständiger Überwachung der humoralen Entzündungszeichen ist erforderlich.

Aseptische post-gonorrhoische Arthritis

Neben der bekannten septischen Go-Arthritis gibt es – offenbar selten – auch eine *postgonorrhoische* reaktive Arthritis. Das klinische Bild entspricht dem akuten Reiter-Syndrom. Die Behandlung ist identisch (Bodmer).

AIDS-Arthritis

Man nimmt heute an, daß etwa 60% der AIDS-Patienten rheumatische Manifestationen entwickeln. Am häufigsten ist eine klassische reaktive Arthritis: akuter Beginn mit Erreichen des Maximums in wenigen Wochen, oligartikulärer Befall, bevorzugt der unteren Extremitäten, mit heftiger Schmerzhaftigkeit. Die Prognose ist meist gut; gelegentlich kommt Übergang in eine seronegative Spondarthritis (speziell Reiter-Syndrom und Psoriasisarthritis) vor. Therapeutisch stehen Ruhigstellung und physikalische Maßnahmen an erster Stelle; auf nicht-steroidale Antirheumatika kann man kaum verzichten. Nur bei Therapieresistenz können wenige intraartikuläre Injektionen eines Corticoids gegeben werden. Systemische Corticoide und Immunsuppressiva sind selbstverständlich kontraindiziert.

Literatur

Aho K. Reactive arthritides: how and why are they reactive? Clin Exp Rheumatol 1987; 5/S-1: 15

Bodmer K. Gonokokkenassoziierte Arthritiden. Therap Umschau 1989; 4: 245

Cunningham T, Kandolf R, Vischer TL. La recherche d'agents infectieux intra-articulaires dans l'arthrite réactionnelle. Therap Umschau 1989; 4: 241

Genth E. Infektionsbedingte Arthritiden. Internist 1989; 30: 664

Granfors K, Jalkanen S, von Essen R, Lahesmaa-Rantala R, Isomäki O, Pekkola-Heino K, Merilathi-Palo R, Saario R, Isomäki H, Toivanen A. Yersinia antigens in synovial-fluid cells from patients with reactive arthritis. New Engl J Med 1989; 320: 216

Herzer P. Reaktive Arthritiden nach Darminfektionen. EULAR Bulletin 1989; 4: 141

Kaiser H. Chronische Polyarthritiden, 2. Aufl. Enke, Stuttgart 1988

Leirisalo-Repo M, Suoranta H. Ten-year follow-up study of patients with yersinia arthritis. Arthritis Rheum 1988; 31: 533

Müller W, Hermann E. Reaktive Arthritiden bei enteralen Infektionen. Z Rheumatol 1987; 46 Suppl 1: 32

Toivanen A, Lahesmaa-Rantala R, Ståhlberg TH, Merilahti-Palo R, Granfors K. Do bacterial antigens persist in reactive arthritis? Clin Exp Rheumatol 1987; 5/S-1: 25

Pott HG, Suwelack B, Wittenborg A. Die Antibiotika-Therapie der reaktiven Arthritis – eine sinnvolle Maßnahme? Therapiewoche 1989; 39: 2381

Sarkoidose-Arthritis

Die Sarkoidose als multisystemische granulomatöse Krankheit wird auf S. 249 f. behandelt.

Bei der *akuten Sarkoidose* (Löfgren-Syndrom) stehen Fieber und Oligarthritis sowie nicht selten Erythema nodosum im Vordergrund. Das Bild gleicht also einer akuten reaktiven Arthritis. Klärung bringt meist erst die Thoraxaufnahme, die die typischen bihilären Hiluslymphome zeigt.

Löfgren-Syndrom

Im Prinzip wird die akute Sarkoidose nicht mit Corticoiden behandelt. Manchmal persisitieren aber, wie bei der Yersinienarthritis, die Symptome und zeigen Chronifizierungstendenz. Dann ist ein Steroidstoß erforderlich. Er muß wegen Rezidivgefahr besonders vorsichtig abgesetzt werden.

Bei der *chronischen Sakroidose* sind Arthritiden selten. Die »rheumatischen« Beschwerden beruhen auf granulomatösen Knochenveränderungen. Die Corticoidindikation wird durch die Grundkrankheit gegeben.

Chron. Sarkoidose

Literatur

Arnold WJ. Sarcoidosis. In: Kelley WH, Harris ED, Ruddy S, Sledge CB. Textbook of Rheumatology, 3rd ed. Saunders, Philadelphia 1989

Barnes CG. Sarcoidosis. In: Scott JT. Copeman's Textbook of the Rheumatic Diseases, 6th ed. Churchill-Livingstone, Edinburgh 1986

Rosenthal M. Arthritis bei Sarkoidose. In: Fehr K, Miehle W, Schattenkirchner M, Tillmann K. Rheumatologie in Praxis und Klinik. Thieme, Stuttgart 1989

Schumacher HR. Sarcoidosis. In: McCarty DJ. Arthritis and Allied Conditions, 11th ed. Lea & Febiger, Philadelphia 1989

Spilberg J. Sarcoidosis. In: Katz WA. Diagnosis and management of rheumatic diseases, 2nd ed. Lippincott, Philadelphia 1988

Zeidler H. Sarkoidarthrits. In: Zeidler H. Rheumatologie. Urban & Schwarzenberg, München 1989

Gelenkveränderungen bei Akne und Pustulose

Daß bei Acne conglobata mit Fieber und Leukozytose Arthritiden, vorwiegend großer Gelenke, auftreten können, ist schon lange bekannt. Die Pustulosis palmoplantaris kann zu einer Osteoarthritis der Sternoklavikulargelenke mit Tendenz zu Ankylose und Hyperostose führen. Heute werden beide Krankheitsbilder von der französischen Rheumatologie als zusammengehörige Einheit angesehen: SAPHO = Syndrom mit Akne, Pustulose, Hyperostose, Osteitis. Letztere ist eine nicht bakteriell bedingte entzündliche Knochenveränderung.

Das *Krankheitsbild* führt zu schmerzhaften Schwellungen im Thoraxbereich, speziell an den Schlüsselbeinen, dem Sternum, den Rippen und der Wirbelsäule. Häufig entwickelt sich langsam eine tumorartige Verdickung der Knochen.

Klinik

Entzündliche Gelenkveränderungen sind sekundär. Sie können auch auf die Iliosakralgelenke übergehen. Jüngst beschrieben SCHREIBER u. Mitarb. einen Fall mit rascher Entwicklung einer zervikalen Spondylitis, die einer chirurgischen Intervention zur Stabilisierung bedurfte.

Röntgenologisch findet man, besonders an den Klavikeln, eine deutliche Verdickung und eine Verdichtung der Knochenstruktur. Ähnliche Bilder sind auch an Sternum und Wirbelsäule möglich.

Therapie Bei florider Akne bewährt sich die Tetracyclintherapie. Im übrigen kommt nur eine symptomatische Behandlung in Frage. Die Knochen- und Gelenkschmerzen reagieren bei etwa 2/3 der Patienten auf nichtsteroidale Antirheumatika. Die übrigen bedürfen einer niedrig dosierten Corticoidtherapie.

Literatur

Benhamou CL, Chamot AM, Kahn MF. Synovitis-acne-pustulosis hyperostosis-osteomyelitis syndrome (Sapho). A new syndrome among the spondyloarthropathies? Clin Exp Rheumatol 1988; 6: 109

Chamot AM, Benhamou CL, Beraneck L, Kahn MF, Kaplan G, Prost A. S.A.P.H.O.: Syndrome acné pustulose hyperostose ostéite. Rev Rhum 1987; 54: 187

Edlund E, Johnsson U, Lidgren L, Pettersson H, Sturfelt G, Svensson B, Theander J, Willen H. Palmoplantar pustulosis and sternocostoclavicular arthro-osteitis. Ann Rheum Dis 1988; 47: 809

Huaux JP. Pietes Th, Malghem J, Maldague B, de Deuxchaisnes CN. Pustulose palmo-plantaire et arthrites des membres. Analogies apparentées et réelles avec l'arthropathie psoriasique. Rev Rhum 1988; 55: 619

Kahn MF, Chamot AM. Les ostéites rhumatismales aseptiques. Presse Méd 1987; 16: 2097

Kahn MF, Benhamou CL, Cahmot AM, Prost A, Kaplan G, Beraneck L. Syndrome Synovite-Acné-Pustulose-Hyperostose (SAPHO) et spondylarthrite ankylosante. In: Simon L, Hérisson Ch. La spondylarthrite ankylosante. Masson Paris 1988

Kuntz JL, Sibilia J, Kanmacher C, Sutter B, Asch L. Spondylite inflammatoire au cours d'une maladie de verneuil. Rev Rhum 1989; 56: 63

Larbre JP, Nicolas JF, Maudiut G, Larbre B, Thivolet J. Arthrite manubriosternale isolée et psoriasis pustuleux palmo-plantaire. Rev Rhum 1988; 55: 999

Schilling F. Spondarthrits hyperostotica pustulopsoriatica. In: Schilling F. Arthritis und Spondylitis psoriatica. Steinkopff, Darmstadt 1986

Schreiber S, Starc JM, Thys P. Spondylite rapidement destructice une manifestation du syndrome SAPHO. Rev Rhum 1990; 57: 217

Wieland A., Sauvain M-J, Pirovino M. Sternokostokavikuläre Hypertose. Schweiz Med Wschr 1988; 118: 1803

Kristallarthropathien

Sowohl bei der *chronischen Harnsäuregicht* als auch bei der *Calciumpyrophosphat-Dihydrat-Ablagerungskrankheit* und erst recht beim sog. *Hydroxyapatit-Rheumatismus* sind systemische Corticoidgaben kontraindiziert.

Bei Unverträglichkeit von NSAR (z.B. Magengeschwür) oder Colchicin (z.B. Niereninsuffizienz) kommt bei *akuter Gicht* ein Steroidstoß als Alternative in Frage (GROFF u. Mitarb.).
Dosierung: 30–50 mg Prednisolon mit kontinuierlichem Abbau in 10 Tagen.
Bei mit *Ergußbildung* einhergehenden Gicht- oder Kalkgichtanfällen empfiehlt sich nach Entleerung des Ergusses die Injektion einer Corticoid-Kristallsuspension.

Bei der durch *Hydroxyapatit ausgelösten akuten Periarthritis* kann, sofern die Kryotherapie und nichtsteroidale Antirheumatika versagen, die gezielte Infiltration eines Corticoids begründet sein.

Literatur

Doherty M, Dieppe PA. Crystal depostion disease in the elderly. Clin Rheum Dis 1986; 12: 97

Doherty M, Dieppe PA. Clinical aspects of calcium pyrophosphate dihydrate crystal deposition. Rheum Dis Clin North America 1988; 14: 395

Fam AG, Rubenstein J. Hydroxyapatite pseudopodagra. Arthrits Rheum 1989; 32: 741

Genth E. Kristallsynovitis als pathogenetisches Prinzip bei entzündlich-rheumatischen Erkrankungen. Therapiewoche 1987; 37: 4001

Gerster J-C. La chondrocalcinose. DIA-GM 1989; 15: 1409

Gilliland BC. Pseudogoutte et arthropathie à cristaux d'hydroxyapatite. In: Harrison TR. Principes de médecine interne. 4ème éd fse. Flammarion, Paris 1988

Groff GD, Franck WA, Raddatz DA. Systemic steroid therapy for acute gout: A clinical trial and review of the literature. Semin Arthritis Rheum 1990; 19: 329

Kaiser H. Pseudogicht, Chondrokalzinose, Kalziumpyrophosphat-Dihydrat-Ablagerungskrankheit. In: Albrecht HJ. Stoffwechsel und Rheuma. Coll rheuamtol 45. Banaschweski, München 1990

Kissling R. Kristallarthropathien. Schweiz Rundschau Med 1987; 76: 735

Kissling R, Sager M. Zur Differentialdiagnose der Kristallarthropathien. Rheuma 1990; 10: 49

Menkès CJ, Giraudet JS. Crystal-related arthropathies. Rheumatology-Pfizer 1987; 1: 1

Schilling F. Die Apatitkrankheit. In: Albrecht HJ. Stoffwechsel und Rheuma. Coll rheumatol 45. Banaschewski, München 1990

Periarthropathien

Unter dem Begriff Periarthropathien werden Krankheiten versammelt, die Schmerz- und Funktionsstörung eines Gelenkes auslösen, wobei die Ursache nicht *im* Gelenk, sondern in den *periartikulären Strukturen* liegt. Meist sind mehrere Anteile gleichzeitig betroffen. Periarthropathien sind die häufigste Form des sog. Weichteilrheumatismus; sie können bei allen Gelenken vorkommen, sind aber am häufigsten im Schulter- und Hüftbereich.

Ursache sind in den meisten Fällen degenerative Veränderungen; es pfropfen sich aber häufig entzündliche Reaktionen auf. Dann ist gezielte Corticoidinfiltration begründet (cave: Injektion *in die* Sehne!).

Bei der akuten Form der Periarthritis humeroscapularis kann die Entzündung auf die gesamte Schulterregion übergehen. Dann ist ein oraler Corticoidstoß mit niedriger Dosierung indiziert.

Bei der Schultersteife infolge Kapselschrumpfung ist die erforderliche intensive Bewegungsbehandlung manchmal erst nach intraartikulärer Injektion einer Corticoid-Kristallsuspension und gleichzeitiger Gabe eines Analgetikums möglich.

Literatur

Chard MD, Hazleman BL, Shoulder disorders in the elderly (a hospital study). Ann Rheum Dis 1987; 46: 684

Chlud K. Periarthropathia coxae, genu und weitere Periarthropathien. EULAR Bulletin 1988; 4: 125

Fricke R. Pharmakotherapie und physikalische Therapie extraartikulärer Bindegewebserkrankungen. EULAR Bulletin 1989; 1: 21

Miehle W. Periarthropathia humeroscapularis. DIA-GM 1989; 12: 1151

Wagenhäuser FJ. Die Periarthropathia humeroscapularis (PHS-Syndrom). EULAR Bulletin 1988; 4: 132

Polymyalgia rheumatica

Die Krankheit wurde 1888 erstmalig von einem schottischen Arzt als Senile rheumatic gout beschrieben, geriet aber in Vergessenheit. In den 50er Jahren unseres Jahrhunderts wurde sie von KERSLEY in England sowie von FORESTIER u. CERTONCINY in Frankreich wieder entdeckt. 1957 erhielt sie durch BARBER in England den heute gebräuchlichen Namen Polymyalgia rheumatica. Die von dem Schweden HAMRIN vorgeschlagene und viel zutreffendere Bezeichnung Polymyalgia arteriitica hat sich nicht durchgesetzt.

In Deutschland habe ich 1969 die ersten Fälle beschrieben. Die Polymyalgie ist heute sehr vielen Ärzten in unserem Lande geläufig; manchmal habe ich sogar die Sorge, daß sie zu oft diagnostiziert wird.

Häufigkeit — Die Polymyalgia rheumatica gehört zu den *häufigen Krankheiten*. Man kann davon ausgehen, daß bei Allgemeinärzten 2–3 Polymyalgiefälle auf 1000 Patienten kommen. Die gleiche Häufigkeit findet sich in internen Krankenhausabteilungen. In geriatrischen Kliniken ist sie noch häufiger. Niedergelassene Rheumatologen (Frankreich) rechnen mit 1,3 Polymyalgiekranken auf 100 Patienten, und in Rheumakliniken (England) beträgt die Häufigkeit 1,3 bis 4,5 Fälle auf 100 Krankenhausaufnahmen.

Interessant ist die Häufigkeit im Vergleich zur chronischen Polyarthritis. RIFFAT u. Mitarb. fanden bei 787 Patienten mit entzündlich-rheumatischen Krankheiten 405 Fälle von chronischer Polyarthritis und 75 Fälle von Polymyalgia rheumatica. Vergleicht man aber nur die über 60jährigen, so stehen den 75 P.r.-Kranken nur 65 Patienten mit einer c.P. gegenüber. Bei älteren Patienten ist also die Polymalgie häufiger als die chronische Polyarthritis.

Alter und Geschlecht — Die Polymyalgia rheumatica ist eine ausgesprochene *Alterskrankheit*. Das Erkrankungsmaximum liegt um das 70. Lebensjahr. Die Krankheit kann auch noch nach dem 90. Lebensjahr auftreten. Vor dem 50. Lebensjahr ist sie eine ausgesprochene Rarität. Frauen werden häufiger befallen als Männer.

Subjektive Beschwerden — Die meisten Patienten geben ein sehr einheitliches *Krankheitsbild* an. Sie hatten eine »Grippe« mit leicht erhöhten Temperaturen und bekamen dann plötzlich heftigste Schmerzen im Nacken mit Ausstrahlung über beide Schultern bis zu den Ellenbogen, oft gleichzeitig auch im Kreuz mit Ausstrahlung über die Hüften in die Oberschenkel bis zu den Kniegelenken. Der Schmerz wird als »rasend« oder »irrsinnig« bezeichnet. Er hat einen ausgesprochenen entzündlichen Charakter: Beginn in den frühen Morgenstunden, so daß der Patient dadurch geweckt wird und nicht mehr wieder einschlafen kann. Dabei besteht eine ausgeprägte Steifigkeit in beiden Gürteln, so daß sich der Kranke kaum noch bewegen kann. Im Laufe des Tages, speziell gegen Abend, bessert sich die Schmerzsituation, so daß der Patient meist ohne große Probleme einschläft.

Daneben bestehen ausgesprochene Allgemeinbeschwerden: schlechtes Befinden, Appetitlosigkeit, Gewichtsabnahme, depressive Verstimmung.

Klinischer Befund — Untersucht man den Patienten morgens, so findet sich in den Schulter- und Hüftgürteln eine hochgradige schmerzhafte Bewegungseinschränkung; nachmittags und abends ist der Befund erheblich geringer. Gleichzeitig besteht auch eine ausgeprägte Druckschmerzhaftigkeit der Muskulatur.

Bei etwa 1/4 der Patienten entwickelt sich eine periphere Synovitis. Befallen ist meist nur ein Gelenk: Fingergrund-, Hand-, Sternoklavikulargelenk. Die Synovitis ist meist flüchtig und führt im allgemeinne nicht zu Usuren. Es gibt allerdings auch Fälle, bei denen im Computertomogramm Erosionen nachgewiesen wurden.

Liegt tatsächlich eine Arthriits vor, so stellt sich die Frage, ob es sich nicht um eine mit myalgischem Syndrom einhergehende Alterspolyarthritis handelt (s. S. 170 f.) oder ob – was ebenfalls beschrieben wurde – sich eine Polymyalgia rheumatica mit einer c.P. kombiniert (ARLET u. Mitarb., BRÜCKLE u. SCHATTENKIRCHNER, HEALEY u. SHEETS).

Klinische Hinweise auf eine Temporalarteriitis finden sich nur in etwa 20%; Sehstörungen geben auf Befragen 10–15% der Patienten an.

Sehr typisch für die Polymyalgia rheumatica sind exzessiv erhöhte *humorale Entzündungszeichen*. Die Blutsenkungsgeschwindigkeit gilt als Screening, sie kann aber durch viele andere Ursachen erhöht oder auch gehemmt sein. Deshalb empfiehlt sich in jedem Falle auch noch die Bestimmung eines anderen Reaktanten, z.B. des quantitativen CRP. Ein sehr guter Test zur Abgrenzung gegenüber anderen Krankheiten ist auch der allerdings aufwendige C4/C3-Immunofluoreszenztest nach VAITH u. Mitarb. Bei allen Fällen von Polymyalgia rheumatica (sowie von Riesenzellarteriitis) ist er positiv, allerdings auch bei manchen anderen Krankheiten, so daß nur ein negativer Test nützlich ist: Er schließt die Diagnose aus. Spezifische Immunphänomene für die Polymyalgia rheumatica gibt es leider nicht. *(Laborbefunde)*

Häufig ist zu Beginn der Krankheit die alkalische Phosphatase, seltener sind die Transaminasen erhöht.

Bei längerem Bestehen entwickelt sich eine hypochrome normozytämische Anämie.

Die Polymyalgia rheumatica wird heute von den meisten Experten als eine Manifestation der *Riesenzellarteriitis* aufgefaßt (s. S. 228 f.). Das Zusammentreffen beider Krankheitsbilder, unter Umständen in größerem zeitlichen Abstand, ist überzufällig häufig, und man findet durch Mehrfachbiopsien bei Polymyalgiepatienten bis zu 80% eine Riesenzellarteriitis, auch wenn klinisch keinerlei Hinweise darauf bestehen. *(Ätiologie und Pathogenese)*

Unklar ist, wieso diese Gefäßentzündung so starke Muskelschmerzen auslösen kann. In der Muskulatur selbst finden sich nämlich keine krankhaften Veränderungen: Muskelfermente, EMG und Histologie sind normal. Man kann nur vermuten, daß es sich um eine vaskulär-ischämische Reaktion handelt.

Die *klinische Diagnose* ergibt sich aus dem Alter des Patienten, dem typischen Beschwerdebild, den erhöhten unspezifischen Entzündungswerten im Blut und schließlich aus dem prompten Ansprechen der Beschwerden und der Entzündungszeichen auf Corticoide. Da die Diagnose aber eine jahrelange Corticoidtherapie mit ihren Risiken bedingt, waren wir immer bemüht, sie durch eine Biopsie zu sichern. Neuerdings wird diese Forderung von vielen Autoren nicht mehr aufrechterhalten (s. S. 232.) *(Diagnostik)*

Differentialdiagnostisch einfach auszuschließen sind die Polymyositis und andere myositische Krankheiten, die Paraproteinämie (multiples Myelom) sowie andere Vaskulitiden, speziell die Panarteriitis nodosa. *(Differentialdiagnose)*

Sehr viel schwieriger abzugrenzen sind myalgische Syndrome im Zusammenhang mit anderen Krankheiten. Am schwierigsten ist die Differentialdiagnose gegenüber der mit einem myalgischen Syndrom einhergehenden *Alterspolyarthritis* (s. S. 170 f.), zumal auch die Polymyalgia rheumatica periphere Arthritiden auslösen kann und schließlich – wie erwähnt – auch Kombinationen vorkommen können. Nicht ganz selten wird auch der Erfahrene erst aus dem Verlauf die endgültige Zuordnung eines Krankheitsbildes klären können.

Die myalgischen Syndrome bei *Systemkrankheiten*, speziell bei systemischem Lupus erythematodes und bei Sharp-Syndrom, sind leichter abzugrenzen, da meist jüngere Menschen befallen sind und sich entsprechende Immunphänomene finden.

Zu denken ist auch in jedem Falle an eine *subakute bakterielle Endokarditis*, die oft ein myalgisches Syndrom auslöst. Hier fällt der C4/C3-IFT negativ aus, was diagnostisch sehr wertvoll sein kann.

Manche *Virusinfektionen* verursachen mehr oder weniger ausgeprägte myalgische Syndrome; sie bilden sich meist innerhalb relativ kurzer Zeit vollständig zurück.

Schließlich muß auch ein *paraneoplastisches Syndrom* bedacht werden, das bevorzugt bei Bronchialkarzinom, aber auch bei anderen malignen Tumoren, vorkommen kann. Tumorsuche ist erforderlich, wenn das myalgische Syndrom auf Corticoide nicht in üblicher Weise reagiert.

Die verschiedenen myalgischen Syndrome sind wahrscheinlich der Grund dafür, daß einige Kliniker die Polymyalgie nicht als eine Manifestation der Riesenzellarteriitis anerkennen und über gutartige und kurzfristige Verläufe ohne jede Gefäßbeteiligung berichten. Wir stehen dagegen auf dem Standpunkt, daß die Polymyalgia rheumatica eine schwere Krankheit ist, die der sorgfältigen ärztlichen Behandlung und Überwachung bedarf.

Therapie   Die *Therapie* wird im Zusammenhang mit der Riesenzellarteriitis auf S. 233 ff. besprochen.

Literatur

Siehe auch Literatur bei Riesenzellarteriitis, S. 235 ff.

Arlet Ph, Ollier S, Hamidou M, Sebbag A, Montane Ph, Arlet-Suau E, Le Tallec Y. Rhumatisme inflammatoire périphérique au cours de la maladie de Horton. Presse Méd 1990; 19: 901

Bergaoui N. Une pseudopolyarthrite rhizomélique révélatrice d'un cancer du cavum. Rev Rhum 1990; 57: 495

Bregeon Ch, Masson Ch. Traitement de la pseudopolyarthrite rhizomélique. Rhumatologie 1987; 39: 253

Broggini M, Filardi GP. Volontè S, Bottà V, Cappelli A, Crespi E. Temporal arteritis in seropostive rheumatoid arthritis with rheumatoid nodule. Clin Exp Rheumatol 1988; 6: 141

Brückle W, Schattenkirchner M. Koexistenz von Polymyalgia rheumatica/Temporalarteriitis und chronischer Polyarthritis. Z Rheumatol 1989; 48

Brückle W, Schattenkirchner M. Die Gelenkbeteiligung der Polymyalgia rheumatica/Temporalarteriits. Z Rheumatol 1989; 48: 19

Caroit M, LRouaud JP. Nicolas-Vullierme S. Le diagnostic de la pseudopolyarthrite rhizomélique. Rhumatologie 1987; 39: 215

Cohen MD, Ginsburg WW. Polymyalgia rheumatica. Rheum Dis Clin North Am 1990; 16: 325

Delecoeullerie G, Joly P, Cohen de Lara A, Paolaggi JB. Polymyalgia rheumatica and temporal arterits: a retrospective analysis of prognostic features and different corticosteroid regimens (11 year survey of 210 patients). Ann Rheum Dis 1988; 47: 733

Fitzcharles M-A, Esdaile JM. Atypical presentations of polymyalgia rheumatica. Arthritis Rheum 1990; 33: 403

Hart FD. Polymyalgia rheumatica. Its correct Diagnosis and treatment. Drugs 1987; 33: 280

Healey LA, Sheets PK. The relation of polymyalgia rheumatica to rheumatoid arthritis. J Rheumatol 1988; 15: 750

Kaiser H. Polymyalgia rheumatica – eine immer noch zu wenig bekannte Krankheit. Int Welt 1987; 10: 1

Martin A, Lore Ph, Blanquet J-P. Les pseudopolyartrites rhizoméliques. Méd et Hyg 1989; 47: 889

Paice EW, Wright FW, Hill AGS. Sternoclavicular erosions in polymyalgia rheumatica. Ann Rheum Dis 1983; 42: 379

Samanta A, Sheldon P. Polymyalgia rheumatica with bilateral subclavian artery occlusion. Brit J Rheumatol 1987; 26: 469

Riffat G, Alexandre C, Prallet B, Pallot-Pradres, Chappard D. Des difficultés du diagnostic de la PPR chez le sujet agé. Rhumatologie 1990; 42: 261

Vaith P, Hänsch GM, Peter HH. C-reactive protein-mediated complement activation in polymyalgia rheumatica and other systemic rheumatic diseases. Rheumatol Int 1988; 8: 71

Ziegler G, Euller-Ziegler L, Gagnerie F, Taillan B. Formes cliniques atypiques de la pseudopolyarthrite rhizomelique. Rhumatologie 1987; 39: 239

Kontraindikationen für Corticoide bei rheumatischen Krankheiten

Kontraindiziert sind Corticoide nach einer Formulierung von SCHILLING (persönl. Mitt.) immer dann, wenn sie nicht ausdrücklich indiziert sind.

Als *absolute Kontraindikationen* gelten alle infektiösen Arthritiden, also die eitrigen Monarthritiden nach Gelenkpunktion oder -injektion, die septische Polyarthritis, die Arthritis gonorrhoica und die tuberkulöse Arthritis.

Als *relative Kontraindikationen* für eine Allgemeinbehandlung mit Corticoiden (jedoch nicht unbedingt für eine Lokalanwendung (s. S. 188ff.) gelten jene Krankheiten, bei denen Corticoide nicht begründet oder nicht nötig sind, d.h. gegenüber anderen Therapieverfahren keine derartigen Vorteile bieten, daß das Risiko ihrer unerwünschten Wirkungen ausgeglichen wird. Hierzu gehören:

- alle degenerativen Gelenk- und Wirbelsäulenerkrankungen sowie Lumbischialgien;
- nicht-entzündlicher Weichteilrheumatismus: Tendomyosen, Periarthropathien, Fibromyalgie-Syndrom;
- Spondylitis ankylosans ohne Gelenkbefall;
- Algodystrophie-Syndrom;
- akute und chronische Harnsäure- und Kalkgicht sowie Hydroxyapatit-Rheumatismus.

Dosierung der Corticoide bei rheumatischen Erkrankungen

Initialdosen

Die hochdosierte i.v. Stoßtherapie (Indikationen, Durchführung, Risiken s. S. 149 f.) wurde Anfang der 80er Jahre in die Behandlung der chronischen Polyarthritis eingeführt. Es zeigte sich sehr schnell, daß die Wirkung auf die exsudativen Gelenkveränderungen nur relativ kurz anhält, so daß bei den hochaktiven Formen auch im Intervall Corticoidgaben unverzichtbar waren. Damit wurde das Prinzip der nebenwirkungsarmen Intervalltherapie durchbrochen. Im Gegensatz zu den Systemkrankheiten und Vaskulitiden wurde diese Therapieform für die chronische Polyarthritis jahrelang kontrovers diskutiert. Insbesondere amerikanische Autoren sprachen von »unbegründeter Therapie«, »schwer zu rechtfertigender Behandlung« oder meinten, »daß diese Therapieform wenig oder gar keinen Wert in der Langzeitbehandlung« habe oder »im Vergleich zu anderen pharmakologischen oder physikalischen Behandlungsverfahren keine Vorzüge habe« (zit. nach SMITH u. Mitarb. 1990).

Hochdosierte intravenöse Stoßtherapie

Wohl wegen solcher Äußerungen ist diese Therapieform auch in Deutschland auf vielfältige Skepsis gestoßen. In jüngster Zeit hat sich eine positivere Einstellung ergeben. Das hat 2 Gründe:

1. Mehrere Studien haben nachgewiesen, daß die primär üblichen Dosen von je 1 g Prednisolon intravenös nicht nötig sind; es geht auch mit je 500 mg (HÄNTZSCHEL u. Mitarb.), mit 320 mg (RADIA u. FÜRST), mit 250 mg (VISCHER, SCHLUMPF u. HOFMANN) und vielleicht sogar mit 100 mg (IGLEHART u. Mitarb.).

2. Da sich die alleinige Stoßtherapie bei c.P. nicht bewährt hat (SHIPLEX u. Mitarb.), wurde sie von einer Reihe von Untersuchern mit dem gleichzeitigen Beginn einer Basistherapie (bei bereits laufender, nicht wirksamer Behandlung mit Wechsel auf ein anderes Basistherapeutikum) kombiniert. Dabei ergab sich, daß die corticoidinduzierte Besserung länger anhält bzw. die Wirkung der Basistherapie früher eintritt, so daß auf diese Weise die Phase bis zum Wirkungseintritt der Basistherapie überbrückt werden kann. Erprobt ist dieses Schema bisher in der Kombination mit oralem und parenteralem Gold, Sulfasalazin, Cyclophosphamid; nicht bewährt hat sich dagegen die Kombination mit Azathioprin.

Eine doppelblinde placebokontrollierte Studie von WONG u. Mitarb. zeigte, daß die Kombination von Stoßtherapie und parenteralen Goldgaben deutlich bessere Ergebnisse bringt. Die Studie widerlegt auch die immer wieder geäußerte Meinung, daß Corticoide die Goldwirkung verhindern würden.

Mit den speziellen Wirkungsmechanismen der Stoßtherapie auf die c.P. haben sich SMITH u. Mitarb. in 3 Publikationen auseinandergesetzt. WEILL u. Mitarb. konnten nachweisen, daß durch sie die IL1-Produktion in den Makrophagen stark gehemmt wird.

Der Kuriosität halber sei angemerkt, daß NIEDS u. Mitarb. nachgewiesen haben, daß die Stoßtherapie auch oral durchgeführt werden kann: Die Patienten müssen früh morgens 40 Tabletten à 25 mg Prednisolon einnehmen!

Nach dem heutigen Stand kann die hochdosierte intravenöse Corticoidstoßtherapie für die Behandlung der chronischen Polyarthritis empfohlen werden:

- für Patienten mit aggressiver Verlaufsform in therapierefraktärer Schubsituation und bei gleichzeitigem Beginn einer wirksamen Basistherapie,
- in besonders schweren Verlaufsformen des Felty-Syndroms (s. S. 172 f.), des Still-Syndroms des Erwachsenen (s. S. 169) sowie des Sjögren-Syndroms (s. S. 209)
- bei generalisierter Vaskulitis im Rahmen einer c.P. (s. S. 221).

Literatur

Bijlsma JWJ, Schenk Y, Ramselaar ACP, Huber-Bruning O. Methylprednisolone pulse therapy in conjunction with azathioprine in rheumatoid arthritis. Clin Rheumatol 1986; 5: 499

Danao T, Segal AM. Pulsed Suppressive Treatment in Rheumatoid Arthritis: Intravenous Methylprednisolone and Nitrogen Mustard. J Rheumatol 1990; 17: 893

Hansen TM, Dickmeiss E, Jans J, Hansen TJ, Ingemen-Nielsen M, Lorenzen J. Combination of methylprednisolone pulse therapy and remission inducing drugs in rheumatoid arthritis. Ann Rheum Dis 1987; 46: 290

Häntzschel H, Otto W, Arnold S, Seidel W, Krüger W, Winiecki P, Bird HA, Dixon JS, Astbury G, Wright V. A comparison of prednisolone with azathioprine and prednisolone with intramuscular gold in rheumatoid arthrits. Clin Rheumatol 1988; 7: 181;

Iglehart IW, Sutton JD, Bender JC, Shaw RA, Ziminski CM, Holt PA, Hochberg MC, Zizic TM, Engle EW, Stevens MB. Intravenous pulsed steroids in rheumatoid arthritis: a comparative dose study. J Rheumatol 1990; 17: 159

Kirham BW, Panayi GS. Diurnal possibility of cortisol secretion, immune reactivity and disease activity in rheumatoid arthrits. Br J Rheumatol 1989; 28: 154

Menkès CJ, Goldberg D, Job-Deslandre C, Carter H. Les bolus de méthylprednisolone à forte dose dans la polyarthrite rhumatoïde. Sem Hôp, Paris 1988; 64: 538

Needs CJ, Smith M, Boutagy J, Donovan S, Cosh D, McCredie M, Brooks PM. Comparison of methylprednisolone (1 g IV) with prednisolone (1 g orally) in rheumatoid arthritis: à pharmacokinetic and clinical study. J Rheumatol 1988; 2: 224

Neumann V, Hopkins R, Dixon J, Watkins A, Bird H, Wright V. Combination therapy with pulsed methylprednisolone in rheumatoid arthritis. Ann Rheum Dis 1985; 44: 747

Radia M, Furst DE. Comparison of three pulse methylprednisolone regimens in the traetment of rheumatoid arthritis. J Rheumatol 1988; 15: 242

Schlumpf U, Hofmann P. Vergleich einer mittel- und hochdosierten Methylprednisolonstoßtherapie bei chronischer Polyarthritis. Z Rheumatol 1990; 49: 160

Shiplex ME, Bacon PA, Berry H, Hazleman BL, Sturrock RD, Swinson DR, Williams IA. Pulsed methylprednisolone in active early rheumatoid disease: a dose-ranging study. Brit J Rheumatol 1988; 27: 211

Smith MD, Ahern MJ, Roberts-Thomson PJ. Pulse methylprednisolone therapy in rheumatoid arthritis: unproved therapy, unjustified therapy, or effective adjunctive treatment? Ann Rheum Dis 1990; 49: 265

Smith MD, Ahern MJ, Brooks PM, Roberts-Thomson PJ. The clinical and immunological effects of pulse methylprednisolone therapy in rheumatoid arthritis. II: Effects on immune and inflammatory indices in peripheral blood. J Rheumatol 1988; 15: 223

Smith MD, Ahern MJ, Brooks PM, Roberts-Thomson PJ. The clinical and immunological effects of pulse methylprednisolone therapy in rheumatoid arthritis. III: Effects on immune and inflammatory indices in synovial fluid. J Rheumatol 1988; 15: 238

Smith MD, Bertouch JV, Smith AM, Weatherall M, Ahern MJ, Brooks PM, Roberts-Thomson PJ. The clinical and immunological effects of pulse methylprednisolone therapy in rheumatoid arthritis. I: Clinical effects. J Rheumatol 1988; 15: 229

Vischer TL. Faut-il encore faire des assauts corti sonés? Rhumatologie 1988; 40: 33

Walters MT, Cawley MID. Combined suppressive drug treatment in severe refractory rheumatoid disease: an analysis of the relative effects of parenteral methylprednisolone, cyclophosphamide, and sodium aurothiomalate. Ann Rheum Dis 1988; 47: 924

Weill BJ, Moachon L, Chèreau Ch, Job-Deslandre Ch, Renoux ML, Menkes CJ: Effet des bolus de méthylprednisolone sur la production d'interleukine- 1 par les macrophages dans la polyarthrite rhumatoïde. In: Gaucher A, Pourel, J, Netter P, Kessler M. Actualités en physiopathologie et pharmacologie articulaires. Masson, Paris 1989

Wong CS, Champion G, Smith MD, Soden M, Wehterall M, Geddes RA, Hill WR, Ahern MJ, Roberts-Thomson PJ. Does steroid pulsing influence the efficarcy and toxicity of chrysotherapy? A double blind, placebo controlled study. Ann Rheum Dis 1990; 49: 370

Hohe Initialdosen (1,0–1,5 mg/kg Prednisolon) sind indiziert bei: Hohe Dosen

- Polymyalgia rheumatica mit Beweis oder Verdacht einer Arteriitis capitis (bei Vorliegen von Augensymptomen doppelte Dosierung),
- aktivem Still-Syndrom,
- akuter Krikoarythänoidarthritis bei c.P.,
- Endokarditis im Rahmen eines rheumatischen Fiebers.

Mittlere Initialdosen (etwa 0,5 mg/kg/die Prednisolon) empfehlen sich bei: Mittlere Dosen

- den übrigen viszeralen Manifestationen der c.P.,
- aktivem Felty-Syndrom
- maligner Progression der c.P. trotz konsequenter Therapie,
- nicht abheilender reaktiver Arthritis,
- Morbus Schoenlein-Henoch,
- Morbus Pfeifer-Weber-Christian,
- Sweet-Syndrom.

Niedrige Dosen *Niedrige Initialdosen* (ca. 0,25 mg/kg/die Prednisolon) sind zu verordnen bei:

- exsudativen Phasen der c.P. bzw. seronegativer Spondarthritis, die auf nichtsteroidale Antirheumatika nicht ausreichend reagieren,
- akut auftretender Siccassymptomatik,
- chronischer Krikoarytänoidarthritis,
- akuter ödematöser Alterspolyarthritis,
- Polymyalgia rheumatica ohne Arteriitis capitis,
- eosinophiler Fasziitis,
- Periarthritis humeroscapularis acuta.

Ganz niedrige Dosen *Ganz niedrige Initialdosen* (Maximum 10 mg/die Prednisolon) gebe man bei:

- Alters-c.P., um die Immobilisierung mit ihren Folgen zu vermeiden,
- zur Erhaltung der Arbeitsfähigkeit bei jüngeren Patienten (sozioökonomische Indikation).

Abbau der Initialdosen

Wie im allgemeinen Teil ausgeführt (s. S. 152), sollen die Reduktionsschritte
- im höher dosierten Bereich je 10 mg Prednisolon
- ab 30 mg/die je 5 mg Prednisolon
- ab 15 mg/die 2,5 mg Prednisolon
- ab 10 mg/die je 1 mg Prednisolon

betragen. In welchen Intervallen die Reduktion vorgenommen wird, hängt von der individuellen klinischen Situation ab.

Erhaltungsdosis

Die nach dem oben beschriebenen Dosisabbau ermittelte kleinste, eben noch wirksame Dosis wird als *Erhaltungsdosis* angesehen. Ihre Höhe sowie der Zeitpunkt, an dem sie erreicht wird, hängt von der Schwere des Krankheitsbildes und von individuellen Faktoren ab. Sie ist im Laufe der 40jährigen Geschichte dieser Therapie immer weiter nach unten gerückt.

Die sogenannte Low-dose-Therapie

Heute können bei den chronisch-entzündlichen rheumatischen Krankheiten Dosen erreicht werden, die früher als unwirksam angesehen wurden: 6, 5, 4 mg/die Prednisolon. So weit herunter kommt man aber nur, wenn man alle paar Wochen um je 1 mg reduziert. Macht man größere und schnellere Schritte, so bleibt der Patient bei einer höheren Dosis gewissermaßen hängen.

DE ANDRADE hatte schon 1964 eine Langfristtherapie mit 5 mg/die Prednisolon für die c.P. empfohlen, fand aber keine allgemeine Anerkennung. LOCKIE u. Mitarb. wendeten 1984 solche Dosen für die Langzeitbehandlung der Alters-c.P. an. Seither hat man sich in der angloamerikanischen Medizin (z.B. MASI, IANUZZI, DOCKEN, HEALEY, TAN u. Mitarb., JAMIESON), aber auch in Deutschland (z.B. SCHATTENKIRCHNER) mit dieser Therapieform angefreundet.

VERBRUGGEN u. Mitarb. konnten nachweisen, daß auch noch bei einer Dosis von 5 mg/die Prednisolon die Lymphozytenzahl im Blut signifikant gesenkt wird und daß die T-Lymphozyten sowie die T-Helfer-Zellen abfallen.

Daß Langzeitdosen von weniger als 5 mg/die Prednisolon (Mittelwert 3,5 mg/die) klinisch wirksam sind, zeigten BUCHANAN u. Mitarb. in einer Doppelblindstudie: Alle Patienten bekamen nach Umsetzen auf Placebo einen Rückfall.

Nach HARRIS u. Mitarb., MILLION u. Mitarb., HEALEY sowie WEISS bringt diese Therapieform nicht nur subjektive Erleichterung und verhindert eine Immobilisierung, sondern soll auch die Gelenkdestruktion verhindern. Diese Frage wird jetzt in einer deutschen Multicenterstudie nachgeprüft.

Neben der Wirksamkeit interessiert am meisten das Risiko dieser Therapie. Alle zitierten Autoren sagen übereinstimmend, daß die Low-dose-Behandlung weder zu einer Störung des adrenalen Regelkreises noch zu Symptomen des Hyperkortizismus führt.

Unterschiedliche Auffassungen bestanden dagegen jahrelang, ob mit einer Osteoporose gerechnet werden muß oder nicht. Eine Studie von SAMBROOK u. Mitarb. ergab, daß bei Frauen mit c.P. ohne Cortison der jährliche Knochenverlust (also infolge Alter, Geschlecht und Krankheit) 1,9% ausmacht und unter 3–10 (im Mittel 6,6) mg/die Prednisolon 2,0% – es ergab sich also kein signifikanter Unterschied.

Weitere Ergebnisse im gleichen Sinne werden von LEBOFF u. Mitarb., FELDER und RÜEGSEGGER sowie BUTLER u. Mitarb. berichtet (siehe Kapitel Osteoporose S. 95 ff.)

ANDERSSON u. Mitarb. fanden bei Patienten mit Riesenzellarteriitis, die über 5 Jahre eine Erhaltungsdosis zwischen 5 und 7,5 mg/die Prednisolon eingenommen hatten, im Vergleich zur gleichaltrigen Normalbevölkerung keine zusätzliche Verminderung des Knochenmineralsalzgehaltes.

Einnahmemodus

Für die rheumatischen Krankheiten gelten die grundsätzlichen Richtlinien von S. 152 f.

Bei sehr aktiven entzündlichen Prozessen kann die einmalige morgendliche Einnahme über eine mehr oder weniger lange Zeit unmöglich sein. Dann gebe man morgens 2/3 und abends 1/3 der Gesamtdosis. Es empfiehlt sich, bei Absetzversuchen immer zuerst die Abenddosis zu reduzieren. Eine alternierende Therapie ist in der Rheumatologie nur selten durchführbar.

In diesem Zusammenhang ist von Interesse, daß NEECK u. Mitarb. bei Untersuchungen des Cortisoltagesprofils nicht vorbehandelter Patienten mit c.P. fanden, daß dieses durch die Aktivität des Prozesses variiert werden kann. Während bei geringer Aktivität der normale Tagesrhythmus erhalten bleibt, erscheint er bei mittlerer Aktivität abgeflacht und bei hoher entzündlicher Aktivität aufgehoben. Bei hoher Aktivität ist die durchschnittliche Cortisolkonzentration erhöht, der abendliche Abfall und der morgendliche Anstieg dagegen verringert. Bei geringer Aktivität finden sich die Maximalwerte um einige Stunden nach vorne verschoben. Die Autoren nehmen an, daß eine Interaktion zwischen hypophysärer Funktion und Immunsystem besteht, wobei Interleukin als Vermittler angesehen wird.

Es stellt sich nun die Frage, ob diese Ergebnisse nicht Veranlassung geben sollten, bei sehr aktiver c.P. die Steroide nicht nach dem üblichen Zirkadianschema zu geben (eine Frage, auf die im übrigen die Autoren keine Antwort geben). Dazu ist folgendes zu sagen: Bei hoher Aktivität gibt man hohe Dosen und verteilt sie auf mehrere Gaben pro Tag. Nach Dämpfung der entzündlichen Aktivität stellt sich der normale zirkadiane Rhythmus des Cortisols wieder ein. Dann ist – wie bisher – die morgendliche Gabe der Erhaltungsdosis gerechtfertigt.

Literatur

Literatur zur Therapie der Systemkrankheiten findet sich im jeweiligen Abschnitt.

Andersson R, Rundgren A, Rosengren K, Bengtsson BA, Malmvall BE, Meistrom D. Osteoporosis after corticosteroid treatment of giant cell Arteritis. Scand J Rheumatol 1990; 19: 172

Brown PB. Steroide agents in the oral route. In: Wilkens RF, Dahl SL. Therapeutic controversies in the rheumatic diseases. Grune & Stratton, New York 1987

Buchanan WW, Stephen LJ, Buchanan HM. Are »homeopathic« doses of oral corticosteroids effective in rheumatoid arthritis? Clin Exp Rheumatol 1988; 6: 281

De Andrade JR, McCormick JN, Hill AGS. Small doses of prednisolone in the management of rheumatoid arthritis. Ann Rheum Dis 1964; 23: 158

Docken WP. Low-dose-prednisone therapy. Rheum Dis Clin North Am 1989; 15: 569

Gerster JC. Cortisone et rhumatisme. Abus et méfaits. Revue Méd Suisse Romande 1990; 110: 847

Harris ED, Emkey RD; Nichols JE, Newberg A. Low dose prednisone therapy in rheumatoid arthritis: a double blind study. J Rheumatol 1983; 10: 713

Healey LA. Glucocorticoid use in rheumatoid arthritis: the case in favor. In: Wilkens RF, Dahl SL, eds. Therapeutic Controversies in the Rheumatic Diseases. Grune & Stratton, New York 1987

Iannuzzi LP. Oral steroids in rheumatoid arthritis. Postgrad Med 1987; 82: 295

Jamieson T. Corticosteroids for rheumatic disease. Postgrad Med 1986; 79: 239

Kaiser H. 40 Jahre Cortison in der Rheumatherapie – eine Standortbestimmung. Akt Rheumatol 1988; 13: 27

Lockie M, Gomez E, Smith DM. Low dose adrenocorticosteroids in the management of elderly patients with rheumatoid arthritis: selected examples and summary of efficacy in the long-term treatment of 97 patients. Sem Arthritis Rheum 1983; 12: 373

Masi AT. Low dose glucocorticoid therapy in rheumatoid arthritis (RA): transitional or selected add-on therapy? J Rheumatol 1983; 10: 675

Million R, Poole P. Kellgren JH, Jayson MIV. Long-term study of management of rheumatoid arthritis. Lancet 1984; 812

Neeck G, Federlin K, Graef V, Rusch D, Schmidt KL. Die circadiane Rhythmik von Cortisol und Corticotropin (ACTH) bei Patienten mit rheumtoider Arthritis in Abhängkeit von der Entzündungsaktivität. Z Rheumatol 1987; 46: 53

Neeck G, Federlin K, Graef V, Schatz H, Rusch D, Schmidt KL. Zirkadiane Variationen der Serumkonzentrationen von Cortisol, Porlaktin und Wachstumshormon bei Patienten mit Rheumatoider Arthritis. Über Interaktionen zwischen Endokrinium und Immunsystem. Akt Endokr Stoffw 1988; 9: 57

Sambrook PN, Cohen ML, Eisman JA, Pocock NA, Champion GD, Yeates MG. Effects of low dose corticosteroids on bone mass in rheumatoid arthritis: a longitudinal study. Ann Rheum Dis 1989; 48: 535

Schattenkirchner M. Kortikosteroide in der Therapie rheumatischer Krankheiten. Münch Med Wschr 1989; 131: 924

Tan M, Engle EW, Hochberg MC. Effectiveness of low-dose prednisone therapy in rheumatoid arthritis. Clin Res 1989; 37: 326A

Verbruggen G, Herman L, Ackerman C, Mielants H, Veys EM. The effect of low doses of prednisolone on t-cell subsets in rheumatoid arthritis. Int J Immunopharmacol 1987; 9: 61

Weiss MW. Corticosteroids in rheumatoid arthritis. Sem Arthritis Rheum 1989; 19: 9

Lokale Therapie mit Corticoiden in der Rheumatologie

Intraartikuläre Injektion

Historie   Schon 1950 hat THORN erstmals Hydrocortison in ein Kniegelenk gespritzt. Ausgebaut wurde diese Therapie durch HOLLANDER, der 1951 über 300, 1961 über 100 000 und 1985 über mehr als 400 000 intraartikuläre Injektionen berichtete. Seine Meinung: »Keine andere Behandlung der Arthritis hat so ausgezeichnete, so häufige, so lange anhaltende Erfolge und so wenig Nebenwirkungen.« Das gilt selbstverständlich nur den mit dieser Therapieform speziell Erfahrenen.

Risiken und ihre Vermeidung

Jede Gelenkpunktion kann zu Verletzungen von Gefäßen, Nerven, peri- und artikulären Strukturen sowie zur Keimeinschleppung führen. Deshalb sind Beherrschung der Technik, steriles Arbeiten und umsichtiges Vorgehen allgemeine Voraussetzung.

Das *Infektionsrisiko* ist bei Injektion eines Corticoids deutlich erhöht. In den ersten Jahren rechnete man mit einer Infektion auf 1000 Injektionen, heute kommt nur noch eine auf 35 000 Injektionen (s. Tab. **14**).

Infektionsrisiko

Tab. **14** Bakterielle Infektionen nach i.a. Injektion

Autor	Jahreszahl	Häufigkeit
Kendall	1958	1: 1000
Gedda	1960	1: 3000
Mayo-Klinik	1976	0: 3000
Hollander	1979	1: 16000
Bernau	1987	1: 35000

Diese positive Entwicklung liegt sicher an der strengeren Indikationsstellung, der Vermeidung gehäufter Injektionen, der verbesserten Technik und verstärkter Asepsis. Die Beachtung entsprechender Richtlinien muß deshalb heute grundsätzlich gefordert werden (s. hierzu BERNAU u. KÖPCKE, BERNAU u. Mitarb., BERNAU u. HEEG). Zu berücksichtigen ist auch, daß das Risiko einer Gelenkinfektion bei älteren Patienten erheblich größer ist als bei jüngeren (HÄRLE).

Nicht alle Gelenkinfektionen werden von außen eingeschleppt; Allgemeininfekte können sich in einem Gelenk absiedeln, das durch eine Corticoidinjektion in der örtlichen Abwehr geschwächt ist. Das ergibt sich aus dem Nachweis von Erregern, die sich üblicherweise nicht auf der Haut finden, wie z.B. Haemophilus influenzae (SHORE u. RUSH, VON ESSEN u. SAVOLAINEN).

In früheren Jahren waren durch die *Cortisonkristalle ausgelöste Synovitiden* relativ häufig; zur Verwendung moderner Präparate mit kleiner Kristallgröße (z.B. Triamcinolonhexacetonid) sind sie selten geworden. Tritt eine Kristallsynovitis auf, so ist manchmal die Differentialdiagnose gegenüber einer bakteriellen Infektion schwierig; sie kann nur durch nochmalige Punktion geklärt werden. Im übrigen klingt die Kristallsynovitis nach wenigen Tagen ab.

Kristallsynovitis

Im Tierexperiment kann mit hohen Dosen von Corticoiden eine *Schädigung des Knorpelstoffwechsels* mit der Folge einer vorzeitigen Arthrose erzeugt werden. In der Anfangsära, als man noch hohe Dosen und häufig injizierte, kam dies auch beim Menschen vor. Rasche Gelenkzerstörungen wurden beobachtet. Führt man die Injektionstherapie nach den heute gültigen Vorsichtsmaßnahmen (s. unten) durch, so ist dieses Risiko minimal. BALCH u. Mitarb. beobachteten Gelenkzerstörungen bei weniger als 1% von 80 000 durchgeführten Injektionen in 20 Jahren. DIXON u. GRABER schreiben zu diesem Thema: »Die Beseitigung der Entzündung verhindert einen Knorpelschaden mehr als die Injektion ihn theoretisch hervorrufen kann.«

Knorpelschädigung

Im übrigen haben tierexperimentelle Untersuchungen in jüngster Zeit sogar einen knorpelschützenden Effekt der Corticoide nachgewiesen (WILLIAMS u. BRANDT, PELLETIER u. MARTEL-PELLETIER).

Osteonekrose 1958 beschrieben CHANDLER u. WRIGHT die *aseptische Knochennekrose*, speziell des Hüftgelenkes, als Folge intraartikulärer Corticoidinjektionen. Der Zusammenhang wurde nie gesichert; wenn überhaupt, so können nur die seinerzeit viel höheren Dosen und insbesondere die viel häufigeren Injektionen dafür verantwortlich gewesen sein. In den letzten Jahren sind auch keine Berichte mehr über diese Komplikation erschienen. Jüngst wurde jedoch ein Fall von akuter Gelenkzerstörung beobachtet, bei dem wegen geringer Arthrose innerhalb von 14 Monaten 16 intraartikuläre Corticoid-Injektionen vorgenommen worden waren (SCHAPIRA u. Mitarb.).

Hormonale Allgemeinwirkung Daß die intraartikuläre Injektion keine ausschließliche Lokaltherapie ist, sondern *Allgemeinwirkung* hat, ergibt sich aus der alltäglichen Beobachtung, daß sich auch ferne Gelenke bessern. Das Ausmaß der Resorption hängt vom Entzündungsgrad der Synovialis, von der injizierten Dosis, der Löslichkeit des Präparates und natürlich auch von der Häufigkeit der Injektionen ab. Wenn man heute weltweit schwer lösliche Zubereitungen bevorzugt, nur kleine Dosen injiziert und große Intervalle zwischen den Injektionen einhält, kommt es weder zu Symptomen des Hyperkortizismus noch zu einer anhaltenden Störung des adrenalen Regelkreises.

Periartikuläre Verkalkung Erst in den letzten Jahren wurde festgestellt, daß Corticoide, insbesondere wenn sie hochdosiert in kleine Gelenke injiziert werden, zu *periartikulären Verkalkungen* führen können. Diese bestehen aus Hydroxyapatit, können klinisch stumm bleiben und sich spontan wieder resorbieren.

Derartige Verkalkungen wurden 1972 erstmals durch McCARTY, in Europa 1986 durch SAPORTA u. Mitarb. beschrieben. Man nahm seinerzeit an, daß es sich um eine spezifische Nebenwirkung des Triamcinolonhexacetonid handele. GERSTER u. FALLET beschrieben gleichartige Veränderungen auch nach Betamethasondipropionat sowie nach Triamcinolonacetonid. OHIRA u. ISHIKAWA fanden im Tierexperiment Hydroxyapatitablagerungen nach Methylprednisoloninjektion. Es können also wahrscheinlich alle Corticoide – vermutlich jedoch die fluorierten Präparate vermehrt – solche Veränderungen auslösen, wenn sie durch die Punktionsstelle aus der Gelenkkapsel in die umgebenden Strukturen austreten oder überhaupt periartikulär gespritzt werden.

Lokale Hautatrophie *Lokale Hautatrophien* am Injektionsort können, besonders bei Verwendung fluorierter Präparate, auftreten, wenn ein Reflux des Corticoids durch die Nadel eintritt. Das Ergebnis kann kosmetisch störend sein und hat schon Anlaß zu Prozessen gegen Ärzte gegeben.

Allergische Reaktionen Sehr selten wurden *allergische Reaktionen* bis zum anaphylaktischen Schock nach i. a.-Infektion beobachtet.

Vorsichtsmaßnahmen Aus dieser Zusammenstellung möglicher Risiken einer intraartikulären Corticoidtherapie ergeben sich folgende *Vorsichtsmaßnahmen*:

- Strenge Asepsis
- keine Corticoidinjektion während eines Allgemeininfektes
- keine Injektion bei bakterieller Infektion in Gelenknähe
- kein Durchstechen von Psoriasisherden, da diese oft mit Keimen besiedelt sind

- (möglichst) keine Injektion in das Hüftgelenk
- Verwendung kleiner Corticoiddosen
- in kleine Gelenke besser wasserlösliche Präparate injizieren (Ausnahme: die nur unter Röntgensicht und daher schwierig durchzuführende Injektion in die Apophysengelenke der Wirbelsäule [Facettengelenke])
- Wiederholungsinjektion in das gleiche Gelenk nicht unter 4 Wochen
- nicht mehr als 3–4 Injektionen pro Gelenk und Jahr
- Corticoidreflux vermeiden

Indikationen für eine intraartikuläre Corticoidinjektion

- Nach Allgemeinbehandlung restierende Entzündung in einem oder wenigen Gelenken bei chronischen Gelenkentzündungen, speziell chronischen Polyarthritiden und seronegativen Spondarthritiden
- exsudative Arthritis bei Gicht und Pseudogicht
- aktivierte Arthrose
- Hydrops articulorum intermittens
- Zusatz zur chemischen oder Radionuklid-Synoviorthese

Indikationen

Keine Indikation für eine i.a. Injektion

- Degenerative Gelenkerkrankungen ohne entzündliche Reaktion
- ständig rezidivierende Ergüsse (hier ist Synoviorthese oder Synovektomie angezeigt)
- Periarthropathien (es empfiehlt sich gezielte Infiltrationsbehandlung)

Keine Indikation

Kontraindikationen für eine i.a. Infektion

- Bakterielle Arthritis
- bakterielle Infektion in Gelenkumgebung
- schwerer Allgemeininfekt
- Blutungsneigung (spontan oder durch Antikoagulanzien)

Kontra-
indikationen

Dosierung und Präparate für intraartikuläre Cortcoidinjektion

Dosierung und Präparate s. Tab. **15**. In Tab. **16** sind die verfügbaren Corticoid-Kristallsuspensionen aufgelistet.
Viele Autoren stehen auf dem Standpunkt, daß man in kleine Gelenke, speziell Finger- und Zehengelenke, wäßrige Lösungen bevorzugen soll, um Kristallreaktionen und sekundäre Verkalkungen zu vermeiden. Die entsprechenden Präparate können aus Tab. **11**, S. 82 ff. entnommen werden.

Dosierung

Tabelle **15** Dosierung und Präparate für intraartikuläre Corticoidinjektionen

	Prednisolon-acetat	Triamcinolon-acetonid	Triamcinolon-hexacetonid	Dexamethason-acetat
große Gelenke	50 mg	40 – 20 mg	20 – 10 mg	8 – 4 mg
mittelgroße Gelenke	25 mg	20 – 10 mg	10 – 5 mg	4 – 2 mg
kleine Gelenke	25 – 10 mg	10 – 5 mg	5 – 2 mg	2 – 1 mg

Tabelle **16** Corticoid-Kristallsuspensionen zur lokalen Therapie

Wirkstoff	Konzentration in mg je ml bzw.- Inj.-Flasche	Menge in ml je Ampulle	Handelspräparat
Prednisolonacetat	10	0,5	Decortin-H-Kristallsuspension
	25	1	Decortin H-Kristallsuspension
	10	1	Scherisolon Kristallsuspension
Methylprednisolon-acetat	40	1; 2; 5	Depo-Medrate Kristallsuspension
	40	0,5; 1	Urbason Kristallsuspension
Triamcinolon-acetonid	10	1	Volon A 10
	40	1	Volon A 40
	40	2	Volon A 80
Triamcinolondiacetat	25	1	Delphicort-Kristallsuspension
	40	1	Delphicort-Kristallsuspension
Triamcinolon-hexacetonid	5	1	Lederlon
	20	1	
Paramethasonacetat	20	1	Monocortin-Depot 20
Dexamethasonacetat	4	1	Fortecortin-Kristallsuspension
	8	1	Fortecortin-Kristallsuspension
Betamethason (Mischungen von	4 mg Phosphat + 3 mg Acetat	1	Betnesol-Kristallsuspension
Kristallsuspensionen mit wasserlöslichen	4 mg Phosphat + 3 mg Acetat	1	Celestan Depot
Estern)	2,63/5,26 mg Phosphat +6,43/12,86 Di-proprionat	1/2	Diprosone

Präparate-auswahl

Die Pharmakodynamik aller Corticoide ist die gleiche; das gilt auch für die Lokaltherapie. Die Präparate weisen jedoch erhebliche Unterschiede in der Kinetik auf, die in den letzten Jahren insbesondere aus dem Arbeitskreis von MÖLLMANN untersucht worden ist. Entscheidend für Wirkungseintritt und -dauer ist die Art der Veresterung, aber auch die Korngröße, die Form der Kristalle und die galenische Zubereitung. Während z.B. Triamcinoloacetonid als nicht verestertes Präparat sofort wirkt, stellt sich die Wirkung der veresterten Präparate erst nach Hydrolyse ein. Das geht z.B. bei den Acetaten schnell, beim tertiären Methylbutirat aber sehr langsam vor sich. Auch die Rezeptoraffinität der verschiedenen Präparate ist unterschiedlich; ob diese Tatsache klinische Konsequenzen hat, ist jedoch noch nicht geklärt.

Da es darauf ankommt, eine lange Wirkung im Gelenk und eine geringe hormonale Allgemeinwirkung zu erzielen, ist dasjenige Präparat am geeignetsten, das die längste Verweildauer im Gelenk hat (s. Tab. **17**) und von dem am wenigsten resorbiert wird (s. Tab. **18**). Die mittlere klinische Wirksamkeit ergibt sich aus Tab. **19**.

Tabelle **17** Mittlere Verweildauer verschiedener Corticoide im Gelenk (nach *Derendorf* u. Mitarbeiter)

Triamcinolondiacetat	1,3 Tage
Methylprednisolonacetat	2,6 Tage
Betamethasonacetat/-phosphat	2,8 Tage
Triamcinolonacetonid	3,8 Tage
Triamcinolonhexacetonid	6,0 Tage

Tabelle **18** Mittlere Resorptionsmengen aus dem Gelenk in 3 Tagen nach i.a. Injektion (nach *Derendorf* u. Mitarbeiter)

Triamcinolondiacetat	90%
Betamethasonacetat/-phosphat	75%
Triamcinolonacetonid	65%
Methylprednisolonacetat	60%
Triamcinolonhexacetonid	38%

Tabelle **19** Mittlere Wirkungsdauer intraartikulär injizierter Corticoide (nach *Hollander*)

	mg	Tage
Hydrocortisonacetat	37,5	6,0
Prednisolonacetat	30,0	7,8
Dexamethasonacetat	5,0	7,6
Triamcinolonacetonid	30,0	14,2
Triamcinolonhexacetonid	20,0	21,2

Es ergibt sich also, daß Triamcinolonhexacetonid das von der Kinetik her geeignetste Präparat für die intraartikuläre Therapie ist. Es wird heute weltweit als Cortioid der Wahl für die intraartikuläre Injektion angesehen. Für die Behandlung der Finger- bzw. Metatarsophalangialgelenke erwies es sich sogar der Synoviorthese mit Erbium 169 gegenüber als gleichwertig (BUSSIÈRE u. Mitarb., BOUVIER u. BOUYSSET, SCHALM u. PRESTELE). Triamcinolonhexacetonid hat außerdem den Vorteil, daß es die kleinste Kristallgröße aufweist und damit am wenigsten Kristallsynovitiden auslöst. Es eignet sich auch zur Behandlung der Arthritis bei Kindern (SPARLING u. Mitarb., MICHELS u. Mitarb.)

Um die Resorption aus dem Gelenk nicht zu beschleunigen und zu verstärken und damit um hormonale Allgemeinwirkungen zu reduzieren, sollen die Corticoid-Kristallsuspensionen grundsätzlich *nicht verdünnt werden*. Aus dem

Weitere Maßnahmen

gleichen Grunde sollte auch jeder vorhandene Erguß vor der Injektion eines Corticoids so weit wie möglich entleert werden.

Da der Abtransport des Corticoids aus dem Gelenk auch durch intensive Bewegung beschleunigt wird, sollten 24 Std. nach der Injektion *keine forcierten Bewegungen* durchgeführt werden. Bettruhe ist jedoch nicht erforderlich. Bei entzündlicher Reaktion nach der Injektion empfiehlt sich Ruhigstellung und Kühlung.

Infiltrationen in Weichteile

Bei Schmerzzuständen im Bereich von Weichteilen, speziell bei Sportverletzungen, erfreut sich die Infiltrationstherapie mit Corticoiden großer Beliebtheit. Begründet ist sie jedoch nur, wenn eine umschriebene nicht-bakterielle entzündliche Reaktion vorliegt.

Indikationen
- Nicht-bakteriell bedingte Tendovaginitiden und Bursitiden
- Synovialzysten
- Insertionstendopathien und Sehnenknoten bei chronischen Polyarthritiden
- Engpaßsyndrome bei entzündlich rheumatischen Krankheiten (Karpaltunnelsyndrom, Tarsaltunnelsyndrom, Meralgia paraesthetica, Morton-Syndrom)
- Durch Überlastung bedingte oder bei seronegativen Spondarthritiden auftretende Enthesitiden
- Entzündliche Reaktionen bei Periarthropathien, auch im Rahmen der Hydroxyapatitkrankheit.

Risiken und ihre Vermeidung
Auch bei dieser Injektionstechnik ist das größte Risiko die *Keimeinschleppung*, weshalb gleiche Asepsis wie bei Gelenkpunktionen und -injektionen erforderlich ist.

Ein spezielles Risiko ist eine spätere *Sehnenruptur*. Diese Gefahr droht insbesondere bei intratendinöser Injektion und bei gehäuften Injektionen an eine Sehne. Beides muß vermieden werden.

Noch größer als bei der intraartikulären Injektion ist bei dieser Technik das Risiko von *Haut- und Unterhautatrophien*, die häufig auch noch mit Depigmentierung und Lanugoverlust einhergehen. Derartige Störungen werden besonders durch 9α-fluorierte Präparate ausgelöst. Sie sollten deshalb für diese Zwecke vermieden werden. Auch hier gilt es, einen Rückfluß des Corticoids durch den Stichkanal in das subkutane Gewebe zu verhindern.

Anwendungsrichtlinien
Es empfiehlt sich, für die Infiltrationstherapie wäßrige Lösungen (z.B. Prednisolon-Hydrogensuccinat zu bevorzugen, um Kristallreaktionen und insbesondere Sehnenschäden zu vermeiden.

Pro Injektion sollten nicht mehr als 25 mg Prednisolonäquivalent infiltriert werden.

Insgesamt sollten nicht mehr als 2–3 Injektionen an dieselbe Stelle verabreicht werden. Ist diese Therapie nicht genügend, empfiehlt sich operatives Vorgehen.

Epidurale Injektion

Schon lange vor der Cortisonära wurde versucht, akute Lumbischialgien durch epidurale Injektion von physiologischer Kochsalzlösung oder von Lokalanästhetika zu behandeln. Man hatte dabei die Vorstellung, die bedrängten Nervenwurzeln von der vorgefallenen Bandscheibe zu separieren. Nach Einführung der topisch wirksamen Corticoide wurden diese, zunächst ebenfalls in starker Verdünnung, infiltriert. Heute werden sie überwiegend unverdünnt angewandt, und zwar unter der Vorstellung, sekundär entzündliche Schwellungen in diesem Bereich zu beseitigen. In der amerikanischen Literatur gibt es unzählbare Publikationen über diese Methode, in der deutschen eigentümlicherweise fast keine. (Das angeschlossene Literaturverzeichnis kann nur wenige Arbeiten aus der allerjüngsten Zeit zitieren.)

Als *Indikationen* für die epidurale Injektion eines Corticoids gelten akute Lumbalgien und Lumbischialgien, die unter der üblichen konservativen Therapie mit Bettruhe, Wärme und Analgetika nicht beschwerdefrei werden.
Bei etwa 2/3 der Fälle kann man mit einem zumindest vorübergehenden Erfolg und bei ca. 1/4 mit einem Langzeiteffekt rechnen. Nötigenfalls kann die Injektion wiederholt werden. Einem Teil der Patienten kann auf diese Art und Weise die Operation erspart, bei anderen kann sie wenigstens hinausgeschoben werden.

Indikationen und Ergebnisse

Für die Injektion bei den zahlenmäßig weit überwiegenden Lumbischialgien empfiehlt sich der Zugangsweg über den Sakralkanal; bei höherliegenden Schäden ist translumbales Vorgehen nötig. Beherrschung der Injektionstechnik ist selbstverständliche Voraussetzung für ihre Anwendung.

Technik

Vor jeder Injektion muß durch Aspiration gesichert sein, daß der Liquorraum nicht erreicht ist, da die Kristallsuspensionen aseptisch-meningitische und arachnitische Reaktionen hervorrufen können.
Wie bei der intraartikulären Injektion ist auch bei epiduraler Infiltration durch Verdünnung des Präparates mit Lokalanästhetikum eine vom therapeutischen Standpunkt ungünstige Beeinflussung der Kinetik zu erwarten (MÖLLMANN).
Selbstverständlich gelten auch für diese Injektionstechnik die gleichen aseptischen Vorschriften wie bei der intraartikulären Injektion (s. S. 189). Abszeßbildung in diesem Bereich ist als Komplikation beschrieben worden!

Gefahren

Für die epidurale Infiltration eignen sich im Prinzip alle Corticoide. Am günstigsten ist zweifellos auch hier das schwer lösliche Triamcinolonhexacetonid. Man injiziert es in einer Dosierung von 20 mg.

Präparate

Intradiskale Injektion (Nukleorthese)

Schon 1956 hat FEFFER in den USA erstmals Hydrocortison intradiskal gespritzt. Nachdem SMITH u. BROWN 1967 die Chemonukleolyse mit Chymopapain beschrieben hatten, testete GRAHAM 1976 diese Methode gegenüber Hydrocortison quasi als Placebo. Dabei ergab sich, daß bei Kontrolle nach 2 Jahren Papain zwar etwas besser abschnitt als Hydrocortison, aber ohne statistische Signifikanz.
Da die Papaintherapie schwierig durchführbar ist, mit nicht unerheblichen Unannehmlichkeiten für den Patienten und schließlich mit dem Risiko schwerer allergischer Reaktionen belastet ist, hat die Klinik KAHN in Paris (BOURGEOIS u. Mitarb.) die intradiskale Injektion eines Corticoids wieder

aufgenommen. Sie verwendeten nun das wesentlich stärker entzündungs-hemmende und außerdem stark atrophisierend wirkende Triamconolonhex-acetonid. Als Indikation gilt die durch Diskusprolaps bedingte, auf die übli-che Therapie (einschl. epiduraler Corticoidinjektion) refraktäre Lumbischial-gie.

Ergebnisse Nachdem eine offene Studie sehr gute *Ergebnisse* gezeigt hatte (BOURGEOIS u. Mitarb. 1986), wurde eine randomisierte doppelblinde multizentrische Studie mit 60 Patienten durchgeführt (BOURGEOIS u. Mitarb. 1988). Dabei ergab sich bei 30 Patienten mit Chymopapain nach 6 Monaten in 66,6% und bei 30 Patienten mit Triamcinolonhexacetonid in 53,3% ein sehr gutes Ergebnis, d.h. völlige Beseitigung der Lumbalgie und Ischialgie. Von den Chymopapain-Patienten mußten 8, von den Triamcinolonhexacetonid-Patienten 9 operiert werden. Die Autoren fanden das Ergebnis sehr befriedigend, zumal die Triamcinolonhexacetonid-Therapie erheblich einfacher anzuwenden und die Behandlung praktisch risikofrei ist sowie nicht zuletzt im Preis erheblich niedriger liegt.

Die Autoren haben die Behandlung in Anlehnung an die Synoviorthese Nukleorthese genannt, da eine echte Nukleolyse nicht nachgewiesen werden konnte.

Die Injektion wird – wie bei der Chemonukleolyse – nach diskographischer Kontrolle durchgeführt. Verwendet werden 4 ml = 80 mg Triamcinolonhex-acetonid.

Zwei weitere Ergebnisse liegen aus Frankreich vor. ALCALAY u. Mitarb. be-handelten 16 Patienten mit Lumbalgie durch Diskushernie: 5 hatten ein sehr gutes, 6 ein gutes und 5 ein schlechtes Ergebnis. Später berichtete BONTOUX aus der gleichen Klinik von 31 behandelten Kranken mit 67% sehr guten und guten Ergebnissen.

HOUVENAGEL u. Mitarb. behandelten 30 Patienten mit therapierefraktärer Lumbischialgie und hatten nach 2 Monaten in 70% sehr guten und guten Erfolg, dabei keinerlei Nebenwirkungen.

MENKÈS u. Mitarb. haben in einem Fall nach Injektion von Triamcinolonhex-acetonid eine epidurale Verkalkung beobachtet, wie sie auch nach intraarti-kulären Injektionen vorkommt (s. S. 190) und in 2 Fällen eine staphylogene Diszitis.

Über die Methode liegen aus Deutschland noch keine Publikationen vor.

Literatur

Alcalay M, Bontoux D, Vincent MH, Valat JP, Fouquet B, Bregeon C, Moneger M. Traite-ment par nucléolyse à la chymopapaïne des hernies discales à forme purement lombalgi-que. Rev Rhum 1988; 55: 741

Anderson B, Kaye S. Treatment of Flexor Te-nosynovitis of the Hand (»Trigger Finger«) with Corticosteroids. Arch Intern Med 1991; 151: 153

Anderson BC, Manthey R, Brouns MC. Treat-ment of the Quervain's tenosynovitis with cor-ticosteroids. Arthritis Rheum 1991; 34: 793

Balch HW, Gibson JMC, El-Ghobarey AF, Bain LS, Lynch MP. Repeated corticosteroid in-jections into knee joints. Rheumatol Rehabil 1977; 16: 137

Barth J, Fett A, Poertner M, Braun BE, Moell-mann HW, Kramer J. Pharmacokinetics of 2 glucocorticoid suspensions after epidural ad-ministration. Pharm Res 1988; 10: 89

Bernau A. Zum Stellenwert der intraartikukä-ren Injektion Quo vadis? Orthop Praxis 1988; 24: 266

Bernau A, Heeg P. Haftpflichtprozeß Gelenkin-fektion. Chir Praxis 1989; 40: 3

Bernau A, Köpcke W. Feldstudie intraartikulä-rer Injektionen. Orthop Praxis 1987; 23: 364

Bernau A, Rompe G, Rudolph H, Werner H-P. Intraartikuläre Injektionen und Punktionen. Dtsch Ärztebl 1988; 85: 74

Bontoux M. Diskussionsbemerkung. Rev Rhum 1988; 55: 766

Bourgeois P, Frot B, Folinas D, David M, Benecerraf R, Palazzo E, Vigneron AM, Kahn MF. Traitement de la lombociatique par hernie discale par nucleorthèse à l'hexacétonide de triamcinolone. Presse Méd 1986; 15: 2073

Bourgeois P, Benoist M, Palazzo E, Belmatoug N, Folinais D, Frot B, Busson G, Lassale P, Montagner C, Binoche Th, Benacerraf R, Deburge A, Kahn MF. Ètude en double aveugle randomisée mulitcentrique de l'hexacétonide de triamcinolone versus chymopapaïne dans le traitement de la lombosciatique discale. Rev Rhum 1988; 55: 767

Bouvier M, Bouysset M. Comparison erbium 169 et hexacétonide de triamcinolone dans les arthrites métatarsophalangiennes. In: Simon L, Hérisson C. Polyarthrite rhumatoïde: traitements locaux et réadaptation. Masson, Paris 1986

Bussière JL, Galtier, B, Ristori JM, Prin PH, Chevenet C, Rampon S. Comparison erbium 169 et hexacétonide de triamcinolone dans les arthrites digitales. In: Simon L, Hérisson C. Polyarthrite rhumatoïde: traitements locaux et réadaptation. Masson, Paris 1986

Caironi B. Tennis elbow et golfer's elbow. Mèd et Hyg 1988; 46: 3520

Chan S-T, Leung S. Spinal epidural abscess following steroid injection for sciatica. Spine 1989; 14: 106

Chevrot A. Sciatique d'origine articulaire postérieure. Presse Méd 1988; 17: 462

Coote C, Tierney MG. Epidural steroids in the treatment of low back pain. Can J Hosp Pharm 1988; 41: 157

Dacre JE, Beeney N, Scott DL. Injections and physiotherapy for the painful stiff shoulder. Ann Rheum Dis 1989; 48: 322

Derendorf H, Möllmann HW, Barth J. Pharmakokinetik von intraartikulär appliziertem Glukokortikoiden. Akt Rheumatol 1990; 15: 145

De Sèze S, Audisio F, Mrejen D. Atlas pratique des infiltrations neuroarticulaires. Vigo, Paris 1989

Dixon AStJ, Graber J. Local Injection Therapy in Rheumatic Diseases, 3rd ed. 1989. EULAR, Basel

Essen R, Savolainen HA. Bacterial infection following intra-articular injection. Scand J Rheumatol 1989; 18: 7

Feffer HL. Treatment of low back and sciatic pain by the injection of hydrocortisone into degenerated intra vertebral discs. J Bone Joint Surg 1956; 38A: 585

Gatter RA. Arthrocentesis Technique and intrasynovial therapy. In: McCarty DJ. Arthritis and Allied Conditions, 11th ed. Lea & Febiger, Philadelphia 1989

Gerster JC. Les arthropathies destructrices. Rev Rhum 1990; 57: 143

Gerster J-C, Fallet GH. Periarticular hand hydroxyapatite depostion after corticosteroid injections. J Rheumatol 1987; 14: 1156

Graham CE. Chemonucleolysis: a double blind study comparing chemonucleolysis with intradiscal hydrocortisone. Clin Orthop 1976; 117: 179

Gumpel JM. Intraarticular therapy. In: Scott JT. Copeman's Textbook of the Rheumatic Diseases. Churchill-Livingstone, Edingburgh 1986

Gutknecht DR. Chemical meningitis following epidural injections of corticosteroids. Am J Med 1987; 82: 570

Härle A. Behandlungsstrategien bei Gelenkinfektionen nach intraartikulären Injektionen und Punktionen. Dtsch Ärztebl 1987; 84: B-1567

Heilmann H-H, Teichmüller H-J, Walther H-U, Regling G, Lindenhayn K. Das Blutungsrisiko in das Kniegelenk nach intraartikulären Injektionen. Z Rheumatol 1987; 46: 317

Hertzberger-ten Cate R, Vries-van der Vlugt BCM, van Suijlekom-Smit LWA. Cats A. Intra-articular steroids in pauciarticular juvenile chronic arthritis., type 1. Eur J Pediatr 1991; 150: 170

Hochhaus G, Möllmann H, Barth J. Glukokortikoide für den intraartikulären Einsatz: Pharmakodynamische Charakterisierung durch Rezeptorbindungsstudien. Akt Rheumatol 1990; 15: 66

Houvenagel E, Leloire O, Deffontaines C, Derreumaux LL, Thessa H, Hary H, Vincent G. Traitement des lombosciatiques par injection intradiscale d'hexacétonide de triamcinolone (Hexatrione). Rev Rhum 1988; 55: 763

Jackson RP. Jacobs RR, Montesano PX. Facet joint injection in low-back pain. A prospective statsitical study. Spine 1988; 9: 966

Kahn MF. Attitudes thérapeutiques devant une hernie discale lombaire. Presse Méd 1990; 19: 894

Kaiser H. Chronische Polyarthritiden, 2. Aufl. Enke, Stuttgart 1988

Kaiser H. 40 Jahre Cortison in der Rheumatherapie – eine Standortbestimmung. Akt Rheumatol 1988; 13 (Sonderheft): 27

Kaiser H, Fischer W. Techniken der Injektion, 6. Aufl. Selecta, München 1987

Kraemer BA, Young VL, Arfken C. Stenosing flexor tenosynovitis. South Med J 1990: 83: 806

Larsson L-G, Baum J. Bursitis-syndrome. Eular Bulletin 1989; 2: 54

Lynch MC, Taylor JF. Facet joint injection for low back pain. J Bone Joint Surg 1986; 68-B: 138

Magyar A, Gschwend N. Fallbeispiel einer durch Steroidinfiltration bedingten Peronealsehnenruptur. Akt Rheumatol 1990; 15: 63

Mazières B. Cartilage et cortisone. In: Simon L, Hérisson C. Polyarthrite rhumatoïde: traitements locaux et réadaptation. Masson, Paris 1986

Menkès CJ, Vallee C, Giraudet JS, Quintrec LE. Calcification de l'espace épidural après injection intradiscale d'hexacétonide de triamcinolone. Presse Mèd 1989; 18: 1707

Michels H, Ackermann L, Kettner H, Kropp A, Ripperger P, Schoenwald U, Truckenbrodt H. Triamcinolon-Hexacetonid in der Lokalbehandlung der Gonarthritis bei oligartikulärer juveniler chronischer Arthritis. Kinder-Rheumatol 1991; 1: 9

Möllmann HW, Barth J, Haack D, Grüner A, Stroband D, Gyselby G, Rohdewald P, Derendorf H. Vergleichende Untersuchungen zur Pharmakokinetik und Wirkdauer intraartikulär applizierter Glukokortioid-Kristallsuspensionen. Akt Rheumatol 1986; 11: 55

Möllmann HW, Armbruster B, Barth J, Derendorf H, Flörke OW, Hochhaus G, Möllmann CR, Rohdewald P, Schmidt EW. Analyse von Form, Korngrößenverteilung und Aggregation der Kristalle in Glukokortikoid-Depotpräparaten. Akt Rheumatol 1990; 15: 101

Nelson DA. Dangers from methylprednisolone acetate therapy by intraspinal injection. Arch Neuro 1988; 45: 804

Nelson TW, Conray JM, Mahaffey JE, Baker JD. Epidural steroids: current ulse and controversy. South Med J 1989; 82: 89–48930

Neustadt DH. Intra-articular corticosteroids and other agents. In: Katz WA. Diagnosis and Management of Rheumatic Diseases, 2nd ed. Lippincott, Philadelphia 1988

Ohira T, Ishikawa K. Hydroxyapatite deposition in articular cartilage by intra-articular injections of methylprednisolone. J Bone Joint Surg 1986; 68A: 509

Pelletier J-P, Martel-Pelletier J. Protective effects of corticosteroids on cartilage lesions and osteophyte formation in the pond-nuki dog model of osteoarthritis. Arthritis Rheum 1989; 32: 181

Rappoport G, Gerster JC. Les injections locales de cortico-stéroïdes en pratique rhumatologique. Méd et Hyg 1988; 46: 890

Reichelt A. Behandlung bei »Sehnenscheidenentzündung«. Dtsch Med Wschr 1989: 4: 155

Ridley MG, Kingsley GH, Gibson T, Grahame R. Outpatient lumbar epidural corticosteroid injection in the management of sciatica. Br J Rheumatol 1988; 27: 295

Roques CF, Condouret J, Soleihavoup JP, Croute F. Les corticoïdes pour infiltrations intra-artculaires: élements de choix (puissance, microcristaux, excipient). Rhumatologie 1987; 39: 187

Roques CF, Croute F, Soleihacoup JP, Vincent C, Condouret J, Pujol M. Choix d'un corticoïde local à action retard en vue d'infiltration. In: Simon L, Hérisson C. Polyarthrite rhumatoïde: traitement loxaux of réadaptation. Masson, Paris 1986

Rosen CD, Kahanovitz N, Bernstein R, Viola K. A retrospective analysis of the efficacy of epidural steroid injections. Clin Orthop 1988; 228: 270

Saporta L, Amor B, Laoussadi S, Kahan A. Calcifications articulaires secondaires aux injections intra-articulaires d'hexacétonide de triamcinolone. In: Simon L; Hérrison C. Polyarthrite rhumatoïde: traitements locaux et réadaptation. Masson, Paris 1986

Schalm J, Prestele R. Behandlung mit Triamcinolonhexacetonid und Erbium. Vergleichende Untersuchung an MCP und PIP bei chronischer Polyarthritis. Z Rheumaforsch 1990; 49 (Suppl. 1): 35

Schapira D, Besser MIB, Nahir M, Scharf Y. Charcot type arthopaty following repeated intra-articular injections of corticosteroids. »R« 1990; 20: 125

Shore A, Rush PJ. Possible danger of intra-articular steroid injection in children with respiratory tract infections. Brit J Rheumatol 1987; 26: 72

Simon L, Hérisson C. Polyarthrite rhumatoïde: traitements locaux et réadaptation. Masson, Paris 1986

Simon L, Hérisson C. Corticothérapie locale. In: Sany J. Polyarthrite rhumatoïde. Flammarion, Paris 1987

Sparling M, Malleson P, Wood B, Petty R. Radiographic followup of joints unjected with triamcinolone hexacetonide for the management of childhood arthritis. Arthritis Rheum 1990; 33: 821

White AH, Derby R, Wynne G. Epidural injections for the diagnosis and treatment of low-back pain. Spine 1980; 5: 78

Williams JM; Brandt KD. Triamcinolone hexacetonide protects against fibrillation and osteophyte formation following chemically induced articular cartilage damage. Arthritis Rheum 1985; 28: 1267

Systemkrankheiten

Der 1942 geprägte Terminus »Kollagenosen« ist nach heutiger Erkenntnis nicht korrekt. Der zutreffende Begriff Konnektivitiden (Entzündungen des Bindegewebes) hat sich nicht eingeführt. Heute spricht man vielfach von Systemkrankheiten des Bindegewebes. Es handelt sich dabei um diffuse entzündliche Krankheiten ungeklärter Ursache. Neben den eigentlichen Bindegewebskrankheiten werden je nach Schule auch die Vaskulitiden sowie weitere ätiologisch unklare systemische Krankheiten dazugerechnet. Deshalb sprechen viele Autoren heute nur noch von Systemkrankheiten. — Definition

Literatur

Kahn MF, Peltier AP, Meyer O, Piette J-Ch. Les maladies systémiques, 3ème éd. Flammarion, Paris 1991

Systemischer Lupus erythematodes

Der systemische Lupus erythematodes (SLE) stellt in erster Linie ein *diagnostisches Problem* dar. Die Diagnose sollte sich an den ARA-Kriterien von 1982 orientieren. Immer noch wird aber die Krankheit erst in einem fortgeschrittenen und damit prognostisch ungünstigen Stadium erkannt. Dabei ist erwiesen, daß bei frühzeitiger Diagnose und konsequenter Behandlung – was gleichbedeutend mit Vermeidung von Rückfällen ist – die Lebenserwartung der Patienten sich nicht von derjenigen der Gesamtbevölkerung unterscheidet. — Diagnose

Ziel der Therapie ist, die Immunreaktionen zu unterdrücken, Organschäden zu verhindern bzw. zu sanieren und den Patienten vor weiteren Komplikationen zu schützen. — Therapieziel
Für die Behandlung stehen nichtsteroidale Antirheumatika, Antimalarika, Corticoide, Immunsuppressiva sowie Immunstimulanzien zur Verfügung.
Der Einsatz der verschiedenen Medikamente und Behandlungsverfahren richtet sich nach der jeweiligen Symptomatik und sollte stufenweise erfolgen. In der Mehrzahl der Fälle wird eine Kombinationstherapie durchgeführt. Die Behandlung sollte immer erst nach genauer Abklärung, welche Organe betroffen sind, erfolgen; das setzt im allgemeinen eine klinische Untersuchung voraus.

Als Richtlinie für die *Therapie* gilt heute noch das von DECKER 1983 angegebene Stufenschema (s. Tab. **20**). Es gibt an, wie die Therapie bei den verschiedenen Symptomen begonnen und bei ungenügender Wirkung stufenweise intensiviert werden soll. — Therapie

Tabelle **20** Therapieplan nach *Decker*

Fieber	Aspirin	→ NSAR*	→ Antimalarika	→ Corticoide
Arthralgien	Aspirin	→ NSAR	→ Antimalarika	
Arthritis	Aspirin	→ NSAR	→ Antimalarika	→ Corticoide
Hautverände-rungen	Hydrocortison lokal	→ fluorierte Corticoide lokal	→ Antimalarika	→ Corticoide lokal infiltrieren
Morbus Raynaud	Tabakverbot	→ Wärmeschutz	→Calciumant-agonisten	
Pleuritis/Peri-karditis	NSAR	→ Corticoide		
Lungenbefall	Steroide			
Arterieller Hochdruck	Diuretika	→ β-Blocker	→ α-Methyldopa	→ andere Antihy-pertonika
Thrombope-nie/hämolyti-sche Anämie	Corticoide	→ Immunsup-pressiva	→ Splenektomie	
Nierenbetei-ligung	Corticoide	→ „pulse-therapy"	→ Immunsup-pressiva	
ZNS-Befall	Corticoide	→ Immunsup-pressiva		
Migräne	Propanolol			

* NSAR = nichtsteroidale Antirheumatika

Corticoiddosierungen

Hohe Aktivität
Bei *sehr aktivem SLE* gibt man hohe Dosen, meist fraktioniert über den Tag verteilt: 1,5–2 mg/kg Prednisolon. In diesen Fällen hat sich heute die sofortige Kombination mit einem Immunsuppressivum durchgesetzt. Verwendet wird meist Cyclophosphamid (50–200 mg/die, initial i.v., später oral; alternativ: 1,0 g als Infusion einmal alle 4 Wochen unter entsprechenden Vorsichtsmaßnahme.n Um die Risiken der Alkylanzientherapie zu vermeiden, wird heute auch Ciclosporin (5 mg/kg/die) verwendet. Da es nephrotoxisch ist, kommt nur befristete Therapie unter konsequenter Nierenüberwachung in Frage.
Nach Erreichung einer Remission empfiehlt sich bei beiden Präparaten Übergang auf Azathioprin.
Will man bei jungen Frauen keines dieser Präparate einsetzen, so empfiehlt sich als Initialbehandlung hochdosierte intravenöse Corticoidstoßtherapie (s. S. 150). Später Übergang auf niedrig dosierte Steroide und Azathioprin.
Bei sehr schweren Krankheitsbildern wird man die Behandlung mit Plasmapheresen einleiten und dann auf die Corticoid-Zytostatika-Kombination übergehen.

Mittlere Aktivität
Bei *mittelmäßiger Aktivität* des SLE ohne Beteiligung innerer Organe beginnt man mit 0,5–1,0 kg/die Prednisolon, zunächst in 2–3 Tagesdosen. Nach Besserung langsame Reduktion, wobei zuerst die abendliche, dann die mittägige Dosis abgebaut werden soll. Oft ist man aber über Monate gezwungen, noch eine kleine Abenddosis zu belassen. Dann sollen möglichst 2/3 der Tagesdosis morgens und 1/3 abends gegeben werden. Auch bei diesen Fällen empfiehlt sich von vornherein die Kombination mit Azathioprin.

Zur *Erhaltungstherapie* braucht man bei SLE oft höhere Dosen als bei anderen chronisch-entzündlichen Krankheiten; 10–15 mg/die Prednisolon sind keine Seltenheit. Auch muß manchmal die Teilung der Tagesdosis beibehalten werden, weil sonst nachmittags Fieber auftritt. Um auf eine langfristig tolerable Dosis zu kommen, empfiehlt es sich, die Azathioprindosis zu erhöhen und Reduktionsschritte des Prednisolons von nur je 1 mg/Monat vorzunehmen.

Erhaltungstherapie

Während man früher eine einmal begonnene Behandlung, auch wenn eine vollständige Remission eingetreten war, mit kleinen Dosen von Corticoiden unlimitiert fortsetzte, wird heute eine Beendigung der Therapie empfohlen. Das setzt selbstverständlich voraus, daß der Patient über die Möglichkeit eines Rückfalls aufgeklärt wird und regelmäßige Kontrollen durchgeführt werden.

Behandlungsdauer

Bei SLE, der mit hohen Dosen von Steroiden und Immunsuppressiva behandelt wird, ist das Risiko von *Osteonekrosen* erhöht (s. S. 101).
Auch das *Infektionsrisiko* ist durch die Krankheit und ihre Therapie vermehrt (s. S. 114)
Bei längerfristiger Therapie sind die Patienten auch durch vorzeitige *Arteriosklerose*, speziell koronare Herzerkrankung, bedroht (s. S. 116 f.).
Selbstverständlich müssen auch alle anderen möglichen unerwünschten Wirkungen einer Steroidlangfristtherapie bedacht werden.
Aus diesem Grunde muß bei SLE-Patienten das Überwachungsschema (s. S. 146) besonders gewissenhaft durchgeführt werden.

Spezielle Risiken

Therapie spezieller Organmanifestationen

Die häufigste Herzkomplikation ist die *Perikarditis*. Man findet sie klinisch bei 20–25%; autoptisch sind Folgen bei 80% nachweisbar. Die Pericarditis sicca reagiert gut auf kleine Steroiddosen (0,5 mg/kg/die Prednisolon). Bei exsudativer Perikarditis ist Perikardpunktion und Drainage erforderlich; außerdem müssen hohe Corticoiddosen zunächst i.v. (200 mg Prednisolon am 1. Tag) langsam abbauend und auf orale Dosen übergehend gegeben werden.
Die für den SLE pathognomonische *Libman-Sacks-Endokarditis* wird heute selten diagnostiziert, findet sich aber bei etwa 30% der Obduktionen. Die Herzklappenbeteiligung betrifft hauptsächlich die Mitralklappe. Häufig ist dieser Befall mit Antikörpern gegen Phospholipide assoziiert (s. »SLE und Schwangerschaft«, S. 203).
Wichtigste Differentialdiagnose ist die aufgepfropfte bakterielle Endokarditis. Nur wenn eine solche sicher ausgeschlossen ist, dürfen Steroide, und dann in hoher Dosis, gegeben werden.

Herzbefall

Die häufigste hämatologische Komplikation ist die *hämolytische Anämie*, die durch transfusions- oder schwangerschaftsbedingte Alloantikörper oder durch Wärme- bzw. Kälte-Autoantikörper ausgelöst werden kann.
Leichte Formen, die sich nur im Coombs-Test nachweisen lassen, aber keine Klinik zeigen, bedürfen keiner Therapie.
Schwere Formen müssen einer hochdosierten Steroidtherapie zugeführt werden: 1,0–2,0 mg/kg/die Prednisolon. Die Initialdosis darf nur langsam unter ständiger Kontrolle abgebaut werden. Oft sind Dosen um 50 mg/die über längere Zeit erforderlich. Dann kommt Kombination mit Cyclophosphamid und notfalls auch Splenektomie in Frage (FIERENKRANZ u. Mitarb.).

Hämatologische Komplikationen

Bei einer Patientin, die wegen der Hautveränderungen Dapson 100 mg/die bekommen hat, besserte sich eine *thrombopenische Purpura*: Anstieg der Thrombozyten von 11 auf 67 x 10^9/l in 10 Tagen. Die Behandlung blieb aber ohne Einfluß auf die Gefäß- und Gelenkveränderungen (MOSS u. HAMILTON).

Hyperviskosität ssyndrom

Das *Hyperviskositätssyndrom* ist eine der bedrohlichsten Komplikationen des SLE; sie ist glücklicherweise selten. Therapie der Wahl ist die konsequente Plasmapherese in Kombination mit Zytostatika und Corticoiden (JARA u. Mitarb., GUILLEVIN u. Mitarb.).

ZNS-Beteiligung

Drei Viertel aller SLE-Patienten weisen neuropsychiatrische Veränderungen auf. Am häufigsten sind *psychische Störungen* wie Depressionen, Psychosen und Demenz sowie Anfälle. Die verschiedenen neurologischen Störungen werden auf S. 348 beschrieben.

Die Beteiligung des zentralen Nervensystems erfordert hohe Steroiddosen. Bei akuten Erscheinungen empfiehlt sich zur Einleitung eine hochdosierte intravenöse Corticoidstoßtherapie. Ansonsten beginnt man mit 1,0–1,5 mg/kg/die Prednisolon. Der Abbau soll nur langsam geschehen. Werden langfristig hohe Dosen benötigt, kombiniert man mit Immunsuppressiva (STOPPE u. Mitarb., BERLIT, ADELMAN u. Mitarb.).

Nierenbeteiligung

Nierenbeteiligung ist die gravierendste Manifestation des SLE, weil sie entscheidend für die Prognose ist. Deshalb wird heute zu Recht gefordert, daß bei jedem SLE-Patienten, auch wenn kein pathologischer Harnbefund vorliegt, eine Nierenbiopsie durchgeführt wird.

Liegt keine Nierenerkrankung vor, so kann man mit aggressiver Therapie zuwarten. Ergibt die Biopsie eine *fokale oder mesangioproliferative Glomerulonephritis*, die beide eine gute Prognose haben, so genügt eine Steroidmonotherapie: 50mg/die Prednisolon für 2 Monate, dann Reduktion auf kleine Erhaltungsdosis.

Findet sich dagegen die prognostisch ungünstige *diffuse Glomerulonephritis*, so wird entweder eine hochdosierte intravenöse Corticoidstoßtherapie oder eine Corticoid-Cyclophosphamid-Kombinationsbehandlung empfohlen, wobei in jedem Falle regelmäßige bioptische Kontrollen notwendig sind.

Für die *hochdosierte intravenöse Corticoidstoßtherapie* (5 Tage je 1,0 g Prednisolon als Infusion) mit anschließendem Übergang auf konventionelle Therapie sprechen:

- Corticoide führen zur Fcγ-Rezeptor-Expression und verbessern damit die Phagozytosefunktion.
- Die Behandlung hat eine geringere Nebenwirkungsrate als langfristige hochdosierte Corticoidtherapie.
- Die Therapie hat geringere Risiken als eine Cyclophosphamidbehandlung. (SALMON, GARIN, DEVULDER u. Mitarb., PONTICELLI, SICINSKY u. ROWINSKA.)

Für die *kombinierte Corticoid-Cyclophosphamid-Therapie*, die wirksamer zu sein scheint, gibt es 2 verschiedene Dosierungsschemata:

Nach Steinberg:

- alle 4 Wochen (insgesamt 6mal) Infusion von 0,5–1,0 g/m² Cyclophosphamid
  + 0,5 mg/kg/die Prednisolon oral kontinuierlich
- anschließend alle 3 Monate (für 1–3 Jahre)
  0,5–1,0 g/m² Cyclophosphamid
  + 0,5 mg/kg/die Prednisolon oral kontinuierlich

- danach Erhaltungstherapie mit
  Azathioprin 100 mg/die
  Prednisolon < 20 mg/die (evtl. alternierend)

Nach Balow:
Glomeruläre Filtrationsrate > 40 ml/min

- alle 3 Monate
  0,75 mg/m² Cyclophosphamid
  Glomeruläre Filtrationsrate 20–40 ml/min
- alle 3 Monate
  0,5 mg/m² Cyclophosphamid
- jeweils dazu 0,5 mg/kg/die Prednisolon oral kontinuierlich
- Therapiedauer bis zu 2 Jahren nach eingetretener Remission oder maximal
  5 Jahre

PS: Bei *Endoxan-Infusion* ist folgendes zu berücksichtigen: Die Dosis in
250 mg 5prozentiger Glucose infundieren und anschließend 3 l Flüssig-
keit/24 Std. geben.
Außerdem sofort sowie 4, 8 und 12 Std. nach der Cyclophosphamidgabe
je 200 mg Mesma (Uromitexan), vor dem allerdings jüngst wegen schwerer, z.T. bedrohlicher Reaktionen bei Zweitexposition gewarnt wird
(MOHR u. Mitarb.)
Reduktion der Cyclophosphamiddosis, wenn die Leukozytenzahl unter
3000/m³ absinkt.

Systemischer Lupus erythematodes und Schwangerschaft

Während einer floriden Phase des SLE soll eine Schwangerschaft vermieden
werden. Da Östrogene, selbst in Minidosierung, die Symptomatik des SLE
verstärken können und die Thrombosehäufigkeit erhöhen, gelten sie als kontraindiziert. JUNGERS u. Mitarb. empfehlen als Kontrazeptivum Chlormadinon
(in Deutschland: Gestafortin), das wirksam und risikolos sei. Ist eine Gravidität während Herz-, ZNS- oder Nierenbeteiligung eingetreten, empfiehlt sich
Interruptio. Auch eine während Alkylanzientherapie eingetretene Schwangerschaft sollte abgebrochen werden, nicht dagegen während einer Corticoidtherapie (s. S. 141).
Während man früher Frauen mit SLE grundsätzlich von einer Schwangerschaft abriet, haben neuere Erfahrungen gezeigt, daß eine solche 6 Monate
nach Erreichen einer stabilen Remission und damit Weglassen teratogener
Medikamente gewagt werden kann. Eine niedrig dosierte Corticoidtherapie
wird von manchen Autoren nicht nur toleriert, sondern sogar ausdrücklich
empfohlen (MEYER u. KAHN). Sie soll auch im 2. Trimenon beibehalten und
kurz vor der Entbindung erhöht werden (aber nicht über 0,5 mg/kg/die Prednisolon). Für das Kind entsteht daraus kein erhöhtes Risiko.
Ein gleichartiges Vorgehen wird auch für eine Schwangerschaftsunterbrechung gefordert (MEYER u. KAHN)
Außerdem wird heute gefordert, daß vor einer geplanten Schwangerschaft
auf Lupus-Antikoagulans und Anticardiolopin untersucht wird (Folgerungen
s. weiter unten). Selbstverständlich ist engmaschige Überwachung der
Schwangerschaft und des Zustandes der Patientin erforderlich.

War keine Dauertherapie mit Corticoiden durchgeführt worden, so sollte unmittelbar post partum zur Rezidivprophylaxe eine niedrig dosierte Steroidtherapie begonnen und für 2–3 Monate weitergeführt werden.

Corticoide sind kein Stillhindernis, obgleich sie sicher in die Milch übergehen (s. S. 142).

Anti-Ro-Antikörper

In den letzten Jahren hat man festgestellt, daß sich Frauen, die mehrfach Aborte und Totgeburten hatten, in einem Prä-Lupus-Syndrom befinden können. Die Feten bzw. Kinder haben vielfach schwere Herzrhythmusstörungen aufgrund einer subendokardialen Fibrose und degenerativer Veränderungen im Bereich des Reizleitungssystems, aber auch Gefäßtranspositionen, Septumdefekten und ähnlichem. Daneben gibt es auch, aber viel seltener, Veränderungen an anderen Organen, speziell der Blutbildung, der Leber und Milz sowie der Lymphdrüsen. Man spricht von neonatalem Lupus erythematodes. Ursächlich handelt es sich um eine immunologische Störung durch Übergang von mütterlichen Antikörpern (Anti-Ro-[Anti-SSA]-Antikörper). Dabei ist die Mutter in der Mehrzahl der Fälle asymptomatisch; die Systemkrankheit kann sich bei ihr erst nach Jahren einstellen.

Besteht bei einer Anti-Ro-positiven Patientin Kinderwunsch, so kann man versuchen, die Antikörper auszuschalten durch Plasmapherese und Steroidtherapie. BARCLAY u. Mitarb. haben es gemacht mit 25 mg/die Prednisolon ab der 5. Schwangerschaftswoche. MEYER empfiehlt in der 16. Woche eine Behandlung mit Plasmapherese und Dexamethason. In jedem Falle soll nach Abfall des Anti-Ro-Titers die Dosis auf 10 mg/die reduziert werden. In dem Fall von BARCLAY kam ein gesundes Kind zur Welt.

Man hat auch versucht, nach Nachweis eines Herzblocks beim Feten eine Behandlung der Mutter mit Plasmapherese und Dexamethason (das sehr gut plazentagängig ist) durchzuführen. Ein Block 3. Grades konnte aber nicht mehr rückgängig gemacht werden (BUYON u. WINCHESTER).

Antiphospholipid-Antikörper

Ein anderer Grund für Totgeburten kann das Vorkommen von *Antikörpern gegen Phospholipide*, speziell Lupus-Antikoagulans, und Anticardiolipin-Antikörper, sein.

Lupus-Antikoagulans findet sich kombiniert mit Thrombopenie bei einer Mutter, die eine Thromboseanamnese aufweist, aber sonst keine SLE-Symptome haben muß. LUBBE u. Mitarb. gelang auch in diesen Fällen, durch Steroide (40–60 mg/die Prednison) die Aktivität des Lupus-Antikoagulans zu unterdrücken. Zur Thromboseprophylaxe wurden gleichzeitig 75 mg/die Aspirin gegeben. Alle Frauen gebaren lebende und gesunde Kinder.

LOCKSHIN u. Mitarb. behandelten 11 Schwangerschaften bei asymptomatischen Frauen, die eine Totgeburt hatten und hohe Antiphospholipid-Antikörper aufwiesen, mit 10–60 mg/die Prednison. 9 endeten mit Kindstod, dagegen nur 5 von 10 nicht mit Steroiden behandelten. Bei gleichzeitiger Aspirin-Therapie (80 mg/die) starben 9 von 14 Kindern unter Cortison und 5 von 7 ohne Cortison. Die Autoren kommen zu dem Schluß, daß Cortison nicht nur nichts nützt, sondern sogar schädlich sei.

HANLY u. Mitarb. sowie DERKSEN u. Mitarb. sagen, daß die Erfahrungen mit der Corticoidtherapie noch nicht genügend geklärt sind, sondern daß weitere Studien erforderlich sind.

Medikamentös induziertes Lupus-Syndrom

Von medikamentös induziertem Lupus spricht man, wenn die Erscheinungen eines SLE auftreten, während der Patient ein als Auslöser bekanntes Medikament eingenommen hat, und wenn nach dessen Absetzen eine Remission eintritt.

Auslöser

Als wichtigste *Auslöser* gelten Procainamid, Hydralazin, Phenytoin, Isoniazid. Das Syndrom kann auch ausgelöst werden durch a-Methyldopa, Chlorpromazin, Chinidin. Daneben wurden noch etwa 40 weitere Medikamente in Einzelfällen angeschuldigt. Es ist erwiesen, daß langsame Acetylierer häufiger betroffen sind.

Beim medikamentös ausgelösten SLE stehen Arthralgien und Arthritiden sowie Serositiden im Vordergrund des klinischen Bildes. Es kommt praktisch nie zu Nieren- und ZNS-Befall. Deshalb hat der medikamentös induzierte Lupus eine bessere Prognose als der spontan aufgetretene.

Klinik

Immunologisch findet man stets antinukleäre Antikörper (ANA). Unter Procainamid entwickeln sich in einigen Monaten bei 50–75% der Patienten ANA; ein klinisches Krankheitsbild zeigen dagegen nur etwa 20%. Die für den SLE typischen Antikörper gegen native Doppelstrang-DNS kommen praktisch nie vor, auch keine Hypokomplementämie. Dagegen weisen diese Patienten Antikörper gegen denaturierte DNS und verschiedene Antikörper gegen Histone auf. Letzteren kommt eine differentialdiagnostische Bedeutung bei.

Wichtigste Maßnahme ist selbstverständlich das Absetzen des auslösenden Medikamentes. Dann bilden sich die klinischen Symptome in Tagen bis Wochen zurück. Die antinukleären Antikörper können dagegen noch Monate persisitieren.

Therapie

In Fällen mit ausgeprägter klinischer Symptomatik empfiehlt sich eine kurzfristige niedrig dosierte Steroidtherapie (HAHN).

Dosierung: Beginn mit 0,5 mg/kg/die Prednisolon und kontinuierlichem Abbau innerhalb 2–10 Wochen.

Literatur

Adelman C, Saltiel E and Klinenberg JR. The neuropsychiatric manifestations of systemic lupus erythematosus: an overview. Sem Arthr Rheum 1986; 185

Balow J. Lupus nephritis: natural history, prognosis and treatment. Clin Immunol Allergy 1986; 6: 353

Barclay CS, French MAH, Ross LD, Sokol RJ. Successful pregnancy following steroid therapy and plasma exchange in a woman with anti-Ro (SS-A) antibodies. Case report. Brit J Obst Gyn 1987; 369

Berg PA. Medikamentös induzierter Lupus erythematodes. Dtsch Med Wschr 1988; 113; 657

Berlit P. Lupus eryxthematodes und Nervensystem. Dtsch Ärztebl 1989; 86: B-2192

Bodemer Ch, de Prost Y. Nouveau-né d'une mère lupique. Presse Méd 1988; 17: 2161

Bourgeois P. Le lupus a-t-il changé de visage? Ann Méd Interne 1990; 141: 265

Buyon JP, Winchester R. Congenital complete heart block. A human model of passively acquired autoimmune injury. Arthritis Rheum 1990; 33: 609

Cousergue C. L'anticorps anti-complexe histone H2A-H2B: marqueur du lupus iatrogène. Presse Méd 1988; 17: 1605

Decker JL. Management. In Schur PH. The Clinical Management of Systemic Lupus erythematosus. Grune & Stratton, New York 1983

Derksen RHWM, Biesma D, Bouma BN, Gmelig Meyling FHJ, Kater L. Discordant effects of prednisone on anticardiolipin antibodies and the lupus anticoagulant. Arthirtis Rheum 1986; 29: 1295

Devulder B, Hatron P-Y, Gosset D, Locroix G. Médecine interne, 2ème édition. Masson, Paris 1990

Dougados M, Roux C, Amor B. Grossesse et maladies systémiques. DIAG-GM 1989; 18: 1765

Fiernkranz E, Lasch HG, Salama A, Mueller-Eckhardt C. Therapieresistente Autoimmunhämolyse mit Retikulozytopenie bei systemischem Lupus erythematodes (SLE). Med Welt 1988; 39: 174

Galve E, Candell-Riera J, Pigrau C, Permanyer-Miralda G, Garcia-Del-Castillo H, Soler-Soler J. Prevalence, morphologic types, and evolution of cardiac valvular disease in systemic lupus erythematodes. New Engl J Med 1988; 13: 817

Garin EH, Sleasman JW, Richard GA, Iravani AA, Fennell RS. Pulsed methylprednisolone therapy compared to high dose prednisone in systemic lupus erythematosus nephritis. Eur J Pediatr 1986; 5: 380

Guillevin L, Turlure P. La corticothérapie au cours des maladies systémiques. Sem Hôp Paris 1990; 66: 563

Guillevin L, Bussel A, Amoura Z. Traitement du syndrome d'hyperviscosité plasmatique par des échanges plasmatiques. Méd et Hyg 1990; 48: 1440

Hahn BH. Lupus érythémateux disséminé. In: Harrison TR. Principes de médecine intérne 4ème éd. Flammarion, Paris 1988

Hanly JG, Gladman DD, Rose TH, Laskin CA, Urowitz MB. Lupus pregnancy. A prospective study of placental changes. Arthritis Rheum 1988; 3: 358

Hess E. Drug related lupus. New Engl J Med 1988; 318: 1460

Hughes GRV. Lupus érythémateux disséminé. Méd et Hyg 1989; 47: 856

Jara LJ, Capin NR, Lavalle C. Hyperviscosity syndrome as the initial manifestation of systemic lupus erythematosus. J Rheumatol 1989; 16: 225

Jungers P, Liote F, Dehaine V, Dougados M, Viriot J, Pelissier C, Kuttenn F. Contraception hormonale et lupus. Ann Méd Interne 1991, 141: 253

Kahn MF. Le traitement du lupus érythémateux disséminé: le point de vue du rhumatologue. Ann Méd Interne 1990; 141: 269

Kahn MF. The treatment of lupus in the 1990s. Clin Exp Rheumatology 1990; 8 (Suppl. 5): 45

Khamashta MA, Cervera R, Asherson RA, Font J, Gil A, Coltart DJ, Vázquez JJ, Paré C, Ingelmo M, Oliver J, Hughes GRV. Association of antibodies against phospholipids with heart valve disease in systemic lupus erythematodes. Lancet 1990; 335: 1541

Lakomek HJ, Goerz G. Therapie des systemischen Lupus erythematodes. Dtsch Med Wschr 1988; 113: 1658

Lockshin MD, Druzin ML, Qamar T. Prednisone does not prevent recurrent fetal death in women with antiphospholipid antibody. Am J Obstet Gynecol 1989; 2: 439

Lockshin MD. Therapy for systemic lupus erythmatosus. New Engl J Med 1991; 324: 189

Lubbe WF, Butler WS, Liggins GC. Lupus anticoagulant in pregnancy. Brit J Obstet Gynaecol 1984; 91: 357

Mayet W-J, Hermann E, Bachmann M, Poralla T, Meyer zum Büschenfelde K-H. Neonataler Lupus erythematodes. Z Rheumatol 1989; 48: 57

McCune WJ, Golbus J, Zeldes W, Bohlke P, Dunne R, Fox DA. Clinical and immunologic effects of monthly administration of intravenous cyclophosphamide in severe systemic lupus erythematosus. New Engl J Med 1988; 22: 1423

Medina F, Frage A, Lavalle C. Salmonella septic arthritis in systemic lupus erythematosus. The importance of chronic carrier state. J Rheumatol 1989; 16: 2

Meyer O. La protéine Ro (SS-A) et son anticorps. Presse Méd 1989; 18: 960

Meyer O, Margulis J, Kahn MF. Lupus érythémateux disséminé. In: Kahn MF, Peltier AP, Meyer O, Piette J-Ch. Les maladies systémiques, 3ème éd. Flammarion, Paris 1991

Miescher PA, Favre H, Chatelanat F, Mihatsch MJ. Combined steroid-cyclosporin treatment of chronic autoimmune diseases. Klin Wschr 1987; 65: 727

Mohr J, Gross WL, Christophers E. Schwere Nebenwirkungen durch Mesna bei der Behandlung von Vaskulitiden. Dt Ärztebl 1991; 88: 1305

Moss C, Hamilton PJ. Thrombocytopenia in systemic lupus erythematosus reponsive to dapsone. Brit Med J 1988; 297: 266

Lubbe WF, Butler WS, Palmer SJ, Liggins GC. Fetal survival after prednisone suppression of meternal lupus-anticoagulant. Lancet 1983; 1361

Padmakumar K, Singh RR, Rai R, Malaviya AN, Saraya AK. Lupus anticoagulants in systemic lupus erythematosus: prevalence and clinical associations. Ann Rheum Dis 1990; 49: 986

Ponticelli C. Current treatment recommendations for lupus nephritis. Drugs 1990; 40: 19

Rosen S. Systemic lupus erythematosus. Treatment related complications superimposed on chronic disease. J Amer Med Ass 1990; 263: 1812

Salmon JE, Kapur S, Meryhew NL, Rungquist OA, Komberly RP. High-dose, pulse intravenous methylprednisolone enhances Fcγ receptor-mediated mononuclear phagocyte function in systemic lupus erythematosus. Arthritis Rheum 1989; 6: 717

Sicinski A, Rowinska J. I. V. Steroid Treatment (IVST) in Acute Phase of Lupus Nephropathy (LN) with Renal Failure P 210

Steffen HM, Müller R, Hoffmann A. Kardiale Manifestationen des systemischen Lupus erythematodes. Therapiewoche 1990; 40: 38

Steinberg AD. Management of systemic lupus erythematosis. In: Kelley WN, Harris ED, Ruddy S, Sledge CB. Textbook of Rheumatism 3d ed. Saunders, Philadelphia 1989; 1130

Stevens MB. Lupus carditis. New Engl J Med 1988; 13: 861

Stoppe G, Wildhagen K, Künkel H, Deicher H. Zentralnervöse Beteiligung bei systemischem Lupus erythematodes. Dtsch med Wschr 1990; 115: 426

Swaak AJG, Nossent JC, Bronsveld W, van Rooyen A, Nieuwenhuys EJ, Theuns L, Smeenk RJT. Systemic lupus erythematosus. I. Qutcome and survival: Dutch experience with 100 patients studied prospectively. Ann Rheum Dis 1989; 48: 447

Swaak AJG, Nossent JC, Bronsveld W, van Rooyen A, Nieuwenhuys EJ, Theuns L, Smeenk RJT. Systemic lupus erythematosus. II. Observations on the occurence of exacerbations in the disease course: Dutch experience with 110 patients studied prospectively. Ann Rheum Dis 1989; 48: 455

Tobelem G. Les anticorps antiphospholipides: spécificité et mécanisme d'action. Ann Méd Interne 1990; 141: 257

Wechsler B, Piette J-C, Huong Du LT. Traitement du lupus érythémateux disséminé. Rev Prat (Paris) 1990; 40: 1952

Weyand C. Diagnostic, prognostic and therapeutic aspects of systemic lupus erythematosus and rheumatoid arthritis. Klin Wochenschr 1990; 68: 55

Zashin SJ, Lipsky PE. Pericardial tamponade complicating. Systemic lupus erythematosus. J Rheumatol 1989; 16: 3

Polymyositis/Dermatomyositis

Eine Darstellung findet sich im Kapitel »Neurologische Krankheiten« auf S. 346.

Progressive Systemsklerose

Bei der progressiven Systemsklerose (PSS) handelt es sich um eine Systemkrankheit mit Homogenisierung des Kollagens in den betroffenen Organen sowie subakuter, submuköser und vaskulär-perivaskulärer Fibrosklerose, vor allem der kleinen Arterien und Arteriolen.

Betoffen sind Frauen 3mal so häufig wie Männer. Die Krankheit beginnt meist zwischen dem 20. und 40. Lebensjahr.

Dem eigentlichen *Krankheitsbild* läuft bei 90% der Patienten jahrelang eine Raynaud-Symptomatik voraus. Dann entwickeln sich Arthralgien, seltener Arthritiden. Im weiteren Verlauf treten die Gelenksymptome zurück, und es breiten sich die typischen Hautveränderungen aus (Sklerodermie). | Krankheitsbild

Die Beteiligung innerer Organe variiert: Ca. 1/3 bis die Hälfte der Patienten entwickelt eine Lungenfibrose; bei etwa 20% tritt eine Sicca-Symptomatik auf; Perikarditis und Myokardfibrose kommen vor. Am gravierendsten sind vaskuläre Nierenveränderungen mit Hochdruck, Retinopathie und Niereninsuffizienz.

Fast alle Patienten haben antinukleäre Antikörper mit meist nukleolärem Muster. Als spezifisch gilt der Nachweis von Anti-Scl 70; dieser Antikörper findet sich aber nur bei 15–40% der Patienten.

Es gibt keine spezifische und wirksame *Therapie* dieser Krankheit. Deshalb kann nur symptomatisch behandelt werden. | Therapie

Gegen das Raynaud-Syndrom empfehlen sich Calciumantagonisten (cave bei Oesophagusbeteiligung). Die Gelenksymptome reagieren meist ausreichend auf nichtsteroidale Antirheumatika.

Corticoide sind nur indiziert bei der ödematösen Sklerodermie (s. S. 384) sowie bei entzündlicher Herzkrankheit und fraglich bei der Lungenfibrose, ausdrücklich kontraindiziert dagegen bei der Nierenbeteiligung.

Literatur

Bourgeois P, Aeschlimann A, Bourgeois-Droin C. Sclérodermies. In: Kahn MF, Peltier AP, Meyer O, Piette J-Ch. Les maladies systémiques. 3ème éd. Flammarion Paris 1991

Devulder B, Hatron P-Y, Gosset D, Lacroix G. Médecine interne, 2ème éd. Masson, Paris 1990

Frances C, Bletry O. Sclérodermie systémique. Presse Méd 1989; 18: 201

Hertrich FF, Leinberger H. Kardiale Beteiligung bei progressiver systemischer Sklerose. Therapiewoche 1988; 38: 1392

Miehle W. (Neue) medikamentöse und physikalisch-therapeutische Therapieansätze, psychologische Aspekte in der Therapie der progressiv systemischen Sklerose. EULAR Bulletin 1989; 3: 101

Steen VD, Medsger TA, Osial TA, Ziegler GL, Shapiro AP, Rodnan GP. Factors predicting development of renal involvement in progressive systemic sclerosis. Am J Med 1984; 76: 779

Mixed connective tissue disease (Sharp-Syndrom)

Überlappungs-syndrome

Seit langem ist bekannt, daß sich die sogenannten klassischen Kollagenosen vermischen können, so daß im Einzelfall keine Zuordnung zu einem umschriebenen Krankheitsbild möglich ist. Geläufig sind folgende Kombinationen: SLE + PSS, SLE + Polymyositis (Pm), PSS + Pm, SLE + PSS + Pm.

Die Therapie richtet sich nach dem klinischen Bild. Corticoidindikationen und Dosierungen siehe im jeweiligen Kapitel.

Sharp-Syndrom

SHARP hat 1969 die Kombination von SLE, c.P., Pm und PSS als selbständiges Krankheitsbild beschrieben: Mixed connective tissue disease. Es wird heute meist als *Sharp-Syndrom* bezeichnet.

Die verschiedenen Manifestationen müssen nicht alle gleichzeitig nachweisbar sein, sondern können sich im weiteren Verlauf mehr oder weniger stark ausgeprägt entwickeln. Blande Verläufe ohne wesentliche viszerale Beteiligung sind nicht selten.

Pathognomonisch ist dabei ein stark erhöhter Titer von zirkulierenden Antikörpern gegen nukleäre Ribonukleoproteine, der die Abgrenzung von Überlappungssyndromen möglich macht.

Die Prognose des Syndroms entspricht etwa derjenigen des SLE und ist günstiger als diejenige der PSS. Die frühere Auffassung, daß die Nieren nicht betroffen werden, hat sich nicht bestätigt; SHARP gibt heute einen Befall bei 28% der Patienten an; es komme aber selten zu einer fortschreitenden Niereninsuffizienz. Die Polyarthritis ist meist wenig entzündlich und führt weder zu Deformierung noch zu Destruktion.

Seit 20 Jahren wird nun diskutiert, ob es sich beim Sharp-Syndrom wirklich um eine nosologische Einheit handelt oder nicht. Befürworter und Gegner halten sich etwa die Waage.

Therapie

Einheitlich ist dagegen die Auffassung über die *Therapie*: Sie wird an die jeweilige klinische Symptomatik angepaßt.

Für Corticoide ergeben sich folgende Indikationen:

• Bei Sklerodermie-Symptomen sind Corticoide ohne Wert
• Gelenksymptome rechtfertigen kaum je den Einsatz von Corticoden.
• Bei leichter SLE-Symptomatik genügen kleine Steroiddosen: beginnend mit 0,5 mg/kg/die Prednisolon.
• Symptome einer Polymyositis erfordern eine Steroidtherapie; Dosierung je nach Ausdehnung und Schwere.

• Viszerale Manifestationen im Sinne des SLE zwingen zu einer höheren Corticoiddosis: Beginn mit 1–2 mg/kg/die Prednisolon, evtl. auch in Kombination mit Zytostatika (z.B. bei Nierenbefall).

Literatur

Cervera R, Khamashta A, Hughes RV. »Overlap« syndromes. Ann Rheum Dis 1990; 49: 947

Devulder B, Hatron P-Y, Gosset D, Lacroix G. Médecine interne, 2ème éd. Masson, Paris 1990

Kahn F. Appelboom T. Syndrome de Sharp et connectivites mixtes. In: Kahn MF, Peltier AP, Meyer O, Piette J-Ch. Les maladies systémiques. 3ème édition. Flammarion Paris 1991

Sharp, GC. Connectivite mixte. In: Harrison TR. Principes de médecine interne, 4ème éd. Flammarion, Paris 1988

Sjögren-Syndrom

Das Sjögren-Syndrom begleitet nicht nur in etwa 20% der Fälle die chronische Polyarthritis oder eine andere Systemkrankheit, sondern kommt auch als eigenständiges Krankheitsbild vor (primäres Sjögren-Syndrom).

Bei etwa der Hälfte der Patienten beginnt die Krankheit mit der *Sicca-Symptomatik* in Mund und/oder Augen bzw. mit Schwellungen der Speicheldrüsen. Bei etwa 1/4 stehen Arthralgien, Raynaud-Syndrom, seltener Hautveränderungen oder viszerale Manifestationen im Vordergrund und werden erst Jahre später von der Sicca-Symptomatik gefolgt. Im weiteren Verlauf ergeben sich bei etwa 70% extraglanduläre Manifestationen: Lymphdrüsen- und Milzschwellung, interstitielle Pneumonie, Lungenfibrose, Nephropathie, Myalgie und Myopathie mit Tendenz zu Fibrosierung und Atrophie, seltener Vaskulitis. *(Krankheitsbild)*

Der Krankheit liegt ein Immunprozeß zugrunde, der zur lymphoplasmazellulären Infiltrationen in Drüsen und Organen führt. Dabei kommt es bei etwa 10% zur Bildung sog. Pseudolymphome, die aber gutartig sind. Fast alle Patienten haben antinukleäre Antikörper; in 60–70% sind Anti-Ro-Antikörper (unspezifisch) und in 40–60% die spezifischen Anti-La-Antikörper nachweisbar (hinsichtlich der Risiken der Ro-AK für eine Gravidität s. S. 204). Antikörper gegen Speicheldrüsengänge finden sich in 10–20% beim primären und in etwa 70% beim sekundären Sjögren-Syndrom. Eine ambulant durchführbare Lippenschleimhautbiopsie kann die Diagnose sichern.

Eine kausale *Therapie* gibt es nicht. Gegen die Sicca-Symptomatik verwendet man künstliche Tränen und künstlichen Speichel auf Methylzellulosebasis. Die Sekretion kann durch Bromhexin angeregt werden. *(Therapie)*

Corticoide sind erforderlich

• bei starken oder rezidivierenden Schwellungen der Speicheldrüsen,
Dosierung: Beginn mit 0,5 mg/kg/die Prednisolon;
• bei schweren viszeralen Manifestationen, speziell bei Befall der Lunge, der Gefäße oder der Niere und Haut sowie bei Pseudolymphomen (bei letzteren dürfen keine Zytostatika gegeben werden, weil sonst die Gefahr besteht, daß sich ein malignes Lymphom entwickelt).
Dosierung: Beginn mit 1 mg/kg/die Prednisolon; bei schweren Fällen ist auch hochdosierte intravenöse Stoßtherapie zu erwägen.

Literatur

Devulder B, Hatron P-Y, Gosset D, Lacroix G. Médecine interne, 2ème éd. Masson, Paris 1990

Genth E. Primäres Sjögren-Syndrom. Dtsch Med Wschr 1986; 111: 1578

Job-Deslandres C, Menkès CJ. Syndrome de Gougerot-Sjörgen avec thrombopénie traitée par assaut cortisonique. Rev Rhum 1985; 52: 337

Lane HC, Fauci AS. Syndrome de Sjögren. In: Harrison TR. Principes de médecine interne, 4ème éd. Flammarion, Paris 1988

Kaplan G. Syndrome de Gougerot-Sjögren. In: Kahn MF, Peltier AP, Meyer O, Piette J-Ch. Les maladies systémiques, 3ème éd. Flammarion, Paris 1991

Talal V. Syndrome de Gougerot-Sjögren. In: Sany J. Polyarthrite rhumatoïde. Flammarion, Paris 1987

Hypereosinophiles Syndrom

Krankheitsbild Es handelt sich um ein noch nicht sehr gut definiertes, seltenes und ätiologisch unklares *Krankheitsbild*. Es ist charakterisiert durch eine Eosinophilie von mehr als 1500/mm³, die über 6 Monate besteht, sowie schwere viszerale Schäden.

Das bedeutet, daß alle anderen, eine Eosinophilie auslösenden Krankheiten, einschl. der eosinophilen Leukämie, ausgeschlossen sein müssen.

Betroffen werden können alle Organe; am gravierendsten ist der Befall von Herz und Zentralnervensystem. Die Herzbeteiligung äußert sich zunächst in therapiefraktären Arrhythmien, später kommt es zu Herzversagen. Zugrunde liegen Myokardnekrosen, die schließlich in eine Fibrose übergehen (Endomyocarditis fibroblastica LÖFFLER). Eine frühzeitige Erkennung ermöglicht die zweidimensionale Echokardiographie.

Die Läsionen im Gehirn sind entweder diffus verteilt oder fokal und lösen entsprechende Störungen und Ausfälle aus.

Therapie Es gibt bisher nur 2 medikamentöse *Therapiemöglichkeiten*: Corticoide und das Zytostatikum Hydroxyurea (Litalir), das oft auch noch mit anderen Zytostatika kombiniert wird.

Die Corticoide sind gut wirksam gegen die Blutveränderungen, gegen Lungeninfiltrate, können aber in dem meist späten Stadium der Diagnosestellung die Kardiomyopathie und die neurologischen Komplikationen nicht mehr beeinflussen. In frühen Stadien reagiert auch die Kardiomyopathie gut auf die Therapie: Besserung der Klinik, Verlangsamung der Progression und höhere Überlebenszahlen (PARILLO).

Dosierung: Beginn mit 1,0–1,5 mg/kg/die Prednisolon mit langsamer Reduktion. Erhaltungsdosis etwa 12,5 mg/die Prednisolon.

Literatur

Bletry O, Scheuble C, Cereze P. Masquet C, Priollet P, Balafrej M, Godeau P. Manifestations cardiagques du syndrome hyperéosinophilique. Arch Mal Coeur 1984; 77: 633

Christen R, Morant R, Schneider J, Jenni R, Fehr J. Progressive dilated cardiomyopathy in patient with longstanding and complete prednisone-induced hematological remission of idiopathic hypereosinophilic syndrome. Klin Wochenschr 1989; 67: 358

Guillevin L, Prin L, Bletry O. Syndrome hyperéosinophilique. In: Kahn MF, Peltier AP, Meyer O, Piette J-Ch. Les maladies systémiques. 3ème édition. Flammarion Paris 1991

Kroegel C, Costabel U, Barnes PJ, Matthys H. Die pathogenetische Bedeutung des eosinophilen Granulozyten. II. Hypereosinophile Erkrankungen. Dtsch Med Wschr 1988; 113: 1446

Parrillo JE. Heart disease and the Eosinophil. New Engl Med 1990; 323: 1560

Piperno D, Pacheco Y, Caillet B, Gormand F, Perrin-Fayolle M. Évolution favorable de deux grossesses au cours d'un syndrome hyperéosinophilique. Presse Méd 1990; 19: 33

Prin L, Bletry O, Tonnel AB, Gruart V, Bodemer C, Capron M, Guillevin L, Godeau P, Capron A. Lésions viscérales des hyperéosinophilies. Presse Méd 1987; 16: 945

Eosinophilie-Myalgie-Syndrom

1989 wurde in Amerika erstmals ein *eigentümliches Syndrom* beschrieben, das durch ausgeprägte Myalgien, Müdigkeit und eine hochgradige Eosinophilie (> 1000 /mm^3) gekennzeichnet ist und offensichtlich mit der Einnahme von Tryptophan zusammenhängt. Nach der ersten Publikation folgten zahllose gleichartige Berichte, zunächst aus den USA, dann aber auch aus vielen anderen Ländern, die hier nicht alle zitiert werden können. Dabei wurden teilweise auch sehr schwere Krankheitsbilder erwähnt: mit Fieber, Atemnot infolge Pneumonitis oder pulmonaler Vaskulitis, Herzrhythmusstörungen, Leberveränderungen, Polyneuropathie bis zum Guillain-Barré-Syndrom sowie Hautveränderungen. Auch Übergänge in eosinophile Fasziitis (s.S. 212) wurden berichtet Betroffen von dieser Krankheit sind ganz überwiegend Frauen mittleren Alters. **Klinik**

An dem Zusammenhang mit der gegen Schlafstörungen und Depressionen viel verwendeten physiologischen Substanz *Tryptophan*, allerdings in unphysiologisch hoher Dosierung, ist kein Zweifel. Unklar ist dagegen nach wie vor die Ursache. Währen SILVER u. Mitarb. eine Störung des Tryptophan-Stoffwechsels annehmen, konnten BELONGA u. Mitarb. chromatographisch bei 75% ihrer betroffenen Patienten einen Absorptions-Peak feststellen, der für eine Verunreinigung spricht. Die Autoren konnten weiterhin nachweisen, daß alle diese Präparate von dem gleichen Hersteller in Japan stammten. Schließlich spricht für die These einer Verunreinigung auch, daß das Syndrom große Ähnlichkeit hat mit dem vor Jahren in Spanien beobachteten Toxischen-Öl-Syndrom. **Ursache**

Die klinischen Symptome sind nur teilweise nach Absetzen der Tryptophan-Behandlung rasch zurückgegangen. Bei schweren Fällen können sie lange Zeit anhalten. Obwohl inzwischen alle Tryptophan-Präparate vom Markte sind, gibt es immer noch nicht ausgeheilte Fälle. **Prognose**

Bei allen schweren Fällen, insbesondere bei protrahiertem Verlauf und viszeraler Beteiligung wurden Corticoide mit Erfolg eingesetzt, bei ungenügender Wirkung auch in Kombination mit Azathioprim. **Therapie**

Dosierung: Initial 40–600 mg/die Prednisolon je nach klinischer Symptomatik, langsame Reduktion.

Literatur

Belongia EA, Hedberg CW, Gleich GJ, White KE, Mayeno AN, Loegering DA, Dunnette SL, Pirie PL, MacDonald KL, Osterholm MT. An investigation of the cause of the eosinophilia-myalgia syndrome associated with thyptophan use. New Engl J Med 1990; 323: 357

Culpepper RC, Williams RG, Mease PJ, Kobavaski JM. Eosinohilia-Myalgia Syndrome. Arthritis Rheum 1990; 33: Gruppe 18

Eosinophilia-Myalgia Syndome and L-tryptophan containig products. – New Mexico, Minnesota, Oregon and New York. Morb Mort Weekly Rep 1989; 38: 785

Frick P, Rey R. Eosinophilie-Myalgie-Syndrom nach Einnahme eines L-Tryptophan-haltigen Präparates. Schweiz med Wschr 1990; 120: 1633

Hamilton ME. Eosinophilic fasciitis associated with L-tryptophan ingestion. Ann Rheum Dis 1991; 50: 55

Lehnert H. Eosinophilie-Myalgie-Syndrom und Einnahme L-Tryptophan-haltiger Arzneimittel. Dtsch Ärztebl 1990; 87; 1314

Philen M, Eidson M, Kilbourne M, Sewell C. Vorhees R. Eosinphilia-Myalgie Syndrome. A Clinical case Series of 21 Patients. Arch Intern Med 1991; 151: 533

Shulman EL. The eosinophilia-myalgia syndrome associated with ingestion of L-tryptophan. Arthritis Rheum 1990; 33: 913

Silver RM, Heyes MP, Maize JC, Oveharry B, Vionnet-Fuasset M, Sternberg EM, Scleroderma, fasciitis and eosinophilia associated with the ingestion of tryptophan. New Engl J Med 1990; 322: 874

Eosinophile Fasziitis

Klinisches Bild Das 1974 von dem amerikanischen Rheumatologen SHULMAN beschriebene Krankheitsbild ist durch eine typische Symptomatik und hervorragendes Ansprechen auf Corticoide charakterisiert.

Die doppelt so häufig wie Männer betroffenen Frauen berichten über eine zunehmende schmerzhafte symmetrische Verdickung der Unterhaut an Armen und Beinen sowie im Brustkorb, seltener an Händen und Füßen. Im Gegensatz zur Sklerodermie – und damit auch differentialdiagnostisch bedeutsam – werden Gesicht, Handflächen und Fußsohlen ausgespart. Gleichzeitig mit den Hautsymptomen entwickeln sich Arthralgien, seltener Arthritiden.

Objektiv findet man eine Verdickung der Unterhaut, die die Funktion der Extremitäten behindert. Im Blutbild 20–50% Eosinophile. Im Gegensatz zur Sklerodermie finden sich weder Raynaud-Syndrom noch viszerale Beteiligungen.

Gesichert wird die Diagnose durch die Histologie, wobei auch hier Ähnlichkeiten mit der PSS und der lokalisierten Sklerodermie bestehen. Ein gleichartiges histologisches Bild wurde jüngst auch beim durch Tryptophan ausgelösten Eosinophilie-Myalgie-Syndrom gefunden (s. S. 211).

Die Prognose des Syndroms ist meist günstig; die Krankheit dauert aber oft sehr lange.

Therapie Auf *Corticoide* reagiert die Symptomatik meist in wenigen Tagen; nur ausnahmsweise dauert es einige Wochen. Längerdauernde Behandlung ist zu empfehlen.

Es gibt eine Reihe von Berichten über Cortisonresistenz. Dabei stellte sich heraus, daß die Therapie erst sehr spät, 1–11 (im Mittel 5) Monate nach Beginn der Symptomatik, begonnen worden war. Sicher spielte dabei eine Rolle, daß das Krankheitsbild noch nicht allgemein bekannt ist und deshalb die Diagnose erst verspätet gestellt wurde. Eine frühzeitige Diagnosestellung ist nicht zuletzt deshalb wichtig, weil das histologische Bild bei längerem Bestehen seine Charakteristik verlieren kann.

Dosierung: Beginn mit 0,5–1,5 mg/kg/die Prednisolon und langsamem Abbau (nach LATTMAN u. Mitarb. in 7 Monaten von 100 auf 10 mg/die Prednisolon). Langzeitige Erhaltungstherapie, weil sonst Rezidive drohen.

Literatur

Devulder B, Hatron P-Y, Gosset D, Lacroix G. Médecine interne, 2ème éd. Masson, Paris 1990

Doyle JA, Ginsburg WW. Eosinophilic fasciitis. Med Clin North Amer 1989; 73: 1157

Kahn MF, Grossin M, Palazzo E. Fasciite avec éosinophilie. In: Kahn MF, Peltier AP, Meyer O, Piette J-Ch. Les maladies systémiques, 3ème éd. Flammarion, Paris 1991

Lafeuillade A, Quilichini R, Pelissier JE, Aubert L, Chaffanjon P. Fasciite avec éosinophilie: les formes corticorésistantes. Sem Hôp Paris 1988; 64: 480

Lattmann J, Adam H, von Hochstetter A, Steurer J, Siegenthaler-Zuber G. Eosinophile Fasziitis (Shulman-Syndrom). Dtsch med Wschr 1990; 115: 1828

Ryckewaert A. Rhumatologie. Flammarion, Paris 1987

Panniculitis nodularis (febrilis recidivans)

Bei der *Panniculitis nodularis* (Morbus Pfeifer-Weber-Christian, im internationalen Schrifttum meist nur Morbus Weber-Christian genannt) handelt es sich um eine hauptsächlich Frauen betreffende rezidivierende entzündliche Systemerkrankung des subkutanen Fettgewebes. Die Ätiologie ist unbekannt. Es wird vermutet, daß verschiedene Ursachen das Syndrom auslösen können; α_1-Antitrypsin-Mangel wird u.a. angeschuldigt. Das Krankheitsbild wird aber auch im Zusammenhang mit einer Pankreaserkrankung (speziell einem Karzinom) sowei bei SLE beobachtet. Entsprechende differentialdiagnostische Untersuchungen sind deshalb unbedingt erforderlich.

Definition

Die Patienten erkranken mit Fieber, allgemeinem Krankheitsgefühl, Appetitlosigkeit, Gewichtsabnahme und Schmerzen am Stamm und den Extremitäten (Arthralgien und Myalgien). Objektiv findet man schmerzhafte Knoten im Gewebe, ausgeprägte humorale Entzündungszeichen, Anämie, Leukopenie und manchmal auch Thrombopenie.

Krankheitsbild

Nach Abklingen der akuten Phase entstehen Atrophien mit deutlich sichtbaren Dellenbildungen in der Haut.

Im akuten Stadium sind *Corticoide* nützlich. Sie müssen langfristig gegeben werden. Treten dennoch Rezidive auf, so ist Kombination mit Cyclophosphamid zu empfehlen.

Therapie

Dosierung: Beginn mit 0,75–1,0 mg/kg/die Prednisolon und langsamer Reduktion.

Literatur

Dührsen U, Kirch W, Ohnhaus EE. Diagnostik der Weber-Christianschen Erkrankung. Dtsch Med Wschr 1985; 110: 1777

Huszar E. Die Pfeifer-Weber-Christiansche Pannikulitis. Therapiewoche 1985; 35: 4982

Kirch W, Dührsen U, Ohnhaus EE. Erfolgreiche Cyclophosphamidbehandlung der Weber-Christian-Pannikulits. Klin Wschr 1985; 63 Suppl IV: 35

Panush RS, Yonker RA, Dlesk A, Longley S, Caldwell JR. Weber-Christian-desease. Medicine 1985; 64: 181

Strunk RW, Scheld WM. Cyclophosphamide therapy for Weber-Christian-disease associated with a₁-antitrypsin deficiency. South Med J 1986; 79: 1425

Panush RS, Yonker RA, Dlesk A, Longley S, Caldwell JR. Weber-Christian disease. Medicine 1985; 64: 181

Valentini F. La malattia di Weber-Christian and interessamento sistemico. Min Med 1985; 76: 865

Polychondritis chronica atrophicans

Bei der Polychondritis chronica atrophicans (genannt auch »rezidivierende Polychondritis«) handelt es sich um eine in Schüben verlaufende System-krankheit, die in erster Linie Knorpelstrukturen, aber auch das kardiovasku-läre System, die Augen und die Ohren befällt.

Klinisches Bild   Die Krankheit beginnt oft mit den Erscheinungen eines fieberhaften Infektes in den oberen Luftwegen. Dann werden die Knorpel des Kehlkopfs und der Bronchien, der Nase und der Ohren entzündlich befallen. Dem akuten Stadi-um folgen atrophische Veränderungen. Häufig sind auch die Gelenkknorpel beteiligt: asymmetrische Oligopolyarthritis unter Einschluß der Thoraxgelen-ke. Schließlich können sich eine Aorteninsuffizienz (durch Erweiterung des Aortenrings), Taubheit und Vestibularisausfall durch Befall der A. auditiva interna sowie entzündliche Veränderungen an allen Schichten des Auges einstellen. Auch neurologische Komplikationen wurden beschrieben. Ebenso gehören Enthesitiden zum Krankheitsbild.

Die Diagnose ergibt sich aus dem Knorpelbefall; sie kann histologisch verifi-ziert werden. Spezifische immunologische Veränderungen gibt es dagegen nicht.

Therapie   Im entzündlichen Stadium sind *Corticoide* Therapie der Wahl. Sie können aber die Progression der Krankheit nicht sicher verhindern.

Dosierung: Initialdosis je nach Akuität und Ausdehnung des entzündlichen Prozesses 1–2 (–3) mg/kg/die Prednisolon und langsame Reduktion der Do-sis. Als Erhaltungsdosis können manchmal 10–25 mg/die Prednisolon nicht unterschritten werden. Dann ist Kombination mit einem Zytostatikum sinn-voll (z.B. Azathioprim). Speziell bewährt hat sich Dapson (100 mg/die), das offenbar auch Rezidive verhindert. Risiko: hämolytische Anämie und Methä-moglobinbildung.

Literatur

Arlet PH, Pris J, Sallerin F, Vilain C, Laroche M, Le Tallec Y. Polychondrite chronique atro-phiante. Particularités cliniques. Presse Méd 1989; 18: 157

Lamberts R, Helmchen U, Creutzfeldt W. Rezi-divierende Polychondritis. Dtsch Med Wschr 1989; 114: 945

Le Goff P, Fauquert P, Demazière A, Guillermit MN. Une enthésopathie tibiale antérieure rélévatrice d'une polychondrite. Rev Rhum 1988; 55: 285

Michet CJ, McKenna CH, Luthra HS. O'Fallon WM. Relapsing polychondritis. Survival and predictive role of early disease manifestations. Ann Int Med 1986; 104: 74

Netter JM, Guillausseau PJ, Fafet D, Timsit J, Chanson PH, Haguenau M, Lubetzki J. Mani-festations neurologiques de la polychondrite atrophiante. Presse Méd 1989; 18: 1525

Schlapbach P, Im Hof V. Rezidivierende Poly-chondritis: eine schillernde Erkrankung. Schweiz Med Wschr 1988; 118: 535

Vinceneux Ph, Ponchot J, Piette J-Ch. Polychon-drite atrophiante. In: Kahn MF, Peltier AP, Meyer O, Piette J-Ch. Les maladies systémiqu-es. 3ème éd. Flammarion Paris 1991

Sweet-Syndrom

Die *akute febrile neutrophile Dermatose* (SWEET-Syndrom) wird zu den Sy-stemkrankheiten gerechnet, weil sie neben den Hauterscheinungen Muskel- und Gelenksymptome macht, Lunge, Leber, Augen und Nieren befallen kann sowie eine unklare Ätiologie hat. Allerdings kommen die gleichen histologischen Hautveränderungen auch im Zusammenhang mit einer myeloischen Leukämie, mit soliden Tumoren und als immunologische Reaktion auf verschiedene Infekte vor. Das zwingt im Einzelfall zu sehr gewissenhafter differentialdiagnostischer Abklärung.

Die Patienten erkranken mit Fieber und entwickeln schmerzhafte Plaques an Extremitäten, Gesicht und Nacken, die eine charakteristische Histologie aufweisen. Vorher, gleichzeitig oder auch danach können Myalgien, Arthralgien sowie blande Athritiden auftreten. Die erwähnten Organbeteiligungen können hinzukommen.
Im Blut findet man eine Leukozytose bis zu 25000 mm³ mit Linksverschiebung (bis 90% Polynukleäre), aber keine spezifischen immunologischen Veränderungen.

Klinisches Bild

Therapie der ersten Wahl sind Corticoide. Sie beseitigen die Allgemeinsymptome schon nach der ersten Gabe und die Hauterscheinungen in wenigen Tagen.
Dosierung: Beginn mit 0,5–1,0 mg/kg/die Prednisolon und langsamem Abbau. Zu schnelle Dosisreduktion oder zu frühzeitiges Absetzen führt zum Rezidiv.
Zur Dosiseinsparung wurden sowohl Dapson (100 mg/die) als auch Colchicin (1,0–1,5 mg/die) versucht.

Therapie

Literatur

Bayrou O, Turlure P, Millet P, Garcin JM, Chanudei X, Larroque P. Syndrome de Sweet associé a une thrombocytémie essentielle. Presse Méd 1989; 18: 1391
Cohen PR, Kurzrock R. Treatment of Sweet's Syndrome. Am J Med 1990; 89: 396
Delaporte E, Gaveau DJ, Piette FA, Bergoënd HA. Acute febrile neutrophilic dermatosis. Arch Dermatol 1989; 125: 1101
Mensing H. Akute febrile neutrophile Dermatose: Sweet-Syndrom. Med Klin 1988; 83: 48
Moreland LW, Brick JE, Kovach RE, DiBartolomeo AG, Mullins MC. Acute febrile neutrophilic dermatosis (Sweet-syndrome): a review of the literature with emphasis on musculoskeletal manifestations. Arthritis Rheum 1988; 17: 143
Plantin P, Le Guillou S, Le Roux P, Guillet G. Syndrome de Sweet. 2 cas d'origine probablement infectieuse. Presse Méd 1987; 16: 1333
Rauh G, Gresser U, Meurer M, Dörfler H. Sweet-Syndrom bei chronisch myeloischer Leukämie. Klin Wochenschr 1989; 67: 506

Periodische Krankheit

Die periodische Krankheit (auch familiäres Mittelmeerfieber oder anfallsweise auftretende familiäre Polyserositis genannt) ist eine autosomal-rezessiv vererbte Krankheit. Ihre Ätiologie ist trotz vieler in den letzten Jahren entwickelter Hypothesen unklar (ROZENBAUM). Betroffen werden hauptsächlich Menschen im Mittelmeerraum: sephardische Juden, Armenier, Türken. Sporadische Fälle gibt es aber auch in ganz Europa, weshalb es auch bei Mitteleuropäern der differentialdiagnostischen Berücksichtigung bedarf (HAWLE u. Mitarb.).

Die Erkrankung beginnt in 90% vor dem 20. Lebensjahr, nicht selten im frühen Kindesalter (MICHELS u. Mitarb.). Sie ist charakterisiert durch Anfälle von Fieber mit starken Bauchschmerzen, Thoraxschmerzen und in 50–75% mit Gelenksymptomen (Arthralgien bzw. Arthritiden). Dabei bestehen allgemeine humorale Entzündungszeichen und eine Leukozytose. Pathognomonische Blutveränderungen gibt es nicht, jedoch wurde von BARAKAT u. Mitarb.

Klinisches Bild

ein Provokationstest mittels Metaraminol (Araminum) zur Sicherung der Diagnose empfohlen. Er darf aber nur unter Intensivüberwachung durchgeführt werden (HUPPERTZ u. MICHELS).

Während Fieber, Bauch- und Thoraxschmerzen in 1–3 Tagen abklingen, dauert die Arthritis bis zu mehreren Wochen. Die Anfälle rezidivieren in unregelmäßigen Abständen.

Die Krankheit führt bei unbehandelten Fällen zur generalisierten Amyloidose.

Therapie   Im *akuten Stadium* sind symptomatische Maßnahmen erforderlich. Zur Fiebersenkung, Entzündungshemmung und Analgesie reichen meist nichtsteroidale Antirheumatika aus. Corticoide sind nur bei schweren Arthritiden erforderlich.

Die *Dauertherapie* mit Colchicin (1,0–1,5 mg/die) verhindert nicht nur das Auftreten weiterer Krankheitsanfälle, sondern auch die Entwicklung einer Amyloidose. Unter dieser Therapie bessert sich sogar eine bereits eingetretene Amyloidose. Colchicin ist im übrigen bei allen anderen Amyloidoseformen unwirksam. Corticoide sind bei dieser Indikation nicht indiziert.

Literatur

Barakat MH, EL-Khawad AO, Gumaa KA. Metarminol provocative test: a specific diagnostic test for familial Mediteranean fever. Lancet 1984: 656

Hawle H, Winckelmann G, Kortsik CStF. Familiäres Mittelmeerfieber in einer deutschen Familie. Dtsch Med Wschr 1989; 114: 665

Huppertz H-I, Michels H. Der Metaraminol-Provokationstest in der Diagnostik des Familiären Mittelmeerfiebers. Mschr Kinderheilkd 1988; 136: 243

Langer HE. Familiäres Mittelmeerfieber. Dtsch Med Wschr 1989; 114: 1938

Michels H, Häfner R, Vogel P. Das familiäre Mittelmeerfieber – eine wichtige Differentialdiagnose zur systemischen juvenilen chronischen Arthritis. Z Rheumatol 1989; 48: 143

Rozenbaum M. Immunologie de la maladie périodique. »R« 1990; 20: 77

Schneider W, Wehmeier A. Unklares Fieber und colchicinsensible Amyloidose: Familiäres Mittelmeerfieber? Dtsch Med Wschr 1989; 114: 951

Vinceneux Ph, Pouchot J, Méry J Ph. Madadie périodique. In: Kahn MF, Peltier AP, Meyer O, Piette J-Ch. Les maladies systémiques. 3ème éd Flammarion Paris 1991

Vaskulitiden

Vaskulitiden (in der US-amerikanischen Literatur als Vaskulitis-Syndrome bezeichnet) kann man nach ätiologischen, topographischen, immunologischen, nosologischen und anderen Kriterien einteilen. Keines dieser Schemen befriedigt vollständig.

In der jüngeren Literatur wird der Terminus nekrotisierende Vaskulitiden als Dachbegriff bevorzugt. Unter ihm lassen sich nicht alle Vaskulitiden ohne Zwang versammeln.

Bewährt hat sich für die Klinik die Einteilung nach Gefäßtyp (LEU u. LEU).

Kapillaren	allergische Vaskulitiden des oberflächlichen Korium
Kleine Arterien	Panarteriitis nodosa
Aorta, gr. Arterien	Morbus Takayashu
Alle Typen	generalisierte Riesenzellarteriitis

Wir werden in diesem Abschnitt alle systemischen entzündlichen Gefäßerkrankungen nach nosologischen Kriterien besprechen.

Literatur

Fauci AS. Continuing medical education. J Allergy Clin Immunol 1983; 72: 211

Fauci AS. Syndromes de vasularite. In: Harrison TR. Principes de médecine interne, 4ème éd. Flammarion, Paris 1988

Gross WL, Sterry W. Systemische Vaskulitiden. Med Welt 1989; 40: 707

Kahn MF, Peltier AP. Vascularites systémiques. In: Kahn MF, Peltier AP, Meyer O, Piette J-Ch. Les maladies systémiques. 3ème éd. Flammarion Paris 1991

Leavitt RY, Fauci AS. Pulmonary vasculitis. Am Rev Respir Dis 1986; 134: 149

Leu AJ, Leu HJ. Vaskulitis. Differentialdiagnostische Wertigkeit der Biopsie. Dtsch Med Wschr 1990; 115: 984

Peter HH. Vaskulitiden. Einteilung, Pathogenese und Therapie. Dtsch Ärztebl 1989; 86: 22

Wolff SM. The vasculitic syndromes. In: Wyngaarden JG, Smith LH. Cecil textbook of medicine, 18th ed. Saunders, Philadelphia 1988

Panarteriitis nodosa

Die durch die Freiburger Kliniker KUSSMAUL u. MAIER 1866 beschriebene Krankheit wird in Amerika Polyarteritis genannt.

Sie befällt überwiegend die Arterien mittleren und kleineren Kalibers, wobei sich die Läsionen segmentär finden und die Bifurkationen bevorzugen.

Die Pn tritt bevorzugt im mittleren Alter auf; HUONG DU u. Mitarb fanden Beginn nach dem 60. Lebensjahr (bis zum 75. Lebensjahr) bei 28% ihrer Patienten.

Die Ätiologie ist unklar, ein Immunprozeß ist anzunehmen. Französische Kliniker weisen schon seit Jahren darauf hin, daß sich bei bis zur Hälfte der Patienten Hepatitis-B-Virus nachweisen läßt, auch wenn klinisch und serologisch kein Hinweis auf eine Lebererkrankung besteht. Sie haben jüngst therapeutische Konsequenzen aus dieser Tatsache gezogen (s. S. 218/219).

Das *klinische Bild* ist je nach der Lokalisation der Gefäßentzündung sehr variabel. Alle Kranken fühlen sich schlecht und nehmen an Gewicht ab; 2/3 der Patienten haben Fieber. Etwa 50% klagen über Muskel- und Gelenkbeschwerden; entzündliche Gelenkveränderungen sind seltener. Häufiges Initialsymptom ist die Monoenuritis multiplex als Folge eines Befalls der Vasa nervorum. Hautveränderungen findet man bei etwa 1/4 der Patienten. Zen-

Klinisches Bild

tralnervöse Ausfälle kommen vor. Befall der Bauchgefäße kann Magen-Darm-Beschwerden auslösen. Nieren- und Herzkranzgefäßbeteiligung beeinflussen die Prognose am stärksten.

Im Blut findet man hohe Entzündungszeichen, aber keine spezifischen Immunphänomene. Auffällig ist meist eine Leukozytose und bei 1/3 bis zur Hälfte der Patienten eine Eosinophilie. Die Diagnose wird gesichert durch eine gezielte Muskelbiopsie sowie durch Angiographie (Nachweis von Mikroaneurysmen bei 75% der Patienten).

Der Verlauf ist teils chronisch remittierend, teils foudroyant. Bei Älteren ist die Prognose erheblich schlechter als bei jüngeren.

HSsAg- und HBeAg-negative Fälle

Therapie   Corticoide gelten als *klassische Therapie*. Sie haben die Prognose der Krankheit erheblich gebessert.

Initialdosis je nach dem klinischen Bild: 0,5–2,0 mg/kg/ die Prednisolon bzw. auch hochdosierte intravenöse Corticoidstoßtherapie.

Viele Autoren kombinieren, speziell bei schweren Formen oder bei Beteiligung von Niere oder ZNS, von vornherein die Corticoide mit einem Immunsuppressivum, bevorzugt Cyclophosphamid, um mit beiden Pharmaka schneller in einen tolerablen Dosisbereich zu kommen. Cyclophosphamid beginnt man mit 2 mg/kg/die und reduziert langsam oder man bevorzugt heute vielfach die intravenöse Stoßtherapie.

Als *Erhaltungsdosis*, die meist über Jahre gegeben werden muß, werden etwa 10 mg/die Prednisolon zusammen mit Azathioprin empfohlen.

HBsAg- und HBeAg-positive Fälle

Die durch Corticoide bedingte Immunsuppression führt zwar in jedem Falle zu einer Besserung der klinischen Symptomatik, kann aber bei Hepatitis-B-Virus-Persistenz nachteilige Folgen haben.

GUILLEVIN u. Mitarb. beobachteten vermehrt chronische Hepatitiden und Leberzirrhosen.

OUZAN u. Mitarb. fanden 3 Jahre nach Steroid-Immunsuppressiva-Kombination von 7 HBsAg-positiven Patienten 3 gestorben, 3 mit chronischer Hepatitis und nur einen mit Stabilisierung.

»Logische«   Die Autoren entwickelten deshalb eine »*logische Therapie*«, um einerseits die
Therapie   Immunkomplexvaskulitis zu sanieren und andererseits die Virusreplikation zu annullieren. Sie geben nur eine kurze einleitende Steroidtherapie, um die klinischen Symptome der Arteriitis rasch zu bessern (Beginn mit 1 mg/kg/die Prednisolon, nach 5–7 Tagen abbauend und nach 15 Tagen beendet). Dann verabreichen sie das Virustatikum Vidarabin (15 mg/kg/die 7 Tage, 7,5 mg/kg/ die 14 Tage) in Kombination mit Plasmaaustausch (3 Wochen 3mal /Woche, 2 Wochen 2mal/Woche und 3–6 Wochen 1mal/Woche).

Sieben so behandelte Patienten vertrugen die Behandlung sehr gut; 6 von ihnen erzielten eine klinische, biologische und virologische Heilung (Verschwinden des HBs-Ag und Entwicklung von Anti-HBs). Bei Nachbeobachtung zwischen 2 und 7 Jahren erlitt keiner dieser Patienten einen Rückfall.

Lediglich der 7. Patient verstarb; es handelte sich um einen alten Patienten, der schon 3 Jahre lang zuvor unter Cortison gestanden hatte.

GUILLEVIN u. Mitarb. empfehlen für die HBs- und HBe-positiven Fälle ein ähnliches Therapieschema:

1. Abbau einer schon laufenden Steroidtherapie bzw. initial 14tägiger Corticoidstoß: 1 Woche 1 mg/kg/die Prednisolon, in der 2. Woche ausschleichend
2. Plasmaaustausch zuerst 15mal in 3 Wochen dann 3mal/Woche während 2 Wochen, 2mal/Woche 2 Wochen und schließlich 1mal/Woche bis zur Ausheilung
3. Gleichzeitig Vidarabin 15 mg/kg/die i.v. 1 Woche – 7,5 mg/kg/die 2 Wochen; dann beenden

Behandelt wurden mit diesem Schema 27 Patienten. Bei 70% konnte Heilung erreicht werden. Versager reagierten auf erneute Steroidgabe. Die 4-Jahres-Überlebensrate betrug 80%.

Weitere Studien, auch mit variierter Dosierung sowie mit anderen Virustatika sind im Gange.

Literatur

Aeschlimann A, Kahn MF. Diagnostic de la périartérite noueuse. Méd et Hyg 1989; 47: 865

Cacoub P, Huong Du LT, Guillevin L, Godeau P. Les causes de mortalité au cours des vascularites systémiques du groupe de la périartérite noueuse. Analyse d'une série de 165 malades. Ann Méd Interne 1988; 139: 381

Dahlberg PJ, Lockhart JM, Overholt EL. Diagnostic studies for systemic necrotizing vasculitis. Arch Intern Med 1989; 149: 161

Fort JG, Abruzzo JL. Reversal of progressive necrotizing vasculitis with intravenous pulse cyclophosphamide and methylprednisolone. Arthritis Rheum 1988; 31: 1194

Guillevin L. La corticothérapie au cours des maladies systémiques. Sem Hôp Paris 1988; 64: 560

Guillevin L, Huong Du LT, Godeau P, Jais P, Wechsler B. Clinical findings and prognosis of polyarteritis nodosa and churg-strauss angiitis: a study in 165 patients. Brit J Rheum 1988; 27: 258

Guillevin L, Merrouche Y, Gayraud M, Jarrousse B, Royer I, Léon A, Baudelot J. Périartérite noueuse liée au virus de l'hépatite B. Presse Méd 1988; 17: 1522

Huong Du LT, Piette JC, Guillevin L, de Gennes C, Wechsler B, Blétry O, Godeau P. Angéites nécrosantes du sujet âgé. Sem Hôp Paris 1990; 66: 553

Ouzan D, Tremisi P-J, Strauss E, Chossegros P, Pasquier J, Zech P, Dujardin P, Delmont J, Trepo C. Superiority of plasma exchange combined with vidarabine over classic therapy in the management of polyarteritis nodosa associated with hepatitis B virus. Plasma Ther Transfus Technol 1985; 6: 487

Trautmann F, Eckhardt R. Diagnostik der systemischen Vaskulitiden. Dtsch Med Wschr 1987; 112: 1465

Trautmann F. Eckhardt R. Therapie der systemischen Vaskulitiden. Dtsch Med Wschr 1987; 112: 1468

Trepo C, Ouzan D, Delmont J, Tremisi J. Supériorité d'un nouveau traitement étiopathogénique curateur des périartérites noueuses induites par le virus de l'hepatite B grâce à l'association corticothérapie brève, vidarabine, échanges plasmatiques. Presse Méd 1988; 17: 1527

Churg-Strauss-Syndrom

Das von CHURG und STRAUSS 1951 von der Panarteriitis nodosa abgegrenzte Syndrom ist charakterisiert durch eine allergische (eosinophile) granulomatöse Vaskulitis der kleinen und mittleren Arterien in Kombination mit extravaskulären Granulomen und Intrinsic-Asthma.

Die Patienten, die meist nicht aus einer Atopikerfamilie stammen, erkranken erst im mittleren Alter und oft im Anschluß an eine akute Bronchitis an schwerem Asthma (Intrinsic-Asthma). Das Asthma geht der Vaskulitis bis zu

Klinisches Bild

Jahren voraus. Nicht selten entwickeln sich disseminierte Lungeninfiltrate mit sehr hoher Eosinophilenzahl in der bronchoalveolären Lavage; auch eosinophile Pleuraergüsse kommen vor.

Unter Verschlechterung des Allgemeinzustandes und Fieber sowie oft mit Hautveränderungen entwickelt sich die Vaskulitis. Myalgien und Arthralgien sind häufig. Bei 3/4 der Patienten findet sich die Symptomatik der Mononeuritis multiplex. Etwa die Hälfte aller Kranken hat einen Befall des Magen-Darm-Kanals, bevorzugt Magen und Dünndarm mit möglichen Blutungen und Perforationen. Ungefähr 1/3 aller Patienten zeigt eine Herzbeteiligung: Perikarditis, Myokarditis, Koronariitis. Nierenbefall ist dagegen seltener und gutartiger; Niereninsuffizienz nur in etwa 10% der Fälle.

Im Blut findet man eine hochgradige Eosinophilie (Differentialdiagnose hypereosinophiles Syndrom, s. S. 210), hohe IgE-Titer sowie IgE-haltige Immunkomplexe. Außerdem bestehen ausgeprägte humorale Entzündungszeichen. Gesichert wird die Diagnose durch gezielte Muskelbiopsie.

Therapie Bei den *nicht bedrohlichen Verlaufsformen* genügt eine Steroid-Monotherapie, zumal auch das Asthma darauf am besten reagiert. Vorsicht ist allerdings bei Magen-Darm-Beteiligung geboten!
Dosierung: Beginn mit 0,5–1,0 mg/kg/die Prednisolon und langsamem Abbau zu Erhaltungsdosen. Werden keine tolerablen Dosen erreicht, empfiehlt sich Kombination mit Azathioprin.

Bei den *akuten Verlaufsformen,* speziell bei multiviszeralem Befall, empfiehlt sich initial hochdosierte intravenöse Stoßtherapie. Unter Umständen ist von vornherein eine Kombination mit Zytostatika nötig, wie bei Panarteriitis nodosa.

Die Prognose dieser schweren Fälle hat sich durch die hochdosierte Corticoidtherapie erheblich gebessert: während die Mortalität 1960 noch 95% betrug, ist sie 1984 auf 6% gefallen (JAROUSSE u. EVEN)

Literatur

Engelhardt A, Thron C, Glötzner FL, Neundörfer B. Polyneuropathie bei Churg-Strauss-Syndrom. Dtsch Med Wschr 1989; 23: 907

Jarousse B, Even P. Angéite granulomateuse allergique de Churg et Strauss. In: Kahn MF, Peltier AP, Meyer O, Piette J-Ch. Les maladies systémiques. 3ème édition. Flammarion Paris 1991

Kortsik CStF, Schneider CG, Staedt U, Filser T, Bohrer M, Saeger K-D. Churg-Strauss-Syndrom. Dtsch Med Wschr 1988; 36: 1394

Kroegel C, Costabel U, Matthys H. Klinische, ätiologische, diagnostische und differentialdiagnostische Aspekte des Churg-Strauss-Syndroms. Med Klin 1988; 83: 223

Kroegel C, Costabel U, Guzman J, Hirsch F, Frühle K-H, Matthys H. Systemisch nekrotisierende Vaskulitis mit Asthma bronchiale und Eosinophilie. Das Churg-Strauss-Syndrom. Dtsch Med Wschr 1988; 6: 212

Pankow W, Pohl-Reuling B, von Wichert P. Ausgeprägte Lungenbeteiligung bei Periarteriitis nodosa. Med Klin 1988; 83: 231

Stockmann G. Die Stellung des Churg-Strauss-Syndroms zwischen anderen hypereosinophilen, granulomatösen und vaskulitischen Erkrankungen. Z Rheumatol 1988; 47: 388

Velcovsky H-G, Laumen R, Discher Th. Allergische Angiitis und Granulomatose der Lunge (Churg-Strauss-Syndrom). Med Welt 1989; 40: 436

Vaskulitis bei Systemkrankheiten

Bei allen sogenannten Kollagenosen können Vaskulitiden auftreten; beim Systemischen Lupus erythematodes wird ihre Häufigkeit auf 10–20% geschätzt.

Bei bis zu 5% der Patienten mit chronischer Polyarthritis entwickelt sich eine Vaskulitis: sog. rheumatoide Vaskulitis. In etwa 20% dieser Fälle entsteht nur eine lokalisierte Form, meist Fingerarterien betreffend, mit Hautsymptomen. Diese Fälle haben eine günstige Prognose.

Bei 80% handelt es sich um eine generalisierte Vaskulitis. Deren Ursache sind Immunkomplexablagerungen in der Gefäßwand. Histochemisch handelt es sich um eine leukozytoklastische und nekrotisierende Angiitis.

Betroffen sind meist Patienten, deren c.P. schon länger als 10 Jahre läuft, die eine Hypergammaglobulinämie, Kryoglobuline und Rheumafaktoren aufweisen, eine hohe C1q-Bindungskapazität haben, ANA-postiv sind und Komplement-C3- und -C4-Verbrauch erkennen lassen. Außerdem sind diese Patienten überwiegend HLA-DR4-positiv. Es handelt sich also um sehr schwere und prognostisch ungünstige Fälle.

Das *klinische Bild* entspricht demjenigen der Panarteriitis nodosa; die Nierenbeteiligung scheint allerdings seltener zu sein. | Klinisches Bild

Die meisten dieser Patienten stehen bei auftretender Vaskulitis schon unter Corticoiden. Bei einigen wurde das Syndrom durch plötzlichen Cortisonentzug ausgelöst (s. S. 129). Dann ist selbstverständlich sofortige Wiederaufnahme der Corticoidtherapie mit höheren Dosen erforderlich.

Bei den anderen muß die *Therapie* intensiviert werden. Man versucht entweder eine hochdosierte intravenöse Corticoidstoßtherapie (s. S. 150) oder kombiniert eine Cyclophosphamidstoßtherapie mit hohen Corticoiddosen. Bei dieser Therapie setzt die Wirkung nach BACON u. SCOTT bei unbehandelten Fällen in 24 Std. ein, bei oral vorbehandelten jedoch erst in 10–14 Tagen. Aus diesem Grunde scheint es bei Corticoidvorbehandelten am günstigsten, die Behandlung mit einer Serie von Plasmapheresen einzuleiten. | Therapie

Literatur

Bacon PA, Scott DGI. La vascularite rhumatoïde. In: Sany J, éd. Polyarthrite rhumatoïde. Flammarion, Paris 1987

Geirsson AJ, Sturfelt G, Truedsson L. Clinical and serological features of severe vasculitis in rheumatoid arthritis: prognostic implications. Ann Rheum Dis 1987; 46: 727

Godeau P. Guillevin L. Vascularite de la polyarthrite rhumatoïde et périartérite noueuse. Ann Méd Interne 1987; 8: 563

González-Buriticá H, Molina-López J, Uribe-Uribe O. Systemic vasculitis as a presenting feature of rheumatoid arthritis. J Rheumatol 1987; 14: 1073

Hatz H. Vaskulitis bei chronischer Polyarthritis. Start 1988; 7: 27

Vollertsen RS, Conn DL. Vasculitis associated with rheumatoïd arthritis. Rheum Dis Clin North Am 1990; 16: 445

Wattiaux MJ, Kahn MF, Thévenet JP. Sauvezie B, Imbert JC. L'atteinte vasculaire dans la polyarthrite rhumatoïde. Ann Méd Interne 1987; 8: 566

Hypersensitivitätsangiitis

Eine lokalisierte Angiitis wie bei chronischer Polyarthritis (s. S. 221) oder eine von der Panarteriitis nodosa nicht zu unterscheidende generalisierte Vaskulitis kann auch als Immunkomplex-vermittelte Reaktion auf verschiedene Agenzien auftreten.

Angeschuldigt werden Virusinfekte: Influenza, Hepatitis sowie neuerdings auch AIDS.

Verdächtig sind auch verschiedene Chemikalien, speziell Insektizide.

Am häufigsten wirken aber Medikamente als Auslöser: Sulfonamide, Antibiotika, nichtsteroidale Antirheumatika, Allopurinol, Hydantoine, Thyreostatika, Jodide und viele andere mehr.

Therapie Im Vordergrund steht selbstverständlich die kausale Therapie, d.h. meist das Absetzen des ursächlichen Medikamentes.

Bei den häufigeren *lokalisierten Formen* hat sich Colchicin bewährt (1,5 mg/die). Erweist es sich als unwirksam, kommt Dapson (100 mg/die) in Frage. Corticoide sollten als letztes Mittel in Reserve bleiben.

Die *generalisierten Formen* werden wie die P.n. behandelt, d.h. meist mit einer Steroid-Zytostatika-Kombination. Bei Nephro- oder Neuropathie sowie bei fulminanten Formen empfiehlt sich initiale Plasmapherese.

Literatur

Devulder B, Hatron P-Y, Gosset D, Lacroix G. Médecine interne, 2ème éd. Masson, Paris 1990

Fauci, AS. Syndromes de vascularite. In: Harrison TR. Principes de médecine interne, 4ème éd. Flammarion, Paris 1988

Sams, WM. Hypersensitivity angiitis. J Investig Dermatol 1989; 93: 79S

Morbus Schoenlein-Henoch

Das schon 1874 als Purpura rheumatica beschriebene Syndrom wird heute als eine Untergruppe der Hypersensitivitätsangiitiden angesehen (FAUCI). Andererseits stellt es eine Einheit mit dem Morbus BERGER (IgA-Nephritis) dar (ROSTOKER u. Mitarb.). Betroffen sind bevorzugt Kinder; die Krankheit kann aber in jedem Alter auftreten.

Krankheitsbild Die Schoenlein-Henoch-Krankheit beginnt – wie die meisten Systemkrankheiten – mit Fieber und Arthralgien. Dann entwickelt sich die charakteristische Tetrade, wobei nicht immer alle Symptome vorhanden sind und auch nicht gleichzeitig auftreten müssen:

- Palpable, d.h. vaskuläre (nicht-thrombozytopenische) Purpura, bevorzugt der unteren Extremitäten (100%);
- Arthritis großer Gelenke (70%);
- Magen-Darm-Symptome (45–60%): Schmerzen, Erbrechen, Diarrhö, Blut- und Schleimabgang im Stuhl;
- Nierenbefall (50–60%): Mikrohämaturie, der eine IgA-Glomerulonephritis zugrunde liegt.

Bei etwa 75% der Patienten findet man eine IgA-Vermehrung in der betroffenen und 65% in der gesunden Haut sowie bei ca. 50% im Blut. Eine Nierenbiopsie sollte in jedem Falle durchgeführt werden.
Selten kommen zerebrale Störungen hinzu: Kopfschmerzen, Bewußtseinsstörungen, Anfälle.
Die Prognose ist im allgemeinen günstig, und zwar um so besser je jünger die
Betroffenen sind. Die Krankheit heilt in den meisten Fällen vollständig aus,
manchmal ohne jede Therapie, gelegentlich erst nach Rückfällen. Höchstens
5% der Kinder, aber etwa 15% Erwachsenen gehen in ein chronisches Stadium über.

Die *benignen Verlaufsformen* bedürfen keiner aggressiven Therapie. Nur sel-   Therapie
ten sind Steroide nötig; ob sie einen Einfluß auf die Nierenbeteiligung haben,
ist fragwürdig.
Dosierung: Beginn mit 1 mg/kg/die Prednisolon und allmählichem Abbau.
In den ganz seltenen Fällen von *progredienter Niereninsuffizienz* ist eine Steroid-Zytostatika-Kombination zusammen mit Plasmaaustausch erforderlich.
Dosierung: Wie bei Panarteriitis nodosa angegeben (s. S. 218).

Literatur

Deforges C, Pellegrin JL, Rispal P, Brossard G,
  Precigout V, Aparicio M. Le purpura rhumatoïde de l'adulte. Sem Hôp 1990; 66: 1933
Fauci, AS. Syndromes de vascularite. In: Harrison TR. Principes de médecine interne, 4ème
  éd. Flammarion, Paris 1988
Paquet Ph, Lasko-Dosal F, de la Brassinne M. Le
  purpura rhumatoïde: du diagnostic au traitement. Méd et Hyg 1990; 48: 3533
Rostoker G, Benmaadi A, Lagrue G. La
  glomérulonéphrite primitive à dépôts mésan-
  giaux d'IgA (maladie de Berger) et le purpura
  rhumatoïde de Henoch-Schoenlein: une même
  entité clinique? Méd et Hyg 1990; 48: 555

Ryckewaert, A. Rhumatologie. Flammarion, Paris 1987
Truckenbrodt H. Die Vaskulitis im Kindesalter.
  Z Rheumatol 1988; 47: 131
Waldo FB. Is Henoch-Schoenlein purpura the
  systemic form of IgA nephropathy? Am J Kidney Dis 1988; 5: 373

Morbus Wegener

Die von F. WEGENER 1936 aufgrund von 3 Sektionen beschriebene »rhinogene
Granulomatose« hat in den letzten Jahren großes wissenschaftliches Interesse
gefunden, weil der Immunmechanismus aufgeklärt werden konnte und sich
die Prognose durch moderne Therapie entscheidend gebessert hat.

Es handelt sich um eine nicht seltene *generalisierte Vaskulitis* der kleinen Ge-   Krankheitsbild
fäße im großen und kleinen Kreislauf, speziell die Nieren betreffend, in
Kombination mit extravaskulären granulomatösen Prozessen in den Luftwegen. Die Krankheit beginnt meist um das 40. Lebensjahr, kann aber auch
wesentlich ältere Menschen befallen.
Meist plötzlicher Beginn mit Fieber und Arthralgien; die selteneren Arthritiden sind Hinweis auf eine hohe Aktivität des Prozesses (ALKALAY u. Mitarb.).
Die *lokalisierte Frühform* betrifft die oberen Luftwege: Rinorrhö, Epistaxis,
Bronchitis, Lungeninfiltrate.

Zur *Generalisierung* kommt es selten foudroyant, oft erst nach Monaten und Jahren: Nierenbefall (80%) mit rasch eintretender Niereninsuffizienz, generalisierte Gefäßveränderungen (50%), Befall des ZNS (20%).

Die Diagnose konnte früher nur aus dem klinischen Bild und durch histologische Untersuchungen gestellt werden. Heute steht der Nachweis spezifischer Antikörper gegen zytoplasmatische Strukturen (ANCA bzw. ACPA) zur Verfügung, der sehr spezifisch und bei allen generalisierten Formen positiv ist (Sensitivität und Spezifität 96%).

Therapie | Bei den *lokalisierten Formen* genügt eine niedrig dosierte Steroid-Monotherapie.

Dosierung: Beginn mit 1 mg/kg/die Prednisolon für 3 Wochen, dann 20 mg/die für mindestens 6 Wochen.

De Remee u. Mitarb. aus der Mayo-Klinik berichten seit einigen Jahren, daß sie bei lokalisierten Formen auch mit Trimethoprim-Sulfamethoxazol deutliche Erfolge haben. Sie geben dieses Medikament (2 x täglich 1 Tablette) bei langsamer Progression als Monotherapie, bei mittlerer Progression in Kombination mit Prednisolon in o.g. Dosierung. Der Wirkungsmechanismus ist ungeklärt.

Bei den *generalisierten Formen* muß, speziell bei den älteren Patienten, eine frühzeitige und aggressive Therapie durchgeführt werden, da unbehandelt 55% der Patienten an Niereninsuffizienz und 25% an Ateminsuffizienz sterben. Kombination von Corticosteroiden mit Cyclophosphamid gilt als Therapie der Wahl. Die 1-Jahres-Überlebenszeit ist dadurch von 20 auf 95% gestiegen.

Dosierung: Es gibt 3 verschiedene Therapieschemata.

Therapieschema nach Fauci *u. Mitarb.*

* 1 mg/kg/die Prednisolon für 2–4 Wochen
* 2–4 mg/kg/die Cyclophosphamid mit stufenweiser Reduktion auf 2 mg/kg/die

Therapieschema nach Andrassy *u. Mitarb.*

* 1 mg/kg/die Prednisolon für 6–8 Wochen, anschließend über 3–4 Monate Reduktion auf 20 mg/die Prednisolon und weitere Reduktion je nach Klinik.
  Bei rasch fortschreitender Krankheitsaktivität: 3–5 Tage je 250 mg Prednisolon als Kurzinfusion; anschließend orale Weiterbehandlung mit 1 mg/kg/die Prednisolon
* Cyclophosphamidstoßtherapie: 1,0 g als Infusion in 2–4wöchigen Abständen; anschließend 1–2 mg/kg Cyclophosphamid für mindestens 1 Jahr

Therapieschema nach Huong Du *u. Mitarb.*

* Initial an 3 aufeinanderfolgenden Tagen je 1,0 g Prednisolon intravenös als Infusion, anschließend orale Therapie mit 1,0–1,5 mg/kg/die; Reduktion nach 2–3 Wochen beginnen
* Gleichzeitig 2 mg/kg/die Cyclophosphamid, ebenfalls langsam reduzierend

Bei ungenügender Wirkung der genannten Schemata sind zusätzliche Plasmapheresen zu empfehlen (Huong Du u. Mitarb.) oder Übergang auf Ciclosporin (beginnend mit 3 mg/kg/die [Dupond u. Mitarb.]) oder 5 mg/kg/die (Gremmel u. Mitarb.) mit Reduktion in 6 Wochen auf 10 mg/die Ciclosporin. In der Langfristbehandlung oder bei Unverträglichkeit der Zytostatika kommen Azathioprin (ANDRASSY u. Mitarb.) oder Methotrexat (HUONG DU u. Mitarb.) in Frage.

Die außerordentlich wirkungsvolle, aber schwierige Therapie des Morbus Wegener sollte speziell erfahrenen Zentren überlassen werden.

Literatur

Adam O, Wiesinger H. Spontanverläufe der Wegenerschen Granulomatose. Klin Wochenschr 1988; 66: 181

Alcalay M, Azais I, Pallier B, Touchgard G, Patte F, Brugier JC, Debiais F, Preud'Homme JL, Ingrand P, Babin Ph, de Cursay GL, Bontoux D. Les Manifestations articulaires de la Maladie de Wegener. Rev Rhum 1990; 57: 845

Andrassy K, Koderisch J, Rasmussen N, Ritz E. Therapie der Wegenerschen Granulomatose und verwandter Vaskulitiden. Dtsch Med Wschr 1989; 114: 27

Boudes P, André C. Maladie de Wegener. Données immunologiques actuelles et implications thérapeutiques. Presse Méd 1990; 19: 547

Boudes P, Badrouillard R. Place du cotrimoxazole dans le traitement de la vascularite granulomateuse de Wegener. Presse Méd 1990; 19: 1637

Clements MR, Mistry CD, Keith AO, Ramsden RT. Recovery from sensorineural deafness in Wegener's granulomatosis. Laryngol Otol 1989; 5: 515

De Remee RA, McDonald TJ, Weiland LH. Wegener's granulomatosis: observations on treatment with antimicrobial agents. Mayo Clin Proc 1985; 60: 27

DeRemee RA, McDonald TJ, Weiland LH. Aspekte zur Therapie und Verlaufsbeobachtungen der Wegenerschen Granulomatose. Med Welt 1987; 38: 470

Dupond JL, Humbert P, de Wazieres B. Intérêt de la ciclosporine dans le traitement de la maladie de Wegener. Presse Méd 1988; 17: 1764

Fauci AS, Haynes BF, Katz P, Wolff SM. Wegener's granulomatosis: prospective clinical and therapeutic experience with 85 patients for 21 years. Ann Int Med 1983; 98: 76

Gremmel F, Druml W, Schmidt P, Graninger W. Cyclosporin in Wegener granulomatosis. Ann Intern Med 1988; 108: 491

Gross WL. Antizytoplasmatische Antikörper bei Frühformen des Morbus Wegener. Akt Rheumatol 1989; 14: 137

Gross WL, Lüdemann G, Lüdemann J. Klinisch-immunologische Aspekte der Wegenerschen Granulomatose. Med Welt 1987; 38: 452

Gross WL. Neue Aspekte bei der Wegener'schen Granulumatose. Dt Ärzteblatt 1991; 88: B-28

Huong Du LT, Wechsler B, de Gennes C, Raguin G, Piette JC, Blétry O, Godeau P. Aspects évolutifs et pronostiques de la granulomatose de Wegener. Rev Rhum 1989; 56: 583

Joller-Jemelka HI, Grob PJ. Wegenersche Granulomatose und Autoantikörper gegen Zytoplasmagranula von Neutrophilen. Schweiz Med Wschr 1988; 118: 1163

Lehmann H, Kiefer B, Niedermayer W. Stadieneinteilung der Wegenerschen Granulomatose. Med Welt 1978; 38: 466

Lemaire V. La maladie de Wegener en 1989. In: De Sèze S. L'Actualité rhumatologique 1989. L'Expansion, Paris 1989

Rump JA, Laaff H, Lang B, Schön S, Kuhlmann M, Solzbach U, Vaith P, Schollmeyer P, Peter HH. ACPA-Reaktion bei atypischem Morbus Wegener. Dtsch Med Wschr 1989; 5: 2008

Specks U, De Remee RA. Granulomatous vasculitis: Wegener's granulomatose and Churg-Strauß Syndrome. Rheum Dis Clin North Am 1990; 16: 377

Steppat D, Gross WL. Stage-adapted treatment of Wegener's granulomatosis. Klin Wochenschr 1989; 67: 666

Tervaert JWC, Huitema MG, Hene RJ, Sluiter WJ, The TH, van der Hem GK, Kallenberg CGM. Prevention of relapses in Wegener's granulomatosis by treatment based on antineutrophil cytoplasmic antibody titre. Lancet 1990; 336: 709

Weidhase A, Gröne H-J, Unterberg C, Schuff-Werner P, Wiegand V. Severe Granulomatous Giant Cell Myocarditis in Wegener's Granulomatosis. Klin Wochenschr 1990; 68: 880

Cogan-Syndrom

Das ebenfalls auf einer generalisierten Vaskulitis beruhende Syndrom wird wegen des bevorzugten Befalls der Augen im Abschnitt »Augenkrankheiten« (S. 410) abgehandelt.

Morbus Behçet

Das von dem türkischen Hautarzt BEHÇET beschriebene Krankheitsbild beruht auf einer Systemvaskulitis mit polytoper Organbeteiligung. Die Krankheit kommt hauptsächlich im Mittelmeergebiet (bei uns hauptsächlich unter türkischen Zuwanderern) sowie in Japan vor. Sie hat im Mittelmeerraum in 50%, in Mitteleuropa und in USA nur 35% eine Beziehung zu HLA-B5. Eine Relation zu HLA-B27 besteht nicht, auch findet sich keine Achsenskeletterkrankung, so daß die frühere Zuteilung des Syndroms zu den seronegativen Spondarthritiden nicht berechtigt ist.

Betroffen werden zu 60–90% Männer, vorwiegend im mittleren Alter. Es können aber auch Kinder erkranken.

Krankheitsbild Die Krankheit beginnt mit Aphthen im Mund und/oder am Genitale und Arthralgien, vorwiegend der großen Gelenke. Bei schubweisem Verlauf befällt die Krankheit unregelmäßig die Augen (schwere Uveitiden und Chorioretinitiden), die Haut, periphere Gefäße, den Magen-Darm-Kanal, das zentrale Nervensystem, das Perikard, Myokard und die Aorta, die herznahen Venen und die Koronargefäße sowie schließlich die Lunge.

Während der Schübe bestehen meist stark ausgeprägte Entzündungszeichen; spezifische Laborwerte gibt es jedoch nicht. Deshalb ist die Diagnose im Einzelfall schwierig.

Diagnose 1990 hat eine internationale Studiengruppe *Kriterien für die Diagnose* aufgestellt, die eine Sensitivität von 91,95% und eine Spezifität von 96,98% aufweisen:

- Rezidivierende orale Ulzerationen (zumindest 3mal in einem Jahr)
- + 2 der folgenden Manifestationen:
  - rezidivierende genitale Ulzerationen
  - Augenveränderungen: Uveitis, Zellen im Glaskörper bei Spaltlampenuntersuchung oder retinale Vaskulitis
  - Haut: Erythema nodosum, verschiedene knötchenartige Dermatosen
  - positiver Pathergietest (kutaner Hypersensibilitätstest)

Therapie Bei *leichteren Fällen* genügt eine symptomatische Therapie: Analgetika, nichtsteroidale Antirheumatika, Antikoagulanzien.

Bei *Haut- und Gelenkveränderungen* sowie zur Rezidivprophylaxe bewährt sich Colchicin (1 mg/die).

Bei *ausgedehnten Hautveränderungen* ist Thalidomid am wirksamsten.

Bei *Uveitis, Vaskulitis, Meningoenzephalitis* gibt man (0,5–)1,0 mg/kg/die Prednisolon mit sehr langsamem Dosisabbau.

Bei *schweren klinischen Symptomen bzw. gleichzeitigem Befall vieler Organe* empfiehlt sich Corticoid-Zytostatika-Kombination wie bei Panarteriitis nodosa.

Bei *Augen- und ZNS-Befall* hat sich besonders die Cyclophosphamid-Stoß-Therapie (~ 1 g/alle 4 Wochen) bewährt; sie erlaubt eine drastische Reduktion der Steroiddosen (DU HUONG u. Mitarb.).

O'Duffy sowie Benamour u. Mitarb. bevorzugen Chlorambucil, das auch bei Uveitis und zentralnervösem Befall wirksam ist. Dosierung: 0,1 mg/kg/die und Rückgang auf Erhaltungsdosis von 2–4 mg/die.

Bei *schweren Augenveränderungen* hat sich auch die Kombination von Ciclosporin (5 mg/kg/die) mit Prednisolon (0,2–0,4 mg/kg/die) bewährt (NUSSENBLATT).
Haut- und Gelenksymptome, nicht dagegen Augenveränderungen, scheinen auch auf Interferon γ zu reagieren.

Literatur

Benamour S, Zeroual B, Bennis R, Amraoui A, Bettal S. Maladie de Behçet – 316 cas. Presse Méd 1990; 19: 1485

Bletry O, Mohattane A, Wechsler B, Beaufils Ph, Valère P, Petit J, Gourgon R, Grosgogeat Y, Godeau P. Atteinte cardiaque de la maladie de Behçet. Douze observations. Presse Méd 1988; 17: 2388

Botzenhardt U. Morbus Behçet, Morbus Whipple und Arthritiden nach gastrointestinalen Bypass-Operationen. Z Rheumatol 1987; 46: 22

Cobby M, Higgs CMB, Hall CL. Behçet's syndrome presenting as intracranial hypertension in a Caucasian. J Royal Soc Med 1988; 81: 478

Editorial. Behçet's disease. Lancet 1989; 761

Gharbi Md-R, Bergaoui N, Fazaa B. La maladie de Behçet. Méd et Hyg 1988; 46: 778

Häfner R. Das Behçet-Syndrom im Kindesalter. Z Rheumatol 1987; 46: 174

Hamza M. Pathologie et physiopathologie de la maladie de Behçet. Rev Rhum 1988; 55: 771

Huong Du LT, Fain O, Wechsler B, Cochereau I, Le Hoang P, Souillem I, Piette IC, Blétry O, Goeau P. Intérêt des »bolus« de Cyclophosphamide dans la Maladie de Behçet. Presse Méd 1990; 19: 1355

International Study Group for Behçet's Disease. Criteria for diagnosis of Behçet's disease. Lancet 1990; 335: 1078

Nussenblatt RB. The use of cyclosporin in ocular inflammation. Transplant Proc 1988; 20: 114

O'Duffy JD. Vasculitis in Behçet's disease. Rheum Dis Clin North Am 1990; 16: 445

Raz I, Okon E, Chajek-Shaul T. Pulmonary manifestations in Behçet's syndrome. Chest 1989; 95: 585

Roux H, Richard P, Arrighi A, Bergaoui N. La maladie de Behçet autochthone. Rev Rhum 1989; 56: 383

Wright V, Moll JMH. Seronegative Polyarthritiden. North-Holland, Amsterdam 1976

Morbus Takayasu

Die von TAKAYASU beschriebene Krankheit ist eine entzündliche stenosierende Arterienerkrankung, die bevorzugt große Gefäße, speziell den Aortenbogen und seine Abgänge, befällt. Es handelt sich um eine überwiegend mononukleäre Entzündung mit Riesenzellen. Ein immunologischer Mechanismus wird angenommen, ist aber nicht bewiesen.
Betroffen ist überwiegend die Adventitia, während bei der Riesenzellarteriitis die entzündlichen Prozesse die Intima befallen.

Die Krankheit beginnt oft mit Allgemeinsymptomen: Fieber, schlechtes Befinden, Appetitlosigkeit, Gewichtsabnahme. Es können sich Arthralgien und Myalgien einstellen und seröse Häute entzünden. Oft erst nach Monaten entwickeln sich Gefäßsymptome: Schmerzen an den befallenen Stellen sowie ischämische Reaktionen. Die häufige Hypertonie ist durch Nierenarterienstenose bedingt. Klassisch ist das »Pulseless-Syndrom«. Das klinische Bild kann sich fortschreitend entwickeln aber auch spontan remittieren. — *Klinisches Bild*

Die *Diagnose* wird gestellt, wenn bei einer jungen Frau Pulse fehlen, Blutdruckunterschiede bestehen und humorale Entzündungszeichen vorliegen. Der klinische Verdacht kann durch Angiographie bestätigt werden. Letztliche Sicherung bietet die (freilich nur selten durchführbare) bioptische Untersuchung. — *Diagnose*

Die *Therapie* ist zunächst rein symptomatisch. Zeigt der entzündliche Prozeß Progredienz, so sind Corticoide Mittel der ersten Wahl. Sie sollten aber wegen — *Therapie* der Rupturgefahr nicht bei ausgedehnter Ektasie der Gefäße, speziell der Aorta, gegeben werden.

Dosierung: Etwa 1 mg/kg/die Prednisolon für 2–4 Wochen, dann langsam reduzierend. Behandlungsdauer mindestens 1 Jahr. Die Hinzunahme von Zytostatika, bevorzugt 2 mg/kg/die Cyclophosphamid ist nur selten nötig.

Bei ausgedehnten Gefäßveränderungen, insbesondere Aneurysmen, sind gefäßchirurgische Eingriffe unvermeidbar.

Literatur

Fauci AS. Syndromes de vascularite. In: Harrison TR. Principes de médecine interne, 4ème éd. Flammarion, Paris 1988

Fiessinger J-N. Aorto-artérite nonspécifique (Maladie de Takayasu). In: Kahn MF, Peltier A, Meyer O, Piette J-Ch. Les maladies systémiques, 3ème éd. Flammarion, Paris 1991

Fiessinger J-N, Long A, Bruneval P, Cormier JM, Camilleri JP. Maladie de Takayasu: critères diagnostiques. Méd et Hyg 1989; 47: 165

Hall S, Hunder GG. Treatment of Takayasu's arteritis. Ann Int Med 1986; 104: 288

Ishikawa K, Yonekawa Y. Regression of carotid stenoses after corticosteroid therapy in occlusive thromboaortopathy (Takayasu's disease). Stroke 1987; 18: 677

Jan Wu Y-J, Martin B, Ong K, Klein NC, Cunha BA. Takayasu's arteritis as a cause of fever of unknown origin. Am J Med 1989; 87: 476

Wensing G, Kirch W, Ohnhaus EE. Patientin mit Takayasu-Arteriitis und Protein C- sowie AT III-Mangel. Klin Wochenschr 1987; 65: 752

Riesenzellarteriitis

Historisches Die Krankheit wurde 1890 von HUTCHINSON erstmals beschrieben und 1932 von HORTON als Arteriitis temporalis bezeichnet (weshalb sie heute in den meisten Ländern *Morbus Horton* genannt wird). Die Kenntnis, daß es sich um eine generalisierte Gefäßerkrankung handelt, verdanken wir GILMOUR (1941).

In den letzten Jahrzehnten fand die Riesenzellarteriitis (RZA) mit ihren vielfältigen Manifestationen außerordentliches wissenschaftliches Interesse; eine Flut von Publikationen war die Folge. Auf allen Kongressen und Tagungen wurde und wird darüber gesprochen.

Bekanntheitsgrad Trotzdem ist es erstaunlich, daß die Krankheit vielen Ärzten in unserem Lande unbekannt zu sein scheint. 1984 berichteten JIPP u. FEHRING, daß von 40 ins Städtische Krankenhaus Stuttgart aufgenommenen Patienten mit RZA nur einer mit der Verdachtsdiagnose eingeliefert worden ist. Bis 1990 hat sich offenbar an dieser Situation nichts geändert: Von 20 in das Diakonissenkrankenhaus Mannheim aufgenommenen Patienten mit RZA kam ebenfalls nur einer mit der richtigen Verdachtsdiagnose (ZAHN u. Mitarb.). Diese Tatsache ist deshalb so bedeutungsvoll, weil die rechtzeitige Diagnose und in ihrem Gefolge die Therapie mit Corticoiden den Patienten nicht nur schlagartig von äußerst quälenden Schmerzen befreit, sondern ihn auch vor schweren Komplikationen schützt. Aus diesem Grunde wird hier auf die klinische Symptomatik und Diagnostik ausführlicher eingegangen als bei allen anderen Kapiteln.

Definition Die RZA ist eine generalisierte Gefäßentzündung, die allerdings bevorzugt fokal und segmental auftritt. Sie betrifft speziell die Aorta, die großkalibrigen stammnahen sowie die kranialen Gefäße; im letzteren Bereich auch kleine Arteriolen. Die RZA kann aber auch alle anderen Stromgebiete befallen, woraus sich die sehr unterschiedliche klinische Symptomatik ableitet.

Trotz großen Forschungsaufwandes in den letzten Jahrzehnten ist die Ursache der RZA immer noch unbekannt. Immer wieder vermutete Infektionen konnten ausgeschlossen werden. Heute wird eine Störung der zellulären Immunität vermutet, freilich ohne daß bisher das entscheidende Antigen entdeckt werden konnte. Familiäre Häufungen sollen vorkommen, eine Beziehung zu HLA-DR4 wird angenommen (CID u. Mitarb., NINET u.Mitarb., RICHARDSON u. Mitarb.).

Die RZA ist keinesfalls eine seltene Krankheit. Ihre Häufigkeit ist aber in verschiedenen Ländern unterschiedlich. Sicher ist, daß sie mit zunehmendem Lebensalter häufiger wird. Nach retrospektiven Studien finden sich unter 100000 Menschen über 50 Jahre je nach geographischer Situation pro Jahr zwischen 2 und 23 an RZA erkrankte (LIOZON u. Mitarb.). Für Mitteleuropa kann man von etwa 10 Kranken auf 100000 Einwohner über 50 Jahren ausgehen (HUNDER). Eine prospektive Studie aus Dänemark kommt zu deutlich höheren Zahlen: 76,6 auf 100 000 Einwohner über 50 Jahre pro Jahr (BOESEN u. Mitarb.).

Frauen erkranken signifikant häufiger als Männer; dabei muß allerdings berücksichtigt werden, daß in dieser Altersgruppe mehr Frauen als Männer am Leben sind.

Klinische Manifestationen

Die RZA kann sich unter 3 ganz verschiedenen Syndromen manifestieren:

• Arteriitisches Krankheitsbild,
• okkulte RZA
• Polymyalgia rheumatica (s. Darstellung S. 180 f.).

Klassisch ist die *Arteriitis temporalis*. Sie geht mit Schmerzen symmetrisch im Schläfenbereich einher. Objektiv findet man eine Verdickung der Arterien, einen deutlichen Druckschmerz und je nach Ausdehnung der Erkrankung eine Abschwächung bis Aufhebung des Pulses.

Die Erkrankung ist selten auf die Temporalarterien beschränkt, weshalb man heute lieber von Arteriitis cranialis oder Arteriitis capitis spricht.

Betroffen werden können alle Äste der Aa. carotis externa und interna. Wird die *A. lingualis* betroffen, treten Zungenschmerzen, Schwellung der Zunge mit Schwierigkeiten beim Essen auf, und es kann sich eine Zungennekrose einstellen.

Sind die terminalen Äste der Aa. temporales superficiales betroffen, so kann eine beidseitige Parotitis resultieren; Sjögren-Syndrom ist in Einzelfällen beschrieben worden.

Kopfhautnekrosen können die Folge eines Befalls der *A. occipitalis* und anderer Endäste der A. carotis externa sein.

Ein sehr typisches klinisches Bild ist auch die Claudicatio intermittens des Kiefers. Mehrfach sind Fälle, bei denen ein Trismus führendes Symptom war, beschrieben worden. Schließlich gibt es auch periphere Fazialisparesen. Alle 3 Symptome werden ausgelöst durch einen Fall der *A. facialis*.

Am häufigsten ist zweifellos der Befall der *A. ophthalmica* bzw. der Aa. ciliares breves posteriores und seltener der A. centralis retinae. Die Folge sind Sehstörungen: Sehverschlechterung, Doppeltsehen, Amaurosis fugax und schließlich Erblindung, die gelegentlich auch ohne Vorboten auftreten kann.

Einzelfälle von Erblindung durch Ausfall der Sehrinde infolge Befalls der *Aa. occipitales* sind beschrieben worden.

Die Häufigkeit von Augenkomplikationen wird in der Literatur außerordentlich unterschiedlich angegeben; sie schwankt zwischen 2,5 und 30% der Fälle von RZA. Eine jüngste prospektive Untersuchung von REPONDEK u. JILLY bei 109 Patienen mit Polymayalgia rheumatica/Arteriitis temporalis (davon 80 mit histologischer Sicherung) ergab bei 37 (= 46%) eine Visusverminderung bzw. einen Visusverlust. Dabei handelte es sich um Patienten mit kurzer Anamnese und deutlichen kephalen Symptomen, während die Kranken mit ausschließlich polymyalgischer Symptomatik keine Augenveränderungen aufwiesen.

Ein Ausfall der Nn. abducens, oculomotorius oder trochlearis kann zu Augenmuskelstörungen führen. Ebenso sind Horner-Syndrome beschrieben worden.

Nicht selten scheinen auch Hörverlust und Tinnitus Folge der RZA zu sein.

Befall der *A. carotis interna* kann sowohl zu transitorischen Ischämieattacken (TIA) als auch zu Halbseitenlähmungen führen.

Auch extrapyramidale Störungen können vorkommen.

Die zerebrale Beteiligung kann auch psychische Störungen auslösen, speziell delirante Syndrome, Wahnideen, Gedächtnisstörungen und eine Multiinfarktdemenz.

Schließlich kann auch nur diffuser Kopfschmerz bei alten Menschen Symptom einer Arteriits capitis sein.

Befall anderer Gefäße Im *thorakalen Bereich* kann der Befall des Truncus brachiocephalicus zum Aortenbogensyndrom, der Aa. subclaviae und axillares, zum Symptom der *Claudicatio intermittens* und der Pulseless disease führen. Auch eine Beteiligung der Aorta mit Aneurysmabildung und Ruptur kann vorkommen.

Gar nicht so selten sind auch schmerzhafte Schwellungen in der Mamma älterer Frauen. Dabei finden sich nur selten gleichzeitig myalgische Beschwerden und noch seltener arteriitische Veränderungen in anderen Stromgebieten. Die Diagnose kann deshalb nur bioptisch gestellt werden (MCKENDRY u. Mitarb., LE QUELLEC u. Mitarb.).

Die *Coronariitis gigantocellularis* kann einen Herzinfarkt auslösen. Bei einigen Fällen trat dieses Ereignis in den ersten Tagen nach Einleitung einer Corticoidtherapie ein, weshalb die Therapie als möglicher auslösender Faktor diskutiert wurde. Die Wahrscheinlichkeit ist jedoch gering und darf keinesfalls auf die einzig wirksame Therapie der RZA verzichten lassen.

Lungeninfiltrationen mit Einschmelzungen sowie Pleuraergüsse gehören zu den Seltenheiten. Auch Heiserkeit, Husten, Halsschmerzen wurden als Folge einer RZA beobachtet.

Im *abdominalen Bereich* können Verschlüsse der Mesenterialgefäße vorkommen und diffuse dyspeptische Beschwerden und schließlich einen Ileus hervorrufen. Auch die Nierengefäße können betroffen sein.

Mehrfach wurde berichtet, daß die histologische Untersuchung der wegen Tumorverdacht entfernten weiblichen Genitalorgane eine floride RZA ergeben hat. Die In-vivo-Diagnostik ist in solchen Fällen natürlich praktisch unmöglich.

Auch eine retroperitoneale Fibrose kann die Folge einer abdominalen RZA sein.

An den *unteren Extremitäten* kann die RZA die Symptome einer arteriellen Verschlußkrankheit auslösen und in Einzelfällen auch zu Ulzera, Nekrosen und Gangrän führen.

Schließlich können auch *periphere Neuropathien* Folge einer RZA sein; beschrieben wurden Mononeuritis multiplex, wie bei der Panarteriitis nodosa, Ischialgie-Syndrom, Zervikal-Syndrom.

CHERIN fand bei 378 Patienten mit RZA in 7% einen Befall der Gefäße der oberern und in 5% der unteren Extremitäten, bei 1% eine Coronariitis, unter 1% eine Aortendissektion und in 0,4% eine Beteiligung abdominaler Gefäße.

Zusammenfassend ist also festzustellen, daß praktisch jedes arterielle Stromgebiet des Organismus betroffen werden kann. Dabei können selbstverständlich auch mehrere Areale gleichzeitig befallen sein, so daß ganz eigentümliche Krankheitsbilder entstehen können.

Ein schweres allgemeines Krankheitsbild ohne erkennbare Gefäßerkrankung und ohne Symptome einer Polymyalgia rheumatica kann bei alten Patienten dennoch auf einer RZA beruhen. Das Zustandsbild wird als *okkulte* oder *asymptomatische Form* bezeichnet.

Okkulte RZA

Charakteristisch sind die bereits erwähnten Allgemeinsymptome Fieber, Müdigkeit, schlechtes Befinden, Anorexie, Gewichtsverlust, depressive Verstimmung. Objektiv findet man eine sehr hohe Blutsenkung, oft eine erhöhte alkalische Phosphatase und eine Anämie sowie Fieber ohne erkennbare Ursache. Manchmal kommen zentralnervöse Störungen hinzu, die bei dem Alter der Betroffenen natürlich in erster Linie auf degenerative Gefäßveränderungen bezogen werden. Wird die Diagnosestellung verfehlt, können sich im Laufe der Zeit alle genannten Manifestationen einschließlich einer Polymyalgia rheumatica entwickeln.

Die genannte Symptomatik läßt natürlich in erster Linie an einen Tumor denken. Eine grob orientierende Allgemeinuntersuchung muß auch in jedem Falle durchgeführt werden. Die eingehende Tumorsuche ist aber für den Patienten erheblich belastender als eine Temporalisbiopsie. Deshalb sollte man grundsätzlich bei der Konstellation »alter Mensch, unklares Fieber, hohe BKS« an die Riesenzellarteriitis denken.

Diagnose der Riesenzellarteriitis

Die erste Voraussetzung zur Erkennung der richtigen Diagnose ist das Darandenken; die zweite ist, daß man bei jeder Allgemeinuntersuchung auch einen kompletten Gefäßstatus macht.

An die RZA muß bei Patienten jenseits des 60. Lebensjahres gedacht werden; früheres Auftreten gehört zu den Seltenheiten.

Sehr wichtig ist, daß es sich um eine schwere Allgemeinkrankheit handelt, die mit entsprechenden Symptomen einhergeht: Fieber, schlechtes Befinden, Gewichtsabnahme, Depression.

Objektiv findet man klassischer Weise eine stark beschleunigte Blutsenkung und entsprechende Erhöhungen anderer Akute-Phase-Reaktionen, speziell des quantitativ bestimmten CRP. In den letzten Jahren wurden immer wieder Einzelfälle beschrieben, bei denen trotz histologischer Sicherung der Diagnose eine normale oder nur gering beschleunigte Senkung gefunden wurde. Teilweise handelte es sich wohl um eine durch andere Blutveränderungen gehemmte Senkung; teilweise waren aber auch die übrigen Entzündungsparameter (CRP, Elektophorese usw.) nicht verändert. Man darf also bei Fehlen dieses an sich typischen Befundes eine RZA nicht von vornherein ausschließen.

Bei längerem Bestehen entwickelt sich eine hypo- bis normochrome Anämie. Zirkulierende Immunkomplexe finden sich häufig, haben aber keinen diagnostischen Wert.

Die Gefäßerkrankung ist klinisch und dopplersonographisch nur bei oberflächlich gelegenen Arterien diagnostizierbar. Die Beteiligung zentraler oder intrakranieller Gefäße ist nur mittels Angiographie (heute bevorzugt mit der schonenden Subtraktionsangiographie) möglich; die Untersuchung bietet aber keine Qualitätsdiagnose. Eine Abgrenzung gegenüber der Arteriosklerose ist nicht möglich.

Endgültige Sicherheit in der Diagnose bietet nur die Biopsie. Da die RZA die Gefäße fokal und segmental befällt, kann eine negative Biopsie die Diagnose nicht ausschließen.

Für die *Biopsie* gelten folgende Empfehlungen:

- Eine Biopsie muß angestrebt werden, damit der Patient nicht unnötig einer mit Risiken belasteten Therapie unterzogen wird.
- Die Biopsie sollte vor oder zumindest gleichzeitig mit dem Therapiebeginn erfolgen, da unter Corticoiden die diagnostisch wichtigen Riesenzellen rasch verschwinden.
- Vor jeder geplanten Biopsie muß eine Doppler-Sonographie der hirnversorgenden Arterien gefordert werden, weil z.B. bei Stenose der A. carotis die Blutversorgung des Gehirns bzw. bei Verschluß der A. ophthalmica die Versorgung des Auges über die A. temporalis gehen kann. Eine Unterbrechung dieses Blutstroms durch die Biopsie müßte katastrophale Folgen haben.
- Die Doppler-Sonographie soll auch die geeignetste Arterie für die bioptische Untersuchung aussuchen.
- Der Chirurg soll ein mindestens 2–3 cm langes Gefäßstück zur Untersuchung resezieren.
- Bei Biopsie der A. temporalis superficialis muß der Ramus posterior für die Entnahme bevorzugt werden, da der Ramus anterior evtl. noch für einen extra-intrakraniellen Shunt benötigt wird.
- Der Histologe muß gebeten werden, eine große Zahl von Schnitten zu untersuchen.
- Bei negativem histologischen Befund empfiehlt sich Biopsie der anderen Seite, evtl. auch der Aa. occipitales. Die Ausbeute steigt dadurch erheblich an.

Während jahrelang die Biopsie als Schlußpunkt in der Diagnose von den meisten Klinikern gefordert wurde, wird dieser Standpunkt heute nicht mehr allgemein vertreten. LANTIN u. DUC z.B. halten sie bei reiner Polymyalgia rheumatica für nicht nützlich, da Diagnose und Therapie auch bei negativer Histologie aufrechterhalten werden. Die Autoren biopsieren nur bei unsicherer Diagnose und natürlich bei Verdacht auf eine okkulte RZA.

Verlauf und Prognose

Es gehört zu den (ungeklärten) Eigentümlichkeiten der RZA, daß sie eines Tages spontan ad integrum ausheilt. Leider weiß man nicht wann; es kann viele Jahre dauern.

Am meisten gefährdet sind die Patienten durch zu schnelle Reduktion der Cortisondosis oder vorzeitiges Absetzen der Therapie. Dann sind Erblindung, Herz-, Hirn- oder Mesenterialinfarkt keine Seltenheit.

Eine Untersuchung über die Prognose von NORDBORG u. BENGTSSON ergab folgendes: Von 284 Patienten mit histologisch gesicherter RZA sind innerhalb von 10 Jahren 82 gestorben; zu erwarten waren aber nur 68,16. Ein Malignom hatten 9 bei erwarteten 12,9 Patienten, woraus sich ergibt, daß die RZA – entgegen früher immer wieder einmal geäußerer Meinung – kein paraneoplastisches Syndrom darstellt. In der Beobachtungsgruppe wurden 62 vaskuläre Komplikationen festgestellt, während nur 43 zu erwarten gewesen wären. Unter diesen traten 17 in den ersten 4 Monaten und 9 bis zum Ende des ersten Jahres auf. Die Autoren schließen daraus, daß 26 Kranke nicht ausreichend behandelt worden waren!

Die Prognose kann natürlich auch durch Cortisonschäden und -komplikationen getrübt werden. Deshalb ist es wichtig, die niedrigstmögliche Erhaltungsdosis auszutitrieren (s. nächsten Abschnitt).

Therapie (einschl. Polymyalgia rheumatica)

Es wird heute weltweit akzeptiert, daß es nur eine gesicherte Therapie der RZA in allen ihren Manifestationen gibt: die Corticoide. Zwar heilen sie die Krankheit nicht, sie unterdrücken aber zuverlässig die Symptome und verhindern Komplikationen.

Uneinheitlich sind dagegen die Auffassungen, welche Steroiddosen erforderlich sind: In den angloamerikanischen Ländern gibt man durchschnittlich deutlich niedrigere Dosen als in Mitteleuropa. Diskutiert wird auch noch, wie schnell man die Dosis reduzieren darf, wie lange man überhaupt behandeln muß und wie man die Therapie absetzt.

Die folgenden Empfehlungen stützen sich sowohl auf die internationale Literatur als auch auf jahrzehntelange eigene Erfahrungen.

Die *Initialdosis* ist vom Krankheitsbild abhängig. Besteht nur eine Polymyalgia rheumatica ohne Hinweise auf eine Arteriits capitis, beginnt man mit etwa 0,5 mg/kg/die Prednisolon. Bei Nachweis und ggf. auch bei begründetem Verdacht auf eine Riesenzellentzündung von Kopfarterien sollte man mit 1,0–1,5 mg/kg/die Prednisolon beginnen. Hat der Patient bereits Störungen von seiten der Augen, empfiehlt es sich 2 mg/kg/die zu geben. Wenn ein Visusverlust eingetreten ist, können bei sofortigem Behandlungsbeginn einige Infusionen von 1000 mg Prednisolon intravenös u.U. das Augenlicht wiederbringen, zumindest aber den immer zu befürchtenden Befall des anderen Auges verhindern. Hier darf man natürlich das Ergebnis einer Biopsie nicht abwarten. `Initialdosis`

Das waren die klassischen Empfehlungen für die Corticoiddosierung, wie sie in den meisten Ländern üblich war. In England wurden – auch bei anderen rheumatischen Krankheiten – immer schon niedrigere Dosen verwendet. Die Folge waren weniger unerwünschte Wirkungen, aber auch häufigere Rezidive (KYLE u. HAZLEMAN). Inzwischen haben jedoch auch Autoren aus Frankreich (DELLECOEULLERIE u. Mitarb.), Israel (FRIEDMAN u. FRIEDMAN), Schweden (LUNDBERG u. HERFORS) für niedrigere Dosen plädiert, speziell, wenn kein Hinweis auf eine Arteriitis capitis besteht. Die genannten Autoren empfehlen für die reine Polymyalgie 15–20 mg/die Prednisolon und bei Nachweis einer Arteriitis capitis 20–30 mg/die. Viele aktuelle Arbeiten bestehen aber bei Vorliegen einer Arteriitis capitis auf einer Initialsosis von 1 mg/kg/die (z.B. DOURY u. Mitarb., LANTIN u. DUC).

Unter der Initialtherapie gehen die polymyalgischen Schmerzen ebenso wie die arteriellen Beschwerden in wenigen Tagen und die humoralen Entzün- `Dosisabbau` dungszeichen in einigen Wochen zurück. Nun kann der Dosisabbau beginnen. Im höheren Dosisbereich reduziert man in 10-mg- und ab etwa 20 mg/die in 5-mg-Schritten, wobei die Geschwindigkeit vom Befinden des Patienten und den humoralen Entzündungszeichen abhängt. Zu rascher Abbau birgt die Gefahr von Gefäßverschlüssen in Augen-, Hirn-, Koronar- oder Mesenterialgefäßen. Deshalb gilt die Empfehlung, innerhalb der ersten 2 Behandlungsmonate bei ausschließlicher Polymyalgia rheumatica die 10-mg/die-Grenze und bei Arteriitis capitis die 20- bis 30-mg/die-Grenze nicht zu unterschreiten.

Erhaltungsdosis Ab 10 mg/die Prednisolon sollte nur noch in 1-mg-Schritten alle 4 Wochen reduziert werden, um auf die *Erhaltungsdosis* zu kommen. Sie soll die niedrigste Dosis sein, bei welcher der Patient beschwerdefrei ist und die humoralen Entzündungszeichen keine Anstiegstendenz zeigen. In vielen Fällen gelingt es, unter die früher als Grenzwert angesehene 7,5-mg-Dosis herunterzukommen; dies freilich nur bei den empfohlenen 1-mg-Abbauschritten. Oft kommt man mit einer Dosierung zwischen 6 und 4 mg/die Prednisolon aus. Manche Autoren (z.B. DOURY u. Mitarb.) empfehlen ein noch vorsichtigeres Reduktionsschema: ab 10 mg nur jeweils um 0,5 mg, zuerst alle 2, dann alle 4 und schließlich alle 8 Wochen.

In Einzelfällen gelingt es über Monate nicht, in einen risikoarmen Dosierungsbereich zu kommen. Dann ist Kombination mit einem Immunsuppressivum nicht zu vermeiden. Azathioprin hat sich nicht bewährt. Cyclophosphamid ist wirksam, aber risikoreich. In Frankreich hat sich die Kombination mit Dapson (100 mg/die) bewährt; die Risiken hämolytische Anämie, Agranulozytose und Methämoglobinbildung können leicht überwacht werden. Das Präparat ermöglicht z.B. bei ernsthaften Corticoid-Komplikationen einen vollständigen Entzug. Dann muß allerdings Dapson mindesten 2–3 Monate über das Absetzen der Corticoide hinaus gegeben werden. Versuche wurden auch mit Methotrexat und Ciclosporin gemacht.

Die Erhaltungsdosis muß meist über Jahre gegeben werden. Deshalb bedarf die Therapie regelmäßiger und gewissenhafter Überwachung. Als spezielle Risiken bei alten Menschen gelten Osteoporose, Diabetes, Reaktivierung, chronische Infekte, Herpes zoster sowie Kataraktbildung. Hinsichtlich des Osteoporoserisikos bei RZA-Patienten ergab eine jüngste schwedische Untersuchung (ANDERSSON u. Mitarb.), daß bei einer Dosierung von 5–7,5 mg/die Prednisolon über 5 Jahre kein höherer Mineralsalzverlust des Knochens eingetreten ist als bei der altersentsprechenden, nicht mit Corticoiden behandelten Bevölkerung.

Beendigung der Therapie Die Beendigung der Behandlung ist in jedem Falle ein individuelles Experiment, da es keinen Parameter gibt, der die Ausheilung der RZA anzeigt. Die Erfahrung zeigt, daß die Krankheit praktisch nie unterhalb eines Jahres ausgeheilt ist; in den meisten Serien hat sie 2–3 Jahre, manchmal aber auch erheblich länger und schließlich in Einzelfällen sogar lebenslang gedauert. Jedes vorzeitige Absetzen kann nicht nur ein Rezidiv, sondern die erwähnten Komplikationen in anderen Stromgebieten provozieren.

Wir empfehlen deshalb folgendes Vorgehen:

- Kein Absetzversuch unter einjähriger Behandlung.
- Voraussetzung für einen Absetzversuch ist, daß der Patient die 3 zurückliegenden Monate völlig beschwerde- und symptomfrei war und die humoralen Entzündungszeichen (speziell das quantitativ bestimmte CRP) im Normbereich lagen.

- Man reduziert die Erhaltungsdosis um je 1 mg/Monat und kontrolliert den Patienten vor jedem weiteren Absetzschritt:
  - Fragen nach Beschwerden und Augensymptomen.
  - Klinische Untersuchung des Patienten.
  - Bestimmung des quantitativen CRP (da es schneller reagiert als alle anderen Parameter und von äußeren Einflüssen unabhängig ist).
- Ist jede dieser Untersuchungen ohne Befund, kann nach 4 Wochen 1 mg/die Prednisolon abgesetzt werden.
- Der Patient muß aber dann noch einige Monate weiter kontrolliert werden.
- Schließlich muß der Kranke aufgefordert werden, sich sofort wieder zu melden, wenn er irgendeine Veränderung in seinem Befinden bemerkt.

Einen 100%igen Schutz vor Rezidiven gibt auch dieses Schema nicht; das Risiko ist aber erheblich niedriger als bei jedem anderen Vorgehen.

Literatur

Allen NB, Ferguson BJ; Farmer JC. Giant cell arteritis and polymyalgia rheumatica. Review for the otolaryngologist. Ann Otol Rhinol Laryngol 1987; 96: 373

Allison MC, Gough KR. Steroid sensitive systemic disease with anaemia in the elderly: a manifestation of giant cell arteritis? Postgrad Med J 1985; 61: 501

Andersson R, Malmvall B-E, Bengtsson B-Â. Long-term corticosteroid treatment in giant cell arteritis. Acta Med Scand 1986; 220: 465

Andersson R, Rundgren A, Rosengren K, Bengtsson BA, Malmvall BE, Melistrom D. Osteoporosis after corticosteroid treatment of giant cell arteritis. Scand J Rheumatol 1990; 19: 172

Barrier JH, Liozon F. Maladie de Horton. In Kahn M-F, Peltier A-P, Meyer O, Piette J-Ch. Les maladies systémiques. 3ème édition. Flammarion Paris 1991

Bell DA, Mondschein M, Scully RE. Giant cell arteritis of the female genital tract. Am J Surg Pathol 1986; 10: 696

Boesen P, Freiesleben Sørensen S. Giant cell arteritis, temporal arteritis, and polymyalgia rheumatica in a danish county. Arthritis Rheum 1987; 30: 294

Bogousslavsky J. Artérite à cellules géantes. Aspects cliniques, thérapeutiques et pronostiques. Méd et Hyg 1988; 46: 2814

Brelsford WG, Goodman RE. Effect of hemiparesis on polymyalgia rheumatica. J Rheumatol 1988; 15: 1433

Bridges AJ, Porter J, England D. Lower extremity peripheral neuropathy and ischemic ulcers associated with giant cell arteritis. J Rheumatol 1989; 16: 1366

Casselli RJ: Giant cell (temporal) arteritis: a treatable cause of multiinfarct dementia. Neurology 1990; 40: 753

Chavany J-A, Taptas J-N. A propos d'un cas d'artérite temporale (Importance de l'artérite de Horton dans la céphalée des vieillards). Presse Méd 1948; 69

Cherin P. Les manifestations cardio-vasculaires de la maladie de Horton. Concours méd 1990; 10: 112

Cid M-C, Ercilla G, Vilaseca J, Sanmarti R, Villalta J, Ingelmo M, Urbano-Marquez A. Polymyalgia rheumatica: a syndrome associated with HLA-DR4 antigen. Arthritis Rheum 1988; 31: 678

Delecoeullerie G, Joly P, de Lara AC, Paolaggi JB. Polymyalgia rheumatica and temporal arteritis: a retrospective analysis of prognostic features and different corticosteroid regimens (11 year survey of 210 patients). Ann Rheum Dis 1988; 47: 733

Dougados M, Barret P, Menkes CJ, Amor B. Intérêt de la dapsone dans le traitement de la pseudopolyarthrite rhizomélique et de la maladie de Horton. Ann Méd Interne 1987; 138: 595

Doury P, Pattin S , Eulry F. Le traitement actuel de la maladie de Horton. Sem Hôp Paris 1990; 66: 1923

Dupond JL, Humbert Ph, Flausse F, Iehl M, Mallet H, Becker M. Les nouveaux visages de la maladie de Horton. Sem Hôp Paris 1986; 3701

Feigal DW, Robbins DL, Leek JC. Giant Cell Arteritis associated with mononeuritis multiplex and complement-activating 19S IgM rheumatoid factor. Amer J Med 1985; 79: 495

Friedman G, Friedman B. Prolonged corticosteroid treatment in the management of temporal arteritis. Klin Wochenschr 1988; 66: 1167

Gallagher CG, Gallagher EA, Crowe JP. Asymptomatic giant cell arteriitis. Arch Intern Med 1985; 145: 2122

Gilmour JR. Giant cell chronic arteritis. J Pathol Bacteriol 1941; 55: 263

Golbus J, McCune J. Giant cell arteritis and peripheral neuropathy: a report of 2 cases and review of the literature. J Rheumatol 1987; 14: 129

Guillausseau PJ, Eiferman C, Timsit J, Bouchou P, Cywiner-Golenzer C, Slama R, Lubetzki J. Localisation coronarienne de la maladie de Horton. Presse Méd 1988; 17: 1650

Hall St, Hunder GG. Is temporal artery biopsy prudent? Mayo Clin Proc 1984; 59: 793

Healey LA, Wilske KR. Presentation of occult giant cell arteritis. Arthritis Rheum 1980; 23: 641

Helfgott SM, Bauer MR. Pedal gangrene caused by giant cell arteritis. Letters: 1078

Höring E, Wienbeck M. Arteriitis temporalis mit Kopfhaut- und Zungennekrose sowie mit Stammhirninsult. Med Klin 1990; 85: 19

Hubault A, Hubault D. Le risque de cécité dans la pseudopolyarthrite rhizomélique. Rhumatologie 1987; 8: 247

Hunder GG. Giant cell (temporal) arteritis. Rheum Dis Clin North Am 1990; 16: 399

Jundt JW, Mock D. Temporal arteritis with normal erythrocyte sedimentation rates presenting as occipital neuralgia. Athritis Rheum 1991; 34: 217

Juvin R, Heynes JF, Troussier B, Pillon P, Phelip X. Une association de maladie de Horton, syndrome de Gougerot-Sjogren, sclérodermie, cirrhose biliaire primitive. Rev Rhum 1989; 56: 415

Kaiser H. Zur Cortisontherapie der Riesenzellarteriitis. Herz u. Gefäße 1990; 10: 5

Kohn N. Giant cell arteritis of the female reproductive tract associated with temporal arteritis. J Rheumatol 1989; 16: 6

Kyle V, Hazleman BL. Treatment of polymyalgia rheumatica and giant cell arteritis. I. Steroid regimens in the first two months. Ann Rheum Dis 1989; 48: 658

Kyle V, Hazleman BL. Treatment of polymyalgia rheumatica and giant cell arteritis. II. Relation between steroid dose and steroid associated side effects. Ann Rheum Dis 1989; 48: 662

Kyle V, Hazleman BL. Stopping steroids in polymyalgia rheumatica and giant cell arteritis. Brit Med J 1990; 300: 344

Kyle V, Dutoit SH, Elias-Jones J, Hazleman B. Giant cell arteritis of myometrial and axillary arteries and polymyalgia rheumatica. Ann Rheum Dis 1987; 46: 256

Lantin J-P, Duc J. Artérite temporale: approches diagnostiques et thérapeutiques. Schweiz Rundschau Med (Praxis) 1991; 80: 379

Le Quellec A, Barneon G, Dandurand M, Ciurana AJ. Artériolite superficielle mammaire révélant une maladie de Horton. Presse Méd 1991; 20: 960

Lie JT, Failoni DD; Davis DC. Temporal arteritis with giant cell aortitis, coronary arteritis, and myocardial infarction. Arch Pathol Lab Med 1986; 110: 857

Liozon F. La maladie de Horton. Ann Méd Interne 1989; 140: 122

Liozon F, Vidal E, Bonnetblanc JM, Michel JP, Weinbreck P, Bordessoule D, Loustaud V. La Disulone dans le traitement de la maladie de Horton. Ann Méd Interne 1986; 137: 299

Lipton RB, Rosenbaum D, Mehler MF. Giant cell arteritis causes recurrent posterior circulation transient ischemic attacks which respond to corticosteroid. Eur Neurol 1987; 27: 97

Lo Ré, Perdriger A, Martin J. Parotitite au cours de la maladie de Horton. Presse Méd 1989; 18: 1436

Lundberg I, Hedfors E. Restricted Dose and Duration of Corticosteroid Treatment in Patients with Poymyalgia Rheumatica and Temporal Ateritis. J Rheumatol 1990; 17: 1340

Machado EBV, Michet CJ, Ballard DJ, Hunder GG, Beard CM, Chu C-P, O'Fallon WM. Trends in incidence and clinical presentation of temporal arteritis in Olmsted County, Minnesota, 1950–1985. Arthriis Rheum 1988; 6: 745

Mattei JP, Richard P, Roux H. Un cas de pseudopolyarthrite rhizomélique simulant une sclerose laterale amyotrophique. Rhumatologie 1989; 41: 111

Marty H, Bachmeier C. Die atypische Riesenzellarteriitis. Schweitz med Wschr 1991; 121: 37

McKendry JR, Guindi M, Hill KP. Giant cell arteritis (temporal arteritis) affecting the breast: report of two cases and review of published reports. Ann Rheum Dis 1990; 49: 1001

Mehler MF, Rabinowich L. The clinical neuroopththalmologic spectrum of temporal arteritis. Amer J Med 1988; 85: 839

Michet CJ. Polymyalgia Rheumatica/Giant Cell Arteritis and Other Vasculitides. Rheum Dis Clin North America 1990; 16: 667

Müller-Schwefe Chr, Hoppe-Seyler G. Ungewöhnliche Verlaufsformen der Riesenzellarteriits. Z Rheumatol 1990; 49: 95

Naveau B. L'exploration de l'artère temporale dans la pseudopolyarthrits rhizomélique: technique et resultats. Rhumatologie 1987; 8: 223

Neish PR, Segent JS. Giant Cell Arteritis. A Case With Unusual Neurologic Manifestations and a Normal Sedimentation Rate. Arch Intern Med 1991; 151: 378

Nesher G, Rosenberg P, Shorer Z, Gilai A, Solmonovich A, Sonnenblick M. Involvement of the peripheral nervous system in temporal arteritis polymyalgia rheumatica. Report of 3 cases and review of the literature. J Rheumatol 1987; 14: 358

Ninet J, Bachet Ph, Bureau du Colombier P, Krahenbuhl B, Avril P, Rousset H, Pasquier J. Atteinte des troncs artériels des membres suérieurs au cours de l'artérite à cellules géantes. Ann Méd Interne 1987; 3: 178

Ninet J, Bebuhrer L, Vonvoisin B, Mackiewicz R, Laurent H, Boussuge C, Rousset H, Le Petit JC, Betuel H. Groupage HLA DR dans les artérites à cellules géantes non apparentées. Presse Méd 1987; 35: 1725

Ninet J, Bachet Ph, Dumontet Ch, Bureau du Colombier P, Stewart M, Pasquier J. Subclavian and axillary involvement in temporal arteritis and polymyalgia rheumatica. Am J Med 1990; 88: 13

Nordborg E, Bengtsson B. Death rates and causes of death in 284 patients with giant arteritis confirmed by biopsy. Brit Med J 1989; 299: 549

Paice EW. Giant cell arteritis: difficult decisions in diagnosis, investigation and treatment. Postgrad Med J 1989; 65: 743

Pascuzzi RM, Roos KL, Davis TE. Mental status abnormalities in temporal arteritis: a treatable cause of dementia in the elderly. Arthritis Rheum 1989; 10: 1308

Plouvier B, de Coninck P, Bouton Y, Lemoine B. Cécité de mécanisme inhabituel révélant une maladie de Horton. Presse Méd 1989; 1: 33

Plouvier B, de Coninck P, Büschges B, Bouton Y. Frequency of peripheral neuropathy in Horton's disease and polymyalgia rheumatica. Amer J Med 1988; 84: 175

Ponge T, Alliaume C, Ponge A, Berthelot JM, Cottin S. Maladie de Horton et syndrome de Gougerot-Sjögren: association fortuite ou méconnue? Ann Méd Interne 1988; 139: 227

Ponge T, Barrier JH, Grolleau J-Y, Ponge A, Vlasak AM, Cottin S. The efficacy of selective unilateral temporal artery biopsy versus bilateral biopsies for diagnosis of giant cell arteritis. Rheumatology 1988; 15: 997

Pye M. Lingual and scalp infarction as a manifestation of giant cell arteritis: delay in diagnosis leading to blindness. J Rheumatol 1988; 15: 1597

Reich KA, Giansiracusa DF, Stongwater SL. Neurologic Manifestations of Giant Cell Arteritis. American J Med 1990; 89: 67

Respondek M, Jipp P. Erblindungshäufigkeit bei der Polymyalgia rheumatica mit und ohne Riesenzellarteriitis. Klin Wochenschr 1991; 69: 74

Richardson JE, Gladman DD, Fam A, Keystone EC. HLA-DR4 in giant cell arteritis: asssociation with polymyalgia rheumatica syndrome. Arthritis Rheum 1987; 11: 1293

Robb-Nicholson C, Chang RW, Anderson S, Roberts WN, Longtine J, Corson J, Larson M, George D, Green J, Bryant G, Liang MH. Diagnostic value of the history and examination in giant cell arteritis: a clinical pathological study of 81 temporal artery biopsies. J Rheumatol 1988; 15: 1793

Rüthlein VM, Hörl A, Pfeifer K-J, Spengel FA. Asymptomatischer Verschluß von hirnversorgenden Arterien bei einem Patienten mit Polymyalgia rheumatica (PMR). Cor Vas 1987; 4: 199

Samanta A, Sheldon P. Polymyalgia rheumatica with bilateral subclavian artery occulusion. Brit J Rheumatol 6: 469

Santambrogio L, Bellomo G, Mercuri M, Alagia G, Ciuffetti G. Temporal arteritis resenting as an extrapyramidal disorder. Acta Neurol Scand 1990; 81: 361

Schultz-Coulon H-J, Laubert A. Akute Durchblutungsstörungen der Zunge. HNO 1988: 36: 77

Semble EL, Agudelo CA, Challa VR, Heise ER, Pisko EJ. Temporal arteritis in Sjögren's syndrome. Clin Exp Rheumatol 1985; 3: 345

Staedt U, Kortsik C, Mase E, Simianer S, Heene DL. Akute Psychose und Verwirrtheit bei Arteriitis temporalis. Herz + Gefäße 1991; 11: 194

Taillan B, Fuzibet JG, Verdier JM, Castela J, Vinti H, Dujardin P. Maladie de Horton révélée par un trismus. Rev Rhum 1988; 55: 955

Taillan B, Fuzibet JG, Vinti H, Castela J, Gratecos N, Dujardin P. Paralysie faciale périphérique révélant une maladie de Horton. Rev Rhum 1989; 342

Taillandier J, Alemanni M, Manigand G. Maladie de Horton révélée par un trismus. Presse Méd 1987; 18: 911

Vinceneux Ph, Mathieu A, Pouchot J. Manifestations mal connues de la maladie de Horton. In: De Sèze S. L'Actualite rhumatologique 1989: L'Expansion, Paris 1989

Vinceneux Ph, Mathieu A, Pouchot J. Pièges diagnostiques de la Maldie de Horton. Sem Hôp Paris 1090; 66: 2262

Vollrath-Junger Ch, Gloor B. Warum eine Dopplersonographie vor jeder Biopsie der A. temporalis? Klin Mbl Augenheilk 1989; 195: 169

Wechsler B, Cabane J, Tard Ph. Traitement de la maladie de Horton. Concours Méd 1987; 109: 36

Wolfovitz E, Levy Y, Brook JG. Sudden deafness in a patient with temporal arteritis. J Rheumatol 1987; 14: 384

Zahn H, Bröker H-J, Mörl H. Riesenzellarteriits. Herz u. Gefäße 1990; 10: 64

Bronchial- und Lungenkrankheiten

Asthma bronchiale

Stellenwert der Corticoide

Schon ein Jahr nach der ersten Veröffentlichung von HENCH u. Mitarb. über die Behandlung der chronischen Polyarthritis mit Cortison erschien, ebenfalls aus der Mayo Klinik, die erste Publikation über die Anwendung dieses Hormons in der Asthmatherapie (CARRYER 1950). In den vergangenen 40 Jahren sind die Corticoide zum unverzichtbaren Bestandteil der Asthmatherapie geworden. Sie gelten als die potentesten Asthmamittel. Ihr Wert in der Behandlung akuter und bedrohlicher Phasen wurde nie bestritten. Dagegen ist ihr Einsatz beim chronischen Asthma immer wieder kontrovers diskutiert worden – in erster Linie wegen der unerwünschten Wirkungen. Noch vor wenigen Jahren nahmen die Corticoide die letzte Stelle im Stufenplan der Asthmatherapie ein; nur wenn mit allen anderen Mitteln kein erträgliches Leben für den Patienten erreicht werden konnte, waren sie erlaubt.

Das hat sich in jüngster Zeit grundsätzlich geändert. Heute stehen die Corticoide mit den β_2-Mimetika an erster Stelle des Therapieplans. Dafür gibt es 2 Gründe:

1. Die dem Asthma zugrundeliegende Hyperreagibilität des Bronchialsystems ist durch eine chronische Entzündung in den Wänden der Atemwege bedingt.
2. Die Entwicklung der modernen inhalativen Therapie erlaubt eine fast risikofreie Langfristbehandlung.

Selbstverständlich dürfen Corticoide nicht als Monotherapie gegeben werden. Sie können die schnell wirkenden Bronchospasmolytika nicht ersetzen. Bei exogen allergischem Asthma werden auch weiterhin Cromoglycat und Ketotifen eingesetzt. Auch auf die physikalische Therapie darf nicht verzichtet werden. Schließlich spielen Rauchverbot und in entsprechenden Fällen Allergenkarenz bzw. Hyposensibilisierung eine wichtige Rolle in der Asthmatherapie. Endlich darf die Bedeutung der Patientenschulung nicht unterschätzt werden (WORTH u. BREUER, MEIER-SYDOW).

Bei richtigem Einsatz der Therapiemöglichkeiten kann heute die Mehrzahl der Asthmakranken ein normales Leben führen (MICHEL u. PARIENTE).

Wirkungsmechanismus

Neben den allgemeingültigen *Wirkungsmechanismen* für den entzündungshemmenden und immunsuppressiven Effekt sowie die Permeabilitätswirkung durch Membranstabilisierung (s. S. 75 ff.) spielen für die besonders gute Wirksamkeit der Corticoide bei Asthma noch andere Faktoren eine Rolle. So ist heute gesichert, daß der plättchenaktivierende Faktor (PAF) der bedeutendste Mediator in der Asthmapathogenese ist; er ist für die starke Infiltration des Bronchus mit Neutrophilen und Eosinophilen verantwortlich und wird durch Corticoide beeinflußt. Sehr wichtig ist in schweren, schon austherapierten Fällen die permissive Wirkung der Steroide für die Bronchospasmolytika und die Vermeidung der Down-Regulierung der β-Rezeptoren. Ob die Zahl der β_2-Rezeptoren tatsächlich zunimmt, ist aber noch nicht gesichert. Die Corticoide reduzieren signifikant die Schleimbildung, und schließlich kann die Stimulation der Surfactant-Synthese nützlich sein.

Die verschiedenartigen Wirkungen zeigen, daß die Corticoide nicht nur – wie man früher glaubte – beim allergischen, sondern gerade auch beim sog. Intrinsic-Asthma wirksam sind.

Wie man gelegentlich zu beobachtende »Cortison-Versager« zu beurteilen hat und wie man ggf. vorgeht, wird auf Seite 79 beschrieben.

Während der permissive Effekt für die β_2-Mimetika und die Membranwirkung (letztere nur bei hoher Dosierung) sofort eintreten, stellen sich die maximale Wirkung auf die verschiedenen Blutzellen sowie die Entzündungshemmung und Immunsuppression erst nach einigen Stunden ein (s. S. 79). Ein beginnender Effekt kann frühestens nach 30 Min. festgestellt werden. Dabei ist es völlig gleichgültig, ob das Corticoid oral oder i.v. verabreicht wird. Auch haben erwiesenermaßen höhere Dosen keinen schnelleren Wirkungseintritt (wenn man vom Membraneffekt absieht). Diese Tatsachen spielen gerade für die Notfalltherapie eine große Rolle. *(Wirkungseintritt)*

Bei der niedrig dosierten oralen Behandlung wird das therapeutische Optimum meist erst nach 8 Tagen erreicht. Man darf also nicht von Cortisonversagen sprechen, wenn die Atemstörung des Patienten nach 3 Tagen noch nicht völlig beseitigt ist.

Sehr wichtig ist schließlich, daß die Wirkung der inhalierbaren Präparate auch frühestens nach 1 Woche (manche Autoren sagen: nach 2–3 Wochen) ihren maximalen Effekt erkennen läßt.

Schwerer Asthmaanfall und Status asthmaticus

Die Definition des Status asthmaticus ist nicht einheitlich; in der Praxis wird jeder schwere Asthmaanfall als Status bezeichnet. Auf Nomenklaturprobleme soll hier nicht eingegangen werden, zumal die therapeutischen Richtlinien identisch sind. Sicher ist, daß jeder länger anhaltende schwere Zustand der klinischen Behandlung bedarf, da er zur respiratorischen Insuffizienz und damit zur Lebensbedrohung führen kann. Dann sind Intensivüberwachung und -therapie sowie u.U. maschinelle Beatmung erforderlich.

Jeder schwere Asthmaanfall ist eine Indikation für die Anwendung von Corticoiden. Dabei muß berücksichtigt werden, daß die maximale Wirkung erst nach Stunden einsetzt. Nur im Falle einer erschöpften β_2-Mimetika-Wirkung kann ein Soforteffekt eintreten. Innerhalb einer halben Stunde kann sich die Permeabilitätswirkung günstig auswirken. Das bedeutet, daß in erster Linie Bronchospasmolytika gegeben werden müssen, bei unwirksam gewordenen β_2-Mimetika am günstigsten in Form einer Theophyllin-Infusion: 6 mg/kg/30 Min., dann 14 mg/kg/24 Std. (PARIENTE).

Obwohl erwiesen ist, daß die orale Therapie gleich schnell und gleich gut wirkt (DIRKSEN u. Mitarb., RATO u. Mitarb.), wird man im Notfall die Therapie mit intravenöser Applikation beginnen, zumal in jedem solchen Fall ein venöser Zugang geschaffen werden muß. *(Dosierung)*

Als *Initialdosis* gibt man 100 bis maximal 250 mg Prednisolon. Verschiedentlich empfohlene Grammdosen wirken weder schneller noch besser, erhöhen aber das Risiko der Therapie. Sehr wichtig ist jedoch, daß die Therapie in den ersten 24 Std., evtl. auch 48 Std., fortgesetzt wird, je nach klinischer Situation in etwa 6stündlichen Intervallen um je 100–50 mg Prednisolon intravenös. Daraus errechnet sich eine Dosis zwischen 300 und 650 mg Prednisolon für den ersten Tag.

In manchen Ländern wird zur Initialtherapie Hydrocortison (3–4 g/die i.v.) bevorzugt. Die dadurch bedingte Natriumretention ist nicht von Nachteil, da die meisten Patienten in dieser Situation ausgetrocknet sind. Jedoch wurde – in allerdings sehr seltenen Fällen – eine akute Myopathie ausgelöst (s. S. 106); bei Prednisolon sind derartige Reaktionen bisher nicht beobachtet worden.

Nach Überwindung der bedrohlichen Situation wird man auf orale Therapie übergehen, zunächst auf etwa 1 mg/kg Prednisolon, und versuchen, die Dosis langsam abzubauen. British Thoracic Society u.a. sowie CHAPMAN u. Mitarb. und MURATH wiesen darauf hin, daß man nach Überwindung einer akuten Situation die Cortisontherapie nicht zu schnell abbauen darf, weil das Risiko eines Rezidivs sehr hoch ist.

Hat man *Erhaltungsdosen* erreicht, wird man zusätzlich mit der inhalativen Therapie beginnen. 1–2 Wochen später muß dann entschieden werden, ob eine orale Dauerbehandlung nötig ist oder ob alleine mit inhalativer Therapie weiterbehandelt wird. Sind die Peak-flow-Werte gut und die Eosinophilen nicht angestiegen, kann man im Verlauf weiterer 10–14 Tage die orale Therapie abbauen. Dafür empfiehlt MENZ auf alternierende Therapie überzugehen. Die genannten Kontrollen an den steroidfreien Tagen zeigen an, ob eine Beendigung der oralen Therapie möglich ist.

Chronisches Asthma

Sehr viele Patienten mit chronischem Asthma sind cortisonbedürftig, nämlich dann, wenn ihr Zustand ohne Steroide nicht erträglich ist. Daß diese Therapie wissenschaftlich begründet ist, ergibt sich aus dem über den Wirkungsmechanismen Gesagten. Deshalb wäre es verhängnisvoll, wenn man von Cortisonabhängigkeit sprechen würde.

Angst vor Cortison und dessen Nebenwirkungen, aber auch die Unterschätzung der eigenen Krankheit sowie die falsche Beurteilung durch manche Ärzte, führen dazu, daß viele Asthmatiker kein Cortison erhalten (OATES u. WOOD) oder untertherapiert sind (HEITMANN u. MORR, VON WICHERT).

Systemische
Therapie

Jedes chronische Asthma sollte initial systemisch behandelt werden.
Dosierung: Beginn mit etwa 0,5 mg/kg/die Prednisolon und Abbau in etwa 2–3 Wochen auf Erhaltungsdosis, die unter 7,5 mg/die liegen soll.

Wie im Abschnitt Dosierung ausgeführt (s. S. 152 ff.), sollte man ab 10 mg/die, spätestens ab 7,5 mg/die, in 1-mg-Schritten reduzieren. Dann gelingt es bei 80% der Patienten, auf Dosen unterhalb von 5 mg/die zu kommen (HOFFARTH u. ULMER). Es gibt nicht wenige Patienten, die mit 3 und sogar 2 mg/die Prednisolon auskommen, bei Weglassen dieser Dosis aber sofort eine Verschlechterung des Asthmas bekommen. Dabei gibt es jahreszeitliche Schwankungen; im Winter werden oft etwas höhere Dosen benötigt als im Sommer (CEGLA).

Zur *Therapieführung* sollte jeder Patient mit chronischem Asthma einen Peak-flow-Meter besitzen, täglich morgens und abends messen und aufschreiben. Nur so kann die kleinste noch wirksame Dosis austitriert werden. Außerdem kann der Patient Verschlechterungen seiner Atemfunktion erkennen, noch bevor er sie subjektiv bemerkt. Atemnot verspürt man subjektiv nämlich erst, wenn der Atemwegswiderstand auf das Doppelte angestiegen ist. Solche Exazerbationen können durch Infekte, nach körperlicher Überanstrengung, aber auch bei psychischen Belastungen vorkommen. Durch rechtzeitige Erhöhung der Steroiddosis bzw. durch einen kurzen Steroidstoß bei

Patienten, die unter inhalativer Dauertherapie stehen, kann eine u.U. schnell bedrohlich werdende Situation verhindert werden. Um keine wertvolle Zeit zu verlieren, sollten die Patienten dies in Eigeninitiative machen. Das setzt natürlich voraus, daß sie vom behandelnden Arzt genaue Anweisungen erhalten haben und auch über die nötige Menge an Medikamenten verfügen. Dieses Vorgehen hat sich in der Mayo-Klinik bewährt (REED u. HUND).

Die *Erhaltungsdosis* soll normalerweise morgens vor 8.00 Uhr eingenommen werden. Verschlechtert sich bei einem Patienten jedoch die Situation nachts oder bekommt ein Kranker überhaupt nur nächtliche Anfälle, so gibt man morgens 2/3 und abends 1/3 der Dosis. Sollte bei diesem Schema in Einzelfällen die Gesamttagesdosis oberhalb von 10 mg liegen, muß man die ganze Dosis abends geben und eine Nebennierenrindeninsuffizienz in Kauf nehmen. Dann muß der Patient entsprechend aufgeklärt werden und stets einen Cortisonausweis bei sich führen. Neuerdings wird empfohen, die 2. Gabe nicht abends, sondern gegen 15 Uhr zu verabreichen; auch dadurch lasse sich die Gesamtdosis erniedrigen und das Risiko einer Störung des adrenalen Regelkreises sei geringer.

Hat man unter Erhaltungsdosis eine Stabilisierung der klinischen Situation erreicht, so sollte eine zusätzliche inhalative Behandlung begonnen werden mit dem Ziel, die systemische Steroiddosis weiter zu reduzieren oder ganz abzusetzen. Das Procedere ist auf S. 159 beschrieben.

Nur eine Minorität von Asthmatikern braucht eine systemische Dauertherapie (OATES u. WOOD); ist sie nötig, so kommt man oft mit der nebenwirkungsärmeren alternierenden Behandlung aus (TOOGOOD).

Wie POLLA u. Mitarb. zeigen, ist das Risiko von osteoporotischen Frakturen bei Patienten, die nur intermittierend systemische Coricoide erhalten, signifikant niedriger als bei Dauertherapie.

In Einzelfällen wird langfristig eine Steroiddosis benötigt, die oberhalb der tolerablen Grenze liegt. Für solche Fälle hat man in den USA das Makrolid-Antibiotikum *Troleandomycin* verwendet. Es verlängert die Halbwertszeit von 6-Methylprednisolon und hat damit letztlich keinen Vorteil. *Kombinations-therapie*

In Japan hat man – in Analogie zur chronischen Polyarthritis – eine *parenterale Goldtherapie* versucht. Sie wurde wegen der hohen Nebenwirkungsrate verlassen.

Neuerdings haben MULLARKEY u. Mitarb. – wieder in Analogie zur chronischen Polyarthritis – *Low-dose-Methotrexat* dazugegeben: 15 (bis maximal 50) mg/Woche. 25 Patienten wurden 18–28 Monate verfolgt: Die mittlere Prednisondosis konnte von 26,9 auf 6,3 mg/die reduziert werden. Bei 15 Patienten konnten die Corticoide ganz abgesetzt werden, bei 9 gelang eine Reduktion auf weniger als 50% der vorherigen Dosis. Nur bei einem Patient wurde kein Erfolg erreicht, 15 Patienten zeigten leichte Nebenwirkungen.

SHINER u. Mitarb. machten eine placebokontrollierte Studie mit 15 mg Methotrexat (MTX)/Woche bei 89 cortisonbedürftigen Asthmatikern, die im Mittel 14,2 mg/die Prednisolon benötigten. Nach 24 Wochen konnte die Dosis bei 50% der MTX-Patienten, dagegen nur bei 14% der Placebopatienten reduziert werden. 5 der 38 MTX-Patienten entwickelten pathologische Leberwerte.

ERZURUM u. Mitarb. gaben Patienten, die mindestens 15 mg/die Prednisolon benötigten, Methotrexat (1. Woche 5 mg/Woche, 2. Woche 10 mg/Woche, dann 15 mg/Woche) bzw. Plazebo i.m. während 13 Wochen. Sie konnten bei beiden Gruppen die Steroiddosis um 40% reduzieren und sehen deshalb in der MTX-Gabe keinen Vorteil.

Die Leber muß bei dieser Therapie regelmäßig und gewissenhaft überwacht werden. Die Empfehlung lautet: alle 4 Wochen Leberwerte bestimmen und bei Erreichen einer kumulativen Dosis von 1,5 g MTX Leberbiopsie.

Wegen des experimentellen Charakters dieser Therapie sollte sie vorerst nicht außerhalb von Kliniken angewandt werden.

Inhalative Therapie

Die *inhalative Anwendung* der modernen topisch wirksamen Präparate gilt heute als Basistherapie des chronischen Asthma. Diese Präparate haben bei voller lokaler Wirksamkeit in den empfohlenen Dosen keine relevanten systemischen Auswirkungen: Weder kommt es zu einer Störung des adrenalen Regelkreises noch treten Symptome eines Hyperkortizismus auf.

Frühzeitiger Einsatz kann den Bedarf an systemischen Coricoiden verhindern (POLLA, FOURNIER u. Mitarb.). Ihr gößter Segen ist die Prophylaxe der so gefährlichen frühmorgendlichen Asthmaanfälle (POLLA u. Mitarb. , LORENTSON).

Da β_2-Mimetika zu einer Down-Regulation der Rezeptoren führen, und Cortison diese rückgängig macht, empfiehlt SVEDMYR jeden Asthmakranken, der regelmäßig β_2-Mimetika nimmt, auch Steroide inhalieren zu lassen.

Lokale Nebenwirkungen, wie Kandidabefall im Mund und Heiserkeit durch Ablagerung auf den Stimmbändern, kommen bei Verwendung eines Spacers kaum noch vor. Schleimhautbiopsien nach 3monatiger Behandlung in einer kontrollierten Doppelblindstudie (FOURNIER u. Mitarb.) sowie nach 11monatiger hochdosierter Inhalationstherapie in einer offenen Studie (LAURSEN u. Mitarb.) haben keine atrophischen Veränderungen ergeben.

Voraussetzung für die Wirkung ist, daß möglichst viel von dem Inhalat in die Bronchialwege gelangt. Das setzt wiederum voraus, daß die Bronchialwege nicht durch einen Spasmus verengt sind; deshalb wird empfohlen, wenige Minuten vor der Corticoidinhalation ein β_2-Mimetikum zu inhalieren (FABEL). Außerdem hängt die Wirkung davon ab, ob eine Synchronisation von tiefer Einatmung und Auslösung des Sprays gelingt. Dazu sind viele Patienten, besonders Kinder und alte Leute, nicht in der Lage. Für diese Fälle empfiehlt sich der Gebrauch eines sog. Spacers, den es für alle heute verfügbaren Inhalationspräparate gibt. Viele Asthmologen empfehlen grundsätzlich, nur mit dem Spacer zu inhalieren. Sie haben außerdem den Vorteil, daß die systemische Wirkung verringert wird (BROWN) und der Bedarf an β_2-Mimetika, deren Herz-Kreislauf-Risiken derzeit sehr strark diskutiert werden, abnimmt (JUNIPER u. Mitarb).

Bei richtigem Gebrauch der Inhalationstherapie kann man 2,5–7,5 mg/die orales Prednisolon ersetzen. Dadurch können viele Patienten ganz von der Tablettentherapie abgesetzt werden, bei anderen gelingt es wenigstens, in einen tolerablen Dosisbereich zu kommen.

Die 3 derzeit verfügbaren Mittel sind in der klinischen Anwendung praktisch gleichwertig, wenngleich sie experimentelle Unterschiede aufweisen (CHECK u. KALINER).

Beclomethasondiproprionat (Sanasthmax)	250 µg/Hub
Budesonid (Pulmicort)	200 µg/Hub
Flunisolid (Inhacort)	250 µg/Hub

Das derzeit noch in klinischer Prüfung befindliche Fluticason soll stärker wirksam sein (WOODCOCK); es wird außerdem weniger durch den Gastrointestinaltrakt resorbiert und scheint deshalb speziell für die Pädiatrie interessant (BARAZZONE).

Das früher viel verwendete Dexamethason-isonicotinat (Auxiloson) hat eine wesentlich schwächere topische und eine erheblich größere systemische Wirkung, gilt daher heute als überholt (MÖLLMANN u. Mitarb.).

Zwar istbei klinischer Prüfung eine 4x tägliche Inhalation wirksamer als eine 2x tägliche (TOOGOOD u. Mitarb.); die häufigere Anwendung ist aber bei jahrelanger ambulanter Fortführung der Therapie nicht realisierbar. Außerdem führt sie vermehrt zu Soor.

Heute geht der Trend zu höherer Dosierung bei 2mal täglicher Anwendung. Hauptgrund ist, daß dadurch noch mehr Patienten ohne systemische Therapie auskommen bzw. diese noch weiter reduziert werden kann. Das Nebenwirkungsrisiko hat sich dabei nicht wertbar vergrößert.

Dosierung: Beginn mit 1500 mg Beclomethason oder Flunisolid bzw. 1200 mg Budesonid (= morgens und abends je 3 Hübe). Bei deutlicher Besserung (Peak-flow-Meter!) kann versucht werden, die Dosis zu reduzieren auf morgens und abends je 2 oder sogar nur je 1 Hub. Erweist sich die Wirkung von je 3 Hüben als ungenügend, so kann die Dosis vorübergehend erhöht werden. Der individuelle Bedarf ist sehr unterschiedlich und muß bei jedem Patienten durch Peak-Flow-Kontrolle getestet werden.

Die inhalative Therapie hat eine Anlaufzeit von etwa 2 Wochen. Man sollte deshalb bei Vorhandensein asthmatischer Symptome, sofern sie nicht sowieso schon läuft, gleichzeitig mit der inhalativen Therapie einen kurzen oralen Stoß verabreichen. Wird die orale Therapie zu früh oder zu schnell abgesetzt, kann es einen Rückfall geben, der u.U. erneute systemische Therapie erfordert. Eine optimale Protektion gegenüber Allergen-Provokation erreicht man meist erst nach 4–6 Wochen konsequenter Inhalation; nach Absezen dieser Therapie tritt aber meist schon 2–4 Wochen später ein Rezidiv auf (POLLA u. Mitarb.)

Kommt es während der Inhalationstherapie zur Verschlechterung (Peak-flow-Meter!), so empfehlen BEASLEY u. Mitarb.:

– bei Abfall um 30% doppelte Inhalationsdosis,
– bei Abfall um 50% kurzer oraler Corticoidstoß,
– bei erheblicher Verschlechterung Klinikeinweisung.

Therapie in speziellen Situationen

Die *Schwangerschaft* wird heute grundsätzlich nicht mehr als Kontraindikation gegen eine begründete, vorsichtig durchgeführte und gut überwachte Corticoidtherapie angesehen (s. S. 141). Während sich die chronische Polyarthritis bei einer Gravidität in der Mehrzahl der Fälle bessert und damit keiner aggressiven Therapie bedarf, verschlechtert sich das Asthma oft mit zunehmendem Höhertreten des Zwerchfells.

Schwanger-schaft

Das theoretische Risiko eines teratogenen Schadens ist aber in den ersten 3 Monaten am größten. Da in den Beipackzetteln bei allen Corticoiden auf die Gefahren für die Frucht hingewiesen wird, setzen viele Frauen die Behandlung ab oder reduzieren die Dosis in einen nicht mehr wirksamen Bereich. Um das vermeintliche Medikamentenrisiko zu vermeiden, nehmen sie ein Krankheitsrisiko in Kauf – zum Nachteil für Mutter und Kind (NIKOLAUS u. WETTENGEL). Der Sauerstoffmangel infolge Untertherapie ist für das Kind

wesentlich gefährlicher als die theoretische Möglichkeit einer medikamentösen Schädigung (NOLTE). MATHYS sagt lapidar: Asthma der Mutter schadet
dem Kind eher als Cortison.

Selbstverständlich wird man zunächst versuchen, mit inhalativer Therapie
auszukommen. Ausgedehnte Untersuchungen mit Beclomethasondiproprionat weisen die Unbedenklichkeit dieser Therapieform nach. Genügt die inhalative Therapie nicht, bestehen keine Bedenken gegen eine orale Behandlung.

Bei Entwicklung eines Status asthmaticus bestehen ebenfalls keine Bedenken
gegen die kurzfristige Anwendung auch hoher Corticoiddosen. Auch hier gilt,
daß das Risiko der Hypoxie für das Kind gefährlicher ist (NOLTE).

Zwar gehen Corticoide auch in die Milch über; bei Prednison sind es aber nur
1% der von der Mutter eingenommenen Dosis. Die Therapie ist also praktisch unbedenklich. Ängstliche Mütter können noch etwas Zusätzliches tun:
nicht vor 2 Std. nach der Cortisoneinnahme stillen (SCHNEIDER).

Operative Eingriffe Ist während der Behandlung eines Asthmakranken mit Corticoiden eine
Operation erforderlich, so gelten die allgemeinen Richtlinien (s. S. 327).

PIEN u. Mitarb. haben bei 92 operativen Eingriffen (die meisten in Intubationsnarkose) unter entsprechender Hydrocortisontherapie (alle 8 Std. 100
mg parenteral) keine Erhöhung des Operationsrisikos gefunden. Die Rate
der Infektionen war nicht höher als bei nicht mit Cortison Behandelten. Auch
gab es keine Wundheilungsstörungen.

Literatur

Barazzone C. Asthme: nouveautés thérapeutiques. Méd et Hyg 1990; 48: 3642

Barnes PJ. A new approach to the treatment of
asthma. New Engl J Med 1989; 321: 1517

Barnes PJ. Effect of corticosteroids on airway
hyperresponsiveness. Am Rev Respir Dis
1990; 2: 70

Beasley R, Cushley M, Holgate ST. A self management plan in the treatment of adult asthma.
Thorax 1989; 3: 200

British Thoracic Society, Research Unit of the
Royal College of Physicians of London, Kings'
Fund Centre, National Ashthma Campaign.
Guidelines for management of asthma in
adults: I-Chronic persistent asthma. Brit Med
J 1990; 301; 651

British Thoracic Society, Research Unit of the
Royal College of Physicians of London, Kings'
Fund Centre, National Ashthma Campaign.
Guidelines for management of asthma in
adults: II-Acute severe asthma. Brit Med J
1990; 301; 797

Brown PH, Blundell G, Greening AP, Crompton
GK. Do large volume spacer devices reduce
the systemic effects of high dose inhaled corticosteroids? Thorax 1990; 45: 736

Callahan CM, Dittus RS, Katz BP. Oral Corticosteroid Therapy for Patients with Stable Chronic Obstuctive Pulmonary Disease. Ann Intern
Med 1991; 114: 216

Chapman KR, Verbeek PR, White JF, Rebuck
AS. Effect of short course of prednisone in the
prevention of early relapse after the emergency room treatment of acute asthma. New Engl
J Med 1991; 324: 788

Check WA, Kaliner MA. Pharmacology and
pharmacokinetics of topical corticosteroid derivatives used for asthma therapy. Am Rev Respir Dis 1990; 2: 44

Cott GR, Cherniack RM. Steroids and »steroid-
sparing« agents in asthma. New Engl J Med
1988; 321: 634

Dirksen A, Frolund L, Heinig JH, Svendsen UG,
Pedersen BK. Methylprednisolone pulse (MP)
therapy in acute severe asthma. Allergy 1989;
43 Suppl: 90

Ellul-Micallef R. Glucocorticosteroids. In:
Barnes PJ, Rodger IW, Thomson NC. Asthma:
Basic Mechanisms and Clinical Management.
Academic Press, London 1988

Erzurum SC, Leff JA, Cochran JE, Ackerson
LM, Szefler SJ, Martin RJ, Cott GR. Lack of
Benefit of Methotrexate in Severe, Steroid-
Dependent Asthma. Ann Intern Med 1991;
114: 353

Fabel G. Risiken der Glucocorticoidtherapie in
der Schwangerschaft. In: Fabel H. Corticosteroide bei Atemwegserkrankungen. Verlag angew. Wissenschaften, München 1985

Fabel H. Indikationen zur inhalativen Glukokortikoid-Therapie beim Asthma bronchiale. In:
Dorow P, Hetzer R. Glukokortikosteroide in
der Pneumologie. de Gruyter, Berlin 1990

Farrer M, Francis AJ, Pearce SJ: Morning serum
cortisol concentrations after 2 mg inhaled
beclomethasone dipropionate in normal subjects: effect of a 750 ml spacing device. Thorax
1990; 45: 740

Fournier M, Renoz D, Le Roy-Ladurie F, Pappo M, Pariente R. Tolérance bronchique à l'inhalation de béclométasone, Presse Méd 1990; 19: 1441

Geisler LS. Empfehlungen für ein Stufenschema der medikamentösen Langzeittherapie obstruktiver Atemwegserkrankungen. Dtsch Med Wschr 1988; 113: 1609

Heitmann R, Morr H. Der lebensbedrohlich gefährdete Asthmapatient. Inn Med 1991; 18: 42

Hoffarth H-P, Ulmer WT. Aktuelle Therapie chronischer Atemwegserkrankungen. Dtsch Med Wschr 1990; 115: 63

Hudson LD, Monti CM. Rationale and Use of Corticosteroids in Chronic Obstuctive Pulmonary Disease. Med Clin North America 1990; 74: 661

Juniper EF, Kline Pa, Vanzieleghem MA, Ramsdale EH, O'Byrne PM, Hargreave FE. Effect of Long-term Treatment with an Inhaled Corticosteroid (Budesonide) on Airway Hyperresponsiveness and Clinical Asthma in Nonsteroid-dependent Asthmatics. Am Rev Respir Dis 1990; 142: 832

König P. Inhaled corticosteroids – their present and future role in the management of asthma. J Allergy Clin Immunol 1988; 82: 297

Laursen LC, Taudorf E, Borgeskow S, Kobayasi T, Jensen H, Weeke B. Fiberoptic bronchoscopy and bronchial mucosal biopsies in asthmatics undergoing long-term high-dose budesonide aerosol treatment. Allergy 1988; 4: 284

Lorentzon S, Boe J, Eriksson G, Persson G. Use of inhaled corticosteroids in patients with mild asthma. Thorax 1990; 45: 733

Lurie A, Matran R, Vlastos FD, Lockhart A, Strauch G. Les nouvelles thérapeutiques de l'asthme. Méd et Hyg 1990; 48: 1196

Matthys H. Inhalationstherapie. Therap Umschau 1988; 45: 320

Matthys H. Cortison: Standards und neue Tendenzen. Münch Med Wschr 1989; 131: 857

Matthys H. Indikationen der systemischen Glukokortikoid-Therapie beim Asthma bronchiale. In: Dorow P, Hetzer R. Glukokortikosteroide in der Pneumologie. de Gruyter, Berlin 1990

Meier-Sydow J. Patientenschulung bei Asthma bronchiale und Emphysem. Therapiewoche 1990; 40: 1605

Menz G (Davos). Persönl. Mitteilung 1991

Michel FB, Pariente R. Asthmologie 1988: Presse Méd; 29: 1469

Möller M. Kurzzeitherapie mit Methylprednisolon bei exazerbierten obstruktiven Atemwegserkrankungen. Prax Klin Pneumol 1987; 1: 19

Möllmann HW, Barth J, Schött D, Ulmer WT, Derendorf H, Hochhaus G. Differentialtherapeutische Aspekte zum Einsatz von Glucocorticoiden nach Reizgasvergiftungen. Intensiv Med 1989; 26: 2

Mullarkey MF, Lammert JK, Blumenstein BA. Long-term methotrexate treatment in corticosteroid-dependent asthma. Ann Int Med 1990; 8: 577

Murata GH, Gorby MS, Schick TW, Halperin AK. Intravenous and Oral Corticosteroids for the Prevention of Relapse after Treatment of Decompensated COPD. Chest 1990; 98: 845

Nikolaus H-J, Wettengel R. Asthmatherapie während der Schwangerschaft. Münch Med Wschr 1990; 12: 193

Nolte D. Glucocorticoide in der Asthmatherapie. Dtsch Med Wschr 1989; 114: 1411

Nolte D. Asthma: Medikamentöse Therapie in der Schwangerschaft. Therapiewoche 1989; 39: 2120

Pariente R. L'asthme grave. Méd et Hyg 1988; 46: 3549

Pien LC, Grammer LC, Patterson R. Minimal complications in a surgical population with severe asthma receiving prephylactic corticosteroids. J Allergy Clin Immunol 1988; 4: 696

Polla BS. Corticothérapie inhalée dans l'asthme. Méd et Hyg 1991; 49: 542

Plolla BS, Marsac J, Maridonneau-Parini I, Russo-Marie F, Slosman D, Scheinmann P, Barazzone C, Junod A. Asthme, Allergie, Actualités. Rev Méd Suisse romande 1991; 111: 371

Ratto D, Alfaro C, Sipsey J, Glovsky MM, Sharma OP. Are intravenous corticosteroids required in status asthmaticus? J Amer Med Ass 1988; 4: 527

Reed CE. Aerosol glucocorticoid treatment of asthma. Am Rev Respir Dis 1990; 2: 82

Reed CE, Hunt LW. The emergency visit and management of asthma. Ann Int Med 1990; 112: 801

Salmeron S, Guerin J-C, Godard P, Renon D, Henry-Amar M, Duroux P, Taytard A. High doses of inhaled corticosteroids in unstable chronic asthma. Am Rev Respir Dis 1989; 1: 167

Schneider H. Asthmabehandlung während Stillperiode. Dtsch Med Wschr 1987; 112: 1356

Shiner RJ, Geddes DM. Treating patients with asthma who are dependent on systemic steroids. Brit Med J 1989; 299: 216

Shiner RJ, Nunn AJ, Chung KF, Geddes DM. Randomised, double-blind, placebo-controlled trial of methotrexate in steroid-dependent asthma. Lancet 1990; 336: 137

Stead RJ, Cooke NJ. Adverse effects of inhaled corticosteroids. Not serious if car is taken. Brit Med J 1989; 298: 403

Svedmyr N. Action of Corticosteroids on Beta-adrenergic Receptors. Am Rev Respir Dis 1990; 141: 31–38

Tarlo SM, Broder I, Davies GM, Leznof A, Mintz S, Corey PN. Six-month double-blind, controlled trial of high dose, concentrated beclomethasone dipropionate in the treatment of severe chronic asthma. Chest 1988; 5: 998

Toogood JH. High-dose inhaled steroid therapy for asthma. J Allerg Clin Immunol 1989; 2: 528

Toogood JH. Complications of topical steroid therapy for asthma. Am Rev Respir Dis 1990; 141/2: 89

Toogood JH, Baskerville IC, Jennings B, Lekkoe NM, Johansson SA. Influence o dosing frequency and schedule on the response of chronic asthmatics to the aerosol steroid budesonide. Clin Immunol 1982; 70: 288

Toogood JH. Bronchial asthma and Glucocorticoids. In: Schleimer RP, Claman HN, Oronsky A. Antiinflammatory Steroid Action. Academic Press San Diego 1989

Ukena D, Sybrecht GW. Die Funktion des plätt-
chenaktivierenden Faktors beim Asthma.
Dtsch Med Wschr 1988; 42: 1651
Ukena D, Schlimmer P, Vogt J, Sybrecht GW.
Die Therapie obstruktiver Atemwegserkran-
kungen. Teil III: Glukokortikosteroide. Med
Klin 1990; 85: 388
Ukena D, Schlimmer P, Vogt J, Sybrecht GW.
Die Therapie obstruktiver Atemwegserkran-
kungen. Med Klin 1990; 85: 388

Wettengel R. Asthmatherapie heute. Münch
Med Wschr 1988; 130: 506
Wettengel R. Asthma bronchiale. In: Fabel A.
Pneumologie. Urban & Schwarzenberg, München 1989
von Wichert P. Asthma-Therapie – zuviel oder
zuwenig? Dtsch Med Wschr 1988; 113: 799
Worth H, Breuer HWM: Führt die Patientenschulung zur Besserung des Beschwerdebil-
des? Therapiewoche 1990; 40: 1612

Chronische Bronchitis

Bei der chronischen Bronchitis wirken die Corticoide wesentlich weniger zuverlässig als bei Asthma bronchiale. Das beruht darauf, daß die Bronchial-stenose hier weniger durch Entzündung und erhöhten Bronchialmuskeltonus als vielmehr durch narbige Veränderungen sowie durch ein häufig begleiten-des Emphysem bedingt ist. Zwar können die Corticoide die Hypersekretion hemmen, sie beeinflussen aber das obstruktive Syndrom weniger. Am gün-stigsten scheinen Patienten mit Sputum-Eosinophilie zu reagieren.

Aus diesem Grunde empfiehlt es sich, eine Probebehandlung unter Kontrolle der Lungenfunktionswerte durchzuführen.

Dosierung: 0,5 mg/kg/die Prednisolon für 10–14 Tage. Ergibt sich eine deutli-che Besserung der Atemwerte, ist eine langfristige niedrig dosierte Therapie begründet. Ist keine wesentliche Änderung der Lungenfunktionswerte ein-getreten, sollte man die Behandlung abbrechen.

Zur Beeinflussung der Hypersekretion genügen inhalierbare Corticoide.

Wird die Therapie langfristig durchgeführt, so drohen Infektionen, insbeson-dere durch Pilzbefall. Wiest u. Mitarb. berichten über 7 schwere infektiöse Komplikationen, davon 5 mit Pilzbefall, von denen wiederum 3 (alle von Aspergillus betroffen) verstorben sind. Auch Palmer u. Mitarb. sahen eine Aspergillose als Ursache von schweren Pneumonien und Höhlenbildungen bei hochdosierter langfristiger Corticoidtherapie. Von 6 Patienten konnte nur einer gerettet werden.

Auch bei akuter Exazerbation einer chronisch obstruktiven Bronchitis sind die Corticoide weniger wirksam als beim akuten Asthma. Emerman u. Mitarb. gaben 96 Patienten 120 mg Methylprednisolon oder Placebo intravenös. Es ergab sich kein signifikanter Unterschied; alle Patienten mußten stationär aufgenommen werden.

Literatur

Eliasson O, Hoffman J, Trueb D, Frederick D,
McCornick JR. Corticosteroids in COPD. A
clinical trial and reassessment of the literature.
Chest 1986; 89: 485
Emerman CL, Connors AF, Lukens TW, May
ME, Effron D. A randomized controlled trial
of methylprednisolone in the emergency treat-
ment of acute exacerbations of COPD. Chest
1989; 3: 563
Lode H, Höffken G, Boeckh M, Mainz D. Bron-
chitis und obstuktive Bronchitis. Verh Dtsch
Ges Inn Med 1990, Springer Berlin 1990

Palmer LB, Greenberg HE, Schiff MJ. Corticosteroid treatment as a risk factor for invasive
aspergillosis in patients with lung disease.
Thorax 1991; 46: 15
Voisin C. Bronchite chronique. Méd et Hyg 1990;
48: 535
Wiest PM, Flanigan T, Salata RA, Shlaes DM,
Katzman M, Lederman MM. Serious in-
fectious complications of corticosteroid therapy for COPD. Chest 1989; 9: 1180

Fibrosierende Alveolitis
und diffuse interstitielle Lungenfibrose

Fibrosierende Alveolitis und diffuse interstitielle Lungenfibrose stellen ein *Syndrom* dar, das durch ganz verschiedene Ursachen ausgelöst werden kann. Symptomatisch kommt es als exogen allergische Reaktion auf Inhalation von Staub, Dämpfen und toxischen Gasen, nach Röntgenbestrahlung oder Zytostatikatherapie, bei verschiedenen Medikamenten sowie im Rahmen von Systemkrankheiten vor.
Daneben gibt es das Syndrom auch idiopathisch oder besser: kryptogenetisch.

Ursache

Bei den *sekundären Formen* ist zumindest teilweise eine kausale Therapie möglich, z.B. durch Absetzen einer Goldbehandlung, Beseitigung einer inhalativen Noxe, Behandlung der ursächlichen Systemkrankheit. Trotzdem wird auch hierfür eine Steroidtherapie mit kleinen Dosen enpfohlen z.B. bei der Berylliose (BECKLAGE, MORGAN).
*Dosierung:*Beginn mit 0,5 mg/kg/die Prednisolon und langsamer Abbau auf 10–20 mg/die, die Wochen und Monate , u.U. lebenslang gegeben werden müssen. Therapieführung und -beendigung müssen von den Lungenfunktionswerten abhängig gemacht werden.

Therapie

Die *kryptogenetische Form* erfordert höhere Dosen: Beginn mit 1 mg/kg/die Prednisolon mit ebenfalls lansamem Abbau auf individuelle Erhaltungsdosis, je nach Lungenfunktionsergebnis. Behandlungsdauer mindestens 1 Jahr.
Bei Absetzversuchen besteht jeweils Rezidivgefahr. Es scheint, daß die pneumonischen Formen besser reagieren als die interstitiellen (CORDIER u. Mitarb.). Insgesamt ist der Behandlungserfolg um so größer, je besser die Lungenfunktion bei Beginn der Therapie war.
Bei leichterem Verlauf kann man auch versuchen, auf inhalative Corticoid-Anwendung überzugehen (LAVANDIER u. Mitarb).
Höhere Steroiddosen (z.B. in Form der hochdosierten intravenösen Stoßtherapie) verbessern das Ergebnis nicht (GULSVIK u. Mitarb.). Auch die Kombination von Cyclophosphamid mit niedrigen Steroiddosen hat die 5-Jahres-Überlebensrate nicht verbessert (JOHNSON u. Mitarb.). MEIER-SYDOW u. RUST empfehlen dennoch von vornherein eine Kombinationstherapie. Sie meinen, daß man bei der schlechten Prognose auch eventuelle Therapieschäden in Kauf nehmen müsse. Letztlich bleibt in manchen Fällen nur die Lungentransplantation (VAILLANT).

Literatur

Baerwald Ch, von Wichert P. Interstitielle Lungenerkrankungen. Intern Prax 1990; 30: 455

Becklage MR. Pneumoconioses. In: Murray JF, Nadel JA. Textbook of Respiratory Medicine. Saunders Philadelphia 1988

Baur X. Diagnostik und Therapie der exogenallergischen Aleolitis. Dtsch Med Wschr 1990; 21: 821

Cordier J-F, Loire R, Brune J. Idiopathic bronchiolitis obliterans organizing pneumonia. Definition of characteristic clinical profiles in a series of 16 patients. Chest 1989; 5: 999

Fort JG, Scovern H, Abruzzo JL. Intravenous cyclophosphamide and methylprednisolone for the treatment of bronchiolitis obliterans and interstitial fibirosis associated with crysotherapy. J Rheumatol 1988; 15: 5

Gez E, Sulkes A, Isacson R, Catane R, Weshler Z. Radiation pneumonitis: a complication resulting from combined radiation and chemotherapy for early breast cancer. J Surg Oncol 1985; 30: 116

Gulsvik A, Kjelsberg F, Bergmann A, Frøland SS, Rootwelt K, Vale JR. High-dose intravenous methylprednisolone pulse therapy as initial treatment in cryptogenic fibrosing alveolitis. Respiration 1986; 4: 252

Jochelson MS, Tarbell NJ, Weinstein HJ. Unusual thoracic radiographic findings in children treated for Hodgkin's disease. J Clin Oncol 1986; 4: 874

Johnson MA, Klawan S, Snell NJC, Nunn AJ, Darbyshire JH, Turner-Warwick M. Randomised controlled trial comparing prednisolone alone with cyclophosphamide and low dose prednisolone in combination in cryptogenic fibrosing alveolitis. Thorax 1989; 4: 280

Kanzow G, Magnussen H. Prognose und Therapie interstitieller Lungenerkrankungen. Atemw Lungenkr 1988; 4: 197

Kuhn M, Fitting JW. La pneumonie actinique: à propos de 3 cas. Méd et Hyg 1988; 46: 696

Lavandier M, Carré Ph, Kouyoumdjian L, Janvoie B, Diot P, Diot E. Utilisation des corticoïdes inhalés dans le traitement des pneumopathies interstitielles. Méd et Hyg 1991; 49: 554

Meier-Sydow J, Rust M. Diagnostische und therapeutische Möglichkeiten bei Alveolitis/Lungenfibrose. In: Dorow P, Hetzer R. Glukokortikosteroide in der Pneumologie. de Gruyter, Berlin 1990

Morgan WKC. Berylliosis. In: Baum GL, Wolinsky E. Textbook of Pulmonary Diseases. Fourth edition. Little, Brown Comp. Boston 1989

Schnabel K, Berberich W, Tkocz HJ, Niewald M, Scharding B. Die Behandlung der Strahlenpneumonitis mit kurativer Intention – ein Überblick. Strahlenther Onkol 1987; 163: 729

Vaillant P, Martinet Y. Le traitement de la fibrose pulmonaire idiopathique. Méd et Hyg 1991; 49: 537

Chronische eosinophile Pneumopathie

Als chronische eosinophile Pneumopathie (Morbus CARRINGTON) wird ein Syndrom beschrieben, das durch Lungeninfiltrate, Eosinophilie in Sputum, Blut und bronchoalveolärer Lavage und oft ein obstruktives Syndrom charakterisiert ist. Die Ursache ist unklar.

Differential-
diagnose

Es gibt aber ähnliche und gleichartige Krankheitsbilder als immunologisch allergische Reaktion auf Aspergillus, verschiedene Medikamente (z.B. Nitrofurantoin) und Parasitenbefall (Löffler-Syndrom).

Differentialdiagnostisch abgegrenzt werden muß auch das mit einer Vaskulitis einhergehende Churg-Strauss-Syndrom (s. S. 219 f.) sowie das hypereosinophile Syndrom (s. S. 210).

Therapie

Die *symptomatischen Formen* bedürfen der kausalen Therapie. Daneben haben sich mittlere Steroiddosen bewährt.

Dosierung: 0,5 mg/kg/die Prednisolon. Abbau innerhalb von 3–6 Monaten. Es zeigt sich meist rasch eine Rückbildung der Lungeninfiltrate. Die Rückfallrate ist aber hoch (CAPEWELL u. Mitarb.). Inhalative Therapie ist nicht ausreichend (HEINIG u. Mitarb.).

Bei der *idiopathischen Form* bilden sich unter 0,5 mg/kg/die Prednisolon die Infiltrationen innerhalb von 10 Tagen zurück. Absetzen führt jedoch zum Rezidiv, so daß eine jahrelange Therapie mit kleinen Erhaltungsdosen empfohlen wird (BANCAL u. Mitarb.). Auch hier ist die inhalative Therapie nicht genügend (FRICARD).

Literatur

Bancal C, Sadoun D, Valeyre D, Roucou Y, Clerici C, Georges R, Battesti JP. Pneumopathie chronique idiopathique à éosinophiles. Maladie de Carrington. Presse Méd 1989; 34: 1695

Capewell S, Chapman BJ, Alexander F, Greening AP, Crompton GK. Corticosteroid treatment and prognosis in pulmonary eosinophilia. Thorax 1989; 11: 925

Friard S, Jagot JL, Caubarrere I. À propos du traitement de la pneumopathie chronique à éosinophiles. Presse Méd 1989; 23: 1169

Heinig J-H, Weeke ER, Groth S, Schwartz B. High-dose local steroid treatment in bronchopulmonary aspergillosis. Allergy 1988; 43: 24

Sarkoidose

Die Sarkoidose ist die häufigste Form einer interstitiellen Lungenkrankheit. Sie ist charakterisiert durch die Ausbildung epitheloidzelliger Granulome und Ansammlung von T-Lymphozyten sowie mononukleären Phagozyten in den betreffenden Organen – d.h. in über 90% der Fälle in der Lunge.

Die Diagnose soll durch Histologie gesichert werden: Bronchialschleimhautbiopsie, transbronchiale Lungenbiopsie, evtl. Mediastinoskopie mit Biopsie oder Leberblindpunktion.

Der Verlauf und evtl. Therapieerfolg soll vor Therapiebeginn und in 6monatigen Intervallen durch Lungenfunktions- und Röntgenuntersuchung sowie mittels Lymphozytenzählung in der bronchoalveolären Lavage, Bestimmung des Angiotensin-converting-Enzyms im Plasma und evtl. durch Galliumszintigraphie beurteilt werden.

Das einzig wirksame Medikament gegen die Sarkoidose sind die Corticoide. Ihr Einsatz muß die insgesamt günstige Prognose der Krankheit berücksichtigen. Neuerdings wird außerdem in Frage gestellt, ob – unabhängig von der gesicherten Akutwirkung – der langfristige Verlauf der Krankheit durch Corticoide beeinflußt werden kann. Außerdem provoziert jedes frühzeitige Absetzen dieser Therapie ein Rezidiv, so daß oft eine unbefristete Therapie durchgeführt werden muß. Das ist mit Rücksicht auf die unerwünschten Wirkungen zu bedenken. Aus allen diesen Gründen tendiert man heute zu sehr zurückhaltendem Einsatz der Corticoide (CHRÉTIEN).

Therapie

Das *akute Stadium (Löfgren-Syndrom)* gilt nicht als Indikation für Corticoide, da es in 90% der Fälle spontan remittiert (s. S. 177).

Bei der *chronischen Sarkoidose* der Lunge soll zunächst mit den o.g. Diagnostika der Verlauf über mindestens 6 Monate beobachtet werden. Nur wenn sich eine eindeutige Verschlechterung einstellt und Progredienz zeigt, sollen Corticoide gegeben werden. Allerdings besteht immer noch keine Sicherheit darüber, ob durch die Corticoide die Entwicklung einer Lungenfibrose und Verschlechterung der Lungenfunkition langfristig verhindert werden kann.

Indiziert ist der Corticoideinsatz bei allen viszeralen Manifestationen: Herzbeteiligung mit Herzrhythmusstörungen, Symptome von seiten des Zentralnervensystems, Nierenbeteiligung, Hyperkalzämiesyndrom, Uveitis posterior bzw. Retinitis (nicht dagegen Uveitis anterior, die auf ausschließlich topische Therapie reagiert) sowie Hautbeteiligung.

Dosierung: Je nach Schwere des klinischen Krankheitsbildes 0,5–1,0 mg/kg/die Prednisolon für 2–3 Monate. Dann langsamer Abbau auf etwa 10 mg/die. Oft gelingt es bei der Sarkoidose, auf eine alternierende Therapie umzustellen. Einmal begonnen, ist meist mehrjährige Therapie erforderlich. Jeder Absetzversuch darf nur ganz langsam und in kleinsten Schritten gemacht werden: 1 mg alle 1–2 Monate.

CHRÉTIEN u. Mitarb. überblicken 350 Sarkoidose-Patienten über 10 Jahre und haben festgestellt, daß die alternierende Therapie genauso wirksam ist wie die tägliche Gabe, aber erheblich weniger unerwünschte Wirkungen hervorruft.

Interessant ist, daß nach verschiedenen Studien (zitiert nach CLOTTU) im Stadium II/III die inhalative Therapie wirksam sein soll. Sicher ist wohl, daß das Risiko unerwünschter Wirkungen erheblich reduziert wird. Zur Allgemeinanwendung kann man diese Therapieform aber noch nicht empfehlen.

Bei den seltenen Fällen, die langfristig höhere Dosen erfordern, kann man mit Azathioprin kombinieren. Versuche wurden auch mit Ciclosporin und Methothrexat gemacht.

PS: Bei Tuberkulinpositiven empfiehlt es sich – unabhängig von der Dauer der Corticoidtherapie – eine 6monatige INH-Streuungsprophylaxe durchzuführen (0,5 mg/kg/die).

Literatur

Baughman RP. Sarkoidosis. In: Rakel RE. Conn's Current Therapy 1990. Saunders, Philadelphia 1990

Chrétien J. Sarcoïdose. Méd et Hyg 1989; 2886

Chrétien J, Stanislas-Leguern G. Saltiel JC. Sarcoïdose. In: Kahn MF. Peltier AP, Meyer O, Piette J-Ch. Les maladies systémiques. 3ème éd. Flammarion Paris 1991

Clottu R. Corticoïdes en pneumologie. Maladies broncho-obstructives. Rev Méd Suisse Romande 1990; 110: 31

Clottu R. Corticothérapie inhalée de la sarcoïdose. Méd et Hyg 1991; 49: 549

Costabel U, Teschlev H, Güzmann J, Kroegel C. Bronchoalveoläre Lavage. Med Klinik 1990; 85: 376

Devulder B, Hatron P-Y, Gosset D, Lacroix G. Médecine interne, 2ème éd. Masson, Paris 1990

Gluskowski J, Hawrylkiewicz I, Zych D, Zielinski. Effects of corticosteroid treatment on pulmonary haemodynamics in patient with sarcoidosis. Eur Respir J 1990; 4: 403

Müller-Quernheim J, Ferlinz R. Sarkoidose eine Immundysregulation? Dtsch Ärztebl 1988; 85: 1179

Muthiah MM, Macfarlane JT. Current Concepts in the Management of sarcoidosis. Drugs 1990; 40: 231

Petermann W. Sarkoidose. Inn Med 1989; 16: 13

Prior Ch, Haslam PL. Increased Levels of Serum Interferon-gamma in Pulmonary Sarcoidosis and Relationship with Response to Corticosteroid therapy. Am Rev Respir Dis 1991; 143: 53

Schaedel H, Kirsten D, Jäger J, Schmidt A. Die Sarkoidose des Herzens. Intern Welt 1987; 10: 305

Turner-Warwick M, McAllister W, Lawrence R, Britten A, Haslam PL. Corticosteroid treatment in pulmonary sarcoidosis: do serial lavage lymphocyte counts, serum angiotensin converting enzyme measurements, and gallium-67 scans help management? Thorax 1986; 41: 903

Wilson R, Lund V, Sweatman M, Mackay IS, Mitchell DN: Upper respiratory tract involvement in sarcoidosis and its management. Eur Respir J 1988; 3: 269

Akute respiratorische Insuffizienz des Erwachsenen (Schocklunge)

Das »Adult Respiratory Distress Syndrom« (ARDS) ist ein klinisches Syndrom mit respiratorischem Versagen bei diffusen Lungeninfiltraten. Es kann sowohl durch eine primäre Lungenkrankheit als auch durch schwere Allgemeinkrankheiten ausgelöst werden. Seine Letalität beträgt 50–80%. Die Pathogenese ist multifaktoriell und noch nicht völlig aufgeklärt.

Therapie Corticoide haben sich im Tierexperiment bewährt, in der Klinik aber enttäuscht. Sie sind allenfalls bei drohendem ARDS wirksam; beim Vollbild kommen sie zu spät. In einem aktuellen amerikanischen Therapiebuch von 1990 werden sie nicht erwähnt (PETERS u. JORDAN).

Versuche wurden gemacht mit 30–120 mg/kg/Prednisolon in 24 Std. i.v. Jede längere Therapie ist wegen des stark erhöhten Infektions- und Magenblutungsrisikos kontraindiziert.

Literatur

Bernard GR, Luce JM, Sprung CL; Rinaldo JE, Tate RM, Sibbald WJ, Kariman K, Higgins S, Bradley R, Metz CA, Harris TR. High-dose corticosteroids in patients with the adult respiratory distress syndrome. New Engl J Med 1987; 25: 565

Feddersen CO, von Wichert P. Glukokortikoide bei Erkrankungen der Lunge und der Bronchien. Prax Klin Pneumol 1987; 6: 197

Peters JI, Jordan JM. Acute respiratory failure. In: Rakel RE. Conn's Current Therapy 1990. Saunders, Philadelphia 1990

Steppling H. Therapie der akuten respiratorischen Insuffizienz des Erwachsenen. Dtsch Med Wschr 1987; 26: 1051

Pleuritis exsudativa

s. Abschnitt »Chronische Polyarthritis« (S. 168), »Systemischer Lupus erythematodes« (S. 201) und »Tuberkulose« (S. 273f.).

Pneumocystis carinii Pneumonie

s. Abschnitt »Pilzinfektionen«, S. 277 ff.

Toxisches Lungenödem

s. Kapitel Vergiftungen S. 336

Allergische Reaktionen

Allergie ist die Folge einer Immunreaktion auf den Kontakt mit einem Allergen (Baenkler). Man unterscheidet zellvermittelte Allergie infolge unmittelbaren Kontaktes zwischen Antigen und Immunozyt von humoraler Allergie infolge Antikörperbildung auf das Antigen. Während die T-Zell-vermittelten Reaktionen eine Überempfindlichkeitsreaktion vom verzögerten Typ auslösen, führen die B-Zell-vermittelten Reaktionen zu verschiedenen klinischen Bildern: IgE ist verantwortlich für die dramatisch verlaufende anaphylaktische Reaktion, IgM führt zu Agglutination bei Fehltransfusion, zur Kälteagglutinationskrankheit und zur Kryoglobulinämie, IgG initiiert Immunkomplexreaktionen vom Artus-Typ und ist damit verantwortlich für die vielen immunologisch bedingten Organkrankheiten.

Von der IgE-vermittelten anaphylaktischen Reaktion muß die pseudoallergische oder anaphylaktoide Reaktion unterschieden werden. Typische Anaphylaxien werden durch parenterale Gaben von Seren, Proteohormonen, Enzymen sowie durch Insektenstiche ausgelöst. Zur anaphylaktoiden Reaktion können Röntgenkontrastmittel, Alkaloide, Anästhetika und andere Medikamente führen. Klinik und Therapie beider Formen sind identisch.

Anaphylaktischer Schock

Der anaphylaktische oder anaphylaktoide Schock ist die Maximalvariante einer allergischen Reaktion. Er tritt meist unmittelbar nach Gabe des Antigens auf, kann sich aber auch einmal erst verspätet einstellen. Das klinische Bild ist durch Kreislaufverfall und häufig auch durch pulmonale Symptome (Bronchospastik) gekennzeichnet. Unbehandelt führt der anaphylaktische Schock innerhalb von 15 Min. zum Tode.

Die Therapie wird im Abschnitt »Schockbehandlung« (S. 264 f.) ausführlich besprochen.

Idiopathische Anaphylaxie

Manche Menschen bekommen immer wieder anaphylaktische Episoden, die teilweise bedrohliches Ausmaß annehmen, ohne daß man bei eingehender Untersuchung eine Ursache dafür findet. Man spricht dann von idiopathischer Anaphylaxie. Nach Wiggins u. Mitarb. nehmen diese Fälle in jüngster Zeit zu.

Therapie Die akuten Phasen werden selbstverständlich behandelt wie im Abschnitt »Anaphylaktischer Schock« (S. 265) beschrieben.

Da die Patienten schnell und unerwartet in einen bedrohlichen Zustand geraten können, sollte man ihnen vorsorglich H_1- und H_2-Blocker zur oralen Therapie sowie Adrenalin zur Selbstinjektion verordnen.

Nach einer länger dauernden Corticoidtherapie entwickelte sich bei einigen Patienten eine vollständige Remission, so daß die Corticoide abgesetzt werden konnten. Bei anderen war eine Dauertherapie nötig und wirksam.

Dabei stellten sich sehr unterschiedliche Schwellendosen heraus: zwischen 15 und 65 mg/jeden 2. Tag Prednison (Boxer u. Mitarb., Wiggins u. Mitarb.).

Dauertherapie ist nur bei häufigen anaphylaktischen Anfällen begründet. Bei nur gelegtlichen Attacken sollte man immer erst bei auftretenden Symptomen, dann aber sehr schnell behandeln. Deshalb empfehlen WONG u. Mitarb., daß der Patient zur Selbstbehandlung angeleitet wird: 0,3 ml Adrenalin 1:1000 als Injektion, 60 mg Prednisolon oral sowie ein Antihistaminikum oral.

Kontrastmittelreaktionen

Kontrastmittelreaktionen sind der Schreck jedes röntgenologisch tätigen Arztes. Ihre Häufigkeit wird mit 2–20% angegeben, wobei die Letalität 1 : 40000 bis 1 : 116000 beträgt (WANGEMANN).

Moderne niedrigosmolare, nichtionische Kontrastmittel lassen das Risiko solcher Reaktionen erheblich reduzieren.

Da die Kontrastmittelreaktion nicht IgE-vermittelt ist, kann sie weder durch IgE-Bestimmung noch durch Hauttestungen erfaßt werden. Risikopatienten kann man also nicht erkennen; eine Testung ist sinnlos (WAHN). Es scheint allerdings, daß Pollen- und Nahrungsmittelallergiker sowie Penicillinüberempfindliche besonders gefährdet sind (WANGEMANN). Selbstverständlich sind Patienten, die schon einmal eine Kontrastmittelunverträglichkeit aufgewiesen haben, in höchstem Maße gefährdet; eingehende Anamneseerhöhung ist unverzichtbar.

Die *Therapie* der bereits eingetretenen Kontrastmittelreaktion entspricht derjenigen der anaphylaktischen Reaktion (s. S. 265). Therapie

Größte Bedeutung kommt der *Prophylaxe* zu, speziell in Fällen, bei denen eine Kontrastmitteluntersuchung unersetzbar ist, z.B. zur Koronarangiographie oder beim zerebralen Computertomogramm. Prophylaxe

MACHRAOUI u. Mitarb. hatten bei 4102 Patienten ohne Kontrastmittelunverträglichkeit in der Anamnese 137 (= 3,34%) Reaktionen und davon 27 (= 0,66%) schwere. 76 von 4178 Patienten, die schon einmal eine Kontrastmittelunverträglichkeit aufwiesen, wurden mit Corticoiden vorbehandelt: 3 Tage vor der Untersuchung je 30 mg Prednisolonäquivalent oral und 2 Std. vor Kontrastmittelgabe 100 mg Prednisolonäquivalent i.v. 9 von diesen Patienten (= 11,8%) hatten trotzdem eine Reaktion, davon einer eine schwere. Die Autoren halten dieses Risiko für vertretbar.

LASSER u. BERRY machten eine randomisierte placebokontrollierte Studie bei 6763 Patienten. Sie kamen zu den in Tab. **21** aufgeführten Ergebnissen.

Tabelle **21** Kontrastmittelreaktion nach Corticoidvorbehandlung bei Kontrastmittelunverträglichkeit

	Alle Reaktionen	Schwere Reaktionen
Placebo	9–9,9%	2,0–2,2%
2 Std. vor KM 40 mg Prednisolonäquivalent	9,4%	2,0%
12 Std. und 2 Std. vor KM je 40 mg Prednisolon äquivalent	6,4%	1,2%

KM = Kontrastmittel

Die Autoren stellen damit fest, daß die einmalige Vorgabe eines Corticoids nicht ausreicht, daß aber die zweimalige Gabe (12 Std. und 2 Std. vor KM) das Risiko in den Bereich der nichtionisierten Kontrastmittel bringt.
GREENBERGER u. Mitarb. versuchten bei 857 Patienten mit Kontrastmittel-unverträglichkeits-Anamnese verschiedene Dosierungs- und Kombinations-schemata. Sie hatten die geringste Reaktionsrate (5%) bei Injektion des Antihistaminikums Diphenhydramin sowie je 50 mg Prednison oral 13 Std., 7 Std. und 1 Std. vor KM und intravenöser Ephedringabe.
In einer jüngsten Untersuchung konnten GREENBERGER u. PATTERSON feststel-len, daß die Reaktionsrate durch die genannte Vorbehandlung und die Ver-wendung von Kontrastmittel mit niedriger Osmolarität bei 181 intravaskulä-ren Infusionen noch erheblich weiter gesenkt werden konnte, nämlich auf 0,5%.
MARSHALL u. LIEBERMAN gaben die gleichen Corticoiddosen wie GREENBER-GER u. Mitarb., spritzten Diphenylhydramin i.m. und gaben Cimetidin oral dazu, verzichteten aber auf Ephedrin und hatten dabei keine schlechteren Ergebnisse.

Transfusionszwischenfälle

Bei Transfusion treten auch heute noch in 0,2–5,5% (im Mittel 2%) uner-wünschte Wirkungen auf (SCHRICKER).
Von diesen haben nicht alle eine immunologische Basis, wie z.B. das Überla-dungssyndrom, Hämolyse durch mechanische, chemische und thermische Schädigung der Konserven sowie Invasion von Bakterien (BELL).
Die immunologischen Risiken können sich in verschiedener Weise darstellen.

Febrile Reaktion Die *febrile Reaktion* macht 75% aller Sofortreaktionen aus: Schüttelfrost, Fieber, selten Schock. Sie ist bedingt durch zytotoxische Leukozyten- und Thrombozytenantikörper sowie Leukozytenagglutinine. Die Reaktion klingt meist schnell ab, so daß eine spezielle Therapie nicht erforderlich ist. Ist der Patient sehr belästigt, kann man 100 mg Prednisolon intravenös geben.

Allergisch-anaphylaktische Reaktion Die *allergisch anaphylaktische Reaktion* beginnt mit Pruritus und Urtikaria, dann folgen Gesichtsödem und oft Atemnot. Ursache ist eine Eiweißunver-träglichkeit nach vorhergegangener Sensibilisierung, speziell initiiert durch IgA-Antikörper. Besonders gefährdet sind Patienten mit IgA-Mangel.
Die Transfusion muß selbstverständlich sofort abgebrochen werden. Bei Hautveränderungen genügen Antihistaminika, Kreislaufsymptome und Atemnot erfordern Corticoide. Schockbehandlung wie auf S. 265 angegeben.

Hämolytische Reaktion Die *hämolytische Reaktion* ist selten, kann aber sehr gefährlich werden. Sie beruht meist auf einer ABO-Inkompatibilität (Verwechslung der Konserve, Übersehen des Antikörpers bei Kreuzprobe). Man unterscheidet die IgM-vermittelte intravasale von der IgG-bedingten (leichter und verzögert auftre-tenden) extravasalen Hämolyse. Die klinischen Symptome sind Unruhe, Übelkeit, Schweißausbruch, Schmerzen in der Sternum- und in der Nierenge-gend. Atemnot, Zyanose, Blutdruckabfall und Schock können hinzukommen. Als Spätreaktion können sich Niereninsuffizienz, Verbrauchskoagulopathie, Fibrinolyse einstellen.

Die *Therapie* entspricht derjenigen des anaphylaktischen Schocks sowie Behandlung der jeweiligen Symptome im Rahmen der Intensivtherapie.

GANS u. Mitarb. weisen darauf hin, daß ein nicht-kardiogenes *Lungenödem* eine nicht ganz seltene, aber gefährliche Komplikation sein kann. Sie beruht auf zirkulierenden Antileukozyten-Antikörpern.

Lungenödem

Reaktionen auf Stiche und Bisse von Tieren

Nach MÜLLER weisen 4% der Bevölkerung eine *Insektenstichallergie* auf, speziell gegen Bienen und Wespen. Es handelt sich um eine IgE-vermittelte giftspezifische Antikörperbildung, die im RAST nachweisbar ist.

Insektenstichallergie

Die klinische Symptomatik beginnt mit Urtikaria und Angioödem; es können Atemnot, Asthma und anaphylaktischer Schock folgen. Die Therapie richtet sich nach der jeweiligen Symptomatik.

In jedem Falle soll man versuchen, den Stachel zu entfernen und die Stichstelle zu desinfizieren.

Bei Urtikaria und Erythem gibt man ein Antihistaminikum i.v.; bei protrahierten Fällen sind Steroide nötig: 50 mg/die Prednisolon bis zum völligen Abklingen der Symptome.

Bei Atemwegsobstruktion empfehlen sich β_2-Mimetika-Inhalation, Theophyllin i.v. und 50–100 mg Prednisolon i.v., unter Umständen mehrmals wiederholt.

Bei Larynxödem und/oder entzündlicher Rachenstenose: Antihistaminika sowie Corticoide i.v (100–250 mg Prednisolon, evtl. mehrmals wiederholt).

Bei Schockzustand Behandlung wie bei anaphylaktischem Schock (s. S. 265).

Notabene: Auch in diesen Fällen beginnt die Wirkung der Corticoide frühestens nach einer halben Stunde, weshalb Corticoid-Monotherapie unzulänglich ist.

Nach Überwindung der klinischen Symptomatik soll eine allergologische Testung und spezifische Hyposensibilisierung durchgeführt werden.

Gefährdete Patienten sollten immer entsprechende Medikamente bei sich führen:

- Adrenalin als Aerosol (Adrenalin-Modihaler) oder Fertigspritze für subkutane Injektion
- 50–100 mg Prednisolon als Tabletten oder Dexamethason 40-mg-Ampullen (letztere zum Trinken)
- Antihistaminikum
- Staubinde zum Abbinden der Extremität.

PS: Bei vielen gleichzeitigen Stichen (ab 50 bei Kindern, ab 100 bei Erwachsenen) können toxische Symptome auftreten: Hämolyse, Rhabdomyolyse, Nierenversagen, Schock. Sie bedürfen entsprechender Intensivbehandlung.

Nach *Skorpionstich* kann nicht nur eine lokale Entzündung, sondern u.U. auch eine allergische Reaktion mit Organbeteiligung (Lunge, Herz, Schock) auftreten. Bei systemischen Symptomen ist Intensivtherapie erforderlich (SWINFARD). SHAH u. Mitarb. behandelten einen Fall mit lokaler Reaktion erfolgreich mit 16 mg Dexamethason i.v.

Skorpionstich

Im Süden der Vereinigten Staaten gibt es *giftige Eidechsen*. Durch Biß kann ein bedrohlicher anaphylaktischer Schock ausgelöst werden. Behandlung wie alle Formen des anaphylaktischen Schocks.

Eidechsenbiß

PIACENTINE u. Mitarb. gaben folgende Steroiddosen: 2 x 250 mg und 2 x 125 mg Prednisolon i.v., jeweils in 6stündigen Intervallen.

Schlangenbiß   Nach JUCKER muß nach *Schlangenbissen* in 50% mit einer Giftwirkung gerechnet werden; schwere Vergiftungen treten aber nur bei weniger als 10% auf. In den USA gibt es spezifische Antiseren (WINGERT); sie gelten in Europa als nutzlos (DANEL) bzw. gefährlich (GEBHARD u. Mitarb.).
Corticoide sind nach SCHMUTZ u. STAHEL nur bei den seltenen anaphylaktischen Reaktionen nach Mehrfachbissen sinnvoll. GEBHARD u. Mitarb. empfehlen allerdings eine Anaphylaxieprophylaxe mit 1000 mg Prednisolon.

Literatur

Baenkler HW. Funktionelle Klassifikation allergischer Erkrankungen. Fortschr Med 1989; 107: 463

Baumgartner A, Wokalek H, Schöpf E. Bienen- und Wespengiftallergie. Fortschr Med 1989; 107: 460

Bernau A, Kottler BM. Notfallbehandlung in der Praxis bei Zwischenfällen nach Injektionen. Z Orthop 1990; 128: 322

Bousquet JH, Chanez P, Michel F-B. Allergie aux piqûres d'insectes. DIA-GM 1990; 11: 581

Boxer MB, Greenberger PA, Patterson R. The impact of prednisone in life-threatening idiopathic anaphylaxis: reduction in acute episodes and medical costs. Ann Allergy 1989; 3: 201

Danel V. Morsures de serpent. Méd et Hyg 1988; 46: 2354

Erffmeyer JE, Siegle RL, Lieberman P. Anaphylactoid reactions to radiocontrast material. J Allergy Clin Immunol 1985: 75: 401

Flegel WA, Kubanek B, Northoff H. Abklärung einer Transfusionsreaktion. Dtsch Ärztebl 1990; 87: 860

Fuchs E, Ferlinz R. Anaphylaktischer Schock und anaphylaktoide Reaktion. In: Wolff HP, Weihrauch TR. Internistische Therapie. Urban & Schwarzenberg, München 1988

Gans ROB, Duurkens VAM, von Zundert AA, Hoorntje S. Transfusion-related acute lung injury. Intensive Care Med 1988; 14: 654

Gebhard F, Breinlinger U, Steinmann R, Radomsky J, Hartel W. Therapie der nekrotischen Schlangenbißverletzung. Münch Med Wschr 1990, 132: 480

Greenberger PA, Patterson R, Tapio M. Prophylaxis against repeated radiocontrast media reactions in 857 cases. Arch Intern Med 1985; 145: 2197

Greenberger A, Patterson R. The prevention of immediate generalized reaction to radiocontrast media in high-risk patients. J Allergy Clin Immunol 1991; 87: 867

Gross R. Anaphylaktische Reaktionen. Dtsch Ärztebl 1987; 84: 2179

Jakus M. Place actuelle des corticoïdes en allergologie. Rev Méd Suisse romande 1990; 110: 335

Jucker R. Erfahrungen in der Behandlung von Giftschlangenbissen mit einem neuen Rasterschießapparat »Venomex«. Schweiz Rundschau Med 1987; 76: 756

Lasser EC, Berry C. A controlled study of steroid pretreatment (SP) in i.v. contrast material reactions (CMR). J Allergy Clin Immunol 1987; 79: 241

Lasser EC, Berry CC, Talner LB, Santini LC, Lang EK, Gerber FH, Stolberg HO. Pretreatment with corticosteroids to alleviate reactions to intravenous contrast material. New Engl J Med 1987; 317: 845

Leyh F. Der anaphylaktische Schock. Internist prax 1988; 28: 73

Machraoui A, Möllmann HW, Jaedicke W, Barmeyer J. Risiko von Kontrastmittelreaktionen in der Herzdiagnostik. Vorbehandlung mit Glucocorticoiden und Antihistaminika bei bekannter Kontrastmittelunverträglichkeit. Dtsch Med Wschr 1987; 112: 1288

Marshall C, Lieberman P. Analysis of 3 pretreatment procedures to prevent anaphylactoid reactions to radiocontrast (RCM) in previous reactions (R). J Allergy Clin Immunol 1989; 83: 254

Müller N. Transfusionstherapie in der Inneren Medizin. Intern Prax 1988; 28: 25

Müller U. Klinik, Diagnose und Therapie der Insektenstichallergie. Schweiz Med Wschr 1989; 119: 1761

Müller UR. Insektenstichallergie – Klinik, Diagnostik und Therapie. Fischer, Stuttgart 1988

Piacentine J, Curry SC, Ryan PJ. Life-threatening anaphylaxis following Gila monster bite. Ann Emerg Med 1986; 959

Polla BS, Marsac J, Maridonneau-Parini I, Russo-Marie F, Slosman D, Scheinmann P, Barazzone C, Junod A. Asthme, allergie, actualités. Rev Méd Suisse romande 1991; 111: 371

Raab W. Die Behandlung allergischer Krankheiten. Wien Med Wschr 1989; 139: 165

Ring J. Angewandte Allergologie, 2. Aufl. Vieweg, München 1988

Schmutz J, Stahel E. Anaphylactoid reactions to snake bite. Lancet 1985; II: 1306

Schricker KTh. Der Transfusionszwischenfall – Ursachen und Therapie. Anästh Intensivmed 1988; 2: 37

Shah PKD, Lakhotia M, Chittora M, Mehta S, Purohit A. Pulmonary infiltration with blood eosinophilia after scorpion sting. Chest 1989; 95: 691

Trobisch H, Wüst Th. Der akute Transfusionszwischenfall – Therapie. Dtsch Med Wschr 1987; 112: 1587

Urbankek R. Der anaphylaktische Schock. Marseille Verlag, München 1990

Wahn U. Anaphylaktoide Reaktionen gegen Kontrastmittel. Marseille Verlag, München 1990

Waldhausen E, Keser G, Marquardt B. Der anaphylaktische Schock. Dtsch Ärztebl 1988; 85: 506

Wangemann BU. Notfall: Arzneimittelunverträglichkeiten. Eine Analyse am Beispiel des Kontrastmittelzwischenfalls (I und II). Notfallmedizin 1989; 15: 828, Notfallmedizin 1990; 16: 10

Wiggins CSA, Dykewicz MS, Patterson R. Corticosteroid-dependent idiopathic anaphylaxis: a report of five cases. J Allergy Clin Immunol 1989; 84: 311

Wingert WA. Snake bite. In: Rakel RE, Conn's Current Therapy 1990; Saunders, Philadelphia 1990

Wong S, Yarnold PR, Yango C, Patterson R, Harris KE. Outcome of Prophylactic Therapy for Idiopathic Anaphylaxis. Ann Intern Med 1991; 114: 133

Zaun H. Der Notfall: Insektenstich. Bayer Ärztebl 1988; 5: 193

Herzkrankheiten

Entzündliche Herzerkrankungen

Myokarditis Es bereitet auch heute noch Schwierigkeiten, die vielen Ursachen, die zu einer *entzündlichen Myokarderkrankung* führen können, systematisch einzuteilen. Man unterscheidet in der Regel akute Myokardentzündungen, zu denen infektiöse (viral: Coxsackie, ECHO, Poliomyelitis, Adeno, Influenza; mykotisch: Candida, Histoplasmose; parasitär: Schistosomiasis, Trichinosis, Toxoplasmose, Chagas-Erkrankung; bakteriell: Streptokokken, Staphylokokken, Q-Fieber, Borreliose, Clostridien u.a.) und medikamentös-toxische gehören, von den chronischen (Kollagenosen: systemischer Lupus erythematodes, Dermatomyositis; Sarkoidose, Endomyokardfibrose, progressive Systemsklerose, rheumatoide Arthritis, Panarteriitis nodosa). Dabei sind bes. die viralen Myokarditiden oft von einer Perikarditis begleitet: Perimyokarditis.

Von den vielen viralen Infektionen, die zu einer Perimyokarditis führen können, sind die durch Coxsackie B5 und B6 am häufigsten und wichtigsten. Typische Symptome sind akuter fieberhafter Infekt, Arthralgien, Abgeschlagenheit, Brustschmerzen, Dyspnoe.

Obwohl die Untersuchungen von MASON u. Mitarb. einen Therapieerfolg mit Corticoiden und Immunsuppressiva durch mehrfache Endomyokardbiopsien nachgewiesen haben, wird eine Therapie mit Corticoiden nicht generell, sondern nur in besonders schweren Fällen mit Herzinsuffizienz durchgeführt (etwa 1 mg/kg/die Prednisolon, rasche Reduktion).

Anders ist es natürlich bei den Kollagenosen und der Sarkoidose, wo Corticoide die Therapie der Wahl sind. In allen übrigen Fällen soll die Grundkrankheit behandelt und körperliche Schonung eingehalten werden. Bei Mäusen soll nämlich körperliche Aktivität mit vermehrter Virusvermehrung (SOKOLOW u. MCILROY) einhergehen, möglicherweise auch eine Erklärung für den häufig schweren Verlauf einer Myokarderkrankung bei Sportlern. In der Regel heilen virale Perimyokarditiden komplikationslos aus.

Dilatative Leider ist es in vielen Studien nicht gelungen, bei der *dilatativen Kardiomyopathie* Kardiomyopathie einen positiven Effekt durch die Gabe von Corticoiden oder anderen Immunsuppressiva zu objektivieren. Diese negativen Befunde wurden kürzlich durch eine Studie bei Patienten mit einer frisch entstandenen Myokarditis/dilatativen Kardiomyopathie bestätigt; Prednisolon verlängerte die Überlebensrate nicht (LATHAM u. Mitarb.). Anders waren die Ergebnisse in einer Studie von PARRILLO u. Mitarb., die zeigen konnten, daß bei den Patienten, die bei der Myokardbiopsie entzündliche Veränderungen und/oder Immunglobulinablagerungen im Endokard aufwiesen, von einer 3monatigen Corticoidtherapie profitierten (67% vs. 28%). Patienten ohne entzündliche Veränderungen (mit »nonreactive patients« bezeichnet) profitierten von der Behandlung nicht.

Dosierung: Prednisolon 60 mg/die über 3 Monate, jedoch nur nach Myokardbiopsie; Forderung: Nachweis von Zeichen einer immunologisch entzündlichen Genese, erhöhte Blutsenkungsreaktion sowie positives Galliumszintigramm (in Deutschland nicht üblich).

Das *Kawasaki-Syndrom* wird wahrscheinlich durch einen viralen Infekt bei Kindern ausgelöst und befällt vorwiegend Myokard und Herzkranzgefäße. Es spricht sehr gut auf Immunglobuline an, während Corticoide zu einer Verschlechterung des Krankheitsbildes führen. Von weiterem Interesse ist, daß als Folge der Erkrankung eine vorzeitige Koronarsklerose auftreten kann (SCHAAD u. Mitarb.).

Kawasaki-Syndrom

Bei der *chronischen Perimyokarditis* kommt eine Vielzahl von Erkrankungen als Ursache in Frage. Wichtig sind die chronisch entzündlichen Erkrankungen: Morbus Crohn, Sarkoidose, immunologisch (?) bedingte chronifizierende Perimyokarditis und ganz besonders die Kollagenosen.
In all diesen Fällen sollen Corticoide zum Schutz des Herzens, wie aber auch zur Behandlung der Grundkrankheit eingesetzt werden.

Chronische Perimyokarditis

So wie bei fast jeder entzündlichen Erkrankung des Myokards auch das Perikard miterfaßt ist, ist eine *entzündliche Erkrankung des Perikards* fast immer mit einem Befall des Epikards vergesellschaftet. Ursachen sind Viren (meist idiopathisch, d.h., Nachweis gelingt selten), Bakterien (Tbc, Strepto-, Pneumo-, Meningokokken) und Immunkrankheiten (systemischer Lupus erythematodes, rheumatoide Arthritis, progressive Systemsklerose, Sarkoidose, Dressler-Syndrom, Postkardiotomiesyndrom).
Obwohl bei diesen Krankheitsbildern die Effektivität der Corticoide nie exakt überprüft worden ist, werden sie bei Perikarditis (Perimyokarditis) häufig eingesetzt; dies besonders in schwereren Fällen. Bei leichteren Erkrankungen sind in der Regel Antiphlogistika (Salicylate) ausreichend. Corticoide sollten bei der tuberkulösen Perikarditis nicht gegeben werden, obwohl sie gelegentlich zur Vermeidung von Narbenbildungen empfohlen werden.
Dosierung: 20–40 mg/die Prednisolon.
Ist eine Perikarditis mit serösen Ergüssen kombiniert (bes. bei Tbc, Tumoren, Kollagenosen), sind oft mehrere Punktionen erforderlich. Intraperikardiale Injektionen von Glucocorticoiden werden von uns nicht durchgeführt, wurden jedoch gelegentlich beschrieben.

Perikarditis

Infektiöse *Endokarditiden* werden verursacht durch Bakterien, Rickettsien, Pilze (selten Viren, Parasiten). Obwohl mit Gebrauch der Antibiotika zunächst ein deutlicher Rückgang der Endokarditis gesehen wurde, hat sie in letzter Zeit wieder zugenommen. Hierfür könnten erhöhte Lebenserwartung, der Gebrauch von Immunsuppressiva und i.v. Drogenabusus verantwortlich sein. Indikationen für den Gebrauch von Corticoiden bestehen hier nicht.

Endokarditis

Bei *Endomyokardfibrose/Löffler-Endokarditis* finden sich neben einer Fibrose des Endokards eine Myokarditis, Endokardthromben und eosinophile Infiltrate. Die beiden (wahrscheinlich identischen) Erkrankungen haben eine schlechte Prognose. Gelegentlich sollen Corticoide (1 mg/kg/die Prednisolon) zu einer Remission geführt haben (s. auch S. 210).

Löffler-Endokarditis

Obwohl bei oben beschriebenen Krankheitsbildern selten Endo-, Myo- oder Perikard allein und isoliert befallen sind, ist vor allem das *akute rheumatische Fieber* eine Erkrankung des gesamten Herzens.
Das akute rheumatische Fieber stellt eine Systemerkrankung dar, die akut beginnt und aus nicht geklärten Gründen entweder von selbst ausheilt oder langsam zu Herzklappenschädigungen führt. Es hat in allen zivilisierten Ländern deutlich abgenommen und wird bei uns als akute Erkrankung im Er-

Rheumatische Karditis

wachsenenalter heute selten gesehen, soll jedoch in letzter Zeit wieder zugenommen haben (Bisno, Kaplan u. Hill, Wallace). Hervorgerufen wird es durch β-hämolisierende Streptokokken (deshalb auch »Streptokokkenrheumatismus« genannt).

Nach Jones unterscheidet man aus diagnostischen Gründen Majorkriterien (Endo-, Myo-, Perikarditis, Chorea, Rheumaknoten, Polyarthritis, Erythema marginatum) und Minorkriterien (Fieber, Abgeschlagenheit, Arthralgien, Bauchschmerzen bei Kindern, Leukozytose, Antistreptolysintiter- und BKS-Erhöhung).

Obwohl es bis heute keinen eindeutigen Beweis gibt, daß Corticoide zu irgendeinem Zeitpunkt der Erkrankung eine Schädigung der Herzklappen oder des Myokards verringern oder verhindern können, werden sie sowohl in der akuten exsudativen Phase als auch bei schweren chronischen Verlaufsformen eingesetzt.

Dosierung: 20–60 mg/die Prednisolon. Corticoide so rasch wie möglich bei Ausbruch der Krankheit über 3–6 Wochen (selbstverständlich mit Penicillin und Salicylaten).

Bei Kindern, bei denen das erste rheumatische Fieber Monate dauern kann, gelten andere Regeln (s. S. 433).

Literatur

Bisno AL, Shulman ST, Dajani AS. The rise and fall (and rise ?) of rheumatic fever. Amer Med Ass 1988; 5: 728

Bolte HD, Ludwig B. Viral myocarditis. Symptomatology, clinical diagnostics, and haemodynamics. In: Bolte HD, ed. Viral Heart Disease. Springer, Berlin 1984

Combined Rheumatic Fever Study Group. A comparison of short-term, intensive prednisone and acetylsalicylic acid therapy in the treatment of acute rheumatic fever. New Engl J Med 1965; 272: 63

Kaplan EL, Hill HR. Return of rheumatic fever: consequences, implications, and needs. J Pediat 1987; 2: 244

Latham RD, Mulrow JP, Virmani R, Rubinowitz M, Moody JM. Recently diagnosed idiopathic cardiomyopathy: incidence of myocarditis and efficacy of prednisone therapy. Amer Heart J 1989; 117: 876

Löffler W. Endocarditis parietalis fibro-plastica mit Bluteosinophilie, ein eigenartiges Krankheitsbild. Schw Med Wschr 1936; 17: 817

Mason JW, Billingham ME, Ricci DR. Treatment of acute inflammatory myocarditis assisted by endomyocardial biopsy. Amer J Cardiol 1980; 45: 1037

Parrillo JE, Cunnion RE, Epstein SE, Parker MM, Suffredini AF, Brenner M, Schaer GI, Palmeri ST, Cannon RO, Aling D, Wittes JT, Ferrans VJ, Rodriguez ER, Fauci S. A prospective, randomized, controlled trial of prednisolone for dilated cardiomyopathy. New Engl J Med 1989; 321: 1061

Schaad UB, Odermatt K, Stocker FP, Weber JW, Wedgwood J. Das Kawasaki-Syndrom. Schw Med Wschr 1990; 120: 539

Smith WG. Coxsackie B pericarditis in adults. Amer Heart J 1970; 80: 34

Sokolow M, McIlroy MB. Kardiologie. Springer, Berlin 1985; 658

Wallace MR. Rheumatisches Fieber wieder aktuell. Dtsch Ärztebl 1990; 87: 419

Wee AST, Goodwin JF. Acute rheumatic fever and carditis in older adults. Lancet 1966; II: 239

Herzinfarkt

Akutes Stadium   In den 70er Jahren wurde in vielen Studien untersucht, inwieweit Corticoide beim *akuten Myokardinfarkt* in der Lage sind, durch Verminderung des Ödems im Infarktgebiet und durch Förderung der Mikrozirkulation, die Infarktzone zu verkleinern und die Mortalität zu senken. Wie ausgedehnte Untersuchungen jedoch zeigten, sind unter Corticoiden maligne Herzrhythmusstörungen häufiger (Bush u. Mitarb.) und das Infarktgebiet scheint sogar größer zu werden (Roberts u. Mitarb.). Insgesamt ist man heute der Ansicht, daß Corticoide im akuten Stadium eines Myokardinfarktes keine Vorteile bringen, ja sogar die Heilung verzögern und Rhythmusstörungen verstärken (Froer).

Fazit: Keine Corticoide beim akuten, unkomplizierten Myokardinfarkt.

Seit mehr als 20 Jahren wird immer von neuem die Frage gestellt, ob Corticoide in hohen Dosen (Grammbereich!) in der Lage sind, den *kardiogenen Schock* zu vermeiden, zu verbessern oder zu überwinden. Meist lagen diesen Fragen theoretische Überlegungen zugrunde, die sich in praxi nicht bestätigten. Heute werden Corticoide zur Behandlung des kardiogenen Schocks fast einheitlich abgelehnt. Es scheint jedoch so, als ob diese Frage alle 5 Jahre wieder von neuem reaktiviert wird.

Fazit: Keine Therapie des kardiogenen Schocks mit Corticoiden.

Kardiogener Schock

Innerhalb der ersten Stunden nach Infarkt (6 bis maximal 12 Std.) kann durch *Lysetherapie* oft ein Rekanalisierungseffekt der thrombosierten Herzkranzgefäße erreicht werden. Verwendet werden hierzu Streptokinase und Urokinase sowie (seltener) APSAC (acylierter Plasminogen-Streptokinase-Aktivator-Komplex), TPA (Plasminogenaktivator) und SC-UK (Einstrangurokinase).

Lysetherapie

Bei der Streptokinase (seltener bei der Urokinase) kann es anaphylaktische Reaktionen geben, so daß wir immer 100 mg Prednisolon i.v. vorinjizieren.

Das *Postmyokardinfarktsyndrom (= Dressler-Syndrom)* entspricht wahrscheinlich dem Postkardiotomiesyndrom, welches jedoch oft deutlich später auftritt.

Dressler-Syndrom

Meist findet man typische Symptome eines Dressler-Syndroms: Perikarditis, Pleuritis, Leukozytose, Fieber, BKS-Erhöhung, Herzrhythmusstörungen in sehr unterschiedlicher Ausprägung. Die Symptome treten etwa 1 Woche, maximal bis – angeblich – 3 Monate nach Infarktereignis auf. Es handelt sich um eine allergisch hyperergische Reaktion auf Herzmuskelgewebe (Dressler).

Therapeutisch werden Glucocorticoide nur dann eingesetzt, wenn Antiphlogistika (z.B. Indomethacin) innerhalb von 3–4 Tagen nicht erfolgreich sind. Da nach Absetzen der Corticoide die Perikarditis oft wieder aufflammt, wird dies auch als Beweis für die Notwendigkeit einer Corticoidtherapie angeführt.

Dosierung: Beginn mit etwa 50 mg/die Prednisolon; vorsichtige Reduktion.

Nicht vergessen: Antikoagulanzien wegen der Gefahr der Einblutung ins Perikard absetzen (gilt nicht für Acetylsalicylsäure).

Literatur

Bush CA, Renner W, Boudoulas H. Corticosteroids in acute myocardial infarction. Angiology 1980; 31: 710

Dressler W. The post-myocardial infarction syndrome. A report of 44 cases. Arch Intern Med 1959; 103: 28

Froer KL. Stellenwert der Glucocorticoide in der Behandlung des akuten Herzinfarktes. Herz 1981: 6: 107

Roberts R, de Mello V, Sobel BE. Deleterious effects of methylprednisolone in patients with myocardial infarction. Circulation 1976; 53: 204

Schrittmachertherapie

In den letzten Jahren wurde versucht, durch Anbringung von Dexamethason (1 mg) an der Spitze der *Schrittmachersonde* Narbenbildungen an der Implantationsstelle des Herzens und damit erhöhten Widerstand für die Schrittmacherimpulse zu vermeiden (BÜCKING u. SCHWARTAU). Allgemeinen Eingang hat dieses Verfahren bisher nicht gefunden.

Literatur

Bücking J, Schwartau M. Schrittmachertherapie mit steroidhaltiger Elektrode. Dtsch Med Wschr 1984; 109: 671

Schockzustände

Da bei vielen Schockformen die Letalität enorm hoch ist, lag es nahe, alles, auch Corticoide, zu versuchen, um eine bessere Überlebenschance für die Patienten zu erreichen. Als theoretische Begründung für Corticoide sprachen (vorhandene und auch angenommene) Eigenschaften wie: Membranstabilisierung, Steigerung des Herzminutenvolumens, Senkung des peripheren Widerstandes, positive inotrope Wirkung, Zunahme von Verfügbarkeit und Verbrauch von Sauerstoff, erhöhte ATP-Bildung, erhöhte Endotoxin-Clearance, verminderte Bildung von Thrombozytenaggregaten, reduzierte Aktivierung von Granulozyten sowie antiphlogistische und antiallergische Eigenschaften (BIHARI u. TINKER). Ein weiteres Argument war, daß die NNR mit ihrer beschränkten Syntheseleistung (max. etwa 200 mg/die) nicht in der Lage sei, die Menge an Cortisol bereitzustellen, die für die Adaptation des Schocks notwendig ist. Folglich gab man exzessiv hohe Dosen. Erst die Untersuchungen der letzten Jahre zeigten, daß die meisten der oben aufgeführten Wirkungen der Corticoide nicht vorlagen oder pathophysiologisch von geringerer Bedeutung waren. Im folgenden sollen die heutigen Ansichten über den Einsatz von Corticoiden bei den einzelnen Schockformen kurz dargestellt werden.

Basierend auf Tierversuchen, die einen günstigen Effekt von Corticoiden bei der Akutbehandlung eines *hämorrhagisch-traumatischen Schocks* nachwiesen, ist eine Vielzahl von Untersuchungen beim Menschen durchgeführt worden mit jedoch unterschiedlichen Ergebnissen (NEUGEBAUER u. Mitarb.). Trotz der vielen Schwerverletzten in Deutschland (etwa 220000 im Jahre 1987) läßt sich noch immer keine sichere Aussage ableiten. Allenfalls kann nur die frühzeitige Gabe von Corticoiden in hoher Dosierung am Unfallort eine positive Wirkung erwarten lassen. Bei Thoraxtraumen mit Rippenfraktur und Lungenkontusion scheint der Effekt sicherer zu sein. *Hypovolämischer Schock*

Resümee: Ein positiver Effekt von Corticoiden beim hypovolämischen Schock ist beim Menschen nicht bewiesen. Ihr Einsatz kann z.Z. nicht empfohlen werden.

Beim *kardiogenen Schock* (s. S. 261) besteht keine Indikation für Corticoide. *Kardiogener Schock*

Die größte Änderung in der Therapie dürfte der *septische Schock* in den letzten Jahren erfahren haben, galt er doch lange Jahre als sichere Indikation für den Einsatz von Corticoiden (SHEAGREN). Untersuchungen haben gezeigt, daß Bakterientoxine in der Lage sind, einen Abfall der Herzleistung (HZV) zu bewirken (SUFFREDINI u. Mitarb.). Während die Arbeit von SPRUNG u. Mitarb. 1984 bei 59 Patienten noch zeigte, daß bei früher Applikation Corticoide den Schock positiv beeinflussen, wies die genaue Analyse nach, daß die Mortalität in beiden Gruppen (Verum 76%, Placebo 69%) gleich war. Diese Arbeit ist nicht ohne Widerspruch geblieben, so daß weitere Untersuchungen notwendig wurden. *Septischer Schock*

1987 wiesen BONE u. Mitarb. bei 382 Patienten nach, daß hohe Corticoiddosen (30 mg/kg Methylprednisolon) weder einen septischen Schock vermeiden, behandeln, oder seine Mortalität zu senken vermögen. Bei Patienten mit einem Kreatinin von > 2 mg/dl war die Mortalität sogar höher und bei den corticoidbehandelten Patienten fanden sich signifikant mehr Todesfälle (aufgrund von Sekundärinfektionen) als in der Placebogruppe.

Eine weitere gleichzeitig erschienene Arbeit (The Veterans Administration Systemic Sepsis Cooperative Study Group) zeigt ein ähnliches Ergebnis bei 233 Patienten. Die Patienten erhielten initial 30 mg/kg Methylprednisolon gefolgt von 5 mg/kg/Std. über 9 Std. Auch hier hatten Patienten in der Verumgruppe mehr Probleme wegen Sekundärinfektionen, und nach 14 Tagen war die Mortalität in beiden Gruppen gleich. Wichtig war, daß auch bei der Analyse von Subgruppen (z.B. gramnegative Bakteriämien, grampositive Infektionen, frühe Applikation von Corticoiden), die bei der Arbeit von SPRUNG u. Mitarb. noch eine Rolle zu spielen schienen, Corticoide für die Prognose ohne Bedeutung waren.

Die zitierten Arbeiten kommen zu dem Schluß, daß Corticoide bei der Behandlung des septischen Schocks keinen Vorteil, in einigen Fällen sogar einen Nachteil bringen.

Allerdings sind auch diese Arbeiten nicht ohne Kritik geblieben (NEUGEBAUER u. Mitarb.), die besonders auf methodische Mängel hinweist.

Demgegenüber steht die Erfahrung vieler Kliniker, die überzeugende Erfolge durch Corticoide im septischen Schock gesehen haben. Da es nach diesen beiden großangelegten Studien lange dauern wird, bis andere überzeugende Daten vorliegen, kann z.Z. keine Therapieempfehlung für den Einsatz von Corticoiden beim septischen Schock gegeben werden. Die günstigen Ergebnisse, über die HOFMANN u. Mitarb. beim Typhus abdominalis berichten, sind durch obige Arbeiten nicht widerlegt (s. S. 269 f.).

Fazit: Corticoide haben beim septischen Schock keinen Vorteil erbracht. Ihr Einsatz ist deshalb nur in Fällen mit stark toxischer Komponente indiziert. Bei Salmonellosen und Brucellosen haben sie weiterhin eine Spezialindikation.

Anaphylaktischer Schock

Der *anaphylaktische Schock* beruht auf einer generalisierten Antigen-Antikörperreaktion vom Soforttyp, die bis zum Kreislaufstillstand führen kann. Ursache sind Freisetzung von Histamin, Serotonin, Bradykinin durch allergische Degranulation von Mastzellen. Dadurch kommt es zu Vasodilatation/Abfall des peripheren Widerstandes mit Senkung von systolischem und diastolischem Blutdruck sowie Hämokonzentration. Des weiteren können auftreten: Pruritus, Hautreaktionen, Diarrhö, Bronchospastik.

Die Ursache ist in den meisten Fällen iatrogen: Blut und Blutbestandteile, Seren, Vakzine, Röntgenkontrastmittel, Antibiotika, Lokalanästhetika, Fremdeiweiß, Frischzelltherapie, Peptide (z.B. ACTH-Präparate), kolloidale Volumenersatzlösungen, seltener Insektenstiche und Nahrungsmittel.

Die anaphylaktische Reaktion kann in **verschiedene Schweregrade** eingeteilt werden:

Stadium I: Hautreaktionen (Flush, Pruritus, Erythem, Ödem), Kopfschmerz, Schwindel, Tremor

Stadium II: zusätzlich zu I: Blutdruckabfall, Tachykardie, Gastrointestinalbeschwerden (Übelkeit, Erbrechen, Diarrhö)

Stadium III: zusätzlich zu I und II: Entwicklung des Schocks, Bronchospasmus

Stadium IV: Herz-Kreislauf-Stillstand

Die klinischen Symptome treten Sekunden bis Minuten nach Kontakt auf. Oft wird nur Stadium I oder II erreicht, während in anderen Fällen sofort Stadium III oder IV auftritt.

Therapie:

Stadium I und II: 250 mg Prednisolon i.v.
Calcium gluconicum i.v. (10ml) und evtl. bei starken Hautreaktionen: H_1- und H_2-Antihistaminikum i.v. (z.B. Tavegil und Tagamet)

Stadium III: Adrenalin (Suprarenin 0,5 ml, 1:1000/20 ml 0,9%ige NaCl)
250-500 mg Prednisolon i.v., evtl. wiederholt
Humanalbumin 5% 250 ml
Intubation bei Larynxödem (Mundhöhleninspektion)
Aminophyllin 0,24 g i.v. bei starkem Bronchospasmus

Stadium IV: Reanimation
Defibrillation bei Kammerflimmern
Adrenalin (Suprarenin 1 Amp = 1 ml intratracheal)

Einige Regeln:

• Keine kolloidale Volumenersatzlösungen (könnten allergen sein).
• Suprarenin gibt es als fertige Lösungen, so daß langwieriges Verdünnen entfallen kann (MIN-I-ZET-System, Braun-Melsungen).
• Besteht inspiratorischer Stridor: sofort intubieren.
• Corticoide wirken nicht sofort, sondern frühestens nach 30 Min.
• Die Kombination von H1-und H2-Antihistaminika soll besonders wirksam sein (RING u. Mitarb.) und soll vor den Corticoiden gegeben werden.

Prophylaxe von Kontrastmittelreaktionen s. S. 253.

Beim *neurogenen Schock* findet sich aufgrund toxischer, hypoxischer oder traumatischer ZNS-Läsionen eine akute Gefäßerweiterung in der Peripherie mit gleichzeitiger Abnahme der Herzleistung, also: relative Hypovolämie, periphere Vasodilatation, Senkung des HZV.   **Neurogener Schock**
Diese Veränderungen sollen behandelt werden durch Volumenzufuhr, Gabe von Katecholaminen sowie positiv inotrope Substanzen.
Unter Würdigung der Untersuchungsergebnisse beim kardiogenen und septischen Schock scheint die Gabe von Corticoiden nur dann indiziert, wenn ein Hirnödem komplizierend hinzukommt.
Verletzungen des Rückenmarks s.S. 345.

Es gibt mehrere *endokrinologische Erkrankungen,* bei denen ein Hormonexzeß oder ein Hormondefizit zu Schock führen können: Hypo-/Hyperglykämie, akute NNR-Insuffizienz, Phäochromozytom u.a.   **Endokriner Schock**
Eine Therapie mit Glucocorticoiden ist indiziert bei der akuten NNR-Insuffizienz (s. S. 39) und beim hypophysären Koma (s. S. 49).

Literatur

Barach EM, Nowak RM, Lee TG, Tomlanovich MC. Epinephrine for treatment of anaphylactic shock. J Amer Med Ass 1984; 251: 2118

Bihari DJ, Tinker J. Steroids in intensive care. Brit J Hosp Med 1982; 28: 330

Bleifeld W, Kupfer W. Kardiogener Schock. In: Riecker G, Hrsg. Schock. Springer, Berlin 1984

Bone RC, Fisher CJ, Clemmer TP, Slotman GJ; Metz CA, Balk RA, and The Methylprednisolone Severe Sepsis Study Group. A controlled clinical trial of high-dose methylprednisolone in the treatment of severe sepsis and septic shock. New Engl J Med 1987; 317: 653

Boxer MB, Greenberger PA, Patterson R. The impact of prednisone in life-threatening idiopathic anaphylaxis: reduction in acute episodes and medical costs. Ann Allergy 1989; 3: 201

Elke M. Kontrastmittelreaktionen. Dtsch Med Wschr 1984; 109: 514

Elke M, Brune K. Prophylaktische Maßnahmen vor Kontrastmittelinjektionen. Dtsch Med Wschr 1980; 105: 287

Fath JJ, Cerra FB. The therapy of anaphylactic shock. Drug Intell Clin Pharmacol 1984; 18: 14

Kass EH. High-dose corticosteroids for septic shock. New Engl J Med 1984; 311: 1178

Madowitz JS, Schweiger MJ. Severe anaphylactoid reaction to radiographic contrast media. J Amer Med Ass 1979; 241: 2813

Neugebauer E, Bouillon B, Dietrich A, Lechleuthner A. Cortison: Standards und neue Tendenzen. Notfallindikation Schock. Münch Med Wschr 1989; 131: 907

Ring J, Rothenberger KH. Anaphylaktoide Reaktionen nach Infusion von Röntgenkontrastmitteln. Münch Med Wschr 1984; 126: 657

Scriba PC, Dsonlagic H, Müller-Esch G. Endokrines System und Schock. In: Riecker G, ed. Schock. Springer, Berlin 1984

Sheagren JN. Septic shock and corticosteroids. New Engl J Med 1981; 305: 456

Suffredini AF, Fromm RE, Parker MM, Brenner M, Kovacs JA, Wesley RA, Parrillo JE. The cardiovascular response of normal humans to the administration of endotoxin. New Engl J Med 1989; 321: 280

Sprung CL, Caralis PV, Marcial EH, Pierce M, Gelbard MA, Long WM, Duncan RC, Tendler MD, Karpf M. The effects of high-dose corticosteroids in patients with septic shock: a prospective, controlled study. New Engl J Med 1984: 311: 1137

The Veterans Administration Systemic Sepsis Cooperative Study Group: Effect of high-dose glucocorticoid therapy on mortality in patients with clinical signs of systemic sepsis. New Engl J Med 1987; 317: 659

Arterielle Hypotonie und orthostatische Dysregulation

Seit 1959 werden Mineralocorticoide zur Behandlung von Patienten mit arterieller und/oder orthostatischer Hypotonie *Dosierung*: Beginn mit etwa 50 mg/die Prednisolon; vorsichtige Reduktion. . Sie sollen über eine vermehrte Natriumretention, eine Erhöhung des Blutvolumens und durch die Induktion einer erhöhten Empfindlichkeit gegenüber Noradrenalin wirken. Die empfohlenen Dosen liegen zwischen 0,1–0,4 (-1,0) mg/die Fludrocortison (Astonin H). Als unerwünschte Wirkungen kann es zu arterieller Hypertonie (bisher nur bei > 0,4 mg/die Fludrocortison gesehen), Hypokaliämie, Herzinsuffizienz und partieller Suppression des adrenalen Regelkreises kommen. Obwohl in einigen Fällen hervorragende Besserungen berichtet werden, (AHMAD u. WATSON), besonders bei Patienten mit einer Regulationsstörung des autonomen Nervensystems – z.B. Diabetes mellitus – (WILCOX u. Mitarb.), war der Effekt in unseren Händen weniger überzeugend; zudem fand sich eine Beeinträchtigung des adrenalen Regelkreises (KLEY u. Mitarb.). Diese Art der Behandlung der orthostatischen Dysregulation hat sich nicht allgemein durchsetzen können.

Dosierung: 0,1 mg/die Fludrocortison morgens, langsam (besonders bei älteren Patienten) steigern um 0,1 mg in wöchentlichen Intervallen bis max. 0,4 mg/die, meist in 2 Dosen. Kontrolle von Blutdruck, Serumelektrolyten und Herzfunktion.

Orthostatische Dysregulation

Literatur

Ahmad RAS, Watson RDS. Treatment of postural hypotension. Drugs 1990; 39: 74

Bradshaw MJ, Edwards RTM. Postural hypotension; pathophysiology and management. Quart J Med 1986; 60: 643

Chobanian AV, Volicer L, Tifft LP, Garras H, Liang C, Faxon D. Mineralocorticoid induced hypertension in patients with orthostatic hypotension. New Engl J Med 1979; 301: 68

Davies IB, Bannister RG, Sever PS, Wilcox CS. Fludrocortisone in the treatment of postural hypotension: altered sensitivity to pressor agents. Brit J Clin Pharmacol 1978; 6: 444P

Kley HK, Geisthövel W, Krüskemper HL. Effect of 9α-fluorhydrocortisone on the hypothalamo-pituitary-adrenal axis. Acta Endocrinol 73 (1973) 417

Onrot J, Goldberg MR, Hollister AS, Biaggioni I, Robertson RM, Robertson D. Management of chronic orthostatic hypotension. Amer J Med 1986; 80: 454

Schatz IJ, Miller MJ, Frame B. Corticosteroids in the management of orthostatic hypotension. Cardiol 1976; 61 Suppl 1: 280

Wilcox CS, Puritz R, Lightman SL, Bannister R, Aminoff MJ. Plasma volume regulation in patients with progressive autonomic failure during changes in salt intake and posture. J Lab Clin Med 1984; 104: 331

Infektionskrankheiten

Historisches

Obwohl schon 1950 bekannt war, daß sich unter Cortison Infektionen ausbreiten können, wurden in jenem Jahr die ersten therapeutischen Versuche mit Cortison als Adjuvans bei schwer verlaufenden Infektionen unternommen: KASS (USA) bei Pneumokokken-Pneumonie, ROCHE (USA) bei Typhus abdominalis und HEILMEYER in Freiburg bei Tuberkulose. Der erste Erfahrungsbericht über die Anwendung bei Virusinfektionen stammt von 1951: COLBERT (USA) bei Virushepatitis. 1952 empfahen FINDLAY (USA) Cortison bei Poliomyelitis und JANBON (Frankreich) bei der infektiösen Mononukleose. Im gleichen Jahr publizierte SPINK (USA) seine günstigen Erfahrungen bei der Behandlung der Brucellose.

Viele andere Autoren bestätigten den positiven Effekt des Cortisons bei den verschiedensten Infektionen. Aufgrund dieser Publikationen und erster sehr eindrucksvoller eigener Erfahrungen schrieb ich 1955 im Rahmen einer Übersichtsarbeit: »Schwere Infektionskrankheiten, besonders wenn sie toxische Symptome zeigen, gehören heute zu den absoluten Indikationen für die hier lebensrettend wirkenden Cortisone.«

Die Anwendung von Cortison, später Prednison, bei akuter Virushepatitis wurde – progagiert durch meinungsbildende Kliniker wie HEILMEYER in Freiburg und SIEGENTHALER in Zürich – in den 50er Jahren zur Routinetherapie. In den 60er Jahren beobachtete man unter Corticoiden eine erhöhte Rezidivrate und stellte fest, daß der Übergang in chronische Hepatitis nicht verhindert werden kann. Die Cortisonindikation wurde auf schwere Verlaufsformen reduziert. In den 70er Jahren stellte man eine verminderte Viruselimination und eine Vermehrung der Hepatitisviren sowie eine erhöhte Rate von chronischen Hepatitiden nach Cortisontherapie fest. Jetzt galten Corticoide bei akuter Virushepatitis als kontraindiziert.

Das Verdikt breitete sich auf alle Virusinfektionen und schließlich auf alle Infektionskrankheiten aus. Der Kulminationspunkt war eine Stellungnahme des Münchner Kinderklinikers W. MARGETH, der 1982 in einem Artikel mit dem Titel: »Kortikoid-Therapie: ein paradoxes Wirkungsprinzip bei der Infektionsbehandlung« in der Münchener Medizinischen Wochenschrift folgenden Satz schrieb: »Man hatte den Bock zum Gärtner gemacht, als Anfang der 50er Jahre die Corticosteroide dem Kliniker präsentiert wurden.«

Wie die Geschichte der Therapie zeigt, halten sich solche apodiktischen Urteile meist nicht sehr lange. Heute gilt zwar, daß Corticoide nicht zum Therapieplan infektiöser Krankheiten gehören, ihr Einsatz als zusätzliche Maßnahme in besonderen Situationen aber durchaus berechtigt sein kann. Sie sind immer dann von Vorteil, wenn sie den entzündungsbedingten Schaden mehr reduzieren als sie dem Erreger erlauben, sich zu vermehren oder Toxine zu bilden (SHEAGREN).

Literatur

Kaiser H, Klinkenberg N. Cortison. Die Geschichte eines Medikaments. Wiss Buchgesellschaft, Darmstadt 1988

Kaiser H. 40 Jahre Cortison in der Klinik. Münch Med Wschr 1989; 131: 812

Sheagren JN. Glucocorticoid Action: Infections Diseases. In: Schleimer RP, Claman HN, Oronsky A. Anti-inflammatory Steroid Action. Academic Press San Diego 1989

Bakterielle Infektionen

Beim *Typhus abdominalis* beträgt die Mortalität unter Chloramphenicoltherapie um 1%. Treten toxische Komplikationen hinzu, wie Delirium, Stupor, Koma oder Schock, so fanden HOFFMAN u. Mitarb., daß über die Hälfte der Patienten unter gleichen Therapiebedingungen starben. Sie haben deshalb in einer randomisierten Doppelblinduntersuchung bei gleicher Chloramphenicoldosis (50–100 mg/kg/die i.v für 1 Woche) 20 Patienten mit Steroiden (Dexamethason als Bolus 3 mg/kg i.v. und dann 8mal 1 mg/kg i.v. im 6-Stunden-Rhythmus) und 18 Patienten mit Placebo (bei gleichen Injektionsintervallen) behandelt und fanden eine Mortalität von 10% in der Steroidgruppe und 55,6% in der Placebogruppe.

Neuerdings werden in der amerikanischen Literatur für die weniger schweren Fälle niedrigere Dosen empfohlen: 60 mg/die Prednison für 24–48 Std. (CHERNEY u. LEVISON, GUERRANT). Die Autoren weisen darauf hin, daß einige Stunden nach Einleitung der Therapie auch Hypothermie und Hypotension auftreten können, so daß Intensivüberwachung erforderlich ist.

POHLE plädiert für noch niedrigere Dosen beim »Status typhosus«. Er gibt einschleichende Dosen von 5–20 mg/die Prednison für wenige Tage.

Für akute *Brucellosen*, die mit allgemeiner Schwäche, Anorexie, Depression, einhergehen, wird neben der antibiotischen Therapie (Kombination von Tetracyclin und Streptomycin) eine kurze Steroidtherapie empfohlen: Beginn mit 60 mg/die Prednison, innerhalb von 5–7 Tagen abbauend (KAYE u. PETERSDORF).

Bei *Diphtherie* werden neben dem Antitoxin Corticoide nur dann empfohlen, wenn eine Myokarditis mit Rhythmusstörungen und Blockierungen vorliegt (ELLER). Aber auch diese Indikation ist nicht unwidersprochen (HARNISCH).

Da die Schädigung des ZNS beim *Tetanus* auf einer Toxinwirkung beruht, geben manche Kliniker neben dem Tetanus-Immunglobulin auch Corticoide (systemisch oder intrathekal), obwohl es nach BEATY weder einen experimentellen noch klinischen Beweis für ihre Wirksamkeit gibt.

Die jüngste Doppelblindstudie aus der Türkei (PAYDAS u. Mitarb.) vergleicht bei schweren Fällen von Tetanus die Ergebnisse der Standardtherapie plus Steroide (32 Patienten) mit Standardtherapie plus Placebo (31 Patienten). Die Steroidgruppe hatte 10 Tage 40 mg Prednisolon i.v. erhalten. In der Placebogruppe starben 17 Patienten (55%) und in der Steroidgruppe 10 (31%).

Alle diese Erfahrungen zeigen, daß der kurzfristige Einsatz von Corticoiden neben einer gezielten antibiotischen bzw. Serum-Therapie bei den toxischen Verlaufsformen bakterieller Infektionskrankheiten nützlich und risikoarm ist.

Der *infektiös-toxische Schock* ist ein Krankheitsbild mit hoher Letalität. Er beruht auf einer Kreislaufstörung durch Bakterientoxine, speziell von gramnegativen Erregern: Endotoxinschock. Tierexperimentelle Untersuchungen hatten bereits in den 60er Jahren nachgewiesen, daß Corticoide die Zellen vor dem Zugriff des Toxins schützen können. Allerdings gelingt dies nur, wenn die Steroide zumindest gleichzeitig mit dem Toxin verabreicht werden. Das ist bei der Therapie des Menschen natürlich nicht möglich.

Seither wird die Frage einer Corticoidtherapie mit Heftigkeit kontrovers diskutiert. Jüngste US-amerikanische Untersuchungen scheinen das endgül-

Schwere Allgemeininfektion

Infektiös-toxischer Schock

tige Aus für die Steroidbehandlung beim septischen Schock gebracht zu haben (Bone u. Mitarb., Veterans Administration). Doch auch an dem Design dieser Studien wurde Kritik geübt, und es wurden weitere, besser geplante und durchgeführte Untersuchungen dringend gefordert (Neugebauer u. Mitarb.).

Auch wenn die Endstadien aller Schockzustände letztlich die gleichen Reaktionen im Organismus hervorrufen, so ist wahrscheinlich doch ein Unterschied zwischen dem septischen (= chirurgischen) Schock und dem infektiös-toxischen Schock zu machen. Hierfür sprechen insbesondere die Erfahrungen von Sprung u. Mitarb., Long u. Sprung sowie Hoffman u. Mitarb.

Möglicherweise wird man sich in Zukunft beim septischen Schock gar nicht mehr mit der hochdosierten Corticoidtherapie beschäftigen, nachdem eine jüngste Studie die Wirksamkeit eines humanen monoklonalen IgM-Antikörpers gegen das Endotoxin nachgewiesen hat (Ziegler u. Mitarb.). Andererseits weist eine ebenso rezente Untersuchug nach, daß beim septischen Schock häufig eine ungenügende Cortisol-Reserve vorliegt und diese Patienten eine sehr schlechte Prognose haben. Daraus könnte eine Indikation für substitutive Cortisoldosen abegleitet werden (Rothwell u. Mitarb.).

Alle diese Fragen sind also immer noch offen.

Voraussetzung für Wirksamkeit und Ungefährlichkeit ist die Verabreichung von sehr hohen Dosen, sehr frühzeitig und zeitlich stark begrenzt: 30 mg/kg Prednisolon oder 3 mg/kg Dexamethason als Bolus, evtl. wiederholt nach 4 Std. Längerdauernde Therapie wäre mit erheblichen Risiken belastet: Sekundärinfektion, Magen-Darm-Blutung, Hyperglykämie.

Literatur

Alexander M, Raettig HJ. Infektionskrankheiten, 3. Aufl. Thieme, Stuttgart 1987

Beaty HN. Tétanos. In: Harrison TR. Principes de médecine interne, 4ème éd. Flammarion, Paris 1988

Bone RC et al. A controlled clinical trial of high-dose methylprednisolone in the treatment of severe sepsis and septic shock. New Engl J Med 1987; 317: 653

Cherney CL, Levison ME. Salmonellosis. In: Rakel RE. Conn's Current Therapy 1990: Saunders, Philadelphia 1990

Dale DC, Petersdorf RG. Choc infectieux. In: Harrison TR. Principes de médecine interne, 4ème éd. Flammarion, Paris 1988

Eller JJ. Diphtherie. In: Rakel RE. Conn's Current Therapy 1990: Saunders, Philadelphia 1990

Guerrant RL. Infections à salmonelles. In: Harrison TR. Principes de médecine interne, 4ème éd. Flammarion, Paris 1988

Harnisch JP. Diphthérie. In: Harrison TR. Principes de médecine interne, 4ème éd. Flammarion, Paris 1988

Hoffman SL, Punjabi LH, Kumalas S, Moechtar MA, Pulungshi SP, Rivai AR, Rockhill RC, Woodward TE, Loedin AA. Reduction of mortality in chloramphenicol treated severe typhoid fever by high-dose dexamethasone. New Engl J Med 1984; 310: 82

Kaye D, Petersdorf RG. Brucellose. In: Harrison TR. Principes de médecine interne, 4ème éd. Flammarion, Paris 1988

Krück F, Kaufmann W, Bünte H, Gladtke E, Tölle R. Therapie-Handbuch, 3. Aufl. Urban & Schwarzenberg, München 1989

Long WM, Sprung CL. Corticosteroids, nonsteroidal anti-inflammatory drugs, and naloxone in the sepsis syndrome. Wold J Surg 1987; 2: 218

Neugebauer E, Schirren J, Lorenz W. High-dose steroids and sepsis. New Engl J Med 1988; 318: 514

Paydas S, Akoglu TF, Akkiz H. Özer FL, Burgut R. Mortality-lowering effect of systemic corticosteroid therapy in severe tetanus. Clin Therap 1988; 3: 276

Rothwell PM, Udwadia ZF, Lawler PG. Cortisol response to corticotropin and survival in septic shock. Lancet 1991, 337: 582

Sprung CL, Caralis PV, Marcial EH, Pierce M, Gelbard MA, Long WM, Duncan RC, Tendler MD, Karpf M: The effect of high-dose corticosteroids in patients with septic shock: a prospective, controlled study. New Engl J Med 1984; 311: 1137

Veterans Administration Systemic Sepsis Cooperative Study Group. Effect of high-dose glucocorticoid therapy on mortality in patients with clinical signs of systemic sepsis. New Engl J Med 1987; 317: 659

Ziegler EJ, Fisher CJ, Sprung CL u. Mitarb. Treatment of gram-negative bacteremia and septic shock with HA-1A human monoclonal antibody against endotoxin. New Engl J Med 1991; 324: 429

Bakterielle Meningitis

Ebenso wie beim infektiösen Schock werden Nutzen und Risiko einer zusätzlichen Corticoidtherapie bei bakterieller Meningitis seit Jahrzehnten kontrovers diskutiert, obwohl ihre Anwendung theoretisch und tierexperimentell gut belegt ist.

Man weiß heute, daß die Makrophagen und Astrozyten im ZNS Endotoxin mit Synthese und Freisetzung von Zytokinen, speziell Interleukin 1 (endogenes Pyrogen, das auch die Prostaglandin-Synthese anregt), und Tumornekrosefaktor (verantwortlich für Endotoxinschock, Leukotrienbildung und Plättchenaktivierungsfaktor) beantworten (Editorial Lancet). Gerade hier liegen wesentliche Angriffspunkte der Corticoidwirkung. Außerdem führt Dexamethason bei experimenteller Meningitis zu einem signifikanten Abfall von intrakraniellem Druck, Hirnödem und Laktatkonzentration im Liquor.

Deshalb ist es nicht verwunderlich, daß in jüngster Zeit eine Reihe von neuen Studien zu dieser Frage durchgeführt worden sind.

MUSTAFA u. Mitarb. haben 46 Kinder zusätzlich mit Dexamethason (0,6 mg/kg/die in 4 Dosen für 4 Tage) und 59 Kinder mit Placebo behandelt. In 86% handelte es sich um Haemophilus-influenzae-Infektionen. Die Autoren kontrollierten die IL1-und Tumornekrosefaktor-Konzentrationen im Liquor bei Krankenhausaufnahme sowie 18–30 Std. nach Therapiebeginn. Unter Dexamethason ergab sich eine deutliche Senkung der erhöhten Spiegel und klinisch eine kürzere Fieberdauer.

Ergebnisse bei Kindern

LEBEL u. Mitarb. gaben in einer doppelblind kontrollierten Studie neben der antibiotischen Therapie 0,15 mg/kg Dexamethason alle 6 Std. über 4 Tage. Die Kinder wurden während des Klinikaufenthaltes täglich, außerdem 6 Wochen sowie 1 Jahr nach Entlassung untersucht. Ergebnisse: Anstieg der Glukose bzw. Abfall von Laktat und Eiweiß im Liquor unter Dexamethason signifikant schneller; Fieberfreiheit unter Dexamethason in 1,6, unter Placebo in 5 Tagen; schwere Hörschäden unter Dexamethason nur 1mal, in der Placebogruppe dagegen 12mal. Auch bei dieser Studie war die Meningitis in 77% durch Haemophilus influenzae bedingt. In Europa dagegen findet man überwiegend Neisseria meningitidis als Erreger für die kindliche Meningitis.

In der Metaanalyse vorliegender Studien kommen HAVENS u. Mitarb. zu folgenden Schlußfolgerungen: Todesrisiko und neurologische Schäden werden nicht gebessert, das Taubheitsrisiko aber vermindert. Die günstigen Ergebnisse gelten bisher nur für Haemophilus-influenzae-Infektion, so daß weitere Studien notwendig sind.

Trotzdem kommt TÄUBER zu dem Schluß, daß bei kritisch kranken Kindern mit bakterieller Meningitis, d.h. mit Koma oder sich rasch verschlechternder Bewußtseinslage während der ersten Tage, zusätzlich neben der Antibiotikatherapie Dexamethason gegeben werden sollte. TÄUBER u. SANDE betonen ausdrücklich, daß auch bei weniger schwer kranken Kindern – im Gegensatz zu Erwachsenen – eine Dexamethasontherapie zu empfehlen ist.

ODIO u. Mitarb. legten jüngst eine Placebo-kontrollierte doppelblinde Studie über die Behandlung von 110 Kindern mit bakterieller Meningitis vor. Je zur Hälfte bekamen sie Cefotaxim und Dexamethason bzw. Cefotaxim und Placebo. Dexamethason wurde 15–20 Min. vor Cefotaxim gegeben (0,15 mg/kg KG) und weiter alle 6 Stunden während 4 Tagen. Nach 12 Stunden ergab sich bei der Dexamethasongruppe eine signifikante Senkung des Liquordruckes sowie der Werte des Tumornekrose- und des Plättchen-aktivierenden Faktors im Liquor, nicht dagegen bei der Placebogruppe. Nach 24 Stunden waren klinisches Bild und prognostischer Index in der Dexamethasongruppe signifikant besser als in der Placebogruppe. Nach 15 Monaten fanden sich neurologische und audiologische Schäden bei 7/51 der mit Dexamethason und bei 18/48 der mit Placebo behandelten Kinder.

Ergebnisse bei Erwachsenen

ZIMMERLI u. Mitarb. machten eine Retroanalyse bei 46 Patienten mit Meningitis. Ursache waren in 39% Pneumokokken, 18% Neisseria meningitidis, kein Fall von Haemophilus influenzae. Die Prognose war abhängig von Bewußtseinslage, Alter und Therapiebeginn. Bei 60% der Verstorbenen war Hirnödem die Todesursache. Die Autoren haben keine Corticoide gegeben, meinen jedoch, daß aufgrund experimenteller Daten eine frühzeitige Dexamethasongabe ein fatales Hirnödem verhindern könne.

PFISTER berichtet über Letalität von 15% bei 88 Patienten und eine überraschend große Zahl von Sekundärschäden infolge von zentralen Durchblutungsstörungen. Corticoide wurden in dieser Studie nicht gegeben. Im Kommentar äußert der Autor aber, daß sich bei sehr frühzeitiger und auf 4 Tage limitierter Dexamethasongabe wahrscheinlich die Prognose verbessern lasse. Auch DUFOUR und WALDVOGEL haben kein Cortison gegeben, halten es aber aufgrund der pädiatrischen Ergebnisse für wahrscheinlich, daß sich die Folgen für das Gehör durch die Corticoide vemindern lassen.

Eine jüngste Publikation von TUNKEL u. Mitarb. über Fortschritte in der Pathophysiologie und Therapie der bakteriellen Meningitis kommt zu dem Schluß, daß frühzeitiger Einsatz von Corticoiden sowohl die Letalität als auch neurologische Spätfolgen vermindern kann.

Zusammenfassung

*Fazit:*Nach dem heutigen Stand ist eine frühzeitige, hochdosierte aber kurzfristige zusätzliche Corticoidtherapie bei bakteriellen Infektionen indiziert:

• wenn die Toxinwirkung eine bedrohliche klinische Situation auslöst;
• beim infektiös-toxischen (nicht dagegen beim septischen) Schock;
• bei der bakteriell bedingten Meningitis zur Prophylaxe und Therapie des Hirnödems speziell, wenn es sich um eine Haemophilus-influenzae-Infektion handelt.

Literatur

Dufour J-F, Waldvogel F. Les méningites de l'adulte à Genève. Schweiz Med Wschr 1991; 121: 30

Finch RG, Mandragos C. Corticosteroids in bacterial meningitis. Brit med J 1991; 302: 607

Editorial: Steroids and meningitis. Lancet 1989; II: 1307

Havens PL, Wendelberger KJ, Hoffman GM, Lee MB, Chusid MJ. Corticosteroids as adjunctive therapy in bacterial meningitis. Am JDC 1989; 143: 1051

Lebel MH, Freij BJ, Syrogiannopoulos GA, Chrane DF, Hoyt MJ, Stewart SM; Kennard BD, Olsen KD, McCracken GH. Dexamethasone therapy for bacterial meningitis. New Engl J Med 1988; 15: 964

Mustafa MM, Lebel MH, Ramilo O, Olsen KD, Reisch JS, Beutler B, McCracken GH. Correlation of interleukin-1β and cachectin concentrations in cerebrospinal fluid and outcome from bacterial meningitis. J Pediatr 1989; 2: 208

Odio CO, Faingezicht I, Paris M, Nassar M, Baltodano A, Rogers J, Saez-Llorens X, Olsen KD, McCracken GH. The beneficial effects of early Dexamethasone administration in infants and children with bacterial meningitis. New Engl J Med 1991; 324: 1525

Pfister H-W. Die komplizierte eitrige Meningitis des Erwachsenen: weiterhin hohe Letalität durch Vaskulitis und Hirndruck. Nervenarzt 1989; 60: 249

Täuber M. Dexamethason bei bakterieller Meningitis. Dtsch Med Wschr 1989; 7: 278

Täuber MG, Sande MA. Dexamethasone in bacterial meningitis: increasing evidence for a beneficial effect. Ped Inf Dis J 1989; 8: 842

Tunkel AR, Wispelwey B, Scheld WM. Bacterial meningitis: recent advances in pathophysiology and treatment. Ann Int Med 1990; 112; 610

Zimmerli W, Egli TF, Ritz R. Prognostische Faktoren bei der bakteriellen Meningitis des Erwachsenen. Schweiz Med Wschr 1987; 117: 861

Tuberkulose

Die Tuberkulose ist immer noch die häufigste zum Tode führende Infektion. Das mag 2 Gründe haben: In der Annahme, daß sie ausgerottet sei, wird differentialdiagnostisch nicht mehr an die Tuberkulose gedacht und dadurch die Behandlung erst in fortgeschrittenen Fällen begonnen; zum zweiten hat das Risiko einer tuberkulösen Infektion durch AIDS zugenommen (LODDENKEMPER, TRENDELENBURG).

Corticoide gehören selbstverständlich nicht zur Routinetherapie der Tuberkulose. Vor 2 Jahrzehnten galten sie aber noch als ein wichtiger Bestandteil der antituberkulösen Behandlung. Heute werden sie in den meisten Publikationen über die Therapie der Tuberkulose gar nicht mehr erwähnt. Dennoch gibt es einige spezielle Situationen, in denen sie unverzichtbar sein können.

Bei der *offenen kavernösen Lungentuberkulose* tritt bei 84% der Patienten unter 3fach-Kombinationsbehandlung in 8 Wochen und bei 100% nach 14 Wochen Sputumkonversion ein. Eine Steroidtherapie scheint deshalb nicht nötig (NOWAK u. Mitarb.). *[Randnotiz: Lungentuberkulose]*

Bei sehr schweren Fällen, bei gleichzeitigem *Befall der oberen Luftwege* und bei *miliarer Aussaa*t wird jedoch eine kurzfristige Steroidtherapie empfohlen (DES PREZ u. HEIM, SCHLOSSBERG).

Bei *endobronchialer Tuberkulose* als Komplikation einer Lungen-Tbc fanden CHAN u. PANG nach 6 Wochen Behandlung mit einer 4fach-Kombination den Röntgenbefund unverändert, aber die bronchoskopische Situation verschlechtert. Nach Zugabe von 30 mg/die Prednisolon trat nach 4 Wochen eine entscheidende Besserung ein.

In einer Vergleichsstudie haben TOPPET u. Mitarb. Patienten mit *Primärtuberkulose und Bronchialobstuktion* mit und ohne Prednisolon (2 mg/kg für 15 Tage, dann stufenweiser Abbau über 2 1/2–3 Monate) bei gleicher tuberkulostatischer 3fach-Kombinationstherapie behandelt. Die Tuberkulose ist unter Corticoiden sehr viel schneller und mit signifikant weniger Komplikationen abgeheilt. Ein Teil der primär nicht mit Corticoiden behandelten Patienten besserte sich erst nach Zugabe von Prednisolon.

MASUD u. KEMP empfehlen auch bei schweren *Tuberkulosefällen im Rahmen einer HIV-Infektion* Steroide. Beginn mit 30 mg/die Prednisolon. Die Autoren sind davon überzeugt, daß die Toxizität der Krankheit gemildert und dem vorzeitigen Tode vorgebeugt werden kann.

Sehr wichtig ist die Feststellung von DES PREZ u. HEIM:
»Corticoide haben keinen nachteiligen Effekt auf den Verlauf der Tuberkulose, wenn die Chemotherapie adäquat ist.«

Bei den *tuberkulösen Serositiden* können Corticoide die Exsudationsneigung hemmen und die vorzeitige Vernarbung verhindern. *[Randnotiz: Perikarditis, Pleuritis, Peritonitis]*

Bei exsudativer *Perikarditis* hat sich nach STRANG u. Mitarb. neben einer 6monatigen 4fach-Kombination mit Tuberkulostatika eine befristete Steroidtherapie bewährt: 60–30–15–5 mg Prednisolon in 11 Wochen. DES PREZ u. HEIM empfehlen: 60–80 mg/die Prednisolon mit langsamer Reduktion für einige Wochen. FOWLER gibt für mindesten 9 Monate eine tuberkulostatische Dreifachtherapie und fügt, wenn der Erguß persistiert oder rezidiviert, für 3 Monate Corticoide hinzu (Anfangsdosierung 40–60 mg/die Prednisolon). PICARD u. Mitarb. weisen darauf hin, daß auch eine myokardiale Beteiligung nicht selten ist: Symptome sind Herzinsuffizienz und Rhythmusstörungen.

Auch bei diesen Fällen werden Corticoide gegeben: 60 mg/die Prednisolon für 6 Monate, dann in reduzierter Dosis.

Bei der *exsudativen Pleuritis* fanden LEE u. Mitarb. in einer prospektiven doppelblinden Studie unter Corticoiden (0,75 mg/kg/die Prednisolon, langsam abbauend für 2–3 Monate) eine signifikant schnellere Rückbildung von Fieber, Schmerz und Dyspnoe sowie der Ergußresorption. Die früher vielgeübte intrapleurale Anwendung wurde inzwischen verlassen.

Für die *Peritonitis* empfiehlt SCHLOSSBERG eine 3monatige Behandlung mit 30 mg/die Prednison zusätzlich zu den Tuberkulostatika.

Meningitis Seit 1950 gehörte die Corticoidtherapie als wichtiger Bestandteil zur Behandlung der *spezifischen Meningitis*, weil man Reduktion des entzündlichen Prozesses und Verhinderung des Liquorblocks erwartete (KENDIG). Eine die Wirkung beweisende kontrollierte Studie gibt es nicht.

SCHLOSSBERG empfiehlt trotzdem 60 mg/die Prednison und Abbau je nach klinischer Besserung. DES PREZ u. HEIM raten zu etwa gleicher Dosierung und geben eine Behandlungsdauer von 4–6 Wochen an. HOLDINESS empfiehlt Corticoide nur bei erhöhtem intrakraniellen Druck bzw. bei drohendem Liquorblock; Dosierung wie die vorgenannten Autoren. Er sieht keine Indikation für eine intrathekale Anwendung.

GALEA u. GOEL halten die Steroide für einen wichtigen Bestandteil der Meningitistherapie. Sie differenzieren Präparat und Anwendungsform: orales Prednison bei schwerem klinischen Verlauf, Hydrocortison intrathekal bei bereits eingetretenem Liquorblock und Dexamethason bei Hirnödem.

Urogenital-tuberkulose Über die Anwendung von Corticoiden bei *Urogenitaltuberkulose* zitierte ich in der 7. Auflage dieses Buches 1977 8 Veröffentlichungen; in der 8. Auflage von 1987 war nurmehr über eine Publikation zu berichten. In der Zwischenzeit sind keine weiteren Arbeiten zu diesem Thema erschienen, und in maßgeblichen Büchern werden Corticoide im Zusammenhang mit der Urogenitaltuberkulose gar nicht mehr erwähnt. Das kann einmal an der Seltenheit des Krankheitsbildes liegen, aber auch daran, daß die Patienten frühzeitiger in Behandlung kommen und damit Ureterstenosen – die entscheidende Indikation für den Corticoideinsatz – kaum noch vorkommen. Schließlich scheint es, daß man heute dazu tendiert, solche Fälle frühzeitig zu operieren.

Literatur

Chan HS, Pang JA. Effect of Corticosteroids on deterioration of endobronchial tuberculosis during chemotherapy. Chest 1989; 5: 1195

Cinman AC. Genitourinary tuberculosis. In: Rakel RE. Conn's Current Therapy 1990. Saunders, Philadelphia 1990

Daniel TM. Tuberculose. In: Harrison TR. Principes de médecine interne, 4ème éd. Flamarion, Paris 1990

Des Prez RM, Heim CR. In: Mandell GL, Douglas RG, Bennett Je. Principles and Practice of Infectious Diseases, 3rd ed. Churchill-Livingstone, New York 1990

Fowler NO. Tuberculous Pericarditis. J Amer Med Ass 1991; 266: 99

Galea P, Goel KM. Tuberculous meningitis in children: a review of 1 cases Scot Med J 1988; 33: 205

Holdiness MR. Management of tuberculosis meningitis. Drugs 1990; 39: 224

Kendig EL. Steroids for meningitis: tuberculous and bacterial. Ped Inf Dis J 1989; 8: 541

Lee C-H, Wang W-J, Lan R-S, Tsai Y-H, Chiang Y-C. Corticosteroids in the treatment of tuberculous pleurisy. Chest 1988; 6: 1256

Loddenkemper R. Die Lungentuberkulose – eine vergessene Krankheit? Dtsch Ärztebl 1990; 87: B-214

Masud T, Kemp E. Corticosteroids in treatment of disseminated tuberculosis in patient with HIV infection. Brit Med J 1988; 296: 464

Nowak D, Radenbach D, Magnussen H. Chemotherapie der Lungentuberkulose. Dtsch Med Wschr 1987; 36: 1367

Picard R, Vinceneux Ph, Lim DQ, Laparre F, Dreyfuss D, Benit CH, Rioux MD, Picard C, Chotard Y. L'insuffisance cardiaque de la tuberculose myocardique. A propos de trois observations. Sem Hôp Paris 1988; 64: 1991

Schlossberg D. Tuberculosis, 2nd ed. Springer, Berlin 1988

Strang JIG, Gibson DG, Mitchison DA, Girling DJ, Kakaza HHS, Allen BW, Evans DJ, Nunn AJ. Controlled clinical trial of complete open surgical drainage and of prednisolone in treatment of tuberculous pericardial effusion in Transkei. Lancet 1988; II: 759

Toppet M, Malfroot A, Derde MP, Toppet V, Spehl M, Dab I. Corticosteroids in primary tuberculosis with bronchial obstruction. Arch Dis Child 1990; 65: 1222

Trendelenburg F. Tuberkulose im ärztlichen Alltag. Soziale Umschichtungen, Zuwanderer und AIDS sind die Schrittmacher. Therapiewoche 1990; 40: 2490

Virusinfektionen

Wie sich aus der historischen Entwicklung ergibt (s. S. 268), gilt der Einsatz von Corticoiden bei Virusinfektionen heute ex principio als kontraindiziert.

Verschlechterungen sind nicht nur bei Virushepatitis, sondern auch bei *Herpesinfektionen* beobachtet worden, z.B. durch Zytomegalie-, Varizellen-Zoster-, Herpes-Simplex-I- und -II-, Epstein-Barr-Viren.   Herpesinfektionen

Das Verdikt gilt auch für die Behandlung des bei viralen Meningoenzephalitiden auftretenden Hirnödems (ROTBART u. LEWIN, PRANGE).

Die durch das Epstein-Barr-Virus hervorgerufene *infektiöse Mononukleose* verläuft in der überwiegenden Mehrzahl der Fälle harmlos. Sie bedarf deshalb meist keiner speziellen Therapie. Im akuten Stadium sind Steroide lediglich bei Stenosen der oberen Luftwege indiziert. Die Wirkung tritt rasch ein und läßt eine Tracheotomie fast immer vermeiden.   Mononukleose

Dosierung: Beginn mit ca. 50 mg/die Prednisolon (bei starker Behinderung der Atmung am 1. Tag, evtl. mehrmals intravenös), abbauend über eine Woche.

Als Indikation für Steroide gilt ebenfalls das durch Parainfluenzae- oder RS-Viren hervorgerufene *Pseudokrupp-Syndrom* (s. S. 398 und 442).   Pseudokrupp

Der Einsatz von Corticoiden bei *postinfektiösen Organkomplikationen* ist unbedenklich, da inzwischen die Immunabwehr angelaufen ist. Eine Indikation ergibt sich freilich nur dann, wenn die Symptomatik im pharmakologischen Spektrum der Corticoide liegt.   Postinfektiöse Komplikationen

Nach *Enterovirusinfektionen*, speziell Coxsackie B, können Myokarditiden auftreten. In schweren Fällen, insbesondere wenn sich Rhythmusstörungen einstellen, sind Steroide gerechtfertigt (RAY).

Die akute Perikarditis nach *Influenza- oder ECHO-Typ-8-Infektion* kann durch Steroide wirksam unterdrückt werden. Voraussetzung ist der Ausschluß einer bakteriellen oder tuberkulösen Genese (BRAUNWALD).

Dosierung: 80–20 mg Prednisolon (je nach Aktivität des Prozesses) mit raschem Abbau.

Die *reaktiven Arthritiden* nach bakteriellen Darminfektionen, aber auch nach Virusinfekten (z.B. Röteln, Mumps, Hepatitis B, Masern, Coxsackie- und ECHO-Infektionen) können bei Therapieresistenz oder Chronifizierungsneigung eine Corticoidindikation darstellen (s. S. 175 f.).

Bei der *Mononucleosis infectiosa* können hämolytische Anämie sowie Thrombopenie auftreten. Beide rechtfertigen den Einsatz von Corticoiden (Dosierung s. S. 308 bzw. 310).

Über den Wert einer Steroidtherapie bei ZNS-Komplikationen bestehen differente Auffassungen (pro: KÄBISCH u. PRALLE; contra: SCHOOLEY).

Wenn ein erwachsener Mann an *Parotitis epidemica* erkrankt, muß man in etwa 1/4 der Fälle mit einer Orchitis rechnen. Diese schmerzhafte und oft mit hohem Fieber einhergehende Komplikation gilt – obwohl keine kontrollierten Studien vorliegen – als Indikation für eine Corticoidtherapie. Sehr gute Ergebnisse bringt diese Therapie auch bei Thyreoiditis; bei Pankreatitis wird sie empfohlen; bei Meningitis dagegen sollen Corticoide keine Wirkung haben.

Dosierung: 60 mg/die Prednisolon, langsam abbauend über 7–10 Tage (RAY).

Herpes zoster Daß Kinder, die unter Cortisondauertherapie stehen, nach Inkubation mit dem *Varizellenvirus* ein bedrohliches Krankheitsbild entwickeln können, ist seit Jahrzehnten bekannt. Deshalb gilt die Regel, solche Kinder vor der Infektion nach Möglichkeit zu schützen und niemals frische Varizellen mit Steroiden zu behandeln.

Seit den 60er Jahren gibt es immer wieder Berichte über die günstige Beeinflussung des durch den gleichen Erreger hervorgerufenen *Herpes zoster.* Und dies, obwohl man immer schon wußte, daß das Krankheitsbild durch eine Reaktivierung des im Organismus verbliebenen Erregers infolge einer Verminderung der Abwehrlage ausgelöst wird.

Heute gilt die Therapie mit Aciclovir als Methode der Wahl für immungeschwächte Patienten, während der blande Zoster des gesunden jungen Menschen nur mit dem lokalen Wirkstoff Idoxuridin (IDU-Salbe) behandelt wird. Beide Therapieformen verhindern nicht mit Sicherheit das Auftreten einer *postzosterischen Neuralgie.* Diese Komplikation betrifft überwiegend Frauen, Patienten jenseits des 60. Lebensjahres, weiter zunehmend nach dem 70. Lebensjahr und tritt speziell auf, wenn sich Zosterblasen entlang dem Nervus trigeminus finden. Die postzosterische Neuralgie ist äußerst quälend und sehr schwierig zu behandeln.

Die Erfahrung zeigt, daß frühzeitige Steroidtherapie bei Risikopatienten die postzosterische Neuralgie in einem hohen Prozentsatz verhindern kann. Eine statistische Sicherung dieses Ergebnisses steht aus.

Selbstverständlich setzt die Gabe von Steroiden eine Therapie mit Aciclovir voraus; dann sind keine Disseminierungen zu befürchten. Auch scheint möglichst frühzeitiger Beginn der Steroidtherapie Voraussetzung für die Verhinderung der postzosterischen Neuralgie.

Dosierung: WASSILEW sowie KECZKES u. BASHEER empfehlen Beginn mit 1 mg/kg bzw. etwa 40 mg Prednisolonäquivalent mit Abbau innerhalb von 2–3 Wochen.

ESMAN u. Mitarb. fanden bei dieser Dosierung im Vergleich zu Placebo keinen Einfluß auf die Häufigkeit der postzosterischen Neuralgie. Möglicherweise muß die Initialdosis doch höher sein.

SÖLTZ-SZÖTS rät zu Beginn mit 100 mg/die Prednisolon-Äquivalent, abbauend innerhalb von 10 Tagen. Die Rate der postzosterischen Neuralgien betrug bei ihm 0,68%, dagegen 20% bei nur mit Aciclovir bzw. erst nach dem 6. Krankheitstag mit Corticoiden behandelten Patienten.

Literatur

Brandfonbrenner A, Epstein A, Wu S, Phair J. Corticosteroid therapy in Epstein-Barr virus infection. Effect on lymphocyte class, subset, and response to early antigen. Arch Intern Med 1986; 146: 337

Braunwald E. Affections du pericarde. In: Harrison TR. Principes de médecine interne, 4ème éd. Flammarion Paris 1988

Esmann V, Kroon S, Peterslund NA, Rønne-Rasmussen JO, Geil JP. Fogh H, Petersen CS, Danielsen L. Prednisolone does not prevent post-herpetic neuralgie. Lancet 1987; 126

Halbach M. Glukokortikoide und virusinduzierte Schädigung neuronaler Zellfunktion. Psycho 1987; 13: 414

Huff JC, Bean B, Balfour HH, Laskin OL, Connor JD, Corey L, Bryson YJ, McGuirt P. Therapy of herpes zoster with oral acyclovir. Am J Med 1988; 85: 84

Käbisch A, Pralle H. Infektionen durch lymphotrope Viren. Intern Welt 1988; 12: 327

Keczkes K, Basheer AM. Do corticosteroids prevent post-herpetic neuralgia? Brit J Dermatol 1980; 102; 551

Kömpf D. Herpes zoster und postzosterische Neuralgie. Therapiewoche 1990; 40: 136

McKendrick MW, McGill JI, Wood MJ. Lack of effect of acyclovir on postherpetic neuralgia. Brit Med J 1989; 298: 431

Prange HW. Therapie der Herpes-simplex-Enzephalitis. Dtsch Med Wschr 1988; 113: 1972

Ray CG. Entérovirus et réovirus. In. Harrison TR. Principes de médecine interne, 4ème éd. Flammarion, Paris 1988

Ray CG. Oreillons. In: Harrison TR. Principes de médecine interne, 4ème éd. Flammarion, Paris 1988

Schooley RT. Infections à Epstein-Barr Virus, Mononucléose infectieuse. In: Harrison TR. Principes de médecine interne, 4ème éd. Flammarion, Paris 1988

Söltz-Szöts J. 3 Jahre Erfahrung in der Zostertherapie mit Aciclovir und Corticosteroide. Akt Dermatol 1987; 1: 245

Sudderick RM, Narula AA. Steroids for airways problems in glandular fever. J Laryngol Otol 1987; 7: 673

Wassilew SW. Natural history of zoster and a review of current Therapy. Research Clin Forum 1989; 9: 23

Wassilew SW. Persönl. Mitteilung 1990

Pilzinfektionen

Systemische Pilzinfektionen gehören zu den Kontraindikationen gegen eine Corticoidtherapie.

Pneumocystis-carinii-Pneumonie

Um so verwunderlicher ist, daß sich in den letzten Jahren die Berichte mehren, daß Corticoide bei der *Pneumocystis-carinii-Infektion* von AIDS-Kranken eine u.U. lebensrettende Maßnahme darstellen. 60–80% der HIV-Positiven bekommen im Laufe ihrer Krankheit eine solche Infektion. Unbehandelt sterben 100% der Betroffenen, unter Chemotherapie immerhin noch 85% (MONTANER u. Mitarb.).

Basistherapie ist die Verabreichung von Trimethoprim-Sulfamethoxazol oder Pentamidin. Die Wirkung beginnt nach etwa 4tägiger Behandlung. Das kann bei respiratorischem Versagen zu spät sein. Daher werden bei unmittelbar bedrohlichen Phasen der respiratorischen Insuffizienz initial hochdosierte Gaben von Steroiden empfohlen. Die schnell einsetzende Wirkung spricht dafür, daß es sich um einen Membraneffekt und nicht um Entzündungshemmung handelt. Membranabdichtung soll die Überschwemmung des Alveolarraumes mit Exsudat und Mikroorganismen verhindern.

MAC FADDEN u. Mitarb. behandelten 10 Patienten mit und 8 ohne Steroide. Von den Steroidbehandelten überlebten 9, von den anderen nur 2.

MONTANER u. Mitarb. mußten 1989 bei 5 von 6 (84%) nicht mit Corticoiden Behandelten den Tod feststellen, dagegen nur bei 7 von 18 (39%) der Steroidgruppe.

1990 berichten die gleichen Autoren über eine prospektive Studie. Unter frühzeitiger Verabreichung relativ niedriger Steroiddosen trat bei mittelschweren Fällen eine rasche Verschlechterung der O_2-Sättigung in 5,6%, unter Placebo dagegen in 42,1% der Fälle ein. Die letzteren besserten sich glücklicherweise unter Corticoiden rasch.

MOTIN u. Mitarb. fanden bei 13 mit Corticoiden behandelten 8 Überlebende, dagegen nur 3 von 15 nicht mit Steroiden therapierten Patienten.

BOZETTE u. Mitarb. berichteten über Erfahrungen bei 333 Patienten. Sie fanden signifikant bessere Ergebnisse mit Corticoiden gegenüber der alleinigen Standard-Therapie in bezug auf die respiratorische Insuffizienz (Risiko 0,30:0,14) und Todesfolge (Risiko 0,26:0,16). Trotz relativ langfristiger Steroidgabe (5 Tage 80 mg/die, 5 Tage 40 mg/die, dann 20 mg/die Prednisolon bis zum Ende der antiinfektiösen Therapie) fand sich keine signifikante Toxizität der Corticoide. Als Nebenwirkung wurden lediglich lokale Herpes-Infektionen beobachtet.

GAGNON gab 23 schweren Fällen entweder Prednisolon (7 Tage alle 6 Stunden 50 mg = 200 mg/die) oder Placebo. Mit Corticoiden hatten nur 3/12 eine respiratorische Insuffizienz gegenüber 9/11 unter Placebo. Es überlebten in der Corticoidgruppe 9/12, unter Placebo 2/11).

Alle diese positiven Publikationen führen zu der Ansicht, daß man bei allen mittelschweren und schweren Fällen Corticoide geben soll und dies möglichst frühzeitig.

PALAT fand dagegen keinen signifikanten Unterschied zwischen beiden Gruppen.

Auch DONNA u. Mitarb. sprechen der hochdosierten Corticoidtherapie zwar eine vorübergehende symptomatische Besserung zu, aber keinen Einfluß auf die Überlebensrate.

LAMBERTUS u. Mitarb. fanden in einer retrospektiven Studie mit durchschnittlich 5,4 Tagen Therapie mit einer kumulativen Dosis von 600 mg Methylprednisolon keine wesentliche Toxizität, allerdings auch keinen sicheren Einfluß auf die Mortalität bei bedrohlichen Frühfällen.

CLEMENT sah bei 8tägiger Behandlung mit Methylprednisolon keinen Vorteil gegenüber Placebo.

SCHIFF konnte zwar bei 14 von 20 Patienten die respiratorische Insuffizienz beseitigen, erlebte jedoch nach Absetzen der Therapie bei 9 Patienten einen Rückfall und fand die Gesamt-Überlenbensrate nicht gebessert.

KOVACS u. MASUR kommen nach Durchsicht der jüngsten Literatur zu der Meinung, daß bei Verschlechterung der Atemsituation Corticoide gegeben werden sollen, daß aber weitere Studien zur Lösung vieler noch unklarer Fragen nötig sind.

Eine jüngst in Frankreich durchgeführte »Conférence de consensus« kommt zu folgenden Empfehlungen:

- Keine Corticoide, wenn keine Hypoxämie vorliegt.
- Bei mittelmäßig ausgeprägter respiratorischer Insuffizienz entwickelt sich unter Corticoiden seltener eine schwere Ateminsuffizienz. Hier genügen 60 mg/die Prednisolon für 1 Woche.
- Der Wert der Corticoide bei schwerster Ateminsuffizienz ist noch nicht gesichert; immerhin beeinflussen sie das Krankheitsbild nicht negativ.

Dosierung: Es werden – wohl in Abhängigkeit von der unterschiedlichen klinischen Ausgangssituation – sehr verschiedene Therapieschemen empfohlen. Wahrscheinlich beruhen darauf auch die unterschiedlichen Ergebnisse der verschiedenen Autoren. Jedenfalls kann man noch kein Dosierungsschema als optimal empfehln.Die meisten geben die Corticoide intravenös.

- 60 mg/die Prednisolon für 7 Tage, dann über 14 Tage abbauend (Montaner u. Mitarb. 1990).
- 80 mg/die Prednisolon für 5 Tage, 40 mg/die für weitere 5 Tage und dann 20 mg/die bis zum Ende der antiinfektiösen Therapie (Bozette u. Mitarb.).
- 120–250 mg/die Prednisolon für 10–15 Tage (Montaner u. Mitarb. 1989).
- 200 mg/die Prednisolon (alle 6 Stunden 50 mg) für 7 Tage (Gagnon).
- 300 mg/die Prednisolon für 7 Tage (McFadden u. Mitarb.).
- 300 mg/die, 150 mg/die und 75 mg/die jeweils für 3 Tage (Motin u. Mitarb.).
- 1 mg/kg/die–1,0 g/die Prednisolon mit rascher Reduktion (Eischenlaub).
- 2000 mg/die für 4 Tage (Mackes u. Mitarb.).

Literatur

Bozette SA, Sattler FR, Chiu J, WU AW, Gluckstein D, Kemper C u. Mitarb. A controlled trial of early adjunctive treatment with corticosteroids for pneumocystis carinii pneumonia in the acquired immunodeficiency syndrome. New Engl J Med 1990; 323: 1451

Clement M, Edison R, Turner J, Montfomery B, Luce J, Feigal D, Hopewell P. Corticosteroids as adjunctive therapy in severe pneumocystis carinii pneumonia. A prospective placebo-controlled trial. Am Rev Resp Dis 1989; 139: A 250

Conférence de consensus: La pneumocystose au cours de l'infection par le VIH. Presse Méd 1990; 19: 1211

Eichenlaub D. Therapie der Lungenkrankheiten bei Aids. Dtsch Ges Inn Med 1990, Springer Verlag 1990

Donna E, Schein RMH, Sprung CL. Effects of corticosteroids in patients with the acquired immune deficiency syndrome (AIDS) and acute respiratory failure (ARF) secondary to pneumcystis carinii pneumonia. Am Rev Respir Dis 1986; 133: A 345

Gagnon S, Boota AM, Fischl MA, Baier H, Kirksey OW, La Voie L. Corticosteroids as adjunctive therapy for severe pneumocystis carinii pneumonia in the acquired immunodeficiency syndrome. New Engl J Med 1990; 323: 1444

Glatt E, Chirgwin K. Pneumcystis carinii pneumonia in human imunodeficiency virus-infected patients. Arch Intern Med 1990; 150: 271

Kovacs JA, Masur H. Are Corticosteroids beneficial as adjunctive therapy for Pneumocystis Pneumonia in AIDS? Ann Int Med 1990; 113: 1

Lambertus MW, Goetz MB, Murthy AR, Mathisen GE. Complications of corticosteroid therapy in patients with the acquired immunodeficiency syndrome and pneumocystis carinii pneumonia. Chest 1990; 98: 38

Mackes KG, Kamradt Th, Musch E. Corticosteroidtherapie bei lebensbedrohlicher akuter Ateminsuffizienz bei Pneumocystis carinii Pneumonie – eine klinische Fallbeschreibung. Prax Klin Pneumol 1987; 1: 907

McFadden DK, Hyland RH, Inouye T, Edelson JD, Rodriguez CH, Rebuch AS. Corticosteroids as adjunctive therapy in treatment of pneumocystis carinii pneumonia in patients with acquired immunodeficiency syndrome. Lancet 1987; 1477

Miller RF, Semple SJ. Glucocorticoid therapy for severe Pneumocystis carinii pneumonia. J Infect 1990; 21: 131

Montaner JSG, Russell JA, Lawson L, Ruedy J. acute respiratory failure secondary to pneumocystis carinii pneumonia in the acquired immunoldeficiency syndrome. Chest 1989; 4: 881

Montaner JSG, Lawson LM, Levitt N, Belzberg A, Schechter MT, Ruedy J. Corticosteroids prevent early deterioration in patients with moderately severe pneumocystis carinii pneumonia and the acquired immunodeficiency syndrome (AIDS). Ann Intern Med 1990; 113: 14

Mottin D, Denis M, Dombret H, Rossert J, Jayaud Ch, Akoun G. Role for steroids in treatment of pneumocystis carinii pneumonia in AIDS. Lancet 1987; 519

Rankin JA, Pella JA. Radiographic resolution of pneumocystis carinii pneumonia in response to corticosteroid therapy. Am Rev Respir Dis 1987; 136: 182

Schiff MJ, Farber BF, Kaplan MH. Steroids for Pneumocystis carinii Pneumonia and Respiratory Failure in the Acquired Immunodeficiency Syndrome. Arch Intern Med 1990; 150: 1819

The National Institutes of Health-University of California expert panel for Corticosteroids as adjunctive therapy for pneumocystis pneumonia. Consensus statement on the use of corticosteroids as adjunctive therapy for pneumocystis pneumonia in the acquired imunodefieciency syndrome. N Engl J Med 1990; 323: 1500

Parasitäre Erkrankungen

Zerebrale
Malaria

Die durch Plasmodium falciparum ausgelöste *zerebrale Malaria* führt zu Stupor und Koma. Häufig liegt ein Hirnödem zugrunde. Deshalb hat man in den 60er und 70er Jahren immer wieder versucht, diesen Zustand durch Corticoide zu beeinflussen. Positive und negative Publikationen wechselten sich jahrelang ab.

WARELL u. Mitarb. publizierten 1982 die erste Doppelblindstudie. Das Ergebnis war, daß Dexamethason das Koma verlängert und zusätzliche Komplikationen heraufbeschwört.

HOFFMAN u. Mitarb. haben 1988 erneut eine doppelblinde placebokontrollierte Studie durchgeführt und kommen ebenfalls zu einem ablehnenden Urteil. WYLER schreibt 1988: »Steroids are out in the treatment of cerebral malaria.«

Zerebrale
Zystizerkose

Das Mittel der Wahl für die *Zystizerkose* ist Praziquantel. Es ruft durch Zerstörung der Parasiten nicht unerhebliche Nebenwirkungen hervor. Deshalb haben mehrere Autoren versucht, diese Komplikationen durch Steroide zu verhindern. Die Corticoide wurden teils vorher, teils gleichzeitig gegeben. Dabei ergab sich eine Reduktion der Nebenwirkungen, aber auch eine Senkung der Plasmaspiegel um 50%. Ob die Wirkung trotzdem gleich gut war, wird nicht mitgeteilt, (VAN DELLEN u. MCKEOWN, VAZQUEZ u. Mitarb.).

Schistosomiasis

Ebenfalls aus Gründen der Praziquantel-Nebenwirkungen wurden auch beim *Katayama-Fieber* Corticoide zugegeben (ONG u. ELLIS).

Zusammen-
fassung

Parasitosen gelten grundsätzlich als Kontraindikationen gegen eine Anwendung von Corticoiden. In einzelnen klinischen Situationen mag der erfahrene Tropenarzt über ihren befristeten Einsatz entscheiden.

Literatur

Cooper B. High-dose dexamethasone in malaria. J Infect Dis 1989; 159: 803

van Dellen J, McKeown CP. Praziquantel (pyrazinoisoquinolone) in active cerebral cysticercosis. Neurosurgery 1988; 22: 92

Hoffman SL, Rustama D, Punjabi NH, Surampaet B, Sanjaya B, Dimpudus AJ, McKee KT, Paleologo FP, Campbell JR, Marwoto H, Laughlin L. High-dose dexamethasone in quinine-treated patients with cerebral malaria: a double-blind, placebo-controlled trial. J Infect Dis 1988; 158: 325

Ong ELC, Ellis ME. Acute schistosomiasis (Katayama fever): corticosteroid as adjunct therapy. Scand J Infect Dis 1989; 21: 473

Vazquez ML, Jung H, Sotelo J. Plasma levels of praziquantel decrease when dexamethasone is given simultaneously. Neurology 1987; 37: 1561

Warrell DA, Looareesuwan S, Warrell MJ, Kasemsarn P, Intaraprasert R, Bunnag D, Harinasuta T. Dexamethasone proves deleterious in cerebral malaria. New Engl J Med 1982; 306: 313

Wyler DJ. Steroids are out in the treatment of cerebral malaria: what's next? J Infect Dis 1988; 158: 320

Leberkrankheiten

Fast alle Formen von Lebererkrankungen, besonders aber entzündliche, sind schon mit Corticoiden behandelt worden. Zeitweilig galt eine solche Behandlung als Standardtherapie, ohne daß entsprechende Studien vorlagen. Der senkende Effekt auf Bilirubin und Transaminasen war so auffällig, daß der Ausdruck »white-wash effect« geprägt wurde. Heute stellt sich die Behandlung der Lebererkrankungen mit Corticoiden differenzierter dar.

Bei Lebererkrankungen liegen Bindungsproteine, wie das »cortisolbindende Protein«, in unterschiedlichen Plasmakonzentrationen vor. Des weiteren ist der Metabolismus von Corticoiden vermindert, so daß sie stärker wirken als bei Gesunden. Auch kann die Leber Prednison und Cortison nur erschwert in die wirksamen Endstufen Cortisol und Prednisolon umwandeln (MADSBAD u. Mitarb., RENNER u. Mitarb.). Aufgrund dessen sollen alle Patienten mit Lebererkrankungen auf erwünschte und unerwünschte Wirkungen von Corticoiden besonders sorgfältig überwacht (BERGREM u. Mitarb.)und inaktive Corticoidvorstufen wie Cortison und Prednison nicht verwendet werden.

Grundsätzliches

Akute Hepatitiden

Glucocorticoide sind bei der Behandlung der *akuten Virushepatitis*, gleichgültig welcher Genese, nicht indiziert. Mehrere kontrollierte Studien haben gezeigt, daß nach Corticoidgaben aufgrund verzögerter Viruselimination und vermehrter Virusreplikation chronische Verlaufsformen häufiger vorkommen. Das gleiche gilt auch für spezielle Verlaufsformen, wie die subakute Hepatitis.
Fazit: Keine Corticoide bei akuter Hepatitis.

Akute Virushepatitis

Gelegentlich wird bei protrahiertem Verlauf der akuten Hepatitis mit hohem Bilirubin und deutlicher *Cholostase* der Einsatz von Corticoiden erwogen. Eine echte Indikation besteht jedoch nicht.
Dosierung: 30 mg/die Prednisolon, rasch im Verlaufe eines Monats abbauend.

Cholostatische Verlaufsform

Weder Entstehung noch Verlauf der *fulminanten Verlaufsform* kann durch Corticoide positiv beeinflußt werden. Sie gelten als kontraindiziert. HOOF-NAGLE u. Mitarb. beschreiben, daß eine fulminante Verlaufsform der chronischen Hepatitis B nach zu raschem Absetzen von Corticoiden auftreten kann. In diesem Fall sollen die Corticoide selbstverständlich wieder gegeben werden.

Fulminante Verlaufsform

Allein bei der *medikamentös ausgelösten allergischen Hepatitis* (z.B. durch Halothan; MOORE u. BENSON) wurde gelegentlich ein positiver Effekt der Corticoide beschrieben.

Medikamentöse Hepatitis

Bei der *Alkohol-Hepatitis* handelt es sich um eine toxisch degenerative, entzündliche Läsion der Leber bei exzessivem Alkoholkonsum mit (histologisch) Nekrosen, Entzündungszeichen und (meist) »Mallory-bodies«. Klinisch kann der Verlauf so foudroyant sein, daß sich innerhalb weniger Tage ein Leberkoma entwickelt.

Alkohol-Hepatitis

Obwohl hier toxisch degenerative Veränderungen, eine Vielzahl von immunologischen Vorgängen und eine sehr hohe Letalität (etwa 30%) vorhanden sind, scheinen nach CONN Corticoide nicht indiziert.

Jedoch wurde bei selektionierten Patienten auch ein günstiger Effekt auf die Kurzzeitmortalität beschrieben (CARITHERS u. Mitarb., MENDENHALL). In einer Meta-Analyse kommen IMPERIALE u. Mitarb. zu dem Schluß, daß Corticoide bei der alkoholischen Hepatitis keinen Vorteil bieten und allein bei gleichzeitiger hepatischer Enzephalopathie die Kurzzeitmortalität zu senken vermögen.

Dosierung: 40 mg/die Prednisolon (plus Folsäure, Vitamin-B-Komplex und 3000-Kalorien-Diät). Wichtigste Therapie ist absolute Alkoholkarenz.

Literatur

Bergrem H, Ritland S, Opedal I, Bergan A. Prednisolone pharmacokinetics and proteinbinding in patients with portosystemic shunt. Scand J Gastroenterol 1983; 18: 273

Carithers RL, Herlong HF, Diehl AM, Shaw EW, Combes B, Fallon HF, Maddrey WC. Methylprednisolone therapy in patients with severe alcoholic hepatitis. A randomized multicenter trial. Ann Int Med 1989; 110: 685

Conn HO. The management of alcoholic hepatitis. In: Conn HO, ed. International Workshop on (+)-Cyanidanol-3 in diseases of the liver. Academic Press, London 1981; 147

Hoofnagle JH, Davis GL, Pappas C. A short course of prednisolone in chronic typ B hepatitis. Report of randomized double blind, placebo-controlled trial. Ann Intern Med 1986; 104: 7

Imperiale TF, McCullough AJ. Do corticosteroids reduce mortality from alcoholic hepatitis? Ann Intern Med 1990; 113: 299

Madsbad S, Bjerregaard B, Henriksen JH, Juhl E, Kehlet H. Impaired conversion of prednisone to prednisolone in patients with liver cirrhosis. Gut 1980; 21: 52

Mendenhall CL, VA Cooperative Study Group on Alcoholic Hepatitis. Clinical and therapeutic aspects of alcoholic liver disease. In: Seitz HK, Kommerell B, eds. Alcohol related diseases in gastroenterology. Springer, Berlin 1985; 304

Pott G, Kamanabroo D, Krummener T, Lohmann J, Gerlach U. Therapie des akuten Leberversagens. Dtsch Med Wschr 1983; 108; 1327

Renner E, Horber FF, Jost G, Frey BM, Frey FJ. Effect of liver function on the metabolism of prednisone and prednisolone in humans. Gastroenterol 1986; 90: 819

Saunders JB. Treatment of alcoholic liver disease. Bailliere's Clin Gastroenterol 1989; 3: 39

Sewell RB. Acute and chronic viral hepatitis. In: Rakel RE, ed. Conn's Current Therapy. Saunders, Philadelphia 1990: 458

Teschke R, Cooreman M, Gellert J. Alkohol-Hepatitis. Intern Welt 1986; 10: 17

Chronische Hepatitiden

Heilt eine akute Hepatitis nicht aus, spricht man nach 6 Monaten von einer chronischen Hepatitis (KALK 1947). Diese werden nach ätiologischen und histologischen Kriterien eingeteilt. Man unterscheidet eine chronisch persistierende Hepatitis (Histologie: erhaltene Läppchenstruktur, fast keine Mottenfraßnekrosen, portale entzündliche Infiltration) von einer chronisch aktiven (sive aggressiven) Hepatitis (Übergreifen der Entzündung auf Leberparenchym, Mottenfraßnekrosen, Störung der Läppchenstruktur durch Septen und Brückennekrosen). Eine chronisch persistierende kann in eine chronisch aktive Hepatitis und diese in eine Leberzirrhose und in ein Leberkarzinom übergehen.

Folgende Ursachen werden unterschieden:

1. infektiös: Hepatitis B, C, D und E;
2. toxininduziert: Alkohol, Pharmaka wie Methyldopa, Isoniazid, Methotrexat;

3. autoimmun: autoimmune chronisch aktive Hepatitis, primäre biliäre Zirrhose, primär sklerosierende Cholangitis;
4. metabolisch: Morbus Wilson, Hämochromatose, α_1 Antitrypsin-Mangel-Krankheit.

Bei *chronisch persistierender Hepatitis* sind Corticoide nicht indiziert.

Die *chronisch aktive Hepatitis* erfordert je nach Ätiologie eine differenzierte Therapie:

Eine klare Empfehlung zur Therapie der *chronisch aktiven infektiösen Hepatitis* ist nach wie vor schwierig (SHERLOCK). Sicher ist, daß Corticoide hier ihre Bedeutung fast verloren haben und teilweise auch als kontraindiziert angesehen werden (SJÖGREN u. Mitarb.).

Etwa 5–10% der Erwachsenen mit Hepatitis B entwickeln eine *chronisch aktive Hepatitis B* (bei Kindern häufiger). Besonders ungünstig ist die Kombination mit Alkohol. Die Gabe von Corticoiden erhöht die Mortalität (LAM u. Mitarb.) und die virale Replikation. Außerdem konnte in mehreren Studien (z.B. LEE u. Mitarb.) kein positiver Effekt der Corticoide nachgewiesen werden.
Therapie der Wahl ist heute die Applikation von α-Interferon (GAVEY u. Mitarb.). Neuerdings werden bei der chronisch aktiven Hepatitis B Corticoide mit α-Interferon kombiniert (PERRILLO u. Mitarb.): Hierbei wurden sequentiell zunächst Corticoide appliziert (60 mg/die Prednison absteigend über 6 Wochen), dann nach Absetzen von Prednison unter Ausnutzung des Rebound-Phänomens mit überschießender Immunantwort: α-Interferon (5 Mill. Einheiten/die s.c.). Die Ergebnisse (9/18 verloren HBV-DNS und DNS-Polymerase; 8/18 verloren HBeAg; 4/18 wurden HBsAg-negativ; 9/18 wiesen eine Normalisierung der Transaminasen auf) scheinen besser zu sein als nach alleiniger Therapie mit α-Interferon.

Die *chronisch aktive Hepatitis C* wird am häufigsten durch Bluttransfusionen übertragen (ALTER u. Mitarb.) und scheint auf a-Interferon etwa in gleicher Weise günstig zu reagieren wie die chronisch aktive Hepatitis B (DAVIS u. Mitarb.; BISCEGLIE u. Mitarb.). Corticoide sind nicht indiziert.

Bei der *chronisch aktiven Hepatitis D* findet sich das Delta-Virus bei nicht replikativen Hepatitis-B-Trägern. Corticoide sind nicht indiziert, jedoch ist das Delta-Virus gegenüber a-Interferon empfindlich. Rezidive sind nach Absetzen der Therapie allerdings häufig.
Fazit: Keine Behandlung mit Corticoiden bei der chronischen aktiven Hepatitis. Möglicherweise jedoch sequentielle Therapie bei der chronisch aktiven Hepatitis B (und C?) mit Corticoiden und α-Interferon, falls sich obige Untersuchungsergebnisse bestätigen lassen.

Bei *toxininduzierter chronischer Hepatitis* ist die Elimination der Noxe (Alkohol, Pharmaka) von vorrangiger Bedeutung. Corticoide haben hier keine Bedeutung und sind bei der alkoholinduzierten (s. oben) sogar ungünstig.
Fazit: Keine Corticoide bei der chronischen toxininduzierten Hepatitis.

Mehrere Studien belegen eindeutig den Wert einer immunsuppressiven Therapie bei *chronischer Autoimmunhepatitis*, besonders dann, wenn bei HBsAg-negativen Patienten Autoimmunphänomene (wie Antikörper gegen glatte Muskulatur, Mitochondrien, Zellkerne usw.) vorliegen. Hier war die Überlebensrate nach 10 Jahren bei der behandelten Gruppe deutlich höher (63% gegenüber 27%).

Chronisch persistierende Hepatitis

Infektiöse chronische aktive Hepatitis

Chronisch aktive Hepatitis B

Chronisch aktive Hepatitis C

Chronisch aktive Hepatitis D

Toxininduzierte Hepatitis

Autoimmunhepatitis

In der Regel behandelt man Jugendliche allein mit Corticoiden, während man bei älteren Patienten eine Kombination mit Azathioprin wählt. Die Behandlung muß über Jahre – häufig lebenslang – durchgeführt werden.

In vielen Studien wurden alle Patienten mit non-B chronisch aktiver Hepatitis aufgenommen (oft auch bezeichnet als lupoide Hepatitis). Auch bei diesen wenig selektionierten Kranken zeigt die Behandlung mit Corticoiden eine deutliche Verbesserung der Überlebensrate (KIRK u. Mitarb.). Bei einem Vergleich von prä- und postmenopausalen Frauen (n=46 und 43), die an einer autoimmunen, chronisch aktiven, HBsAg-negativen Hepatitis litten (WANG u. CZAJA), fanden sich keine signifikanten Unterschiede in Effektivität der Behandlung und Auftreten von Komplikationen, selbst bei einer jahrelangen Therapie. Weitere Untersuchungen müssen klären, wieviele dieser Patienten an einer Hepatitis C bzw. an einer Autoimmunhepatitis litten.

Dosierung: Initial 50 mg/die Prednisolon + 100 mg Azothioprin; Reduktion um 5 mg/die Prednisolon alle 10 Tage und ab 20 mg vorsichtig alle 4–9 Wochen um 2,5 mg; Dauertherapie zwischen 7,5–20 mg/die Prednisolon + 50– 100 mg/die Azathioprin.

Primär biliäre Zirrhose

Bei der *primär biliäre Zirrhose* (Histologie: Zerstörung der interlobulären Gallengänge) sind eine Vielzahl an Therapieversuchen angewendet worden – meist unter Einbeziehung von Corticoiden – ohne daß ein überzeugender Effekt gesehen worden wäre. Corticoide wurden wegen des vermehrten Knochenabbaus sogar als ungünstig angesehen (KAPLAN; SHERLOCK u. SCHEUER). Kürzlich haben VAN BERKUM u. Mitarb. den Langzeiteffekt von Corticoiden auf den Knochenabbau untersucht. Einen erhöhten Knochenverlust durch Corticoide (10 mg/die Prednisolon über 6.3 Jahren) sahen sie nicht.

Fazit: Corticoide sind nicht indiziert.

Primär sklerosierende Cholangitis

Bei der *primär sklerosierenden Cholangitis* (Histologie: chronische Entzündung intra- und extrahepatischer Gallengänge mit progressiver Gallenwegsobstruktion (> 30% einer Colitis ulcerosa assoziiert) ist eine verbindliche Empfehlung für eine Basistherapie nicht möglich. LINDOR u. Mitarb. haben kürzlich eine Arbeit vorgelegt in der 12 Patienten mit 10 mg/die Prednison und 0,6 mg Colchicin behandelt wurden. Auch hier war keine Besserung durch die Behandlung zu sehen bei Betrachtung von Laborparametern und Histologie, jedoch schienen Klinik und Überlebensrate in der behandelten Gruppe etwas günstiger zu sein.

Fazit: Corticoide sind nicht indiziert. Sollte man sich zu einer Behandlung entschließen, dann nur im Rahmen einer Studie.

Metabolische Leber-erkrankungen

Auch *metabolisch bedingte Leberentzündungen* (Morbus Wilson, Hämochromatose, a_1-Antitrypsin-Mangel-Krankheit) stellen keine Indikation für eine Therapie mit Corticoiden dar.

Therapie-resistenter Aszites

Allerdings sind Corticoide – wie wir seit der 60iger Jahren wissen – sehr wohl in der Lage bei »*therapieresistentem Aszites*« einen positiven Effekt auf die Flüssigkeitsausscheidung auszuüben, wie von EL-ZAYADI u. Mitarb. jetzt auch bei der Schistosomiasis-induzierten Leberzirrhose gezeigt werden konnte. Wir würden jedoch wegen des mineralocorticoiden Effekts statt Prednisolon (abfallende Dosierung von 15, 10, 5 mg/die über insgesamt 15 Tage Aldactone, Furosemid und Flüssigkeitsbeschränkung) Dexamethason vorziehen.

Leberzirrhose

In 5–10% der Fälle geht eine chronisch aktive Hepatitis in eine *Leberzirrhose* über. Die Leberzirrhose wie auch andere Erkrankungen der Leber (Leberfibrose, Cholostase, fokale, vaskuläre, metabolische, kongenitale und tumoröse Lebererkrankungen; LEEVY u. Mitarb.) stellen keine Indikation für eine Behandlung mit Corticoiden dar.

Literatur

Alter HJ, Purcell RH, Shih JW, Melpolder JC, Houghton M, Choo QL, Kuo G. Detection of antibody to hepatitis C virus in prospectively followed transfusion recipients with acute and chronic non-A, non-B hepatitis. New Engl J Med 1989; 321: 1494

Davis GL et al. and the Hepatitis International Therapy Group. Treatment of chronic hepatitis C with recombinant interferon alpha. New Engl J Med 1989; 321: 1501

Di Bisceglie AM, Martin P, Kassianides C, Lisker-Melman M, Murray L, Waggoner J, Goodman Z, Banks SM, Hoofnagle JH. Recombinant interferon alpha therapy for chronic hepatitis C. New Engl J Med 1989; 321: 1506

Dusheiko GM. Review article. the management of hepatitis A, B, D and non-A non-B. Aliment Pharmacol Therap 1983; 3: 1

El-Zayadi A, Mohran Z, Hasseeb N, Nagy N, Dabbous H. Short-term course of corticosteroids in the treatment of resistant ascites complicating Schistosomal liver disease. Am J Gastroenterol 1991; 86: 53

Hoofnagle J, Mullen K, Jones B, Rustgi V, di Bisceglie A, Peters M, Waggoner J, Park Y, Jores E. Treatment of chronic non-A-non-B hepatitis with recombinant human alpha interferon. New Engl J Med 1986; 315: 1575

Kaplan MM. Primary biliary cirrhosis. New Engl J Med 1987; 316: 521

Kirk AP, Kain S, Pocock S, Thomas HC, Sherlock S. Late results of the Royal Free Hospital prospective controlled trial of prednisolone therapy in hepatitis B surface antigen negative chronic active hepatitis. Gut 1980; 21: 78

Klein R, Berg PA. Autoimmune chronisch aktive Hepatitis und primär-biliäre Zirrhose. Med Welt 1988; 39: 153

Lam KC, Lai CL, Trepo C. Deleterious effect of prednisolone in HBsAg positive chronic active hepatitis. New Engl J Med 1981; 304: 380

Leevy CM, Popper H, Sherlock S. Diseases of the liver and biliary tract. Year Book Medical, Chicago 1876

Lindor KD, Wiesner RH, Colwell LJ, Steiner B, Beaver S, LaRusso NF. The combination of prednisone and colchicine in patiens with primary sclerosing cholangitis. AM J Gastroenterol 1991: 86: 57

Meyer zum Büschenfelde KH. Therapeutische Aspekte bei chronischer Hepatitis. Therapiewo 1990; 40: 640

Perillo RP, Regenstein FG, Peters MG, DeSchryer-Kercskemeti K, Bodicky CJ, Campbell CR, Kuhns MC: Prednisone withdrawal followed by recombinant alpha-interferon in the treatment of chronic type B hepatitis. A randomized, controlled trial. Ann Intern Med 1988; 109: 95

Schmidt FW, Müller R, Vido I, Schmidt E. Gegenwärtiger Stand der Therapie bei chronischer Hepatitis. In: Tittor W, Schwalbach G, Gehring D, eds. Chronische Lebererkrankungen. Thieme, Stuttgart 1982; 114

Sherlock S. Treatment of chronic viral hepatitis. J Hepatol 1988; 6: 113

Sherlock S, Scheuer PJ. The presentation and diagnosis of 100 patients with primary biliary cirrhosis. New Engl J Med 1973; 289: 674

Sjögren MH, Hoofnagle JH, Waggoner JG. Effect of corticosteroid therapy on levels of antiboidy to hepatitis B core antigen in patients with chronc type B hepatitis. Hepatology 1987; 7: 582

Van Berkum FNR, Beukers R, Birkenhäger JC, Kooij PPM, Schalm SW, Pols HAP. Bone mass in women with primary biliary cirrhosis: the relation with histological stage and use of glucocorticoids. Gastroenterol 1990; 99: 1134

Wang KK, Czaja AJ: Prognosis of corticosteroid-treated hepatitis B surface antigen negative chronic active hepatitis in postmenopausal women: a retrospective analysis. Gastroenterology 1989; 97: 1288

Magen-Darm-Krankheiten

Corticoide werden bei einer Vielzahl von Erkrankungen des Gastrointestinaltrakts eingesetzt. Viele der Indikationen sind nicht gesichert, werden jedoch in vielen Fachbüchern empfohlen.

Lokalisierte Magen-Darm-Krankheiten

Ösophagusverätzungen

Bei *Ösophagusverätzungen* werden Corticoide zur Vermeidung von Narbenstrikturen nur noch selten eingesetzt. Ihr Wert ist umstritten und Perforationen werden befürchtet (WIENBECK). In einer Studie über 18 Jahre konnten ANDERSON u. Mitarb. kürzlich bei 60 Kindern mit Verätzungen der Speiseröhre nachweisen, daß die Gabe von Corticoiden die Ausbildung von Strikturen nicht verhinderte (Auftreten bei 10/31 der Corticoidgruppe und bei 11/29 der Kontrollgruppe).

Spezielle Indikationen werden im HNO-Kapitel beschrieben (s. S. 404).

Chronisch erosive Gastritis

Nach FARTHING u. Mitarb. soll bei einer sonst nicht behandelbaren *chronisch erosiven Gastritis* die Gabe von Corticoiden vorteilhaft sein. Die Indikation wird als zweifelhaft angesehen, obwohl noch keine Nachuntersuchungen bekannt geworden sind.

Vaskulitis, Kollagenosen

Eine Vielzahl entzündlicher Erkrankungen aus dem rheumatischen Formenkreis haben Haupt- oder Nebenmanifestationen im Magen-Darm-Trakt (Lupus erythematodes, Panarteriitis nodosa, Vasculitis allergica, Morbus Reiter, Morbus Behçet, angioneurotisches Ödem usw.). Viele können mit Corticoiden behandelt werden (s. S. 199 ff).

Literatur

Anderson KD, Rouse TM, Randolph JG. A controlled trial of corticosteroids in children with corrosive injury of the esophagus. New Engl J Med 1990; 323: 637

Farthing MJC, Fairclough PD, Heagarty JE, Swarbrick ET, Dawson AM. Treatment of chronic erosive gastritis with prednisolone. GUT 1981; 22: 759

Wienbeck M. Verätzungen des Ösophagus. In: Krück F, Kaufmann W, Bünte H, Gladtke E, Tölle R, eds. Therapie-Handbuch. Urban & Schwarzenberg, München 1987: 587

Eosinophile Gastroenteritis

Die *eosinophile Gastroenteritis* ist eine seltene Erkrankung, bei der eine diffuse oder lokalisierte Infiltration aller 3 Schleimhautschichten (Mukosa, Muskularis, serosa) mit Eosinophilen (neben einer Bluteosinophilie) vorliegt.
Als Ursache wird eine allergisch hypersensitive Reaktion auf Nahrungsmittel, z.B. Milcheiweiß, angenommen (nicht bewiesen). In Südostasien wurden auch Parasiten (Angiostrongyliasis costaricensis, Gnathostomiasis) nachgewiesen. In der Regel kann eine Ursache nicht gefunden werden.
Symptome: Abdominalbeschwerden, Magenunverträglichkeiten, Diarrhöen, Malabsorption, Hypoproteinämie.
Therapie: Während in einigen Lehrbüchern Allergenkarenz, H_1- und H_2-Blocker (Antihistaminika und Cimetidin) empfohlen werden, raten amerikanische Autoren – besonders wenn kein Allergen gefunden wird – zur Applikation von Corticoiden.

Dosierung: Beginn mit 40 mg/die Prednisolon, abfallend auf eine Erhaltungsdosis (je nach Klinik) von 5–15 mg/die.
Die Behandlung genannter Parasiten gestaltet sich meist sehr schwierig.

Literatur

Levine GM. The malabsorption syndromes. In:
Rakel RE, ed. Conn's Current Therapy. Saunders, Philadelphia 1987; 401

Punyagupta S. Angiostrongyliasis. In: Weatherall
DJ, Ledingham JGG, Warrell DA, eds. Oxford
Textbook of Medicine. Oxford University
Press, Oxford 1987; 2: 5.555

Reuß JA, Olbermann M. Das hypereosinophile
Syndrom. Dtsch Med Wschr 1983; 108: 778

Über die *nekrotisierende Enterocolitis der Frühgeborenen*, die sehr gut mit
Dexamethason vermieden bzw. behandelt werden kann, s. S. 430.

Bei der *Glutenenteropathie* (einheimische Sprue) findet sich aufgrund akku-
mulierender Ablage toxischer Polypeptide von Gluten im Gewebe oder als
immunologische Reaktion gegen Gluten eine Zottenatrophie der Dünndarm-
mukosa mit Rundzellinfiltration und der Folge einer schweren Malassimilation.
Die immunologische Störung (familiäre Häufung) dokumentiert sich auch in
einer Milzatrophie und anderen Immunpathomechanismen (ASQUITH u.
HAENEY).
Bei der Therapie werden heute 3 Wege beschritten: konsequente glutenarme
Diät, Substitution bei Mangelzuständen und Corticoide.
Etwa 10% der Patienten sind refraktär auf glutenfreie Diät. Gelegentlich
wird die Diät auch nicht konsequent eingehalten. In beiden Fällen reagieren
die meisten Patienten ausgezeichnet auf Corticoide.

Dosierung: Beginn mit 50 mg/die Prednisolon, Reduktion in wöchentlichen
Abständen um etwa 5 mg/die bis zum Erreichen der Minimaldosis. Fast in
allen Fällen können jedoch – bei Einhaltung der Diät – die Corticoide abgesetzt werden. Wegen der Gefahr der Osteoporose (durch Malassimilation und
Corticoide) sollte dies unbedingt angestrebt werden.

Frühgeborenen-
Enterocolitis

Einheimische
Sprue

Literatur

Asquith P, Haeney MR. Coeliac disease. In: Asquith P, Gell GH, eds. Immunology of the Gastrointestinal Tract. Churchill, London 1979;
60

Halac E, Halac J, Begue EF, Casanas JM, Indiveri DR, Petit JF, Figueroa MJ, Olmas JM, Roc-
riguez LA, Obregon RJ, Martinez MV, Grinblat DA, Villarrodona HO. Prenatal and postnatal corticosteroid therapy to prevent neonatal necrotizing enterocolitis: a controlled trial.
J Pediatr 1990; 117: 132

Katz AJ, Falchuk ZM, Strober W, Shwachman
H. Gluten-sensitive enteropathy. New Engl J
Med 1976; 295: 131

Radiogene
Enteritis

Bestrahlungsschäden, oft aus dem gynäkologischen Patientengut, sind vorwiegend im Colon lokalisiert. Gelegentlich kommt es jedoch zu einer strahleninduzierten Enteropathie mit chologener Diarrhö.

Dabei besteht bei »radiogenen Frühreaktionen« keine Indikation für Corticoide (Behandlung z.B. mit Elementardiät, Loperamid, Tinctura opii). Bei »radiogenen Spätreaktionen« bringen Sulfasalazin und Corticoide in ähnlicher Dosierung wie beim Morbus Crohn gelegentlich Besserung. Rektale Instillationen (z.B. Colifoam u.a.) haben sich bewährt. Die Behandlung ist – wie die Praxis zeigt – meist undankbar.

Interessant ist die Beobachtung, daß Aluminium-Saccharose-Sulfat (Sucralfat), sonst als Schutzmittel für die Schleimhaut bei der Behandlung des Ulcus ventriculi eingesetzt, einen fast gleich guten Effekt wie Sulfasalazin plus Corticoide bei lokaler Anwendung zu haben scheint (KOCHAR u. Mitarb.).

Literatur

Caspary W, Lembcke B. Dünndarmfunktionsstörungen durch medikamentöse Nebenwirkungen, Strahlentherapie und Resektionen. In: Krück F, Kaufmann W, Bünte H, Gladtke E, Tölle R, eds. Therapie-Handbuch. Urban & Schwarzenberg, München 1987

DeCosse JJ, Rhodes RS, Wenth WB, Reagan JW, Dwarken HJ, Holden W. The natural history and management of radiation-induced injury of the gastrointestinal tract. Ann Surg 1969; 369

Kochar P, Patel F, Dhar A, Sharma SC, Ayyagari S, Aggarwal R, Goenka MK, Gupta BD, Mehta SK. Radiation-induced proctosigmoiditis. Prospective, randomized, double-blind controlled trial of oral sulfasalazine plus rectal steroids versus rectal sucralfate. Dig Dis Sci 1991; 36: 103

AIDS und Magen-
Darm-Trakt

Bei *Patienten mit AIDS* hat man zunächst in Mund und Ösophagus mit Schmerzen und Dysphagie, bei späteren Untersuchungen auch teilweise blutende Ulzerationen in Ösophagus und Colon gefunden. Falls bei diesen Patienten eine Infektion mit Herpes, Zytomegalie oder Candida ausgeschlossen wurde, kann eine Behandlung mit Corticoiden gelegentlich indiziert sein. *Dosierung:* 40 mg/die Prednisolon oral über 3–4 Wochen. Eine Besserung tritt bereits nach 2–3 Tagen ein.

Literatur

Bach MC, Howell DA, Valenti AJ, Smith TJ, Winslow DL. Aphthous ulceration of the gastrointestinal tract in patients with the acquired immunodeficiency syndrome. Ann Intern Med 1990; 112: 465

Dretler RH, Rausher DB. Giant esophageal ulcer healed with steroid therapy in an AIDS patient. Rev Infect Dis 1989; 11: 768

Morbus Crohn

Definition

Der Morbus Crohn ist eine chronisch entzündliche Erkrankung, die im gesamten Darm und häufig auch extraintestinal (Herz, Gelenke, Gallengänge, Erythema nodosum) auftreten kann. Hauptlokalisation im Darm ist das terminale Ileum (Ileitis terminalis).

Die *Genese* der Erkrankung ist nicht bekannt, jedoch ist die Bereitschaft zur Erkrankung vererbbar. Virale, bakterielle, immunologische, ernährungsbedingte und psychosomatische auslösende Faktoren sind untersucht und vermutet worden, ohne daß dies bisher bewiesen werden konnte. Ursache

Die Entzündung betrifft alle Wandschichten des Darmes. Typisch ist der segmentale Befall. Die transmurale Entzündung führt zur Fibrosierung und Verdickung der Darmwand, der segmentale Befall zu Strikturen, Stenosen, Fistelbildung. Makroskopisch weist die Schleimhaut aphthoide, längs- und quergestellte Ulzera auf normaler Schleimhaut und später »Pflastersteinrelief« auf. Mikroskopisch findet man Infiltrationen von Lymphozyten und Plasmazellen in allen Wandschichten und (diagnostisch wichtig) »Epitheloidzellgranulome«. Später kommt es zu Fisteln, entzündlichen Konglomerattumoren, Strikturen, Stenosen. Klinik

Bei Verdacht auf eine chronisch entzündliche Darmerkrankung müssen andere Ursachen und häufige Begleitentzündungen (Campylobacter, Yersinien, Lamblien, Amöben, Tbc des Darmes) ausgeschlossen werden. Die *Diagnose* erfolgt aus Klinik (DD Colitis ulcerosa). Röntgenaufnahme (Befall des terminalen Ileums, segmentaler Befall, Pflastersteinrelief, Fisteln) und Endoskopie (aphthoide Läsionen, Fissuren, längs- und quergestellte Ulzerationen) mit Histologie (Epitheloidzellgranulome). Diagnostik

Neben Azathioprin (Reservemedikament), Metronidazol (Medikament der 2. Wahl) werden besonders Sulfasalazin (oder 5-ASA) und Corticoide eingesetzt. Therapie
Als Parameter der Aktivität werden im sog. CDAI (Crohn disease activity index) nach BEST u. Mitarb. Allgemein- und Abdominalbeschwerden sowie Stuhlfrequenz herangezogen. Bei einem CDAI von › 150 soll die Behandlung begonnen werden. Wie Studien aus USA, Schweden und Europa zeigen, ist, wenn keine Komplikationen (Infektionen, Konglomerattumor) vorliegen, die Behandlung mit Corticoiden Therapie der Wahl (RYJK u. Mitarb.).
Hier hat sich die Einhaltung eines festen *Schemas* bewährt: In der 1. Woche 60 mg/die Prednisolon, in der 2. Woche 40 mg/die, in der 3. Woche 30 mg/die, in der 4. Woche 25 mg/die, in der 5. Woche 20 mg/die und in der 6. Woche 15 mg/die, dann etwa 5–15 mg/die. Zusätzlich werden 3–6 g Sulfasalazin (bzw. 1,5 g 5-ASA) appliziert. Corticoide werden bei einem CDAI ‹ 150 längstens nach einem halben Jahr abgesetzt, da sie das Auftreten eines neuen Schubes der Erkrankung nicht verhindern können.

Neben der Therapie nach Erkrankungsaktivität gibt es eine *Differentialtherapie je nach Lokalisation* der Erkrankung. So werden bei Befall von Ösophagus, Magen und Duodenum Corticoide, bei Befall von Jejunum Corticoide und Elementardiät (oder parenterale Ernährung), bei Ileocolitis Corticoide, Sulfasalazin und Elementardiät (evtl. auch Metronidazol), bei Colonbefall Corticoide und Sulfasalazin (Metronidazol ist 2. Wahl) und bei multiplen Manifestationen im gesamten Gastrointestinaltrakt Corticoide, Sulfasalazin (Metronidazol 2. Wahl) und Elementardiät appliziert. Differentialtherapie
Wichtig ist, daß bei Befall von Rektum, Sigma und Colon descendens auch eine Lokaltherapie mit Einläufen von Corticoiden (am besten morgens) und Sulfasalazin erfolgen kann.
Bei Versagen dieser Therapie kann bei jeder Lokalisation auch Azathioprin plus Corticoide plus Elementardiät (bzw. parenterale Ernährung) eingesetzt

werden. Wegen der hohen entzündlichen Aktivität mit Auftreten von Empyem, Abszeß, Fistel, Fissur, Ulzeration müssen diese Patienten bezüglich Komplikationen der Erkrankung und Nebenwirkungen der Medikation besonders sorgfältig überwacht werden.

Es hat nicht an Versuchen gefehlt, auch andere immunwirksame Pharmaka einzusetzen, wie z.B. Ciclosporin, jedoch nicht mit besserem Erfolg.

Von besonderem Interesse sind Versuche, Corticoide mit sehr kurzer Halbwertszeit einzusetzen, die schon nach einer Leberpassage weitgehend inaktiviert werden: Beclomethasondipropionat-Einläufe oder erst im Ileum das Corticoid freigebende Kapseln sind vielversprechend (KUMANA u. Mitarb., LEVINE u. Mitarb.). Solche Präparate sind jedoch noch nicht im Handel erhältlich.

Bisher konnte nicht bewiesen werden, daß – so wie bei Colitis ulcerosa – eine Langzeittherapie mit Sulfasalazin oder Corticoiden von Nutzen ist; trotzdem wird dies immer wieder versucht. Wir sehen hier keine Indikation für Corticoide.

Literatur

Best WR, Becktel JM, Singelton JW; Kern F. Development of a Crohn's disease activity index. Gastroenterol 1976; 70: 439

van Hees PAM; van Lier HJJ, Elteren PH. Effect of sulfasalazine in patients with active Crohn's disease. A controlled double blind study. GUT 1988; 22: 404

Kumana CR, Seaton T, Benson R, Sivakumaran T. Beclomethasone dipropionate enemas for treating inflammatory bowel disease without producing cushing's syndrome or hypothalamic pituitary adrenal supression. Lancet 1981; I: 579

Levine DS, Raisys VA, Ainardi V. Coating of oral beclomethasone dipropionate capsules with cellulose acetate phthalate enhances delivery of topically active antiinflammatory drug ot the terminal ileum. Gastroenterol 1987; 92: 1037

Malchow H, Ewe K, Brandes JW, Goebell H, Ehms H, Sommer H, Jesdinsky H. European Cooperative Crohn's Disease Study (ECCDS). Results of drug treatment. Gastroenterol 1984; 86: 249

Rijk MCM, van Hogezand RA, van Lier HJJ, van Tongeren JHM. Sulphasalazine and prednisone compared with sulphasalazine for treating active Crohn disease. Ann Intern Med 1991; 114: 445

Singleton JW, Law DH, Kelley ML, Mekhjian HS, Sturdevant RAL. National Cooperative Crohn's Disease Study. Adverse reactions to study drugs. Gastroenterol 1979; 77: 870

Summers RW, Switz DM, Sessions JT, Becktel JM, Best WR, Kern F, Singleton JW. National cooperative Crohn's Disease Study. Results of drug treatment. Gastroenterol 1979; 77: 847

Colitis ulcerosa

Definition   Die Colitis ulcerosa ist eine chronisch entzündliche Darmerkrankung. Sie betrifft primär die Mukosa, seltener tiefere Wandschichten. Sie ist eine Erkrankung des Kolons, bei der das Rektum stets und das terminale Ileum in 25% (back-wash iliitis) befallen ist.

Ursache   Die *Ursache* ist unbekannt; möglicherweise besteht als Unterschied zum Morbus Crohn nur eine unterschiedliche Gewebsreaktion auf das gleiche (unbekannte) Agens.

Klinik   Die Colitis ulcerosa tritt meist zwischen dem 20.–40. Lebensjahr auf, jedoch auch bei Kindern und Patienten über 60 Jahren, mit familiärer Häufung. Im Gegensatz zum Morbus Crohn nimmt die Inzidenz in den letzten Jahren ab. Leitsymptom sind blutig-eitrige Stühle. Gelegentlich ist ausschließlich das Rektum befallen. Am häufigsten sind chronisch rezidivierende Verlaufsformen mit oft langen symptomfreien Intervallen. Das Risiko eines Colonkarzinoms ist erhöht (5–20% nach 20 Jahren).

Die üblichen *diagnostischen Maßnahmen* sind Endoskopie (hierbei Schleimhautödem, Hyperämie, multiple Ulzerationen, Pseudopolypen) mit Histologie (Kryptenabszesse, Verlust von Becherzellen, primäre Erkrankung der Mukosa, später basale Schleimhautfibrose) und Röntgendarstellung des Colons (Abflachung/Verlust der Haustren, fein granuliertes Schleimhautrelief, evtl. sog. Spiculae und Kragenknopfulzera, später Mikrokolie). — *Diagnose*

Die *konservative Standardtherapie* der Colitis ulcerosa kann sich auf eine Vielzahl kontrollierter Studien stützen: Sulfasalazin oder 5-ASA, Corticoide, parenterale Ernährung und evtl. Azothioprin sind wirksam; Operation bei toxischem Megacolon sowie bei schwerem Verlauf und mangelnder Besserung unter konservativer Therapie. Für Art und Dosierung einer konservativen Therapie wird der Schweregrad eines Colitisschubes herangezogen. — *Therapie*

Leichter Schub: < 5 blutige Stühle, vermengt mit durchfälligem Stuhl, evtl. Obstipation. Kein Fieber, Allgemeinbefinden wenig gestört.
– Therapie: Sulfasalazin 3 g/die oral, oder bei rektalem Befall: Sulfasalazin- oder Corticoid-Klysmen.

Mittelschwerer Schub: 6–8 durchfällige, blutig-schleimige Entleerungen, evtl. Temperaturen < 38 °C, deutliches Krankheitsgefühl.
– Therapie: Sulfasalazin 3 g/die oral plus 60 mg/die Prednisolon in abfallender Dosierung (s. Schema bei Morbus Crohn), evtl. zusätzlich Sulfasalazin- oder Corticoid-Klysmen.

Schwerer Schub: > 8 blutige Entleerungen/die, hohes Fieber > 38 °C, hohe Pulsfrequenz ›100/Min., Anämie, Hypoproteinämie.
– Therapie: komplette parenterale Ernährung mit Substitution von Flüssigkeit, Elektrolyten, Albumin, Blut, Spurenstoffen. 60–100mg/die Prednisolon i.v., Antibiotika bei septischen Temperaturen, Sulfasalazin 3 g/die.

Die »pulse therapy« mit extrem hohen Dosen war bei der Behandlung einer aktiven Colitis ulcerosa nicht effektiver als die Gabe von 60 mg/die Prednisolon (ROSENBERG u. Mitarb.).

Chronisch kontinuierlicher Verlauf (etwa 15%): Sulfasalazin (bis 5 g/die), 20–40 mg/die Prednisolon, am besten alternierend oder Corticoide mit Azathioprin (100–150 mg/die). Besonders bei jüngeren Patienten sollte eine Proktokolektomie angestrebt werden (= vollständige Heilung). — *Rezidivprophylaxe*

Rezidivprophylaxe: Durch eine Rezidivprophylaxe in den symptomfreien Intervallen kann ein Rezidiv auf etwa ein Viertel gesenkt werden: 2 g Sulfasalazin/die (unbegrenzt). — *Topische Corticoide*

Lokal wirksame Corticoide, die durch schnelle Metabolisierung (hoher Firstpass-Effekt bei erster Leberpassage) nur einen geringen systemischen Effekt aufweisen (z.B. Beclomethasondipropionat, Budesonid, Tixocortol) werden als Einläufe oder kolonlösliche Kapseln in Zukunft mit Sicherheit weitaus günstiger sein (PEPPERCORN, SUTHERLAND, JEWELL u. Mitarb.).

Literatur

Ewe K. Colitis ulcerosa. Aktuelle Fragen der Klinik und Therapie. Internist 1981; 22: 410

Jewell DP, Phil D. The new steroids: Clinical experience in ulcerative colitis. Mt Sinai J Med 1990; 57: 293

Miller B. Colitis ulcerosa: Konservative Therapie. In: Goebell H, Hotz J, Farthmann EH, eds. Der chronisch Kranke in der Gastroenterologie. Springer, Berlin 1984; 329

Peppercorn MA. Advances in drug therapy for inflammatory bowel disease. Ann Intern Med 1990; 112: 50

Riis P. A critical survey of controlled studies in the treatment of ulcerative colitis and Crohn's disease. Clin Gastroenterol 1980; 9: 351

Rosenberg W, Ireland A, Jewell DP. High-dose methylprednisolone in the treatment of active ulcerative colitis. J Clin Gastroenterol 1990; 12: 40

Sutherland LR. Topical treatment of ulcerative colitis. Med Clin North Amer 1990; 74: 119

Kollagene Colitis

Die erst seit 1976 bekannte *kollagene Colitis* ist charakterisiert durch verbreiterte subepithelial gelegene Kollagenschichten, bestehend aus Kollagen Typ I, Pro-Kollagen-III-Peptid und Kollagen Typ III, histologisch im Kolon nachweisbar. Die Ätiologie ist unbekannt.

Hauptsymptom ist die persistierende wäßrige Diarrhö über Wochen bis Jahre ohne Fieber, jedoch häufig mit kolikartigen Bauchbeschwerden. In einigen Fällen findet sich eine Bluteosinophilie. Bei der Coloskopie ist der makroskopische Befund unauffällig.

HÖCHTER u. OTTENJANN beschreiben eine Besserung nach Applikation von Corticoiden, eine Mitteilung, die in praxi nicht immer bestätigt wurde (SERIN u. Mitarb.). Spontane Remissionen sind bekannt.

Dosierung: 10–40 mg/die Prednisolon je nach Stuhlfrequenz. Antidiarrhoika sind oft wenig wirksam.

Literatur

Grouls V. Die kollagene Kolitis. Dtsch Med Wschr 1985; 82: 3537

Höchter W, Ottenjann R: Verlaufsbeobachtungen zur kollagenen Kolitis. Dtsch Med Wschr 1983; 108: 116

Lindström CG. Collagenous colitis with watery diarrhoea. A new entity? Path Europ 1976; 11: 87

Peeters R Westrich P, Scholz W. Diagnose der kollagenen Kolitis. Dtsch Med Wschr 1989; 114: 593

Serin M, Monges G, Pelligrin M, Monges A. La colite collagene (collagenous colitis). Ann Gastroenterol Hepat 1986; 22: 83

Proktitis

Die *Proktitis* ist eine oft quälende, akut oder chronisch verlaufende Entzündung der Rektumschleimhaut, die von den Beschwerden her oft eine sofortige Therapie verlangt. Ursachen, die unbedingt abgeklärt werden sollen, sind: alimentäre, allergische, urämische, chemische, mechanische und strahlenbedingte Irritationen, Entzündungen und entzündliche Erkrankungen im kleinen Becken. Die Proktitis ist fast immer auf die unteren 15 cm des Kolons beschränkt. Symptome: Tenesmen, schmerzhafte Stuhlentleerungen, blutige Stuhlbeimengungen.

Therapie: Gezielte Behandlung der Ursache, Stuhlregulierung, Azulfidine-Supp. bzw. Einläufe. Meist helfen jedoch nur Corticoid-Klysmen.

Patienten mit *Hämorrhoidalbeschwerden*, oft durch mangelnde, gelegentlich auch durch übertriebene Hygiene (Seife) verschlimmert, klagen häufig über juckenden Schmerz im Bereich des Anus. Die häufig gefundene Ursache ist die Verwendung von Corticoid-Suppositorien, die zunächst Linderung, in der Regel auf längere Sicht jedoch durch Veränderung der Haut eine deutliche Verschlechterung bringen. Meist wird der Arzt erst dann aufgesucht.

Diese Beschwerden müssen getrennt gesehen werden von Pruritus ani (vulvae), die durch Corticoide hervorgerufen werden (s. S. 124).

Therapie: Ausschluß von bekannten Ursachen, normale Analhygiene, Stuhlregulation, Gebrauch unspezifischer nicht corticoidhaltiger Externa (z.B. Faktu-Creme). Häufig bringt eine Behandlung des Hämorrhoidalleidens Linderung.

Literatur

Baharav E, Harpaz D, Mittelman M, Lewinski UH. Dexamethasone induced perineal irritation. New Engl J Med 1986; 314: 515

Obwohl Corticoide zu den Substanzen gehören, die eine akute Pankreatitis auslösen können (s. S. 123), wurden sie gelegentlich auch bei der Behandlung der *akuten Pankreatitis* eingesetzt, offensichtlich in angelsächsischen Ländern häufiger, in Deutschland vorwiegend beim Schock (Indikation fraglich). Dabei wurde oft auch versucht, die Ursache der Pankreatitis zu behandeln, z.B. Pankreatitis bei Morbus Crohn oder einer Kollagenose (sicher sehr selten).

Resümee: Eine Indikation für Corticoide bei der akuten Pankreatitis besteht nicht.

Literatur

Aldrete JS. Acute pancreatitis. In: Rakel RE, ed. Conn's Current Therapy. Saunders, Philadelphia 1990; 469

Altmann HS, Philipps G, Bank S, Klotz H. Pancreatitis associated with duodenal Crohn's disease. Am J Gastroenterol 1983; 78: 174

Hafter E. Praktische Gastroenterologie. Thieme, Stuttgart 1978; 6

Malchow H. Konservative Therapie der chronisch entzündlichen Darmerkrankungen. In: Ottenjann R, Fahrländer H, eds. Entzündliche Erkrankungen des Dickdarms. Springer, Berlin 1984

Nelp WB: Acute pancreatitis associated with steroid therapy. Arch Intern Med 1961; 108: 702

Krankheiten der Niere
und ableitenden Harnwege

Nephrotisches Syndrom

Als nephrotisches Syndrom bezeichnet man ein klinisches Krankheitsbild, das durch massive Proteinurie (> 3,5 g/24 Std. mit folgender Hypoproteinämie (< 30 g/l) und Ödembildung sowie Hyperlipidämie gekennzeichnet ist. Ein nephrotisches Syndrom kann bei den verschiedenen Glomerulonephritiden, aber auch bei Glomerulusschädigungen durch Medikamente (besonders D-Penicillamin und Gold), durch Infektion, Tumoren, Amyloidose und Diabetes vorkommen. Deshalb erfordert die Feststellung eines nephrotischen Syndroms eine weitere Differenzierung, die meist nur durch Nierenbiopsie möglich ist.

Therapie Die *Therapie* richtet sich gegen die Ursache. Daneben gibt es allgemeine Behandlungsrichtlinien:

- Diät: NaCl-Restriktion und Eiweißreduktion auf etwa 0,6 g/kg/die (früher empfohlene massive Eiweißzufuhr wurde verlassen).
- Intravenöse Albuminzufuhr nur bei bedrohlicher Hypovolämie.
- Vorsicht mit Diuretika: sie verstärken die Hypovolämie.
- Antikoagulanzien bei Thrombosegefahr, speziell der Nierenvenen.
- Steroide und Immunsuppressiva je nach Ätiologie.

Glomerulonephritiden

Akute Glomeru- Die *klassische akute Glomerulonephritis* (Symptome: Hämaturie, Proteinurie,
lonephritis Nierenfunktionseinschränkung, Salz- und Wasserretention, Blutdruckanstieg), die meist im Anschluß an eine Infektion (speziell Streptokokken) auftritt, hat meist eine gute Prognose. Steroide haben hier keine Indikation.

Idiopathische Die *idiopathische membranöse Nephropathie*, die auch perimembranöse Glo-
membranöse merulonephritis genannt wird, ist die häufigste Form einer primären Glo-
Nephropathie merulonephritis. Sie weist ein persistierendes nephrotisches Syndrom (häufigste Ursache des nephrotischen Syndroms bei Erwachsenen), arterielle Hypertonie und eingeschränkte Nierenfunktion auf und hat meist eine schlechte Prognose.

Ob die medikamentöse Therapie die Prognose wirklich beeinflußt, ist immer noch umstritten. COGGINS u. Mitarb. zeigten 1979 einen signifikanten Therapieeffekt mit 125 mg Prednison jeden 2. Tag über 8 Wochen mit Reduktion der Dosis nach Ansprechen der Proteinurie um 25 mg/Woche bis zu 25 mg, dann um 5 mg/Woche. Die Studie wurde aus statistischen Gründen kritisiert. CATTRAN u. Mitarb. fanden nach 6monatiger Behandlung mit Prednison (45 mg/m^2 jeden 2. Tag) keinen signifikanten Effekt der Therapie.

In der Zwischenzeit wurden die Steroide mit Zytostatika, speziell Chlorambucil, kombiniert.

PONTICELLI u. Mitarb. gaben im 2., 4. und 6. Monat 0,2 mg/kg/die Chlorambucil und Prednisolon (im 1., 3. und 5. Monat an 3 aufeinanderfolgenden

Tagen je 1,0 Methylprednisolon i.v. und in den Intervallen 0,5 mg/kg/die Prednisolon oral). Die Autoren konnten Proteinurie und Nierenfunktion langfristig in signifikanter Weise bessern (5 Jahre Nachbeobachtung). Die Nebenwirkungsrate unter Chlorambucil war aber hoch.

MATHIESON u. Mitarb. konnten mit dem gleichen Therapieschema auch bei fortgeschrittenen Krankheitsstadien deutliche Besserungen (allerdings bei nur kurzer Nachbeobachtung von 8,4 Monaten) erreichen.

BRUNS u. Mitarb. gaben in einer prospektiven Studie 10 Patienten mit histologisch gesicherter Diagnose und Verschlechterung der Nierenfunktion Cyclophosphamid (Beginn mit 100 mg/die) und Prednison (Beginn mit 60–100 mg/jeden 2. Tag) und einem Patienten nur Cyclophosphamid. Nach 6 Monaten fiel bei der kombinierten Therapie der Kreatininwert signifikant ab und blieb bei 7 Patienten 24–54 Monate nach Therapieende stabil. Auch Proteinurie, Plasmaalbumin und Serum-Cholesterin besserten sich. Ein Patient hatte nach 30 Monaten einen Rückfall, reagierte aber wieder auf die gleiche Therapie. Der nur mit Cyclophosphamid behandelte Kranke zeigte einen gleichartigen Verlauf; dennoch empfehlen die Autoren die Kombinationstherapie. Die Nebenwirkungsrate war niedrig.

Die *membranoproliferative Glomerulonephritis* zeigt eine langsame Progression. Etwa die Hälfte der Patienten stirbt innerhalb 10 Jahren an terminaler Niereninsuffizienz. Klinisch führt sie bei 50–70% zu einem nephrotischen Syndrom.
Corticoide können die Progression verlangsamen; Vorteile einer Kombination mit Zytostatika sind nicht erwiesen.
Dosierung: 0,3 – 0,5 mg/kg/die Prednisolon.
Neuere Untersuchungen kommen zur Empfehlung einer Therapie mit Thrombozytenaggregationshemmern (Acetylsalicylsäure und Dipyridamol). Dadurch soll die Nierenfunktion über die Normalisierung der vorher verkürzten Plättchenüberlebenszeit günstig beeinflußt werden. Eine Wirkung auf die Proteinurie und Hämaturie besteht nicht. Der Wert dieser Therapie muß erst überprüft werden.

Membranoproliferative Glomerulonephritis

Die *Minimal-change-Nephritis* ist das klassische Substrat der sog. Lipoidnephrose. Sie ist bei Kindern und Jugendlichen die häufigste Ursache des nephrotischen Syndroms. Die Erkrankung hat eine gute Prognose: Spontanremissionen, keine Entwicklung einer Niereninsuffizienz und sehr gutes Ansprechen der klinischen Symptomatik auf Steroide und Zytostatika. Eine histologische Sicherung der Diagnose muß vor jeder Therapie gefordert werden.
Verschiedene Dosierungsschemata wurden angegeben; diejenigen für Kinder finden sich im Kapitel »Kinderkrankheiten« (s. S. 444 f).
Für Erwachsene gibt es 2 nur wenig voneinander differierende Schemata:

Minimal-change-Nephritis

Therapieschema nach GLASSOCK:

• Corticoide
 – 1,5 mg/kg/die Prednisolon für 4 Wochen
 – nach Eintreten einer Remission, etwa in der 5.–8. Woche, 1 mg/kg jeden 2. Tag für 4 Wochen
 – dann Reduktion und Absetzen innerhalb von 4 Wochen
 – bei Auftreten eines Rezidivs gleiche Therapie wiederholen und anschließend eine Erhaltungstherapie mit 5–10 mg/die jeden 2. Tag geben

- zusätzlich Cyclophosphamidgabe bei Therapieresistenz oder Corticoid-komplikationen
  - 2–3 mg/kg/die für 8 Wochen cave: Leukopenie, Gonadenschädigung

Therapieschema nach GROGGEL:

- Corticoide
  - 2 mg/kg/die (jeweils auf einmal eingenommen) für 4 Wochen
  - weitere 4 Wochen jeden 2. Tag
  - innerhalb von 8 Wochen abbauen, dadurch 90% Remission, allerdings 60% Rezidive
  - bei Rezidiv gleiches Schema wiederholen
- bei gehäuften Rezidiven Cyclophosphamid 1–2 mg/kg/die für 6–8 Wochen

Fokal segmentale Glomerulonephritis

Die *fokal segmentale (oder fokal sklerosierende) Glomerulonephritis* ist eine Verlaufsform der Minimal-change-Glomerulonephritis. Bei ihr ist die Gefahr der Niereninsuffizienz größer und die Reaktion auf Steroide geringer.
Dosierung: Wie bei Minimal-change-Nephritis.
Führen die Steroide nicht zu einer Remission, empfiehlt sich eine Behandlung mit Cyclophosphamid (3 mg/kg/die für 8 Wochen).
Azathioprin hat sich als nicht wirksam erwiesen (RITZ).
Gewisse Hoffnungen richten sich auf Ciclosporin, das aber wegen seiner Nephrotoxizität nur mit großer Vorsicht angewendet werden darf.

Mesangioproliferative Glomerulonephritis

Die *mesangioproliferative Glomerulonephritis* kann als Ergebnis verschiedener pathogener Mechanismen auftreten. Ein Immunvorgang als Ursache ist anzunehmen, das Antigen aber nicht geklärt. Man findet Immunglobulinablagerungen im Mesangium (IgM, IgA, Complement C_3). Eine spezielle Form ist die IgA-Nephritis (Morbus BERGER), die auf S. 222 beschrieben wird.
Floride Formen, insbesondere mit IgM-Depots, werden durch Steroide nicht beeinflußt. Auch bei der IgA-Nephritis ist die Wirkung fraglich. Das gleiche gilt für den Einfluß der Zytostatika. Als Alternative wurde Indomethacin empfohlen.
Lediglich bei den nephrotischen Verlaufsformen reagieren etwa 50% günstig auf Steroide.
Dosierung: Wie Minimal-change-Nephritis.

Rapid progrediente Glomerulonephritis

Der *rapid progredienten Glomerulonephritis* liegt eine extrakapillär proliferierende Glomerulonephritis mit Halbmondbildung und Niereninsuffizienz zugrunde. Die Krankheit hat eine Immunpathogenese. Bei 40% finden sich IgG und Komplementablagerungen in den Glomeruli; bei weiteren 40% findet man in der Immunfluoreszenz Immunablagerungen. Etwa 20% weisen Antibasalmembran-Antikörper auf. Die Prognose ist unbehandelt sehr schlecht.
Therapeutisch kommt bei den Glomerulonephritiden mit IgG- und Komplementablagerungen zunächst eine Corticoidmonotherapie in Frage; initial als hochdosierte intravenöse Stoßtherapie (s. S. 150), später gefolgt von oraler Behandlung mit 1–1,5 mg/kg/die Prednisolon (COUSER). Die Therapie ist auch noch wirksam bei oligurischen Patienten und solchen, die bereits dialysiert werden müssen.
Bei den vaskulitischen Formen der Glomerulonephritis empfiehlt sich die Corticoid-Zytostatika-Kombination (s. S. 202).
Die Basalmembran-Antikörper-bedingten Formen erfordern massive Plasmapheresen in Kombination mit Corticoiden und Zytostatika.

Dosierung: Beginn mit 60 mg/die Prednisolon und 1–3 mg/kg/die Cyclophosphamid.

Bei Hinweisen auf eine Hyperkoagibilität sind Aggregationshemmer bzw. Antikoagulanzien zu diskutieren. Die Therapie ist aber nur wirksam, sofern die Kreatininwerte noch nicht über 6–7 mg/dl liegen (RITZ u. Mitarb.).

70–90% der sog. *Systemkrankheiten*, speziell systemischer Lupus erythematodes, Panarteriitis nodosa, progressive Systemsklerose und Morbus Wegener, weisen eine Nierenbeteiligung auf. Sie bestimmt häufig die Lebensprognose des Patienten. Renale Manifestation bei Systemkrankheiten

Die therapeutischen Konsequenzen werden in dem entsprechenden Kapitel besprochen. Nur die Nierenbiopsie ermöglicht eine zuverlässige Aussage über Aktivität, Chronizität und damit das therapeutische Prozedere.

Hier seien die Prinzipien zusammengefaßt (nach BRASS u. SCHLEIFFER):

- Bei niedrigem Risiko keine aggressive Therapie
  – bei nephrotischem Syndrom Corticoide
- Bei hoher Aktivität bzw. bei fokal oder diffus proliferierender Glomerulonephritis
  – Prednisolon bis zu 8 Wochen 1 mg/kg, dann über niedrigere Dosen auf alternierende Behandlung übergehen
  – bei Mißerfolg: Cyclophosphamid
- Bei rapid progredienter Glomerulonephritis
  – Plasmaaustausch und Cyclophosphamid-Prednisolon-Kombination
- Bei chronisch progredientem Verlauf mit Niereninsuffizienz
  – keine langfristige aggressive Therapie

Das *Goodpasture-Syndrom* zeichnet sich durch die Trias Lungenblutungen, Glomerulonephritis und Antikörper gegen Basalmembranen aus. Die Ursache ist unbekannt. Häufung von HLA-DR2 ist nachgewiesen. Goodpasture-Syndrom

Die Krankheit beginnt mit Husten und geringen bis massiven Hämoptysen. Dabei können Fieber und Arthralgien bestehen, was differentialdiagnostisch zur Abgrenzung gegenüber systemischem Lupus erythematodes, Panarteriitis nodosa, Morbus Schoenlein-Henoch, Lungenembolie und Legionärskrankheit zwingt.

Entscheidendes Symptom ist der Nachweis der Basalmembran-Antikörper in der Nierenbiopsie. Außerdem findet man bei etwa 90% im Blut schon frühzeitig zirkulierende Antikörper gegen Glykopeptide. Komplement ist normal. Während die Lungenveränderungen remittieren können, verschlechtert sich die Nierenfunktion kontinuierlich, manchmal sogar fulminant.

Die Hämoptysen reagieren meist sehr gut auf eine hochdosierte intravenöse Corticoidstoßtherapie (10–15 mg/kg/pro Infusion) für 4–7 Tage. Die Nierenveränderungen reagieren dagegen wenig auf diese Therapie. Deshalb muß in entsprechenden Fällen eine Plasmapheresebehandlung in Kombination mit Zytostatika und kleinen Corticoiddosen verabreicht werden (s. »Rapid progrediente Glomerulonephritis«). Antikoagulanzien sind wegen der Hämoptysen kontraindiziert.

Die Therapie muß durch wiederholte Bestimmungen der zirkulierenden Antikörper geführt werden. Auch wenn in vielen Fällen eine Besserung und Verlangsamung des Prozesses erreicht werden kann, so sind dennoch die meisten Patienten Anwärter auf eine Dauerdialyse bzw. eine Nierentransplantation. Für letztere ist freilich Voraussetzung, daß die Antimembran-Antikörper 3–6 Monate verschwunden sind.

Literatur

Brass H, Schleiffer Th. Renale Manifestationen von Systemerkrankungen (autoaggressive Immunopathien). Nieren- und Hochdruckkrankheiten 1989; 18: 40

Bruns FJ, Adler S, Fraley DS, Segel DP. Long-term follow-up of aggressively treated idiopathic rapidly progressive glomerulonephritis. Am J Med 1989; 4: 400

Bruns FJ, Adler S, Fraley DS, Segel DP. Sustained remission of membraneous glomerulonephrits after Cyclophosphamide and Prednisone. Ann Intern Med 1991; 114: 725

Cameron JS. Die Behandlung der extrakapillär-proliferierenden Glomerulonephritis. Dtsch Med Wschr 1988; 113: 1812

Cattran DC, Delmore T, Roscoe J, Cole E, Cardella C, Charron R, Ritchie S. A randomized controlled trial of prednisone in patients with idiopathic membraneous nephropathy. New Engl J Med 1989; 320: 210

Coggins CH. A controlled study of short term prednisone treatment in adults with membranous nephropathy. New Engl J Med 1979; 301: 1301

Collaborative Study of the Adult Idiopathic Nephrotic Syndrome. A controlled study of short-term prednisone treatment in adults with membranous nephropathy. New Engl J Med 1979; 301: 1301

Couser WG. Rapidly progressive glomerulonephritis. Am J Kidney 1988; 11: 449

Glassock RJ, Brenner BM. Principales glomérulopathies. In: Harrison TR Principes de médicine interne. 4ème éd Flammarion Paris 1988

Groggel GC. Glomerular disorders. In: Rakel RE. Conn's Current Therapy 1990. Saunders, Philadelphia 1990

Keller F, Oehlenberg B, Kunzendorf U, Schwarz A, Offermann G. Long-term treatment and prognosis of rapidly progressive glomerulonephritis. Clin Nephrol 1989; 31: 190

Köhler H. Erkrankungen der Niere. In: Rahn KH, Meyer zum Büschenfelde K-H. Arzneimitteltherapie in Klinik und Praxis. Thieme, Stuttgart 1989

Levey AS, Lau J, Pauker SG, Kassirer JP. Idiopathic nephrotic syndrome. Puncturing the biopsy myth. Ann Int Med 1987; 107: 697

Mathieson PW, Maidment CGH, Turner AN, Evans DJ, Rees AJ. Prednisolone and chlorambucil treatment in idiopathic membranous nephropathy with deteriorating renal function. Lancet 1988; 869

Menard O, Chabot F, Renoult E, Aymard B, Kessler M, Delorme N, Polu JM, Lamy P. Syndrome de Goodpasture. Stratégie diagnostique et problèmes thérapeutiques. A propos de trois observations récentes. Méd et Hyg 1990; 48: 1178

Ponticelli C, Zucchelli P, Passerini P, Cagnoli L, Cesana B, Pozzi C, Pasquali S, Imbasciati E, Grassi C, Redaelli B, Sasdelli M, Locatelli F. A randomized trial of methylprednisolone and chlorambucil in idiopathic membranous nephropathy. New Engl J Med 1989; 320: 8

Risler T, Krämer B, Müller GA. Gibt es eine gezielte Therapie der primären Glomerulonephritis? Dtsch Med Wschr 1989; 114: 83

Ritz E, Mickisch O. Immuntherapie der primären Glomerulonephritiden. Internist 1989; 30: 180

Ritz R, Andrassy K, Waldherr R. Rasch progrediente Glomerulonephritis als therapeutisches Problem. Intensivmed Notfallmed 1990; 27: 167

Temmesfeld B. Das pulmo-renale Syndrom. Med Welt 1988; 39: 76

Retroperitoneale Fibrose (Ormond-Syndrom)

Die retroperitoneale Fibrose ist ein klinisch-anatomisches Syndrom, das durch eine progressive Proliferation des retroperitonealen Gewebes in einen entzündlich-fibrosierenden Block gekennzeichnet ist. Dadurch können Ureteren, V. cava sowie lumbale Nervenstränge komprimiert werden. Daraus entstehen die klinischen Symptome.

In etwa 30% der Fälle liegt dem Krankheitsbild ein entzündlicher oder neoplastisch bedingter Prozeß zugrunde. Entzündliche Veränderungen, speziell infrarenale Aortenaneurysmen, können die Folge eines chirurgischen Eingriffs sein sowie durch Tuberkulose oder Riesenzellarteriitis ausgelöst werden. Als neoplastische Ursachen kommen Primärtumoren und Metastasen der verschiedensten Karzinome in Frage.

Häufigste Ursache einer retroperitonealen Fibrose sind jedoch Medikamente. Unter ihnen steht Methysergid an erster Stelle; auslösend können aber auch Ergotaminpräparate, Amphetamin und β-Blocker wirken.

In 70% ist das Syndrom idiopathisch und betrifft vorwiegend Männer jenseits des 60. Lebensjahres. Bei diesen Fällen wurde jüngst eine Immunreaktion gegenüber einem unlöslichen Lipoid aus der atherosklerotischen Aorta (Ceroid) gefunden (BULLOCK).

Während die symptomatischen Formen einer kausalen *Therapie* zugängig sind (Absetzen des auslösenden Medikamentes bzw. Operation), hat man die idiopathischen Fälle, soweit nicht schon eine erhebliche Organschädigung eingetreten ist, immer schon mit Corticoiden behandelt. Dafür gibt die nun gefundene Pathogenese eine gute Begründung ab.

Als Indikationen gelten (nach GODEAU u. Mitarb.*):*

- Ein- oder doppelseitige Obstruktion ohne wesentliche Einschränkung der Nierenfunktion
- Prä- und postoperative Phase
- Kontraindikation gegen operativen Eingriff

Dosierung: Beginn mit 0,5–1,0 mg/kg/die Prednisolon mit Abbau über Wochen auf Erhaltungsdosen von 5–10 mg/die, die mindestens 6 Monate, oft bis zu 2 Jahre beibehalten werden sollen.

Zu schneller Abbau der Dosierung oder vorzeitiges Absetzen kann ein Rezidiv auslösen. Dann muß die Dosis wieder erhöht werden. Bewährt hat sich in solchen Fällen auch eine hochdosierte intravenöse Stoßtherapie.

Therapie

Literatur

Bullock N, Idiopathic retroperitoneal fibrosis. Brit Med J 1988; 297: 240

Chapelon C, Ziza JM, Godeau P. Les fibroses rétropéritonéales. Presse Méd 1988; 17: 432

Godeau P, Chapelon C, Piette J-Ch. Fibroses systémiques idiopathiques. In: Kahn MF, Peltier AP, Meyer O, Piette J-Ch. Les maladies systémiques. 3ème éd Flammarion Paris 1991

Higgins PM, Bennett-Jones, Naish PF, Aber GM. Non-operative management of retroperitoneal fibrosis. Brit J Surg 1988; 75: 573

Hoffmeister AW. Inflammatorische Aneurysmen der infrarenalen Aorta. Chirurg 1990; 61: 2

Lagrue G, Laurent J, Benmaadi A. La fibrose rétropéritonéale est-elle une maladie auto-immune? Méd et Hyg 1990; 48: 569

Ruel M, Piette JC, Chapelon C, Rossat-Mignod JC, Dapsance-Gauderlot D. Une cause rare de lombalgie fébrile la fibrose rétropéritonéale. Rev Rhum 1990; 57: 415

Endokrine und Stoffwechselkrankheiten

Schilddrüsenerkrankungen

Thyreotoxische Krise

Definition Die thyreotoxische Krise ist ein schwerer, lebensbedrohlicher Zustand aufgrund eines Exzesses an Schilddrüsenhormonen.

Ursache Die *Ursache* der Hyperthyreose ist sehr unterschiedlich: iatrogen, TSH-Exzeß, Thyreoiditis, Schilddrüsenkarzinom, Autonomie der Schilddrüse im Sinne eines autonomen Adenoms oder sog. disseminierte Autonomien, Immunvorgänge wie bei Immunhyperthyreose vom Basedow-Typ (=Graves disease) oder Hashimoto-Thyreoiditis sowie jodinduzierte Hyperthyreosen, wenn bei bestehender Hyperthyreose und Jodmangel Jodid (Röntgenkontrastmittel, Augentropfen, Hustentropfen, Antiseptika) appliziert wird. Von diesen verschiedenen Formen der Hyperthyreose führen vorwiegend die Immunhyperthyreosen vom Basedow-Typ, selten Schilddrüsenautonomien zu einer thyreotoxischen Krise.

Klinik Da es keine fixen Kriterien für die Diagnose einer thyreotoxischen Krise, ja auch für die Hyperthyreose gibt, werden meist mehrere klinische Symptome und Labordaten herangezogen (z.B. Crook's Index). Die thyreotoxische Krise wurde von HERRMANN u. Mitarb. (1978) in verschiedene Stadien eingeteilt, was sich für Therapie und Prognoseeinschätzung als wertvoll erwiesen hat.

Diagnose Neben der Klinik, die hier einen sehr hohen Stellenwert besitzt, sind zur Diagnose meist erforderlich: Plasmakonzentrationen von Trijodthyronin, Thyroxin (am besten freies Thyroxin), TSH (basal und im TRH-Test), Schilddrüsenantikörper (MAK und TRAK), Sonographie und Szintigraphie.

Therapie *Therapeutisch* versucht man durch Eingriff auf verschiedenen Ebenen den Effekt von wirksamem Schilddrüsenhormon (Trijodthyronin) zu reduzieren; durch Hemmung der Synthese (Thiamazol, Propylthiouracil), durch Hemmung der Hormonausschüttung (Jodid, Lithium), durch Elimination aus dem Blut (Plasmapherese, Hämoperfusion), durch Hemmung der peripheren Konversion von T4 zu T3 (β-Blocker, Corticoide), durch Erhöhung des Metabolismus (Barbiturate), durch Reduktion der peripheren Wirkung (Sympathikolytika, β-Blocker). Corticoide haben einen festen Platz, obwohl ihr positiver Effekt nicht bewiesen ist. Sie wurden eingesetzt unter der Vorstellung, daß ACTH und Cortisol bei einem so starken Streß wie der thyreotoxischen Krise nicht in ausreichender Menge produziert werden könne, so daß eine relative NNR-Insuffizienz resultiert. Weitere mögliche Wirkungen der Corticoide sind: Reduktion der Schilddrüsenhormonsynthese bei der Basedow-Hyperthyreose (WILLIAMS u. Mitarb. 1975) und der peripheren Konversion (CHOPRA u. Mitarb. 1975).

Dosierung: Die empfohlene Dosis ist unterschiedlich und reicht von 3 x 50 mg/die Hydrocortison bis zur Behandlung wie bei einer akuten NNR-Insuffizienz (100 mg Hydrocortison i.v., dann 200 mg über 24 Std. oder auch 100 mg/ die Prednisolon).

Literatur

Chopra IJ, Williams DE, Orgiazzi J, Solomon DH. Opposite effects of dexamethasone on serum concentrations of rT3 and T3. J Clin Endocr Metab 1975; 41: 911

Herrmann J. Neuere Aspekte in der Therapie der thyreotoxischen Krise. Dtsch Med Wschr 1978; 103: 166

Kley HK, Herrmann J, Keck E, Krüskemper HL. Endokrine Krisen: Myxödemkoma, Thyreotoxische Krise, Hyperkalzämische Krise, Addisonkrise. Krankenhausarzt 1978; 51: 16

Williams DE, Chopra IJ, Orgiazzi J, Solomon DH. Acute effects of corticosteroids on thyroid activity in Graves' disease. J Clin Endocr Metab 1975; 41: 354

Thyreoiditis

Definition: Akute (bakteriell, traumatisch, radiogen), subakute (viral: de Quervain) oder chronische (autoimmun: Hashimoto, Riedel; Tbc, Lues) Entzündung der Schilddrüse. — Definition

Schmerzen bei der akuten und subakuten (65%) Form, bei der subakuten Form Druckschmerz (fast immer), Schwellung der Schilddrüse (70%), Halsschmerzen, Krankheitsgefühl, Fieber (50%). Die chronische Thyreoiditis ist die häufigste Ursache der Hypothyreose. Am häufigsten sind die viralen (=subakuten) und die autoimmunbedingten (Hashimoto) Thyreoiditisformen. Zu Beginn der Erkrankung (subakute/chronische Formen) besteht oft kurzfristig eine Hyperthyreose. — Klinik

Folgende *diagnostische Maßnahmen* werden in der Regel herangezogen: Lokalbefund, Entzündungszeichen (Fieber, BKS, Leukozyten, Lymphozyten), Schilddrüsen-Antikörper (TAK=Thyreoglobulin-Antikörper, MAK=mikrosomale Schilddrüsen-Antikörper), Schilddrüsenhormon-Konzentrationen, Sonographie, Szintigraphie, Punktion (bei de Quervain-Thyreoiditis: granulomatöse Entzündung mit Riesenzellen; bei Hashimoto-Thyreoiditis: lymphozytäre Entzündung; bei Riedel-Thyreoiditis: fibrosierende Entzündung mit Spindelzellen). — Diagnose

Obwohl die *chronische Thyreoiditis (Hashimoto)* eine typische Autoimmunerkrankung ist, die häufig mit anderen endokrinen Autoimmunerkrankungen zusammen auftritt (Autoimmunadrenalitis = Schmidt-Syndrom), hat eine immunsuppressive Therapie (auch mit Corticoiden) keinen Nutzen und wird strikt abgelehnt. — Therapie

Bei der sehr seltenen *radiogenen Thyreoiditis* (nach Radiojodtherapie oder Bestrahlung der Halsorgane) soll die Gabe von Corticoiden manchmal von Vorteil sein (20–40 mg/die Prednisolon). Meist sind Antiphlogistika jedoch ausreichend.

Bei der viralen *subakuten Thyreoiditis (de Quervain)* sind Antiphlogistika in leichteren Fällen ausreichend, in schwereren werden Corticoide gegeben, beginnend mit 40–60 mg/die Prednisolon, die nach Erreichen von Beschwerdefreiheit langsam reduziert werden. Die Erhaltungsdosis muß wegen der Rezidivgefahr meist wochenlang beibehalten werden. Unter Corticoiden verschwinden die Beschwerden rasch.

Bei der *Riedel-Thyreoiditis*, die mit anderen Erkrankungen des Bindegewebes vergesellschaftet sein kann (z.B. retroperitoneale Fibrose s. S. 298, sklerosierende Cholangitis s. S. 284, oder Lungenfibrose, s. S. 247) ist eine meist ausgedehnte Operation der Halsweichteile mit Entfernung des fibrotischen Materials auch durch Corticoide meist nicht zu vermeiden. In der Hoffnung, ein Fortschreiten zu verhindern bzw. zu verlangsamen, werden meist Corticoide über Monate appliziert (SEIF).

Dosierung: etwa 20 mg/die Prednisolon

Literatur

Herrmann J. Die Formen der Thyreoiditis. Ihre Diagnostik und Therapie. Therapiewoche 1980; 30: 989

Seif FJ. Seltener Thyreoiditiden. In: Börner W, Weinheimer B. Hrsg. Schilddrüse 1989. Primäre Diagnostik und Verlaufskontrolle der Struma. Henning-Symposium. de Gruyter, Berlin 1991: 383

Endokrine Orbitopathie

Zwischen endokriner Orbitopathie (auch Immun-Orbitopathie genannt), Immunhyperthyreose vom Basedow-Typ und Immunthyreoiditis (Hashimoto) bestehen Gemeinsamkeiten und Überlappungen. Sie können einzeln, nacheinander oder in Kombination auftreten.

Definition · Es handelt sich um eine durch Antikörper gegen Augenmuskel- (oder thyreoidales) Antigen bedingte Augenerkrankung, die zu einer Protrusio bulbi führt.

Klinik · Wegen der außerordentlichen Variabilität der Erkrankung wurden Schemata entworfen, die sowohl die Diagnose (GRUSSENDORF u. HORSTER) ermöglichen, als auch den Schweregrad (WERNER) in Stadien einzuteilen vermögen: 1. Lidretraktion, 2. periorbitales Ödem, 3. Protrusio bulbi, 4. Augenmuskelparesen, 5. Hornhautveränderungen, 6. Sehbeeinträchtigung.

Diagnose · Für die *Diagnose* steht die Klinik im Vordergrund. Daneben werden durchgeführt: Hertel-Messung der protrusio bulbi, Sonographie, evtl. CCT, TRH-Test, Messung von Trijodthyronin, Thyroxin und die Schilddrüsen-Antikörper: MAK, TRAK (s. S. 301).

Therapie · Trotz vieler Untersuchungen kann kein allgemein akzeptiertes Therapieschema angegeben werden. Die Empfehlungen reichen von der prophylaktischen und therapeutischen Corticoidapplikation bei Immunhyperthyreose (BARTALENA u. Mitarb. 1989) bis zu einer (meist durchgeführten) Behandlung ab Stadium (2)–3 mit:Ciclosporin, Azathioprin, Cyclophosphamid, Plasmapherese, Retrobulbärbestrahlung, Dekompressionsoperation.

Dosierung: 1–3 mg/kg/die Prednisolon über 2–4 Wochen, gefolgt von einer langsamen, schrittweisen Reduktion bis zu einer effektiven Erhaltungsdosis von 10–20 mg/die über mehr als 6 Monate. Bei sog. Non-respondern zusätzlich Gabe von Ciclosporin (7,5 mg/kg/die).

Bei der prophylaktischen Corticoidgabe (in Deutschland nicht üblich) werden 0,5 mg/kg/die Prednisolon abfallend über 4 Monate gegeben.

Auch die Stoßtherapie mit 1000 mg Prednisolon i.v. an 2 aufeinanderfolgenden Tagen mit 3–7 Wiederholungen in wöchentlichen Intervallen wurde in schwierigen Fällen (teilweise mit Erfolg) durchgeführt (NAGAYAMA u. Mitarb).

Literatur

Bartalena L, Marcocci C, Bogazzi F, Panicucci M, Lepri A, Pinchera A. Use of corticosteroids to prevent progression of Graves' ophthalmopathy after radioiodine therapy for hyperthyroidism. New Engl J Med 1989; 321: 1349

Barth A, Bosshard C, Bürgi H. Schwere endokrine Ophthamopathie. Schw Med Wschr 1991; 121: 3

Grußendorf M, Horster FA. Klinische Befunde bei Patienten mit endokriner Orbitopathie. Dtsch Ärztebl 1990; 87: B-556

Jacobson DH, Gorman CA. Endocrine ophthalmopathy: current ideas concerning etiology, pathogenesis and treatment. Endocr Rev 1984; 5: 2000

Kahaly G, Böckmann H, Cordes U, Beyer J. Langzeitbeobachtung der endokrinen Ophthalmopathie und retrospektive Beurteilung therapeutischer Maßnahmen. Med Klin 1989; 84: 121

Nagayama Y, Izumi M, Kiriyama T, Yokoyama N, Morita S, Kakezono F, Ohtakara S, Morimoto I, Okamoto S, Nagataki S. Treatment of Graves' ophthalmopathy with high-dose intravenous methylprednisolone pulse therapy. Acta Endocrinol 1987; 116: 513

Pickardt CR. Konservative Therapie der endokrinen Ophthalmopathie – Eine Übersicht über die neuere Literatur. Akt. Endokr Stoffw 1989; 10: 169

Prummel MF, Mourits M, Berghout A, Krenning EP, van der Gaag, Koornneef R, Wiersinga WM. Prednisone and cyclosporine in the treatment of severe Graves' ophthalmopathy. New Engl J Med 1989; 321: 1353

von Basedow F. Exophthalmus durch Hypertrophie des Zellgewebes in der Augenhöhle. Wschr Ges Heilk 1840; 13: 197

Werner SC. Modification of the classification of the eye changes of Graves' disease: recommodation of the ad hoc Committee of the American Thyroid Association. J Clin Endocr Metab 1977; 44: 203

Myxödemkoma

Das *Myxödemkoma* wird bei bestehender Hypothyreose meist durch einen äußeren Anlaß wie Infekt, Erkrankung, Unterkühlung ausgelöst. Es ist ein lebensbedrohlicher Zustand mit einer sehr hohen Letalität.

Ursache

Leitsymptome sind: Schilddrüsenerkrankungen in der Anamnese, Myxödem (Makroglossie) Hypothermie, Hypoventilation, Bradykardie, vermehrtes Schlafbedürfnis, Bewußtseinstrübung – Koma. Hierbei hat die Hypothermie einen besonderen diagnostischen Stellenwert.

Klinik

Klinik und Messung von Thyroxin (T4) sowie TSH (thyreoideastimulierendes Hormon) basal sind die Basis der *Diagnostik*.

Diagnose

Eine schnelle *Behandlung* ist hier essentiell. Aus diesem Grunde ist man in den letzten Jahren immer mehr zu einer aggressiven Therapie übergegangen: 500 µg L-Thyroxin i.v.

Therapie

Unter ähnlichen Begründungen wie bei der thyreotoxischen Krise (zuwenig Cortisol für einen großen Streß) und auch aufgrund der Tatsache, daß Hypo- wie Hyperthyreosen mit einer NNR-Insuffizienz zusammen vorkommen, wird auch die Applikation von Corticoiden empfohlen. Ein positiver Effekt ist keinesfalls gesichert. Die sonstigen Maßnahmen (immer auf der Intensivstation) richten sich nach dem klinischen Bild.

Dosierung: Wie bei akuter NNR-Insuffizienz: 100 mg Hydrocortison i.v., dann 200 mg per inf. über 24 Std.

Literatur

Felicetta JV, Green WL. Hypothermia and adrenocortical function. Ann Intern Med 1979; 90: 855

Liechti B. Coma myxoedemateux. Med et Hyg 1981; 39: 374

Antikörperbedingte Subfertilität des Mannes

Bei der Subfertilität des Mannes auf dem Boden von Antikörpern gegen Spermatozoen kann durch Corticoide einer Steigerung der Zeugungsfähigkeit von etwa 35% erreicht werden (s. S. 387).

Dosierung: 2 x 20 mg/die Prednisolon an Tag 1–10 des Menstruationszyklus der Frau und 5 mg/die Prednisolon morgens an Tag 11 und 12.

Literatur

Hendry WF, Hughes L, Lcammell G, Prior JP. Comparison of prednisolone and placebo in subfertila men with antibodies to spermatozoa. Lancett 1990: 335: 85

Ätiocholanolon-Fieber

Seit den 60er Jahren wurde – aufbauend auf Experimenten mit Injektion von Ätiocholanolon – postuliert, daß bei Abbaustörungen des Testosterons eine Mehrproduktion von Ätiocholanolon auftreten kann mit der Folge von remittierendem Fieber. Die Behandlung erfolgte mit Corticoiden. Heute wissen wir, daß die damaligen Befunde auf simplen Laborfehlern beruhten und dieses Krankheitsbild nicht existiert.

Literatur

Reimann HA. Etiocholanolone and fever. Ann Intern Med 1968; 68: 495

Hyperkalzämie-Syndrom

Ursache Eine Vielzahl von ossären, intestinalen und renalen Erkrankungen kann zur Hyperkalzämie führen: Malignome mit und ohne Osteolysen (praktisch alle Tumoren, bes. aber Mammakarzinome, Bronchialkarzinome, Plasmozytome; etwa 70%), Endokrinopathien (Hyperparathyreoidismus, Hyperthyreose, Phäochromozytom, NNR-Insuffizienz), Pharmaka (Thiazide, Vitamin D, Vitamin A, Lithium, Milch-Alkali-Syndrom), granulomatöse Erkrankungen (Sarkoidose), Immobilisation, familiäre Hypokalziurie.

Klinik In unterschiedlichem Ausmaß tritt eine Vielzahl an *Symptomen* auf: im Gastrointestinaltrakt, am Herzen, am Kreislauf, an Nieren und Augen sowie im Zentralnervensystem. Je nach Calciumspiegel kommt es bei hohen Werten zur hyperkalzämischen Krise bis Koma. Der Hyperparathyreoidismus macht etwa 10% aller Hyperkalzämien, jedoch 75% der hyperkalzämischen Krisen aus.

Therapie Aufgrund der schweren Erkrankung muß eine *Therapie* des Symptoms Hyperkalzämie sofort und aufgrund der unterschiedlichen Genese (und damit unterschiedlichen Therapie) die Diagnose dann schnell angestrebt werden.
Die Therapie umfaßt: Behandlung der Exsikkose, Elimination des Calciums (durch forcierte Diurese, etwa 6 l/die physiologische NaCl-Lösung, durch

Corticoide und evtl. Dialyse), Reduktion der Calciumresorption aus dem Darm (calciumarme Diät, Corticoide) und Verminderung der Calciumfreisetzung aus dem Knochen (Calcitonin per inf.; Diphosphonate; 0,25 µg/kg Mithramycin; Corticoide).

Allein die Corticoide sind in allen Ebenen wirksam. Sie sind besonders erfolgreich bei Malignomen, granulomatösen Erkrankungen und Vitamin-D-Intoxikation, weniger wirksam beim Hyperparathyreoidismus. Phosphate sollten nicht mehr verwendet werden.

Dosierung: 50–200 mg/die Prednisolon i.v., dann Dosisreduktion.

Die *hyperkalzämische Krise* stellt eine erhebliche Steigerung des Hyperkalzämiesyndroms dar. Die Patienten sind nicht ansprechbar bis komatös. Die Krise kommt besonders bei Patienten mit Tumorerkrankungen (z.B. Mamma- oder Bronchialkarzinom) vor und wird hierbei häufig übersehen, da diese sich oft im Endstadium ihres Tumorleidens befinden. Besonders zu fürchten ist die hyperkalzämische Krise auch bei Patienten mit einem primären Hyperparathyreoidismus. Hier kommt es besonders auf eine schnelle Diagnose und Differentialdiagnose an.

Dosierung: bis 250 mg/die Prednisolon (plus viel Flüssigkeit und Calcitonin per inf.; s. oben).

Hyperkalzämische Krise

Literatur

Courvoisier B. Traitement des hypercalcemies. Schw Med Wschr 1981; 111: 1867

Kley HK, Herrmann J, Keck E, Krüskemper HL. Endokrine Krisen: Myxödemkoma, Thyreotoxische Krise, Hyperkalzämische Krise, Addisonkrise. Krankenhausarzt 1978; 51:2

Ringe JD. Hypercalcämie: Symptom und Syndrom. Internist 1985; 26: 405

Ryzen E, Martidam RR, Troxell M, Benson A, Paterson A, Shepard K, Hicks R. Intravenous Etidronate in the management of malignant hypercalcemia. Arch Intern Med 1985; 145: 449

Wilkinson R. Treatment of hypercalcemia associated with malignancy. Brit Med J 1984; 288: 812

Diabetes mellitus

Beim insulindependenten Diabetes mellitus (*auch Typ-I- oder jugendlicher Diabetes mellitus* genannt) findet sich eine autoimmune Entzündung und Zerstörung der insulinproduzierenden β-Zellen des Pankreas (NERUP u. Mitarb., EISENBARTH). Da solche Vorgänge bei Auftreten des Diabetes mellitus noch nicht abgeschlossen sind, wurde untersucht, ob immunsuppressive Substanzen (Ciclosporin, Azathioprin, Corticoide) Auftreten, Fortschreiten oder Ausmaß des Diabetes mellitus günstig beeinflussen können. Die erreichten Erfolge waren sehr unterschiedlich und die Nebenwirkungen teilweise erheblich.

Typ-I-Diabetes

SILVERSTEIN u. Mitarb. untersuchten bei 46 jugendlichen Patienten mit neuentdecktem Diabetes mellitus den Effekt von Corticoiden (30 mg/kg Methylprednisolon 4mal alternierend, dann 2 mg/kg oral in absteigender Dosierung über 10 Wochen) und Azathioprin (2 mg/kg/die über 1 Jahr). Bei den behandelten Patienten waren die Stoffwechselparameter deutlich besser als bei den Kontrollen und 3 von 20 Patienten benötigten nach einem Jahr kein Insulin. SECCHI u. Mitarb. behandelten je 5 Patienten mit Diabetes mellitus mit Prednison (15 mg/die), Indomethacin (100 mg/die) oder Placebo. Auch sie fanden in der (sehr kleinen) Prednisongruppe häufiger (bei 3 von 4 Patienten) eine Remission als in den beiden anderen Kollektiven (1 von 4 und 2 von 5). Auch nach Absetzen von Prednison waren die Ergebnisse in der Verumgruppe günstiger.

Aus obigen noch vorläufigen Ergebnissen könnte eine Behandlung mit Corticoiden (evtl. in Kombination mit Azathioprin) erwogen werden. Günstig wäre, wenn solche Behandlungen im Rahmen von Studienprotokollen durchgeführt würden, damit eine einheitliche Behandlung erarbeitet werden kann. Eine generelle Therapieempfehlung bei neuentdecktem insulinpflichtigem Diabetes mellitus mit Corticoiden kann noch nicht gegeben werden.

Insulin-
resistenz

Etwa 20% aller insulinpflichtigen Diabetiker entwickeln Insulinantikörper und 0,1–3,6% eine *Insulinresistenz* (> 100 [200] IE Insulin/die). Neben dem Vorhandensein von Insulinantikörpern kann die Insulinresistenz bedingt sein durch erhöhte Triglyceride (VLDL), durch Azidose, durch Endokrinopathien (Akromegalie, Cushing-Syndrom), erhöhten Insulinmetabolismus sowie Insulinrezeptormangel, -defekt oder -antikörper.

Die Diagnose wird durch den Insulin-Toleranztest (Abfall der Blutglucose nach Injektion von Insulin i.v.) gestellt. Handelt es sich um eine Resistenz auf dem Boden von insulinneutralisierenden Antikörpern, werden folgende therapeutische Maßnahmen empfohlen:

Versuch mit oralen Antidiabetika falls noch eine Insulineigenproduktion vorliegt, strenge Diät, Gewichtsreduktion, körperliche Aktivität, Desensibilisierung, i.v. Anwendung von hochgereinigtem Humaninsulin.

Oft bringen allein Corticoide befriedigende Behandlungserfolge, wobei die lange Halbwertszeit von Insulinantikörpern (etwa 6 Wochen) berücksichtigt werden muß. Andere Immunsuppressiva waren bisher weniger erfolgreich. Therapeutisch sollte nur noch Humaninsulin verwendet werden, da Antikörper hierbei seltener und in geringerem Ausmaß auftreten.

Dosierung: 60–100 mg/die Prednisolon morgens; der Erfolg tritt meist in den ersten 10 Tagen ein, dann schrittweise Reduktion der Corticoide im Verlaufe von Monaten. Bei Erfolglosigkeit Abbruch der Corticoidtherapie nach 4 Wochen. Wegen der Gefahr der Hypo-(und Hyper-)glykämien Behandlung nur stationär.

Literatur

Ditschuneit H, Federlin K. Beitrag zur Pathogenese der Insulinresistenz. Dtsch Med Wschr 1966; 91: 414

Eisenbarth GS. Type I diabetes mellitus: a chronic autoimmune disease. New Engl J Med 1986; 314: 1360

Harrison LC, Colman PG, Dean B, Baxter R, Martin FIR. Increase in remission rate in newly diagnosed type I diabetic subjects treated with azathioprine. Diabetes 1985; 34:67

Nerup J, Platz P, Ryder LP, Thomsen H, Suejgaard A. HLA, islet cell antibodies and types of diabetes. Diabetes 1978; 27 suppl 1: 247

Schulz F, Schöffling K. Behandlung mit Insulin. In: Mehnert H, Schöffling K, Hrsg. Diabetologie in Klinik und Praxis, 2. Aufl. Thieme, Stuttgart 1984: 266

Secchi A, Pontiroli AE, Falqui L, Pastore RM, Scorza PL, Pozza G. Efficacy of prednisone to induce remission in recent onset type I (insulin dependent) diabetic patients. Klin Wschr 1987; 65: 244

Silverstein J, MacLaren N, Riley W, Spillar R, Fadjenovic D, Johnson S. Immunsuppression with azathioprine and prednisone in recent-onset insulin-dependent diabetes mellitus. New Engl J Med 1988; 319: 599

Stiller CR, Dupre J, Gent M. Effects of cyclosporine immunosuppression in insulin-dependent diabetes mellitus of recent onset. Science 1984; 233: 1362

Blutkrankheiten

Wegen der differenzierten Wirkung von Corticoiden auf die verschiedenen Blutbestandteile (s. S. 111)und ihrer antiallergisch immunsuppressiven Wirkung werden sie bei vielen Blutkrankheiten eingesetzt.

Panzytopenie (aplastische Anämie, Panmyelopathie, Panmyelophthise)

Bei Panzytopenie findet sich eine Knochenmarkinsuffizienz, wobei Erythropoese, Granulopoese und Thrombopoese – zu Beginn oft in unterschiedlichem Ausmaß – gestört sind. Die meisten Formen sind idiopathisch. Bei den sekundären Formen wurden ursächlich identifiziert: Medikamente (Chloramphenicol, Phenylbutazon, Sulfonamide, Antiepileptika, Gold), Chemikalien (Benzol, Toluol, Xylol, Insektizide), Infektionen (Hepatitis), Zytostatika und ionisierende Strahlen.

Neben supportiven Maßnahmen werden Anabolika, Antilymphozytenglobulin, Antithymozytenglobulin oder die Knochenmarktransplantation therapeutisch eingesetzt.

Der Einsatz von Corticoiden soll noch vorhandene hämatopoetische Stammzellen stimulieren, Autoimmunreaktionen gegen Stammzellen supprimieren und die thrombopenisch bedingte Blutungsneigung vermindern (HANSI u. HEIMPEL). Oft werden sie mit Anabolika und heute auch mit Antithymozytenglobulin kombiniert. Gelegentlich werden Corticoide in sehr hohen Dosen appliziert.

Dosierung: 2–4 mg/kg/die Prednisolon über max. 4 Wochen.

DONEY ist von den sehr hohen Dosen an Corticoiden (20 mg/kg/die Prednisolon) wieder abgekommen und empfiehlt neben Antithymozytenglobulin (15 mg/kg/die über 10 Tage), das zur Reduktion der Nebenwirkungen zusammen mit Corticoiden gegeben werden soll, 0,5 mg/kg/die i.v. Methylprednisolon über 10 Tage und die Gabe eines Anabolikums (Oxymethenolon) über 3 Monate.

Literatur

Doney KC. Aplastic anemia. In: Rakel RE, ed. Conn's Current Therapy. Saunders, Philadelphia 1990: 307

Hansi W, Heimpel H. Behandlung der Panmyelopathie. Dtsch Med Wschr 1979; 104: 964

Heimpel H, Speck B. Zusammenfassung Panmyelopathie. Ein Krankheitsbild mit heterogener Pathogenese. Internist 1980; 21: 360

Erkrankungen der Erythropoese/Erythrozyten

Eine isolierte *Aplasie/Hypoplasie der Erythropoese* ist sehr selten. Sie kann idiopathisch, bei Infektionskrankheiten und einigen Formen der hämolytischen Anämie vorkommen.

Therapeutisch werden Bluttransfusionen gegeben und evtl. Corticoide.

Aplasie der Erythropoese

Bisher ist allerdings keine Standarddosierung für Corticoide festgelegt.

Anämie bei
Endokrino-
pathien
Bei vielen *endokrinen Erkrankungen* (NNR-Insuffizienz, Hypothyreose, Hypogonadismus, Hypophysenvorderlappeninsuffizienz) und Niereninsuffizienz (Mangel an Erythropoetin) findet sich eine Anämie.
Mit Behandlung der Grundkrankheit (Substitutionstherapie) verschwindet diese Form der Anämie.

Hämolytische
Anämien
Korpuskuläre und durch Enzymmangel bedingte *hämolytische Anämien* sind durch Corticoide nicht behandelbar. Anders ist dies jedoch bei den immunhämolytischen Anämien.

Inkomplette
Wärmeanti-
körper
Hämolytische Anämien können durch *inkomplette Wärmeantikörper* vom IgG-Typ ausgelöst werden. Die Antikörper entstehen idiopathisch oder symptomatisch durch Infektionen (Mykoplasmen, Viren), bei lymphatischen Systemerkrankungen, bei Autoimmunerkrankungen und nach Medikamenten (Chinin, Phenacetin, Phenylbutazon). Der Nachweis erfolgt mit Hilfe des Coombs-Tests.
Diese Formen einer hämolytischen Anämie sprechen in der Regel sehr gut auf Corticoide an.

Dosierung: Bei akutem Schub 1 – 1,5 mg/kg/die Prednisolon. Therapieeffekte meist innerhalb einer Woche nachweisbar. Nach einer etwa 4wöchigen Behandlung langsame Reduktion um etwa 5 – 10 mg/Woche. Nur in wenigen Fällen kommt es zu einer Dauerheilung, so daß 5 – 15 mg/die oft lange gegeben werden müssen. Evtl. gleichzeitige Therapie mit Azathioprin oder auch Chlorambucil.
Ist wegen eines raschen Hb-Abfalls Blutersatz (nur gewaschene Erythrozyten) notwendig, werden 50 – 100 mg Prednisolon i.v. vorher gegeben.

Kälteagglutinin-
Krankheit
Die *Kälteagglutininkrankheit* ist gekennzeichnet durch Hämolyse und Akrozyanose als Folge peripherer Zirkulationsstörungen, bedingt durch Autoantikörper mit großer Temperaturamplitude vom IgM-Typ. Neben dem Coombs-Test soll nach Kälteagglutininen gefahndet werden, besonders dann, wenn die BSG bei niedrigen Temperaturen höher ist als bei 37 °C.
Bei der akuten Form (z.B. Mykoplasmen, Influenza, Mononukleose) ist außer Wärme meist keine zusätzliche Therapie notwendig. Bei der chronischen Form (bes. bei malignen Erkrankungen des lymphatischen Systems) ist die Behandlung der Grundkrankheit am erfolgversprechendsten.
Corticoide sind bei weitem nicht so erfolgreich wie bei den hämolytischen Anämien durch Wärmeantikörper. Sie werden trotzdem gegeben, besonders bei Patienten mit IgG-Antikörper (BERKMAN).

Dosierung: s. Wärmeantikörperkrankheit.

Bithermische
Hämolysine
Bei der *hämolytischen Anämie durch bithermische Hämolysine (paroxysmale Kältehämoglobinurie)* handelt es sich um eine unspezifische Immunantwort auf verschiedene Infektionen (Lues, Masern, infektiöse Mononukleose, usw.; idiopathisch) mit positivem Donath-Landsteiner-Test und Immunglobulinen vom IgG-Typ. Bei Behandlung der Grundkrankheit (Lues) bzw. Überwinden der Erkrankung ist die Hämolyse nach 3–4 Wochen selbstlimitierend. Die Patienten sollten Kälte meiden.
Selten sind Corticoide notwendig (BERKMAN). In Deutschland wird eine Indikation für Corticoide nur dann gesehen, wenn eine Herxheimer-Reaktion bei der Behandlung der Lues (mit Penicillin) auftritt.

Dosierung: falls notwendig: 40–60 mg/die Prednisolon abfallend über etwa 4 Wochen. Bei Herxheimer-Reaktion: 1 (–2) g Prednisolon i.v. einmalig.

Die *Hämolyse aufgrund anderer Faktoren* wie chemischer (Blei, Arsen, Rifampicin), mechanischer (Herzklappenprothese, Marschhämoglobinurie), thermischer (Verbrennungen) Ursache ist keine Indikation für eine Corticoidtherapie.

Hämolyse anderer Ursachen

Literatur

Berkman EM. Autoimmune hemolytic anemia. In: Rakel RE, ed. Conn's Current Therapy. Saunders, Philadelphia 1987: 269

Dörmer P. Wilmanns W. Anämien. In: Krück F, Kaufmann W, Bünte H, Gladtke E, Tölle R, Hrsg. Therapiehandbuch. Urban & Schwarzenberg, München 1987: 737

Fischer K, Poschmann A. Autoimmunhämolytische Anämien. Klinikarzt 1981; 10:358

Hansi W, Heimpel H. Behandlung der Panmyelopathie. Dtsch Med Wschr 1979; 104: 964

Heimpel H, Speck B. Zusammenfassung: Panmyelopathie: ein Krankheitsbild mit heterogener Pathogenese. Internist 1980; 21:360

Erkrankungen der Leukopoese

Neben den familiären *Granulozytopenien* sind von besonderer Wichtigkeit die medikamentös-induzierten, bei denen eine allergische Reaktion auf Pharmaka (zuerst entdeckt bei Pyramidon) zu einer Agranulozytose führen kann. Es sind mittlerweile eine Vielzahl von Medikamenten beschrieben worden, die eine Agranulozytose hervorrufen können (MÜLLER u. ZÄCH).

Agranulozytose

Die Anwendung von Corticoiden, obwohl immer wieder versucht, ist kritisch zu beurteilen, da hierdurch eine beschleunigte granulopoetische Regeneration nicht zu erwarten und eine weitere Resistenzminderung zu befürchten ist. Auch bei der Granulozytopenie nach Chemotherapie und im Gefolge von malignen Erkrankungen scheinen Corticoide keinen positiven Effekt zu besitzen. Corticoide heben zwar die Neutrophilen im Blut an, jedoch geschieht dies über eine verminderte Migration von Granulozyten aus dem Blut zum infizierten Gewebe. In diesen Fällen wird deshalb fast generell von der Applikation von Corticoiden abgeraten (BOXER).

Bisher konnte nur bei den seltenen Autoimmun-Granulozytopenien und gelegentlich bei der erworbenen zyklischen Neutropenie ein positiver Effekt von Corticoiden bei Granulozytopenie gesehen werden.

Dosierung: 40 mg/die Prednisolon (Reduktion nach Blutbild).

Literatur

Boxer LA. Neutropenia. In: Rakel RE, ed. Conn's Current Therapy. Saunders, Philadelphia 1987: 287

Heit W, Heimpel H. Agranulozytosen. Klinikarzt 1981; 10: 369

Müller W, Zäch GA. Leukopenien und Agranulozytosen. Handbuch der Inneren Medizin, 5. Aufl. Springer, Berlin, 1974; II/4

Young CAR, Vincent PC. Drug-induced agranulocytosis. Clin Haematol 1980; 9: 483

Thrombozytopathien

Ursachen einer Thrombozytopathie können eine gestörte Bildung oder ein erhöhter Abbau sein. Der Wirkungsmechanismus der Corticoide ist komplexer Natur: vermehrte Thrombozytenneubildung, Stabilisierung lysosomaler Membranen, Gefäßabdichtung, Beeinflussung der Immunantwort.

Postinfektiöse Thrombozytopenie

Der *akuten postinfektiösen Thrombozytopenie* geht meist eine virale Erkrankung voraus. Findet sich eine Thrombozytopenie im Rahmen einer bakteriellen Erkrankung, muß immer zunächst an eine Sepsis mit Verbrauchsreaktion gedacht werden. Im peripheren Blut: Thrombozytopenie, Verlängerung der Blutungszeit, evtl. Nachweis von Autoantikörpern; im Knochenmark: Megakaryozyten normal bis vermehrt mit Linksverschiebung. In der Regel Spontanremissionen in etwa 4–6 Wochen. Nur bei starken Blutungen und sehr niedrigen Thrombozyten sind Corticoide indiziert.

Dosierung: 1–2 mg/kg/die Prednisolon, dann rascher Abbau.

Morbus Werlhof

Bei der *chronischen idiopathischen Thrombozytopenie* (Morbus Werlhof) handelt es sich um eine Autoimmunerkrankung mit Beladung der Blutplättchen mit IgG (und auch mit frei zirkulierenden Antikörpern) und erhöhtem Abbau in Milz und Leber. Im peripheren Blut: Thrombozytopenie, jugendliche Megathrombozyten, thrombozytäre Antikörper; im Knochenmark: vermehrt jugendliche kleine Megakaryozyten (nicht konstant). Die Diagnose ist oft eine Ausschlußdiagnose (medikamentös-induziert, postinfektiös, sekundär bei Immunkrankheiten wie Kollagenosen und Lymphomen).

Therapeutisch werden eingesetzt: Zytostatika, Immunglobuline, Splenektomie und besonders Corticoide.

Dosierung: 0,5–2 mg/kg/die Prednisolon. Die Therapie richtet sich in Höhe und zeitlichem Ausmaß nach den Thrombozytenwerten. Meist können die Corticoide erst nach 3–4 Wochen reduziert und müssen dann in niedriger Dosis über Monate appliziert werden.

Immunglobuline haben weder auf die Schnelligkeit des Heilungsverlaufs noch auf die Dauer der Erkrankung einen entscheidenden Vorteil gegenüber Corticoiden, werden aber immer häufiger eingesetzt. Bei resistenten Formen hat man auch die sog. Corticoidstoßtherapie versucht (Von dem Borne u. Mitarb.) mit 1000 mg Prednisolon i.v. über 3 Tage. Diese Therapie ist noch nicht generell zu empfehlen.

Wichtig ist, daß Thrombozytenantikörper bei Schwangeren diaplazentar gehen und beim Feten ebenfalls eine Thrombozytopenie hervorrufen. Diese Kinder sind bei der Geburt blutungsgefährdet, so daß vielfach eine vorzeitige Sectio empfohlen wird. Bei Verwendung von Corticoiden wird das Kind mitbehandelt (Corticoide sind plazentagängig) und die Kinder können vaginal entbunden werden. Sollte das Kind trotzdem früher geboren werden müssen, hat (als Nebeneffekt) durch die Corticoide die Lungenreifung bereits eingesetzt (Samuels u. Mitarb.. Christiaens u. Mitarb.).

Medikamentöse Thrombozytopenie

Medikamentös-induzierte Thrombozytopenien können durch eine Vielzahl an Medikamenten ausgelöst werden, die eine immunologisch vermittelte Thrombozytopenie hervorrufen, z.B. Chinin, Analgetika, Antibiotika, Gold, Sedativa, Heparin, Antilymphozytenglobulin, Bluttransfusionen, Thyreostatika.

Die Therapie besteht im Meiden der Noxe und der Gabe von Corticoiden.

Dosierung: 1–2 mg/kg/die Prednisolon, rasch abbauend.

Symptomatische Thrombozytopenie

Bei der *symptomatischen Thrombozytopenie* handelt es sich um eine Thrombozytopenie im Gefolge anderer Erkrankungen wie Lupus erythematodes, Evans-Syndrom, maligne Lymphome. Die Behandlung der Grundkrankheit steht im Vordergrund, die meist mit Corticoiden durchgeführt werden kann.

Bei der *thrombotisch thrombozytopenischen Purpura* (Morbus Moschcowitz) handelt es sich um eine thrombotische Mikroangiopathie mit der Symptomentrias: Thrombozytopenie, mikroangiopathische hämolytische Anämie und neurologische Symptomatik. Wahrscheinlich ist dieses Krankheitsbild eng verwandt mit dem „hämolytisch-urämischen Syndrom", bei dem eine mikroangiopathische, hämolytische Anämie, eine Thrombozytopenie und Nierenversagen gesehen werden. Man versucht bei beiden Erkrankungen eine idiopathische von einer sekundären Form (Schwangerschaft, Neoplasien, Kollagenosen, Endokarditis, Medikamenten) zu unterscheiden.

Corticoide werden hier bevorzugt eingesetzt und, da neuere Untersuchungen auf einen Antikörper hinweisen, sind sie auch pathophysiologisch indiziert. Heparin oder thrombozytenfunktionshemmende Medikamente (Acetylsalicylsäure, Dextrane) haben keinen positiven Effekt gezeigt. Jedoch werden Plasmainfusionen zum Ersatz von fehlenden Plasmabestandteilen in vielen Zentren gegeben.

Dosierung: 1–2 mg/kg/die Prednisolon.

Purpura
Moschcowitz

Purpura Schoenlein-Henoch

(siehe S. 222)

Hämophilie

Neben der üblichen Substitution von Faktoren (VIII und IX) wird bei Nierenblutungen die Applikation von Corticoiden empfohlen. Die Blutung steht dann meist im Verlaufe von Stunden (bis Tagen) ohne zusätzliche Substitution.

Dosierung: 1 mg/kg/die Prednisolon für die Dauer der Blutung.

Literatur

Biggs R. The Treatment of Haemophilia A and B and von Willebrand's Disease. Blackwell, Oxford 1978

Von dem Borne A, Vos J, Pegels J, Thomas L, van der Lelie H. High dose intravenous methylprednisolone or high dose intravenous gammaglobulin for autoimmune thrombocytopenia. Brit Med J 1988; 296: 249

Christiaens GC, Nieuvenhuis HK, von dem Borne AE, Ouwehand WH, Helmerhorst FM, van Dalen CM, van der Tweel I. Idiopathic thrombocytopenic purpura in pregnancy: a randomized trial on the effect of antenatal low dose corticosteroids on neonatal platelet count. Brit J Obstet Gynaecol 1990; 97: 893

Gaedicke G, Imbach P, Künzlen E, Kleihauer E. Kontroversen in der Therapie der Immunthrombozytopenie des Kindesalters. Dtsch Med Wschr 1985. 11: 1340

Hiller E. Hämorrhagische Diathesen. In: Krück F, Kaufmann W, Bünte H, Gladtke E, Tölle R, Hrsg. Therapie-Handbuch. Urban & Schwarzenberg, München 1987: 756

Hiller E, Wilmanns W. Neue Aspekte in der Therapie der idiopathischen thrombozytopenischen Purpura (Morbus Werlhof). Therapiewo 1984; 34: 106

Karpatkin M, Porges RF, Karpatkin S. Platelet counts in infants of women with autoimmune thrombocytopenia. Effect of steroid administration to the mother New Engl J Med 1981; 305: 936

Rückle H, Wilms K. Thrombotisch-thrombocytopenische Purpura (M. Moschkowitz), Therapiewo 34 1984; 34: 101

Samuels P, Bussel JB, Braitman LE, Tomaski A, Druzin ML, Mennuti MT, Cines DB. Estimation of the risk of thrombocytopenia in the offspring of pregnant women with presumed immune thrombocytopenic purpura. New Engl J Med 1990; 323: 229

Tumorbehandlung

Corticoide sind Bestandteil vieler Zytostatika-Protokolle. Dies wird begründet mit: Schutz des Knochenmarks vor Zytostatika, schnelle Wiederherstellung der Hämatopoese, Immunsuppression, Besserung des Allgemeinbefindens, Appetitanregung, Stimmungsaufhellung. Die wichtigste Indikation ist jedoch die Wirkung der Corticoide auf Lymphozyten. Corticoide werden deshalb in der Tumorbehandlung eingesetzt bei/zur:

- Hämoblastosen,
- malignen Lymphomen,
- steroidhormonsensitiven Tumoren,
- Schmerztherapie,
- Palliativtherapie,
- einigen speziellen onkologischen Situationen wie: NNR-Hormonsubstitution, Hyperkalzämie, Hämolyse, Hyperemesis, Hirnmetastasen, Strahlenschäden.

Glucocorticoidwirkung in der Tumortherapie

Lympholyse · Die Behandlung maligner Lymphome mit Corticoiden beruht auf ihrer *antilymphozytären zytostatischen Wirkung* (WIELCKENS). Bei einigen malignen Lymphomen, besonders solchen mit geringer Differenzierung wie Prä-B-Zell-Leukämien und unreifen T-Zell-Leukämien wirken Corticoide jedoch nicht nur zytostatisch, sondern auch zytolytisch. Der rasche Abfall der Lymphozyten im peripheren Blut nach Applikation von Corticoiden beruht allerdings nicht allein auf einem Zelluntergang, sondern auf einer Umverteilung in andere Kompartimente.

Viele Untersuchungen sind in den letzten 10 Jahren unternommen worden, um festzustellen, ob corticoidempfindliche Lymphome durch Bestimmung der Rezeptorzahl vor Therapie identifiziert werden können (GEHRING u. HO). Im Gegensatz zum Mammakarzinom, wo die Rezeptorbestimmung (für Östradiol und Progesteron) klinisch von großem Nutzen ist, war dieses Verfahren bisher beim malignen Lymphom zu wenig aussagefähig, um Eingang in die Klinik zu finden.

Zytostase · Bei der *zytostatischen Wirkung* der Corticoide sieht man eine Hemmung des Glucosetransports, eine Abnahme der Lipidsynthese, eine Reduktion der Fettsäurenoxidation, eine Verminderung des Aminosäurentransports, eine Abnahme der DNA-, RNA- und Proteinsynthesen und eine Zunahme des RNA- und Proteinmetabolismus der Zelle. Der Mechanismus, der zur Zytostase führt, geht wahrscheinlich über eine Hemmung von Zellwachstumsfaktoren (z.B. Interleukin 1 und 2) aus Lymphom- und Umgebungszellen.

Die anschließende (2–4 Tage später) Zytolyse von Corticoiden ist gekennzeichnet durch Alterationen im Zellkern, vermittelt durch eine corticoidaktivierte Endonuclease. Man spricht von einem aktiven, programmierten Zelltod. Da die Phase der Zytostase reversibel ist, wird gefolgert, daß nur hohe Dosen an Corticoiden über mehrere Tage zu einer Zytolyse führen können.

Literatur

Bloomfield CD, Smith KA, Hildebrandt L, Zaleskas J, Gajl-Peczalska KJ, Frizzera G, Peterson BA, Kersey H, Crabtree GR, Munck A. The therapeutic utility of glucocorticoid receptor studies in non-Hodgkin's malignant lymphoma. In: Jacobelli S, King RJB, Lindner HR, Lippman ME, eds. Hormones and Cancer. Raven, New York 1980: 345

Cidlowski JA. Glucocorticoids stimulate ribonucleic acid degradation in isolated rat thymic lymphocytes in vitro. Endocrinol 1982; 111: 184

Gehring U, Ulrich J, Segnitz P. Lymphoma cell variants of decreased glucocorticoid sensitivity. Mol Cell Endocr 1982; 28: 605

Homo-Delarche F. Glucocorticoid receptors and steroid sensitivity in normal and neoplastic human lymphoid tissues. Cancer Res 1984; 44: 431

MacDonald RG, Martin TP, Cidlowski JA. Glucocorticoids stimulate protein degradation in lymphocytes. A possible mechanism of steroid-induced cell death. Endocrinol 1980; 107: 1512

Ranney HM, Gellhorn A. The effect of massive prednisone and prednisolone on acute leukemia and malignant lymphomas. Amer J Med 1957; 22: 405

Wielckens. Mechanismen der zytostatischen und zytolytischen Glucocorticoidwirkung auf Lymphomzellen. Dtsch Med Wschr 1988; 113: 477

Wyllie AH. Glucocorticoid-induced thymocyte apoptosis is associated with endogenous endonuclease activation. Nature (London) 1980; 284: 555

Akute Leukämien

Wegen unterschiedlicher Therapie und Prognose wird zwischen der akuten Leukämie bei Kindern und der bei Erwachsenen unterschieden. In den letzten 2 Jahrzehnten hat sich eine dramatische Besserung der Prognose sowohl bezüglich der Remissionsinduktion als auch der Lebenserwartung (besonders bei der akuten lymphoblastischen Leukämie der Kinder) ergeben. Dies ist möglich geworden durch bessere Chemotherapeutika, bessere Kombinationen, höhere Dosierungen der Zytostatika, der Knochenmarktransplantation (bei Erwachsenen) wie aber auch durch zusätzliche Maßnahmen, die es dem Patienten ermöglichen, eine Knochenmarkdepression zu überleben.

Bei der *akuten lymphoblastischen Leukämie (ALL)* des Kindes sind die größten Erfolge erzielt worden. Schon in den 50er Jahren wurden mit 6-Mercaptopurin und Prednison Vollremissionen erreicht (GOLDIN u. Mitarb.). Da Corticoide ohne zusätzliche Zytostatika bereits zur Remission führten, sind sie auch heute noch in allen Schemata sowohl für die Induktions- als auch für die Erhaltungstherapie enthalten (RIEHM u. Mitarb. 1977). Heute liegt die Vollremissionsquote bei > 90% und die Rate der anhaltenden Erstremissionen bei 30–40(–70)%. *(ALL bei Kindern)*

Neben Prednisolon als Corticoid (je nach Schema zwischen 2,5 mg/kg/die und 200 mg/die) werden eingesetzt: Vincristin, Daunoblastin, Asparaginase, Cytosinarabinosid, Mercaptopurin, Methotrexat (intrathekal).

Bei der *akuten myeloischen Leukämie (AML)* des Kindes fehlen Studien, die ähnlich der ALL des Kindes mit großen Fallzahlen aufwarten (HAGHBIN u. Mitarb.). Die Resultate der Behandlung sind deutlich schlechter als bei der ALL. Eine Besserung erbrachten Cytosinarabinosid und Adriamycin, die heute in allen gängigen Therapieschemata enthalten sind. Corticoide kommen nur noch im sogenannten COAP-Schema (200 mg/die Prednisolon i.v. am 1.–5. Tag) vor. Die Behandlungsresultate der AML des Kindes sind etwa denjenigen der Erwachsenen vergleichbar (EVANS u. Mitarb.). *(AML bei Kindern)*

Akute
undifferenzierte
Leukämie

Die *akute undifferenzierte Leukämie (AUL)* wird so behandelt wie die akute lymphatische Leukämie (ALL). Die Behandlungserfolge beim Erwachsenen können nicht mit denen der Kinder konkurrieren. Die mittlere Remissionsdauer beträgt bei der ALL 10–25 Monate mit einer der AML des Erwachsenen überlegenen initialen Vollremission (60–90%). Bei den prognostischen Faktoren zur vorherigen Beurteilung des Behandlungserfolges spielt das Alter eine geringere Rolle als zunächst angenommen wurde; erst bei Patienten über 70 Jahren tritt eine eindeutige Verschlechterung ein (AUDEBERT u. Mitarb.). Selbst eine so wenig toxische Kombination wie Vincristin und Prednison kann zu einer Remission führen. Ein heute übliches Schema stellt OPAL mit *Oncovin, Prednisolon (40 mg/die), Adriamycin* und *L-Asparaginase* dar (LISTER u. Mitarb.). Die Rate der Zweit- und Drittremissionen ist erfreulich hoch (GALTON, MILPIED u. Mitarb.).

Akute
myeloische/
lymphoblastische
Leukämie

Etwa 80% aller akuten Leukämien des Erwachsenen macht die *akute myeloische bzw. lymphoblastische Leukämie (AML)* aus. Ausgehend von den Erfolgen bei der ALL der Kinder wurden auch hier die Therapieschemata aggressiver und erfolgreicher. Die Quote der Erstremissionen bei der AML schwankt je nach Untersucher und Protokoll zwischen 40 und 75%. Die Indikation der Corticoide bei der AML ist umstritten. Von den meisten Autoren wird sie abgelehnt (WILMANS u. Mitarb.) obwohl auf den »Blastzellen« der AML-Kranken Glucocorticoidrezeptoren in mehr als der Hälfte der Fälle nachweisbar waren (HO u. Mitarb.). Nur noch wenige Therapieprotokolle enthalten Corticoide (z.B. COAP-Schema). Außer der L-Asparaginase werden praktisch die gleichen Zytostatika verwendet wie bei der ALL.

Literatur

Audebert AA, Hubert D, Krulik M, Debray J. Traitement des leucémies aigues myeloblastiques chez les sujets agés. Sem Hop Paris 1979; 55: 90

Evans DJK, Jones PHM, Morley CJ. Treatment of acute myeloid leukemia of childhood with cytosine-arabinoside, daunorubicin, prednisolone, and mercaptopurine or thioguanine. Cancer 1975; 36: 1547

Galton DAG. Can remission duration be prolonged in acute myeloid leukaemia? Rec Res Cancer Res 1979; 69: 55

Gehring U, Ho AD. Clinical relevance of glucocorticoid receptors in the treatment of lymphoid neoplasias. Klin Wschr 1987; 65: 247

Goldin A, Sandberg S, Henderson ES, Newman JW, Frei E, Holland JF. The chemotherapy of human and animal acute leukemia. Cancer Chemother Rep 1971; 55: 309

Haghbin M, Murphy ML, Tan CTC. Treatment of acute nonlymphoblastic leukemia in children with a multiple drug protocol. Cancer 1977; 40: 1417

Ho AD, Hunstein W, Schmid W. Determination of glucocorticoid receptors in human leucemias. Klin Wschr 1980; 58: 43

Lister A, Whitehouse JMA, Beard MEJ, Brearly RL, Wrigley PFM, Oliver TD, Freeman JE, Woodruff RK, Malpas JS, Pacton AM, Crowther. Combination chemotherapy for acute lymphoblastic leukaemia in adults. Brit Med J 1978; I: 199

Milpied N u. Mitarb. Successful treatment of adult acute lymphoblastic leukemia after relapse with Prednisone, intermediate-dose Cytarabine, Mitoxantrone, and Etoposide (PAME) chemotherapy. Cancer 1990; 66: 627

Ostendorf P. Moderne Therapiekonzepte in der Behandlung akuter Leukämien. Med Welt 1984; 35: 440

Riehm H, Gadner H, Welte K. Die West-Berliner Studie zur Behandlung der akuten lymphoblastischen Leukämie des Kindes - Erfahrungsbericht nach 6 Jahren. Klin Pädiat 1977; 189: 89

Wilmanns W, Wilms K, Maas B, Müller D, Kehr D. Indikation zur Anwendung hoher Corticosteroiddosen bei der kombinierten Behandlung akuter Leukämien. Biochemische, morphologische und zytochemische Grundlagen. Klin Wschr 1973; 51: 1191

Wilms K. Diagnostik, Pathophysiologie und Therapie der chronischen myeloproliferativen Erkrankungen. Med Welt 1984; 35: 448

Chronische myeloproliferative Erkrankungen

Die chronischen myeloproliferativen Erkrankungen umfassen folgende 5 Krankheitsbilder: 1. chronische myeloische Leukämie (mit Untergruppen), 2. megakaryozytär-granulozytäre Myelose, 3. primäre Thrombozythämie, 4. Polycythaemia vera, 5. Myelosklerose (mit Untergruppen).

Die *chronische myeloische Leukämie (CML)* macht etwa 15-20% der Leukämien aus. Schicksalsmäßig geht sie bei den meisten (80%) in eine Blastenphase über, bei der die vorherrschende Behandlung mit Busulfan (Myleran) nicht mehr ausreichend ist. Es hat sich gezeigt, daß die CML mit lymphoider Morphologie die beste Ansprechrate (70%) auf Vincristin (2 mg/Woche i.v.) und Prednison (60 mg/m²/die oral) aufweist. BEGEMANN dagegen lehnt Corticoide bei der CML vollständig ab. Bei den übrigen chronisch-proliferativen Erkrankungen werden Corticoide nicht eingesetzt.

Chronische myeloische Leukämie

Literatur

Begemann H. Praktische Hämatologie, 9. Aufl. Thieme, Stuttgart 1981

Georgii A. Chronische myeloproliferative Erkrankungen. In: Gross R, Schmidt CG, Hrsg. Klinische Onkologie. Thieme, Stuttgart 1985; 13: 1

Marks SM, Baltimore D, McCaffey R. Terminal transferase as a predictor of initial responsiveness to vincristine and prednisone in blastic chronic myelogenous leukemia. New Engl J Med 1978; 298: 812

Chronische lymphoproliferative Erkrankungen

Unter diesen Sammelbegriff fällt eine Vielzahl von Tumorerkrankungen, die auch als maligne Lymphome bezeichnet werden. Sie haben durch LENNERT eine neue Einteilung nach histopathologischen Kriterien erfahren, wobei der zytologische Dignitätsbegriff weitgehend dem klinischen Verlauf parallel geht (Tab. **22**).

Zu den lymphoproliferativen Erkrankungen gehören:

- Hodgkin-Lymphome
- Non-Hodgkin-Lymphome
- maligne retikulohistiozytäre Neubildungen
- maligne Plasmazellneubildungen.

Ähnlich wie die chronische myeloische Leukämie (CML) nun zu den myeloproliferativen Erkrankungen gezählt wird, gehört die chronische lymphoblastische Leukämie (CLL) jetzt zu den chronischen lymphoproliferativen Erkrankungen.

Literatur

Brittinger G, Meusers P, Musshoff K. Non-Hodgkin-Lymphome und Plasmozytom. In: Gross R, Schmidt CG, Hrsg. Klinische Onkologie. Thieme, Stuttgart 1985

Lennert K, Stein H. Histopathologie der Non-Hodgkin-Lymphome (nach der Kiel-Klassifikation). Springer, Berlin 1981

Tabelle **22** Kiel-Klassifikation der Non-Hodgkin-Lymphome (NHL)

- *NHL von niedrigem Malignitätsgrad*
  Lymphozytisch
     B-CLL
     T-CLL
     Haarzellenleukämie
     Mycosis fungoides und Sézary-Syndrom
     T-Zonen-Lymphom
  Lymphoplasmozytisch zytoid (LP-Immunozytom)
  Plasmozytisch
  Zentrozytisch
  Zentroblastisch zentrozytisch
     follikulär ± diffus
     diffus
     ± Sklerose
  Unklassifiziert

- *NHL von hohem Malignitätsgrad*
  Zentroblastisch
  Lymphoblastisch *
     B-Typ: Burkitt-Typ und andere
     T-Typ: convoluted-cell type und andere
     Unklassifiziert
  Immunoblastisch
     mit plasmoblastisch zytischer Differenzierung (B-immunoblastisch)
     ohne plasmoblastisch zytische Differenzierung (B- oder T-immunoblastisch)
  Unklassifiziert**
  ***

Neuere Modifikation
   * Klassifikationsvorschlag aufgrund neuerer immunologischer Befunde:
      B-Typ (Burkitt, Non-Burkitt); Prä-B-, Prä-Prä-B-Typ; T-Typ
  ** Neue Bezeichnung: „anaplastisch großzellig", immunologisch B- oder T-Typ
*** Ki_1-Lymphom

Hodgkin-Lymphome

Subtypen der Hodgkin-Lymphome (mit zunehmender Malignität) sind: lymphozytenreiche, nodulär-sklerosierende, Mischtyp und lymphozytenarme Form (nach RYE, zit. in LUKES u. Mitarb.).

Entsprechend klinischer Befunde unterscheidet man eine A- (keine klinischen Allgemeinsymptome) und eine B-Symptomatik (Fieber, Gewichtsabnahme, Nachtschweiß). Entsprechend Ausbreitung und Organbefall unterteilt man in Stadium I-IV (ROSENBERG).

Grob vereinfacht (Näheres bei GROSS u. SCHMIDT) erfolgt die Therapie mit ionisierenden Strahlen und Zytostatika. Aufgrund der verbesserten Diagnostik, der differenzierten Stadieneinteilung, der Großfeldbestrahlung und der kombinierten Chemotherapie haben sich die Überlebensraten deutlich verbessert (KAPLAN u. ROSENBERG).

Bei der Chemotherapie (Stadium IIB-IV) hat das ursprüngliche MOPP-Schema viele Modifikationen erfahren, ohne daß eine wesentliche Verbesserung der Überlebenszeit erreicht worden wäre. Das MOPP-Protokoll enthält: *M*ustargen, Vincristin, *P*rocarbacin und *P*rednison.

Prednison ist in allen Protokollen (Dosis: 40–60 mg/m^2, Dauer: 10–22 Tage)
enthalten, da die Remissionsraten unter Verzicht auf Prednison schlechter
ausfielen (SCHMIDT).
Allein bei den sog. alternativen Protokollen (für Fälle von MOPP-Resistenz
und zur alternierenden Behandlung mit MOPP), wo eine Kreuzresistenz mit
den Substanzen der MOPP-Protokolle vermieden werden soll, ist Prednison
herausgenommen worden (z.B. im ABVD-Schema: Doxorubicin, Bleomycin,
Vinblastin, Dacarbacin).

Literatur

Gross R, Schmidt CG. Klinische Onkologie.
  Thieme, Stuttgart 1985
Kaplan HS, Rosenberg SA. The management of
  Hodgkin's disease. Cancer 1975; 36: 796
Lukes RJ, Craver LF, Hall TC, Rappaport H,
  Ruben P. Report of the nomenclature commit-
  tee. Cancer Res 1966; 26: 1311

Rosenberg SA. Report of the committee on the
  staging of Hodgkin's disease. Cancer Res 1966;
  26: 1310
Schmidt CG. Lymphogranulomatose (Morbus
  Hodgkin). In: Gross R, Schmidt CG, Hrsg. Klinische Onkologie. Thieme, Stuttgart 1985; 40: 1

Non-Hodgkin-Lymphome

Unter dem Oberbegriff »Non-Hodgkin-Lymphome« (NHL) werden diejeni-   Differenzierung
gen malignen Lymphome zusammengefaßt, die sich vom Morbus Hodgkin
abgrenzen lassen. Ein wichtiges Ereignis war die Einführung einer *differenzierten histopathologischen Beurteilung*, die sich international durchsetzen
konnte (LENNERT u. Mitarb.), da sie eine hohe klinische Relevanz aufwies und
mit ihr eine differenzierte Therapie durchführbar wurde. In dieser Klassifikation wurde eine Differenzierung nach Wachstumstyp (follikulär und diffus)
und 2 (3) Kategorien des Malignitätsgrades (niedriger Malignitätsgrad: dabei
Zyten und Blasten; hoher Malignitätsgrad: Reinkultur von Blasten) eingeführt. Wichtig ist, daß der zytologische Dignitätsbegriff weitgehend mit dem
klinischen Verlauf parallel geht. In der sog. »Working Formulation« wurde
noch ein intermediärer Malignitätsgrad (zentrozytische, zentrozytisch zentroblastische und primär zentroblastische Lymphome) eingeführt (s. Tab. **22**).
Ähnlich wie beim Morbus Hodgkin erfolgt neben der histopathologischen
noch eine Stadieneinteilung, um aus diesen die individuell notwendige Therapie ableiten zu können.

Man unterscheidet eine »*palliative Chemotherapie*« (vor allem bei einigen   Palliative
Formen der NHL niedriger Malignität oder bei hochmalignen NHL, wenn   Therapie
eine intensivere Therapie nicht möglich ist) von der »*potentiell kurativen*   Kurative
Chemotherapie« (auch remissioninduzierende Therapie). Knospe- (Chloram-   Therapie
bucil, Prednison) und COP-Protokolle (*Cyclophosphamid, Vincristin, Pred-
nison*) sind typische Therapieschemata für niedrigmaligne, während COPP-
(Cyclophosphamid, Vincristin, Procarbacin, Prednison) oder die COMP-
Schemata (z.B. Cyclophosphamid, Vincristin, Methotrexat, Prednison) bei
NHL hoher Malignität eingesetzt werden.
In allen gängigen Protokollen für die Chemotherapie maligner Lymphome
sind Corticoide (40–1000 mg/m^2 Prednisolon über 3–22 Tage) enthalten
(BRITTINGER u. Mitarb.).

Im folgenden können nicht alle malignen Lymphome besprochen werden (s. auch PFREUNDSCHUH u. Mitarb.). Aufgrund dessen werden ein Lymphom hoher (Burkitt-Lymphom) und 2 niedriger Malignität (Plasmozytom, chronische lymphatische Leukämie) beispielhaft vorgestellt. Corticoide sind Basismedikament aller malignen Lymphome.

Burkitt-Lymphom

Das *lymphoblastische Lymphom vom B-Typ* (meist Burkitt-Typ) gehört zu den NHL von hoher Malignität. Es besteht eine so hohe Tendenz zur Disseminierung und zu Rezidiven, daß bereits im Stadium I (MURPHY) eine alleinige Strahlentherapie nicht empfohlen werden kann. Fast alle Patienten geben ein schnelles Lymphknotenwachstum an, und etwa 40% haben eine B-Symptomatik.

Die Chemotherapie wird oft nach dem gleichen Schema wie die der ALL des Erwachsenen durchgeführt. Meist wird jedoch das COMP-Protokoll (ZIEGLER u. Mitarb.) herangezogen. Gleichzeitig erfolgt eine ZNS-Prophylaxe (Methotrexat intrathekal, Radiatio).

COMP-Protokoll: Cyclophosphamid 1000 mg/m^2 i.v. an Tag 1,
Vincristin 1,4 mg/m^2 i.v. an Tag 1,
Methotrexat 12,5 mg/m^2 intrathekal an Tag 2 + 5,
Methotrexat 12,5 mg/m^2 i.v. an Tag 3 + 4,
Prednisolon 1000 mg/m^2 i.v. an Tag 1–5.

Plasmozytom

Das *Plasmozytom* kann als mäßiggradig differenzierte Neoplasie der B-Lymphozyten definiert werden, wobei die Plasmazelle den dominierenden Zelltyp repräsentiert. Gegenüber anderen NHL hat es einige Besonderheiten: Es ist in der Lage, Osteoklasten zu aktivieren und so das Skelettsystem durchwandernd zu zerstören, und es hat nur eine geringe Affinität zum lymphatischen Gewebe. Die Erkrankungsrate/Jahr liegt bei 2–3/100 000.

Die *Klinik* ist geprägt durch Skelettveränderungen (Osteoporose), Hyperkalzämie, ZNS-Störungen, Hautveränderungen, Nierenversagen, monoklonale Immunglobuline mit Kryoglobulinen, Amyloidose, hämorrhagische Diathesen, Hyperviskositätssyndrom, Infektanfälligkeit.

Bei den *therapeutischen Maßnahmen* stehen symptomatische zur Behandlung der vielen (möglichen) klinischen Effekte oft ganz im Vordergrund. Eine Radiatio wird durchgeführt bei isoliertem Plasmozytom, bei umschriebenen Tumorschmerzen, zur Konsolidierung größerer Osteolysen.

Wichtig ist, daß Corticoide den Effekt von Zytostatika steigern (ALEXANIAN u. Mitarb.). Je nach Stadium, Klinik und Tumormasse ist die Behandlung unterschiedlich. Die beiden nicht kreuzresistenten alkylierenden Substanzen Melphalan und Cyclophosphamid sind die wichtigsten. In der Regel wird eine intermittierende Behandlung einer kontinuierlichen vorgezogen.

Am häufigsten wird das Protokoll von ALEXANIAN u. Mitarb. verwendet:

Dosierung: Melphalan 0,25 mg/kg oral an Tag 1–4,
Prednison 2,0 mg/kg oral an Tag 1–4 (nach 6 Wochen Wiederholung).

Gelegentlich ist eine Polychemotherapie, z.B. nach dem M2-Protokoll (Vincristin, Melphalan, Cyclophosphamid, BCNU, Prednison) erforderlich.

Chronische lymphatische Leukämie

Die *chronische lymphatische Leukämie (CLL)* (99% vom B-Zellen und 1% vom T-Zellen-Typ) ist mit knapp 20% eine der häufigsten NHL-Erkrankungen; sie befällt vorwiegend ältere Patienten. Bereits initial haben etwa 40%

eine B-Symptomatik und fast alle Patienten einen Knochenmarkbefall, eine Blut-Lymphozytose und vergrößerte Lymphknoten. Von der Einteilung nach RAI u. Mitarb. sind vorwiegend die Stadien I + II sowie III + IV von prognostischem Interesse, da die Stadien I + II (Lymphozytose, Lymphknoten-, Leber- und Milzvergrößerung) außer bei starker Progredienz oder bei Hämolyse nicht behandlungsbedürftig sind. Dagegen scheinen Stadium III + IV (Anämie und Thrombozytopenie) von einer Chemotherapie zu profitieren (SAWITSKY u. Mitarb.). Allerdings konnte bis heute nicht bewiesen werden, daß eine Chemotherapie die Lebenserwartung signifikant verlängert: Nach 6 Jahren leben noch 55% der Patienten.

Da allein Corticoide bereits zu einer Besserung führen, werden sie gelegentlich zur Monotherapie (meist jedoch eher Chlorambucil) verwendet. Die Ergebnisse einer Therapie mit Zytostatika werden durch Corticoide deutlich verbessert (BREMER u. Mitarb.). Bei malignen Verlaufsformen wird meist das COP-Schema angewendet.

Dosierung:

- Monotherapie: Chlorambucil 0,1-0,2 mg/kg/die oral oder
  Prednisolon 1-2 mg/kg/die initial (je nach Klinik abbauend).
- Knospe-Schema: Chlorambucil 0,4 mg/kg oral an Tag 1 (evtl. Steigerung um 0,1 mg/kg beim nächsten Zyklus bis Wirkungseintritt),
  Prednisolon 75 mg (Tag 1), 50 mg (Tag 2), 25 mg (Tag 3).
- COP-Schema: Vincristin 1,4 mg/m^2 i.v. an Tag 1, 8, 15, 22, 29, 35,
  Cyclophosphamid 120 mg/m^2 oral an Tag 1-42,
  Prednisolon 40 mg/m^2 oral an Tag 1-42.

Für weitere maligne Lymphome (NHL) s. Tab. 22.
Für Zytostatikaprotokolle: PFREUNDSCHUH u. Mitarb.

Literatur

Alexanian R, Haut A, Kahn AU, Lane M, McKelvey EM, Migliore PJ, Stuckey WJ, Wilson HE. Treatment for multiple myeloma: combination chemotherapy with different melphalan dose regimens. J Amer Med Ass 1969; 208: 1680

Brittinger G et al. Clinical and prognostic relevance of the Kiel classification of non-Hodgkin lymphomas. Results of a prospective multicenter study by the Kiel Lymphoma Study Group. Hemat Oncol 1984; 2: 269

Brittinger G, Meusers P, Musshoff K. Non-Hodgkin-Lymphome und Plasmozytom. In: Gross R, Schmidt CG, Hrsg. Klinische Onkologie. Thieme, Stuttgart 1985: 41.1

Lennert K, Collins RD, Lukes RJ. Concordance of the Kiel and Lukes-Collins classification of non-Hodgkin's lymphomas. Histopathol 1983; 7: 549

Lennert K, Stein H. Histopathologie der Non-Hodgkin-Lymphome. Springer, Berlin 1981

Murphy SB. Childhood non-Hodgkin's lymphoma. New Engl J Med 1978; 299: 1446

Pfreundschuh M, Schadt M, Diehl V. Chemotherapie der Non-Hodgkin-Lymphome. Internist 1986; 27: 506

Rai KR, Sawitsky A, Cronkite EP, Chanana AD, Levy RN, Pasternack BS. Clinical staging of chronic lymphocytic leukemia. Blood 1975; 46: 219

Sawitsky A, Rai AKR, Glidewell O, Silver RT. Comparison of daily versus intermittent chlorambucil and prednisone therapy in the treatment of patients with chronic lymphocytic leukemia. Blood 1977; 50: 1049

Ziegler JL, Magrath IT, Deisseroth AB, Glaubiger DL, Kent HC, Pizzo PA, Poplack DG, Levine AS. Combined modality treatment of Burkitt's lymphoma. Cancer Treat Rep 1978; 62: 2031

Spezielle Indikationen in der Onkologie

Hormonsuppression bei hormonsensitiven Tumoren

Mammakarzinom Um adrenale Östrogene sicher zu eliminieren, wurden früher Frauen mit *Mammakarzinom* adrenalektomiert (ROBIN u. DALTON). Verfahren mit ähnlicher Zielsetzung sind Hypophysektomie, Gabe von Enzymblockern (Aminoglutethimid) oder Suppression des adrenalen Regelkreises. Besonders effektiv sind diese Verfahren in der Postmenopause mit Knochenmetastasen (HÖFFGEN u. Mitarb.). Einige Autoren berichten, daß Mengen von 50 mg/die Hydrocortison, andere, daß 50 mg/die Prednisolon zur Suppression effektiv seien (SMITH u. MACAULAY).

Beim Mammakarzinom des Mannes fand man bereits unter der Monotherapie mit Corticoiden eine Tumorregression (KANTERJIAN u. Mitarb., KRAYBILL u. Mitarb., PATEL u. Mitarb.). Möglicherweise ist dies auch der Grund, daß in einem Zytostatikaprotokoll mit CMFVP (COOPER) neben Cyclophosphamid, Methotrexat, 5-Fluorouracil, Vincristin auch 40 mg/m^2 Prednisolon für die Behandlung des Mammakarzinoms enthalten sind (WILMANNS).

Prostatakarzinom Beim metastasierenden *Prostatakarzinom* haben TANNOCK u. Mitarb. zur Behandlung von Schmerzen und zur Verbesserung der Lebensqualität ebenfalls Corticoide als Monotherapie in niedriger Dosis (7,5–10 mg/die Prednisolon) vorgeschlagen. Sie nehmen an, daß bei den Schmerzen adrenale Androgene eine Rolle spielen könnten. Nach Corticoiden fiel der Plasmaspiegel der Androgene Testosteron, Androstendion und Dehydroepiandrosteronsulfat ab und es trat eine symptomatische Besserung (z.B. weniger Analgetika) ein (TUBIANA-HULIN).

Korpuskarzinom Wahrscheinlich wurden beim Zytostatikaprotokoll für das *Korpuskarzinom*, bei dem neben Cyclophosphamid (80 mg/m^2) und 5-Fluorouracil (500 mg/m^2) auch Prednisolon (50 mg/m^2) gehört, ähnliche Überlegungen angestellt.

Tumorschmerzbehandlung

Schmerz ist ein häufiges Symptom von Tumoren und meist geht die Angst vor einem Tumor einher mit der Angst vor einem qualvollen Leidensweg mit Schmerzen. In den letzten Jahren wurde einer sinnvollen Schmerztherapie immer mehr Aufmerksamkeit geschenkt (SCHOON u. KLEEBERG, TONTSCHEW, HANKS), so daß Schmerzfreiheit eines der Ziele der Tumortherapie ist. Angst, Verzweiflung, Depression können bei Tumorpatienten durch Schmerz aufrechterhalten, intensiviert und unerträglich gemacht werden. Nach WILDER-SMITH u. Mitarb. können die *Schmerzarten* bei Tumoren eingeteilt werden in:

Schmerzarten
- *Schmerz durch Tumorinvasion* (70%): Infiltration in Nervengewebe, Knochen, Viszera, Gefäße;
- *Schmerz durch Tumortherapie* (15%): durch Operation, Bestrahlung und Chemotherapie (z.B. Neuropathie, Phlebitis);
- *tumorassoziierter Schmerz* (5%): z.B. Peritonitis, Perikarditis, Pleuritis, psychosomatischer Schmerz;
- *nicht tumorassoziierter Schmerz* (10%): Arthralgien, Myalgien, Zephalgien.

Andere Inkikationen können sein:

Nierenkarzinom, Thymom, Myasthenia gravis (TANDAN u. Mitarb.), Glioblastoma multiforme (ELLEMANN u. Mitarb.)

Die *Behandlung* umfaßt die psychische Situation sowie die Schmerzlokalisation, -intensität, -ursache, -art. Unabhängig hiervon unterscheidet man in der Schmerztherapie des Tumors vereinfachend 3 Stufen:

Stufe I: Behandlung mit nichtsteroidalen Antiphlogistika (z.B. Paracetamol);

Stufe II: Behandlung mit Stufe-I-Präparaten und einem Psychopharmakon (z.B. Paracetamol, Codein), Neuroleptikum, Antidepressivum;

Stufe III: Behandlung mit Stufe-I- und Stufe-II-Präparaten plus Opioid, später allein Morphin.

In diesem Schema der Tumorschmerztherapie spielen – obwohl oft vergessen – Corticoide als adjuvante Substanzen der Schmerztherapie eine wichtige Rolle. Neben ihrer antiödematösen, antiphlogistischen, zentral-psychischen Wirkung sollen sie auch einen direkt analgetischen Effekt ausüben (OLSTAD u. SKJELBRED). *Indikationen für Corticoide*

Sie werden eingesetzt bei: Nerven- und Plexusinfiltrationen, spinaler, medullärer Infiltration/Kompression, intrakranieller Raumforderung, Druck und Kompression bei Tumorödem, beim paraneoplastischen Syndrom, bei Weichteilinfiltration, Leber-/Pankreasschmerz, Lymphödem, malignem Pleuraschmerz, gelenknahen Metastasen und wegen allgemeiner Effekte auf Stimmung, Appetit, Pruritus, Ikterus.

Dosierung: 50–100 (200) mg/die Prednisolon. Oft wird Dexamethason 4–8 (–24) mg/die vorgezogen. Später wird die Dosis auf den jeweiligen Bedarf reduziert.

Palliativtherapie bei Tumorpatienten

Corticoide in pharmakologischen Dosen haben einen psychotropen Effekt, regen den Appetit an und führen in der Regel zu einem besseren Befinden. Die letztere Indikation stammt aus den 50er Jahren und wurde lange abgelehnt, da viele (bis zu 10%) eine Depression entwickelten. Jetzt werden Corticoide wieder öfter palliativ gegeben, besonders beim austherapierten Mammakarzinom (BEAUFORT, PORGES, BESEL, TWYCROSS u. GRUPPY).

Bis auf die Arbeit von WILLOX handelt es sich um Erfahrensberichte, die zeigen, daß eine »gute analgetische Begleitwirkung« der Corticoide bei Weichteil- und Skelettmetastasen (BESEL; MINTON u. Mitarb.) oft vorhanden ist. POPIELA u. Mitarb. berichten von der erheblichen »improvement in quality of life« bei terminalem Krebsleiden von Frauen.

Dosierungsempfehlungen:

0,5 mg/kg/die Prednisolon tägl. oder jeden 2. Tag (ISELE).

Bei Langzeitbehandlung: 15–20 mg/die. In speziellen Fällen: 150 mg/die Prednisolonäquivalent als Infusion (POPIELA u. Mitarb.).

NNR-Substitution bei Tumoren

Aminoglutethimid, Suramin oder o›p‹DDD sind Enzymblocker, die eingesetzt werden, um die Hormonsynthese der NNR auszuschalten (z.B. bei
NNR-Karzinom, Prostatakarzinom, Mammakarzinom). Alle diese Enzymblocker sind jedoch nicht sehr spezifisch, so daß auch Cortisol abfällt und
oft als lebensnotwendiges Hormon substituiert werden muß (s. S. 61).
Nach MODHI u. Mitarb. ist eine Substitution mit Hydrocortison gelegentlich
auch bei Nebennierenmetastasen eines Tumors (bes. Bronchialkarzinom)
notwendig. Nach unseren Erfahrungen ist dies selten der Fall.

Hyperkalzämie-Syndrom

Die meisten Hyperkalzämien sind durch Tumoren (Mammakarzinom, Bronchialkarzinom, Plasmozytom u.a.) bedingt (THOMAS u. SCHNEIDER). Neben
forcierter Diurese, Diphosphonaten und Calcitonin sind Corticoide effektiv
und schnell wirksam (s. auch S. 304).

Dosierung: 100 mg/die Prednisolon in Kombination mit obigen Maßnahmen,
Reduktion nach Kalziumspiegel.

Tumorbedingte Hämolyse

Als autoimmunologische Komplikationen werden besonders bei malignen
Lymphomen (hier bes. Plasmozytom und Morbus Waldenström) hämolytische Anämien vom Wärmeautoantikörper-Typ mit positivem direktem
Coombs-Test, Immunthrombozytopenien oder das Auftreten von Kälteagglutininen beobachtet.
In diesen Fällen ist eine kontinuierliche Immunsuppression erforderlich. Diese kann meist mit Corticoiden erreicht werden.

Dosierung: Beginn mit 100 mg/die Prednisolon, dann langsame Reduktion je
nach Klinik (s. S. 308).
Bei unzureichendem Erfolg können die Corticoide durch Cyclophosphamid
oder das COP-Protokoll (1,4 mg/m^2 Vincristin i.v. an Tag 1, 8, 15, 22, 29, 35,
120 mg/m^2 Cyclophosphamid oral an Tag 1–41; 40 mg/m^2 Prednisolon an Tag
1–41) ersetzt werden.

Antiemese während Zytostatikatherapie

Zytostatika wirken über stimulierende Afferenzen aus der sog. Chemorezeptortriggerzone am Boden des 4. Ventrikels auf das Brechzentrum in der
Medulla oblongata. Darüber hinaus können zentrale (Psyche, Geruch, Ge-
schmack) und periphere (Magen-Darm-Trakt, Pharynx, Labyrinth) Afferenzen das Brechzentrum stimulieren. Nausea und Erbrechen sind häufige Folgen einer Chemotherapie. Eine Vielzahl von Substanzen sind untersucht
worden, die am Brechzentrum (Antihistaminika, Neurohormon-Antagoni-
sten), an der Chemorezeptortriggerzone (Neuroleptika, Benzamide), den
zentralen (Benzodiazepine, Corticoide) und den peripheren Afferenzen (Bu-
tyrophenone, Benzamide) wirken. Alle diese Substanzen sind wirksam und in

vielen Studienprotokollen untersucht worden, auch bei Schwindel und Erbrechen aus anderen Ursachen (MARIN u. Mitarb.). Trotzdem existiert kein festes antiemetisches Behandlungsschema für jedes Zytostatikaprotokoll. Man versucht deshalb die Zytostatika nach ihrer *emetischen Potenz* einzuteilen:

- Hohe emetische Potenz (Beschwerden > 90%) haben: Cisplatin, Dacarbazin, Cytarabin, Streptozocin,
- mittelhohe (60–90%) haben: Cyclophosphamid, Dactinomycin, Procarbacin, Methotrexat,
- mäßige (30–60%) haben: Fluorouracil, Doxorubicin, Daunorubicin, Asparaginase, Mitomycin,
- gering bis mäßige (10–30%) haben: Bleomycin, Hydroxyurea, Melphalan, Etoposid, Vinblastin, Mercaptopurin,
- geringe (< 10%) haben: Busulfan, Chlorambucil, Vincristin, Östrogene.

Emetische Potenz

Wichtig ist auch die verabreichte Menge, bes. bei Cisplatin, Cytarabin und Methotrexat.

Die prophylaktische antiemetische Behandlung wird 1–24 Std. vor Gabe des Zytostatikums bis 12–18 Std. danach kontinuierlich (Infusion) oder intermittierend (alle 3–4 Std.) durchgeführt.

Dosierungen (Auswahl): Promethazin (Atosil) 10–25 mg i.v. 2–3 x tgl., Dimenhydrinat (Vomex A) 50–100 mg i.v. 4–6 x tgl., Triflupromazin (Psyquil) 20 mg i.v. 2–3 x tgl., Haloperidol (Haldol) 1–2 mg oral 2–3 x tgl., Alizaprid (Vergentan) bis 800 mg/die, Metoclopramid (Paspertin) 20–40 mg i.v. 2–3 x tlg., Dexamethason i.v. 20 mg initial, dann 10 mg 4–6 x tgl. (auch in Kombination mit Metoclopramid [STEPHENS u. Mitarb.] oder Ondansetron [SIMON u. Müller]), Prednisolon (oder Methylprednisolon) 50–250 mg 4 x tgl. und den 5-Hydroxytryptamin3-Rezeptor-Antagonisten Ondansetron (ZOFRAN): 8 mg i.v. vor, dann 1 mg/Std. p.inf. über 24 Std., oder 3 x 8 mg/die oral.

Dosierungen

Mit am effektivsten sind die Corticoide, gefolgt von Metoclopramid.

Eine Vielzahl von Kombinationen sind untersucht und empfohlen worden (MERRIFIELD u. CHAFFEE). Fast alle enthalten Metoclopramid, Dexamethason und ein Benzodiazepin bzw./und ein Antihistaminikum.

Folgender *Stufenplan* könnte u.a. aufgestellt werden:

Stufenplan

1. Für Zytostatika mit geringer bis mittelhoher emetischer Potenz:
   Metoclopramid 20 mg i.v. 1 Std. vor sowie 3 und 6 Std. nach Chemotherapie; bei ambulanten Patienten: 3 x 40 mg oral, bei ungenügendem Effekt: 3 mg/kg p.inf. 1 Std. vor bis 1 Std. nach, dann 20 mg 3 und 6 Std. nach Chemotherapie. Zur Reserve: Haloperidol, Diazepam (ELL u. KÖNIG 1984).
2. Für Zytostatika mit hoher bis mittelhoher emetischer Potenz:
   Metoclopramid 3 mg/kg i.v. + Dexamethason 10–20 mg i.v. (jeweils 3 x alle 2 Std., dann 3 x alle 4 Std.) + Diphenylhydromin 50 mg i.v./oral (bei jeder 2. Metoclopramidapplikation) (GRALLA u. Mitarb. 1989; MARTIN u. NORWOOD 1988).

Strahlenreaktion der Haut

Bei Strahlung geringer Eindringtiefe ist die Haut Gradmesser der Strahlenreaktion. Im Verlauf einer fraktionierten Strahlenbehandlung von 4–5 Wochen Dauer bis zur Hauttoleranz tritt zunächst eine Epilation (Dosis 10–20 Gy), dann als Hautreaktion II. Grades ein Erythem (15–40 Gy), dann eine feuchte Desquamation (40–60 Gy) und schließlich eine Nekrose (> 60 Gy) auf.

Die heftige feuchte Epitheliolyse kann über 1–2 Wochen mit *corticoidhaltigen Salben* schneller zur Abheilung gebracht werden (SCHULZ).

Literatur

Alexieva-Figusch J, de Jong FH, Lamberts SWJ, van Gilse HA, Klijn JGM. Endocrine effects of aminoglutethimide plus hydrocortisone versus effects of high dose of hydrocortisone alone in postmenopausal metastatic breast cancer. Eur J Cancer Clin Oncol 1987; 23: 1349

Allolio B, Jaursch-Hancke C, Reincke M, Arlt W, Metzler U, Winkelmann W. Behandlung des metastasierenden Nebennierenkarzinoms mit Suramin. Dtsch Med Wschr 1989; 114: 381

Arbeitsgruppe »Schmerztherapie«. Schmerztherapie bei Tumorpatienten. Ministerium Arbeit, Gesundheit, Familie, Frauen Baden-Württemberg, Stuttgart 1991

Beaufort F. Hochdosierte Corticoide wirken lindernd. Wien Klin Wschr 1984; 96: 2306

Besel K. Tumor-Schmerztherapie. Münch Med Wschr 1985; 127: 824

Cubeddu LX u. Mitarb. Efficacy of ondansetron (GR 38032F) and the role of serotonin into cisplatin-induced nausea and vomiting. New EnglJ Med 1990; 322: 810

Cunningham D, Evans C, Gazet JC, Ford H, Pople A, Dearling J, Chappell D, Coombes C. Comparison of antiemetic efficacy of domperidone, metoclopramide, and dexamethasone in patients receiving outpatient chemotherapy regimens. Brit Med J 1987; 295: 250

Ell C, König HJ. Chemotherapie maligner Tumoren, Erbrechen und Übelkeit - was tun? Fortschr Med 1984; 102: 913

Ellenmann K, Christensen L, Gjerris F, Briand P, Kruse Larsen C. Glucocorticoid receptors in gliobastoma multiforme: a new approach to antineoplastic glucocorticoid therapy. Acta Neurochir 1988; 93: 6

Gralla RJ, Tyson LB, Kris MG. The management of chemotherapy induced nausea and vomiting. Med Clin North Amer 1987; 71: 289

Göthert M. Identifizierung verschiedener Serotoninrezeptoren als Grundlage für die Entwicklung neuer Arzneimittel. In: Schölmerich P, Mutschler E Hrsg. Molekularbiologische Grundlagenforschung – therapeutische Innovationen. Fischer, Stuttgart 1989: 123

Hanks GW. The pharmacological treatment of bone pain. Cancer Surv 1988; 7: 87

Höffken K, Kempf H, Miller AA, Miller B, Schmidt CG, Faber P, Kley HK. Aminoglutethimide without hydrocortisone in the treatment of postmenopausal patients with advanced breast cancer. Cancer Treat Rep 1986; 70: 1153

Höffgen K, Miller B, Miller A, Schmidt CG, Faber P, Kley HK. Aminoglutethimid beim metastasierenden Mammakarzinom. Klin Wschr 1985; 63 Suppl IV: 197

Isele H. Betreuung von Tumorpatienten. Vor allem der Hausarzt ist gefordert. Dtsch Ärztebl 1987; 84: A-2170

Kanterjian H, Hwee-Yong Y, Hortobagyi G, Buzdar A, Blumenschein G. Hormonal therapy for metastatic male breast cancer. Arch Intern Med 1983; 147: 237

Kraybill WG, Kaufman R, Kinne D. Treatment of advanced male breast cancer. Cancer 1981; 47: 2185

Marin J, Ibanez MC, Arribas S. Therapeutic management of nausea and vomiting. Gen Pharmacol 1990; 21: 1

Martin JK, Norwood MB. Pharmacist management of antiemetic therapy under protocol in an oncology clinic. Amer J Hosp Pharm 1988; 45: 1322

Merrifield KR, Chaffee BJ. Recent advances in the management of nausea and vomiting caused by antineoplastic agents. Clin Pharm 1989; 8: 187

Minton MJ, Knight RK, Rubens RD, Hayward JL. Corticosteroids for elderly patients with breast cancer. Cancer 1981; 48: 883

Modhi G, Bauman W, Nicolis G. Adrenal failure associated with hypothalamic and adrenal metastases. A case report and review of the literature. Cancer 1981; 47: 2098

Olstad OA, Skjelbred P. Comparison of the analgesic effect of a corticosteroid and paracetamol in patients with pain after oral surgery. Brit J Clin Pharmacol 1986; 254: 437

Patel JK, Nemoto T, Dao T. Metastatic breast cancer in males. Assessment of endocrine therapy. Cancer 1984; 53: 1346

Popiela T, Lucchi R, GiongoF. Methylprednisolone as palliative therapy for female terminal cancer patients. Eur J Cancer Clin Oncol 1989; 25: 1823

Porges P. Die Schmerzbehandlung beim Carcinompatienten. Wien Med Wschr 1983; 133: 25

Schoon W, Kleeberg UR. Grundlagen der Pharmakotherapie tumorinduzierter Schmerzsyndrome. Med Klin 1987; 82: 824

Schulz U. Akute und chronische Nebenwirkungen der Strahlentherapie - Erkennung und Behandlung. In: Delbrück H, Hrsg. Tumornachsorge, 2. Aufl. Thieme, Stuttgart 1988: 57

Simon B, Müller P. 5-HT3-Antagonisten gegen Erbrechen und Unwohlsein nach Zytostatika. Dtsch Ärztebl 1990; 87: B-2697

Smith IE, Macauly V. Comparison of different endocrine therapies in management of bone metastases from breast carcinoma. J Royal Soc Med 1985; 78 Suppl 9: 15

Stephens SH, Silvey VL, Wheeler RH. A randomized, double-blind comparison of the antiemetic effect of Metoclopramide and Loraze-
pam with or without Dexamethasone in patient
receiving high-dose Cisplatin. Cancer 1990; 66:
443

Stoll BA. Mechanisms in endocrine therapy of
bone metastases. J Royal Soc Med 1985; 78
Suppl 9: 11

Tandan R, Tayler R, DiCostanzo DP, Sharma K,
Fries T, Roberts J. Metatasizing thymoma and
myasthenia gravis. Favorable response to glucocorticoids after failed chemotherapy and radiation therapy. Cancer 1990; 65: 1286

Tannock I, Gospodarowicz M, Meakin W, Panza-
rella T, Stewart L, Rider W. Treatment of metastatic prostatic cancer with low-dose prednisone: evaluation of pain and quality of life as
pragmatic indices of response. J Clin Oncol
1989; 7: 590

Thomas M, Schneider W. Tumorhyperkalzämie.
Differentialdiagnose und Therapie. Internist
Prax 1990; 30: 681

Tontschev G. Therapie des Krebsschmerzes – ein
umfassendes Therapiekonzept. Arch Ge-
schwulstforsch 1989; 59: 53

Tubiana-Hulin M. Traitement hormonal des
metastases osseuses des cancers. Rev Rhumatisme 1990; 57: 821

Twycross RG, Guppy G. Prednisolone in terminal breast and bronchogenic cancer. Practitioner 1985; 229: 57

Wilder-Smith CH, Senn HJ. Schmerzen bei Tumorpatienten. Medikamentöse Behandlung
und Prophylaxe. Arzneimittelther 1987; 5: 139

Williams CJ, Davies C, Raval M, Middleton J,
Luken J, Stone B. Comparison of starting antiemetic treatment 24 hours before or concur-
rently with cytotoxic chemotherapy. Brit Med J
1989; 298: 430

Willox JC. Prednisolone as an appetite stimulant
in patients with cancer. Brit Med J 1984; I: 6410

Wilmanns W. Probleme bei der Behandlung soli-
der Tumoren mit Zytostatika. Monatsh Ärztl
Fortbild 1977; 27: 702

Probleme bei operativen Eingriffen

Operationen zählen offensichtlich zu den größten Streßsituationen (KLEY u. Mitarb.), denen der Organismus ausgesetzt ist. Allein schon aus dieser Situation ergeben sich bei Patienten mit NNR-Insuffizienz eine Reihe von Problemen; andere folgen aus den unerwünschten Wirkungen von Corticoiden bei Pharmakotherapie. Im folgenden soll auf einige allgemeine und spezielle Probleme einer Substitutions- und Pharmakotherapie mit Corticoiden bei Operationen eingegangen werden.

Operative Eingriffe
bei Nebennierenrindeninsuffizienz

Kleine Eingriffe

Bei *kleineren Eingriffen* (s. auch Corticoid-Ausweis S. 36) wie z.B. Kürettage, Eingriffe in der Unfallchirurgie mit Narkose, einige endoskopische Untersuchungen wie Koloskopie, Laparoskopie, Bronchoskopie, Gastroskopie bei Kindern sollte bei Patienten mit NNR-Insuffizienz die Substitutionsdosis kurzfristig erhöht werden.
Dosierung: 50 (100) mg/die Hydrocortison per inf., davon 25 (50) mg vor und während des Eingriffs und die restlichen 25 (50) mg in den folgenden 6–12 Std., danach wieder normale Substitutionsdosis.

Mittelgroße Operationen

Mittelgroße Operationen stellen die meisten Abdominaloperationen (z.B. Magenoperationen, Cholezystektomie), größere unfallchirurgische Eingriffe (z.B. Oberschenkelhalsfraktur, Osteosynthese), einige Tumorresektionen usw. dar.
Dosierung: 100 mg Hydrocortison per inf. vor/während der Operation, danach 100 (200) mg Hydrocortisol per inf. für den Rest des Tages. Am Operationsfolgetag: 100 mg; am 3. postoperativen Tag: 75 mg; am 4. und 5. postoperativen Tag: 50 mg; dann Reduktion auf die »normale« Substitutionsdosis. Sobald möglich, kann Hydrocortison auch oral gegeben werden.

Große Operationen

Große, langdauernde Operationen sind z.B. Tumorresektionen im Abdominalbereich, Lungenresektionen, Bypass-Operationen, Abdominaloperationen mit Peritonitis.
Dosierung:
Vortag: 50 mg Hydrocortison oral abends;
Operationstag: 2 Std. vor Operation beginnend: 100 mg Hydrocortison per inf., während der Operation nochmals 100 mg Hydrocortison per inf., dann für den Rest des Tages 100 mg Hydrocortison per inf.
1. postoperativer Tag: 150 mg/die Hydrocortison per inf.
2. und 3. postoperativer Tag: je 100 mg/die Hydrocortison per inf.
4. und 5. postoperativer Tag: je 75 mg/die Hydrocortison per inf. oder oral
Danach Reduktion auf »normale« Substitutionsdosis (wenn ohne Komplikationen wie Fieber oder Nachoperationen) meist im Verlaufe von 2–5 Tagen. Orale Medikation in gleicher Höhe, sobald Darmtätigkeit normal (modifiziertes Schema nach SOLEM u. LUND).

Notoperationen

Die *Notoperation* kann bezüglich der Substitution mit Hydrocortison genau so gehandhabt werden wie oben aufgeführte operative Eingriffe. Einziger

Unterschied: Wegen der meist größeren Streßsituation sollte die Anfangsdosis präoperativ höher ausfallen und schneller appliziert werden.

Dosierung: 100 (50) mg Hydrocortison i.v. (!) präoperativ, dann so, wie für kleinere operative Eingriffe, große Operationen und große, langdauernde Operationen oben angegeben.

Operationen unter/nach Pharmakotherapie mit Corticoiden

Bei allen Patienten, die Corticoide als Pharmaka über einen längeren Zeitraum (mehr als 2–3 Monate) erhalten haben, muß eine iatrogene Insuffizienz des adrenalen Regelkreises (früher iatrogene NNR-Insuffizienz genannt) bedacht werden. Dieser Effekt von Corticoiden ist interindividuell sehr unterschiedlich (s. S. 51), so daß verbindliche Regeln über die Notwendigkeit einer Substitutionstherapie mit Hydrocortison während der Operation oder in anderen Streßsituationen nicht gegeben werden können.

Regel: Bei allen Patienten, die Corticoide in pharmakologischen (d.h. supprimierenden) Dosen präoperativ erhalten haben, sollte –so zeitlich möglich– vor Operation die NNR-Funktion abgeklärt werden (z.B. durch Tagesprofil, CRH-Test, Insulinhypoglykämietest [s. S. 52]).

Es bestehen folgende Möglichkeiten:

- Die *NNR-Funktion ist intakt:* keine Substitutionstherapie erforderlich.
- Der adrenale *Regelkreis ist supprimiert* (s. S. 51): Substitution in gleicher Weise wie bei NNR-Insuffizienz. Zur Substitution sollte nur Hydrocortison verwendet werden. Ist es aus Gründen der zugrundeliegenden Erkrankung weiterhin notwendig, synthetische Corticoide zu applizieren, sollte dies zunächst neben der Substitutionsdosis mit Hydrocortison erfolgen.
- Der adrenale *Regelkreis ist partiell supprimiert:* Substitution in gleicher Weise wie bei NNR-Insuffizienz (s. oben), obwohl wahrscheinlich wegen des maximalen Stresses auch eigenes Cortisol (wenn auch in insuffizienten Mengen) synthetisiert wird.
- Es besteht *keine Zeit, den adrenalen Regelkreis zu überprüfen* (z.B. Notoperation): Substitution in gleicher Weise wie bei NNR-Insuffizienz (s. oben), dies besonders dann, wenn klinisch Symptome eines iatrogenen Cushing-Syndroms vorliegen!

Operationsrisiken unter Corticoidtherapie

Bei Patienten unter Langzeittherapie mit Corticoiden als Pharmaka können eine Vielzahl zusätzlicher Risiken auftreten:

Die corticoidbedingte Änderung von Immun- und Entzündungsvorgängen bedeutet eine deutlich erhöhte *Infektionsgefahr*, so daß einige Autoren eine Antibiotikaprophylaxe befürworten, andere eine kurzfristige vermehrte Drainagemöglichkeit empfehlen (KÜMMERLE u. LENNER). Dies ist besonders ausgeprägt, wenn neben den Corticoiden andere Immunsuppressiva (Zytostatika bei Tumorpatienten, Ciclosporin bei Transplantationen, Immunsuppressiva bei Kollagenosen) gegeben werden.

Infektionsgefahr

Wundheilungs-störungen
Während *Wundheilungsstörungen* (s. S. 108) in der Rheumachirurgie keine große Rolle zu spielen scheinen (MOHING), werden in der Bauchchirurgie aus Sicherheitsgründen durchgreifende Drahtnähte verwendet (SENN u. Mitarb.) und ziehen KÜMMERLE u. LENNER die Fäden erst am 12. postoperativen Tag.

Osteoporose
Bei der *Osteoporose* wird eine besonders vorsichtige Lagerung des Patienten empfohlen. Die Frühmobilisierung sollte früh, jedoch mit aller Vorsicht erfolgen.

HWS-Veränderungen
Bei Patienten unter Corticoiden kommt es zu vermehrter Osteoporose, gelegentlich auch zu einer *atlantoaxialen* und s*ubaxialen Subluxation* (dies besonders bei Patienten mit chronischer Polyarthritis). Solche Patienten sind besonders vorsichtig zu lagern. Wegen des Büffelhöckers ist die Intubation oft erschwert.

Thrombose/Embolie
Erhöhtes Gerinnungspotential bei verminderter fibrinolytischer Aktivität (DAL BO ZANOM) sollen die Gründe für ein größeres *Embolierisiko* bei Patienten mit Cushing-Syndrom sein (DELANEY u. Mitarb.). Erstaunlicherweise soll dieses Risiko in der Mayoclinic (HAMBERGER u. Mitarb.) nicht bestehen. Eine besonders intensive Thromboseprophylaxe ist notwendig.

Nachblutung
Wegen der erhöhten Gefäßfragilität unter Corticoiden soll es beim Cushing-Syndrom vermehrt zu postoperativen *Nachblutungen* kommen (KÜMMERLE u. LENNER). Hier ist eine besonders intensive Nachbetreuung notwendig.

Hydrocortison bei postoperativen Komplikationen

(Bei Patienten mit NNR-Insuffizienz s. S. 30 ff.)
Bei postoperativen Komplikationen (z.B. Fieber, schwere Infektionen, Notwendigkeit zur Nachoperation) muß, wie Untersuchungen bei Patienten ohne NNR-Insuffizienz zeigten (KLEY u. Mitarb.), die Hydrocortisondosis wieder kurzfristig erhöht werden.
Andererseits kann die parenterale Applikation von Hydrocortison auf die praktischere orale umgestellt werden, sobald eine normale Darmtätigkeit vorliegt. Die Dosis an Hydrocortison ändert sich hierdurch nicht.

Adrenalektomie beim endogenen Cushing-Syndrom

Auch bei einseitiger Adrenalektomie wegen eines NNR-Tumors bei primärem Cushing-Syndrom ist eine Substitution notwendig, da die kontralaterale »gesunde« Seite supprimiert und atrophisch ist und oft Monate (Jahre) benötigt, bis die endogene Cortisolproduktion wieder normal ist.
Regel: Die Substitutionsdosis an Hydrocortison bei Patienten mit Cushing-Syndrom während und nach Operation ist meist etwas höher (20–30%) als bei der »normalen« NNR-Insuffizienz, da durch den Cortisolexzeß eine Desensitivierung für Cortisol (d.h. Mangel an Rezeptoren: PETRICHENKO u. Mitarb.) in der Peripherie vorliegt (s. S. 20).

Vorbereitung
Bei Patienten mit Cushing-Syndrom ist die *Operationsvorbereitung* besonders wichtig, da durch den Cortisolexzeß cortisolinduzierte Veränderungen vorliegen. Je nach Ausprägung muß präoperativ eingestellt bzw. substituiert werden: hypokaliämische Alkalose (Substitution von Kalium und/oder Gabe von Spironolacton), Herzinsuffizienz (Digitalis), Diabetes mellitus (Insulin),

arterielle Hypertonie (hier besondere Vorsicht beim zu erwartenden intraoperativen Blutdruckabfall). Auch soll die Applikation von Adrenostatika (Aminoglutethimid, Ketokanazol; s. S. 61) erwogen und deren Nebenwirkungen bedacht werden.

Operations-Vortag: Keine Applikation von Hydrocortison notwendig.

Operationstag: ab Narkosebeginn 100 mg/4 Std. Hydrocortison, danach für den Rest des Tages 200 mg Hydrocortison per inf. Bei Blutdruckabfall Erhöhung der Hydrocortisondosis; Arterenol (10 mg/500 ml phys. NaCl) ist nur selten notwendig.

Substitutions-
therapie

Wegen der unterschiedlichen Beeinflussung des adrenalen Regelkreises durch Narkosemittel (s. S. 50) haben sich bewährt: zur Einleitung Thiopental (Trapanal senkt den Cortisolspiegel), zur Fortführung der Narkose Enfluran (Ethrane ist ohne stimulierenden Effekt auf die NNR; OYAMA). Wegen eines bestehenden Cholinesterasemangels (LEE u. ATKINSON) beim Cushing-Syndrom ist der Bedarf an depolarisierenden Relaxanzien höher als normal.

1. postoperativer Tag: 300 mg Hydrocortison per inf. gleichmäßig über den Tag verteilt.

2. postoperativer Tag: 200 mg Hydrocortison per inf.

3.– 5. postoperativer Tag: 150 mg Hydrocortison per ing.

6.– 7. postoperativer Tag: 100 mg Hydrocortison per inf.

8.– 9. postoperativer Tag: 3 x 30 mg/die Hydrocortison oral.

10.–12. postoperativer Tag: 3 x 20 mg/die Hydrocortison oral plus 0,1 mg Fludrocortison (Astonin H).

Danach langsame Reduktion auf die individuelle Tagesdosis, die bei Patienten mit Cushing-Syndrom oft über eine längere Zeit höher liegt als bei anderen Patienten, die wegen NNR-Insuffizienz Cortisol zur Substitution benötigen.

Hypertonie, Herzinsuffizienz, Diabetes mellitus, Elektrolytverschiebungen und thromboembolische Komplikationen bewirken, daß die *postoperative Morbidität* und Letalität relativ hoch ist (KÜMMERLE u. LENNER). Hinzu kommen aufgrund der verschiedenen Wirkungen von Cortisol Pneumonie, Pleuraempyem, subphrenischer Abszeß, Wundheilungsstörungen, postoperative Nachblutungen. Bei unseren Patienten kamen letal endende Lungenembolien mehrfach vor, so daß wir der Thromboseprophylaxe besondere Aufmerksamkeit schenken.

Postoperative
Komplikationen

Literatur

Dal Bo Zanon R, Fornasiero L, Boscato M, Cappellato G, Fabris F, Girolenni A. Increased factor VIII associated activities in Cushing's syndrome. A probable hypercoagulable state. Thrombos Haemost 1982; 47: 116

Delaney JP, Solomkin JS, Jakobson ME, Doe RP. Surgical management of Cushing's syndrome. Surgery 1978; 84: 465

Hamberger B, Russell CF, van Heerden JA, Retline HW, Northcutt RC, Sheedy PF, Edis AJ, Ilstrup DM. Adrenal surgery. Trends during the seventies. Amer J Surg 1982; 144: 525

Kley HK, Peerenboom H, Strohmeyer G, Krüskemper HL. Cortisol excretion into gastric juice. Studies in health, in digestive ulcer disease, and in surgery stress. Dig Dis Sci 1983; 28: 494

Kümmerle F, Lenner V. Erkrankungen der Nebennieren. Thieme, Stuttgart 1985: 157

Lee JA, Atkinson RS. Synopsis der Anästhesie. Fischer, Stuttgart 1978

Mohing W. Operative Möglichkeiten in der Behandlung der chronischen Polyarthritis rheumatica. Therapiewo 1977; 29: 6630

Oyama T. Anaesthetic management of endocrine disease. Springer, Berlin 1973: 60

Petrichenko IE, Shakhov YA, Gratsianski NA, Aleshin OI, Chepurnenko NV, Perova NV. Number of glucocorticoid receptors in lymphocytes and their sensitivity to hormone action. Experientia 1989; 45: 1115

Senn A, Maurer G, Schäfer H. Spezielle klinische Pharmakologie in der prä- und postoperativen Phase. In: Kümmerle H, Garett ER, Spitzy KH, Hrsg. Klinische Pharmakologie und Pharmakotherapie. Urban & Schwarzenberg, München 1976; 3

Transplantation

Während äußere und operationstechnische Probleme für die wichtigsten Transplantationen (Niere, Leber, Herz, Knochenmark) weitgehend gelöst sind und mittlerweile eine sehr hohe primäre Überlebensrate erreicht wurde, wird an dem Problem der Abstoßungsreaktion (Graft-versus-Host-Reaktion) noch intensiv gearbeitet. Ziel der Forschung ist eine Immunsuppression nach Organtransplantation, die die Immunantwort des Empfängers, die verändert oder zu einer Abstoßungsreaktion des gespendeten Organs führen würde, unterdrückt (FERRARA u. DEEG). Diese Therapie ist lebenslang erforderlich; selbst kurze Unterbrechungen sind von einer sich prompt einstellenden Abstoßung gefolgt.

Diese Immunsuppression unterdrückt auf breiter Front auch die Immunantwort gegenüber Bakterien, Viren, Pilzen und malignen Zellen (Hautkarzinome, Kaposi-Sarkome, maligne Lymphome vermehrt), denn noch immer ist das Problem, eine wirklich spenderspezifische Inaktivierung des Immunsystems zu erreichen, bei weitem nicht gelöst.

Ein weiterer Nachteil ist, daß alle gebräuchlichen Immunsuppressiva erhebliche Nebenwirkungen haben. Um diese zu reduzieren, beschreitet man einen ähnlichen Weg wie in der Onkologie, nämlich den der Polychemotherapie: Therapie mit 2–4 Immunsuppressiva, Reduktion der Dosis jedes einzelnen Medikaments, dadurch Verminderung der Nebenwirkungen ohne Wirkungseinbuße.

Die wichtigsten Immunsuppressiva

Die *gebräuchlichsten Immunsuppressiva* sind:

- *Ciclosporin* (Sandimmun): verhindert u.a. die Produktion von Lymphokinin I und II sowie des Zytokinins γ-Interferon mit selektiver Aussparung der T-Suppressor-Lymphozyten. Wichtigste Nebenwirkung: Nephrotoxizität.
- *Antilymphozytenglobulin* (OKT 3): murine, orthoklone Antikörper gegen den CD3-Anteil der T-Lymphozyten. Nebenwirkung: hyperergische Reaktion mit Bronchospasmus/Lungenödem.
- *Azathioprin* (Imurek): inhibiert Erkennung von Fremdzellen und die primäre Antikörperreaktion durch immunologisch kompetente lymphoide Zellen. Nebenwirkung: Knochenmarkdepression.
- *Corticoide*: reduzieren zirkulierende T > B-Lymphozyten, inhibieren zelluläre Immunität, haben antiinflammatorische Eigenschaften.
- *Weitere Substanzen/Maßnahmen* sind in Gebrauch bzw. in Erprobung: Bluttransfusion vor Operation; Antithymozytenglobulin; FK 506, eine antibiotikaähnliche Substanz mit vergleichbarer Wirkung wie Ciclosporin; Rapamycin; Prostaglandin-E_1-Analog (Misoprostol); monoklonale Antikörper gegen bestimmte Antigenstrukturen auf der Lymphozytenoberfläche (z.B. gegen Interleukin-2-Rezeptoren); Kopplung monoklonaler Antikörper mit Zellgiften.

Die wichtigste und weltweit am meisten gebrauchte Kombination von Immunsuppressiva ist die von Ciclosporin, Azathioprin und Corticoiden. Durch viele

Studien wurde belegt (z.B. SULLIVAN u. Mitarb.), daß nicht nur eine gleichwertige, sondern sogar eine bessere Immunsuppression durch die Kombination dieser Substanzen in niedriger Dosierung erreicht wird. Die Dosierungen der einzelnen Substanzen schwanken von Zentrum zu Zentrum, je nach Ausgangssituation (gute und schlechte Übereinstimmung des HLA-Systems; HLA-mismatch), von Organ zu Organ und von vielen anderen äußeren und patientbedingten Begebenheiten. Dosierungsangaben können deshalb nur Anhaltspunkte sein. Man unterscheidet dabei Dosierungen für die Initial-, die Erhaltungs- und die Abstoßungsphase (CHAO u. Mitarb., DOROW u. Mitarb., FERRARA u. DEEG, HEUBLEIN u. Mitarb.). Corticoide sind immer dabei.

- *Initial-/Operationsphase:* Ciclosporin: 10 mg/kg/die p.inf. am Operationstag, dann 6 mg/kg oral, dann Einstellung auf Erhaltungsdosis (Serumspiegelbestimmung!); Azathioprin: 2 mg/kg i.v. am Operationstag, dann 1,5–2 mg/kg oral; Prednisolon: 250 mg i.v. intraoperativ, dann in abfallender Dosierung über Wochen und Monate bis zur Erhaltungsdosis.
  (Randnotiz: Initial-/Operationsphase)

- *Erhaltungsphase:* Ciclosporin: 2–5 mg/kg/die oral je nach Serumspiegel (80–150 ng/ml angestrebt); Azathioprin: 0,5–1,5 mg/kg/die oral; Prednisolon: 0,1–0,2 mg/kg/die oral (bei Kindern, so möglich, alternierende Gabe).
  (Randnotiz: Erhaltungsphase)

- *Abstoßungsphase:*
  (Randnotiz: Abstoßungsphase)
  - *leichte Abstoßung:* Ciclosporin und Azathioprin wie bisher, Prednisolon: 250 mg/die i.v. oder oral über 3 Tage.
  - *schwere Abstoßung:* Ciclosporin und Azathioprin wie bisher, Prednisolon: (250–)1000 mg i.v. alle 12–24 Std. über 3–5 Tage, dann Erhaltungsdosis. Evtl. noch zusätzlich: Antilymphozytenglobulin (OKT3 5 mg/die i.v. über 10 Tage) oder Antithymozytenglobulin (5 mg/die über 10 Tage).

Literatur

Carpenter CB. Immunosuppression in organ transplantation. New Engl J Med 1990; 322: 1224

Chao NJ, Duncan SR, Long GD, Horning SJ, Blume KG. Corticosteroid therapy for diffuse alveolar hemorrhage in autologous bone marrow transplant recipients. Ann Intern Med 1991; 114: 145

Dorow P, Hetzer R. Glukokortikosteroide in der Pneumologie; Herz-Lungen-Transplantation. Pneumologisches Kolloquium 5. Gruyter, Berlin 1990: 67

Ferrara JLM, Deeg HJ. Graft-vesus-host disease. New Engl J Med 1991; 324: 667

Gholson CF, Yau JC, LeMaistre CF, Cleary KR. Steroid-responsive chronic hepatic graft-versus-host disease without extrahepatic graft-versus-host disease. Amer J Gastroenterol 1989; 84: 1306

Heublein B, Wahlers T, Haverich A. Pulsed steroids for treatment of cardiac rejection after transplantation. What dosage is necessary? Circulation 1989; 80 suppl 5: 97

McGeown MG, Douglas JF, Donaldson RA, Hill CM, Kennedy JA, Loughridge WGG, Middleton D. Ten-year results of renal transplantation with azathioprine and prednisolone as only immunosuppression. Lancet 1988; I: 983

Padberg W, Schwemmle K, Dobroschke J, Kupiec-Weglinski JW, Tilney NL. Immunsuppressive Therapie in der Transplantationschirurgie. Dtsch Med Wschr 1987; 112: 1670

Stratta RJ, Armbrust MJ, Oh CS, Pirsch JD, Kalayoglu M, Sollinger HW, Belzer FO. Withdrawal of steroid immunosuppression in renal transplant recipients. Transplantation 1988; 45: 323

Sullivan KM, Witherspoon RP, Storb R, Weiden P, Flournoy N, Dahlberg S, Deeg HJ, Sanders JE, Doney KC, Appelbaum FR, McGuffin R, McDonald GB, Meyres J, Schubert MM, Gauvreau J, Shulman HM, Sale GE, Anasetti C, Loughran TP, Strom S, Nims J, Thomas ED. Prednisone and azathioprine compared with prednisone and placebo for treatment of chronic graft-v-host disease: prognostic influence of prolonged thrombocytopenia after allogenic marrow transplantation. Blood 1988; 72: 546

Wahlers T, Frimpong K, Schäfers HJ, Fieguth HJ, Jurmann M, Herrmann G, Kemnith J, Haverich A. Abstoßungsbehandlung nach Herztransplantation mit oraler Steroidmedikation. Dtsch Med Wschr 1987; 112: 1816

Krankheiten aus äußeren physikalischen Ursachen

Hitze- und Kälteschäden

Hitzekrankheiten

Bei gelegentlich auftretenden *Hitzekrämpfen* infolge Natriumverlust genügt orale Salzzufuhr.

Der *Hitzekollaps* ist ein schweres Krankheitsbild, das mit Kreislaufverfall, aber ohne wesentliche Bewußtseinsstörungen einhergeht. Hier ist die intravenöse Zufuhr von NaCl und Flüssigkeit erforderlich. Corticoide sind nicht indiziert (HARRINGTON).

Der *Hitzschlag* entspricht einem schweren Krankheitsbild, das je nach Ausprägung eine Letalität von 10–50% aufweist. Die Patienten haben eine exzessive Hyperthermie (> 42 °C), sind bewußtlos, oft im Schock und haben nicht selten eine Verbrauchskoagulopathie.

Die Therapie besteht in Eispackungen, evtl. Eisbädern, nötigenfalls Hibernisation, Volumenzufuhr sowie je nach Situation Intubation, Beatmung, O_2-Zufuhr.

Lediglich zur Hirnödemprophylaxe empfiehlt sich die Anwendung von Dexamethason (DELL). Dosierung s. S. 333.

Kälteschäden

Bei *Kälteschäden* im Gebirge oder beim Ertrinkungsunfall wurden früher Corticoide empfohlen. In neueren Publikationen (BESSEN, FITZGERALD) werden Corticoide nur empfohlen, wenn sich Hinweise auf eine Nebennierenrindeninsuffizienz ergeben. Dann sind 300 mg Hydrocortison in den ersten 24 Stunden erforderlich.

Literatur

Bessen HA. Hypothermia. In: Tintinalli JE, Krome RL, Ruiz E. Emergency medicine. Second ed. Mc Graw Hill New York 1988

Dell U. Hitzschlag mit irreversiblem Kreislaufschock. Notfallmedizin 1987; 13: 628.

Fitzgerald FT. Disturbances caused by cold. In: Rakel RE. Conn's Current Therapy 1990. Saunders, Philadelphia 1990

Harrington TM. Disturbances caused by heat. In: Rakel RE. Conn's Current Therapy 1990. Saunders Philadelphia 1990

Blitz- und Elektrounfälle

Durch Blitz- und Elektrounfälle kann es zum Kammerflimmern mit Herzstillstand sowie zu Schädigungen des Zentralnervensystems kommen. Sofern noch eine Behandlung zurecht kommt, entspricht sie der kardiologischen Intensivtherapie.

Während man früher glaubte, daß Corticoide unverzichtbar seien, werden sie in den neueren Publikationen zum Thema nicht mehr erwähnt.

Literatur

Bünte H. Verletzungen durch elektrischen Strom und Blitzschlag. In: Krück F u. Mitarb. Therapie-Handbuch. Urban & Schwarzenberg, München 1987

Hunt JL, Purdue GF. Burns. In: Rakel RE. Conn's Current Therapy 1990. Saunders, Philadelphia 1990

Höhenkrankheit

Die Höhenkrankheit kann sich bei schnellem Höhengewinn (Bergbahnen) und bei Personen, die normalerweise in tieferen Regionen leben, schon bei 2500 m einstellen. Im allgemeinen tritt die Höhenkrankheit aber erst in sehr viel größeren Höhen und bei nicht langsam adaptierten Menschen auf. Meist entwickelt sie sich 24–48 Std. nach Erreichen der entsprechenden Höhe.

Im Vordergrund der subjektiven Beschwerden stehen Kopfschmerzen, Dyspnoe, Schlaflosigkeit, Müdigkeit und Anorexie. Ursache ist ein meist leichtes *hypoxämisches Hirnödem*. Ruhe und die Verabreichung eines Analgetikums genügen in leichteren Fällen; Sedativa und Alkohol sind dagegen kontraindiziert (Rossi).

Da sich Dexamethason in der Behandlung des Hirnödems bewährt hat, diskutiert man seit Jahren, ob eine entsprechende Dosis nicht nur therapeutisch, sondern auch prophylaktisch nützlich sein könnte.
Eine allgemeine Prophylaxe wird durch Montgomery u. Mitarb., Johnson u. Rock sowie Levine u. Mitarb. abgelehnt. Rossi empfiehlt Acetazolamid.
Therapie der Wahl ist der möglichst schnelle Abstieg in tiefere Regionen. Sollte dies aus irgendwelchen Gründen nicht möglich sein oder ein massives Hirnödem vorliegen, ist Dexamethason zu empfehlen (Levine u. Mitarb., Ferrazini u. Mitarb., Rossi). Nach Anwendung von Dexamethason bessert sich der Zustand meist rasch, so daß der Abstieg möglich ist.
Dosierung: Sofort 8 mg und alle 6 Stunden je 4 mg Dexamethason.

Eine weitere mögliche Komplikation ist das *Höhen-Lungenödem*. Es entwickelt sich meist 3 Tage nach Erreichen der entsprechenden Höhe von mehr als 3000 m. Auch hier ist schneller Transport in tiefere Schichten Therapie der Wahl. Sollte dies aus irgendwelchen Gründen nicht möglich sein, so empfiehlt Bärtsch Dexamethason in gleicher Dosierung wie oben.
Während die Wirkung auf das Hirnödem gesichert ist, scheint dies beim Lungenödem noch nicht der Fall zu sein (Bärtsch).

Margin: Hirnödem

Margin: Lungenödem

Literatur

Bärtsch P. Das Höhenlungenödem: Epidemiologie, Klinik, Pathogenese und Therapie. Therap Umschau 1988; 45: 339

Ellsworth AJ, Larson EB, Strickland D. A randomized trial of dexamethasone and acetazolamide for acute mountain sickness prophylaxis. Am J Med 1987; 83: 1024

Ferrazini G, Maggiorini M, Kriemler S, Bärtsch P, Oelz O. Successful treatment of acute mountain sickness with dexamethasone. Brit Med J 1987; 298: 1380

Johnson TS, Rock PB. Current concepts. Acute mountain sickness. New Engl J Med 1988; 319: 841

Levine BD, Yoshimura K, Kobayashi T, Fukushima M, Shibamoto T, Ueda G. Dexamethasone in the treatment of acute mountain sickness. New Engl J Med 1989; 321: 1707

Maggiorini M, Bühler B, Walter M, Oelz O. Prevalence of acute mountain sickness in the Swiss Alps. Brit Med J 1990; 301: 853

Montgomery AB, Luce JM, Michael P, Mills J. Effects of dexamethasone on the incidence of acute mountain sickness at two intermediate altitudes. J Amer Med Ass 1989; 261: 734

Montgomery AB, Mills J, Luce JM. Incidence of acute mountain sickness at intermediate altitude. J Amer Med Ass 1989; 261: 732

Rock PB, Johnson TS, Larsen RF, Fulco CS, Trad LA, Cymerman A. Dexamethasone as prophylaxis for acute mountain sickness. Effect of dose level. Chest 1989; 95: 568

Rossi JM. Le mal aigu des montagnes. Méd et Hyg. 1991; 49: 1590

Corticoide im Sport

Corticoide haben im Sport als Antiphlogistikum wie aber auch als Dopingmittel Eingang gefunden.

Corticoide bei Weichteil-beschwerden

Bei *Schmerzen* im Bereich der *Weichteile*, wie Muskelkater, Tendovaginitis,
Insertionstendopathie, Bursitis, Synovitis, Arthritis, Enthesitis, Periarthropathien haben sich Corticoide in der Medizin bewährt (s. S. 194). Es lag deshalb
nahe, daß im Sport, wo Überlastungsreaktionen von Knochen, Knorpel, Sehnen, Muskeln sehr häufig die sportliche Leistung behindern, Corticoide früh
Eingang gefunden haben. Kamen in den 60iger Jahren noch Sehnenrupturen
und Infektionen wegen unsachgemäßer Anwendung vor (Vorsichtsmaßnahmen s. S. 194), sind diese heute selten. Wahrscheinlich lernte man mit Verwendung der Corticoiden zur Weichteilinfiltration auch andere Eigenschaften
dieses Pharmakons kennen und schätzen. Folge ist, daß 1975 die Medizinische
Kommission des IOC (Internationales Olympisches Kommittee) bei den
Olympischen Spielen ein Arztzeugnis für die Anwendung von Corticoiden
forderte und daß bei der Dopingliste des IOC von 1990 sowohl ACTH (Corticotropin) als auch Corticosteroide aufgeführt sind.

Corticoide als Dopingmittel

Corticoide sollen in Ausdauersportarten (bes. Radsport) das Durchhaltever-
mögen verbessern durch Erhöhung der Streßbereitschaft (?), Verminderung
von Weichteilschmerzen und einer Euphorie.

So wie es im Dopingbereich häufig der Fall ist, existieren keine entspr. wissenschaftlichen Untersuchungen. Gelegentlich wird behauptet, daß Rund-
streckenrennen wie die Tour de France ohne Corticoide heute nicht mehr zu
bewältigen seien.

Bei Einsatz von Cortisol als Dopingmittel gibt es kein Nachweisverfahren,
obwohl auch hier (cf. Anabolika) versucht wird über das Steroidprofil eine
insuffiziente Methode einzuführen.

Dopingliste des IOC von 1990

  I. Verbotene Substanzklassen
   A. Stimulantien
   B. Narkotika
   C. Anabole Steroide
   D. Betablocker
   E. Diuretika
   F. Peptidhormone
      1. HCG (Gonadotropine)
      2. Corticotropin
      3. Wachstumshormon
      4. Erythropoietin
 II. Verbotene Methoden
   A. Blutdoping
   B. Pharmakologische, chemische und physikalische Manipulation

III. Substanzklassen, nur mit gewissen Einschränkungen zugelassen
   A. Alkohol
   B. Marihuana
   C. Lokalanästhetika
   D. Corticosteroide

Literatur

Kamber M. Doping. Schw Apoth Z 1990; 128: 208

Reiter H, Bock HE, Grabow V, Kirchgässner H, Kley HK, Stang-Voss C, Turner G. Bericht der Unabhängigen Dopingkommission Bundesinnenministerium Bonn 1991

Vergiftungen

Allgemeines Die Therapie von Vergiftungen beruht nach VON CLARMANN auf folgenden Prinzipien:

- Giftentfernung (aus dem Magen, über den Darm, durch forcierte Diurese und evtl. mittels Dialyse)
- Antidot-Gabe, sofern dies möglich
- Elementarhilfe (Sorge um Atmung und Herz-Kreislauf-Funktion)
- Transport des Patienten in eine entsprechend eingerichtete Klinik

Corticoide wurden jahrelang als allgemeine Zusatztherapie empfohlen, teilweise weil man glaubt, daß durch die Vergiftung eine Funktionsstörung der Nebennierenrinde entstehe, teilweise wegen eines vermuteten „unspezifischen antitoxischen Effektes" und schließlich weil man auch von der „kreislaufstabilisierenden Wirkung" der Corticoide überzeugt war.

Alle diese Hypothesen sind heute nicht mehr anerkannt. Ein Einsatz von Corticoiden bei einer Vergiftung ist nur dann gerechtfertigt, wenn sie zu Symptomen führt, die im pharmakologischen Spektrum dieser Hormone liegen.

Reizgas-vergiftungen Durch *Inhalation verschiedener Chemikalien*, aber auch durch Rauchvergiftung, kann es zu Schädigungen der Luftwege kommen. Derartige Krankheitszustände sind in den letzten Jahren immer häufiger geworden. Handelt es sich um wasserlösliche Substanzen, so entsteht sofort eine Schleimhautreizung. Fettlösliche Gifte schädigen dagegen die Enzymsysteme der Alveolar- und Kapillarzellen der Lunge; klinische Symptome entwickeln sich dann oft erst nach vielen Stunden. Deshalb muß jeder Mensch, der ein Reizgas inhaliert hat, 24 Std. überwacht werden.

Die ersten klinischen Symptome sind uncharakteristisch: Schwindel, Kopfschmerzen, Schwächegefühl. Dann erst treten Kratzgefühl im Rachen, Reizhusten, Bronchitis sowie Atembeschwerden und manchmal asthmatische Symptome auf. Später kann sich ein Lungenödem entwickeln, das schnell ein lebensbedrohendes Ausmaß annehmen kann. Schließlich besteht die Gefahr, daß sich als Spätfolge eine fibrosierende Alveolitis entwickelt. Deshalb müssen alle Reizgasinhalationen sehr ernst genommen werden.

Therapie Das *Reizsyndrom des oberen Respirationstraktes* behandelt man mit Hustenreizstillern und den modernen inhalativen Corticoiden (s. S. 242). Der Patient soll zunächst mehrere Hübe und dann alle 10 Min., später stündlich je einen Hub inhalieren, schließlich den Spray in größeren Abständen anwenden, bis die Dose geleert ist. Zumindest bei leichteren Fällen kann dadurch das Auftreten eines Lungenödems verhindert werden (VOGEL).

Das früher vielverwendete Dexamethasonisonicotinat (Auxiloson) ist nach MÖLLMANN u. Mitarb. ungeeignet.

Ist bereits ein *Lungenödem* eingetreten, müssen Corticoide hochdosiert systemisch gegeben werden: 1 g Prednisolon i.v., evtl. nach 6, 12 und 24 Std. wiederholt. Anschließend 2 Tage je 150 mg und 2 Tage 75 mg Prednisolon über den Tag verteilt. Danach stufenweiser Abbau und Übergang auf inhalative Corticoidtherapie.

Die Gesamtdauer der Corticoidbehandlung muß sich nach den klinischen, lungenfunktionsanalytischen und röntgenologischen Befunden richten

Bei der *Vitamin-D-Vergiftung* können die Corticoide wegen ihres Antagonismus zu diesem Vitamin quasi als Antidot angesehen werden. Anwendung wie bei Hyperkalzämiesyndrom (s.S. 304).

Vitamin-D-
Vergiftung

Literatur

Boschetto P, Fabbri LM, Zocca E, Milani G, Pivirotto F, Vecchio AD, Plebani M, Mapp CE. Prednisone inhibits late asthmatic reactions and airway inflammation induced by toluene diisocyanate in sensitized subjects. J Allergy Clin Immunol 1987; 1: 261

von Clarmann M. Gezielte Erstbehandlung akuter Vergiftungen. 5. Aufl. Bayer Leverkusen 1980.

Elsing C, Worth H, Horstkotte D, Borchard F, Reifferscheid T, Strauer BE. Fibrosierende Alveolitis nach Nitrosegasinhalation. Med Klin 1990; 85: 404

Ip M, Wong K-L, Wong K-F, So S-Y. Lung injury in dimethyl sulfate poisoning. J Occup Med 1989; 2: 141

Möllmann HW, Barth J, Schött D, Ulmer WT, Derendorf H, Hochhaus G. Differentialtherapeutische Aspekte zum Einsatz von Glukokortikoiden nach Reizgasvergiftungen. Intensivmed 1989; 26: 2

Schnelle R, Hermann W. Medikamentöse Behandlung des Lungenödems. Rettungsdienst 1988; 11: 92

Vogel F. Inhalierbare Corticoide als Prophylaxe zur Therapie inhalativer Noxen. Unfallmedizin 1985; 11: 1447

Wang Y-T, Lee LKH, P S-C. Phosgene poisoning from a smoke grenade. Eur J Respir Dis 1987; 70: 126

Witzke-Gross J, Gilfrich HJ. Therapie des Lungenödems. Inn Med 1988; 15: 220

Corticoide in der Notfalltherapie

In früheren Jahren galten die Corticoide als omnipotente Notfallmittel. Die Erkenntnisse über ihre Wirkungsmechanismen sowie die Entwicklung der modernen Notfalltherapie ließen nur wenige Indikationen übrig. Sinnvoll ist die Anwendung nur, wenn sich die Indikation logisch aus der Pharmakodynamik ableitet (Tab. **23**).

Tabelle **23** Indikationen für die Notfalltherapie und Empfehlungen für die intravenöse Initialdosis. (Hinsichtlich der sonst nötigen Akutmaßnahmen und der Weiterbehandlung sei auf die jeweiligen Kapitel verwiesen).

Akute Nebennierenrindeninsuffizienz Addison-Krise, akute Nebennierenblutung, akute Krise bei AGS, akute Hypophysenvorderlappeninsuffizienz bzw. hypophysäres Koma sowie akute Streßsituationen bei Patienten mit durch Corticoidtherapie supprimiertem adrenalen Regelkreis	100 mg Hydrocortison (wenn nicht verfügbar: 25–50 mg Prednisolon) mit rascher i. v. Infusion von NaCl
Akute thyreotoxische Krise	100 mg Hydrocortison (wenn nicht verfügbar: 25–50 mg Prednisolon)
Myxödemkoma	100 mg Hydrocortison (wenn nicht verfügbar: 25–50 mg Prednisolon)
Akute Stenosen der oberen Luftwege bei Quincke-Ödem, Insektenstich in die Zunge, Mononucleosis infectiosa	100–250 mg Prednisolon
Status asthmaticus	(100–) 250 mg Prednisolon
Toxisches Lungenödem nach Reizgasinhalation	250 mg Prednisolon (zur Prophylaxe genügt inhalative Therapie)
Akutes Hyperkalzämie-Syndrom bei Vitamin-D-Vergiftung, Sarkoidose, Hämoblastose oder Tumoren	250 mg Prednisolon
Anaphylaktischer Schockzustand (durch Röntgenkontrastmittel, Arzneimittel, Insektenstiche u. a.	250–1000 mg Prednisolon
Infektiös-toxischer Schock (dagegen nicht septischer Schock)	1000–2000 mg evtl. nach 4 Std. wiederholt
Bedrohlicher Transfusionszwischenfall	1000 mg Prednisolon
Akute Abstoßungskrise nach Organtransplantation	1000 mg Prednisolon
Akute Erblindung bei Riesenzellarteriitis	1000 mg Prednisolon evtl. mehrmals
Akutes Hirnödem (speziell bei Schädel-Hirn-Trauma)	100 mg Dexamethason

Dabei haben sich auch die Dosierungen gegenüber früher gewandelt. Heute gilt: Möglichst hohe Dosierung für möglichst kurze Zeit!

Folgt man dieser Regel, so ist das Risiko minimal, und zwar sowohl hinsichtlich einer Störung des adrenalen Regelkreises als auch der Auswirkungen im Sinne des exogenen Hyperkortizismus.

Vorsicht ist lediglich geboten bei Patienten, die eine bakterielle Infektion, ein fluorides Ulcus ventriculi/duodeni oder einen manifesten Diabetes mellitus haben.

In der Notfalltherapie können alle verfügbaren Corticoide Anwendung finden, sofern sie in äquivalenter Dosis gegeben werden. Mit Ausnahme der akuten Nebennierenrindeninsuffizienz spielt die Tatsache, daß Phosphatester schneller gespalten werden als Hydrogensuccinate keine entscheidende Rolle, da die pharmakologische Wirkung ihr Maximum sowieso erst nach Stunden erreicht.

Da alle Notfallpatienten in einer Klinik weiterbehandelt werden müssen, ist es sehr wichtig, daß der erstbehandelnde Arzt die Klinik über die Dosis, das Präparat und den Zeitpunkt der Verabreichung informiert.

Die Empfehlungen für die *Ausstattung eines Notfallkoffers* halten die Mitführung von injizierbaren sowie inhalierbaren Corticoidpräparaten für erforderlich. Um den Notfallkoffer nicht zu überlasten, wird verschiedentlich geraten, nur Dexamethasonphosphat vorzusehen, weil dieses Präparat als optimal für die Behandlung des akuten Hirnödems gilt und außerdem als Phosphat schneller wirkt als Prednisolonhydrogensuccinat. Vom internistischen Standpunkt muß gefordert werden, daß auch ein Hydrocortisonpräparat zur Verfügung steht und der Auxiloson-Spray durch ein modernes inhalierbares Corticoid ersetzt wird.

Nach SEFRIN u. BLUMENBERG sind die Corticoide nach den Sedativa und Sympathikomimetika die am häufigsten zur Anwendung kommenden Pharmaka in der Notfalltherapie.

Notfallkoffer

Literatur

Dirks B. Notfallmedikamente - Infusionslösungen - Antidota. In: Ahnefeld FW, Dick W, Kilian J, Schuster HP. Notfallmedizin. Springer, Berlin 1986

Kaiser H. Kortikoide. Notfallmedizin 1987; 13: 482

Lenz G, Kottler B, Schorer R. MEMO Anästhesie. Enke, Stuttgart 1985

Rossi R. Notfallkoffer: Wie sollte er ausgestattet sein? Therapiewoche 1990; 40: 737

Rossi R. Die Erstversorgung von Notfallpatienten. Krankenhausarzt 1990; 63: 8

Sefrin P. Die Grundausstattung für den Notfallkoffer. Fortschr Med 1990; 14: 56

Sefrin P. Notfalltherapie im Rettungsdienst, 4. Aufl. Urban & Schwarzenberg, München 1988

Sefrin P, Blumenberg D. Medikamentöse Ausstattung des Rettungsdienstes. Notarzt 1987; 3: 125

Tintinalli JE. Emergency Medicine. A Comprehensive Study Guide, 2nd ed. McGraw-Hill, New York 1988

Neurologische Erkrankungen

(L. Kappos und H.-G. Mertens)

Seit ihrer ersten Anwendung in den 40er Jahren sind Corticosteroide bei fast jedem neurologischen Krankheitsbild therapeutisch eingesetzt worden. Zunehmendes Methodenbewußtsein und in dessen Folge kontrollierte Therapiestudien auf der einen, wachsendes Verständnis der Pathogenese vieler Erkrankungen und der (molekularen) Wirkweise der Glucocorticoide auf der anderen Seite haben das Indikationsspektrum erheblich verändert und insgesamt eingeschränkt (vgl. Tab. **24**). Die verschiedenen Glucocorticoide unterscheiden sich, bei Beachtung der Äquivalenzdosen, nicht wesentlich in ihrer Wirksamkeit und speziellen Indikation (s. S. 86 f.). Derivate mit kurzer bis mittlerer Halbwertzeit (vor allem Prednison/Prednisolon) eignen sich besser zur längerfristigen Behandlung, da sie eine geringere Suppression der Hypothalamus-Hypophysen-Nebennierenrinden-Regelachse bewirken; Dexamethason hat sich in der Behandlung des Hirnödems mehr durchgesetzt, da es möglicherweise schneller und in relativ höherer Konzentration die Blut-Hirn-Schranke passiert (Berndt u. Fuhrmeister) und eine nur schwache mineralocorticoide Wirkung besitzt.

Angelsächsische Neurologen geben aus historischen Gründen dem ACTH den Vorzug gegenüber Glukokortikoiden. Überzeugende Argumente für seine Bevorzugung existieren nicht; die Effekte auf Sexualhormon- und Mineralocorticoidfreisetzung sind auch in der Neurologie eher unerwünscht. Die relative Häufigkeit von Natrium- und Wasserretention, Hypokaliämie sowie Blutdruckerhöhung scheint höher zu sein.

Für die intrathekale Anwendung scheint Triamcinolonacetonid-Kristallsuspension gegenüber anderen Präparaten weniger lokale Reaktionen zu verursachen. Dies wird auf die besondere Art der Kristalle zurückgeführt (Neu). Die in anderen Präparaten enthaltenen Detergenzien scheinen für die in der Literatur berichteten schweren Komplikationen intrathekaler Corticosteroidverabreichung verantwortlich zu sein (Bernat).

Dosierungsschemata sind in der Regel empirisch entstanden, ohne daß der Beweis ihrer jeweiligen Überlegenheit eindeutig erbracht wurde. Eine kurze, hochdosierte Behandlung ist im Wirkungs-Nebenwirkungs-Verhältnis meist günstiger als eine längerfristige, niedrig dosierte. Dort, wo längerfristige Verschreibung sinnvoll ist, wird man sich bemühen, relativ bald auf einmalige morgendliche oder noch besser alternierende Verabreichung zu kommen (Fauci).

Hirnödem

Ödemformen Nach pathogenetischen Gesichtspunkten werden 3 verschiedene *Ödemformen* unterschieden (Fishman, Hartmann).

Das *vasogene Ödem* entsteht im wesentlichen durch pathologisch vermehrte Permeabilität des Kapillarendothels. Seine Ausprägung korreliert mit dem Ausmaß der Kontrastaufnahme im kranialen Computertomogramm und Kernspintomogramm sowie der Eiweißerhöhung bzw. dem Albuminquotienten im Liquor.

Tabelle **24** Indikationen für den therapeutischen Einsatz von Corticoiden in der Neurologie

Erkrankungen	Mittel der 1. Wahl	Mittel der 2. Wahl	umstrittene Indikation	keine Indikation
Neuroimmunologische Erkrankungen				
– Myasthenia gravis		+		
– Eaton-Lambert-Syndrom		+		
– akute Polyneuritis				+
– chronisch progr. oder rezid. Polyneuritis		+		
– Polymyositis/Dermatomyositis	+			
– Vaskulitiden	+			
– Riesenzellarteriitis	+			
– LE mit ZNS-Beteiligung	+			
– Morbus-Behçet	+			
– Sarkoidose des ZNS	+			
– Tolosa-Hunt-Syndrom	+			
Hirnödem bei:				
– Tumoren	+			
– Ischämie			+	
– Blutung			+	
– Trauma			+	
– Hirnabszeß		+		
– operativen Eingriffen am Gehirn (prä- und perioperativ)	+			
– Pseudotumor cerebri	+			
– bakteriellen Meningitiden/Enzephalitiden		+		
– viralen Meningitiden/Enzephalitiden				+
– Meningitis tuberculosa		+		
– Zystizerkose		+		
– zerebraler Malaria				+
– metabolischen Störungen				+
– spinaler Raumforderung	+			
Multiple Sklerose				
– im akuten Schub	+			
– im Intervall				+
– bei spinaler Spastik	+ (i. th.)			
Lumbischialgie			+	
Karpaltunnelsyndrom			+	
Idiopathische Fazialisparese			+	
BNS-Anfälle	+			
Meningiosis carcinomatosa/leucaemica	+ (i. th.)			
Klimakterische Muskeldystrophie			+	
Muskeldystrophie				+
Dystrophia myotonica Curschmann-Steinert			+	
Amyotrophische Lateralsklerose				+
Neurodegenerative Erkrankungen			+	
Cluster-Kopfschmerzen	+			
Status migraenosus		+		

i.th. = intrathekal

Ein *zytotoxisches (zelluläres) Ödem* entsteht durch Vergrößerung des zellge-bundenen Wassergehalts, der extrazelluläre Raum ist relativ verringert. Die intrazelluläre Wasseransammlung ist entweder Folge eines Versagens der ATP-abhängigen Natriumpumpe oder einer direkten toxischen Schädigung der Zellmembran.

Ein *interstitielles Ödem* entwickelt sich als Folge einer Behinderung im Be-reich der inneren (obstruktiver Hydrozephalus) oder äußeren (kommunizie-render Hydrozephalus) Liquorräume und damit verbundener Ansammlung von Liquor vor allem im angrenzenden Interstitium.

Diese Ödemformen sind mehr als Prägnanztypen anzusehen, Übergänge bzw. *Mischformen* sind die Regel. Trotzdem kann man sagen, daß ein vasogenes Ödem im wesentlichen bei Hirntumoren, Abszessen, eitrigen Meningitiden, nach Blutungen, z.T. auch nach Kontusionen und im Spätstadium von zere-bralen Ischämien angetroffen wird. Ein zytotoxisches Ödem tritt am häufig-sten nach akuter Hypoxie, aber auch bei metabolischer Enzephalopathie oder Plasmahypoosmolarität auf.

Wirkungs-
mechanismus

Die *Wirkungsweise der Corticoide* auf die verschiedenen Formen des Hirnö-dems ist noch in mancher Hinsicht ungeklärt: Einerseits wirken sie der patho-logisch erhöhten Endothelpermeabilität entgegen, vor allem beim vasogenen Ödem, andererseits werden auch Minderung der Liquorproduktion, Aktivie-rung der Natrium-Kalium-ATPase, Stabilisierung der lysosomalen Membran und damit verminderte Freisetzung lysosomaler Enzyme oder auch vermin-derte Freisetzung von Arachidonsäure aus der Zellmembran diskutiert. Ara-chidonsäure führt zur Bildung freier Radikale, die wiederum die Integrität der Membranphospholipide angreifen.

Eine neue Gruppe von Steroiden ohne glucocorticoide Eigenschaften, die 21-Aminosteroide oder »lazeroide« wurden speziell für den Einsatz in der The-rapie des traumatischen und ischämischen Hirnödems entwickelt. Sie hem-men die Lipidperoxidierung an der Zellmembran. Tierexperimentelle Unter-suchungen an verschiedenen Ödemmodellen zeigen eine Wirksamkeit dieser Substanzen (HALL u. Mitarb.). Ergebnisse im klinischen Einsatz beim Men-schen liegen noch nicht vor (MCCALL u. Mitarb.).

Tumorödem

In der Umgebung von *Hirntumoren* bildet sich in der Regel ein vasogenes Ödem. Die Permeabilität der Blut-Hirn-Schranke ist für Proteine, Elektro-lyte und hochmolekulare Substanzen erhöht. Die Blut-Hirn-Schranke ist im Tumor entweder nicht ausgebildet oder durch einwandernde Tumorzellen gestört.

Die in den Extrazellulärraum ausgetretene Flüssigkeit breitet sich dort ent-lang von Druckgradienten aus (REULEN).

In vivo kann das seit der Anwendung der kranialen Computertomographie beobachtet werden; das Ödem erscheint als hypodenser Bereich, wobei die Dichtewerte sich umgekehrt proportional zum Wassergehalt verhalten.

In T2 und »proton density«-gewichteten Kernspintomogrammen erscheinen Ödemzonen hyperintens, sind jedoch oft von dem eigentlichen Tumor schwer abzugrenzen. Die Abgrenzung gelingt besser durch Gabe von paramagneti-schem Kontrastmittel (Gadolinium-DPTA), das sich pharmakokinetisch ge-nauso verhält wie jodhaltige Röntgenkontrastmittel und sich dementspre-chend nur in Bereichen gestörter Blut-Hirn-Schranke anreichert (WEINMANN u. Mitarb.).

Für die Rückbildung des Ödems verantwortlich sind 3 Mechanismen: Clearance der Ödemflüssigkeit in den Liquor (Tsuyumu u. Mitarb.), Rückresorption in die Kapillaren und Wiederaufnahme sowie Abbau von Proteinen in den Astrozyten (Klatzo u. Mitarb.).

Corticoide sind zur Behandlung des peritumoralen Hirnödems die Mittel der Wahl. Eindrucksvolle klinische Besserungen können bereits nach Stunden eintreten, im Computertomogramm und MRT läßt sich eine deutliche Rückbildung des Ödemareals nach etwa 3–5 Tagen nachweisen (Meinig u. Mitarb.).

In neueren Untersuchungen mittels Positronenemissionstomographie (PET) konnte bereits 6 Std. nach einmaliger Gabe von 100 mg Dexamethason ein deutlicher Effekt auf das Hirnödem nachgewiesen werden (signifikante Abnahme der Blut-Tumor-Transportrate um 25%, Jarden u. Mitarb.).

Für die Corticoidwirkung entscheidend ist ein direkter Einfluß auf die gestörte Gefäßpermeabilität im Tumor. Zusätzlich wird die Ödemrückbildung durch Abnahme der Liquorproduktion und Verbesserung des Liquorabflusses gefördert. Für die klinische Besserung, die zeitlich der sichtbaren Ödemrückbildung vorausgeht, könnte auch eine direkte Wirkung auf die gestörte neuronale Funktion verantwortlich sein.

Offenbar bestehen auch in Hirntumoren Corticoidrezeptoren, welche die Steroidwirkung vermitteln. Yu u. Mitarb. konnten nachweisen, daß eine direkte Korrelation zwischen der Dichte der Rezeptoren am Tumor und der Reaktion auf Corticoidgaben besteht. Ebenso scheint eine positive Korrelation zwischen Rezeptorkonzentration und Kontrastmittelaufnahme im Computertomogramm zu bestehen.

Immer wieder behauptet, aber beim Menschen nicht eindeutig bewiesen, ist eine direkt hemmende Wirkung von Corticoiden auf das Tumorwachstum, vor allem von Metastasen, malignen ZNS-Lymphomen sowie malignen Gliomen (Ehrenkranz u. Posner).

Dosierung: Bei akuter Einklemmungsgefahr Beginn mit bis zu 100 mg Dexamethason i.v., oder – kostengünstiger – Prednisolon in äquivalenter Dosierung, sonst mit 4 x 16 oder 4 x 8 mg für die Dauer von 2–3 Tagen. Dann ist nach Maßgabe des klinischen Bildes zu reduzieren, bis zu einer evtl. notwendigen Erhaltungsdosis. Eine additive Wirkung kann durch gleichzeitige Behandlung mit hyperosmolaren Substanzen (z.B. Sorbit 40%, 6 x 50 ml i.v. oder Glycerin 6 x 20 ml oral) erreicht werden.

Bei *spinalen Raumforderungen und drohendem Querschnitt* ist notfallmäßige Behandlung mit 100 mg Dexamethason i.v. und gleichzeitige Einleitung einer Radiotherapie oder neurochirurgischen Intervention indiziert. Fortsetzung der Behandlung in abbauender Dosierung bis zum Ausschleichen. Bei klinischer Verschlechterung erneute Erhöhung der Corticoiddosis und langsameres Ausschleichen.

Spinale Raumforderungen

Bei *Hirnabszessen* ist klinisch und computertomographisch eine gute Rückbildung des perifokalen Ödems unter Corticosteroidbehandlung zu beobachten. Die Kombination von antibiotischer und antiödematöser Therapie erlaubt es, in einem Teil der Fälle einen günstigen Termin für die neurochirurgische Intervention abzuwarten oder gar diese ganz zu vermeiden (Hartmann).

Hirnabszeß

Bei nachweisbarem, klinisch relevantem Ödem ist der Einsatz von Corticoiden auch bei Tuberkulose des ZNS und bakteriellen Meningitiden, parallel zur gezielten Chemotherapie indiziert. Neben dem antiödematösen Effekt

Entzündliche Erkrankungen

wirken sie den exsudativen und granulomatösen Reaktionen entgegen (REUTHER u. Mitarb.).

Nachteilige Effekte sind von einer Corticosteroidtherapie bei *viralen Meningitiden oder Enzephalitiden* zu erwarten (ACKERMANN). Bei bedrohlicher Ödembildung, z.B. bei Herpesenzephalitis und gleichzeitiger Behandlung mit antiviralen Medikamenten, wie Acyclovir, wird man ihren Einsatz doch wagen.

Im Gegensatz zur zerebralen *Zystizerkose*, bei der gewisse Erfolge durch Einschränkung des perifokalen Ödems zu erreichen sind (BAAS u. Mitarb.), konnte in einer großen Studie (WARRELL u. Mitarb.) nachgewiesen werden, daß die Corticoidgabe bei *zerebraler Malaria* die Komplikationsrate und Letalität gegenüber unbehandelten Patienten erhöhte. Wahrscheinlich entstehen die neurologischen Schädigungen bei zerebraler Malaria nicht primär durch das Ödem, sondern durch eine große Anzahl von Mikroembolien (FISHMAN, HALL).

Traumatisches Hirnödem

Während eine Reihe von tierexperimentellen Studien günstige Effekte der Corticoide auf experimentelle Modelle des Hirntraumas belegen (BRAUGHLER u. HALL, DEISENROTH u. Mitarb), sind die klinischen Erfahrungen in der Anwendung beim *traumatischen Hirnödem* des Menschen uneinheitlich; die meisten klinischen Studien mit meist hochdosierter i.v. Verabreichung (BRAAKMAN u. Mitarb., JENNETT u. Mitarb., SAUL u. Mitarb., DEARDEN u. Mitarb.) konnten keine signifikanten Unterschiede zwischen cortisonbehandelten und nichtbehandelten Patienten nachweisen. Gegen Arbeiten aus dem deutschen Sprachraum (z.B. KRETSCHMER), die positive Effekte zu belegen scheinen, gibt es methodische Einwände.

In einer Übersicht von BRAUGHLER u. HALL wird die Diskrepanz zwischen tierexperimentellen und klinischen Daten auf die in Therapiestudien beim Menschen wesentlich niedrigere Dosierung und den häufig späten Beginn der Behandlung zurückgeführt. Erst »industrielle« Dosen von über 30 mg/kg Methylprednisolon oder 6–15 mg/kg Dexamethason hätten, legt man die tierexperimentellen Daten zugrunde, berechtigte Aussicht auf Erfolg.

Eine kürzlich abgeschlossene Studie mit Initialdosen von 2 x 30 mg/kg Methylprednisolon i.v. in den ersten 6 Std. zeigte eine signifikante Überlegenheit gegenüber Placebo und niedrig dosiertem Methylprednisolon bei Patienten mit mittelschwerem Schädel-Hirn-Trauma (Glasgow Coma Scale 9–12). Patienten über 40 Jahre profitieren jedoch nicht von dieser Wirkung (STUBBS u. Mitarb.).

Zwei gerade abgeschlossene, aber bisher nur mündlich mitgeteilte deutsche Studien bei Schädel-Hirn-Trauma, eine mit Dexamethason (500 mg i.v. innerhalb der ersten 3 Stunden, dann 9 x 200 mg in den ersten 48 Stunden; GAAB u. DIETZ) sowie eine mit Triamcinolon (GRUMME), haben hinsichtlich der Hauptzielkriterien keine signifikanten Vorteile gegenüber Plazebo gezeigt. In der Dexamethasonstudie war bereits in der Plazebogruppe der Verlauf unter neurochirurgischer Intensivtherapie überraschend gut, was zur fehlenden statistischen Signifikanz beigetragen haben mag; hinsichtlich des nach 2–3 Tagen im CT erfaßten Ödems war jedoch ein deutlicher Unterschied zugunsten der hochdosiert behandelten Gruppe festzustellen. Unter Triamcinolon fand sich ein Effekt vor allem bei Patienten mit fokalen Ödemen. Die Verträglichkeit dieser ultrahohen Dosen war in beiden Studien recht gut.

Bei *spinalen Traumen* konnte eine Studie von BRACKEN u. Mitarb. eine signifikant bessere Erholung motorischer und sensibler Ausfälle unter hochdosiertem Methylprednisolon zeigen.

Nicht zuletzt wegen dieser Studie können bei spinalen Traumen möglichst unmittelbar nach dem Trauma applizierte sehr hochdosiert Corticide als weitgehend gesichert angesehen werden. Deren Einsatz beim mittelschweren Hirntrauma harrt hingegen immer noch seiner Bestätigung durch kontrollierte klinische Studien. Alte Patienten und solche mit leichten sowie sehr schweren Schädelhirntraumen scheinen von einer Corticoidgabe zu profitieren

Experimentelle Untersuchungen zeigen, daß *zerebrale Ischämie* anfangs ein zytotoxisches Ödem verursacht. Innerhalb weniger Stunden – mit einem Maximum nach 2–3 Tagen – schließt sich ein vasogenes Ödem an. Die Ödemausbildung kann die lokale Mikrozirkulation weiter verschlechtern (HOSSMAN u. SCHEIER). Über die Ausdehnung der betroffenen Hirnareale kann es zu Einklemmungserscheinungen kommen. Die Ausprägung des Ödems ist abhängig vom Schweregrad des ischämischen Insultes, wird aber durch erhöhten hydrostatischen Druck verschlimmert. Etwa 30% der frühen Todesfälle nach ischämischen Insulten werden auf ödembedingte Einklemmungserscheinungen zurückgeführt (HARRISON).

Die bisherigen tierexperimentellen Befunde zum Einfluß von Corticosteroiden auf das ischämisch bedingte Ödem sind kontrovers (OKAMUTSU u. Mitarb., BARBOSA-COUTINHO); es gibt sogar Berichte, die eine Verschlechterung der ischämischen Schädigung durch Corticoide behaupten (SAPOLSKY u. PULSINELLI).

Kontrollierte klinische Studien haben auch bei Anwendung sehr hoher Dosen enttäuschende Ergebnisse geliefert (NORRIS u. HACHINSKY), so daß von einer allgemeinen Anwendung von Corticoiden bei apoplektischen Insulten abgeraten werden muß. Offen ist allerdings auch hier noch die Frage, ob extrem frühe Gaben einen positiven Einfluß haben könnten.

Ähnlich wie in der Behandlung der Kollagenosen gilt die Gabe von Corticoiden bei zerebralen ischämischen Ereignissen im Rahmen von entzündlichen, nichtinfektiösen *Arteriitiden* als Therapie der Wahl (s. auch Kapitel »Vaskulitiden«, S. 217 ff.).

Das Hirnödem im Rahmen von traumatischen oder anderen *Hirnblutungen* wurde von manchen Autoren als Indikation für eine Corticoidbehandlung angesehen; Studien zu dieser Fragestellung haben jedoch keine Vorteile einer Corticoidtherapie zeigen können (RUBENSTEIN, TELLEZ u. BAUER), dafür aber mehr Komplikationen (POUNGVARIN u. Mitarb.).

Der *Pseudotumor cerebri* ist eine selten auftretende, pathogenetisch noch unaufgeklärte Form des generalisierten Hirnödems und geht mit Kopfschmerzen, zerebraler Leistungsminderung und progredientem Visusverlust einher. Obwohl bei Kindern die Entstehung eines Pseudotumor cerebri im Rahmen einer Corticoidbehandlung beschrieben ist, gilt für den Pseudotumor cerebri des Erwachsenen die Corticosteroidbehandlung als Verfahren der Wahl neben der onkotisch wirksamen Therapie mit hyperosmolaren Substanzen.

Neuroimmunologische Erkrankungen

Bei einer Reihe neuroimmunologischer Erkrankungen werden Corticoide wegen ihrer entzündungshemmenden und immunsuppressiven Effekte eingesetzt. Diese beiden Wirkungen lassen sich wegen z.T. gleicher Effektoren schwer voneinander unterscheiden.

Myositis/Dermato-myositis

Bei der *Myositis/Dermatomyositis* handelt es sich um eine Entzündung des gefäßführenden interstitiellen Bindegewebes im Skelettmuskel mit sekundärer Beteiligung der Muskelfasern. Bei der nicht direkt erregerbedingten Myositis sind Corticoide die Mittel der Wahl. Die Wirkungsweise ist nicht bekannt (HENRIKSSON u. SANDSTEDT, MASTAGLIA u. OJEDA).

Bei akuten Verläufen Beginn der Therapie mit 500 mg/die Prednison-Äquivalent für 3 Tage, dann 250 mg/die für 3 Tage, dann 100 mg/die für 2–4 Wochen, dann 50 mg/die für 2–4 Wochen, anschließend jeden 2. Tag alle 2–4 Wochen um 5 mg reduzieren, bis eine Dosis von 15 mg jeden 2. Tag erreicht ist. Diese muß meist 1–2 Jahre beibehalten werden, dann Versuch – wie oben – weiter zu reduzieren. Die Dosis muß bei Verschlechterung der Klinik (Schwäche, Schmerzen, Anstieg [bzw. fehlender Abfall] der Kreatininkinase) wieder erhöht werden. Die zusätzliche Behandlung mit einer Serie von 3–6 Plasmaaustauschen im Akutstadium verbessert die therapeutischen Ergebnisse (REUTHER u. Mitarb.); in einzelnen Fällen mit chronischem Verlauf ist eine Besserung erst durch monatelange, 1mal wöchentliche Plasmaaustauschbehandlung zu erzielen.

Um die Corticoidbehandlung niedriger halten zu können, befürworten wir die parallele Gabe von Immunsuppressiva (in der Regel Azathioprin 2,5 mg/kg/die). Kontrollierte Studien haben bisher allerdings keinen eindeutigen Nutzen dieser zusätzlichen immunsuppressiven Behandlung nachweisen können (BUNCH).

Myasthenia gravis

Einer der größten Erfolge der Neurologie in den letzten Jahren war zweifelsfrei der Nachweis der Autoimmunpathogenese der *Myasthenia gravis*; sie gilt heute als Modell einer menschlichen Autoimmunerkrankung. Zirkulierende Antikörper gegen postsynaptische Acetylcholinrezeptoren verursachen eine Störung der neuromuskulären Übertragung mit Abnahme der Muskelkraft. Corticoide wurden schon lange vor dem Nachweis der Autoimmunpathogenese therapeutisch angewandt, allerdings zunächst mit eher gegenteiligem Erfolg (z.B. MILLIKAN u. Mitarb.); kurzdauernde hochdosierte Gaben führten fast regelmäßig zu klinischen Verschlechterungen. Als Ursache für diesen initial negativen Effekt wird eine Erschwerung der Acetylcholinfreisetzung diskutiert oder auch eine direkte Wirkung auf die postsynaptischen Rezeptoren. In vitro konnte eine negative Interaktion mit anticholinergen Medikamenten nachgewiesen werden.

Wird diese initiale Verschlechterung durchgestanden, kommt es nach Ablauf von 2–3 Wochen zu einer deutlichen Besserung der myasthenen Schwäche, die offenbar auf die immunsuppressive Wirkung der Corticosteroide zurückzuführen ist. Große, allerdings unkontrollierte Untersuchungen (z.B. von PASCUZZI u. Mitarb.) konnten Remissionen und deutliche Besserungen bei über 80% der langfristig mit Corticoiden behandelten Patienten nachweisen. Im angloamerikanischen Raum wird die Dauertherapie mit Corticoiden noch von vielen Autoren bei unbefriedigendem Erfolg der symptomatischen Cholinesterasehemmer-Behandlung und einer Thymektomie empfohlen. Ernste Nebenwirkungen der längerfristigen Corticoideinnahme werden dabei in

Kauf genommen. Seit Ende der 60er Jahre, mit Einführung der Azathioprin-Langzeittherapie der Myasthenia gravis, wurden die Corticoide aus der Routinetherapie zunehmend verdrängt. Ihre Indikation bleibt auf folgende klinische Situationen beschränkt:

– zeitlich begrenzte Gabe, möglichst in Kombination mit Plasmaaustausch bei myasthener Krise oder wenn schnelle Besserung erreicht werden soll (z.B. zur präoperativen Stabilisierung vor Thymektomie oder zur Überbrückung des Zeitraumes von 3–6 Monaten bis zum Einsetzen der Azathioprinwirkung);
– bei den Patienten (10%), die trotz ausreichender Azathioprintherapie (in der Regel 2,5 mg/kg/die) keine befriedigende Besserung der Symptomatik zeigen.

Ohne Begleitmedikation mit Corticoiden und/oder Immunsuppressiva kommt es kurz nach der Plasmapherese zu einem Reboundphänomen, das sich in klinischer Verschlechterung und Anstieg der Acetylcholin-Rezeptor-Antikörper äußert. Um die initiale Verschlechterung zu vermeiden, wird mit einer niedrigen Dosis des Corticoides angefangen (z.B. 25 mg/die Prednisolon-Äquivalent) und dann im Zeitraum von etwa 10 Tagen auf die angestrebte Dosis von 100 mg/die schrittweise erhöht. Diese Dosis wird über etwa 2 Wochen beibehalten und dann langsam, bei möglichst baldigem Übergang auf alternierende Gaben, über einen Zeitraum von 4–6 Monaten, ausgeschlichen. Die Einleitung der Corticoidtherapie sollte trotzdem immer stationär erfolgen; eine Möglichkeit zur Respiratorbehandlung sollte in der behandelnden Klinik gegeben sein. Die initiale corticoidbedingte Verschlechterung kann in kritischen Fällen auch durch 3–6 Plasmaaustauschbehandlungen in ein- bis zweitägigen Abständen aufgefangen und die Besserung wesentlich beschleunigt werden (REUTHER u. Mitarb.).

Das *myasthene Syndrom Eaton-Lambert* stellt ein neurophysiologisch der Myasthenia gravis komplementäres Krankheitsbild dar. Es handelt sich um eine Störung der präsynaptischen Freisetzung von Acetylcholinquanten, deren Auftreten in etwa 70% der Fälle mit Malignomen assoziiert ist. Vor allem der Arbeitsgruppe von NEWSOM-DAVIS (LANG u. Mitarb.) ist der Nachweis seiner Autoimmunpathogenese zu verdanken. Neben positiven Effekten von Plasmaaustausch, Azathioprinbehandlung und ggf. der multimodalen Therapie des Primärtumors (meist Bronchialkarzinom) sind auch günstige Effekte der Corticoidverabreichung beschrieben worden (DENYS u. Mitarb., NEWSOM-DAVIS u. MURRAY, KAPPOS u. Mitarb.).

Eaton-Lambert-Syndrom

Das erstmals von LANDRY, später von GUILLAIN-BARRÉ und STROHL beschriebene Syndrom der *akuten Polyradikuloneuritis* ist durch zunehmende motorische Paresen, Areflexie und die typische Dissoziation von erhöhtem Eiweiß und normaler Zellzahl im Liquor gekennzeichnet. Bei über zwei Drittel der Patienten geht dem eigentlichen Krankheitsbeginn ein unspezifischer Infekt voraus, vieles spricht für eine Antikörper- und zellvermittelte Immunreaktion, obwohl das Antigen bisher noch nicht bekannt ist (LEIBOWITZ u. HUGHES). Seit ihrer ersten Anwendung Anfang der 50er Jahre haben sich positive und negative Berichte über die Wirksamkeit von Corticoiden bei dieser Erkrankung immer wieder abgelöst. Die bisher bestkontrollierte doppelblind durchgeführte Studie von HUGHES u. Mitarb. hat jedoch eindeutig die Unwirksamkeit einer Corticoidbehandlung des Guillain-Barré-Strohl-Syndroms nachweisen können. Es ist sogar eine höhere Rezidivrate unter den cortison-

Akute Polyradikuloneuritis

behandelten Patienten beobachtet worden. Demgegenüber sprechen die bisher vorliegenden Ergebnisse kontrollierter Studien (DYCK u. KURTZKE) für eine gute Wirksamkeit der Plasmaaustauschbehandlung. Sowohl die Zeit bis zur klinischen Besserung als auch die Anzahl der Tage unter Beatmung konnten mit Plasmapherese wesentlich gegenüber der Kontrollgruppe verkürzt werden. Die Plasmaaustauschbehandlung wirkt um so ausgeprägter, je früher sie einsetzt. Sie ist jedoch nicht mehr wirksam, wenn der Höhepunkt der Krankheit erreicht oder überschritten ist; in diesem Stadium überwiegen die Nachteile. Positive Effekte sind auch von der intravenösen Gabe von Immunglobulinen berichtet worden.

Die Wirkung von sehr früh und in sehr hoher Dosierung verabreichten Corticoiden ist beim Guillain-Barré-Strohl-Syndrom noch nicht ausreichend untersucht; eine kontrollierte Studie läuft zur Zeit.

Chronische Polyneuritis

Bei der *chronisch rezidivierenden demyelinisierenden Polyneuritis*, einer Erkrankung, die in den letzten zehn Jahren zunehmend vom akuten Guillain-Barré-Strohl-Syndrom differenziert wird, kann die günstige Wirkung von Corticoidgaben neben der Plasmaaustauschbehandlung als bewiesen angesehen werden (DYCK u. Mitarb., DALAKAS u. Mitarb.). Da hier längerfristige Behandlungen über 2–3 Jahre erforderlich sind, wird die zusätzliche Gabe von Immunsuppressiva (z.B. Azathioprin oder Cyclophosphamid) empfohlen, um Corticoide einzusparen (PENTLAND u. Mitarb., DALAKAS u. Mitarb.), obwohl die Überlegenheit einer solchen Kombinationstherapie noch nicht durch kontrollierte Studien abgesichert ist (DYCK u. Mitarb.).

Dosierung: Wir behandeln in der Regel mit einer Initialdosis von 100–250 mg/die Prednisonäquivalent für etwa 2 Wochen, dann wird langsam, über den Zeitraum von 4–6 Monaten ausgeschlichen. Gleichzeitig mit der Prednisongabe werden 3–6 Plasmaaustauschbehandlungen durchgeführt und Azathioprin (2,5 mg/kg/die) verabreicht. Treten unter Reduzierung der Corticoide neue Symptome auf, muß die Dosis wieder erhöht werden.

Andere Neuropathien

Kasuistische Beschreibungen sprechen für eine therapeutische Wirkung der Corticoide auf die periphere Polyneuropathie im Rahmen eines *hypereosinophilen Syndroms* (BELL) oder bestimmter *hereditärer motorischer und sensibler Neuropathien* (DYCK u. Mitarb.).

Bei Polyneuropathien im Rahmen *monoklonaler Gammopathien* hat sich neben der gezielten zytostatischen Therapie der Gammopathie auch die Gabe von Prednison bewährt (DALAKAS u. Mitarb., TORREY u. KATAKKAR).

Bei ZNS-*Sarkoidose* gilt die Gabe von Corticoiden als Therapie der Wahl, auch wenn die damit erreichten klinischen Besserungen nicht immer befriedigend sind (ATKINSON, RIFFEL u. Mitarb.).

Wegenersche Granulomatose

Die Häufigkeit der neurologischen Beteiligung bei der *Wegenerschen Granulomatose* wird mit 20–50% angegeben; meist werden eine Mononeuritis multiplex oder Hirnnervenausfälle beobachtet. Mit einer kombinierten Behandlung von Cyclophosphamid und Prednisolon (Cyclophosphamid 2 mg/kg/die und Prednisolon 1 mg/kg/die mit Übergang auf alternierende Dosierung nach 1–3 Monaten) wurden in über 90% der Fälle langanhaltende komplette Remissionen erreicht (FAUCI u. Mitarb.; s. S. 224).

Lupus erythematodes

Etwa 50% der Patienten mit *systemischem Lupus erythematodes* haben ZNS-Symptome, meist Kopfschmerzen, Psychosen, Anfälle; gefürchtet ist vor allem die Querschnittsmyelitis. Corticoide gelten als Mittel der Wahl, wobei die

Querschnittsmyelitis als Indikation für eine hochdosierte Stoßtherapie gilt (WARREN u. KREDICH). Durchführung s. S. 150.

Das *Tolosa-Hunt-Syndrom* ist gekennzeichnet durch kontinuierliche, meist einseitig retrookuläre Schmerzen und Ausfälle von Hirnnerven, die durch den Sinus cavernosus verlaufen. Die BKS ist meist erhöht. Es kann Tage oder Wochen andauern, sich spontan mit oder ohne Residualsymptome zurückbilden und mehrfach rezidivieren. Zugrunde liegt dem Syndrom eine granulomatöse Entzündung im Bereich des Sinus cavernosus. Andere mögliche Störungen in der Umgebung des Sinus cavernosus müssen sorgfältig ausgeschlossen werden. Das Syndrom wird auch im Kapitel »Augenkrankheiten« (S. 414) besprochen. Tolosa-Hunt-Syndrom

Unter Gabe von 2 mg/kg/die Prednisolon tritt eine dramatische Besserung innerhalb von 2–3 Tagen ein. Die Dosis wird nach etwa 2 Wochen langsam innerhalb von 6 Wochen ausgeschlichen, gelegentlich ist eine längerfristige Therapie nicht zu umgehen (BORGMANN).

Ursache und Pathogenese der *multiplen Sklerose (MS)* sind nach wie vor nicht geklärt, auch wenn vieles für die pathogenetische Bedeutung gestörter Immunmechanismen bei Entstehung und Unterhaltung der Demyelinisierungsherde im ZNS spricht. Multiple Sklerose

Dementsprechend kann auch der Wirkungsmechanismus der Corticoide nicht aufgeklärt werden. Diskutiert werden sowohl eine antiinflammatorisch antiödematöse Wirkung (dafür spricht die Aufhebung der Kontrastaufnahme von Multiple-Sklerose-Herden in der kranialen Computertomographie und der MRT unter Corticoiden [NOSEWORTHY u. Mitarb., KAPPOS u. Mitarb.]) als auch immunsuppressive Wirkungen. Tierexperimentelle Befunde weisen auf eine corticoidbedingte Verbesserung der Impulsübertragung entlang demyelinisierter Axone.

Die klinische Wirksamkeit der Corticoide bei multipler Sklerose ist wegen des variablen, nicht vorhersehbaren Verlaufes der Krankheit mit häufigen Spontanremissionen schwer einzuschätzen.

Bei schubförmigen Verläufen konnte schon früher durch mehrere kleine sowie eine große, doppelblind durchgeführte Studie in den USA ein günstiger Effekt auf die Rückbildung des Schubes nachgewiesen werden. Eine Besserung trat nach 4 Wochen bei 65% der ACTH-behandelten und bei 48% der placebobehandelten Patienten ein.

Eine gut kontrollierte Studie von MILLIGAN u. Mitarb. zeigte eine hochsignifikante Überlegenheit von intravenös verabreichtem Methylprednisolon (5 Tage je 500 mg) gegenüber Placebo. Ernste Nebenwirkungen kamen nicht vor.

Bei der akuten Optikusneuritis, die in mindestens 30% der Fälle in eine multiple Sklerose übergeht, sind die Ergebnisse verschiedener Studien z.T. widersprüchlich. Eine große kooperative Studie hierzu steht in den USA kurz vor ihrem Abschluß.

Die historisch bedingte Bevorzugung von ACTH in der Behandlung der MS, vor allem im angelsächsischen Raum, hat keinerlei sachliche Begründung (HUGHES, THOMPSON u. Mitarb.). Es gibt Befunde, die sogar für eine verminderte Ansprechbarkeit der Nebennierenrinde von Patienten mit multipler Sklerose auf ACTH sprechen (MAIDA).

In der längerfristigen Behandlung zur Prophylaxe von weiteren Schüben der

Erkrankung oder zur Minderung der Progredienz bei chronischen Verläufen haben die Steroide enttäuscht.

Berichte über eine günstigere Wirkung der hochdosierten Stoßtherapie sind bisher nur kasuistisch; eine kleine kontrollierte Studie von Barnes u. Mitarb. konnte keine signifikanten Unterschiede im Vergleich mit der konventionellen Dosierung zeigen.

Dosierung: Wir geben im akuten Schub 100 mg Prednisolon-Äquivalent täglich für die Dauer von 1–2 Wochen und schleichen über 6–8 Wochen langsam aus.

Bei schweren Schüben geben wir 500 mg Prednisolon-Äquivalent i.v. (Einlaufzeit ca. 30 Min.) jeweils für 5 Tage morgens, dann orales Prednisolon ausschleichend für 6–8 Wochen.

Zur Schubprophylaxe wird die immunsuppressive Therapie mit Azathioprin (2,5 mg/kg/die) oder Endoxan bevorzugt (Mertens u. Mitarb., Hauser u. Mitarb., Hommes u. Mitarb., Weiner u. Mitarb.).

Ciclosporin A hat in einer kontrollierten Studie keine bessere Wirkung, jedoch mehr Nebenwirkungen als Azathioprin gezeigt (Kappos u. Mitarb., Kappos). Bei rasch progredienten Verläufen hat sich in ersten Pilotuntersuchungen Mitoxantron bewährt (Gonsette, Kappos u. Mitarb.).

Andere neurologische Krankheiten

Lumboischialgie — Von verschiedenen Autoren wird die Gabe von Corticoiden zur Behandlung der *Lumboischialgie* empfohlen. Sie stützen sich dabei auf kasuistische Beobachtungen und unkontrollierte Studien. In einer kontrollierten doppelblinden Studie von Hofferberth u. Mitarb. bei 91 Patienten mit negativem Myelogramm konnte, bis auf eine gewisse Stimmungsaufhellung, kein Unterschied zwischen Dexamethason i.m. und Placebo nachgewiesen werden. Die Autoren schließen daraus, daß Corticoide keinen Platz in der konservativen Behandlung der Lumboischialgie haben.

Offene Studien sprechen für die Wirksamkeit von lokalen paravertebralen (Bourne), epiduralen (Hauswirth u. Michot) und auch intraduralen (Ryan u. Taylor) Injektionen von Depotcorticoiden. Es fehlen allerdings kontrollierte Studien, die diese Daten bestätigen könnten (Evans) (s. auch S. 195 f.).

Karpaltunnel-syndrom — Eine Reihe unkontrollierter Beobachtungen und eine Doppelblindstudie (Ozdogan u. Yazici) sprechen für die kurzfristige Wirksamkeit der Injektion einer Corticoid-Kristallsuspension in den *Karpaltunnel*. Längerfristig ist der Effekt vernachlässigenswert, eine handchirurgische Intervention läßt sich meist nicht umgehen (s. auch S. 194).

Reflexdystrophie-Syndrom — Unkontrollierte Beobachtungen (Cosin u. Mitarb.) und eine kleine kontrollierte Studie (Christens u. Mitarb.) sprechen für eine gute Wirksamkeit systemischer Corticoidgaben beim pathogenetisch noch nicht restlos aufgeklärten *Reflexdystrophie-Syndrom*. Es wird eine Initialdosierung von 30–100 mg/die Prednisonäquivalent empfohlen, die über 1–2 Monate schrittweise ausgeschlichen wird. Eine Alternative ist die Calcitoningabe.

Kopfschmerzen — In der Prophylaxe der Erythroprosopalgie (»Cluster headache«, »Bing-Horton-Snydrom«) gelten Corticoide als Mittel der Wahl, vor allem, wenn die Behandlung mit Sekale-Alkaloiden oder mit Methysergid keinen Erfolg gezeigt hat (Krabbe). Empfohlen wird die Gabe von 40 mg/die Prednisonäquivalent für eine Woche, dann ausschleichend über 20–30 Tage. Unter dieser Therapie werden bis zu 80% Besserungen beschrieben (MAENDLY u. Mitarb.).

ACTH gilt als Mittel der ersten Wahl für die Behandlung von BNS-Anfällen (»Infantile Spasmen«) mit dem charakteristischen Bild einer Hypsarrhythmie im EEG. Auch bei anderen, auf herkömmliche Antiepileptika nicht ansprechenden Anfällen des Kindesalters werden Therapieerfolge beschrieben (SNEAD u. Mitarb.). Ob damit allerdings die meist schlechte Gesamtprognose und die intellektuelle Entwicklung positiv beeinflußt wird, ist noch umstritten.

Anfälle im Säuglings- und Kindesalter

Im Vergleich von ACTH und Prednison haben die meisten Untersuchungen eine Überlegenheit von ACTH gezeigt (z.B. SNEAD u. Mitarb.); andere fanden keine signifikanten Unterschiede, u.a. eine kontrollierte Doppelblindstudie von HRACHOWY u. Mitarb. Dosierung und Dauer der Behandlung sind nicht vereinheitlicht. Nach Arbeiten von HRACHOWY u. Mitarb. und RIJKONEN scheint eine Dosierung von 20–30 E/die ACTH oder 2–3 mg/kg Prednisolon-Äquivalent für 2–4 Wochen nicht wesentlich weniger wirksam zu sein als mehrmonatige Gaben von anfänglich bis zu 150 E/die ACTH.

Intrathekale Therapie

Aufgrund der Existenz der Blut-Liquor-Schranke für eiweißgebundene Substanzen können bei systemischer Verabreichung von Corticosteroiden im Liquor nur etwa 1/10 der Serumspiegel erreicht werden, was etwa dem ungebundenen Anteil im Serum entspricht. Insofern war und ist es verlockend, gerade bei liquorraumnahen, entzündlichen Prozessen des ZNS das Corticoid unter Umgehung der Schranke mittels intrathekaler Applikation direkt »an den Ort des Geschehens« zu bringen. Dafür eignet sich prinzipiell entweder die lumbale oder die subokzipitale Injektion. Ergibt sich die Notwendigkeit zu wiederholten Anwendungen über längere Zeiträume, kann auch eine Rikham-Kapsel oder ein Omaya-Reservoir zur intrathekalen Gabe implantiert werden. Der einfachste und komplikationsärmste Weg ist der lumbale. Inwiefern man damit jedoch ausreichende Spiegel im kranialen Anteil der Liquorräume erzielt, ist umstritten (SHEGAL u. Mitarb.); auch kann es durch wiederholte Punktionen und mangelhafte Technik zum Phänomen des »second sack« kommen.

Die Diskussion darüber, welche Corticoidpräparation am besten zur intrathekalen Anwendung geeignet ist, kann noch nicht als abgeschlossen angesehen werden. Entscheidend für die Beantwortung der offenen Fragen sind: a) pharmakokinetische Überlegungen, b) die Verträglichkeit der jeweiligen Substanz.

a) Durch intrathekale Gabe von nichtretardierten Corticoiden wird schnell ein hoher Liquorspiegel erreicht, der nur durch ganz erheblich höhere systemische Dosierung erreichbar wäre (BERNDT u. FUHRMEISTER); allerdings beträgt die Halbwertszeit im Liquor, z.B. für Dexamethason, nur 2,2 Std., nach etwa 3 Tagen ist nicht mehr von einer wirksamen Dosis im Liquor auszugehen.

Intrathekal applizierte Kristallsuspensionen dagegen setzen das Corticoid nur langsam frei und erreichen dadurch keine so hohen Liquorspiegel. In eigenen Untersuchungen konnten wir meßbare Liquorspiegel von Triamcinolonacetonid-Kristallsuspension noch 4 Monate nach der letzten intrathekalen Injektion nachweisen (ROHRBACH u. Mitarb., HENNES).

Offenbar geht ein Teil der im Liquor enthaltenen Corticoide in das Hirngewebe über, vornehmlich in die weiße Substanz.

b) Die intrathekale Verträglichkeit der Corticoide selbst wird allgemein als gut angesehen; problematisch sind in den Lösungen enthaltene Detergenzien und bakteriostatische Substanzen. So scheint das beigegebene Polyäthylenglykol die Ursache für in den USA beschriebene Komplikationen in Form von schweren Arachnitiden und sogar eines Conus-medullaris-Syndroms zu sein. Wir selbst konnten bei jahrelanger Anwendung von Triamcinolonacetonid-Kristallsuspension intrathekal in einer retrospektiven Auswertung keine gravierenden Nebenwirkungen beobachten (KAPPOS u. Mitarb.), was sich auch mit den Erfahrungen von NEU u. Mitarb. deckt.

Hinsichtlich der Wirksamkeit mangelte es bisher an kontrollierten Studien. Offene Studien konnten keine positiven Effekte auf schubförmige Verläufe der multiplen Sklerose nachweisen. Andere, allerdings methodisch anfechtbare Studien sprechen für eine günstige Wirkung, sowohl bei der multiplen Sklerose als auch bei fibrinös-entzündlichen eitrigen oder tuberkulösen Meningitiden, bei Arachnitiden und Radikulopathien (BERNDT u. FUHRMEISTER, NEU). Wir selbst konnten in der intrathekalen Zytostase meningealer Karzinomatosen mit Methotrexat und Cytosinarabinosid durch die Kombination mit Triamcinolonacetonid-Kristallsuspension eine deutliche Senkung der Komplikationsrate beobachten (KAPPOS u. Mitarb.).

Neben den Beobachtungen von NEU (RODIEK u. NEU) sprechen auch unsere langjährigen Erfahrungen mit der intrathekalen Therapie für eine Wirksamkeit von Triamcinolonacetonid-Kristallsuspension bei multipler Sklerose mit vorwiegend spinaler Symptomatik. Vor allem die spastische Tonuserhöhung scheint oft günstiger beeinflußt zu werden, als dies mit anderen Mitteln oder oralen Corticosteroidgaben möglich gewesen wäre. Der Mechanismus dieser Wirkung ist nicht geklärt. In einer Doppelblindstudie wurde die Wirksamkeit der intrathekalen mit der oralen Corticoidstandardtherapie verglichen und ihre Überlegenheit vor allem bei spinalspastischen Syndromen nachgewiesen (ROHRBACH u. Mitarb.).

Literatur

Ackermann R. Kortikosteroid-Therapie bei akuten Virusinfektionen des Nervensystems. Münch Med Wschr 1982; 124: 73

Arsura E, Brunner NG, Namba T, Grob D. High-dose intravenous methylprednisolone in myasthenia gravis. Arch Neurol 1985; 42: 1149

Atkinson R, Ghelman B, Tsairis P. Sarcoidosis presenting as cervical radiculopathy: a case report and literature review. Spine 1982; 7: 412

Baas H, Schneider E, Grau H. Neue medikamentöse Therapiemöglichkeiten bei zerebraler Zystizerkose. In: Mertens HG, Dommasch D, Hrsg. Enzephalitis. Perimed, Erlangen 1982

Barbosa-Coutinho LM, Hartmann A, Hossmann AK, Rommel T. Effect of dexamethasone on serum protein extravasation in experimental brain infarcts of monkey: an immunohistochemical study. Acta Neuropath 1985; 65: 225

Barnes MP, Bateman DE, Cleland PG. Intravenous methylprednisolone for multiple sclerosis in relapse. J Neurol Neurosurg Psychiatry 1985; 48: 157

Bell D, Mackay IG, Pentland B. Hypereosinophilic syndrome presenting as peripheral neuropathy. Postgrad Med J 1985; 61: 429

Bernat JL. Intraspinal steroid therapy. Neurology (Chic) 1981; 31: 168

Berndt S, Fuhrmeister U. Glukokortikoide (Pharmakotherapie der Blut-Liquor-Schranke). In: Dommasch D, Mertens HG, Hrsg. Cerebrospinalflüssigkeit - CSF. Thieme, Stuttgart 1980

Borgmann H. „Tolosa-Hunt-Syndrom" - zweijährige Verlaufsbeobachtung. Fortschr Ophthalmol 1983; 80: 56

Bourne IH. Treatment of chronic back pain. Comparing corticosteroid-lignocaine injections with lignocaine alone. Practitioner 1984; 228: 333

Braakman R, Schouten HJ, Blaauw-van Dishoeck M, et al. Megadose steroids in severe head injury. Results of a prospective double-blind clinical trial. J Neurosurg 1983; 58: 326

Bracken MB u. Mitarb. A randomized, controlled trial of methylprednisolone or naloxone in the treatment of acute spinal cord injury. Results of the second national acute spinal cord injury study. N Engl J Med 1990; 322: 1405

Braughler JM, Hall ED. Current application of „high-dose" steroid therapy for CNS injury. J Neurosurg 1985; 62: 805

Bunch TW. Prednisone and azathioprine for polymyositis. Arthr Rheum 1981; 24: 45

Capildeo R, ed. Steroids in Diseases of the Central Nervous System. Wiley New York, 1989

Compston DAS, Milligan NM, Hughes PJ, et al. A double-blind controlled trial of high-dose methylprednisolone in patients with multiple sclerosis: 2. laboratory results. J Neurol Neurosurg Psychiatry 1987; 50: 517

Dalakas MC, Engel WK. Chronic relapsing (dysimmune) polyneuropathy: pathogenesis and treatment. Ann Neurol 1981; 9: 134

Dalakas MC, Engel WK. Polyneuropathy with monoclonal gammopathy: studies of 11 patients. Ann Neurol 1990; 28: 57

Dalakas MC, Flaum MA, Rick M, et.al. Treatment of polyneuropathy in Waldenstroem's macroglobulinemia: role of paraproteinemia and immunological studies. Neurology (Minneap) 1983; 33: 1406

Dearden NM, Gibson JS, McDowall DG, Gibson RM, Cameron MM. Effect of high dose dexamethasone on outcome from severe head injury. J Neurosurg 1986; 64: 81

Deisenroth K, Meinig G, Schürmann K. Dosis- und zeitabhängige Dexamethasonwirkungen beim Kälteläsioninduzierten Hirnödem der Ratte. Experimentelle Begleitforschung zur »German Ultrahigh Dexamethasone Head Injury Study (GUDHIS)«. Neurochirurgia 1990; 33: 1

Denys EH, Dau PC, Hofmann WW. Plasmapheresis and immunosuppression in the myasthenic syndrome (Lambert-Eaton-syndrome). Ann N Y Acad Sci 1981; 337: 828

Dyck PJ, Kurtzke JF. Plasmapheresis in Guillain-Barré syndrome. Neurology 1985; 1105

Dyck PJ, O'Brien PC, Oviatt KF, et.al. Prednisone improves chronic inflammatory demyelinating polyradiculoneuropathy more than no treatment. Ann Neurol 1982; 11: 136

Dyck PJ, O'Brien P, Swanson C, et.al. Combined azathieprine and prednisone in chronic inflammatory-demyelinating polyneuropathy. Neurology 1985; 35: 1173

Dyck PJ, Swanson CJ, Low PA, et.al. Prednisone-responsive hereditary motor and sensory neuropathy. Mayo Clin Proc 1982; 57: 239

Ehrenkranz JRL, Posner JB. Adrenocorticosteroid hormones. In: Weiss LHA, Gilbert FB, Posner FB, eds. Brain Metastasis. Hall, Boston 1980; 340

Ellison GW. Corticosteroids in neurologic disease. Hosp Pract 1984; 19: 105

Evans PJD. Use of steroids in chronic back pain. In: Capildeo R, ed. Steroids in Diseases of the Central Nervous System. Wiley Chichester, 1989; 179

Fauci AS. Corticosteroids in autoimmune disease. Hosp Pract 1983; 18: 99, 107

Fauci AS, Haynes BF, Katz P, et.al. Wegener's granulomatosis: prospective clinical and therapeutic experience with 85 patients for 21 years. Ann Intern Med 1983; 98: 76

Faupel G, Reulen HJ, Müller D. Erfahrungen und Vorschläge zur Früh-Prognose gedeckter Schädel-Hirn-Verletzungen, insbesondere traumatische intrakranielle Hämatome. Nervenarzt 1980; 51: 91

Fishman RA. Steroids in the treatment of brain edema. New Engl J Med 1982; 306: 359

Gaab MR, Dietz H. Ultrahohe Dexamethason-Kurzzeittherapie bei Schädel-Hirn-Trauma, Rationale und Design einer Doppel-Blind-Studie. Neurochirurgia 1989; 32: 93

Gonsette RE, Demonty L. Mitoxantrone a new immunosuppressive agent in multiple sclerosis, In: Gonsette RE, Delmotte P, eds. Recent Advances in Multiple Sclerosis Therapy. Excerpta medica, Amsterdam 1989

Grumme T. Diskussionsbeitrag zu Dietz H. Vortrag bei der 42. Jahrestagung der Deutschen Gesellschaft für Neurochirurgie in Bremen 15.–18. 5. 1991

Guillain-Barré Syndrome Study Group. Plasmapheresis and acute Guillain-Barré syndrome. Neurology (Minneap) 1985; 35: 1096

Hachinski VC. Steroid treatment in multiple sclerosis. Arch Neurol 1988; 45: 670

Hall AP. Dexamethasone deleterious in cerebral malaria (editorial). Brit Med J 1982; II: 1588

Hall ED, Berry KP, Braughler JM. The 21-aminosteroid U74006F, a potent inhibitor of lipid peroxidation, protects against post-ischemic mortality and neuronal necrosis in gerbils. Stroke 1988; 19: 340

Hallermann W, Haller P, Krueger C, et.al. Verlauf der Optikusneuritis mit und ohne Kortikoidtherapie. Fortschr Ophthalmol 1982; 80: 30

Hansen SL, Dawson DM, Lehrich JR, et.al. Intensive immunosuppression in progressive multiple sclerosis. A randomized three-arm study of high-dose intravenous cyclophosphamide, plasma exchange and ACTH. New Engl J Med 1982; 308: 173

Harrison MJG. Is shrinking the brain a good thing after cerebral infarction?. In: Warlow C, Garfield J, eds. Dilemmas in the Management of the Neurological Patient. Livingstone Edinburgh, 1984: 62

Harrison MJG. Ischaemic edema. Stroke 1981; 12: 888

Hartmann A. Die medikamentöse Behandlung des Hirnödems. Nervenarzt 1983; 54: 277

Hauser SL, Dawson DM, Lehrich JR, Beal MF, Kevy SV, Propper RD, Mills JA, Weiner HL. Intensive immunosuppression in multiple sclerosis. N Engl J Med 1983; 308: 173

Hauswirth R, Michot F. Die sakrale Epidural-anästhesie in der Behandlung lumbosakraler Rückenschmerzen. Schweiz Med Wschr 1982; 112: 222

Hennes A. Vergleich der Nebenwirkungen intra-thekaler und oraler Kortikosteroid-Therapie bei Multipler Sklerose - Ergebnisse einer Doppelblindstudie. Inaug Diss Würzburg, 1989

Henriksson KG, Sandstedt P. Polymyositis-treatment and prognosis - a study of 107 patients. Acta Neurol Scand 1982; 65: 280

Hielscher H, Lehmann HJ. Morbus Behcet. In: Mertens HG, Dommasch D, Hrsg. Enzephalitis. Perimed Erlangen, 1982: 179

Hofferberth B, Gottschaldt M, Grass H, Büttner K. Über den Wert der Anwendung von Dexamethasonphosphat in der konservativen Therapie der Lumboischialgie. Eine Doppelblindstudie. Arch Psychiat Nervenkr 1982; 231: 359

Hommes OR, Lamers KJ, Reekers P. Effect of intensive immunosuppression on the course of chronic progressive multiple sclerosis. J Neurol 1987; 223: 177

Hossman KA, Scheier ZJ. Experimental brain infarcts in cats. 1. Pathological observations. Stroke 1980; 11: 583

Hrachovy RA, Frost JDjr, Kellaway P, Zion TE. Double-blind study of ACTH vs. prednisone therapy in infantile spasms. J Pediat 1983; 14: 641

Hughes RAC. Does manipulation of the immune system help in multiple sclerosis?. In: Warlow C, Garfield CJ, eds. Dilemmas in the Management of the Neurological Patient. Livingstone Edinburgh, 1984: 9

Jarden JO, Dhawan V, Moeller JR, Strother SC, Rottenberg DA. The time course of steroid action on blood-to-brain and blood-to-tumor transport of 82Rb: a positron emission tomographic study. Ann Neurol 1989; 25: 239

Jennett B, Teasdale G, Braakman R, et.al. Treatment of severe head injury. J Neurol Neurosurg Psychiat 1980; 43: 289

Kappos L. Immunsuppressive Therapie der Multiplen Sklerose mit Azathioprin und Cyclosporin A. Schriftenreihe Neurologie, Springer Berlin, 1990

Kappos L, Gold R, Künstler E, Rohrbach E, Heun R, Städt D, Hofmann E. Mitoxantrone in the treatment of rapidly progressive MS: a pilot study with serial gadolinium-enhanced MRI. Neurology 1990; 40(suppl 1): 261

Kappos L, Krauseneck P, Dommasch D, et.al. Verträglichkeit von Triamcinolon-Acetomid-Kristallsuspension und Antibiotika bei intrathekaler Applikation. Verh Dtsch Ges Neurol 1985; 3: 505

Kappos L, Patzold U, Dommasch U, Poser S, Haas J, Krauseneck P, Malin J-P, Fierz W, von Graffenried G, Gugerli US. Cyclosporine versus azathioprine in the longterm treatment of multiple sclerosis - results of the german multicenter study. Ann Neurol 1988; 23: 56

Kappos L, Reuther P, Drewnitzky H, u. Mitarb. Eaton-Lambert-Syndrom bei kleinzelligem Bronchialcarzinom - eine heilbare Erkrankung? Verh Dtsch Ges Neurol 1983; 2: 774

Kappos L, Städt D, Rohrbach E, Keil W. Gd-DTPA enhanced MRI in multiple sclerosis. Diagn Im Int 1988; 4,6 part 2: 36

Klatzo I, Chui E, Fugiwara K, et.al. Resolution of vasogenic brain edema. In: Cervos-Navarro J, Ferszt R, eds. Brain Edema, Pathology and Therapy. Raven New York, 1980

Krabbe AA. Cluster headache: a review. Act Neurol Scand 1986; 74: 1

Kretschmer H. Für und wider Dexamethason bei schweren Schädel-Hirn-Traumen. Unfallheilkunde 1984; 87: 119

Lang B, Newsom-Davis J, et.al. Autoimmune aetiology for myasthenic (Eaton-Lambert) syndrome. Lancet 1981; II: 224

Leibowitz S, Hughes RAC. Immunology of the Nervous System. Arnold London, 1983

Maendly R, Mumenthaler M, Martinez-Lage JM. Die Erythroprosopalgie. Übersicht mit Einschluß 224 eigener Beobachtungen. Dtsch Med Wschr 1982; 17: 186

Mastaglia FL, Ojeda VJ. Inflammatory myopathies: part 2. Ann Neurol 1985; 17: 317

McCall JM, Hall ED, Braughler JM. A new class of 21-aminosteroids which are useful for stroke and trauma. In: Capildeo R, ed. Steroids in Diseases of the Central Nervous System. Wiley Chichester, 1989: 69

Meinig G, Reulen HJ, Simon RS, et.al. Clinical, chemical and CT-evaluation of short-term and long-term antiedema therapy with dexamethasone and diuretica. In: Cervos-Navarro J, Ferszt R, eds. Brain Edema. Pathology and Therapy. Raven New York, 1980

Mertens HG, Rohkamm R. Therapie neurologischer Krankheiten und Syndrome. Thieme Stuttgart, 1990

Mertens HG, Hertel G, Reuther P, et.al. Effect of immunosuppressive drugs in M.G. Ann N Y Acad Sci 1981; 377: 691

Millikan NM, Newcombe R, Compston DAS. A double-blind controlled trial of high dose methylprednisolone in patients with multiple sclerosis: 1. clinical effects. J Neurol Neurosurg Psychiat 1987; 50: 511

Millikan CH, Eaton LM. Clinical evaluation of ACTH and cortisone in myasthenia gravis. Neurology 1951; 1: 145

Neu I. Intrathekale Gabe eines Depot-Kortikosteroids. Anwendung bei infektiösen und entzündlichen Erkrankungen des zentralen Nervensystems. Münch Med Wschr 1982; 124: 67

Newsom-Davis J, Murray NMF. Plasma exchange and immunosuppressive drug treatment in the Lambert-Eaton myasthenic syndrome. Neurology (Minneap) 1984; 34:480

Norris JW, Hachinski VC. High dose steroid treatment in cerebral infarction. Brit Med J 1986; 292: 21

Noseworthy JH, Paty DW, Ebers GC. Neuroimaging in multiple sclerosis. Neurol Clin 1984; 2: 759

Okamatsu S, Peck RC, Lefer AM. Protectice actions of dexamethasone in acute cerebral ischemia. Circ Shock 1982; 9: 445

Ozdogan H, Yazici H. The efficacy of local steroid injections in idiopathic carpal tunnel syndrome: a double-blind study. Brit J Rheumatol 1984; 23: 272

Pascuzzi RM, Coslett HB, Johns TR. Long-term corticosteroid treatment of myasthenia gravis: report of 116 patients. Ann Neurol 1984; 15: 291

Pentland B, Adams GG, Mawdsley C. Chronic idiopathic polyneuropathy treated with azathioprine. J Neurol Neurosurg Psychiatry 1982; 45: 866

Poungvarin N, Bhoopat W, Viriyavejakul A, et.al. Effects of dexamethasone in primary supratentorial intracerebral hemorrhage. New Engl J Med 1987; 316: 1229

Reulen HJ. Das Hirnödem bei zerebralen Tumoren. Fortschr Med 1982; 100: 1901

Reuther P, Fuhrmeister U, Dommasch U. Tuberkulöse Meningoenzephalitis. In: Mertens Hg, Dommasch D, Hrsg. Enzephalitis. Perimed Erlangen, 1982: 112

Riffel B, Wiethölter H, Stöhr M u. Mitarb. Zur Sarkoidose des Rückenmarks. Fortschr Neurol Psychiatr 1982; 50: 275

Rijkonen R. Infantile spasms: modern practical aspects. Acta Pediatr Scand 1984; 73: 1

Rohrbach E, Kappos L, Städt D, Kaiser D, Hennes A, Dommasch D, Mertens HG. Intrathecal versus oral corticosteroid therapy of spinal symptoms of multiple sclerosis. A double-blind controlled trial. Neurology 1988; 38 Suppl 1: 256

Ryan MD, Taylor TK. Management of lumbar nerveroots pain by intrathecal and epidural injections of depot methylprednisolone acetate. Med J Aust 1981; 2: 532

Sapolsky R, Pulsinelli W. Glucocorticoids potentiate ischemic damage to brain. Ann Neurol 1985; 18: 125

Saul TG, Duckert TB, Salckman M, et.al. Steroids in severe head injury. A prospective randomised clinical trial. J Neurosurg 1981; 54: 596

Snead OC, Benton JW, Myers GJ. ACTH and prednisone in childhood seizure disorders. Neurology 1983; 33: 966

Stubbs DF, Stiger TR, Harris WR. Multinational controlled trial of high dose methylprednisolone in moderately severe head injury. In: Capildeo R, ed. Steroids in Diseases of the Central Nervous System. Wiley Chichester, 1989: 163

Thompson AJ, Kennard C, Swash M, et.al. Relative efficacy of intravenous methylprednisolone and ACTH in the treatment of acute relapse in MS. Neurology 1989; 39: 969

Torrey JJ, Katakkar SB. Treatable meningeal involvement in Waldenstroem's macroglobulinemia. Ann Intern Med 1984; 101: 345

Trautmann F, Krämer FG, Meyer zum Büschenfelde KH u. Mitarb. Diagnostik bei Lupus erythematodes mit Beteiligung des Nervensystems. Akt Neurol 1985; 12: 106

Troiano R, Cook SD, Dowling PC. Steroid therapy in multiple sclerosis: point of view. Arch Neurol 1987; 44: 803

Troiano R, Cook SD, Dowling PC. Steroid therapy in multiple sclerosis. Multiple Sclerosis 1987; 44: 803

Tsuyumu M, Reulen HJ, Priolean G. Dynamics of brain edema. Measurements of edema clearance into ventricular CSF. Acta Neurochir (Wien) 1981; 57: 1

Warrell DA, Looareesuwan S, Warrell MJ, et.al. Dexamethasone proves deleterious in cerebral malaria. A double-blind trial in 100 comatose patients. New Engl J Med 1982; 306: 313

Warren KG, Catz I, Caroll DJ. Effects of high-mega-dose synthetic corticosteroids on multiple sclerosis patients with special reference to cerebrospinal fluid antibodies to myelin basic protein. Clin Neuropharmacol 1987; 10: 397

Warren RW, Kredich DW. Transverse myelitis and acute central nervous system manifestations of systemic lupus erythematosus. Arthritis Rheum 1984; 27: 1058

Weiner HL, Hauser SL, Dawson DM, Hafler DA, Mackin GA, Orav EJ. Cyclophosphamide in MS. Lancet 1991; 337: 989

Weinmann HJ, Brasch RC, Press WR, Wesberg GE. Characteristics of gadolinium-DPTA complex, a potential MMR contrast agent. AM J Roentgenol 1984; 142: 619

Weinman HJ, Press WR, Radüchel B, Platzek J, Schmitt-Willich H, Vogler H. Characteristics of Gd-DTPA and new derivatives. In: Bydder G, et.al., ed. Contrast Media in MRI. Madicom Bussum, 1990: 19

Yamada K, Ushio Y, Hayakawa T, et.al. Effects of methylprednisolone on peritumoral brain edema. A quantitative autoradiographic study. J Neurosurg 1983; 59: 612

Yu Z-F, Hatam A, Bergström M, et.al. Relationship between CT-findings and glucosteroid receptors in intracranial lesions. J Comput Assist Tomogr 1981; 5: 612

Yu Z-F, Wrange O, Boethius I, et.al. A study of glucosteroid receptors in intracranial tumors. J Neurosurg 1981; 55: 757

Hautkrankheiten

(R.NIEDNER u. E. SCHÖPf)

Corticoide spielen in der modernen dermatologischen Therapie eine ganz herausragende Rolle. Unter Berücksichtigung der hohen Wirksamkeit für zahlreiche Dermatosen und angesichts der Tatsache, daß etwa 20% aller Erkrankungen Dermatosen sind, gehören Corticoidzubereitungen zu den häufigsten Medikamenten in der ärztlichen Praxis. Dies zeigt sich nicht zuletzt in dem umfangreichen Marktangebot. In der Roten Liste 1991 finden sich unter der Rubrik »Corticoide (Externa)« 149 verschiedene Spezialitäten, nicht eingerechnet die verschiedenen Darreichungsformen (Cremes, Salben, Lösungen, Tinkturen usw.).

Lokale Applikation

Molekularer Wirkungsmechanismus

Die Grundlage für die Wirksamkeit von Corticoiden am Integument ist die Existenz von Corticoidrezeptoren in den Zellen der Haut. LEIFERMAN u. Mitarb. fanden in der Epidermis und im Papillarkörper der Kutis eine 4- bis 7mal höhere Konzentration von Corticoidrezeptoren als in der unteren Kutis.

Der zytosolische Corticosteroidrezeptor stellt ein intrazellulär gelegenes dreidimensionales Proteingerüst dar, von dem pro Zelle etwa 10 000 vorhanden sind. Mit diesem Rezeptor verbindet sich das Corticosteroid, nachdem es durch die Zellmembran diffundiert ist, wobei die niedrige Dissoziationskonstante von K_D 1,07 x 10^{-9} mol/l für Triamcinolonacetonid auf die feste Bindung hinweist (SMITH u. SHUSTER). Der Corticoid-Rezeptor-Komplex gelangt vom Zytoplasma durch die Kernmembran in den Zellkern und verbindet sich dort mit dem nukleären Akzeptorprotein (GREEN u. CHAMBON). Der nukleäre Corticoid-Rezeptor-Komplex beeinflußt Glucocorticoid-Regulations-Elemente (GRE), das sind Gene, die die RNA-Synthese kontrollieren. Dies geschieht dadurch, daß die Information einer bestimmten DNA-Sequenz über die RNA-Polymerase auf die mRNA übertragen wird, die die Information zur Produktion bestimmter Hemmproteine der Phospholipase A$_2$ an die Ribosomen, den Ort der Proteinsynthese weitergibt. Ein solches Hemmprotein ist Lipocortin, das die Phospholipase A2 inhibiert, so die Freisetzung von Arachidonsäure vermindert und damit letztlich die Entzündungsmediatoren Prostaglandine und Leukotriene.

Bindungsstärke   Je fester die *Bindung zwischen Steroid und Rezeptor* ist, desto wirksamer ist der jeweilige Wirkstoff. So beträgt die relative Bindungsstärke von Hydrocortisonacetat 0,5, von Prednisolon 2, von Triamcinolon 6, von Triamcinolonacetonid 75, von Fluocinolonacetonid 281, von Fluocortolon 3 und von Dexamethason 100 (LUZZANI u. Mitarb.). Diese Bindungsstärke stimmt recht gut mit der Wirkungsintensität der genannten Corticoide bei der täglichen Anwendung überein.

Äquivalenzdosen

Auf den o.g. molekular-pharmakologischen Mechanismen beruhen letztlich die Äquivalenzdosen für verschiedene Corticoide. Ein wichtiger Unterschied zwischen intern und extern zu applizierenden Corticoiden besteht darin, daß die auf S. 87 aufgeführten Dosisäquivalente der systemischen Therapie für die topische Applikation nicht gültig sind. Von LISCHKA wurde eine Tabelle publiziert, aus der sich die annähernden Wirkungsäquivalente der Externcorticosteroide ergeben (Tab. **25**). In der Gegenüberstellung von Intern- und Externcorticoiden zeigen sich die deutlichsten Unterschiede bei Fluocortolon und Dexamethason. Darüber hinaus spielt auch die Galenik eine große Rolle, da sich selbst bei gleichem Wirkstoff Unterschiede in der Penetrationskinetik und damit in der Wirksamkeit ergeben können, je nachdem welcher Vehikel in einer Salbe, einer Lotion oder einer Creme eingesetzt wird (WATSON u. FINLAY).

Tabelle **25** Wirkungsäquivalenzen von Externcorticoiden (nach: *G. Lischka*)

Wirkstoff	intern	extern
Hydrocortisonacetat	4	3,3
Prednisolon	1	1
Fluocortolon	1	1,66
Triamcinolon	0,20	0,30
Dexamethason	0,13	0,08

Wirkung der Corticoide

Corticosteroide entfalten eine dreifache Wirkung, sie sind antiinflammatorisch wirksam, immunsuppressiv und antiproliferativ (Übersicht bei BICKERS). Die *antiinflammatorische Wirkung* kommt durch die Hemmung der Freisetzung lysosomaler Enzyme zustande, durch die Inhibition der Phospholipase A_2, der T-Lymphozyten-Funktion, insbesondere durch die Unterdrückung der Immunantwort auf Antigene und durch den Einfluß auf B-Lymphozyten. Auch die Antikörperproduktion wird inhibiert, allerdings erst bei so hohen Dosen, wie sie klinisch üblicherweise nicht eingesetzt werden. Darüber hinaus können Corticoide die Stimulation von Makrophagen durch aktivierte Zellen, Immunkomplexe und Komplementkomponenten hemmen. Auch die Ansprechbarkeit von Makrophagen auf chemotaktische Faktoren und Lymphokine wird durch Corticoide vermindert. Hohe Dosen vermögen vorübergehend die Anzahl der zirkulierenden Lymphozyten, Monozyten und eosinophilen Granulozyten zu vermindern, bei gleichzeitiger Zunahme polymorphkerniger Leukozyten. Die Anwendung von externen Corticoiden über 3 Wochen hinaus führt zu einer Entleerung der Histaminspeicher in Hautmastzellen, die selber zugrunde gehen. Drei Monate nach Beendigung der Therapie finden sich wieder normale Verhältnisse (LAVKER u. SCHECHTER). Der primäre antiinflammatorische Effekt der Corticoide beruht am ehesten auf einer Unterdrückung der Akkumulation von Zellen am Ort der Gewebs-

Entzündungshemmung

entzündung und weniger auf einer direkten Hemmung dieser Zellen. Die Inhibition der Phospholipase A_2, einem Schlüsselenzym bei der Entstehung von Arachidonsäure, führt zu einer verminderten Bildung der Prostaglandine und Leukotriene, die hochaktive Entzündungsmediatoren sind. Diese Hemmung ist eine nur indirekte Wirkung der Glucocorticoide; verantwortlich ist vielmehr Lipocortin, das, in Form von rekombinatem humanem Lipocortin I eingesetzt, die Phospholipase A_2 zu blockieren vermag (CARTWRIGHT u. Mitarb. 1989). Darüber hinaus wird die bei Atopikern erhöhte Phosphodiesteraseaktivität durch Steroide vermindert (HOLDEN u. YUEN). Diese Modellvorstellung läßt sich nach KUROWSKI u. BRUNE nicht mehr ausschließlich aufrechterhalten, vielmehr spielt ein direkter Antagonismus zwischen Interleukin 1 und den Steroiden die entscheidende Rolle (Tab. 26).

Tabelle **26** Wirkungen von Interleukin 1 (nach *Kurowski* u. *Brune*)

Lokal	Systemisch
• Chemotaktisch für Promono-, Lympho- und Monozyten • Histaminfreisetzung aus basophilen Leukozyten • Fibroblastenvermehrung • Steigerung der Aktivität von TPA (tissue plasminogen activator) • Kollagensynthese • Prostaglandinfreisetzung • Knochendemineralisation (Osteoklastenaktivität)	• Immunsystem: Aktivierung von T- u. B-Lymphozyten (IL 2, IL 4 u. a. m.) • ZNS: Fieber, „slow wave sleep", ACTH-Sekretion • Kreislauf: Blutdruck • Knochenmark: Proliferation von Stammzellen • Stoffwechsel: Akute-Phase-Proteine

Immunsuppression

Eine *immunsuppressive Wirkung* der Corticosteroide kommt durch eine Hemmung der antikörperbedingten immunologischen Sofortreaktion zustande sowie auch der zellbedingten Spätreaktion. Humane Suppressor-T-Lymphozyten werden in ihrer Funktion gehemmt, kaum dagegen T-Helfer-Zellen, wohingegen B-Lymphozyten vermindert werden. Gleichfalls wird die Interleukin-1-Produktion in Makrophagen und Keratinozyten und die Interleukin-2- und -6-Produktion durch T-Zellen blockiert. Bei topischer Applikation spielt vor allem die Hemmung der Monozytenchemotaxis eine große Rolle, wohingegen die Chemotaxis für Neutrophile kaum beeinflußt wird. Auch werden Langerhans-Zellen vermindert und die Aktivierung der Langerhans-Zell-abhängigen T-Lymphozyten nimmt ab (ASHWORTH u. Mitarb.).

Antiproliferativer Effekt

Der *antiproliferative Effekt* der Corticosteroide besteht in einer Hemmung der epidermalen Mitosen und der DNA-Synthese. Es kommt zu einer Hemmung der Protein- sowie der Kollagensynthese (HEIN u. KRIEG 1989), was sich klinisch nicht nur in einer Verdünnung der Epidermis, sondern auch in einer Verminderung der Kollagenfaserbildung zeigt (Tab. **27**) (LUBACH u. Mitarb.).

Tabelle **27** Allgemeine Wirkungen von Corticoiden.

Entzündungshemmung und Immunsuppression
  Beeinflussung von Bewegung und Verteilung der Lymphozyten:
  Lymphozyto- und Monozytopenie
  Antiproliferative Wirkung auf Lymphozyten mit Zytolyse und Zellteilungshemmung
  Verminderung der Zellhaftung von Leukozyten an der Endotheloberfläche
  Hemmung der Liberation lysosomaler Enzyme
  Stabilisierung der Lysosomenmembranen
  Hemmung der Bindung von Antikörpern und von Komplement an die Zelloberfläche
  Hemmung der Monozytenchemotaxis
  Hemmung der Komplementbildung
  Hemmung der Makrophagenfunktion
  Behinderung der lymphozytären Interaktion bei der Immunantwort
  Hemmung der Interleukin 1 und 2-Produktion
  Hemmung der Phospholipase A_2
  Abnahme der Langerhans-Zellen
  Hemmung der Fibroblastenchemotaxis
Proliferationshemmung
  Eiweißkatabolismus
  Hemmung der Gluconeogenese
  Hemmung der Kollagenfaserbildung
  Hemmung der Proteinsynthese

Wirkung von Corticoiden an der Haut

Entzündliche Dermatosen sind gekennzeichnet durch eine Hyperämie des subpapillären Gefäßplexus, was zu einer entzündlichen Rötung und Überwärmung führt. Gleichzeitig weisen die Gefäße eine erhöhte Durchlässigkeit auf, mit Flüssigkeitsansammlung zunächst im subpapillären Raum, dann aber auch in der Epidermis, wo das Bild einer Spongiose entsteht, die bis zur Bläschenbildung reichen kann. Schließlich treten auch Entzündungszellen auf, die allerdings bei der akuten Dermatose, z.B. der akuten Kontaktdermatitis, nicht so sehr im Vordergrund stehen.

(Randspalte) Entzündung der Haut

Corticoide bewirken aufgrund der obengenannten pharmakodynamischen Effekte eine *Vasokonstriktion*, kenntlich an der Abblassung der erythematösen Haut sowie einer Gefäßabdichtung, sichtbar am Rückgang der Spongiose und des Nässens.

(Randspalte) Vasokonstriktion

Hyperproliferative Dermatosen, wie das chronische Ekzem, gehen mit der Ausbildung entzündlicher Zellinfiltrate einher; es entsteht das Bild der Akanthose. Hier setzt die *antiproliferative Wirkung* der Corticoide ein, d.h. die gestörte Verhornung normalisiert sich wieder, die Kollagenbildung wird gebremst, die Einwanderung von Entzündungszellen geht zurück und es entstehen weniger Entzündungsmediatoren. Die Wirkung der Corticoide auf Zellsysteme der Haut ist in Tab. **28**, S. 360 aufgeführt, diejenige corticosteroidhaltiger Externa in Tab. **29**, S. 360.

(Randspalte) Akanthose-hemmung

Tabelle **28** Wirkung der Corticoide auf Zellsysteme der Haut (nach *Ring* u. *Fröhlich*)

Zellsysteme	Wirkung
Epidermiszellen	Hemmung der Proliferation
	Normalisierung der Verhornung
Fibroblasten	Hemmung der Kollagen- und Mukopolysaccharid-synthese
Lymphozyten, Granulozyten	Hemmung der Proliferation
Mastzellen, Basophile	Hemmung der Freisetzung allergiespezifischer Vermittlerstoffe
Gefäßsystem	Vasokonstriktion
Melanozyten	Hemmung der Pigmentbildung
Fettgewebszellen	Hemmung der Proliferation

Tabelle **29** Wirkung corticoidhaltiger Externa (nach *Tronnier*).

Vasokonstriktion
Normalisierung des Vasotonus
Auflösung entzündlicher Infiltrate
Abbau pathologischer Speicherung körpereigener Stoffwechselprodukte
Hemmung der Faserneubildung
Hemmung der Zellproliferation
Hemmung der Akantholyse
Hemmung des Juckreizes, schmerzstillend

Penetration

Voraussetzung für die Wirksamkeit topischer Corticoidzubereitungen ist die Penetration des Wirkstoffes in die Haut. Nach dem Aufbringen des Externums auf die Haut (wobei 1–3 mg Salbe pro cm^2 aufgetragen werden), wird der Wirkstoff aus seiner Grundlage freigesetzt, danach gelangt er in die Haut, und zwar zunächst einmal als Shunt-Diffusion durch die Hautanhangsgebilde, und erst danach überwiegt die Aufnahme des Wirkstoffes durch das Stratum corneum.

Die Hornschicht der Haut ist eine starke Barriere gegen das Eindringen der Corticoide. Sie penetrieren nur langsam hinein, ein Vorgang, der zwischen 1/4 und 2 Std. liegt. Die oberen Schichten der Hornhaut speichern das Corticoid über längere Zeit, sie bilden ein Reservoir. Eine Permeation (Durchdringung der Haut) mit anschließender Resorption des Corticoids sollte möglichst gering gehalten werden, damit keine systemischen Effekte auftreten. Das Eindringen der Corticoide in die Haut ist abhängig vom Zustand der Haut, von der Grundlage und schließlich vom Wirkstoff selbst.

Einfluß des Hautzustandes

Die Penetration der Corticoide ist stark vom *Hautzustand* abhängig. Die geschädigte Haut mit teilweisem oder völligem Fehlen der Hornschicht läßt den Wirkstoff mehrfach schneller in und durch die Haut dringen. Ein Depot wird allerdings kaum ausgebildet. Bei lichenifizierter oder auch nicht geschädigter Haut bleibt ein solches Reservoir über mehrere Tage hinweg nachweisbar. Daraus resultiert, daß eine einmalige tägliche Applikation in der Regel ausreichend ist.

Die *Grundlage* hat insofern einen wesentlichen Einfluß auf die Wirksamkeit des Steroides, als Löslichkeit, Konzentration und pH zu Interaktionen zwischen Haut, Vehikel und Wirkstoff führen können. Ein okkludierender Vehikel führt zur Hydratation der Haut, was zu einer Erhöhung der Resorptionsrate führt; das gleiche gilt für Zusätze von Harnstoff oder auch Dimethylsulfoxid. Auch kann ein Vehikel zu einer Änderung der Integrität der Haut führen mit entsprechendem Einfluß auf die Resorption (WESTER u. MAIBACH). **Effekt der Grundlage**

Die chemische *Konfiguration des Wirkstoffes* beeinflußt die Penetration in ausgeprägtem Maße. Es sind besonders die lipophilen Corticoide, die gut in die Haut penetrieren (HEVERT u. Mitarb.). Diese Erkenntnisse hat man sich zunutze gemacht, indem man Prednisolon oder Hydrocortison in Stellung 17 und/oder 21 veresterte und so die 4. Generation von externen Corticoiden schaffte (NIEDNER). Darüber hinaus gilt: Je höher die Wirkstoffkonzentration und je größer die behandelte Fläche, desto ausgeprägter ist die Resorption. **Einfluß des Wirkstoffes**

Auch der Einfluß des *Alters der Haut* spielt eine bedeutsame Rolle für die Penetration von Corticoiden. Kinder bis zum 6. Lebensmonat haben noch keine voll entwickelte Barrierefunktion, weswegen man mit Corticoiden in diesem Alter zurückhaltend sein sollte. Wichtiger noch als die eingeschränkte Barriere ist die in diesem Alter verstärkte Hydratisation der Haut, wodurch die Absorption wesentlich gesteigert sein kann. Weiterhin muß die insgesamt dünnere Haut berücksichtigt werden. **Einfluß des Alters**
Bei der Altershaut ist ebenfalls Zurückhaltung geboten, da sich eine senile Atrophie der Epidermis mit Verstreichen der Papillarräume findet, woraus sich eine Erhöhung des Quotienten Epidermisoberfläche zu -unterfläche ergibt. Interessanterweise ist auch die Dichte der Corticoidrezeptoren altersabhängig: der junge und der alte Mensch weisen eine gleiche - höhere - Rezeptorendichte auf als der Mensch mittlerer Lebensjahre. Dies scheint unabhängig von der Lokalisation zu sein (LEIFERMAN u. Mitarb.).

Schließlich bestimmt auch der *Ort der Anwendung* über das Ausmaß der Corticoidwirkung. Als besondere Risikozonen der Haut müssen die intertriginösen Falten wie Achselhöhle, Inguinalfalte, submammäre Areale, Halsfalten und Beugeseiten der großen Gelenke herausgestellt werden. Hier liegt Haut auf Haut aufeinander und ruft geradezu ideale Okklusionsbedingungen hervor, die zu einer 5- bis 10fachen Steigerung der Resorption von Externcorticosteroiden führen. Damit sind natürlich den Nebenwirkungen Tür und Tor geöffnet, die sich gerade auf der in den Intertrigines vorhandenen zarten Haut zeigen. **Einfluß der Lokalisation**
Auch das Gesicht ist eine Risikozone par excellence, da dort die Penetration von Hydrocortison bis über das 10fache gegenüber der anderen Haut erhöht sein kann. Wie aus Tab. **30** ersichtlich ist, kann die Penetration im Genitalbereich sogar den Faktor 40 übersteigen.

Darüber hinaus spielt sicherlich auch noch die unterschiedliche *Dichte der Rezeptoren* in Abhängigkeit vom Körperareal eine große Rolle für das Ausmaß der Corticoidwirkung. So fand sich die höchste Dichte in der Epidermis der männlichen Vorhaut, gefolgt von Gesicht, Brust und schließlich Haut des Abdomens (LEIFERMAN u. Mitarb.). **Rezeptorendichte**

Tabelle **30** Resorption von Hydrocortison nach Anwendung in verschiedenen Körperarealen (nach *Feldman* u. *Maibach*)

Unterarm ventral	1,0
Unterarm dorsal	1,1
Fußsohle	0,14
Fußknöchel lateral	0,42
Handfläche	0,83
Rücken	1,7
Kopfhaut	3,5
Achselhöhle	3,6
Stirn	6,0
Kieferwinkel	13
Skrotum	42

Vehikel

Die Auswahl der jeweiligen Grundlage ist in hohem Maße von der Art der Dermatose abhängig. Die Lokalbehandlung richtet sich nach dem jeweiligen Hautzustand, der vom bloßen Erythem über ein papulöses Stadium, Bläschen, Nässen (Stadium madidans), Krusten und Schuppen bis zur Lichenifikation reichen kann (Abb. **11**).

Wie die Basisformen der Grundlagen untereinander zusammenhängen, ergibt sich aus dem Phasendreieck nach POLANO (Abb. **12**).

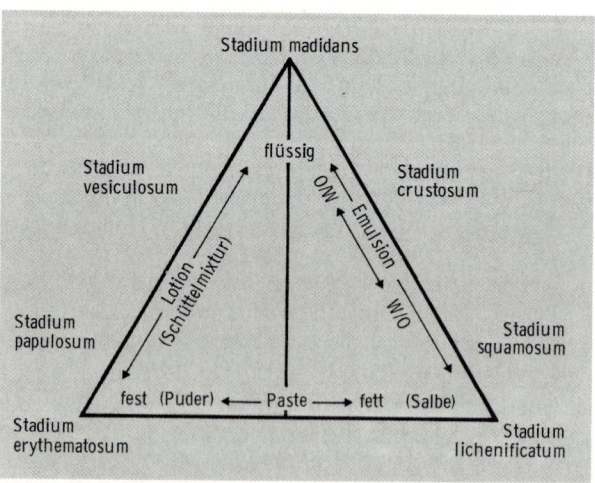

Abb. **11**   Wahl der Grundlage in Abhängigkeit vom Hautzustand (nach *Thoma*)

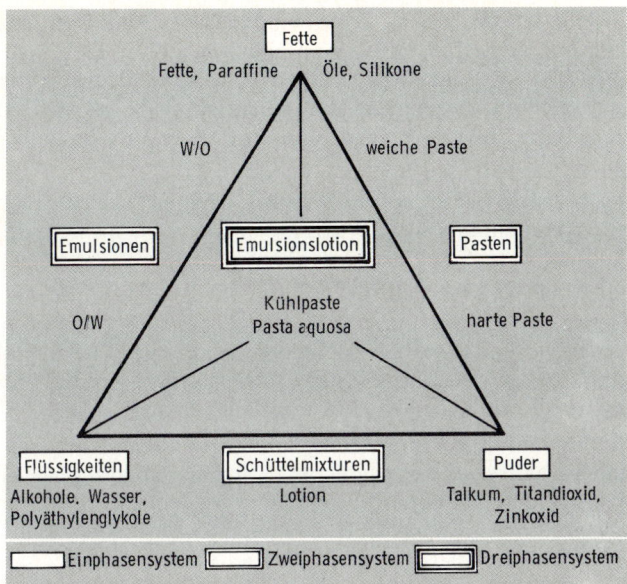

Abb. **12** Wechselbeziehungen der 7 Basisformen der Grundlagen (nach *Hundeiker* und *Polano*).

Die Grundlagen haben in der Regel keine differente Wirkung, ihre physikalischen Eigenschaften bestimmen jedoch ihren Einsatz.

Flüssigkeiten, in Form von feuchten Umschlägen, sind indiziert bei akuten nässenden Ekzemen. Sie wirken aufgrund der Abdunstung kühlend, entquellend, entzündungswidrig, juckreizlindernd (BRAUN-FALCO u. Mitarb.), aber auch austrocknend. — Flüssigkeiten

Puder weisen gleichermaßen einen Kühleffekt auf, da sie die Hautoberfläche vergrößern. Sie sind bei einem nässenden Ekzem kontraindiziert, da Puder verklumpt, zu Sekretstau führt und evtl. eine Superinfektion herbeiführen kann. — Puder

Eine Kombination von Flüssigkeit und Puder sind die *Schüttelmixturen*. Der Puderanteil vergrößert die Oberfläche, das Wasser verdunstet und es resultiert ein kühlender, austrocknender, adstringierender und antientzündlicher Effekt. Schüttelmixturen werden als Lotiones (z.B. Lotio alba) bezeichnet, nicht zu verwechseln mit dem englischen Begriff der Lotion, einem Mehrphasensystem vom Typ Milch. — Schüttelmixturen

Mineralische (z.B. Paraffin), pflanzliche (z.B. Olivenöl) oder tierische (z.B. Lebertran) *Öle* dienen der Hauteinfettung und Erweichung von Krusten und Schuppen, besonders im Kindesalter. Sie sind indiziert bei entzündlichen großflächigen Dermatosen wie Windeldermatitis, nicht jedoch bei erwachsenen Patienten mit Seborrhö oder seborrhoischen Hauterscheinungen. — Öle

Emulsionen und Salben, die in ihrer Konsistenz sehr variabel sind (flüssig oder streichfähig) spielen als Vehikel für Corticosteroide eine bedeutende Rolle. Sie stellen ein Gemisch aus Hilfsstoffen und Grundstoff dar und bestehen aus Kohlenwasserstoffen, Alkoholen, Säuren, Estern, Emulgatoren und Stabilisatoren. — Emulsionen

Cremes   *Cremes* kommen als W/O-(lipophil) oder O/W-Emulsion (hydrophil) vor. Sie können bis zu 70% Wasser aufnehmen, okkludieren nicht, dringen rasch in die Haut ein und wirken kühlend durch Verdunstungskälte. Sie trocknen aus, sind daher nicht geeignet für Patienten mit Sebostase, bei chronischem Ekzem, Ichthyosis usw. Ihre Indikation liegt bei der akuten und nässenden entzündlichen Dermatose.

Salben   *Salben* sind hydrophobe Fettbasen, auch Emulsionen vom Typ W/O, die in gewissem Umfang Wasser aufnehmen können, insgesamt erweichend wirken und auch wie die Fettsalben okkludieren. Ihre Anwendung bleibt den chronischen Dermatosen vorbehalten.

Fettsalben   *Fettsalben* sind wasserfrei, daher abdeckend, undurchlässig, wärme- und wasserretinierend (Okklusion). Dadurch sind sie eher entzündungsfördernd und somit bei akuten Dermatosen kontraindiziert. Ihre Indikation sind besonders hyperkeratotisch rhaghadiforme Handekzeme.

Pasten   *Pasten* sind Suspensionssalben mit einem hohen Anteil an Puder, gewöhnlich im Verhältnis 1 Teil Puder zu 1 Teil Salbengrundlage. Bei harten Pasten beträgt die Relation 2:1, bei weichen Pasten 1:2. Sie wirken kühlend, entzündungshemmend, sekretaufsaugend. Je härter die Paste ist, desto okkludierender wirkt sie, desto geringer kühlt sie. Pasten schützen die Haut (Protektion) und sind daher besonders geeignet zur Abdeckung des Randbereiches von Ulzera (harte Paste), zur Vermeidung von Mazeration. Weiche Pasten sind besser streichfähig, wirken stärker antientzündlich und fettend.

Die Kenntnis über die Auswahl der stadiengerechten Grundlage ist besonders in der akuten Phase einer Dermatose von Bedeutung, denn je akuter die Erkrankung ist, desto wichtiger ist die Grundlage für den Therapieerfolg (Abb. **13**). Je chronischer sie ist, desto mehr entscheidet der Wirkstoff über den Erfolg.

Zusammengefaßt lassen sich die Regeln für die Auswahl der Grundlage zum einen nach der Akuität darstellen (Abb. **14**), zum andern nach dem Erscheinungsbild der Hauterkrankung (Tab. **31**).

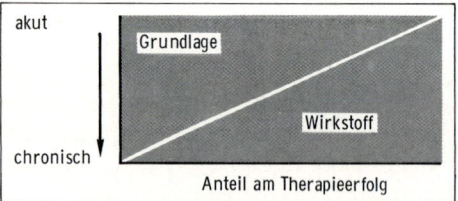

Abb. **13**   Bedeutung von Grundlage und Wirkstoff in Abhängigkeit von der Akuität der Hauterscheinungen (nach *Tronnier*).

Auswahl des Externcorticoides

Die extern anzuwendenden Corticoide unterscheiden sich im allgemeinen auf spezifische Weise von den intern zu applizierenden. Sie sind nämlich entweder Esterderivate der internen Corticoide – z.B. Acetat, Butyrat, Valerat, Kapronat, Pivalat und Acetonid von Hydrocortison, Prednisolon, Dexame-

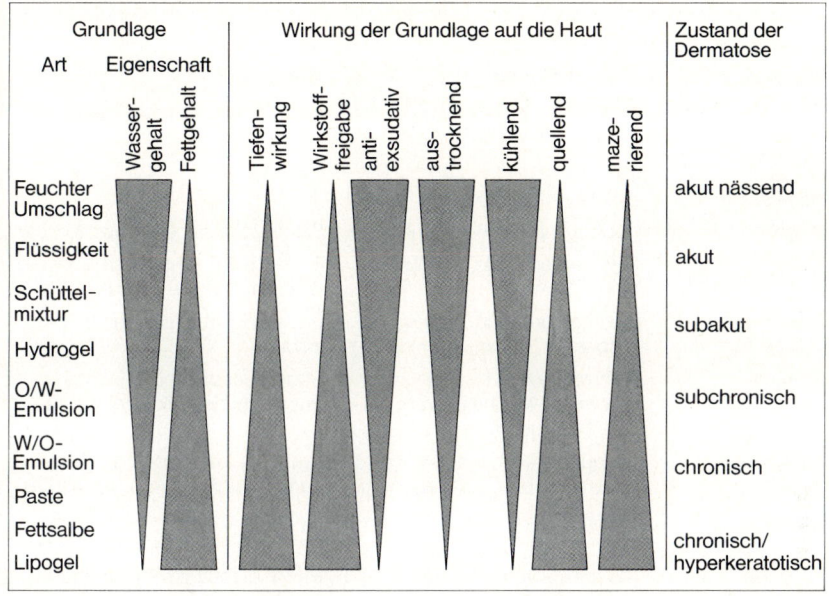

Grundlage			Wirkung der Grundlage auf die Haut							Zustand der Dermatose
Art	Eigenschaft									
	Wassergehalt	Fettgehalt	Tiefenwirkung	Wirkstofffreigabe	antiexsudativ	austrocknend	kühlend	quellend	mazerierend	
Feuchter Umschlag										akut nässend
Flüssigkeit										akut
Schüttelmixtur										subakut
Hydrogel										
O/W-Emulsion										subchronisch
W/O-Emulsion										chronisch
Paste										
Fettsalbe										chronisch/
Lipogel										hyperkeratotisch

Abb. **14**   Anwendung und Wirkung dermatischer Grundlagen.

thason und Triamcinolon usw. – oder aber sie sind eigene Entwicklungen, d.h. es sind Substanzen, die ausschließlich für die externe Anwendung konzipiert wurden. Zu nennen wären einige Beispiele: Clobetasol, Diflorasondiacetat, Halcinonid, Alclometason und Prednicarbat.

Nach der Entdeckung der Corticosteroide und deren spezifischer Anwendung an der Haut wurden im Laufe der Zeit verschiedene Generationen externer Corticosteroide entwickelt. Zur *ersten Generation* gehören Substanzen wie Hydrocortison und auch Prednisolon.

Erste Generation

Mit der Einführung von Halogenen in das Sterangerüst wurde eine neue Ära der Corticoidtherapie eingeleitet. Es entwickelte sich die *zweite Generation* an Steroiden, die sich durch eine einfache Fluorierung in C_6- oder C_9-Position auszeichnen. Diese Fluorierung ergab eine ganz beachtliche Wirkungssteigerung. Als Beispiel seien hier genannt das Fluocortolonhexanoat bzw. -pivalat und Triamcinolonacetonid.

Zweite Generation

Die *dritte Generation* der externen Corticoide entstand mit der doppelten Fluorierung in $C_6 + C_9$-Position mit so bekannten Substanzen wie Flucinolonacetonid, Diflucortolon und Flumetason. Man hatte zunächst geglaubt, daß die Einführung dieses zweiten Fluoratoms zu sehr viel stärker wirksamen Substanzen führen würde, als dies bei denjenigen der zweiten Generation der Fall war. Dies war jedoch nicht unabdingbar der Fall, was sich recht eindrucksvoll bei einem Vergleich von Clobetasol, einem Steroid der zweiten Generation, mit Flumetason, einem solchen der dritten Generation, zeigte. Nach wie vor ist Clobetasol das stärkste Externcorticoid überhaupt, an dem standardmäßig die Wirksamkeit anderer Steroide gemessen wird.

Dritte Generation

Tabelle **31** Morphologisches Bild von Hauterscheinungen und geeignete Grundlagen für die Behandlung (nach *Braun-Falco* u. Mitarb.)

Morphologie	Empfehlenswert	Weniger geeignet
Akute Rötung	Puder, Schüttelmixtur, Milch, Creme	Pasten, Salben, Fettsalben
Rötung Schwellung	wie oben, evtl. feuchte Umschläge	wie oben
Bläschen	Puder, Zinkschüttelmixtur, Gele	Salben, Fettsalben, weiche Pasten
Blasen	feuchte Verbände, fettfeuchte Verbände	Puder, Schüttelmixturen, lipophile Cremes, Salben, Fettsalben
Erosionen	feuchte Verbände, fettfeuchte Verbände, Salben	Puder, Schüttelmixturen, Fettsalben
Krusten	feuchte Verbände, fettfeuchte Verbände, weiche Pasten, Salben, Fettsalben	Puder, Schüttelmixturen, harte Pasten, hydrophile Cremes, Gele
Schuppen	fettfeuchte Verbände, weiche Pasten, Salben, Fettsalben	Puder, Schüttelmixturen, Gele, harte Pasten, hydrophile Cremes
Keratosen	fettfeuchte Verbände, Fettsalben, weiche Pasten	Puder, Schüttelmixturen, harte Pasten, Gele, hydrophile Cremes
Chronische entzündliche Infiltration und Lichenifikation	weiche Pasten, lipophile Cremes, Salben, Fettsalben	Puder, Schüttelmixturen, harte Pasten, Gele, hydrophile Cremes
Narben	weiche Pasten, Salben, Fettsalben	Puder, Schüttelmixturen, harte Pasten, Gele, hydrophile Cremes
Atrophie	weiche Pasten, lipophile Cremes, Salben,	Puder, Schüttelmixturen, harte Pasten, hydrophile Cremes, Fettsalben

Vierte Generation Die Steroidchemiker haben aber keine Ruhe gegeben und in letzter Zeit hochinteressante neue Externcorticoide synthetisiert. Diese sind gekennzeichnet durch das Fehlen von Halogenen. Trotzdem können sie so wirksam sein wie die ein- oder zweifach halogenierten Steroide. Sie stellen die *vierte Generation* dar. Zu ihr gehören Substanzen wie Desonid, Hydrocortison-17-butyrat, Hydrocortison-17-butyrat-21-propionat oder Prednicarbat. Unabhängig von der Zugehörigkeit der externen Corticosteroide zu bestimmten Generationen muß eine Klassifikation dieser Wirkstoffe nach ihrer Wirkstärke vorgenommen werden (NIEDNER).

Klassifikation Man kann *4 Klassen* unterscheiden: schwach, mittel, stark und sehr stark wirksam. Abgesehen davon, daß für eine antiinflammatorische Wirkung geringere Konzentrationen benötigt werden als für eine antiproliferative, gilt es, insbesondere die fehlende antiproliferative Wirkung der schwachen Externcorticoide Hydrocortison und Prednisolon herauszustellen (Abb. **15**).

Abb. **15**   Wirkprofil der Externcorticoide.

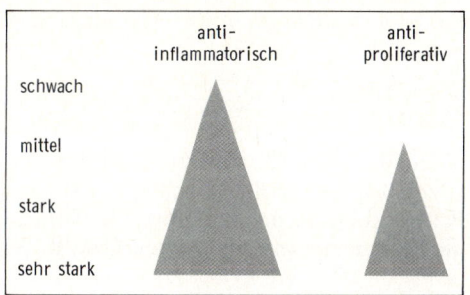

Im Prinzip kann man die Konzentration eines schwachen Externcorticoids   Wirkprofil
erhöhen soviel man mag, eine antiproliferative Wirkung ist dadurch praktisch
nicht zu erzielen. Zu berücksichtigen ist aber auch der umgekehrte Schluß:
Ein starkes Externcorticoid kann zwar verdünnt werden, die antiproliferative
Wirkung wird abgeschwächt, sie bleibt aber insgesamt bestehen. Das bedeutet, daß das *Wirkprofil*, worunter man das Verhältnis von antientzündlicher zu
antiproliferativer Wirkung versteht, eines jeweiligen Steroids nicht verändert
werden kann. Je nachdem, was für ein Typ einer Dermatose vorliegt - mehr
entzündliche akute Dermatitis oder mehr proliferative Dermatose wie chronisches, lichenifiziertes Ekzem - muß ein dem Wirkprofil entsprechend ge-
eignetes Corticoid ausgewählt werden.

Die *sehr starken Externcorticoide*, wie z.B. Clobetasolpropionat (vgl. Tab. **31**),   Sehr starke
sollten in jedem Falle nur kurzfristig und kleinflächig angewandt werden.   Corticoide
Kurzfristig bedeutet eine Therapiedauer bis zu maximal einer Woche, und
kleinflächig wird ein Areal von bis zu 3% der Körperoberfläche genannt
(Bezugsfläche: Handinnenfläche ohne Finger entspricht etwa 1%) (LISCHKA).

Die *starken Externcorticoide* wie Betamethasonvalerat, Fluocortolonpivalat,   Starke Corticoide
Fluocinolonacetonid und andere mehr können bei Dermatosen der flachen
Haut angewandt werden, die eine proliferative Komponente aufweisen. In
Problemarealen wie Gesicht und Intertrigines dürfen sie nur kurzfristig und
kleinflächig appliziert werden.

Die *mittelstarken Externcorticoide* wie Triamcinolonacetonid, Betame-   Mittelstarke
thasonbenzoat, Dexamethason, Fluoroandrenolen und Desoxymethason   Corticoide
können bei entzündlichen Dermatosen der flachen Haut genommen werden.
Liegt eine proliferative Dermatose vor, sind sie auch in Problemarealen, bei
Kindern und bei Schwangeren erlaubt, aber nur kurzfristig und kleinflächig.

Die *schwachen Externcorticoide* wie Hydrocortison und Prednisolon sind auf   Schwache
die Therapie entzündlicher Dermatosen ohne proliferativen Anteil be-   Corticoide
schränkt, da sie keinen antiproliferativen Effekt aufweisen. Sie können auch
in Problemarealen, bei Kindern und bei Schwangeren eingesetzt werden
(LISCHKA). Eine interessante Substanz ist der Fluocortinbutylester, der bereits
in der Haut in unwirksame Metabolite gespalten wird, im Sinne eines First-
pass-Effektes. Dadurch werden systemische Effekte sicher vermieden (HERZ-
HÜBNER u. TÄUBER).
Die modernen externen Corticoide der vierten Generation weisen im Verhältnis zum antiinflammatorischen einen nur abgeschwächten antiproliferativen Effekt auf (HEVERT u. Mitarb.), was für Prednicarbat jedoch bestritten
wird (LUBACH u. GRÜTER).

Die in Tab. **32** angegebene Klassifizierung darf nicht als absolut angesehen werden. Die Bewertung der Wirkungsstärke kann nach zahlreichen Verfahren vorgenommen werden wie z.B. Vasokonstriktionstest, Pyrexal-Erythem-Test, Crotonöldermatitis, UV-Erythem, Duhring-Kammer-Test u.v.a. (WENDT u. FROSCH). Jedem der experimentellen Teste liegt eine andere Gewichtung zugrunde. Man kann auch Nutzeffektfaktoren berechnen (WEIRICH) oder letztlich die klinische Wirkung zur Beurteilung mit heranziehen. Auf jeden Fall ist keine allgemeingültige einheitliche Bewertung möglich, zumal auch die Grundlage eine ganz wesentliche Rolle spielt (POELMAN u. Mitarb.).

Tabelle **32** Klassifikation der Externkortikoide. Gruppe I = schwach wirksame Externcorticoide, Gruppe II = mittelstarke EK, Gruppe III = starke EK, Gruppe IV = sehr starke EK.

C = Creme, E = Emulsion, FS = Fettsalbe, G = Gel, HS = Haftsalbe, L = Lösung, Lo = Lotio, M = Milch, P = Paste, S = Salbe, Sch = Schaum, T = Tinktur

Generic name	Konzentration %	Handelsname	Zubereitung
Gruppe I			
Hydrocortison	0,250	Hydrocortison mild	E
	0,333	Sanatison Mono 1/3%	S
	0,500	Ficortril mite	S
		Ficortril Lotio	Lo
		Hydrocortison Wolff	C, Lo
		Munitren H fettend/	
		fettarm	S
		Velopural	S
	1,000	Ficortril Salbe	S
		Sanatison Mono 1%	S
		Hydrocortison Wolff 1%	C
Hydrocortisonacetat	0,250	Ekzesin	S
	1,000	HC Salbe Mago KG	S
		Sagittacortin	S
		Cordes H	C, S
Prednisolon	0,400	Linola H	E (O/W)
		Linola H Fett	E (O/W)
Hydrocortison	2,000	Ficortril Spray	Spray
	2,500	Ficortril Salbe 2,5%	S
Fluocortinbutylester	0,750	Vaspit	S, FS, C
Triamcinolonacetonid	0,0018	Volonimat Spray	Spray
Dexamethason	0,012	Sokaral	L
	0,030	Anemil mono	S, C
		Cortidexason Crinale	L
	0,035	Tuttozem N Spezial	S
Clobetasonbutyrat	0,050	Emovate	S, C
Clocortolonpivalat			
plus -hexanoat	je 0,030	Kabanimat	S, C
Gruppe II			
Hydrocortisonaceponat	0,100	Retef	S, C
Dexamethason	0,050	Cortidexason mite	S, C
	0,080	Dexamethason Wolff	C
	0,100	Cortidexason	S, FS
Dexamethason plus			
- sulfobenzoat	je 0,050	Duodexa N	S

Alclometasondipropionat	0,050	Delonal	S, C
Flumethasonpivalat	0,020	Locacorten	S, C, Lo, Sch
Triamcinolonacetonid	0,0089	Volon A Spray	Spray
	0,025	Extracort	
		Volonimat N	S
Fluoprednidenacetat	0,050	Decoderm	S
	0,100	Decoderm	C, Lo
		Vobaderm	C, T, P
Fluorandrenolon	0,025	Sermaka 1/2	S, C
Hydrocortisonbutyrat	0,100	Alfason	S, C, CreSa, L
Hydrocortisonbutyrat-propionat	0,100	Pandel	S, C
Betamethasonbenzoat	0,025	Euvaderm	C
Fluocortolon	0,200	Syracort	S, C
Clocortolonpivalat plus -hexanoat	je 0,100	Kaban	S, C
Desonid	0,050	Tridesilon	S, C
	0,100	Topifug	C
		Sterax 0,1%	C
Fluoroandrenolon	0,050	Sermaka	S, C, Lo, Folie
Betamethasonvalerat	0,050	Betnesol V crinalite	L
		Betnesol V mite	S, C
		Celestan V mite	S, C
Triamcinolonacetonid	0,100	Delphicort	S, C
		Kortikoid ratiopharm	S
		Triamcinolon Wolff	C
		Tri-Anemul	S
		Volon A	S, HS, C
Prednicarbat	0,250	Dermatop	S, FS, C
Fluocinolonacetonid	0,010	Jellin Gamma	C
Desoximetason	0,050	Topisolon mite	S
Halcinonid	0,025	Halcimat	C

Gruppe III

Betamethasonvalerat	0,100	Cordes Beta	S
		Betamethason Wolff	C
		Betnesol V crinale	L
		Betnesol V	S, C, Lo
		Celestan V crinale	L
		Celestan V	S, C
Halometason	0,050	Sicorten	S, C
Betamethasondipropionat	0,050	Diprosone	S, C, L
		Diprosis	S
Fluocortolon plus Fluocortolonhexanoat	je 0,250	Ultralan	C, S, FS, Spray, M
Fluocinolonacetonid	0,025	Jellin	S, C, Sch, G, L, Lo
Diflorasondiacetat	0,050	Florone	S, C
Desoximetason	0,250	Topsiolon	S, FS, Lo
Fluocinonid	0,050	Topsym	S, FS, L
Amcinonid	0,100	Amciderm	S, C
Halcinonid	0,100	Halog	S, FS, L
Diflucortolonvalerat	0,100	Nerisona	S, FS, C

Gruppe IV

Diflucortolonvalerat	0,300	Nerisona forte	FS
		Temetex forte	FS
Clobetasolpropionat	0,050	Dermoxinale	L
		Dermoxin	S, C

Allgemeine Richtlinien zur Therapie mit Externcorticoiden

Zirkadiane Applikation

Da die epidermale Proliferationskinetik auch einem *zirkadianen Rhythmus* unterliegt (SCHELL u. Mitarb.), kann man die externe Applikation von Corticoiden diesem Rhythmus anpassen. Die Epidermis weist in den frühen Morgenstunden die höchste Mitoserate auf, gegen 18 Uhr die niedrigste. Will man einen überwiegend antiinflammatorischen Effekt haben, sollte eher tagsüber appliziert werden, will man zusätzlich einen antiproliferativen Effekt erzielen, gibt man das Externum abends, um die ohnehin schon verminderte Mitoserate noch weiter zu inhibieren.

Tachyphylaxie

Ein weiterer therapeutischer Gesichtspunkt ist das Phänomen der *Tachyphylaxie*. Darunter versteht man die Abnahme der Wirkung eines Medikamentes trotz fortgesetzter Therapie. Diese Erscheinung, die besonders vom Ephedrin bekannt ist, gilt auch für die Externcorticoide, nicht jedoch für die intern zu applizierenden. Die Ursache der Tachyphylaxie ist immer noch weitgehend ungeklärt, die aufgestellten Hypothesen unbewiesen. Es bestehen Möglichkeiten, dieser Wirkungsabschwächung entgegenzusteuern: entweder wird ein anderes Externcorticoid eingesetzt – das kann manchmal zum Erfolg führen – oder es wird intermittierend therapiert (diskontinuierlich, beispielsweise 3 Tage Externcorticoid, 3 Tage Basistherapeutikum im Wechsel) (PFLUGSHAUPT). Dabei sollte man sich immer in Erinnerung rufen, daß die Wirkung der Externcorticoide tagelang bestehen bleibt, wie dies mit dem Vasokonstriktionstest nach Reokklusion nachweisbar ist (Depoteffekt) (POELMAN u. Mitarb.).

Man sollte immer mit dem stärksten Präparat anfangen, soweit es Ätiologie, Pathogenese, Art der Dermatose und Lokalisation erlauben. Die weitere Behandlung geschieht dann jeweils mit demjenigen Externcorticoid, das die Dermatose gerade noch kontrolliert (LISCHKA).

Ausschleichen aus externer Corticoidtherapie

Ähnlich wie beim Absetzen intern applizierter Corticooide muß auch beim Beenden einer topischen Therapie mit einem Rebound-Phänomen gerechnet werden. Aus diesem Grunde sollte auch die externe Behandlung *ausschleichend beendet* werden, entweder durch Anwendung immer schwächer wirksamer Corticoide oder durch seltenere Appplikation mit einem Längerwerden der corticoidfreien Intervalle. Eine Verdünnung eines Corticosteroid-Handelspräparates mit der dazugehörigen Basissalbe/-creme sollte nicht durchgeführt werden. Jedes Corticoid weist seine eigene optimale Rezeptur auf im Hinblick auf Konzentration, Löslichkeit, Freisetzungsrate usw. Dieses Optimum der Rezeptur würde zerstört, wenn man eine vorhandene Salbe einfach verdünnt. Die Wirkung des Externums wird nicht etwa halbiert, wenn eine Verdünnung auf die Hälfte vorgenommen wird, sie wird vielmehr unkontrollierbar, weil man nicht weiß, wie das Corticosteroid in seiner Zubereitung gelöst ist, aus ihr freigegeben wird und in die Haut penetrieren kann.

Unerwünschte Wirkungen

Die Externcorticoide haben seit Jahren ihre sichere und effektive Wirkung in der Hand des umsichtigen Therapeuten bewiesen. Es ist jedoch keine Frage, daß der Abusus zu teilweise schweren unerwünschten Wirkungen führt (Tab. **33**), die eigentlich keine Nebenwirkungen sind, sondern immer aus einem Zuviel an gewolltem Effekt resultieren. Als echte Nebenwirkungen sind lediglich die Corticoid-induzierten Milien (JACOBELLI u. Mitarb.), das Granulo-

ma gluteale infantum (BRUCKNER-TUDERMAN) und das kontaktallergische Ekzem auf Corticosteroide (COX) anzusehen sowie die Entwicklung von Hautinfektionen durch Bakterien, Pilze und Viren (KRABS) und sehr selten die Ausbildung einer Katarakt (COSTAGLIOLA).
Die Wirkungen von Corticoiden und die daraus resultierenden unerwünschten Wirkungen ergeben sich in sehr anschaulicher Weise aus dem Schema von IPPEN u. BERNECKER (Abb. **16**).

Tabelle **33** Unerwünschte Wirkungen durch Externcorticoide

Atrophie der Epidermis
Steroidakne/-rosazea
Periorale Dermatitis
Elastoidosis cutanea nodularis
       cystica et comedonica Favre-Racouchot
Erythrosis interfollicularis colli
Rubeosis steroidica
Hypertrichose des Gesichtes
Teleangiektasien
Hypopigmentierung
Wundheilungsstörungen
Kolloidmilien
Pseudocicatrices stellaires spontanées
Corticoidstriae
Fettgewebsatrophie
Granuloma gluteale infantum
Fotosensitivität
Exazerbation von Skabies und/oder Candidiose
Suppression der endogenen Cortisolproduktion

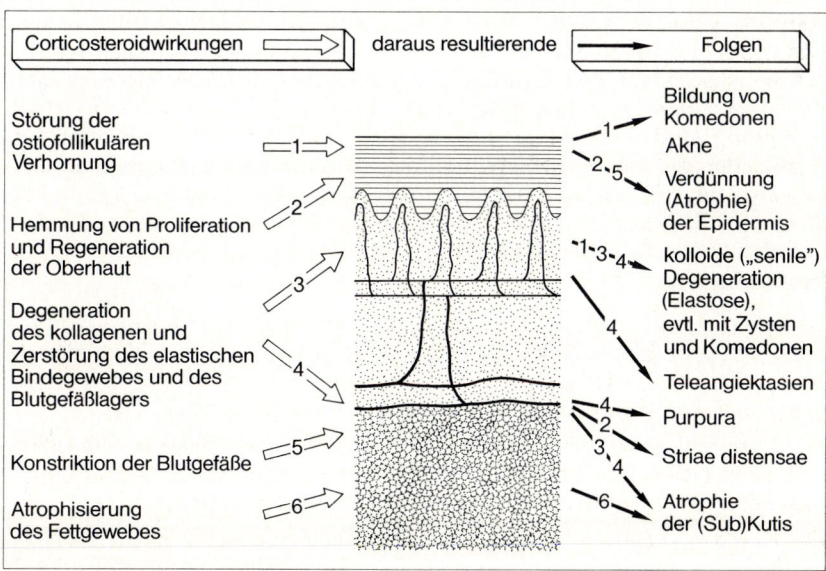

Abb. **16** Wirkungen und daraus resultierende unerwünschte Wirkungen von Corticoiden (aus *Ippen* und *Bernecker*)

Hervorzuheben ist besonders die Atrophie, die überproportional häufig bei der jungen und der alten Haut auftritt, der Morbus Favre-Racouchot, die Striae rubrae distensae (insbesondere bei Fettleibigen), Teleangiektasien im Gesichtsbereich, Pigmentverschiebungen und Wundheilungsstörungen. Die Suppression der Hypothalamus-Hypophysenvorderlappen-Nebennierenrinden-Achse als Ausdruck systemischer Nebenwirkungen wird man nur ausnahmsweise bei außerordentlich großflächiger Anwendung mit hochpotenten Steroiden sehen, wenn z.B. eine Wochendosis von 50 g Clobetasol überschritten wird (Ohman u. Mitarb.). Die unkritische, langdauernde Anwendung führt besonders im Gesicht zu akneiformen und rosazeaartigen Erscheinungen sowie zu einem persistierenden Erythem. Darüber hinaus kann sich eine außerordentlich hartnäckige periorale Dermatitis entwickeln (Schöpf).

Zusätze

64 Spezialitäten in Form von Monopräparaten stehen 84 Kombinationspräparate gegenüber (Rote Liste 1991). Es finden sich Zusätze wie Antiseptika, Antibiotika, Sulfonamide, Salicylsäure, Harnstoff, Östrogene, Antimyzetika usw. Harnstoff (Ernst) und Salicylate (Munro) führen in geeigneter Konzentration zu einem keratoplastischen Effekt und verstärken die Wirkung der Corticoide.

Antibiotika　　Entzündliche Dermatosen mit Superinfektion bedürfen gelegentlich eines antibiotischen oder antiseptischen Zusatzes. Gerade die Kombination mit *Antibiotika* sollte recht kritisch bewertet werden, da allergische Reaktionen nicht selten auftreten. Diesbezüglich am unproblematischsten dürften Chloramphenicol und Tetracycline sein, im Gegensatz zu der Gruppe der Aminoglykoside.

Antimyzetika　　Prinzipiell das gleiche gilt für den Einsatz von *Antimyzetika* mit Corticoiden (Raab), der bei stark entzündlichen Dermatomykosen vorübergehend indiziert sein kann. Dies sollte aber nur nach eingehender Diagnostik erfolgen. Der Corticoidanteil in solchen Kombinationspräparaten dient lediglich dazu, in möglichst kurzer Zeit die akuten, entzündlichen Veränderungen zu mindern. Wenn diese abgeklungen sind, kann die eigentliche spezifische Therapie fortgesetzt werden (Gartmann). Ganz abzulehnen ist eine Kombination von Corticoiden mit einem Antibiotikum plus Antimyzetikum. Eine solche Therapie ist lediglich Ausdruck der Hilflosigkeit gegenüber einer nicht gestellten Diagnose.

Indikationen

Der Einsatz von Externcorticoiden ist auf der einen Seite außerordentlich breit, auf der anderen Seite widersteht so manche Dermatose dem Einsatz auch stärkerer Corticoide. Cornell u. Stoughton teilen deswegen die Dermatosen in 3 unterschiedlich steroidsensitive Gruppen ein (Tab. **34**).

Die *Dermatitis solaris* wird anfänglich besser mit Acetylsalicylsäure innerlich behandelt (Ring), da an der Entstehung der Hautveränderungen die Prostaglandine in der frühen Phase maßgeblich beteiligt sind (Ruzicka).

Die *Psoriasis vulgaris* wird nur in Ausnahme- und Sonderfällen eine Indikation zur Therapie mit Externcorticoiden sein. Sie spricht schlecht auf Corticoide an und wird besser behandelt mit Teer, Dithranol und UV-Licht (Savin). Im allgemeinen muß davon ausgegangen werden, daß das Psoriasisrezidiv nach erfolgreicher Corticoidbehandlung schneller wieder auftritt als nach klassischer Dithranoltherapie.

Tabelle **34** Therapeutische Ansprechbarkeit verschiedener Dermatosen auf externe Corticoide (nach CORNELL u. STROUGHTON)

Corticoidresistente Dermatosen

Psoriasis vom Plaque-Typ
Lichen simplex chronicus
Dyshidrosiforme Ekzeme
Lichen ruber planus
Granuloma anulare
Necrobiosis lipoidica diabeticorum

Mittelgradig corticoidsensitive Dermatosen

Psoriasis vom Nicht-Plaque-Typ
Dermatitis atopica der Erwachsenen
Nummuläres Ekzem
Urtikaria-Papeln nach Insektenstichen
Diskoider Lupus erythematodes

Corticoidsensitive Dermatosen

Psoriasis, intertriginöse Areale
Dermatitis atopica der Kinder
Seborrhoische Dermatitis
Sonnenbrand
Intertrigo
Pruritus ani, vulvae, scroti
Pityriasis rosea (Pruritus)

Kontraindikationen

Nach GARTMANN sind einige Erkrankungen von der Therapie mit Externcorticoiden ausgenommen, da andernfalls mit einer nicht unerheblichen Exazerbation gerechnet werden muß. Virusbedingte Hauterkrankungen wie Varizellen oder aber auch Epizoonosen wie Krätze oder Verlausung sollten nicht mit Corticoiden behandelt werden. Wichtige Kontraindikationen sind vor allem syphilitische und tuberkulöse Hautveränderungen, aber nicht zuletzt auch die rosazeaartige Dermatitis (periorale Dermatitis). Darüber hinaus ist das Erysipel zu nennen, die Impetigo contagiosa, Candida-Erkrankungen, Perlèches und Dermatomykosen (CORNELL u. STOUGHTON).

Intrafokale und perifokale Applikation

Eine Möglichkeit, die Wirkung von topischen Corticoiden unter Umgehung der Hornschichtbarriere zu verstärken, ist die intra- oder subläsionale Injektion eines subepidermalen Depots. Ein derartiges Depot läßt sich zum einen durch Injektion des Corticoids mit der herkömmlichen Spritze mit sehr feiner Nadel erzeugen, wobei als Spritze eine lange 1-ml-Spritze vom Typ der Insulinspritze zur Anwendung kommen sollte (mehr Gefühl bei der Injektion!) oder aber mittels eines nadellosen Druckinjektors (Dermojet).

Die *Vorteile* dieser Methode liegen auf der Hand (NIKOLOWSKI):

- hohe bis sehr hohe Wirkstoffkonzentration am Krankheitsherd,
- langanhaltende und verstärkte Wirksamkeit,
- nahezu fehlende systemische Wirkungen
- bequeme Anwendungsweise.

Es gibt aber auch *Nachteile*, die z.T. aus der Wirkung der Corticoide resultieren, z.T. aus der Technik. Zu nennen sind Hämorrhagien, sekundäre Infektionen, Hypopigmentierungen, Teleangiektasien und Atrophien (WASSILEW). Wird statt intraläsional versehentlich subkutan injiziert, können sich stärkere Atrophien des subkutanen Fettgewebes ausbilden (Entstehung einer »Delle«). Diese Fettgewebsatrophien bilden sich im Laufe von 1–3 Jahren wieder zurück (NASEMANN).

Darüber hinaus muß an ein *Hoigné-Syndrom* gedacht werden. Dieses kommt zustande, wenn die intrafokale Applikation mit hohem Druck erfolgt und dabei Anteile der Kristallsuspension in das Gefäßsystem gedrückt werden. Infolge der dann auftretenden Mikroembolien in Lungen und Gehirn kommt es zu Angst- und Beklemmungsgefühl, Tachykardie und Bewußtseinsstörungen. Die Beschwerden klingen in der Regel nach etwa einer halben Stunde wieder ab. Bei Verwendung des Dermojets sollen solche Erscheinungen seltener gesehen werden, wir selber haben sie nie beobachtet.

Große Zurückhaltung ist bei der Anwendung am Augenlid geboten. Nach versehentlicher Injektion von Corticoiden in den Augapfel während einer Behandlung der Augenlider ist es zur Erblindung gekommen (POLANO). Seltener, aber möglich, ist die Erblindung infolge einer Embolisation der Zentralarterie, nach Injektionen im Bereich des oberen Gesichtes, wobei eine abnorme Anastomose zwischen A. carotis interna und externa vermutet wird. Die Anwendung in infiziertem Gewebe ist kontraindiziert.

Technisch wird *folgendermaßen vorgegangen*: Verwendet werden Kristallsuspensionen, da wäßrige Lösungen eine zu kurze Wirkdauer aufweisen. Die Kristallsuspension wird mit einem Lokalanästhetikum verdünnt (ohne Vasokonstringens), gelegentlich, besonders bei Narben, auch zusätzlich mit Hyaluronidase (Kinetin). Die Verdünnung beträgt 1:4 bis 1:5. Für gute Durchmischung muß gesorgt werden. Die Injektion selbst erfolgt ganz flach an der Grenze zwischen Kutis und Subkutis, auf keinen Fall in die Subkutis hinein. Wie bei einer Infiltrationsanästhesie wird die Suspension fächerförmig in/unter die gesamte Läsion verteilt. Es sollte kein zu hoher Druck angewandt werden (Gefahr des Hoigné-Syndroms). Je größer der zu infiltrierende Bezirk ist, desto stärker muß die Verdünnung ausfallen (FIEGEL), desgleichen bei Anwendung an den Akren.

Die *Dosierung* beträgt in der Regel 1–10 mg Prednisolonäquivalent/cm^2 der Läsion, eine Gesamtdosis von 40 mg sollte nicht überschritten werden. Das Injektionsvolumen beläuft sich auf 0,5–1,0 ml/cm^2. Bei Keloiden sind höhere Konzentrationen erforderlich als bei anderen Dermatosen, da in das narbige Bindegewebe nur geringe Volumina eingebracht werden können.

Die Äquivalenzdosen für Kristallsuspensionen können der Tab. **35** entnommen werden.

Der Abstand zwischen den einzelnen Behandlungen sollte nicht unter 1–2 Wochen liegen, sofern eine dreimalige Anwendung ausreicht. Sind häufigere Applikationen indiziert, ist ein Intervall von 4 Wochen vorzuziehen.

Tabelle **35** Äquivalenzdosen von Corticoid-Kristallsuspensionen (nach *Nikolowski*)

Wirkstoff	Äquivalenzdosis (mg)	Handelspräparate
Hydrocortison	5–10	Hydrocortison Hoechst
Prednisolon	4–6	Decortin-H-Kristallsuspension.
		Hostacortin-H-Kristallsuspension
Triamcinolon	1–2	Delphicort, Tiam-Inject, Volon A, Triamhexal
Paramethason	1	Monocortin Depot
Dexamethason	0,5–1,0	Fortecortin Kristallsuspension
Betamethason	0,5–1,0 Depot	Betnesol, Celestan Depot, Diprosone

Indikationen

Von mehreren Autoren wird ein ganzes Spektrum verschiedenster Indikationen für eine intraläsionale Therapie mit Corticosteroiden angegeben, wobei zwischen akuten und chronischen, zwischen inflammatorischen, infiltrativen und nichtinfektiösen granulomatösen Hauterkrankungen sowie zwischen Haupt-, Neben- und weiteren Indikationen unterschieden wird (BICKERS u. Mitarb., BROUGHTON, CALLEN, NASEMANN, WASSILEW).

Die *Alopecia areata* ist eine der Erkrankungen, die häufig mit Corticosteroiden behandelt werden. Erfolge, die während oder nach der Therapie auftreten, sind nicht zwangsläufig steroidbedingt, sondern können der Spontanheilung zuzurechnen sein. Die intraläsionale Behandlung erfolgt z.B. mit einer Triamcinolonacetonid-Kristallsuspension (TCA) mit einer Gesamtmenge von 10 mg streng intrakutan. Die Temporalregion sollte nicht mit dieser Methode therapiert werden, wegen der erwähnten Gefahr für die Augen. Es kann auch eine Behandlung mit Externcorticoiden durchgeführt werden (besonders okklusiv), da infolge der Shunt-Diffusion das Corticoid gut zur Haarwurzel gelangt.

<!-- margin: Alopecia areata -->

Die *Cheilitis granulomatosa*, als Teilsymptom des Melker-Rosenthal-Syndroms, kann mit 10 mg Triamcinolonacetonid intraläsional behandelt werden. Eine Wirkung auf Dauer ist allerdings nicht zu erwarten.

<!-- margin: Cheilitis granulomatosa -->

Die *Chondrodermatitis nodularis chronica helicis* wird am ehesten operativ angegangen. Nur im Initialstadium ist eine Therapie mit 10 mg Triamcinolonacetonid intraläsional indiziert.

<!-- margin: Chondrodermatitis nodularis chronica helicis -->

Die intraläsionale Corticoidinjektion bei *Dupuytrenscher Kontraktur* führt nicht zu überzeugenden Ergebnissen. Am günstigsten bleibt die operative Korrektur dieser Beugekontraktur.

<!-- margin: Dupuytrensche Kontraktur -->

BROUGHTON behandelte 35 Patienten, die an einem *dyshidrotischen Ekzem* litten, mit 10 mg Triamcinolonacetonid/ml intraläsional. In einer Sitzung wurden bis zu 100 mg in eine Hand appliziert, erst einen Monat später wurde die andere Hand gleichermaßen behandelt. Pro Einzelinjektion kamen 0,5 ml zur Anwendung, die Gesamtmenge betrug 10 ml. Unter einer solchen Therapie kam es zu einer monatelang anhaltenden Remission.

<!-- margin: Dyshidrosis -->

Andere *Ekzeme* sollten nur dann intraläsional mit Corticoiden behandelt werden, wenn es sich um sehr umschriebene, therapieresistente, lichenifizierte Einzelherde handelt.

<!-- margin: Ekzeme -->

Granuloma anulare

Das *Granuloma anulare* befällt vorwiegend Kinder und junge Erwachsene. Die intraläsionale Injektion mit 10 mg Triamcinolonacetonid kann zur Einleitung der Spontanheilung führen. Allerdings muß mit der Ausbildung von Atrophien gerechnet werden. Bei Kindern wird man keine schmerzhafte Injektionstherapie durchführen. Gute Erfolge sieht man auch mit der Corticoid-Okklusionsbehandlung, z.B. durch Abdeckung der Herde mit corticoidhaltigen Pflasterfolien (Sermaka).

Induratio penis plastica

Die Therapie der *Induratio penis plastica* ist unbefriedigend. Die intraläsionale Applikation von wöchentlich 10 mg Prednisolonacetat über Wochen bis Monate (NIKOLOWSKI) kann gelegentlich hilfreich sein, ist insgesamt jedoch unsicher. Verletzungen der Corpora cavernosa sind möglich.

Keloide

Keloide, sofern sie nicht älter als ein Jahr sind, werden intraläsional mit 10 mg Triamcinolonacetonid im Abstand von 3–4 Wochen behandelt. Wegen der Gefahr erheblicher Atrophien der Umgebung darf nur streng intraläsional injiziert werden. Da die Keloide z.T. sehr hart sind, gelingt die Injektion mit Nadel und Spritze nur schwer. Sehr viel geeigneter ist die Anwendung des Dermojet, mit dessen Hilfe das Corticoid gezielt in das Keloid eingebracht werden kann. Da konstanter Druck von außen die Kollagenisierung vermindert, kann eine wochen- bis monatelang angewandte Dauerkompression als zusätzliche Maßnahme hilfreich sein.

Alte Keloide geht man am besten mit einer Kombination von Kryotherapie und intraläsionalen Corticoiden an; frische Keloide sprechen auch gut auf die alleinige Kryotherapie an (ERNST u. HUNDEIKER 1988).

Lichen sclerosus et atrophicus

Der *Lichen sclerosus et atrophicus* sollte zunächst mit topischen Corticoiden behandelt werden; erst bei Therapieresistenz und besonders bei unerträglichem Juckreiz dieser Erkrankung im Genitalbereich (Craurosis vulvae) kann eine Infiltration mit 10 mg Triamcinolonacetonid, u.U. bis 100 mg, notwendig werden und stellt dann die Therapie der Wahl dar.

Lichen simplex

Die umschriebene, chronisch entzündliche Erkrankung des *Lichen simplex chronicus Vidal* spricht auf äußerliche Corticoide nur schwer an, eher schon auf intraläsionale Gaben (10 mg Triamcinolonacetonid) oder auf Teerexterna.

Lichen ruber

Lichen ruber planus, in der Erscheinung des Lichen ruber verrucosis, kann so hartnäckig sein, daß nur die Injektion von Corticoiden intraläsional eine Besserung herbeiführt. Gegebenenfalls reichen Corticoid-Okklusionsfolien aus.

Lupus erythematodes

Neben der innerlichen Therapie mit Chloroquin ist die intraläsionale Applikation von 2,5–5,0 mg Triamcinolonacetonid/ml beim *Lupus erythematodes chronicus discoides* gut wirksam. Darüber hinaus muß ein konsequenter Lichtschutz erfolgen.

Lymphocytic infiltration

Die *Lymphocytic infiltration Jessner-Kanof* ist ebenso wie die solitäre Form der Lymphadenosis cutis benigna Bäfverstedt einer intraläsionalen Behandlung mit 10 mg Triamcinolonacetonid zugänglich (BICKERS). Mittel der Wahl dürften im zweiten Fall jedoch Tetracycline sein, da es sich um eine Borreliose handelt.

Myxödem

Das *Myxoedema circumscriptum symmetricum praetibiale* wird zunächst mit Hyaluronidase intraläsional behandelt, wodurch Hyaluronsäure und Mukopolysaccharide abgebaut werden. Führt dies nicht zum Ziel, injiziert man Triamcinolonacetonid mit Hyaluronidase zusammen.

Die *Nagelpsoriasis* kann mit Unterspritzungen in den Nagelfalzbereich ange- Nagelpsoriasis
gangen werden. Wegen der Schmerzhaftigkeit kommt u.E. nur die Anwen-
dung der Dermojet in Frage. Die Erfolge sind unsicher.

Bei der *Necrobiosis lipoidica diabeticorum* hat sich uns die Behandlung mit Necrobiosis
lipoidica
dem Dermojet (10–20 mg Triamcinolonacetonid) gut bewährt.

Bei *Prurigoerkrankungen*, wie Prurigo simplex chronica und Prurigo nodula- Prurigo-
erkrankungen
ris Hyde, können neben der Okklusionstherapie mit Corticosteroiden auch
intraläsionale Anwendungen vorgenommen werden (10 mg Triamcinolonacetonid). Darüber hinaus werden Teerpräparationen gegeben und Vereisun-
gen vorgenommen.

Der *Pruritus ani* stellt nur in Ausnahmefällen eine Indikation für die intralä- Pruritus ani
sionale Therapie mit bis zu 40 mg Triamcinolonacetonid dar. Die intrakutane
Quaddelung mit Alkohol wird nur noch selten durchgeführt. Eine Abklärung
der ätiologischen Faktoren des Pruritus muß vorgenommen werden (ROSCH-
KE). Siehe auch S. 124.

Pseudopeladezustände haben eine vielfältige Ursache, die es abzuklären gilt. Pseudopelade
Je nach Genese dieser atrophisierenden Alopezie werden intraläsionale
Triamcinolonacetonid-Injektionen vorgenommen. Da es sich um einen End-
zustand handelt, bringt die Therapie bestenfalls im Randbereich eine gewisse
Besserung. Das gleiche gilt für die Pseudopelade Brocq.

Die *Pustulosis palmaris et plantaris*, als eine Erscheinungsform der Psoriasis Pustulosis
palmaris
(Psoriasis pustulosa vom Typ Barber-Königsbeck), kann, wie auch therapieresistente Einzelherde der Psoriasis vulgaris, mit der intraläsionalen Injektion
erfolgreich behandelt werden. Das gilt gleichermaßen für das pustulöse *Bak-
terid Andrews*.

Die *Sarkoidosegranulome* der Haut sprechen gut, wenn auch nur vorüberge- Sarkoidose
hend, auf die intraläsionale Injektionstherapie mit Triamcinolonacetonid an,
die neben der innerlichen Corticoid- und ggf. neben der Photochemotherapie
angewandt wird (BRAUN-FALCO u. Mitarb.).

Wenn Aktivitätszeichen in Form des »lilac ring« bei der *Sclerodermia* Sklerodermia
circumscripta
circumscripta sichtbar sind, wird systemisch Penicillin appliziert. Daneben
sind intraläsionale Triamcinolonacetonid-Injektionen empfehlenswert.

Systemische Anwendung

Die Kriterien für die innerliche Gabe von Corticoiden bei Dermatosen unterscheiden sich nicht von denen bei anderen Erkrankungen. Daher wird
bezüglich der Applikationsmodalitäten (i.v. - i.m. - p.o., zirkadiane Gaben,
ausschleichende Behandlung usw.), Pharmakodynamik und -kinetik, Auswahl
des geeigneten Präparates, Nebenwirkungen usw. auf die S. 81–90 verwiesen.

Zahlreiche, z.T. sehr schwere Erkrankungen bedürfen obligat der Corticoste- Absolute
Indikation
roidtherapie (*absolute Indikation*), wie akute, durchaus lebensbedrohliche
Erkrankungen (anaphylaktischer Schock, Lyell-Syndrom (toxische epidermale Nekrolyse [TEN]) u.ä. oder auch die Autoimmunerkrankungen (Pem-
phigusgruppe, Lupus erythematodes, Dermatomyositis) (Tab. **36**).

Tabelle **36** Indikationen der systemischen Corticosteroidtherapie (nach *Braun-Falco* u. Mitarb. und *Nikolowski*).

Allergische Dermatosen mit systemischer Beteiligung

Schwere akute Urtikaria
Quincke-Ödem
Lyell-Syndrom (TEN)
Schwere Arzneimittelexantheme

Autoimmunerkrankungen

Pemphigus
Bullöses Pemphigoid
Systemischer Lupus erythematodes
Dermatomyositis
Panarteriitis nodosa
Arteriitis temporalis
Progressive systemische Sklerodermie
Mixed connective tissue disease
Dermatitis herpetiformis Duhring

Entzündliche Dermatosen

Schwere großflächige Dermatitiden
Schwere Dyshidrosis
Erythema exsudativum multiforme
Erythema nodosum
Lichen ruber exanthematicus
Erythrodermien
Akute febrile neutrophile Dermatose (Sweet-Syndrom)

Granulomatöse Erkrankungen der Haut

Sarkoidose
Maligne Lymphome
Cheilitis granulomatosa

Andere Hauterkrankungen

Postzosterische Neuralgie
Jarisch-Herxheimer-Reaktion bei Penicillinbehandlung der Lues
Kavernöses Hämangiom
Morbus Behçet
Pyoderma gangraenosum

Relative Indikation
Die Krankheitsintensität und der Befall tiefer gelegener Hautkompartimente sowie das Ausmaß der befallenen Hautareale sind wegweisend für die Entscheidung zur systemischen Corticoidtherapie (*relative Indikation*). Wenn z.B. eine tief gelegene Vaskulitis vorliegt oder wenn die Dermatose mehr als 20% der Körperoberfläche einnimmt (HORNSTEIN), wäre es umständlich und unwirtschaftlich, nur extern zu therapieren. Bei einer Reihe von Erkrankungen, wie maligne Lymphome, werden Corticoide mit der zytostatischen Medikation zusammen appliziert (z.B. MOPP- oder COPP-Schema). Siehe auch S. 315 ff.

Kontraindikation
Als *Kontraindikation* im dermatologischen Bereich müssen über die in früheren Abschnitten genannten Erkrankungen hinaus noch die virusbedingten Dermatosen aufgeführt werden. Erst nach der virämischen Phase ist die Gefahr einer Verschlechterung der Virose durch Corticosteroide gebannt.

Dosierung

Die Dosierung der Corticoide ist abhängig von der Art und dem Ausmaß der Erkrankung. Als hohe Dosierung sind Mengen von 120-250 mg Prednisolon anzusehen, eine mittlere Dosis beträgt 40-80 mg und eine niedrige 20-40 mg Prednisolonäquivalent.

Indikationen

Die *akute febrile neutrophile Dermatose* (Sweet-Syndrom) spricht trotz der Zeichen einer Infektion mit Fieber, Leukozytose, erythematösen Plaques und Pusteln auf systemische Gabe von Corticoiden gut an. Man beginnt mit 60–80 mg Prednisolon und reduziert nach einigen Tagen die Dosis bis auf 15–20 mg (Su u. Liu) (s. auch S. 214 f.). Gleichzeitig können auch äußerlich Corticoid-cremes angewandt werden.

Die innerliche Gabe von Corticosteroiden bringt einen echten Fortschritt in der Therapie der *Alopecia areata totalis*, wenngleich bedacht werden muß, daß das Haarwachstum in den meisten Fällen wieder zurückgeht, wenn die Corticoidtherapie beendet wird. Innerlich wird man mit einer Dosis von 20–40 mg Prednisolon beginnen und nach 2–3 Wochen langsam auf eine Erhaltungsdosis übergehen. Liegt diese im Bereich von unerwünschten Arzneimittelwirkungen, wird die Therapie abgebrochen, liegt sie darunter, setzt man sie über Monate fort. In 20% der Fälle bleiben die Haare nach Beendigung der Therapie erhalten (Braun-Falco u. Mitarb.).

Die *Arteriitis temporalis* muß frühzeitig mit hohen Dosen von Corticosteroiden behandelt werden. Man gibt initial 120 mg und reduziert langsam auf eine Erhaltungsdosis von 10–15 mg/die über 1–2 Jahre. Bei zu schnellem Abbau der Dosis und/oder zu frühem Absetzen der Corticoide kommt es leicht zu Rezidiven (s. S. 233 f.).

Arzneimittelexantheme sind außerordentlich vielgestaltig und reichen von makulösen, makulopapulösen, urtikariellen und pustulösen Exanthemen bis zu bullösen multiformeartigen Hauterscheinungen sowie zum Lyell-Syndrom (s. dort).
Im einzelnen gehören dazu:
Allergische Urtikaria, allergische thrombozytopenische Purpura, morbilliformes Arzneimittelexanthem, scarlatiniformes Arzneimittelexanthem, rubeoliformes Arzneimittelexanthem, Erythema exsudativum multiforme, photoallergisches Arzneimittelexanthem, Fuchs-Syndrom, Stevens-Johnson-Syndrom, Lyell-Syndrom, Vasculitis allergica Ruiter.

Die *allergisch bedingte Urtikaria* kann graduell sehr unterschiedlich ausfallen und reicht von einzelnen flüchtigen Urtikä bis zu lange Zeit persistierenden urtikariellen Veränderungen, der Urtikariavaskulitis. In ausgeprägten Fällen wird man nicht umhin können, Prednisolon in einer täglichen Dosierung von 20–60 mg zu applizieren, wobei sich die Dauer nach den Erscheinungen richtet (Czarnetzky).

Die *einfachen Arzneimittelexantheme* wie das morbilliforme, scarlatiniforme und rubeoliforme Arzneimittelexanthem bedürfen in der Regel keiner Therapie mit Corticoiden, solange nur das äußere Integument betroffen ist, keine Allgemeinsymptomatik besteht und der Juckreiz nicht zu ausgeprägt ist. In

Marginalien

Akute febrile neutrophile Dermatose

Alopecia areata totalis

Arteriitis temporalis

Arzneimittelexantheme

einzelnen Fällen kann eine geringe Dosierung von 20–40 mg Prednisolon für einige Tage ausreichend sein.

Vasculitis allergica
Der *Vasculitis allergica*, die stets mit Hämorrhagien einhergeht, liegt pathogenetisch eine Immunkomplexvaskulitis der kleinen und mittleren Gefäße zugrunde. Man unterscheidet einen hämorrhagischen Typ, hämorrhagisch-nekrotischen Typ, papulonekrotischen Typ, polymorph nodulären Typ sowie eine Urtikariavaskulitis. Die Therapie erfolgt mit Corticoidgaben in einer Dosierung, die von der Klinik abhängig ist und von 20–80 mg Prednisolon reicht. In Einzelfällen müssen noch höhere Mengen appliziert werden.

Morbus Behçet
Der *Morbus Behçet*, eine chronische entzündliche Allgemeinerkrankung, die die Symptomentrias Aphthen der Mundschleimhaut, aphthöse Genitalulzera und eine Hypopion-Iritis aufweist, muß immunsuppressiv angegangen werden, wobei Prednisolon in einer Dosierung von zunächst 60 mg/die, dann langsam zurückgehend bis auf eine Erhaltungsdosis von 5–10 mg appliziert wird (Wong u. Mitarb.). Die gleichzeitige Applikation von Immunsuppressiva wie beispielsweise Azathioprin vermag die Prednisolondosis zu reduzieren (s. auch S. 226).

Benignes Schleimhaut-pemphigoid
Das *benigne Schleimhautpemphigoid*, die chronisch verlaufende Konjunktival- und die Schleimhaut-Form, spricht nicht so gut auf innerliche Prednisolongabe an, man benötigt 40 mg/die (Schamberg 1973), gelegentlich sind allerdings auch Gaben von 80–120 mg/die über 3 Wochen notwendig (Foster u. Mitarb.).

Bullöses Pemphigoid
Das *bullöse Pemphigoid*, als häufigster Vertreter der blasenbildenden Erkrankungen, spricht gut auf die Gabe von Prednisolon an, wobei die Dosierung zunächst zwischen 60 und 100 mg/die Prednisolon beträgt. Sie kann nach weitgehendem Verschwinden bzw. Rückgang der Symptome auf eine Erhaltungsdosis von etwa 10 mg/die reduziert werden (Ahmed u. Mitarb.). In Einzelfällen sind sogar Dosierungen von 500 mg/die notwendig (Skeete u. Greaves). Im allgemeinen liegt die Dosis jedoch unterhalb der beim Pemphigus. Da das bullöse Pemphigoid auch als paraneoplastisches Syndrom auftritt, muß eine entsprechende Tumorsuche durchgeführt werden.

Cheilitis granulo-matosa
Die *Cheilitis granulomatosa* kann so ausgeprägt sein, daß zu Beginn der Erkrankung Corticoide in mittlerer Dosierung (40–60 mg) über 1–2 Wochen Mittel der Wahl sind. Eine Dosisreduktion darf nur langsam erfolgen (Morton u. Ead). Ist die Makrocheilie erst einmal stabil, helfen Corticosteroide nur noch wenig.

Akute Dermatitis
Akute Dermatiden können heftig und großflächig verlaufen (über 20% der Körperfläche befallen), so daß eine systemische Corticoidbehandlung indiziert ist. In der Regel wird man mit einer niedrigen Dosis über einen Zeitraum von wenigen Tagen auskommen.

Dermatitis herpetiformis
Therapie der Wahl der *Dermatitis herpetiformis Duhring* sind Sulfone (DADPS). Nur in DADPS-resistenten Fällen kann Prednisolon in einer Dosierung von etwa 20 mg/die zum Erfolg führen. Die Therapiedauer kann dabei recht beträchtlich sein, in der Literatur werden 2 Jahre angegeben (Schiffner). Gelegentlich reicht es auch aus, Prednisolon zusätzlich zu DADPS zu applizieren, wobei die Dosierung dann nur 20–30 mg/die beträgt (Marsden).

Dermatomyositis
Die *Dermatomyositis* erfordert obligat, und zwar möglichst bald nach der Diagnosestellung die innerliche Gabe von Corticoiden. Bei dieser Erkrankung ist es wichtig, wegen der Muskelbeteiligung, nicht-myopathieerzeugen-

de Corticoide zu verwenden. Deshalb kommen insbesondere Dexamethason und Triamcinolonacetonid nicht in Frage. Es sollen vielmehr 80–100 mg Prednisolon zugeführt werden. Da die Corticoide über lange Zeit notwendig bleiben, können zur Dosisreduktion Immunsuppressiva wie Azathioprin oder auch Zytostatika wie der Folsäureantagonist Methotrexat zusätzlich appliziert werden (s. auch Kapitel S. 346).

Patienten mit der ungewöhnlichen Form der *Druckurtikaria* sprechen nicht auf Antihistaminika an. Die einzig effektive Therapie ist die Gabe systemischer Corticosteroide. Die Dosierung beträgt 30–40 mg Prednisolon so lange, bis die Urtikä verschwinden, dann muß eine Therapie mit 5–15 mg/die über einige Monate weitergeführt werden (SUSSMANN u. Mitarb.).

Druckurtikaria

Dyshidrosen werden nur in Ausnahmefällen mit systemischen Corticoiden behandelt, so z.B., wenn die entzündlichen Zeichen sehr stark ausgeprägt sind. Aber auch dann reicht eine niedrige Dosis von anfangs 30 mg aus, die jeden 2. Tag um 4–5 mg reduziert wird.

Dyshydrosis

Die *eosinophile Fasziitis Shulman*, die evtl. eine Variante der systemischen Sklerodermie ist, muß innerlich mit Corticoiden behandelt werden (s. auch S. 212). Die Dosierung liegt bei initial 60 mg Prednisolon/die, nach der sehr langsamen Reduktion der Erscheinungen wird man 10–20 mg über einen Zeitraum von 1–2 Jahren applizieren müssen (KENT u. Mitarb.).

Eosinophile Fasziitis

Chronische Ekzeme, welcher Genese auch immer, stellen im allgemeinen keine Indikation für eine systemische Corticoidtherapie dar. Lediglich bei einer Exazerbation, wenn das Bild einer akuten Dermatitis vorliegt (s. dort), kann vorübergehend eine systemische Corticoidgabe indiziert sein.

Ekzeme

Bei der Therapie der *Epidermolysis bullosa* muß bedacht werden, daß es sich um eine bemerkenswert heterogene Gruppe von Krankheiten handelt, deren gemeinsames Merkmal die Bildung von Blasen darstellt. Die Erkrankung ist bekanntermaßen schwer zu therapieren, und nur einige Typen sprechen überhaupt auf Corticoide an.
In schweren Fällen der Epidermolysis bullosa hereditaria simplex sind systemische Gaben von Prednisolon indiziert, bei der Epidermolysis bullosa hereditaria letalis kann die Therapie mit Dosen von initial 60–120 mg Prednisolon bei später minimaler Erhaltungsdosis lebensrettend wirken.
Die Epidermolysis bullosa hereditaria dystrophica dominans Cockayne-Touraine kann nur symptomatisch behandelt werden, dort wo keloidartige Bindegewebshyperplasien auftreten, kann eine intraläsionale Injektion mit Prednisolon-Kristallsuspension vorgenommen werden (MOYNAHAN).

Epidermolysis bullosa

Beim Auftreten des *Erythema exsudativum multiforme* insbesondere beim Typus majus, dem Stevens-Johnson-Syndrom, kommt man um eine Corticoidapplikation mit 60–80–100 mg Prednisolon über einen Zeitraum von 1–3 Wochen (unter Dosisreduktion) nicht herum (TING u. ADAM 1984). Beim Schleimhautbefall ist ein Schlucken kaum möglich, darum muß parenteral appliziert werden. Die weitere zusätzliche Therapie richtet sich nach der Genese.

Erythema exsudativum multiforme

Die Behandlung des *Erythema nodosum* besteht vor allem in der Therapie der Grundkrankheit. Niedrig dosierte Gaben von Prednisolon (10–20 mg) beschleunigen die Abheilung.

Erythema nodosum

Erythrodermie Die *Erythrodermie* ist eine außer Kontrolle geratene Inflammation der Haut als Endstrecke mehrerer Erkrankungen wie Psoriasis, ausgeprägter Ekzeme, Pityriasis rubra pilaris, Lichen ruber planus, aber auch infolge unbekannter Ursachen. Sie kann primär aber auch sekundär auf dem Boden der genannten präexistierenden Dermatosen entstehen, aber auch, und dies ist die überwiegende Zahl, infolge von Arzneimittelreaktionen (NICOLIS u. HALWAG 1973). Die Therapie muß in erster Linie die Ursache beseitigen. Darüber hinaus kann die konsequente Gabe von etwa 60 mg Prednisolon/die über einen Zeitraum von bis zu 6 Wochen zu einem schnelleren Verschwinden der Erscheinungen führen (SLAGEL u. JANUS).

Hämangiom Das *Haemangioma cavernosum* wird üblicherweise nicht mit Corticosteroiden behandelt. Bei rascher Progredienz kann dies aber notwendig werden, insbesondere, wenn das Hämangiom in problematischen Arealen auftritt, wie in der Periorbitalregion mit Verdrängung des Bulbus u.ä. Über 2–4–6 Wochen wird man im allgemeinen 2–3 mg Prednisolon/kg/die applizieren. Durch die Corticoide wird die Regression eingeleitet. Nach Absetzen der Medikation kann das Wachstum des Hämangioms u.U. wieder einsetzen, so daß eine gering dosierte Erhaltungsdosis über einige Zeit notwendig wird. Insgesamt sollte die Therapie so früh wie möglich einsetzen, sobald sich nämlich zeigt, daß keine Spontanregression eintritt. Ist das Haemangioma cavernosum erst einmal voll ausgeprägt und weist keine Proliferationstendenz mehr auf, helfen Corticoide nicht mehr.

Herpes gestationis Der dem bullösen Pemphigoid ähnelnde *Herpes gestationis* ist eine Erkrankung des 2. Trimenons, der gelegentlich aber auch erst nach der Entbindung manifest werden kann. Er spricht gut auf die innerliche Gabe von Prednisolon an, wobei die Dosierung 10–40 mg/die beträgt (LAWLEY u. Mitarb.).

IgA-lineare Dermatose Die *IgA-lineare Dermatose*, die sich sowohl von der Dermatitis herpetiformis Duhring als auch vom bullösen Pemphigoid abgrenzt, spricht überwiegend auf Sulfone an (JONES u. GROLAMALI). In späteren Stadien kann jedoch die zusätzliche Gabe von Prednisolon zu einem schnelleren Rückgang des Krankheitsbildes führen (MOBACKEN u. Mitarb.).

Impetigo herpetiformis Die *Impetigo herpetiformis*, bei der es sich wahrscheinlich um eine Variante der Psoriasis pustulosa vom Typ Zumbusch bei gleichzeitig bestehender Nebenschilddrüseninsuffizienz handelt, wird mit einer Kombination von AT 10 und Corticoiden behandelt. Die Prednisolondosis beträgt 60–120 mg/die. Da die Erkrankung häufig außerordentlich schwer verläuft, muß bei dieser seltenen Erkrankung, die überwiegend in der Schwangerschaft auftritt und zum Tod von Fetus und Mutter führen kann, an eine Schwangerschaftsunterbrechung gedacht werden.

Lichen ruber planus Der *Lichen ruber planus* ist schwer zu therapieren, auch wenn er im allgemeinen gut auf Corticosteroide anspricht. Wenn die Mundschleimhaut betroffen ist (Lichen ruber der Schleimhaut), kann eine intraläsionale Therapie mit Prednisolonacetat vorgenommen (FERGUSON) oder es können steroidhaltige Haftsalben angewandt werden. Auch beim Lichen ruber verrucosus ist eine intrafokale Injektion mit Kristallsuspensionen von Prednisolon oder anderen Corticoiden indiziert. Beim Lichen ruber exanthematicus können bereits Dosen von 15–30 mg Prednisolon/die über einen Zeitraum von etwa 3 Wochen zu einer Reduktion der Erscheinungen führen. Danach wird man mit einer Erhaltungstherapie unterhalb von 10 mg Prednisolon auskommen. Mit einem Wiederaufflammen der Dermatose nach Absetzen oder auch schon beim Reduzieren der Dosis muß gerechnet werden.

Der *Lichen sclerosus et atrophicus* der Frau kann mit einem externen Corticosteroid behandelt werden, worunter die Symptome wie Juckreiz und Brennen verschwinden (1% Hydrocortison), die Plaques jedoch bleiben (FLYNT u. GALLUP 1979).

Lichen sclerosus

Der *systemische Lupus erythematodes* bedarf zwingend hoher Dosen von Corticosteroid. Im allgemeinen benötigt man anfangs 100–200 mg Prednisolon/die und erst nach einigen Wochen kann mit einer langsamen Dosisreduktion begonnen werden, bis schließlich eine Erhaltungsdosis von 5–10–15 mg herausgefunden wurde. Chloroquin und Azathioprin vermögen Corticosteroide einzusparen (s. auch ausführliche Darstellung S. 199 ff.).

Systemischer Lupus erythematodes

Der *Lupus erythematodes chronicus discoides*, also diejenige Form, die nur auf das Integument beschränkt ist, wird nur in Ausnahmefällen mit systemischen Corticoiden behandelt. Die Dosierung, die in der Literatur genannt ist, beläuft sich auf 60 mg Prednisolon/die über einen Zeitraum von wenigen Wochen, in Kombination mit Clofazimin (CROVATO u. LEVI). Neben der klassischen Chloroquintherapie wird lokal ein hochpotentes Corticoid angewandt, etwa der Wirkstärkeklasse III oder IV entsprechend.

Lupus erythematodes chronicus discoides

Das *Lyell-Syndrom* (toxische epidermale Nekrolyse [TEN]) ist eine sehr schwere Erkrankung und benötigt hohe und höchste Corticosteroidmengen; 100–200 mg Prednisolon/die sind angemessen. Ein staphylogenes Lyell-Syndrom (Dermatitis exfoliativa neonatorum Ritter von Rittershain, staphylococcal scaled skin syndrome [SSSS]) ist auszuschließen, da hier eine Corticoidtherapie kontraindiziert ist. Des weiteren ist eine intensivmedizinische Überwachung und Behandlung wie bei großflächigen Verbrennungen notwendig.

Lyell-Syndrom

Nur wenige Erkrankungen benötigen ein weiteres Spektrum der Therapie wie die *Mycosis fungoides*. Die Therapie reicht von der einfachen Applikation von corticoidhaltigen Externa in den frühesten Stadien bis zur vollen kombinierten Chemotherapie im Tumorstadium. Zu Beginn der Mycosis fungoides wird man externe Corticoide der Wirkstoffklassen II-III applizieren (FARBER u. Mitarb.). Im tumorösen Stadium wird im Rahmen des COPP-Schemas oder des MOPP-Schemas gleichzeitig Prednisolon (MADDOX u. Mitarb.) über jeweils 14 Tage in einer Dosierung von 40 mg appliziert.

Mycosis fungoides

Die *Mixed connective tissue disease (Sharp-Syndrom)*, ein Überlappungssyndrom von systemischem Lupus erythematodes, Dermatomyositis und progressiver systemischer Sklerodermie muß nicht unbedingt mit Corticoiden behandelt werden. Dies ist abhängig vom Ausmaß der Erkrankung (s. ausführliche Darstellung S. 208).

Mixed connective tissue disease

Die *Panarteriitis nodosa* wird als systemische, nekrotisierende Vaskulitis mit Corticosteroiden in hoher Dosierung (80–120 mg) behandelt. Azathioprin führt zur Einsparung von Corticoiden. Nach langsamer Reduktion der Dosis beträgt die Erhaltungsdosis 10–20 mg (s. auch S. 217f.).

Panarteriitis nodosa

Der *Pemphigus* mit seinen verschiedenen Erscheinungsformen wie Pemphigus vulgaris, vegetans, foliaceus und erythematosus benötigt hohe Dosen an Corticoiden, wobei die Dosierungen abhängig vom klinischen Verlauf erheblich schwanken, mit initialen Gaben von 200–400 mg/die Prednisolon für 6–10 Wochen (LEVER u. SCHAUMBURG-LEVER). Üblicherweise wird man mit einer Dosierung von 100–200 mg/die auskommen (LEVENE). Eine Dosisre-

Pemphigus

duktion muß sehr behutsam vorgenommen werden, wobei die Erhaltungsdosis im Bereich von 5–35 mg/die Prednisolon liegt (LOZADA u. Mitarb.).

Der Pemphigus herpetiformis spricht auch gut auf Sulfone (DADPS) an, der Pemphigus chronicus familiaris Hailey-Hailey benötigt nur in Ausnahmefällen mittlere Corticoiddosen.

Pyoderma gangraenosum | Die eminent chronisch verlaufende *herdförmige Hautgangrän*, die wahrscheinlich aufgrund einer hyperergischen Reaktion zustande kommt, wird mit systemischen Corticoiden in einer Dosierung von 60–80 mg/die Prednisolon therapiert, häufig in Kombination mit anderen Immunsuppressiva, wobei die Dosierung dann geringer liegt (etwa 30 mg/die Prednisolon). Nach dem weitgehenden Abheilen der Nekrosen ist häufig eine Erhaltungstherapie für Monate bis Jahre notwendig in einer Dosierung von 5 mg Prednisolon 2mal pro Woche bis zu 5 mg/die (HAPPLE u. Mitarb.). Auch eine Lokalbehandlung, insbesondere unter Okklusion mit Plastikfolien, führt zu einer Verbesserung der klinischen Situation (JOHNSON u. LAZARUS). Gleichzeitig muß eine sorgfältige Wundbehandlung durchgeführt werden.

Quincke-Ödem | Das *Quincke-Ödem*, als eine extrem ausgeprägte, tiefe Form der Urtikaria im Gesicht kann den Rachenraum (Glottisödem) mit einbeziehen. Darum sind notfallmäßige Maßnahmen erforderlich mit sofortiger Injektion von 100–200 mg Prednisolon.

Sarkoidose | Die Corticosteroidtherapie bei der *Sarkoidose* ist morbostatisch und führt zu einem guten Rückgang der Hauterscheinungen. Bei der Dosisreduktion kommt es leicht wieder zu Rezidiven. Die Dosis muß individuell festgelegt werden (s. auch S. 249).

Polychondritis | Die *Relapsing-Polychondritis* ist eine sehr seltene Erkrankung unbekannter Ätiologie, mit progressiver Entzündung der Knorpelstrukturen, die sich besonders früh im Bereich der Ohrknorpel manifestiert. Sie wird mit sehr gutem Erfolg mit Prednisolon in einer Dosierung von initial 80–100 mg/die behandelt, bei einer recht hohen Erhaltungsdosis von etwa 25 mg/die. Häufig wird eine Kombination mit DADPS oder auch Cyclophosphamid appliziert, wobei die Prednisolondosis auf 60 mg/die reduziert wird (RUHLEN u. Mitarb.) (s. auch S. 214).

Sézary-Syndrom | Das *Sézary-Syndrom*, eine mit einer exfoliativen Dermatitis einhergehende chronische Leukämie, wird unter anderem mit einer Kombination von Chlorambucil und Prednisolon behandelt, wobei die Prednisolondosis 20–40 mg/die beträgt, bei einer Behandlungsdauer von mehr als einem Jahr (HOLMES u. Mitarb.).

Sklerodermie | In der ödematösen, indurativen Phase der progressiven systemischen *Sklerodermie* sind täglich 5–15 mg Prednisolon indiziert. Höhere Corticoiddosen sind wegen der erhöhten Infektanfälligkeit eher kontraindiziert. Von wesentlicher Bedeutung ist der Einsatz von D-Penicillamin (s. auch S. 207).

Urtikaria | Die *Urtikaria*, namentlich die chronisch rezidivierende Form, stellt keine Indikation für systemische Corticoide dar. Nur bei der Druckurtikaria sowie akuter Urtikaria, insbesondere wenn gleichzeitig ein Quincke-Ödem auftritt, muß man gleichermaßen wie dort aufgeführt verfahren. Im übrigen sind Antihistaminika die Mittel der Wahl.

Herpes zoster | Während der virämischen Phase des *Herpes zoster* sind Corticoide kontraindiziert. Danach, etwa ab dem 9. Tag nach Krankheitsausbruch, können zur Vermeidung der postzosterischen Neuralgie Corticoide in einer Dosierung von 20–60 mg appliziert werden. Bestehen solche Schmerzen schon längere Zeit, sind Steroide nicht mehr wirksam (s. auch S. 276).

Venerologische Krankheiten

(R. Niedner)

Im allgemeinen stellen die venerologischen Erkrankungen keine Indikation für eine Corticoidtherapie dar.

Gonorrhö

Bei der *Gonorrhö* kann jedoch dann ein Steroid zusätzlich zur Antibiotikaapplikation notwendig werden, wenn eine Epididymitis oder Salpingitis gonorrhoica vorliegt. Die Therapie erfolgt unter der Vorstellung, daß die Dämpfung der Inflammation zu einer Minderung entzündlicher Verklebungen führt, um einer andernfalls drohenden Sterilität vorzubeugen. Die Dosierung liegt bei 50 mg Prednisolon über Tage bis Wochen (Heite u. Walther).

Jarisch-Herxheimer-Reaktion

Auch die *Syphilis* wird nicht routinemäßig mit Corticoiden behandelt. Die *Jarisch-Herxheimer-Reaktion*, die durch den Zerfall zahlreicher Treponemen infolge der antibiotischen Therapie zustande kommt und mit Fieber, grippeähnlichem Krankheitsgefühl, Kopf- und Gliederschmerzen u.a. einhergeht, kann bei jungen Patienten im Stadium der Frühsyphilis in Kauf genommen werden. Ältere Patienten sind eher kreislaufgefährdet, weswegen kurz vor Beginn der Penicillinbehandlung der Frühsyphilis bis zu 75 mg/die Prednisolon appliziert werden (Müller).

Spätsyphilis

Bei der *Spätsyphilis* ist kaum mit einer Jarisch-Herxheimer-Reaktion zu rechnen. Liegt eine Neurosyphilis oder eine kardiovaskuläre Syphilis vor, mit Ausbildung von Granulomen, sind vor Beginn der Penicillinapplikation als eigentlicher Therapie für 1–2 Wochen 25-50 mg Prednisolon/die indiziert, um der Gefahr des Hirnödems oder der Ruptur eines Aneurysmas zu begegnen (Luger).

Chorioretinitis

Beim Vorliegen einer syphilitischen juxtapapillären *Chorioretinitis* kann die begleitende Corticoidtherapie über etwa 5 Wochen empfohlen werden (Eide u. Skjeldal).

Syphilis congenita tarda

Auch die *Syphilis congenita tarda* mit einer Keratitis parenchymatosa und Innenohrschwerhörigkeit kann durch Corticoide günstig beeinflußt werden (Adams u. Mitarb.).

Andrologie

(R. Niedner)

Corticoide sind in der Andrologie keine routinemäßig angewandten Präparate.

Eine immunsuppressive Therapie mitCorticoiden kann aber bei der *immunologisch bedingten Infertilität* wegen zirkulierender Spermatozoenantikörper mit einem Agglutinationstiter von 1:64 und darüber indiziert sein (SCHILL). Diese agglutinierenden und immobilisierenden Antikörper werden durch die Steroidbehandlung in ihrer Menge reduziert (ALEXANDER u. Mitarb.), wodurch eine Schwangerschaft im Vergleich zum unbehandelten Kollektiv häufiger eintritt. Die Dosis beträgt bei der Kurzzeitbehandlung über 3 Wochen 1,5 mg/kg Hydrocortison/die, bei der Langzeitbehandlung über 2–3 Monate 0,5 mg/die (METTLER). Die Seminalparameter bleiben unter den Corticoiden unverändert (DEALMEIDA). HENDRY u. Mitarb schlagen vor, die Steroide nicht kontinuierlich zu applizieren, sondern nur jeweils vom 1.–12. Zyklustag der Frau, mit 2mal 20 mg Prednisolon/die an den Tagen 1–10 und einmal 5 mg an den Tagen 11 und 12 über einen Gesamtzeitraum von 9 Monaten. Eine Übersicht über verschiedene Therapieregime gibt WEISS.

Immunologisch bedingte Infertilität

Literatur

Adams DA, Kerr AG, Smyth GD. Congenital syphilitic deafness - a further review. J Laryngol 1983; 97: 399

Adams JS, Davison AM, Cunliffe WJ, Giles GR. Perioral dermatitis in transplant recipients maintained on corticosteroids and immunosuppressive therapy. Brit J Dermatol 1982; 106: 589

Ahmed AR, Maize JC, Provost TT. Bullous pemphigoid: clinical and immunologic follow-up after successful therapy. Arch Dermatol 1977; 113: 1043

Alexandre NJ, Sampson JH, Fulgham DL. Pregnancy in patients treated for antisperm antibodies with prednisone. Int Fertil 1983; 28: 63

Ashworth J, Booker J, Breathnach SM. Effects of topical corticosteroid therapy on Langerhans cell antigen presenting function in human skin. Brit J Dermatol 1988; 118: 457

Bickers DR, Hazen PG, Lynch WS. Clinical Pharmacology of Skin Disease. Churchill-Livingstone, Edinburgh 1984

Bohnert E, Bonatz G, Häberle M, Hoppe U, Voigtländer V. Corticosteroide in der Dermatotherapie. Akt Dermatol 1982; 8:94

Braun-Falco O, Plewig G, Wolff HH. Dermatologie und Venerologie, 3. Aufl. Springer, Berlin 1984

Broughton R. Corticosteroid injection into the hands and feet. Cutis 1984; 33: 575

Bruckner-Tuderman L. Granuloma gluteale infantum. Hautarzt 1986; 37: 347

Callen JP. Intralesional corticosteroids. J Amer Acad Dermatol 1981; 4: 149

Cartwright PH, Idlerton E, Sowden JM, Yardley HJ. Inhibition of normal and psoriatic epidermal phospholipase A$_2$ by picomolar concentrations of recombinant human lipocortin I. Brit J Dermatol 1989; 121: 155

Cornell RC, Stoughton RB. Topical Corticosteroids. Hoechst, Frankfurt a.M. 1985

Costagliola C, Cati-Giovannelli B, Piccirillo A, Delfino M. Cataracts associated with long term topical steroids. Brit J Dermatol 1989; 120: 472

Cox NH. Contact allergy to clobetasol propionate. Arch Dermatol 1988; 124: 911

Crovato F, Levi L. Clofazimine in the treatment of annular lupus erythematosus. Arch Dermatol 1981; 117: 249

Czarnetzki B. Urticaria. Springer, Berlin 1986

DeAlmeida M, Jouannet P. Dexamethasone therapy of infertile men with sperm autoantibodies: immunological and sperm follow-up. Clin Exp Immunol 1971; 44: 567

Eide N, Skjeldal O. Juxtapapillary chorioretinitis in neurosyphilis. A case report. Acta Ophthal (Kbh.) 1984; 62: 351

Ernst K, Hundeiker M. Neue Aspekte der Kryochirurgie in der Dermatologie. In: Haneke E, Hrsg. Gegenwärtiger Stand der operativen Dermatologie. Springer, Berlin 1988; 69

Ernst TM. Zur Wirkungssteigerung des Hydrocortisons unter Harnstoffzusatz. Z Haut- u Geschlkr 1980; 55: 806

Farber EM, Cox AJ, Steinberg J, McClintock RP. Therapy of mycosis fungoides with topically applied fluocinolone acetonide under occlusive dressing. Cancer 1966; 19: 237

Feldmann RJ, Maibach HI. Regional variation in percutaneous penetration of 14C cortisol in man. J Invest Derm 1967; 48: 181

Ferguson MM. Treatment of erosive lichen planus of the oral mucosa with depot steroids. Lancet 1977; 2: 771

Fiegel G. Die verschiedenen therapeutischen Verfahrensarten bei der Anwendung von Kortikoiden. Med Welt 1981; 32: 130

Flynt J, Gallup DG. Childhood lichen sclerosus. Obstet Gynecol 1979; 53 (Suppl 3): 79S

Foster CS, Wilson LA, Ekins MB. Immunosuppressive therapy for progressive ocular cicatrical pemphigoid. Ophthalmology 1982; 89: 340

Gartmann H. Corticosteroide in der Behandlung von Dermatosen. Med Wschr Pharmazeut 1979; 2: 45

Green S, Chambon P. A superfamily of potentially oncogenic hormone receptors. Nature 1986; 324: 615

Happle R, Schiffer H-P, Kovary PM. Ocular involvement in pyoderma gangrenosum. Arch Dermatol 1977; 113: 1612

Hein R, Krieg T. Wirkungen von Kortikoiden auf menschliche Fibroblasten in vitro. Z Haut- u Geschlkr 1989; 64 (Suppl 1): 13

Heite H, Walther H. Gonorrhoe - Syphilis. Banaschewski, München 1976

Hendry WF, Hughes L, Scammel G, Pryor JP, Hargreave TB. Comparison of prednisolone and placebo in subfertile men with antibodies to spermatozoa. Lancet 1990; 335: 85

Herz-Hübner U, Täuber U. Metabolisierung von Fluocortinbutylester in der Haut von Meerschweinchen und Mensch. Drug Res 1977; 27: 2226

Hevert F, Schipp I, Busch B, Rozman T. Kortikoid Ester. Dtsch Derm 1989; 37: 678

Holden CA, Yuen CT. Response of mononuclear leukocyte cyclic adenosine monophosphate-phosphodiesterase activity to treatment with topical fluorinated steroid ointment in atopic dermatitis. J Amer Acad Dermatol 1989; 21: 69

Holmes RC, McGibbon DH, Black MM. Progression towards Sézary syndrome reversed with chlorambucil. Clin Exp Dermatol 1983; 8: 429

Hornstein OP. Melkerson-Rosenthal-Syndrom. In: Korting GW, Hrsg. Dermatologie in Praxis und Klinik, Bd. II. Thieme, Stuttgart 1980

Hornstein OP. zit nach Bohnert E u. Mitarb. 1982

Hundeiker M. Grundlagen der Therapie mit äußerlichen Arzneizubereitungen. Zbl Haut- u Geschlkr 1982; 148: 683

Ippen H, Bernecker HA. Corticoid-Externa. Dtsch Med Wschr 1976; 101: 1263

Jacobelli D, Hashimoto K, Kato I, Ito M, Suzuki Y. Clobetasol-induced milia. J Amer Acad Dermatol 1989; 21: 215

Johnson RB, Lazarus GS. Pulse therapy: Therapeutic efficacy in the treatment of pyoderma gangrenosum. Arch Dermatol 1982; 118: 76

Jones RR, Goolamali SK. IgA bullous pemphigoid: a distinct blistering disorder. Brit J Dermatol 1980; 102: 719

Keczkes K, Basheer AM. Do corticosteroids prevent post-herpetic neuralgia? Brit J Dermatol 1980; 102: 551

Kent LT, Cramer SF, Moskowitz RW. Eosinophilic fasciitis: clinical, laboratory and microscopic considerations. Arthritis Rheum 1981; 24: 677

Krebs A. Corticosteroiddermatika. Dtsch Apoth Z 1988; 128: 558

Kurowski M, Brune K. Pharmakologie der Glukokortikoide. Münch Med Wschr 1989; 131: 942

Lavker RM, Schechter NM. Cutaneous mast cell deplation results from topical corticosteroid usage. J Immunol 1985; 135: 2368

Lawley TJ, Stingl G, Katz SI. Fetal and maternal risk factors in herpes gestationis. Arch Dermatol 1978; 114: 552

Leiferman KM, Schroeter A, Kirschner MK, Spelsberg TC. Characterization of the glucocorticoid receptor in human skin. J Invest Dermatol 1983; 81: 355

Levene GM. The treatment of pemphigus and pemphigoid. Clin Exp Dermatol 1982; 7: 643

Lever WF. Histopathologie der Haut. Fischer, Stuttgart 1958

Lever WF, Schaumburg-Lever G. Treatment of pemphigus vulgaris. Results obtained in 84 patients between 1961 and 1982. Arch Dermatol 1984; 120: 44

Lischka G. Unerwünschte Folgen lokaler Glukokortikoidanwendung. Gynäk Prax 1977; 1: 361

Lischka G. zit. nach Bohnert E u. Mitarb. 1982

Lozada F, Silverman S, Cram D. Pemphigus vulgaris: a study of six cases treated with levamisole and prednisone. Oral Surg 1982; 54: 161

Lubach D, Grüter H. Vergleichende Untersuchungen über die hautverdünnende Wirkung von Amcinonid und Prednicarbat an unterschiedlichen Körperregionen des Menschen. Akt Dermatol 1988; 14: 197

Lubach G, Grüter H, Behl M, Nagel C. Investigations on the development and regression of corticosteroid-induced thinning of the skin in various parts of the human body during and after topical application of Amcinonide. Dermatologica 1989; 178: 93

Luger AF. Syphilis. In: Korting GW, Hrsg. Dermatologie in Praxis und Klinik, Bd. IV. Thieme, Stuttgart 1981

Luzzani F, Barone D, Galliani G, Schiatti P, Glässer A. Ex vivo binding to thymic glucocorticoid receptors: correlation with biological responses. In: Avioli LV, Gennari C, Imbimbo B, eds. Glucocorticoid Effects and Their Biological Consequences. Plenum, New York 1984

Maddox A-M, Kahan BD, Tucker S, et al. Remission in skin infiltrate of a patient with mycosis fungoides treated with cyclosporine. J Amer Acad Dermatol 1985; 12: 952

Marsden RA. The treatment of benign bullous dermatosis of childhood, and dermatitis herpetiformis and bullous pemphigoid beginning in childhood. Clin Exp Dermatol 1982; 7: 653

Mettler L. Immunologische Aspekte von Sterilität und Infertilität. Immun Infekt 1987; 15: 41

Mobacken H, Kastrup W, Ljunghall K, et al. Linea IgA dermatosis: a study of ten adult patients. Acta Derm Venereol 1983; 63: 123

Morton ME, Ead RD. Granulomatous cheilitis: a report of three cases. Brit Dent J 1984; 156: 247

Moynahan EJ. The treatment and management of epidermolysis bullosa. Clin Exp Dermatol 1982; 7: 665

Müller G. Unterdrückung der Jarisch-Herxheimer-Reaktion durch Prednisolon. Derm Wschr 1983; 169: 232

Munro DD. Effect of percutaneously absorbet steroids on hypothalmic-pituitary-adrenal funtion after intensive use in in-patients. Brit J Dermatol 1976; Suppl 12: 67

Nasemann T. Therapie mit subcutanen und intramuskulären Injektionen von Corticoid-Kristallsuspensionen. Hautarzt 1970; 21: 46

Nater JP, DeGroot AC. Unwanted Effects of Cosmetics and Drugs Used in Dermatology. Elsevier-North Holland Excerpta medica, Amsterdam 1985

Nicolis GD, Helwig EB. Exfoliative dermatitis: a clinopathologic study of 135 cases. Arch Dermatol 1973; 108: 788

Niedner R. Glukokortikoide in der Dermatologie. Dia-GM 1985; 6

Niedner R. Klassifikation der Glukokortikoide und ihre experimentelle Bewertung. Extr Dermatol 1987; 11 (Suppl 1): 11

Niedner R. Externe Therapie mit Glukokortikosteroiden. Dtsch Ärztebl 1989; 86: 2064

Nikolowski W. Dermatologie. In: Kaiser H, Hrsg. Cortisonderivate in Klinik und Praxis. 7. Aufl. Thieme, Stuttgart 1977

Nikolowski W. zit. nach Bohnert u. Mitarb. 1982

Ohman EM, Roger S, Meenan FO, McKenna TJ. Adrenal suppression following low-dose topical clobetasol propionate. J Royal Soc Med 1987; 80: 422

Pflugshaupt C. Diskontinuierliche topische Corticoidtherapie. Zbl Haut- u Geschlkr 1983; 148: 1229

Poelman MC, Leveque JL, LeGall F. Objektive determination of the bioavailability of dermocorticoids-influence of the formulation. Brit J Dermatol 1984; 111, Suppl. 27: 158

Polano MK. Topical Skin Therapeutics. Churchill-Livingstone, Edinburgh 1984

Raab W. Breitspektrum anti-Injektica und Glucocorticoide. Zbl Haut- u Geschlkr 1980; 144: 87

Ring J. Angewandte Allergologie. MMW-Medizin, München 1983

Ring J. Mediatoren bei allergischen Hautkrankheiten. Vortrag anläßlich des Symposiums: Mediatoren allergischer Erkrankungen. Bad Nauheim. 16. Juni 1984

Ring J, Fröhlich HH. Wirkstoffe in der dermatologischen Therapie, 2. Aufl. Springer, Berlin 1985

Roschke W. Die proktologische Sprechstunde. 4. Aufl. Urban & Schwarzenberg, München 1976

Rote Liste 1991. Editio Cantor, Aulendorf 19910

Ruhlen JL, Juston KA, Wood WG. Relapsing polychondritis with glomerulonephritis: improvement with prednisone and cyclophosphamide. J Amer Med Ass 1981; 245: 847

Ruzicka T. Stoffwechsel der Trachidonsäure in der Haut und seine Bedeutung in der Pathophysiologie entzündlicher Dermatosen. Hautarzt 1984; 35: 337

Savin JA. Some guidelines to the use of topical corticosteroids. Brit Med J 1985; 290: 1607

Schamberg IL, Decherd J. Benign mucous membrane pemphigoid. Arch Dermatol 1973; 107: 449

Schell H, Hornstein OP, Egelmann W, Schwarz W. Evidence of diurnnal variation of human epidermal cell proliferation. II. Duration of epidermal DNA synthesis. Arch Derm Res 1981; 271: 49

Schell H, Schwarz W, Hornstein OP, Bernlocher W, Weghorn C. Evidence of diurnnal variation of human epidermal cell proliferation. I. Epidermal H-labeling index and serum cortical rhythm. Arch Derm Res 1981; 217: 41

Schiffner JH. Therapy of childhood linear IgA dermatitis herpetiformis. J Amer Acad Dermatol 1982; 6: 403

Schill WG. Aktueller Stand der medikamentösen Therapie männlicher Fertilitätsstörungen. Hautarzt 1982; 33: 468

Schöpf E. Nebenwirkungen externer Corticosteroidtherapie. Hautarzt 1972; 23: 294

Skeete M, Greaves MW. Juvenile bullous pemphigoid. Brit J Dermatol 1976; 95 (Suppl 14): 23

Slagel GA, James WD. Plaquenil-induced erythroderma. J Amer Acad Dermatol 1985; 12: 857

Smith K, Shuster S. Characterization of the glucocorticoid receptor in human epidermis and dermis. Clin Exp Dermatol 1987; 12: 83

Su WPD, Liu HH. Diagnostic criteria for Sweet's syndrome. Cutis 1986; 37: 167

Sussman GL, Harvey RP, Schocket AL. Delayed pressure urticaria. J Allergy Clin Immunol 1982; 70: 337

Thoma K. Dermatika. Werbe- und Vertriebsgesellschaft Deutscher Apotheker, Frankfurt 1983

Ting HC, Adam BA. Erythema multiforme: response to corticosteroids. Dermatologica 1984; 169: 175

Tronnier H. Arzneistoffe in der dermatologischen Lokaltherapie. In: Thoma K, Hrsg. Dermatika. Werbe- und Vertriebsgesellschaft Deutscher Apotheker, Frankfurt 1983

Wassilew S. zit. nach Bohnert E u. Mitarb. 1982

Watson WS, Finlay AY. The effect of the vehicle formulation on the stratum corneum penetration characteristics of clobetasol-17-propionate in vivo. Brit J Dermatol 1988; 118: 523

Weirich EG. Zur Pharmakologie der Dermatocorticoide (2. Fortsetzung). Z Hautkr 1977; 53: 209

Weiss V. Immunologische Aspekte bei Fertilitätsstörungen aus andrologischer Sicht. Immun Infekt 1987; 15: 56

Wendt H, Frosch PJ. Klinisch-pharmakologische Modelle zur Prüfung von Corticoidexterna. Karger, Basel 1982

Wester RC, Maibach HI. Cutaneous pharmcokinetics: 10 steps to percutaneous absorption. Drug Metabol Rev 1983; 14: 169

Wong RC, Ellis CN, Diaz LA. Behçet's disease. Int J Dermatol 1984; 23: 25

Hals-Nasen-Ohren-Krankheiten

(P. BUMM)

Allergische Rhinitis

Klinik der allergischen Rhinitis

Die allergische Rhinitis ist mit einer Inzidenz von 10–20% innerhalb der europäischen und amerikanischen Bevölkerung die häufigste immunologische Erkrankung in der Hals-Nasen-Ohren-Heilkunde. Über das interessante Gebiet wurde von H.P. ZENNER eine instruktive Monographie verfaßt, an die sich dieser Beitrag anlehnt. Unterschieden werden die saisonale und die perenniale Form der allergischen Rhinitis.

Saisonale allergische Rhinitis

Das klinische Bild der *saisonalen allergischen Rhinitis* ist vor allem bei der saisonalen Form charakterisiert durch die Obstruktion der Nasenatmung, mit Nasenmuschelhyperplasien, stoßweise Niesattacken, eine wäßrige Nasensekretionsvermehrung und Augensymptome wie Tränensekretionsvermehrung und Konjunktivitis. Ein Drittel der Patienten leidet auch an einer Bronchialsymptomatik. Zeitliche Manifestationen sind Frühjahr und Sommer, individuell unterschiedlich lang ausgeprägt, aber jährlich zu konstanten Zeiten. Auslösende Allergene sind meist Pollen von Gräsern, Kräutern oder Bäumen, welche mit der Luft in die Nasenhaupthöhle gelangen (Pollinosis).

Perenniale allergische Rhinitis

Das Beschwerdebild der *perennialen allergischen Rhinitis* wird durch Allergene hervorgerufen, die ganzjährig in unterschiedlicher Stärke auf die Nasenschleimhäute einwirken. Dementsprechend sind die Symptome der perennialen allergischen Rhinitis im Vergleich zu denen der saisonalen allergischen Rhinitis viel uncharakteristischer. Leitsymptom ist die nasale Obstruktion. Klassische perenniale aerogene Allergene kommen von Hausmilben, Haustieren sowie von Schimmelpilzen. Enterale Allergene stammen in der Regel aus Lebensmitteln.

Eine *Kombination von perennialer und saisonaler Verlaufsform* der allergischen Rhinitis ist möglich, zumeist durch eine Allergenverbreitung.

Chronischer Verlauf

Vor allem bei insuffizienter Therapie führt die allergische Rhinitis häufig zu schwerwiegenden *chronischen Verläufen*.

1. Zunahme der Sensibilisierung: Die Symptome gegenüber denselben Allergenen werden ausgeprägter.
2. Verbreiterung des Allergenspektrums: Die Zahl der krankheitsauslösenden Allergene nimmt zu. Der Erkrankungszeitraum des saisonal Erkrankten wird dadurch von Jahr zu Jahr ausgedehnter. So kann eine zunächst reine saisonale Erkrankungsform in eine kombinierte saisonale perenniale Allergie übergehen.
3. Organausbreitung: Ausbreitung der Erkrankung von den oberen Luftwegen auf die unteren Luftwege ist vor allem bei unbehandelten Allergikern nach 5–15 Jahren Krankheitsdauer möglich. In 30% der Fälle soll sich ein Asthma bronchiale entwickeln. Eine Sonderform stellt der sog. Etagenwechsel dar, bei dem die Nasensymptome verschwinden, dagegen klinisch das Asthma bronchiale verbleibt.

Akute Exazerbationsformen der allergischen Rhinitis stellen die verschiedenen Ausprägungsformen der Anaphylaxie, von der übersteigerten lokalen Reaktion der Antigenapplikationsstelle bis hin zum lebensbedrohlichen anaphylaktischen Schock, dar. Eine Anaphylaxie tritt meist im Verlauf einer Hyposensibilisierungstherapie oder bei Arzneimittelgabe auf, seltener bei der Diagnostik. Eine Schocktherapie muß sofort eingeleitet werden (s. S. 266 f.).

Akute
Exazerbation und
Komplikationen

Therapie der allergischen Rhinitis

Kardinales Ziel der antiallergischen Therapie muß es sein, das krankheitsauslösende Allergen aus der Umgebung des Patienten zu eliminieren. Wenn dies nicht möglich ist, soll eine Teilkarenz angestrebt werden. Wenn auch dies nicht möglich ist, soll eine Änderung der Immunantwort des Patienten durch eine Hyposensibilisierungsbehandlung angeschlossen werden.

Zur symptomatischen Therapie werden antiallergische Arzneimittel verwendet; immer ist jedoch zuerst eine Kausaltherapie angezeigt. Auch Operationen können zur symptomatischen Therapie empfehlenswert sein. Diese therapeutischen Konzepte sind nicht gleichwertig, sondern lassen sich hierarchisch anordnen (Tab. **37**). Immer ist die kausale Therapie der symptomatischen überlegen. Die Allergiekarenz ist effizienter als die Hyposensibilisierungsbehandlung.

Tabelle **37** Hierarchische Anordnung der Therapieformen zur Behandlung der allergischen Rhinitis

Kausale Therapie	1. Karenz vor Allergenen 2. Teilkarenz vor Allergenen 3. Hyposensibilisierung gegen Allergene
Symptomatische Therapie	4. DNCG (Dinatrium-Chromoglykat) 5. Antihistaminika 6. Topische Corticoide 7. Operationen zur Beseitigung mechanischer nasaler Obstruktionen im Atemstrom

Zahlreiche *antiallergische Pharmaka* stehen zur Verfügung. Diese verhindern in der Regel die Freisetzung oder Synthese der Mediatoren allergischer Reaktionen. Der Beweis ihrer Wirksamkeit ist also kein Hinweis auf die Existenz einer Allergie. Die Therapie mit Dinatrium-Chromoglykat (DNCG) (z.B. Lomupren) ist auf die Prophylaxe allergischer Reaktionen beschränkt. Es zeichnet sich durch eine gute Verträglichkeit aus. DNCG muß 4mal täglich appliziert werden. Eine erste Wirkung kann erst nach mehreren Tagen bis zu einer Woche auftreten. Daher sollen in den ersten Tagen zur Linderung der Atemobstruktion zusätzlich Imidazoline (z.B. Otriven, Nasivin) gegeben werden. Zahlreiche Antiallergika wie Ketotifen, H_1-Blocker und H_2-Blocker finden ebenfalls Anwendung.

Symptomatische
Therapie

Bei der symptomatischen Therapie der allergischen Rhinitis duch *Corticoide* haben sich die topischen Anwendungsformen weitgehend durchgesetzt, weil

Corticoide

Tabelle **38** Corticoidhaltige Lokaltherapeutika für die Anwendung an Nase und Ohren (ohne Anspruch auf Vollständigkeit).

Ohrentropfen

Hydrocortison
 Terracortril Augentropfen (auch f. äußeres Ohr) (1,5%ig)
 Scheroson-F Ohrentropfen (0,25%) *
Prednisolon
 Combisonum Ohrentropfen (0,1%)
 Salvizol Ohrentropfen (0,1%)
Fludrocortisonacetat
 Panotile (0,1%)
Dexamethason
 Dexa-Biofenicol-N (0,03%)
 Dexa-Polyspectran (0,1%)
 Incut (0,02%)
 Otobacid (0,02%)
 Aquapred (0,02%)

Nasentropfen, Nasensprays

Prednisolon
 Tyzine compositum (0,02%)
 Salvizol-Nasenspray (0,1%)
Triamcinolonacetonid
 Volon-A-Rhin-neu (0,17%)
Dexamethason
 Dexa-Rhinospray N (0,02 mg je Dosis)
 Nasicortin Suspension (0,02%)
 Dexa-Turipol (0,02%)
 Otriven-Millicorten Suspension (0,02%)

Aerosole
 Beconase-Dosierspray *
 Beclorhinol *
 Pulmicort nasal *
 Syntaris *
 Tiovalon *

Wäßrige Suspensionen
 Beconase Aquosum *
 Topinasal *

Salben
 (nur spezielle Formen für die Anwendung im HNO-Bereich)
Hydrocortison
 Polyspectran OS (1%)
Dexamethason
 Dexa-Siozwo-Nasensalbe (0,02%)

---

* Nur die mit einem * versehenen Produkte sind Monopräparate. Alle anderen enthalten Antibiotika/Chemotherapeutika und/oder gefäßaktive Substanzen.

sich damit hohe lokale Wirkstokffkonzentrationen erreichen lassen (s. Tab. **38**). Sie besitzen eine antientzündliche, antiallergische, antiexsudative und antiödematöse Wirkung. Von den in Form eines Nasensprays als Dosieraerosol lokal zu applizierenden Corticoiden zeichnen sich diejenigen durch eine gute

Verträglichhkeit aus, die besonders schnell aus dem Körper wieder ausgeschieden werden. Dazu gehören Budesonid (Pulmicort nasal), Beclometasondiproprionat (Beconase), Flunisolid (Syntaris), Tixocortol-pivalat (Tiovalon). Die gute Verträglichkeit beruht darauf, daß diese Corticoide nach der
Resorption über die respiratorischen Schleimhäute der Nase bei der ersten
Leberpassage bis zu 90% verstoffwechselt werden. Ihre Bioverfügbarkeit
beträgt 70%. Die Bioverfügbarkeit des verschluckten Anteiles ca. 10%
(RYRFELDT). Aufgrund des hohen first-pass-Effektes ist die systemische Wirkung dieser Corticoide geringer als bei den anderen topisch applizierten
Corticoiden, wie z.B. dem Dexamethason. Daher werden die Corticoide mit
hoher Eliminationsrate favorisiert. Sie erzielen die angestrebte gute lokale
Schleimhautwirkung bei Verringerung der systemischen Nebenwirkungen. In
einer Langzeitstudie wurden auch bei perennialer Therapie mit Budesonid
keine unerwünschten systemischen Nebenwirkungen gefunden (LINDQUIST).
Die meisten Ärzte zögern dennoch, die topischen Corticoide bei perennialer
Allergie Kindern regelmäßig zu verordnen (MYGIND).
Die systemische Corticoidtherapie (z.B. mit i. m.-Injektionen von Kristallsuspensionen) sollte bei der Behandlung der allergischen Rhinitis gegenüber
der topischen Applikation zurückgestellt werden. Gerechtfertigt erscheint
eine systemische Therapie nur in schweren Fällen, bei denen andere Therapieformen unzureichend sind (MYGIND).
Die früher beliebten Injektionen von Corticoiden in die Nasenschleimhaut,
vor allem die Nasenmuscheln oder Nasenpolypen, sind einer parenteralen
systemischen Therapie gleichzusetzen. Trotz der vorübergehenden, hohen
lokalen Konzentration des Corticoids in den Nasenschleimhäuten und der
damit schlagartig verbesserten Nasenatmung ist diese Applikationsart heute
bis auf den Notfall abzulehnen, da ophthalmologische Komplikationen bis
hin zur Amaurose beschrieben worden sind (WILKINSON u. Mitarb.).
Bei der Behandlung der allergischen Rhinitis gelten natürlich strengere Kriterien als bei lebensbedrohlichen Erkrankungen, bei denen auch eine systemische Corticoidapplikation indiziert ist. Bei allergologischen Notfällen sollen 250–1000 mg Prednisolon verabreicht werden. Vorher muß häufiger
Adrenalin injiziert werden, da dessen Wirkungseintritt schneller ist als jener
des Corticoids. Es gelten die allgemeinen Prinzipien der Schocktherapie: Bei
Atem- und Kreislaufstillstand ist eine Reanimation mit Intubation, Beatmung und evtl. externer Herzdruckmassage notwendig (s. auch S. 265).

Bei bereits bestehender nasaler Obstruktion ist die *lokale Corticoidapplikation* wirksamer als die von Antihistaminika oder DNCG. Für die Behandlung
der Augensymptome hat sich zusätzlich die parallele Anwendung von
DNCG-Augentropfen (Opticrom) bewährt. Leider beginnt auch bei den topisch wirkenden Corticoidaerosolen die klinische Wirksamkeit erst nach
mehreren Applikationen, so daß sich in den ersten Tagen die zusätzliche
Anwendung von abschwellenden Nasentropfen (Otriven, Nasivin usw.) empfiehlt.

Corticoid-
aerosole

Systemische Nebenwirkungen sind bei den topischen Corticoidpräparaten
nicht zu erwarten (ALBEGGER). Lokal kann eine Rhinitis sicca entstehen, zu
deren Therapie sich zusätzliche Salzwasserapplikationen intranasal bewährt
haben. Nach eigenen Erfahrungen hat sich die zusätzliche Applikation eines
künstlichen Nasensekretes (Apotheke des Zentralklinikums Augsburg) zur
Vermeidung oder Behandlung einer Rhinitis sicca als günstig erwiesen.

Als unerwünschte Nebenwirkung einer Cortisonapplikation wird gelegentlich über Bronchokonstriktionen berichtet.

Präparate

Unter den topisch wirksamen Corticoid-Dosier-Aerosolen haben sich mehrere Präparate als wirksam erwiesen: Beclomethasondiproprionat (Beconase), Budesonid (Pulmicort nasal), Flunisolid (Syntaris), Tixocortol-pivalat (Tiovalon).

Corticoide in wäßriger Suspension zur Prophylaxe einer Rhinitis sicca sind: Topinasal (Budesonid) und Beconase Aquosum (Beclomethasondiproprionat).

Praktische Anwendung

Voraussetzung für einen ausreichenden Niederschlag des topischen Aerosols und damit einer guten lokalen Wirksamkeit ist neben der ausreichenden Nasendurchgängigkeit, die ein HNO-Arzt vorher festgestellt haben sollte, eine richtige *Applikations- und Atemtechnik*. Das Dosieraerosol soll nach vorherigem Schütteln in richtiger Position gehalten werden, der Aerosolstoß soll nicht gegen das Septum oder das Vestibulum nasi gerichtet sein, sondern gegen das Nasenhauptlumen, damit die Nasenschleimhäute gut vom Aerosol erreicht werden können. Die Nasenatmung sollte bei der Aerosolanwendung nicht zu stark sein. Günstiger als eine forcierte Naseneinatmung ist ein »Schnüffeln«. Anschließend sollte der Atem angehalten werden und die Ausatmung oral erfolgen, um eine ausreichende Kontaktzeit des Aerosols auf den Schleimhäuten zu erreichen. Trotz der nasalen Clearance kommt es bei richtiger Anwendung doch zu einer verlängerten Einwirkungszeit des Corticoids auf den Nasenschleimhäuten.

Ungünstige Wirkungen auf die Schleimhäute wurden bei über 10jähriger Erfahrung nicht beobachtet (HOLOPAINEN u. Mitarb.). Auch eine Kandidiasis der Nasenschleimhäute wurde nicht beobachtet. Durch die gute nasale Filterwirkung wurden bei topischer nasaler Applikation auch keine Nebenwirkungen im Bereich des Kehlkopfes (Heiserkeit) gesehen.

Wirkungsmechanismus

Angenommen werden die folgenden *Wirkungen der topischen Corticoide auf die Nasenschleimhaut* (ALBEGGER):

- Verringerte Freisetzung von Mediatoren aus Mastzellen, Basophilen und Makrophagen.
- Dämpfung des Nies- und Juckreizes durch hemmende Wirkung auf die sensiblen Rezeptoren des N. trigeminus, möglicherweise auch auf die Substanz P.
- Verminderung der cholinergen Reize und dadurch abnehmende Sekretproduktion.
- Abdichtung der epithelialen und endothelialen Membranen.
- Kontraktion der Nasenschleimhäute und der Nasenmuscheln. Dadurch Abschwellung und Verminderung der Nasenobstruktion.
- Abnahme der entzündlichen Erscheinungen (Ödem, zelluläre Infiltration).

Nichtallergische Rhinitiden

Differentialdiagnose zur allergischen Rhinitis

Zwei Hauptgruppen lassen sich unterscheiden. Einmal diejenigen nasalen Obstruktionen, die durch intranasale mechanische morphologische Hindernisse bedingt sind. Zum anderen handelt es sich um nicht IgE-abhängige Rhinopathien, häufig im Rahmen entzündlicher rhinologischer Erkrankungen.

Anatomisch mechanische Obstruktionen der Nasenatmung

Zur Diagnostik der allergischen Rhinitis gehört unbedingt eine rhinologische Untersuchung zur Erkennung mechanischer Obstruktionen, da diese vom HNO-Arzt operativ gut zu korrigieren sind. Solche mechanischen Hindernisse für den Atemstrom sind z.B. Septumdeviationen, Septumsporne und Nasenmuschelhypertrophien, Naseneingangsstenosen, wie z. B. Nasenflügelansaugphänomene, Polyposis nasi et sinuum, Tumoren, Mißbildungen und Fremdkörper usw. Unbedingt inspiziert werden muß auch der Nasenrachenraum zum Ausschluß von Adenoiden bei Kindern, hinteren Enden der Nasenmuscheln, Nasenrachentumoren usw. Bei Kindern muß eine Mukoviszidose ausgeschlossen werden.

Werden beim rhinologisch endoskopischen Spiegelbefund eine *Polyposis nasi* oder *chronische Entzündung* als Ursachen der behinderten Nasenatmung erkannt, muß eine subtile Nasen-/Nasennebenhöhlendiagnostik stattfinden. Dazu ist eine einfache Nasennebenhöhlen-Röntgenübersichtsaufnahme insuffizient. Durchgeführt werden muß ein konventionelles Nasennebenhöhlentomogramm oder besser ein hochauflösendes Computertomogramm, nach Möglichkeit in koronarer Schichtung.

Polyposis nasi

Die Polyposis nasi et sinuum stellt eine pathologische Reaktionsform der Nasen-/Nasennebenhöhlenschleimhäute dar, die unterschiedlicher Genese sein kann. Die Allergietestung ist häufig negativ, Eosinophilenvermehrung im Nasensekret und in den Nasenschleimhäuten ist nicht selten. Nach einer Analgetikaintoleranz mit der Symptomtrias Polyposis nasi, Asthma bronchiale und anaphylaktoiden Reaktionen auf Analgetika muß gefahndet werden. Kombination mit intrinsic Asthma bronchiale ist möglich. Ist die Ursache der Polyposis nasi erkannt, wird spezifisch z.B. durch Karenz der Allergene oder Weglassen des Pharmakons behandelt.

Bei den häufigeren idiopathischen Formen finden sich oft lokale Entzündungszeichen, die vor allem mit Hilfe starrer Winkeloptiken auch bei versteckter intranasaler Lokalisation erkannt werden können. In der überwiegenden Mehrzahl der Fälle muß eine operative Nasennebenhöhlensanierung der *chronischen Rhinosinusitis* erfolgen. Dafür hat sich heute ein ebenso schonendes wie effektives operatives Verfahren mit der »endonasalen« endoskopischen Nasennebenhöhlenchirurgie herauskristallisiert. Dabei werden mit Hilfe der starren Winkeloptiken durch die Nase Engstellen im Belüftungsweg der Nasen/Nasennebenhöhlen operativ mit Fensterung der Nasennebenhöhlen vorgenommen und nur die irreversibel erkrankten Schleimhautpartien entfernt. Die regenerationsfähigen Schleimhautanteile werden jedoch belassen. Durch die postoperativ verbesserte Ventilation und Drainage der Nasennebenhöhlen wird ein Ausheilen der Nasenschleimhäute häufig erreicht.

Bei der zirkumskripten anterioren Ethmoiditis werden Heilungsraten von über 90% beschrieben, bei der diffusen obstruierenden Polyposis nasi et sinuum immerhin noch Heilungsraten von 60-80%. Eine Verbesserung des Asthma bronchiale kann immerhin in rund einem Drittel der Fälle erreicht werden.

Postoperative Corticoidtherapie

Unterstützend hat sich die Corticoidtherapie in der postoperativen Ausheilungsphase sehr bewährt. Aufgrund tierexperimenteller Untersuchungen konnte HOSEMANN zeigen, daß Corticoide in der Phase des Epithelschlusses und des sekundären Lymphödems nach Siebbeinoperationen von Vorteil sind. Dabei ist die *systemische postoperative Corticoidgabe* wirkungsvoller als die topische Applikation. Zur besseren Schleimhautausheilung des postoperativ freiliegenden Knochens hat sich uns das folgende Schema bewährt, das in Zusammenarbeit mit H. KAISER entwickelt wurde. Begonnen wird mit einer Prednisolondosis von 50 mg ab dem 4. postoperativen Tag, da vorher durch den Operationsstreß mit einem erhöhten Cortisolausstoß gerechnet werden kann. Diese Corticoiddosis wird schrittweise bis zu 7,5 mg nach 4 Wochen reduziert. Anschließend wird noch für 1 Woche eine Dosis von 2,5 mg Prednisolon weitergegeben (Tab. **39**).

Tabelle **39** Postoperatives Dosierungsschema nach endonasaler Nasennebenhöhlenchirurgie wegen Polyposis nasi et sinuum.

Postop. Tag	4.	5.	6.	7.	8.	9.	10.	11.	12.	13 .– 31.	für weitere 7 Tage
Prednisolon	50	40	35	30	25	20	15	12,25	10	7,5 – 5 mg	2,5 mg

Zusätzlich ist die Applikation corticoidhaltiger Salben (z.B. Polyspectran-Salbe), vor allem nach Lösung der Hämatome und Krusten im Wundgebiet endonasal lokal empfehlenswert. Nach dem Abschluß der lokalen Wundheilung ist auch der Einsatz topisch wirkender Corticoidaerosole zusätzlich nützlich. Neben der verbesserten Rückbildung einer evtl. vorhandenen Anosmie kann durch die Langzeitapplikation der topischen Corticoidaerosole auch einem Polyposisrezidiv vorgebeugt werden (ALBEGGER). Wenn bei endoskopischen/rhinologischen Kontrolluntersuchungen vereinzelte Polyposisrezidive und Schleimhautödeme festgestellt werden, hat sich auch hierbei die konsequente Behandlung mit lokalen Corticoidaerosolen zur weiteren Polyposisrezidiv-Prophylaxe bewährt.

Nicht IgE-abhängige Rhinopathien

Die Diagnostik der zweiten Hauptgruppe, der nicht IgE-abhängigen immunpathologischen Erkrankungen der Nase ist schwieriger von einer Allergie abzutrennen als bei der ersten Hauptgruppe, den morphologischen Hindernissen. Die Nasenschleimhaut hat nur wenige Möglichkeiten, auf exogene oder endogene Reize pathologisch zu reagieren. Daher sind die Symptome der nicht IgE-gebundenen Reaktionsformen ähnlich denen der allergischen Rhinopathie. Die Unterscheidung kann daher nicht nach der Klinik, sondern nur nach ätiologischen und pathogenetischen Gesichtspunkten erfolgen. Pathogenetisch ist die Mediatorenfreisetzung (Histamin, Serotonin, Prostaglandine, Leukotriene usw.) in der Nasenschleimhaut aus nasalen Mastzellen, basophilen Leukozyten und nasalen Nervenendigungen (biochemische Phase) sowohl durch IgE-Antikörper (immunologische Phase der allergischen Rhinitis) wie auch durch andere Ursachen möglich. Der Trigger des Reflexschenkels ist unterschiedlich, aber der Endpunkt, die Mediatorenfreisetzung im efferenten Schenkel des Blockes, ist gleich. In all diesen Fällen ist das klinische symptomatische Bild gleichartig, da es durch die Mediatorenfreisetzung bedingt ist.

Bei der nichtimmunologischen *Rhinitis vasomotorica* wird die rhinologische Symptomatik durch Mediatorenfreisetzung in den Nasenschleimhäuten (Histamin usw.) ausgelöst. Zugrunde liegt eine Hyperreagibilität der Schleimhäute auf Extrinsic- oder Intrinsic-Faktoren (hyperreflektorische Rhinopathie nach Terrahe). Als Extrinsic-Faktoren werden angesehen: mechanische Reize (Septumsporne), Temperaturwechsel, Rauch, Stäube, Alkohol, Gase usw. (auch chemisch induzierte Rhinitis genannt). Als Intrinsic-Faktoren werden Störungen des vegetativen Nervensystems, des Stoffwechsels und der endokrinen Funktionen diskutiert. — *Rhinitis vasomotorica*

Ziel der Therapie ist es, durch Reizvermeidung die Mediatorenfreisetzung zu verhindern. Ein Behandlungsversuch mit symptomatisch wirkenden Mitteln kann durch DNCG, Antihistaminika und vor allem durch die topischen Corticoidaerosole durchgeführt werden. Besonders letztere zeigen auch in der Therapie der Rhinitis vasomotorica häufiger Erfolge (ALBEGGER).

Im Gegensatz zur vasomotorischen Rhinitis, deren Nasensekret keine Eosinophilen enthält, ist die *eosinophile Rhinitis* durch eine starke Vermehrung der Eosinophilen im Nasensekret gekennzeichnet. Auch in den Schleimhäuten, die bei Nasennebenhöhlenoperationen wegen einer chronischen Rhinosinusitis entnommen werden, findet sich auffällig häufig eine erstaunliche Eosinophilie. Die Allergiediagnostik ist in diesen Fällen negativ, eine Polyposis nasi klinisch nicht so selten vorhanden (s. Abschnitt »Anatomisch-mechanische Obstruktionen der Nasenatmung« S. 395). — *Eosinophile Rhinitis*

Zur Therapie der eosinophilen Rhinitis sind die topischen Aerosolcorticoide sehr empfehlenswert.

Im Bereich der Nasenschleimhäute können *Bakterien* und *Viren* vom Immunsystem als Antigene identifiziert werden. Dabei spielen wahrscheinlich die Mediatoren eine Rolle. Genauere Zusammenhänge sind umstritten. — *Infektimmunopathie*

Chemikalien können inhalativ am Arbeitsplatz aufgenommen werden oder systemisch über den oralen und parenteralen Weg als Arzneimittel. Bier, Wein, Schokolade usw. können direkt an den Rezeptoren der Nasenschleimhäute angreifen. — *Chemisch induzierte Rhinitis*

Die *arzneimittelinduzierten Rhinitiden* haben verschiedene pathogene Ursachen. Gemeinsames therapeutisches Prinzip ist die Arzneimittelkarenz. Das Risiko der Entstehung einer echten Arzneimittelallergie ist in der Reihenfolge: oral, intravenös, intramuskulär, subkutan und lokal, abhängig von der Applikationsform. Bei nasaler Anwendung ist eine echte allergische Reakti- — *Arzneimittelinduzierte Rhinitis* on auf ein Arzneimittel eher selten. Pseudoallergische Reaktionen auf Medikamente besitzen die gleiche klinische Symptomatik wie allergische Erkrankungen. Eine subtile interdisziplinäre allergologische Abklärung ist notwendig.

Extranasale Allergien und Pseudoallergien

Allergische Erkrankungen außerhalb der Nasenschleimhäute sind für den HNO-Arzt eher selten zu behandeln. Beispiele extranasaler Allergien sind das Quincke-Ödem von Gesicht, Kehlkopf, Zunge, Mundschleimhaut und Parotis. Gefürchtet wegen der Atmungskomplikationen ist die subglottische Laryngitis und Tracheitis.

Quincke-Ödem des Gesichtes

Pathophysiologisch ist das *Quincke-Ödem* (angioneurotisches Ödem) eine mediatorvermittelte Erkrankung, an welcher Histamin wesentlich beteiligt ist. Grundsätzlich können zwei Formen unterschieden werden:

1. Das hereditäre, primäre Quincke-Ödem mit autosomal dominantem Erbgang aufgrund eines Mangels an C1-Esterase-Inhibitor. Es ist nicht allergischer Genese. Corticoide nützen hier nicht.
2. Das exogene, sekundäre, idiopathische Quincke-Ödem unklarer Genese, welches im Zusammenhang mit Fieber, Trauma oder Medikamenten wie Acetylsalicylsäure, ACE-Hemmern usw. auftritt.

Das primäre, hereditäre Quincke-Ödem tritt besonders oft am Larynx auf. Die Diagnose wird durch den Nachweis des Aktivitätsmangels des C1-Esterase-Inhibitors sowie eines verringerten C4-Serumspiegels gestellt.

Quincke-Ödem des Kehlkopfes

Das sekundäre Quincke-Ödem entsteht in der Regel akut innerhalb weniger Minuten im Gesichtsbereich, kann sich aber auch auf den oberen Aerodigestivtrakt ausbreiten. Gefürchtet sind vor allem *Larynxschwellungen*, die zu hochgradiger Dyspnoe führen. Entsprechend dem Quincke-Ödem im Gesichtsbereich kann auch das sekundäre Quincke-Ödem des Kehlkopfes allergisch oder nichtallergischer Natur sein.

Mit schwereren Krankheitsverläufen ist insbesondere nach Stichen von Bienen, Wespen, Hornissen sowie Hummeln zu rechnen. Mehr als die Hälfte der Menschen, die wiederholt von Insekten gestochen werden, kann eine Sensibilisierung entwickeln. Jeder weitere Stich kann zu einem tödlichen Larynxödem oder zu einem anaphylaktischen Schock führen. Die therapeutischen Maßnahmen bei einem anaphylaktischen/anaphylaktoiden Schock sind auf S. 265 bereits besprochen. Bei erfolgreicher Therapie der Akutsituation ist eine anschließende allergologische Abklärung der Insektengiftallergie interdisziplinär durchzuführen. (s. auch S. 255).

Laryngitis subglottica

Die *stenosierende Laryngotracheitis* (Pseudokrupp) kann viral, pseudoallergisch durch inhalative chemische Noxen sowie durch eine allergische Reaktion induziert sein. Sie betrifft meist Kleinkinder zwischen dem 1. und 5. Lebensjahr. Das Leitsymptom ist der trockene, bellende Husten, auch im Schlaf. Je nach lokaler Schwellung der Schleimhäute ist die inspiratorische Dyspnoe häufig verbunden mit inspiratorischem Stridor. Das Symptom der Dyspnoe entwickelt sich in der Regel nicht so schnell wie bei dem differentialdiagnostisch zu betrachtenden Quincke-Ödem und der akuten Epiglottitis. In der Behandlung sind Corticoide nach Körpergewicht neben weiteren Maßnahmen, wie feuchte Kammer, empfehlenswert. Bei stärkerer Ausprägung der Dyspnoe muß u.U. intubiert werden. Eine Tracheotomie muß selten nach Langzeitintubation und Ateminsuffizienz erwogen werden.

Nach Durchführung der Notfallbehandlung soll sich die Suche nach krankheitsauslösenden Faktoren anschließen. Zu fahnden ist nach Allergenen (allergische Laryngitis subglottica), nach inhalativen Mediatoren, nach Umweltnoxen (pseudoallergische Laryngitis subglottica), nach direkt toxischen Umweltgiften (toxische Laryngitis subglottica) sowie nach viralen Infekten. Häufig handelt es sich bei der akuten Manifestation einer akuten Laryngitis subglottica um mehrere der genannten Pathomechanismen, die gleichzeitig wirksam sein können. Auch bei klarem Infektgeschehen soll daher eine zusätzliche allergologische Anamnese durchgeführt werden. Bei der allergischen Laryngitis subglottica ist die Anwendung von Corticoiden besonders wirkungsvoll.

Bei der *Laryngitis allergica* kommt es zu einer Schwellung und Rötung der Stimmlippen, die von akuten infektiösen Laryngitiden zunächst nicht unterschieden werden können. Häufig ist die allergische Laryngitis kombiniert mit einer Rhinitis allergica. Therapeutisch sind topische Corticoidaerosole wirkungsvoll. Ansonsten gilt das therapeutische Rezept der Rhinitis allergica mit der zunächst durchzuführenden kausalen Therapie. Die chronische Laryngitis allergica ist schwer einzuordnen. Auffällig ist, daß ein Drittel aller Patienten mit chronischer Laryngitis Allergiker sind.

Laryngitis allergica

Als Nebenwirkung im Larynx tritt vor allem bei hochdosierter Dexamethasondosierung Heiserkeit auf (sog. Cortisonstimme), die sich nach Absetzen des Cortisons zurückbildet.

Eine plötzliche *Zungenvergrößerung* mit Spannungsschmerzen, Juckreiz, Schluckunfähigkeit und Dyspnoe kann Ausdruck einer allergischen Soforttypreaktion gegen Arzneimittel sein (Analgetika, Lokalanästhetika, Barbiturate, ACE-Hemmer und Antibiotika), Serum und Serumprodukte (Blutplasma) und Nahrungsmittel (Obst, Fisch, Eiweiß, Milch und Milchprodukte). Ein Quincke-Ödem kann sich unmittelbar entwickeln, da die Mundschleimhaut ein Vorzugsgebiet des allergisch bedingten sekundären Quincke-Ödems darstellt. Durch Zunahme des Quincke-Ödems kann im Bereich des oberen Aerodigestivtraktes Erstickungsgefahr entstehen. Auf die allergischen und pseudoallergisch/toxischen Reaktionen nach Insektenstich wurde bereits hingewiesen.

Allergische Glossitis

Kopf-Hals-Chirurgen setzen Cortison bei Tumoroperationen im Bereich der oberen Luft- und Speisewege (z.B. Zungen- und Kehlkopfteilresektionen, Mikrolaryngoskopien usw.) zur *Verminderung der postoperativen Schwellung* ein. Dadurch läßt sich häufig eine Tracheotomie vermeiden.

Schwellung nach Operationen

Die Applikation ist nicht einheitlich. Einige Operateure verabreichen Prednisolon in einer Dosierung von 500–1000 mg bei Operationseinleitung, andere erst bei Extubation, zum Teil auch kombiniert prä- und postoperativ. Bei der Extubation nach Langzeitintubation beatmeter Patienten hat sich uns eine Corticoidgabe von 250 mg Prednisolon 6 Std. vor und zum Zeitpunkt der Extubation bewährt. Bei hochgradiger Dyspnoe mit Stridor, bedingt durch Tumoren, z.B. des Larynx oder Hypopharynx, wirkt eine hochdosierte Corticoidapplikation rasch (sog. medikamentöse Tracheotomie).

Allergene und Pseudoallergene können ein Quincke-Ödem oder eine *akute Stomatitis mit Cheilitis* auslösen. Beim Quincke-Ödem sind häufiger gastrointestinale Manifestationen vorhanden. Bei der Sonderform des chronisch rezi-

Mundschleimhautallergie

divierenden Quincke-Ödems über Jahre sind häufig genossene Nahrungsmittel als Allergene möglich. Eine genauere allergologische Diagnostik muß durchgeführt werden. Bei einer örtlichen Schleimhautreaktion zu einem Zahn bzw. zur Prothese muß an eine allergische Reaktion vom verzögerten Typ im Bereich der Mundschleimhaut auf zahnärztliches Material gedacht werden.

Quincke-Ödem der Parotis Die rezidivierende, in der Regel beidseitige *Parotisschwellung* ist durch Allergene entsprechend denen der allergischen Mundschleimhautallergie gekennzeichnet. Auch nichtallergische Entstehungsmechanismen sind möglich. Auffällig ist eine Eosinophilenvermehrung im Parotissekret.

Allergien und Pseudoallergien im Bereich des Ohres Für die allergisch induzierte, *seromuköse Otitis media*, vor allem des Kleinkindes, wird eine Auslösung durch eine gleichzeitige allergische Rhinitis im Bereich der oberen Luftwege angenommen. Die Diagnose des Seromukotympanons ist für den Otologen nicht schwierig. Die Zahl der allergisch induzierten Otitis media serosa (Mukoserotympanon) wird auf weniger als ein Drittel der Anteilfälle geschätzt. Schwierig ist die Unterscheidung zwischen einem durch lokale allergische Schleimhautreaktionen hervorgerufenen Paukenerguß und einem Tubenkatarrh, der Begleitsymptomatik einer Erkrankung des oberen Aerodigestivtraktes ist. Handelt es sich dabei um eine allergische Rhinopathie, ist diese in erster Linie zu behandeln.

Eine ausschließlich immunologische Therapie des Paukenergusses ist jedoch mit Ausnahme von ganz klaren Diagnosen abzulehnen. Zumeist erweist sich eine operative Behandlung des Mittelohres durch Parazentese oder Paukenröhrchen und eine Adenotomie als notwendig. Denn die zumeist jungen Patienten (Klein- und Schulkinder) sind auf ihr Hörvermögen dringend angewiesen.

Ohrkontaktekzem Das *Ohrkontaktekzem* ist aufgrund des otologischen Befundes schwer von einer Otitis externa anderer Genese abzugrenzen. Diagnostisch führt hier die Anamnese weiter, so daß eine Allergenkarenz angeschlossen werden kann. Häufige Kontaktantigene sind Brille, Nickelschmuck, Ohrentropfen, Kosmetika, Haarspray, Waschmittel, Ohrpaßstücke usw.

Zur Therapie der Otitis externa allergica werden in der akuten Phase corticoidhaltige Ohrentropfen bzw. -salben gegeben (s. Tab. **38**). Eine Corticoid-Langzeittherapie empfiehlt sich jedoch nicht. Allergenkarenz ist anzustreben. Eine dermatologisch allergologische Abklärung ist empfehlenswert.

Literatur

Albegger K. Zur Lokaltherapie von Rhinopathien mit topisch wirksamen Gluko-Kortikosteroid-Aerosolen. Laryng Rhinol Otol 1985; 64: 98

Clissold SP, Heel RC. Budesonide. A Preliminary Review of its Pharmacodynamic Properties and Therapeutic Efficacy in Asthma and Rhinitis. Drugs 1984; 28: 485

Enzmann H. Analgetikaintoleranz, Pseudoallergie bei Polyposis nasi. HNO-Krankh 1990; 2: 127

Ferstl A, Kellner G, Majer EH. Allergische Krankheiten und neurovaskuläre Störungen der Nase und ihrer Nebenhöhlen. In: Berendes I, Link R, Zöllner F. HNO-Heilkunde in Praxis und Klinik, Bd. I: Obere und untere Luftwege. Thieme, Stuttgart 1977

Fleischer K. Hals-Nasen-Ohren-Krankheiten. In: Kaiser H. Cortisonderivate in Klinik und Praxis, 8. Aufl. Thieme, Stuttgart 1987

Holopainen E, Malmberg H, Binder E. Long-term follow-up of intra-nasal beclomethason treatment - a clinical and histologic study. Acta Otolaryngol Suppl 1982; 386: 270

Hosemann W, Göde U, Länger F, u. Mitarb. Experimentelle Untersuchungen zur Wundheilung in den Nasennebenhöhlen. II. Spontaner Wundschluß und medikamentöse Effekte im standardisierten Wundmodell. HNO 1989

Lindqueit N, Balle VH, Karma P, Kärjä u. Mitarb. Langzeituntersuchungen zur Verträglichkeit und Wirksamkeit von Budesonid Nasenspray bei perennialer Rhinitis. Ergebnisse einer 1jährigen Multizenter Studie. Allergy, 1986; 41: 179

Majer EH. Allergische Erkrankungen der Nase und ihrer Nebenhöhlen. In: Berendes J, Link R, Zöllner F. Hals-Nasen-Ohren-Heilkunde in Praxis und Klinik. 2. Aufl., Bd. I. Thieme, Stuttgart 1977

Mygind N. Topical steroid treatment for allergic rhinitis and allied conditions. Clin Otolaryngol 1982; 7: 343

Mygind N. Grundriß der Allergologie. Steinkopff Verlag Darmstadt 1989

Pipkorn U. Glucocorticoids in Nasal Therapy. Schleimer RP, Claman HN, Oronsky AL, Eds. Anti-inflammatory Steroid Action. Basic and Clinical Aspects. Academic Press, Inc. San Diego 1989

Ryrfeldt A, Andersson P, Edsbäcker P, Tönnesson M u. Mitarb. Pharmacokinetics and metabolism of Budesonide, a selective glucocorticoid. Eur J Respir Dis 1982; 122. 63: 86

Terrahe K. Die hyperreflektorische Rhinopathie. HNO 1985; 33: 51

Wilkinson WS, Morgan CM, Baruh E, et al. Retinal and choroidal vascular occlusion secondary to corticosteroid embolisation. Brit J Ophthal 1989; 73: 32

Zenner HP. Allergologie in der Hals-Nasen-Ohren-Heilkunde. Springer, Berlin 1987

Funktionsstörungen an Sinnesorganen und Hirnnerven

Bei den Funktionsstörungen des Sinnesorgans »Geruch« werden, wie bei anderen Sinnesorganen, 2 unterschiedliche Störungsformen unterschieden. Liegt der Ort der Schädigung intranasal im Antransportorgan (mechanisches Hindernis), dann spricht man von einer *»respiratorischen Anosmie«*. Durch endonasale rhinochirurgische Maßnahmen lassen sich solche Hindernisse häufig beseitigen. Unter zusätzlicher Applikation von Corticoid-Dosier-Aerosolen heilt auch die empfindliche Schleimhaut im Bereich der Riechspalte wieder aus.

Schwieriger zu behandeln sind die Perzeptionsstörungen des Geruchsorgans (*essentielle Anosmie*), bei denen der Ort der Schädigung in den Sinneszellen selbst liegt. Eine Unterscheidung zwischen einer reinen peripheren Sinnesorganstörung des ersten Hirnnerven, der zentralen Bahnen und des kortikalen Geruchsfeldes (zentrale Anosmie) ist meist nicht möglich. Zusätzliche Geschmacksstörungen weisen auf eine zentrale Störung hin, wie man sie häufiger nach Schädel-Hirn-Traumen findet.

Bei akuten Geruchsverlusten im Rahmen eines Infektes oder nach Schwangerschaften kann das übliche Infusionsschema zur Hörsturzbehandlung mit und ohne Corticoide versucht werden. Internationale Studien über die Therapieergebnisse sind uns nicht bekannt. Die früher geläufige Kombinationsbehandlung mit Vitaminen und Strychnin hat sich nicht als erfolgreich erwiesen.

Der *Hörsturz* tritt akut in Form einer Schallempfindungsschwerhörigkeit auf (Innenohrschwerhörigkeit, sensoneuraler Hörverlust, Perzeptionsschwerhörigkeit). Der Hörverlust kann geringgradig nur einzelne Frequenzen betreffen, aber auch bis zur totalen Taubheit (Surditas) führen. Häufig ist er mit Ohrensausen (Tinnitus) verbunden. Die Ursache des Hörsturzes ist nicht bekannt. Wahrscheinlich handelt es sich um eine polykausale Genese. Angenommen werden vor allem vaskuläre Ursachen.

Daher werden in der Therapie des Hörsturzes häufig die Mikrozirkulation verbessernde Medikamente wie Hydroxyäthylstärke (z.B. Haes-steril 6%), Pentoxifyllin (Trental), Naphtidrofurylhydrogenoxolat (Dusodril) o.ä. angewendet (Infusionstherapie über 10 Tage). Von zahlreichen HNO-Ärzten werden vor allem bei Rezidiven Corticoide in einer Dosierung von 100 mg/die Prednisolon absteigend eingesetzt. Auch das »STENNERT-Schema« (Tab. **40**)

Anosmie/
Hyposmie

Hörsturz

Tabelle **40** Sog. »STENNERT-Schema« zur medikamentösen Behandlung peripherer Fazialisparesen.

1. Tag und 2. Tag
200 mg Trental in 500 ml Haes 10% über 4 Stunden
500 ml   Haes 10%
Prednisolon i. v.
    bis 70 kg Körpergewicht 200 mg Prednisolon i. v.
    ab 70 kg Körpergewicht 250 mg Prednisolon i. v.

3. Tag
300 mg Trental in 500 ml Haes 10%
500 ml   Haes 10%
150 mg Prednisolon i. v.

4. Tag
300 mg Trental in 500 ml Haes 10%
150 mg Prednisolon i. v.

5. – 10. Tag 300 mg Trental in 500 ml Haes 10%

Prednisolon i. v.
5. und 6. Tag 100 mg Prednisolon i. v.
7. Tag   75 mg Prednisolon i. v.
8. Tag   50 mg Prednisolon i. v.

Prednisolon oral ab dem 9. Tag
 9. Tag 40   mg   oral
10. Tag 20   mg   oral
11. Tag 15   mg   oral
12. Tag 12,5 mg   oral
13. Tag 10   mg   oral
14. Tag   7,5 mg   oral
15. Tag   5   mg   oral
16. bis 18. Tag 2,5 mg   oral

wird verwandt. Befriedigende statistische randomisierte prospektive Studien gegenüber einer therapia nulla fehlen.

Immunologische Untersuchungen zeigen bei den akuten kochleovestibulären Erkrankungen in rund 50% der Fälle eine immunologische Disballance der Immunregulation (der CD4-/CD8-Lymphozytensubpopulationen) und der HLA-DR-Immungenetik (BUMM u. Mitarb.). Bei einer immunologischen Ursache des Hörsturzes ist der therapeutische Einsatz von Corticoiden zu diskutieren. Dies trifft auch für einige chronische progrediente Schwerhörigkeiten zu, bei denen schon des längeren der Einsatz von Corticoiden getestet wird. Im Einzelfall wurde über Erfolge berichtet (McCABE).

Als Ursache des Hörsturzes muß natürlich ein Akustikusneurinom vorher ausgeschlossen werden, ebenso eine runde Fenstermembranruptur.

Neuropathia vestibularis   Leitsymptom der *akuten Vestibularisschädigung* (Neuropathia vestibularis, Neuronitis vestibularis) ist akuter Drehschwindel, meist verbunden mit Übelkeit und Erbrechen ohne Hörsymptome wie Tinnitus und Hörverlust. Unter der Frenzel-Brille zeigt der Spontannystagmus zumeist einen Ausfallnystagmus zur gesunden Seite, die vestibulospinalen Reaktionen ergeben in der akuten Phase ein Abweichen der Körperstellung zur Seite des Vestibularisausfalles. Die kalorische Spülung demonstriert eine Untererregbarkeit des betroffenen Labyrinthes.

Auch die Ursache der Neuropathia vestibularis ist, wie beim Hörsturz, unbekannt. Möglicherweise handelt es sich im Rahmen einer akuten kranialen Polyneuritis um eine Krankheitsursache an verschiedenen Hirnnerven (Bumm u. Mitarb.).

Wie beim Hörsturz handelt es sich auch bei der Behandlung der Neuropathia vestibularis um eine Polypragmasie. Eine Infusionsbehandlung wie beim akuten Hörsturz wird häufig durchgeführt. Während früher die Patienten wegen des Schwindels langzeitig sediert wurden, wird heute frühzeitig mobilisiert und mit einem intensiven vestibulären Training (Hamann) begonnen. Dadurch ist die Rehabilitation durch Kompensation des vestibulären Systems beschleunigt.

Die Therapie der idiopathischen, rheumatischen, kryptogenen, *peripheren Fazialislähmung* (Parese a frigore), der sog. Bellschen Parese, ist umstritten. Wegen der guten Spontanremission von ca. 60–80% befürworten einige Forscher einen therapeutischen Nihilismus. Von zahlreichen HNO-Ärzten wird jedoch eine sofortige Infusionsbehandlung mit mikrozirkulationverbessernden Pharmaka empfohlen (körperfremden Volumen-Ersatzmitteln auf Stärke- [z.B. Haes-steril 6%] oder Dextran-Basis [z.B. Macrodex]). Bewährt hat sich insbesondere das Schema von Stennert (Tab. **40**).

Periphere Fazialisparese

Seit konsequenter Durchführung der Corticoidtherapie der Fazialisparese sind die sehr unangenehmen, schweren Krankheitsverläufe mit Fazialisrestparesen und Defektheilungen (Synkinesien und Kontrakturen) seltener geworden. Durch die Corticoidbehandlung soll nicht nur das akute Nervenödem bekämpft werden, sondern auch die Entstehung einer endoneuralen Fibrose des Fazialisnerven (Bumm u. Mitarb.). Dekompressionsoperationen sind höchstens noch zur Verbesserung der Regeneration zu diskutieren, wenn bei ausgebliebenem Effekt der Corticoidtherapie eine Reinnervation der Gesichtsmuskulatur nicht in Gang kommt (Bumm u. Mitarb.).

Die posttraumatischen Fazialisparesen, die ohne Latenz zum Unfall sofort entstanden sind, müssen nach röntgenologischer topischer Abklärung operativ revidiert werden. Bei den sog. Spätparesen mit freiem Intervall zwischen Unfall und Auftreten der posttraumatischen Parese hat sich die parenterale Corticoidtherapie, wie bei der Bellschen Parese, bewährt.

Einseitige *Rekurrensparesen* führen je nach Paresestellung der betroffenen Stimmlippe zum Leitsymptom Heiserkeit. Die Atmung ist in der Regel nicht eingeschränkt. Bei doppelseitigen Rekurrensparesen ist das Leitsymptom jedoch Atemnot, Heiserkeit besteht zumeist nicht.

Rekurrensparesen

Die Mehrzahl der Rekurrensparesen entsteht traumatisch, zum Beispiel im Rahmen einer Strumarevisionsoperation. Bei unklarer Genese muß ein Tumor entlang des N.-vagus-recurrens-Verlaufes ausgeschlossen werden.

Bei der idiopathischen Rekurrensparese kann der Einsatz von Corticoiden, wie bei der Bellschen Parese, versucht werden. Statistisch überzeugende Therapiekontrollen sind nicht bekannt.

Speiseröhrenverätzungen

Bei *Verätzung durch Säuren oder Laugen* stehen die lokalen Schleimhautschädigungen im Bereich der oberen Speisewege und des Ösophagus ganz im Vordergrund. Ihr Anteil unter den »Intoxikationen« soll bei 3% der Vergiftungen liegen (ROSSI u. Mitarb.). Kolliquationsnekrosen sind meist schwerwiegender als Säureverätzungen, da sie tiefer submukös einwirken. Bei Säurewirkungen dominieren starke, brennende, stechende Schmerzen.

Eine sofortige intensive Abspülung mit Wasser (Fruchtsaft, Tee oder ähnlichem) kann versucht werden. Als Erstmaßnahme muß die Sicherung der Vitalfunktionen durchgeführt werden. Akutkomplikationen wie Schleimhautschwellungen der Atemwege, resorptive Vergiftungen, akutes Nierenversagen, Gerinnungsstörungen müssen behandelt werden, ebenso natürlich die akute Hypovolämie.

Bei der Schockbekämpfung wird Prednisolon in hohen Dosierungen, bei Kindern 1 mg/kg Körpergewicht, gegeben. Die Kombination mit einem Antibiotikum ist sinnvoll.

Nach Sicherung der Vitalfunktionen und der akuten Komplikationen soll ab dem 3. bis 5. Tag, evtl. auch schon früher, in Intubationsnarkose eine Hypo-/Ösophagoskopie zur Feststellung des Schleimhautschädigungsgrades durchgeführt werden (RUDERT u. Mitarb.). Die dabei erhobenen Befunde sind ausschlaggebend für das weitere Vorgehen. Finden sich keine Schleimhautläsionen, kann auf eine weitere Prednisolongabe verzichtet werden. Finden sich jedoch Schädigungen der Speisewegeschleimhäute, soll die Corticoidbehandlung fortgeführt werden. Ihre Dauer und Dosierung ist vom Grad der Schleimhautschädigung abhängig. Gefürchtete Spätkomplikationen sind Strikturbildungen und Keloide.

Für die Spätbougierung manifester Stenosen wird eine Corticoidbehandlung empfohlen, da die unvermeidlichen Mikrofissuren im ausgedehnten Narbengewebe eine Reststenosierung befürchten lassen.

Bei ösophagealen Stenosen im Rahmen einer Epidermolysis bullosa dystrophica wird eine Corticoidbehandlung zur Reduzierung der Ödeme und zur Reduzierung der Kollagenbildung empfohlen (KERN u. Mitarb.).

Literatur

Bumm P, Hirschberger H, Thumfart W, et al. In: Graham M, House WF. Disorders of the Facial Nerve - Anatomy Diagnosis, and Management. Raven, New York 1980

Bumm P, Müller EC, Grimm-Müller U. u. Mitarb. T-Lymphozytensubpopulationen und HLA-DR-Antigene beim Hörsturz, der Neuropathia vestibularis, dem Morbus Menière und der Bellschen Parese. Laryng Rhinol Otol 1991; 70: 260

Fleischer K. Hals-Nasen-Ohren-Krankheiten. In: Kaiser H. Cortisonderivate in Klinik und Praxis. 8. Aufl. Thieme, Stuttgart 1987

Hamann KF. Training gegen Schwindel. Springer, Berlin 1987

Kern IB, Eisenberg M, Willis S. Management of oesophageal stenosis in epidermolysis bullosa dystrophica. Arch Dis Child 1989; 64: 551

McCabe BF. Autoimmune sensorineural hearing loss. Ann Otol Rhinol Laryngol 1979; 88: 585

Rossi R, Deller A, Pfenninger E, u. Mitarb. Präklinische Diagnostik und Erstversorgung bei Säuren- und Laugenverätzungen. Notfallmedizin 1987; 13: 995

Rudert H, Schmücker K, Bayer J. Verätzungen der Speiseröhre. Laryng Rhinol Otol 1974; 13: 590

Stennert E. Pathomechanisms in cell metabolism: a key to treatment of Bell's palsy. Ann Otol Rhinol Laryngol 1981; 90: 557

Zech J, Tasman A, Maier H. Angioneurotisches Ödem der Zunge, induziert durch die Einnahme von ACE-Hemmern. 1990; 38: 143

Augenkrankheiten

(W. STRAUB)

Als die Corticoide in die ophthalmologische Therapie eingeführt wurden, stand man unter dem Eindruck ihrer besonderen Wirkungskraft bei einer Reihe von Erkrankungen des Bulbus. Diese Medikamente haben bis dahin gültige therapeutische Vorstellungen geradezu revolutioniert. Dazu kommt, daß das Auge in seinen verschiedenen Abschnitten der objektiven Beurteilung der Wirkungsweise eines Medikaments besonders gut zugänglich ist. So haben seit jeher die Augengewebe als Modellfall für den Ablauf von Entzündungs- und Heilvorgängen im Organismus dienen können.

Örtliche Therapie

Schon nach einmaliger Applikation corticoidhaltiger Augentropfen entsteht eine hohe Wirkstoffkonzentration in der Hornhaut, die etwa 20 Std. lang anhält. Hohe Konzentrationen erreicht man bei einer Applikation alle 2–3 Std. auch in Bindehaut, Iris und Kammerwasser. Die Hornhaut zeigt nach lokaler Applikation die höchsten Gewebsspiegel. Es folgt im Bereich des vorderen Segments ein steiles Konzentrationsgefälle. Nach subkonjunktivaler, parabulbärer und retrobulbärer Injektion entsteht auch im Glaskörper und im hinteren Augensegment ein therapeutisch genügender Spiegel (HAMARD). Am niedrigsten liegt die erreichbare Konzentration im Glaskörper, wahrscheinlich läßt sich bei allgemeiner Verabreichung ein höherer Spiegel als durch die Lokalbehandlung erzielen (FECHNER). Die Kombination von subkonjunktivaler bzw. parabulbärer und allgemeiner Anwendung ist bei Erkrankungen des hinteren Augenabschnittes überlegen.

(Randnotiz: Wirkung auf verschiedene Augenabschnitte)

In vergleichenden Versuchen bei Kaninchen-, Affen- und Menschenaugen haben WENDT u. BÖKE nach lokaler Applikation und i.v. Injektion von ^{3}H-Fluocortolon die Konzentration in Geweben und Flüssigkeiten bestimmt. Im Verteilungsmuster ergaben sich hierbei keine Unterschiede. Allerdings fiel nach lokaler sowie i.v. Gabe ein längeres Verweilen des Medikamentes im Affenauge auf. Ähnlich verhielten sich die Konzentrationen im Kammerwasser des Menschen. Bei ihren Untersuchungen über die Corticoidkonzentrationen in der Vorderkammer des Kaninchens nach allgemeiner und lokaler Applikation ^{3}H-markierter Corticoide fanden THIEL u. Mitarb. nach lokaler Gabe eine höhere Kammerwasserkonzentration. Eine doppelte Dosis hatte keine doppelte Aktivität in der Vorderkammer zur Folge. Eine zeitversetzte Applikation von 1 und 2 Std. führte zu einem höheren Maximum als die entsprechende Einzelgabe, zu einer höheren Endkonzentration und zu einem langsameren Konzentrationsabfall.

Auch die Untersuchung der Penetration von Corticoiden ins entzündete Auge fand das Interesse zahlreicher Autoren. Nach Erzeugung einer experimentellen intraokularen Entzündung wurde festgestellt, daß dabei Dexamethasonphosphat und -acetat sowie Prednisolonacetat leichter in Hornhaut und Glaskörper eindringen. HAMARD fand, daß nach der Einträufelung von Dexamethasonphosphat, wenn eine Abrasion des Hornhautepithels und eine Verlegung der Tränenwege vorausgingen, die intraokulare Konzentration des

Medikaments beträchtlich erhöht werden konnte. Bei den Versuchen wurde wiederum bestätigt, daß die Einträufelung in den Bindehautsack zu einer höheren Konzentration in den meisten Augengeweben führt als die orale oder die i.v. Verabreichung. Allerdings weisen nach KREY gebräuchliche Corticoide zur Lokaltherapie eine recht unterschiedliche Penetrationsfähigkeit durch die Hornhaut auf: Während Medryson die Kornea praktisch nicht durchdringt, zeigt Dexamethason eine ausgesprochen starke Penetrationsfähigkeit in die vordere Augenkammer.

Vehikel Bei der lokalen Applikation sollten Dosis und Konzentration der Präparate der zu behandelnden Krankheit entsprechen. Erfahrungsgemäß sind die handelsüblichen Präparate manchmal zu stark wirksam.

Speziell mit diesen Fragen hat sich FECHNER befaßt. Er betont, daß bei Bindehaut- und Hornhauterkrankungen zur Vermeidung intraokulärer Komplikationen ein Präparat gewählt werden sollte, das relativ schwer ins Auge eindringt. Dies ist bei Salben und öligen Tropfen der Fall. THIEL u. Mitarb. haben die Anwendung der öligen Lösung von Fluocortolon besonders empfohlen. Augensalbe wirkt zwar langsamer, führt aber zu einem höheren Gewebsspiegel als ölige Lösungen. Die Entscheidung für eine wäßrige oder ölige Lösung oder für die Salbenform hängt von der jeweiligen Indikation ab. Für eine länger dauernde, energische Lokalbehandlung ist die Salbenform zu bevorzugen. Einen hohen intraokulären Spiegel erzielt man bei häufiger Applikation von wäßrigen oder mikronisierten Dexamethason-Tropfen mit besonders langer Verweildauer (z.B. Decadron, Isopto-Dex) (FECHNER).

Besteht die Gefahr einer Augendruckerhöhung, so wähle man Präparate mit geringer drucksteigernder Potenz im Vergleich zu ihrer entzündungshemmenden Wirksamkeit, z.B. Medryson (schwach wirksam) oder Fluorometholon (stark wirksam), unter dem Namen Spectramedryn bzw. Efflumidex im Handel.

Es steht eine Reihe von Corticoiden in wäßriger und öliger Lösung sowie in Salbenform zur Verfügung. Manche sind mit Sulfonamiden und Antibiotika kombiniert. Hinsichtlich der Corticoidwirkung dürften sich bei Einhalten einer entsprechenden Dosierung keine grundsätzlichen Präferenzen ergeben (NEUBAUER u. SEVERIN).

Auch im Hinblick auf unerwünschte Nebenwirkungen läßt sich bisher unter den verschiedenen Corticoiden bei örtlicher Anwendung am Auge kein Unterschied feststellen.

In der Bundesrepublik Deutschland gebräuchliche corticoidhaltige Augenmedikamente sind in Tab. **41** zusammengestellt.

Subkonjunktivale Injektion Zur *subkonjunktivalen Injektionstherapie* eignet sich besonders Prednisolonacetat. Für die parabulbäre Injektion kommen auch in Betracht: Scherofluron, Depot-Medrate, Urbason-Kristallsuspension.

Retrobulbäre Injektion Es sei an dieser Stelle erwähnt, daß bei jeder *retrobulbären* (oder parabulbären) *Injektion* jedoch stets die Gefahr der Zerreißung intraorbitaler Gefäße mit nachfolgendem Hämatom besteht. Solche Hämatome können zu einer Kompression des Sehnervs, u.U. mit nachfolgender Erblindung, führen! Außerdem kennt man bei retrobulbären Injektionen die Möglichkeit eines reflektorischen Zentralarterienstammverschlusses, selbstverständlich ebenfalls mit schlechter Prognose. Die Lage parabulbärer Corticoiddepots läßt sich mit Hilfe der Ultraschalluntersuchung bestimmen.

Tabelle **41** Am Auge lokal anwendbare Corticoidpräparate. Genannt werden nur Mono-präparate; daneben gibt es noch Kombinationen mit Antibiotika und anderen Stoffen.

Wirkstoff	Steroidkonzentration (in %)			In Deutschland gebräuchliche Handelspräparate *)
	wäßrig	ölig	Salbe	
Hydrocortison			0,5	Ficortril-Augensalbe 0,5%ig
			1,0	Hydrocortison Dispersa 1%ig
			2,5	Ficortril-Augensalbe 2,5%ig
Prednisolon	0,5			Ultracortenol-Augentropfen (Mikro-Kristallsuspension)
			0,5	Ultracortenol-Augensalbe
Dexamethason		0,1		Cortisumman-Augentropfen
	0,1			Decadron
	0,1			Dexapos
	0,1			Dexa-sine-Augentropfen
	0,1			Isopto-Dex-Augentropfen
	0,1			Spersa-Dex-Augentropfen
Betamethason	0,1			Durabetason
Fluorometholon	0,1			Efflumidex-Augentropfen
Medryson	1,0			Spectramedryn-Augentropfen
			1,0	Ophtocortin

* Ohne Anspruch auf Vollständigkeit

Gegen die Mischung der Corticoidlösungen und Kristallsuspensionen mit Lokalanästhetika, beispielsweise Xylocain 1:100 000 im Verhältnis 1:1, sieht FECHNER keine Bedenken, wenn eine schmerzlose Applikation erwünscht ist.

Systemische Therapie

Die *Dosierung* der einzelnen Corticoide richtet sich nach dem Wirkungsäquivalent. Die Initialdosis der Ophthalmologie entspricht im allgemeinen täglich 50–100 mg Prednison, ausnahmsweise auch mehr. Später reduziere man die Dosis entsprechend dem Krankheitsverlauf. Dabei sollte man die alternierende Therapie anstreben (s. S. 154). Auch für die augenärztliche Behandlung gelten die auf S. 156 f. dargelegten Grundsätze, ebenso für das Absetzen nach systemischer Applikation (s. S. 158 f.).

Dosierung

Erkrankungen des vorderen Augenabschnittes

Zur *Verhinderung hyperplastischer Narben* beschränkt sich die Corticoidanwendung auf örtliche Gaben in Salbenform. Angesichts der Häufigkeit von Schnittverletzungen in der Umgebung des Auges ist diese Tatsache von einiger Bedeutung. Die Behandlung wird so vorgenommen, daß mehrmals täglich die verletzte Stelle eingerieben wird.

Liderkrankungen

Bei *Chalazien* haben zahlreiche Autoren nach einfachen, wenig eingreifenden para- und intraläsionalen Injektionen von Corticoiden über günstige Erfahrungen berichtet (BAHGAT; GERKOWICZ; SIGNORINI u. Mitarb.). Wenngleich sich hier eine Alternative zur operativen Chalazionbehandlung abzeichnet, so ist auch diese Therapie nicht ohne Risiko: THOMAS u. LABORDE beschrieben einen irreversiblen Verschluß der Netzhaut-Zentralarterie nach einer Injektion von Corticoiden in ein Chalazion!

KUSHNER hat bei Säuglingen mit kapillären und kavernösen *Lidangiomen* ein Gemisch von Triamcinolon und Betamethason in den Tumor injiziert und dabei gute Resultate gesehen.

Diese Ergebnisse werden von anderen Autoren, z.B. QUÉRÉ u. Mitarb., bestätigt. EDGERTON meint, daß die Corticoidwirkung auf die Tumorinvolution systemisch zustande kommt, auch wenn das Medikament lokal in hoher Dosis in den Tumor injiziert wird. Allerdings wird auch über eine nach dieser Therapie aufgetretene Atrophie des subkutanen Gewebes berichtet (DROSTE u. Mitarb.). COGEN u. ELSAS sahen eine Depigmentierung der Lidhaut an der Stelle der Corticoidinjektion.

Bei *Blepharitis squamosa* hat sich uns folgende Therapie bewährt: Nach der Behandlung ursächlich mitwirkender Faktoren (unkorrigierte Refraktionsanomalien, Störungen des Gleichgewichts äußerer Augenmuskeln) morgens und abends Kamillenüberschläge zur Entfernung der Krusten. Danach Einreiben der Lidkanten mit einer Corticoidhaltigen Augensalbe.

Erkrankungen der Sklera

Bei *Skleritis und Episkleritis* bringt eine lokale Corticoidbehandlung (Tropfen, Salbe, subkonjunktivale Depots) oft rasche Besserung bzw. Heilung. Man muß sich allerdings darüber klar sein, daß es sich nicht selten um ein rezidivierendes Leiden handelt. FECHNER empfiehlt eine Allgemeinbehandlung (z.B. 60 mg/die Prednisolon täglich, dann absteigend).

Erkrankungen der Bindehaut

Eine örtliche oder allgemeine Anwendung von Corticoiden kann bei Allergien nützlich sein. Allerdings ist damit eine definitive Heilung nicht möglich, wenn die Ursache der *allergischen Konjunktivitis* unbekannt bleibt. Dies ist oft genug der Fall. Deshalb sollte dann die Anwendung zeitlich begrenzt und in geringer Dosierung erfolgen. Der Patient muß unbedingt auf die Gefahren einer längeren Therapie hingewiesen werden. *Niemals sollte eine Corticoidtherapie am Auge ohne augenärztliche Untersuchung und Überwachung stattfinden!* Die Verordnung corticoidhaltiger Augentropfen durch einen Nichtophthalmologen wird vielfach als Kunstfehler betrachtet. Auch FECHNER fordert, daß wenigstens jede wiederholte Verordnung corticoidhaltiger Medikamente am Auge augenärztlicher Kontrollen bedarf.

Die Anwendung corticoidhaltiger Augentropfen bei chronischen Konjunktividen mit multifaktorieller Ursache ist abzulehnen. Selbstverständlich sind corticoidhaltige Tropfen bei bakteriellen und pilzbedingten Konjunktividen nicht nur nutzlos, sondern gefährlich. Ebenso sollte man bei frischem Trachom keine Corticoide anwenden.

Erkrankungen der Hornhaut

Wirkungsmechanismus

Eine Reihe von Hornhauterkrankungen stellt geradezu eine Domäne der Corticoidtherapie dar. Dabei muß man sich über folgende *Effekte der Corticoidmedikation* am entzündeten Vorderabschnitt klar sein:

1. Vasokonstriktion,
2. Verminderung der Kapillarpermeabilität mit Abdichtung der Blutkammerwasserschranke und Reduktion des Hornhautödems, Verminderung der

fibrinösen Exsudation, der zelligen Infiltration, der fibroplastischen Aktivität und der Kollagenbildung sowie schließlich verzögerte Wundheilung (im Stroma stärker als im Epithel) und Schwächung der Infektabwehr (NEUBAUER u. SEVERIN).

Bei der Behandlung von Hornhautentzündungen und evtl. auch als Vorbereitung für die Keratoplastik ist die Hemmung der Gefäßneubildung in der Kornea wesentlich.

Am vorderen Augenabschnitt wird, wie eingangs erwähnt, bei lokaler Applikation eine wesentlich höhere Konzentration erreicht als bei allgemeiner Anwendung. Zellulosevehikel erhöhen die Gewebsspiegel am vorderen Bulbusabschnitt.

Grundsätzlich ist eine Corticoidanwendung bei *Epithel- und Stromadefekten*, die sich bekanntlich mit Natriumfluoresceinlösung grün anfärben, streng kontraindiziert. Sind regelmäßige augenärztliche Kontrollen an der Spaltlampe gewährleistet, gibt es bestimmte Ausnahmen: So reagieren z.B. Hornhautrandgeschwüre im Rahmen der Keratoconjunctivitis eczematosa (scrofulosa), die als allergisch-hyperergische Vorgänge anzusehen sind, meist gut auf Corticoide. *(Randnotiz: Epithel- und Stromadefekte)*

Bei den im gesamten gesehen seltenen *Hornhauterkrankungen im Rahmen von Kollagenosen* (Lupus erythematodes, Periarteriitis nodosa, Wegnersche Granulomatose, Dermatomyositis und rheumatoide Arthritis) hat man es meist ebenfalls mit einem Randgeschwür zu tun. Die Hornhauterkrankung verträgt dabei eine Corticoidbehandlung ebenso gut wie die Grundkrankheit. *(Randnotiz: Hornhauterkrankungen bei Kollagenosen)*

Solche Keratitiden, bei denen ein zelliger Regenerationsprozeß erwünscht ist und die eine normale intensive metabolische Aktivität erfordern, sollen in der Regel keine Corticoide erhalten. Hierbei handelt es sich um neurotrophische Geschwüre, Zoster ophthalmicus, frischen Herpes corneae, metaherpetische Keratitis. Wenn jedoch bei einer Keratitis dendritica der Epitheldefekt einige Tage geschlossen ist, so wirkt eine vorsichtige Lokalbehandlung unter regelmäßiger Kontrolle des Hornhautbefundes für die Aufhellung solcher subepithelialer Narben oft günstig. Bei der Keratitis disciformis richtet sich die Indikation der örtlichen Corticoidanwendung nach dem Epithelbefund. *(Randnotiz: Besondere Formen)*

Die vielfältigen *parenchymatösen Keratitiden* sind das älteste und auch heute noch wichtigste Indikationsgebiet der lokalen Corticoidbehandlung bei Hornhauterkrankungen. NEUBAUER u. SEVERIN haben ein beachtenswertes Schema u.a. über das wichtige Kapitel der Behandlung parenchymatöser Keratitiden und Ulzera angegeben (Tab. **42**). *(Randnotiz: Parenchmatöse Keratitiden)*

Das von COGAN 1945 erstmals beschriebene Krankheitsbild hat folgende Symptomatik: Doppelseitig vorkommende interstitielle Keratitis, Episkleritis, Skleritis, Uveitis anterior und posterior mit Glaskörpertrübungen und der Bildung präretinaler Membranen. Ferner sind angiospastische Veränderungen der Netzhautgefäße sowie retinale Blutungen bekannt. ALLEN u. Mitarb. haben darauf hingewiesen, daß das Krankheitsbild in Erblindung einmünden kann. Der insgesamt recht selten beschriebene Symptomenkomplex befällt hauptsächlich Patienten unter 40 Jahren. Zweifellos kommt die Erkrankung häufiger vor, als sie die Literatur widerspiegelt. So hat allein HAYNES im Verlauf von 11 Jahren 43 Fälle beobachten können. Die Ursache ist unbekannt, Beziehungen zu den Kollagenosen und zu systemischer Vaskulitis, auch der großen Gefäße, werden vermutet. Es kommt zu Sehstörungen, Lichtscheu, *(Randnotiz: Cogan-Syndrom)*

Tabelle **42** Corticoidtherapie parenchymatöser Keratitiden und Geschwüre der Hornhaut (nach *Neubauer* u. *Severin*)

Krankheitsbild		Corticoide		
		lokal	sub-konj.	allge-mein
Keratitis parenchymatosa	e lue congenita	++	+	-
	e lue acquisita	+	(+)	-
	tuberculosa	(+)	(+)	-
	leprosa	(+)	(+)	-
	bei Parotitis epidemica	(+)	-	-
Keratitis disciformis	ohne Epithelbeteiligung	+	+	(+)
	mit Epithelbeteiligung	(+)	-	+
Keratitis metaherpetica		((+))	-	+
Ulcus serpens		-	-	-
Keratomykose		-	-	-
Ulcus rodens Mooren		-	-	-

Schmerzen und Tränen. Bei der Untersuchung finden sich eine ziliare Injektion und in der Hornhaut gelbe rundliche, später konfluierende, tiefe Stromainfiltrate. Es besteht kaum eine Tendenz zur Gefäßeinsprossung, die begleitende Regenbogenhautentzündung bleibt oft gering. Meist entstehen innerhalb weniger Wochen, gelegentlich aber auch erst nach Jahren, weitere Symptome wie Schwindelgefühl, Ohrensausen, Gleichgewichtsstörungen und Schwerhörigkeit mit Übergang in eine u.U. irreversible Taubheit. Die Symptome verlaufen zunächst monatelang ziemlich gleichbleibend, akute Exazerbationen sind möglich. Es besteht eine hohe Rezidivneigung der Augensymptome. Andererseits ist aber auch eine Aufhellung der Hornhaut möglich. Komplikationen scheinen weniger durch die Keratitis, als durch die offenbar zugrundeliegende systemische Erkrankung aufzutreten, die durch Koronarbeteiligung und Endokarditis letal enden kann (COGAN u. DICKERSIN). Bei voll ausgeprägter Symptomatik macht die Differentialdiagnose kaum Schwierigkeiten.

Zur Therapie der Hörstörungen empfehlen HAYNES u. Mitarb. eine systemische Corticoidtherapie. Bei leichteren Augenveränderungen ist die lokale Anwendung von Corticoiden empfehlenswert (COBO u. Mitarb.). Bei schwerer Augenbeteiligung wurde bei begleitender Erkrankung innerer Organe von VINCENEUX zusätzlich zu einer systemischen Corticoidbehandlung geraten. ALLEN u. Mitarb. sahen bei 4 Patienten mit besonders schweren Augenschäden oder/und einer Vaskulitis der großen Gefäße einen günstigen Effekt von dem systemischen Einsatz von Corticoiden und Immunsuppressiva (Ciclosporin, Cyclophosphamid).

Pilzinfektionen Wie sehr die örtliche Corticoidanwendung klinische und experimentelle *Pilzinfektionen* der Hornhaut im Prinzip verschlechtern kann, haben FRANÇOIS u. RIJSSELAERE nachgewiesen. Es gibt aber auch entgegengesetzte Erfahrungen: So haben BEHRENS-BAUMANN u. KÜSTER die Wirkung einer zusätzlichen örtlichen Corticoidbehandlung zur antimykotischen Therapie bei der experimentellen Candida-Keratitis untersucht. Dexamethason hatte in geringer Dosierung keine Verschlechterung zur Folge. Überdies wurde eine signifikant geringere unerwünschte Vaskularisation der Hornhaut als bei der Vergleichsgruppe ohne Dexamethason beobachtet.

Wichtig ist schließlich die Tatsache, daß die Corticoide bei örtlicher Anwendung die Vernarbungsprozesse in der Hornhaut hemmen, was selbstverständlich bei der Heilung von perforierenden und nichtperforierenden *Hornhautverletzungen* große praktische Bedeutung hat. Dabei spielen Form und Verlaufsrichtung der Hornhautwunden keine Rolle. Diese Hemmung bezieht sich in erster Linie auf die Verminderung der Vernarbungsgeschwindigkeit, erkennbar an der Verringerung der gebildeten fibrillären Strukturen. Dies ist im Rahmen der Verwendung von Corticoiden zur Behandlung nach Keratoplastik von unmittelbarer praktischer Bedeutung. Allgemein erkennt man hierbei die günstige Wirkung der Corticoide an.

SINGH beobachtete an in der Kultur gehaltenen Schweine-Hornhäuten nach Methylprednisolon-Gaben keinen hemmenden Effekt auf den Wundheilungsprozeß.

Allerdings ist damit noch nicht entschieden, welchen klinischen Wert die Cortisonwirkung im Zusammenspiel aller möglicher Störfaktoren hat. Das Experimentum crucis könnte nur darin bestehen, mit moderner Technik operierte Keratoplastiken ohne Corticoidbehandlung zu lassen. Daß dies nicht geschieht, ist verständlich.

Einen günstigen Effekt von subkonjunktivalen Corticoidinjektionen bei Gefäßsprossungen in die Hornhaut nach Verätzungen und bei langem Tragen von Kontaktlinsen beobachteten TOMMILA u. Mitarb.

(Randnotiz: Hornhautverletzungen)

Erkrankungen der Uvea

Die endogene Uveitis, darunter die so häufige akute Uveitis anterior mit Sekundärglaukom, bedurfte vor der Corticoidära wochenlanger Behandlung. Mit Corticoiden läßt sie sich in der Regel in wenigen Tagen beherrschen. WITMER gibt hinsichtlich der Indikationen und Applikationsarten bei den verschiedenen klinischen Erscheinungsformen der Uveitis folgende, auch heute noch beherzigenswerte, kompetente Hinweise:

Bei der *akuten Uveitis anterior* mit massiver Exsudation in die Vorderkammer und einer Tendenz zur Bildung von hinteren Synechien ist eine intensive lokale Therapie mit einem wasserlöslichen Corticoid am Platz (z.B. Dexamethason 0,1%ig als Tropfen stündlich oder als subkonjunktivale Injektion von 0,3–0,5 ml bis zum Abklingen der Symptome). Im allgemeinen genügt die lokale Behandlung, daneben sind Mydriatika zur Weitstellung der Pupille nötig.

(Randnotiz: Akute Uveitis anterior)

Die gleiche Therapie ist bei der *Behçetschen Hypopyon-Iritis* zu empfehlen, falls nur das vordere Segment betroffen ist, sowie im Rahmen des sog. *Posner-Schlossman-Syndroms* (glaukomzyklitische Krisen).

(Randnotiz: Morbus Behçet)

Bei Kindern geht die chronisch rezidivierende Uveitis anterior nicht selten mit einer Banddegeneration der Hornhaut und Cataracta complicata einher (*Still-Chauffardsche Erkrankung*). Auch hier sind während der akuten Schübe lokale Corticoidgaben indiziert. Nach Abklingen der Reizung sollte die Dosierung auf ein striktes Minimum von 1–2 Tropfen täglich reduziert werden.

(Randnotiz: Morbus Still-Chauffard)

Chronische Zyklitis

Die *chronische Zyklitis* mit Membranbildung in der Pars plana des Ziliarkörpers und starker zelliger Glaskörperinfiltration ist eine Erkrankung sonst gesunder Kinder, wobei Mädchen weniger häufig erkranken. Die Ätiologie bleibt in der Regel unklar.

Hier helfen Corticoidtropfen praktisch nicht, denn der Reizzustand in der Vorderkammer ist in der Regel nur gering. Auch bilden sich keine hinteren Synechien. Subkonjunktivale Injektionen von 0,5 ml Prednisolonacetat, in der Regel zunächst jeden 2. Tag, dann in etwas größeren Abständen, insgesamt 6- bis 10mal, haben sich bewährt.

Nicht selten sind chronische Uveitiden durch ein zystisches Ödem der Makula mit starker Visusherabsetzung kompliziert. Diese Komplikation ist rückbildungsfähig. In solchen Fällen reicht die subkonjunktivale Injektionstherapie meist nicht, und man sollte eine zusätzliche Allgemeinbehandlung mit Corticoiden vornehmen.

Uveitis posterior

Bei *Uveitis posterior*, also den verschiedenen Formen der Chorioretinitis (disseminata, centralis, juxtapapillaris), sowie bei der Periphlebitis retinae gilt im wesentlichen dasselbe wie bei der Uveitis anterior. Eine Tropfen- oder Salbenbehandlung ist hier sicher nicht nur nutzlos, sondern u.U. wegen der Möglichkeit von Nebenwirkungen sogar gefährlich. In der Phase der deutlichen Aktivität, was fluoreszenzangiographisch recht leicht festgestellt werden kann, sind tiefe para- oder retrobulbäre Injektionen von DepotCorticoiden angebracht. Diese lokale Therapie sollte durch eine über mehrere Wochen durchgeführte allgemeine Corticoidtherapie unterstützt werden. Corticoide werden auch bei der *Vogt-Koyanagi-Haradaschen Krankheit* empfohlen.

Corticoide und Antibiotika

Die *Kombination* der Allgemeintherapie *mit Corticoiden und Antibiotika* ist bei Uveitis dann zu erwägen, wenn man einigermaßen gezielt vorgehen kann, d.h., wenn der Verdacht auf einen tatsächlichen Infekt gerechtfertigt ist.

Corticoide und Immunsuppressiva

Auch die kombinierte Verwendung von *Corticoiden und Immunsuppressiva* in der Behandlung der Uveitis wird diskutiert. Hamard u. Campinchi weisen darauf hin, daß bei schwerer Uveitis Immunsuppressiva eine Verbesserung der Corticoidwirkung bewirken. Andererseits sollten aber Immunsuppressiva selbstverständlich nur mit großer Vorsicht eingesetzt werden.

Anhand der ungewöhnlich großen Zahl von 86 Patienten mit *sympathischer Ophthalmie* kommt Arkhipova zu dem Ergebnis, daß bei dieser Erkrankung in der akuten Phase durch Corticoide und Zytostatika eine eindrucksvolle Besserung der schlechten Prognose dieser Erkrankung erreicht werden konnte. Dies bestätigen im Hinblick auf die schweren Augensymptome beim Cogan-Syndrom (s. S. 410) auch neueste Erfahrungen von Allen u. Mitarb.

Corticoide bei operativen Eingriffen

Ein wichtig gewordenes Anwendungsgebiet für Corticoide sind postoperative Reizerscheinungen. Hierher gehören z.B. verzögerte Heilungsverläufe nach Implantation von Kunstlinsen. Danach lassen sich regelmäßig Riesenzellen und kleine Entzündungszellen auf der Linsenoberfläche nachweisen. Unter lokaler Therapie mit Corticoid-Augentropfen wird eine rasche Verringerung der kleinen Zellen festgestellt, die Dichte der Riesenzellen nimmt nur langsam ab. Auch bei chirurgischen Maßnahmen am hinteren Bulbusabschnitt, vor allem bei Operationen am Glaskörper, ist oft eine systemische Corticoidtherapie empfehlenswert.

Intraokuläre Infektionen

Ferner ist die allgemeine Corticoidtherapie bei bestimmten schweren *intraokulären Infektionen* im Gespräch. Durch eine lokale und allgemeine Kombinationsbehandlung von Antibiotika und Corticoiden lassen sich intraokuläre

Komplikationen wie Glaskörpertrübungen, Synechien, Vaskularisation der Hornhaut, Sekundärglaukom sowie Schäden der Netz- und Aderhaut dämpfen (VINKOVA u. NOSAL).

Die *Riesenzellarteriitis* (Arteriitis temporalis HORTON) kann auf dem Boden einer ischämischen Neuropathie des Sehnerven oder ischämischer Netzhautinfiltrate zu doppelseitiger Erblindung führen. Auch weitere ophthalmologische Symptome, wie Lähmung äußerer Augenmuskeln, Störungen der Pupillomotorik und Rindenblindheit, sind beschrieben (MEHLER u. RABINOWICH). Die Erkrankung beginnt in der Regel einseitig. Eine systemische Corticoidtherapie verhindert u.U. die Miterkrankung des anderen Auges oder mildert sie. Über günstige Ergebnisse berichten beispielsweise ASO u. Mitarb. HAYREH sowie LIPTON u. Mitarb. beobachteten bisweilen spektakuläre Erfolge der Corticoidbehandlung im Hinblick auf die Sehschärfe. Einen günstigen Effekt der Corticoide bei Lähmungen äußerer Augenmuskeln im Rahmen einer Riesenzellarteriitis beschrieb GOLDBERG.
Ausführliche Darstellung des Krankheitsbildes und aller therapeutischen Probleme s. S. 228 ff.

Riesenzellarteriitis

Andere Augenerkrankungen

Bei *Stenose der Tränenwege* ist die Lokalbehandlung mit Corticoiden empfohlen worden, die direkt in den Tränensack injiziert werden (MISSIROLI u. Mitarb.).

Stenose der Tränenwege

Von mehreren Autoren konnte bei *Neuritis nervi optici, Papillitis* und *retrobulbärer Neuritis* eine eindeutige Besserung durch Corticoide nicht festgestellt werden. Andere fanden jedoch, daß die systemisch mit Corticoiden behandelten Patienten einen besseren Visus aufwiesen, wenn früh und intensiv genug behandelt wurde.
KAKISU u. ADACHI stellten bei 92 Augen mit Neuritis unbekannter Ursache nach systemischer Corticoidtherapie unterschiedliche Erfolge fest. Ein Zusammenhang zwischen der endgültigen Sehschärfe und der Corticoiddosis ließ sich nicht ermitteln. Dagegen fanden SPOOR u. ROCKWELL bei 12 Patienten mit ätiologisch unklarer Neuritis nervi optici nach hohen intravenösen Dosen von Methylprednisolon eine »dramatische und rapide Heilung«. Ähnliche Ergebnisse haben KUPERSMITH u. Mitarb. mitgeteilt.

Erkrankungen des Sehnervs

Das aufgrund der gestörten Permeabilität der perifovealen Kapillaren nach Staroperation sowie bei Uveitis auftretende *zystoide Makulaödem* ist eine gefürchtete Ursache einer oft erheblichen Sehherabsetzung. Bei dieser Erkrankung hatten JENNINGS u. Mitarb. nach parabulbären Corticoiddepots ermutigende Ergebnisse.

Zystoides Makulaödem

Der Verlauf *rheumatischer Augenveränderungen* veranschaulicht, wie wichtig auch in diesen Fällen die Zusammenarbeit zwischen Internist bzw. Hausarzt und Augenarzt ist. Ohne den Internisten kann eine adäquate, überwachte Allgemeinbehandlung nicht durchgeführt werden. Jede augenärztliche Lokaltherapie wird bei Entzündungen des hinteren Augenabschnittes von der Allgemeintherapie übertroffen. Demgegenüber ist bei den rheumatischen Manifestationen am Vorderabschnitt (Keratitis, Skleritis, Iridozyklitis) die lokale Behandlung an Wirksamkeit anderer Maßnahmen meist weit überlegen.

Rheumatische Augenveränderungen

Endokrine Orbitopathie

Corticoide werden auch bei *Pseudotumor der Orbita* und *endokriner Orbitopathie* eingesetzt (FECHNER). Über günstige Ergebnisse einer kombinierten Behandlung mit systemisch verabreichten Corticoiden und Radiotherapie bei progressiver Orbitopathie haben ESSER u. Mitarb. berichtet. MARCOCCI u. Mitarb. sind der Ansicht, daß bei dieser Erkrankung parabulbäre Corticoid- depots nur dann gegeben werden sollten, wenn eine systemische Therapie kontraindiziert ist. Bei einem einseitigen orbitalen Pseudotumor auf dem Boden einer Kryoglobulinämie wurde nach kurzzeitiger systemischer Predni- son-Behandlung eine rasche Besserung erzielt (HÖPFNER u. Mitarb.) (s. auch S. 302).

Tolosa-Hunt- Syndrom

In den letzten Jahren sind zahlreiche Berichte über das *Tolosa-Hunt-Syndrom* erschienen. Dieses neuroophthalmologische Zustandsbild wurde in den 50er Jahren von TOLOSA und später von HUNT erneut beschrieben. In dem Fall von Tolosa hat es sich um einen granulomatösen Prozeß im Bereich der Or- bitaspitze, speziell in der Fissura orbitalis superior, gehandelt, der autoptisch verifiziert wurde. Das Wesen der Erkrankung ist eine rezidivierende, schmerzhafte, einseitige Ophthalmoplegie mit Doppelbildern, welche rasch auf systemische Corticoidtherapie anspricht. Betroffen sind im allgemeinen der III., IV. oder der XI. Hirnnerv, zuweilen auch der N. ophthalmicus; auch der N. facialis kann beteiligt sein. Der Zustand hält Tage oder Wochen an und rezidiviert gelegentlich auch noch nach langer Zeit. Angiographische Unter- suchungen und operative Befunde haben in einigen Fällen isolierte periarte- riitische Veränderungen im Bereich der intrakavernösen A. carotis oder der Fissura sphenoidalis ergeben. LESSER u. JAMPOL beschrieben das folgende Krankheitsbild einer Patientin: Innerhalb von 8 Std. besserten sich nach Gabe von 60 mg Prednison die Schmerzen und die Abduzenslähmung. Nach dem Absetzen der Therapie trat 2 Tage später wieder Kopfweh auf. Nach erneuter Gabe von Prednison verschwanden die Kopfschmerzen. Offenbar handelt es sich um keine besonders seltene Affektion; allein BRISMAR u. BRISMAR haben 8 Fälle beobachtet (s. auch S. 349).

Mit Recht wurde darauf hingewiesen, daß die Corticoide bei der Behandlung einer Reihe von Augenerkrankungen unschätzbare Dienste leisten. Anderer- seits ist aber bekanntlich eine Corticoidtherapie nicht frei von Nebenerschei- nungen. Diese wurden auf S. 90 ff. eingehend besprochen.

Literatur

Adhikari H, Sells R, Basu P. Ocular complicati- ons of systemic Corticoid after renal transplan- tation and their association with HLA. Brit J Ophthal 1982; 66: 290

Allen N, Cox C, Cobo M, Kisslo J, Jacobs M, McCallum R, Haynes B. Use of immuno- suppressive agents of severe ocular and vascu- lar manifestations of Cogan's syndrome. Amer J Med 1990; 88: 296

Arkhipova L. Immuncorrective therapy of sym- pathetic ophthalmia. Oftalmol Z 1987; 7: 391

Aso S, Sato Y, Shimada H, Kawamura A, Matsui M. Pulsed corticosteroid therapy was effective in a case with temporal arteritis. Jap J Clin Ophthal 1989; 43: 271

Babel J. Histologie der Cortisonkatarakt. In: Böke, W. Kortikosteroide in der Augenheil- kunde. Bergmann, München 1973: 327

Bahgat M. Vergleichende Untersuchung von lo- kaler Injektionsbehandlung von Hagelkör- nern. Orbit 1986; 5: 219

Behrens-Baumann, W, Küster M. Der Einfluß von Kortikosteroiden bei der antimykotischen Therapie der Candida-Keratitis. Klin Monats- bl Augenheilk 1987; 191: 222

Black R, Oblesby R, Sallmann L, Bunim J. Po- sterior subcapsular cataracts induced by corti- costeroids in patients with rheumatoid arthri- tis. J Amer Med Ass 1960; 174: 166

Brismar G, Brismar J. Aseptic thrombosis of or- bital vein and cavernous sinus. Acta Ophthal (Kbh.) 1977; 55: 9

Cobo L, Haynes B. Early corneal findings in Cogan's syndrome. Ophthalmology 1984; 91: 903

Cogan D. Syndrome of nonsyphilitic keratitis and vestibulo-auditory symptoms. Arch Ophthal 1945; 33: 144

Cogan D, Dickersin R. Nonsyphilitic interstitial keratitis with vestibulo-auditory symptoms. Arch Ophthal 1964; 71: 172

Cogen M, Elsas F. Eyelid depigmentation following Corticosteroid injection for infantile ocular adnexal hemangioma. J Pediat Ophthal Strab 1989; 26: 35

Droste P, Ellis F, Sondhi N, Helveston E. Gerade verlaufende subkutane Fettatrophie nach Corticosteroiden-Injektion bei perioculären Hämangiomen. Am J Optom Physiol Opt 1988; 105: 65

Edgerton M. Die Behandlung periorbitaler Hämangiome beim Kind mit Corticosteroiden in den Tumor. Plast Reconstr Surg 1986; 76: 525

Esser J, Molls M, Benker G. Quantitative Ergebnisse nach konsekutiver Corticoid- und Radiotherapie bei endokriner Ophthalmopathie. Fortschr Ophthalmol 1988; 85: 323

Fechner R. Medikamentöse Augentherapie. Enke, Stuttgart 1982

François J, Rijsselaere M. Kortikoide und Augenmykosen. In: Böke W. Kortikosteroide in der Augenheilkunde. Bergmann, München; 1973: 267

Friedburg D. Der kataraktinduzierende Effekt der Kortikoide. In: Böke W. Kortikosteroide in der Augenheilkunde. Bergmann, München 1973: 318

Gerkowicz M. Treatment of chalazion by topical corticoCorticoid injections. Klin Oczna 1987; 89: 254

Goldberg R. Ocular muscle paresis and cranial arteriitis. Ann Ophthalmol 1983; 15: 240

Hamard H. Etude de la pénétration oculaire de la dexaméthasone. In: Dhemailly P, Hamard H, Luton J. Œil et cortisone. Masson, Paris 1975: 34

Hamard H, Campinchi R. Kortikosteroide und Immunsuppressiva in der Behandlung der Uveitis. In: Böke W. KortikoCorticoide in der Augenheilkunde. Bergmann, München 1973: 221

Haynes B. zit. nach Allen u. Mitarb. 1990

Haynes B, Pikus A, Kaiser-Kupfer M, Fauci A. Successful treatment of sudden hearing loss in Cogan's syndrome with corticoids. Arthritis Rheum 1981; 24: 501

Hayreh H. Posterior ischemic neuropathy. Ophthalmologica 1981; 182: 29

Höpfner J, Ganser G, Schmidt H, Clemens S. Einseitiger Pseudotumor der Orbita - eine Autoimmunerkrankung? Mschr Kinderheilk 1986; 134: 43

Hunt W. Painful ophthalmoplegia. Its relation to indolent inflammation of the cavernous sinus. Neurology (Minneap.) 1961; 11:56

Jennings T, Rusin M, Tessler H, Cunha-Vaz J. Posterior sub-Tenon's injections of corticoCorticoids in uveitis patients with cystoid macular edema. Jap J Ophthalmol 1988; 32: 385

Jilani F, Khan A, Kesharwani R. Study of topical corticoCorticoid response in glaucoma suspects and family members of established glaucoma patients. Indian J Ophthalmol 1987; 35: 141

Kakisu Y, Adachi E. Value of systemic corticoCorticoid in 92 eyes with idiopathic optic neuropathy. Jap J Clin Ophthal 1988; 42: 238

Kass M, Cheetham J, Duzman E, Burke P. The ocular hypertensive effect of 0,25% fluorometholone in corticosteroid responders. Amer J Ophthal 1986; 102: 159

Katsushima H, Souma K, Nishio C, Kamijo K, Uga S. Glaucoma and posterior subcapsular cataract after longterm use of corticosteroid lotion in a case with photodermatitis. Jap J Clin Ophthal 1986; 40: 1345

Krey H. Augenkrankheiten. In: Kaiser H. Cortison-Therapie in der Praxis. Thieme, Stuttgart 1984

Kupersmith M, Burde R, Warren F, Klingele T, Frohman L, Mitnick H. Autoimmune optic neuropathy: evaluation and treatment. J Neurol Neurosurg Psychiat 1988; 51: 1381

Kushner B. Zur Behandlung des periorbitalen kindlichen Hämangioms vermittels Gabe von Corticoiden in die Veränderung hinein. Plast Reconstr Surg 1985; 76: 517

Lesser R, Jampol L. Tolosa-Hunt-syndrome and antinuclear factor. Amer J Ophthal 1976; 77: 732

Leydhecker W. Glaukom durch Corticoide. In: Böke W. Kortikosteroide in der Augenheilkunde. Bergmann, München 1973: 287

Lipton R, Solomon S, Wertenbaker C. Gradual loss and recovery of vision in temporal arteriitis. Arch Intern Med 1985; 145: 2252

Marocci C, Bartalena L, Panicucci M, Marconcini F, Cartei F, Cavallacci G, Laddaga M et al. Orbital cobalt irradiation combined with retrobulbar or systemic Corticosteroids for graves' ophthalmopathy: a comparative study. Clin Endocrinol (Oxf.) 1987; 27: 33

Mehler M, Rabinowich L. The clinical neuroophthalmological spectrum of temporal arteriitis. Amer J Med 1988; 85: 839

Missiroli A, Montanara A, Polli N. Topical treatment of the lacrimal ducts: the latest experiences and analysis of the results. Boll Oculist 1987; 66: 745

Neubauer H, Severin M. Glukokortikoide bei Keratitis. In: Böke W. Kortikosteroide in der Augenheilkunde. Bergmann, München 1973: 184

Quéré M, Milazzo M, Lagrue S. Zur intratumoralen Corticoidbehandlung von Hämangiomen im Bereich der Orbita und der Lider. Bull Soc Ophtalmol Fr 1986; 86: 1491

Rohen W. Feinstrukturelle Veränderungen im Trabekelwerk des menschlichen Auges bei verschiedenen Glaukomformen. Klin Mbl Augenheilk 1973; 163: 401

Schlaegel T. Inspection of the lens to determine the age of corticosteroid cataracts. Metab Pediat Ophthalmol 1985; 8: 170

Signorini G, Giannetti R, Della Maggiore S, Fantozzi M, Marchio P, Pucino L, Lepri A. Terapia medica delle affezione acute e croniche delle palpebre. Casuistica ottenuta nella Clinica Oculista dell'Università di Pisa. Boll Oculist 1987; 66: 581

Singh G. Corticosteroids in corneal endothelial wound healing. Ann Ophthalmol 1985; 17: 238

Spoor T, Rockwell D. Behandlung der Neuritis optica mit hohen Dosen von intravenösen Corticosteroiden. Ophthalmology (Rochester) 1988; 95: 131

Streiff E. Evolution de l'opacité cristalinienne par cortisone locale. Ophthalmologica (Basel) 1964; 147: 143

Thiel H, Engelke W, Junker A. Steroidkonzentration in der Vorderkammer des Kaninchens nach systemischer und lokaler Applikation ^{3}H-markierter Kortikosteroide in der Augenheilkunde. Bergmann, München 1973: 167

Thomas E, Laborde R. Retinal and chloroidal vascular occlusions following intralesional corticoCorticoid injection of a chalazion. Ophthalmology (Philad.) 1986; 93: 405

Tolosa E. Periarteritic lesions of carotid siphon with the clinical features of a carotid infraclinoidal aneurysm. Neurol Neurosurg Psychiat 1954; 17: 300

Tommila P, Summanen P, Tervo T. Cortisone, heparin and argon laser in the treatment of corneal neovascularization. Acta Ophthalmol (Kbh.) 1987; 65, Suppl. 182: 89

Urban R, Cotlier E. Corticoid-induced cataracts. Surv Ophthalmol 1986; 31: 102

Vinceneux P. Syndrome de Cogan. In: Kahn M, Peltier A. Maladies systémiques. 3ème éd. Flammarion, Paris 1990

Vinkova G, Nosal T. Combined treatment of posttraumatic intraocular infection. Oftalmol Zh 1987; 1: 48

Wilkinson W, Morgan C, Baruh E, Gitter K. Retinal and choriodal vascular occlusion secondary to corticoCorticoid embolisation. Brit J Ophthalmol 1989; 73: 32

Witmer R. Glukokortikoide bei Uveitis. In: Böke W. Kortikosteroide in der Augenheilkunde. Bergmann, München 1973: 216

Kinderkrankheiten

(F. HAGGENMÜLLER)

Ähnlich wie in der Erwachsenenmedizin werden Corticoide auch bei Kindern gebraucht. Sie dienen zur Substitutions- und Hemmtherapie oder sollen, entsprechend dosiert, pharmakologisch wirken, d.h. antiphlogistische, antitoxische oder immunsuppressive Effekte erzielen. Ein medikamentös erzeugter Hyperkortizismus führt auch beim Kind nicht selten zu endokrinen Störungen und zu Entgleisungen des Stoffwechsels. Die Höhe der verabfolgten Dosis und die Zeitdauer der Applikation sowie deren Rhythmus sind für unerwünschte Nebenwirkungen entscheidend.

Das gesunde Kind produziert in allen Lebensabschnitten ca. 12–20 mg/m²/die Cortisol in den Nebennierenrinden. Vom Neugeborenen- zum Schulkindalter hin stellt sich zunehmend der beim Erwachsenen bekannte zirkadiane Rhythmus mit Spitzenproduktion des Hormons in den Morgenstunden ein. Beim Neugeborenen und Säugling können noch mehrere Cortisoloszillationen im Verlauf von 24 Std. nachgewiesen werden, ohne direkten Bezug zu Körperaktivitäten. Durch Zeitverschiebung verursachte Änderungen externer Einflüsse, wie Licht oder Dunkelheit, können bei Kindern leicht zu einer Destabilisierung des üblichen zirkadianen Sekretionsrhythmus führen und passager ein neonatalfrühkindliches Oszillationsmuster hervorrufen. Zur Überprüfung der Funktion des Nebennierenrinden-Hypophysen-Zwischenhirn-Systems sind in der Pädiatrie die gleichen Methoden wie beim Erwachsenen üblich. Da im Speichel Cortisol und Cortison weitgehend frei von Transporteiweißen, also biologisch aktiv erscheinen, und die Speichelfließrate die Steroidkonzentration wohl nur wenig beeinflußt, macht diese nichtinvasiv mögliche Gewinnung des Untersuchungssubstrates für pädiatrische Zwecke besonders attraktiv.

In vermehrtem Ausmaße hatten wir uns in den letzten Jahren, besonders bei der Behandlung von Kindern, mit dem Phänomen der »Cortisonangst« auseinanderzusetzen. Diese ist gerade bei der jüngeren Elterngeneration sehr häufig anzutreffen. Unter der Devise »Natur gegen Chemie« stehen diese Eltern verängstigt einer noch so begründeten und notwendigen Corticoidtherapie kategorisch ablehnend gegenüber. Hier bleibt in der Mehrzahl der Fälle nur der Ausweg in geduldigem und einfühlendem Gespräch, das auch die eigene ärztliche kritische Position deutlich erkennen läßt, eine vertrauensvolle Basis zu erarbeiten, die auf der Ebene gemeinsamer Verantwortung diese Therapieform für das Kind ermöglicht.

Spezielle Nebenwirkungen und Kontraindikationen

Die Nebenwirkungen der Corticoidtherapie sind denen bei Erwachsenen z.T. gleich. Gibt man höhere Corticoiddosen über längere Zeitabschnitte, kommt es fast immer zu unerwünschten Begleiterscheinungen. Wie beim Erwachsenen beobachtet man das typische *Cushing-Bild* mit Mondgesicht, Stammfettsucht, Adynamie, Bluthochdruck, Osteoporose und verminderter Glucosetoleranz. Ein Abgleiten in einen Diabetes mellitus ist auch bei Kindern zu

Endokrine
Störungen

befürchten. Mit der Fettsucht gekoppelt finden sich Striae distensae, und fast immer tritt auch eine Akne auf. Wird ein Glucocorticoid über einige Tage in höherer Dosis verabfolgt, ist in Streßsituationen eine Nebenniereninsuffizienz mit fallweise bedrohlichem Versagen des Hormongefüges der Zwischenhirn-Hypophysen-Nebennierenrinden-Achse zu befürchten. Ein langsames Ausschleichen aus dieser Therapie ist deshalb empfehlenswert. Hat sich eine hochdosierte Corticoidtherapie über mehrere Wochen erstreckt, empfiehlt sich eine Funktionsprüfung des Systems (s. S. 52), da nach Langzeitbehandlung die Erholung der Nebenniere oft Monate, gelegentlich bis zu 1 Jahr, auf sich warten läßt.

Wachstums-hemmung

Altersspezifisch ist die *Wachstumshemmung* während einer Glucocorticoidtherapie. Das Ausmaß der Wachstumsbremsung ist abhängig von der Grundkrankheit, von der Dosis und der Dauer der Therapie. Der Wachstumsstillstand ist auch durch Wachstumshormon- oder Anabolikagaben nicht zu beeinflussen. Erfreulicherweise kommt es aber nach Absetzen der Therapie und auch abhängig von der Grundkrankheit meist zu einem sog. Aufholwachstum, so daß das Kind dann in seinen konstitutionell vorgeschriebenen »Wachstumskanal« zurückfindet. Immerhin bedarf das wachsende Skelett während einer Corticoidtherapie besonderer Aufmerksamkeit. Wenn auch die Ursachen der Wachstumshemmung nicht im einzelnen bekannt sind, dürfen die induzierte katabole Stoffwechsellage, Störungen der pulsatilen Wachstumshormonabgabe sowie eine Minderung von Somatomedinen angeschuldigt werden. Auch scheint die Sulfatinkorporation in den Knorpel verändert vonstatten zu gehen.

Skelettschäden

Eine *generalisierte Osteoporose* kann besonders im Bereich von druck- und biegungsbelasteten Knochenteilen, speziell der Wirbelsäule, zum Zusammenbruch von Skeletteilen führen. Auch aseptische Nekrosen der großen Gelenke, wie Hüft-, Knie-, Ellenbogen- und Schultergelenke, sind beobachtet worden.

Neurologische und psychische Störungen

Eine eigenartige Nebenwirkung im Kindesalter ist der »Pseudotumor cerebri«, verbunden mit heftigen Kopfschmerzen, Nausea und Erbrechen. Er kann während einer Therapie zur Dosisreduzierung zwingen und kommt seltener auch einmal während des Absetzens einer Corticoidbehandlung vor. Im allgemeinen ist die Stimmungslage der Kinder bei gesteigertem Appetit im Rahmen einer Corticoidtherapie euphorisch getönt, jedoch finden sich auch depressive Verstimmungen und sogar eindeutig psychotische Episoden. Die Bewegungsarmut kann durch Adynamie und Corticoidmyopathie hervorgerufen werden.

Hypertrophische Kardiomyopathie

In sehr seltenen Fällen scheint es unter Cortison-Langzeittherapie und höherer Dosierung zur Ausbildung einer *hypertrophischen Kardiomyopathie* zu kommen. Dies gibt Veranlassung die Echokardiographie in den Überwachungsmodus einer solchen Therapieform einzufügen.

Andere Nebenwirkungen

Im Grunde genommen kommen nahezu alle Nebenwirkungen, wie sie für Erwachsene beschrieben sind, auch bei Kindern in Betracht. Dies gilt auch für Pankreatitis und Streßulzera des Verdauungstraktes. Daß die Infektionsgefahr durch die immunsuppressive Wirkung der Corticoide etwas erhöht ist, liegt auf der Hand.

Kontra-indikationen

Kontraindikationen gibt es in erster Linie für die Langzeittherapie, während eine Kurzzeitbehandlung kaum Probleme aufwirft. Angeborene Immundefekte, bereits vorhandene Osteoporose oder bestehende Magen-Darm-Ulcera verbieten meist eine Corticoidtherapie. Das gleiche gilt für schwelende chronische, mykotische und bakterielle Infekte sowie latente Tuberkuloseherde. Unangenehm gefährlich sind Varizelleninfektionen während einer Corticoidtherapie. Sie zwingen während der Windpockenerkrankung oft zur Erhöhung der Corticoiddosis, um die akute Streßsituation aufzufangen; keinesfalls sollte das Corticoid abgesetzt werden. Es empfiehlt sich die Gabe von Hyperimmunglobulin und von Cytosinarabinosid oder Aciclovir.

Durchführung der Behandlung

Es hat nicht an Versuchen der pharmazeutischen Industrie gefehlt, dem therapeutisch idealen Glucocorticoid mit möglichst starker antiphlogistischer, immunsuppressiver sowie antitoxischer Wirkung bei fehlenden Nebeneffekten nahezukommen. Zahlreiche Derivate sind auf dem Markt. Sie unterscheiden sich in ihrer Wirkung nicht allzu sehr, jedoch scheint ihre Suppressionswirkung auf das Zwischenhirn-Hypophysen-System von unterschiedlicher Dauer zu sein, wobei Dexamethason die stärkste Hemmwirkung aufweist und Hydrocortison mit der geringsten behaftet ist.

Derivate

Zur Therapie werden Corticoide i.v., i.m., oral, rektal und lokal verabfolgt. Sie können intra- und periartikulär injiziert sowie als Einlauf gegeben werden. Auch die Aerosoltherapie ist erfolgreich möglich. Die Anwendung von intramuskulären Depotinjektionen sollte besonders im Kindesalter unterbleiben. Auf die Wahl des jeweils geeigneten Therapieverfahrens wird bei der Besprechung der einzelnen pädiatrischen Indikationen eingegangen.

Applikationsformen

Zur *i.v. Notfalltherapie* bei Kindern eignen sich nur wasserlösliche Verbindungen. Sie werden initial in Dosierungen von 100–300 mg/m^2 oder bis zu 30 mg/kg Prednisolon verabfolgt. Eine solche Dosis kann auch mehrmals innerhalb 24 Std. wiederholt werden, falls eine Notwendigkeit besteht. Auch andere Derivate, wie Dexamethason, kommen in äquivalenter Dosis in Frage. Eine derartig hohe Dosierung sollte jedoch möglichst schnell reduziert werden.

Dosierung

Zur *oralen Initialtherapie* mit erwünschtem pharmakologischem Effekt werden 1–5 mg/kg/die Prednisolon gegeben. Selbstverständlich lassen sich auch andere Glucocorticoide in äquivalenter Dosierung verabfolgen. Man versucht, die Dosis nach Wirkungseintritt alsbald zu senken.

Bei der rektalen Applikation in Form von Suppositorien, die ohnehin nur für akute Kurzzeittherapie in Frage kommt, sollte in Anbetracht der unterschiedlichen Resorption eine hohe, sicher ausreichende Dosierung gewählt werden.

Die Darreichung in Kapseln oder als Klysma stellt eine weitere Ergänzung rektaler Applikationsweise dar. Dies gilt besonders für die Therapie stenosierender Laryngotracheitis. Die Bioverfügbarkeit des Corticoids bei dieser schonenden Verabreichungsform ist deutlichen individuellen Schwankungen unterworfen. Der Therapieeffekt ist aber gegeben, wenngleich akute Notfallsituationen nach wie vor die i.v. Gabe verlangen.

Wenn möglich, sollte bei *Langzeittherapie* die Tagesdosis von 9 mg/m^2 Prednisolonäquivalent nicht überschritten werden. Die Erfahrung hat gezeigt, daß gerade im Kindesalter große individuelle Unterschiede hinsichtlich der Verträglichkeit bestehen und daß ein Wechsel des Derivates manchmal zu einer Minderung von Nebenwirkungen führt.

Verabreichungs-
modus

Ganz ohne Zweifel hat der *Verabreichungsmodus* großen Einfluß auf die Reduzierung der Nebeneffekte. Alternierende Verabreichung, d.h. die Gabe
jeden 2. Tag am Morgen, evtl. bei verdoppelter Dosis, tangiert die Funktions-
achse Zwischenhirn-Hypophyse-Nebenniere am wenigsten. Sie sollte immer
dann gewählt werden, wenn der klinische Befund dies zuläßt. Eine Verabfolgung des adrenocorticotropen Hormons ACTH anstelle von Corticoiden
stößt im Kindesalter wegen der Notwendigkeit der häufigen Injektionen eher
auf Schwierigkeiten. ACTH wird in der Pädiatrie in erster Linie zur Funk-
tionsdiagnostik herangezogen.

Überwachungs-
programm

Stehen Kinder unter einer Langzeittherapie mit Corticoiden, müssen sie einem regelmäßigen *Überwachungsprogramm* unterzogen werden. Dieses sollte zumindest die Wachstumsparameter Größe und Gewicht, Kontrolle des
Blutdrucks, des Urins auf Zucker und (bei Magenbeschwerden) des Stuhls
auf Blut umfassen. Bei Rückenschmerzen oder Schmerzen in Skelettanteilen
sollte bei sehr langer Therapiedauer eine Röntgenuntersuchung auf osteo-
porotische Veränderungen evtl. unter Bestimmung des Kortikalisindex am
Mittelhandknochen angeschlossen werden. Weiterhin sind ophthalmologische Kontrolluntersuchungen von Hornhaut und Linse und auch Augeninnendruck notwendig.

Literatur

Alpert BS. Steroid-induced hypertrophic car-
diomyopathie in an infant. Pediatr Cardiol
1984; 5: 117–118
Bosse K. »Cortisonangst«. Cortison Spiegel
Merck, Darmstadt 1988; 4: 3
van Cauter W, Walter E, Virasora E, Leclerq R,
Copinschi G. Int J Pept Prot Res, 1981; 17
Gupta D. Endokrinologie der Kindheit und
Adoleszenz. Thieme, Stuttgart 1985
v. Harnack GA. Therapie der Krankheiten des
Kindesalters, 3. Aufl. Springer, Berlin 1985

Mehlhaus-Barlet N, Kummer M, Kunz K. Absolute Bioverfügbarkeit v. Prednisolon nach Applikation einer Rektalkapsel. Therapiewoche
1988; 38: 209
Minors DS, Waterhouse JM. Circadian Rhythms
and the Human. Wright, Bristol 1981
Nakagawa K, Ishizuka T, Obara T, Matsubara M,
Akikawa K. Dichosomic action of glucocarti-
coids on growth hormone secretion. Acta
Endocrinol 1987; 116: 165

Indikationen

Die zahlreichen unerwünschten Nebeneffekte einer Corticoidtherapie lassen
sich selbst bei geschickter Auswahl und Dosierung der Derivate leider nur z.T.
vermeiden. Gerade aus diesen Gründen ist im Kindesalter eine strenge Indikationsstellung erforderlich. Nachstehend ist eine Aufstellung einigermaßen
gesicherter pädiatrischer Indikationen zu einer Glucocorticoidbehandlung
versucht (Tab. **43**). Sie erhebt selbstverständlich keinen Anspruch auf absolute Vollständigkeit.

Endokrine Störungen

Adrenogenital-
Syndrom

Das *kongenitale Adrenogenital-Syndrom* (AGS) (s. auch S. 43 ff.) beruht in
seiner klassischen Form auf einem mehr oder weniger ausgeprägten Mangel
an 21-Hydroxylase. Seltener liegt ein 11-Hydroxylase-Defekt vor; dann ist es
mit Hypertonie verbunden. Das kongenitale Adrenogenital-Syndrom mit 21-
Hydroxylase-Mangel ist ein autosomales rezessives Erbleiden und findet sich
in einer Frequenz zwischen 6000–10 000 in unserer Bevölkerung. Etwa 2%

Tabelle **43** Indikationen für die Corticoidtherapie in der Pädiatrie.

Adrenogenital-Syndrom	Bestimmte Hepatitisformen
Nebenniereninsuffizienz	Juvenile rheumatoide Arthritis
Prophylaxe der Hyalinen-Membranen-	Kawasaki-Syndrom
Krankheit	Periarteriitis nodosa
Prophylaxe der bronchopulmonalen Dysplasie	Progressive Sklerodermie
Prophylaxe der nekrotisierenden Enterokolitis	Myasthenia gravis
Hypoglykämie des Neugeborenen und älteren	Autoantikörperanämie
Kindes	Immunthrombopenie
Inspissated-bile-Syndrom	Colitis ulcerosa
Schocksyndrome	Morbus Crohn
– Antigen-Antikörper-Reaktion	Nephrotisches Syndrom
– Endotoxinschock	Aplastische Anämie
– Waterhouse-Friderichsen-Syndrom	Panzytopenie
Serumkrankheit, Quincke-Ödem und andere	Sarkoidose
Allergien	Lymphogranulomatose
Obstruktive Erkrankungen der Luftwege und	Histiozytose X
Asthma bronchiale	Leukämie
Rheumatisches Fieber	Hirnödem
Bestimmte Tuberkuloseformen	Anfallsleiden

dürften heterozygote Merkmalsträger sein. Mädchen scheinen etwas häufiger betroffen. Der Enzymblock führt zum Cortisolmangel und zu einem Aufstau seiner Präkursoren. Rückkoppelungseffekte im Zwischenhirn-Hypophysen-NNR-Regelkreis fördern eine Mehrsekretion von ACTH und damit eine Übersekretion androgener Substanzen. So kommt es bei Mädchen zur Virilisierung bis hin zum Pseudohermaphroditismus masculinus und bei Jungen zum Makrogenitalismus.

Der weibliche Fetus ist zwischen 12. und 20. Schwangerschaftswoche für virilisierende Prägung besonders empfänglich. Die graduelle Beurteilung der Virilisierung erfolgt am besten nach den von Prader beschriebenen Kriterien. Zur Diskussion steht der Mangel eines Enzyms oder der zweier getrennter Enzyme für Glucocorticoide und Mineralcorticoide sowie die Lokalisation in der Zona fasciculata und glomerulosa der Nebenniere.

Es bestehen Beziehungen zwischen HLA-Typ und AGS. Das Gen wird dem Chromosom 6 zugeordnet, soweit es den 21-Hydroxylase-Defekt betrifft. Neuerdings wird beim 11-Hydroxylase-Defekt eine Lokalisation auf Chromosom 8 diskutiert. Beim HLA-B51 findet sich ein einfaches virilisierendes AGS. Bei Bw 47, Cw 6, DR 7 AGS mit Salzverlust-Syndrom und B 14 Cw 8 DR 1 werden zu der sog. Late-onset-Form in Beziehung gebracht. HLA-B3 und -DR3 sollen mit größter Wahrscheinlichkeit nicht an einem AGS erkranken.

Diese Bezüge sind für die Pränataldiagnostik bei gleichzeitiger Bestimmung des Kerngeschlechts und 17-α-OH-Progesterons im Fruchtwasser von Bedeutung. Die pränatale Diagnostik eröffnet die Möglichkeit eines Therapieversuches schon in der Schwangerschaft, welcher postnatal weitergeführt wird.

Wir differenzieren:

1. *Einfaches AGS mit 21-Hydroxylase-Mangel* und gestörter Cortisolbildung und mehr oder weniger ausgeprägter Virilisierung bei Mädchen und Makropenis und dunklem Skrotum bei Jungen.

Die verschiedenen Formen

Die Diagnose des einfachen AGS erfolgt anhand des klinischen Bildes und der Labordiagnostik (Tab. **44**). Man findet im Serum 17-α-OH-Progesteron stark erhöht. Im 24-Std.-Sammelurin Pregnantriol, Pregnantriolon, Renin und Androgene erhöht. Bei zusätzlichem Salzverlust Na im Serum erniedrigt und K erhöht.

Der pseudohermaphroditische Aspekt bei Mädchen läßt eine HLA-Analyse und Genitographie angeraten erscheinen, des weiteren HLA-Typisierung auch der Eltern und Synacthentest zur Aufdeckung der Heterozygotie bei Anstieg des 17-α-OH-Progesteron.

2. *AGS mit Salzverlustsyndrom*, also zusätzlicher Minderung der Mineralocorticoidproduktion. Symptome sind Erbrechen, Durchfall, Trinkunlust und Schwäche und daraus folgend Exsikkose. Das Krankheitsbild ist lebensbedrohend. Das sich langsam steigernde Symptombild erfordert differentialdiagnostische Abgrenzung zur hypertrophischen Pylorusstenose, bei welcher die K-Erhöhung im Serum fehlt.

3. Die *Late-onset-Form* des AGS macht sich durch prämature Pubarche, Menstruationsstörungen, Hirsutismus und Virilisierung bemerkbar. Sie stellt vorzüglich ein Problem des Erwachsenenalters dar (s. S. 44).

4. Dem *virilisierenden AGS mit Hochdruck* liegt ein 11-Hydroxylase-Mangel zugrunde. Die Synthese des 11-Desoxycortisol zu Cortisol und des 11-Desoxycorticosterons zu Aldosteron sind behindert; daraus folgt die Anhäufung hypertensiv wirkender Substanzen und zugleich eine vermehrte ACTH-Sekretion mit überschießender Androgenbildung.

Das klinische Bild entspricht dem des 21-Hydroxylase-Mangels mit zusätzlicher Hypertonie. Im Serum sind die Androgene sowie 17-α-Hydroxyprogesteron und 11-Desoxycortisol vermehrt, Renin und Aldosteron erniedrigt, der Cortisolspiegel im untersten Normbereich. Im 24-Std.-Sammelurin ist das Abbauprodukt des 11-Desoxycortisol THS, sowie Pregnantriol und Pregnantriolon erhöht.

Die Therapie ist nahezu identisch mit der des 21-Hydroxylase-Mangels.

5. Bei der seltenen Form des *feminisierenden AGS mit Hypertonie* führt ein 17-Hydroxylase-Mangel zur Störung sowohl der Cortisolsynthese wie auch der Androgene. Der Androgenmangel führt zur Feminisierung männlicher Patienten. Die Vorstufen des Aldosterons sind gesteigert, Kalium erniedrigt, Natrium erhöht; es besteht Alkalose; die Plasmareninaktivität ist unterdrückt.

Die Therapie ist Cortisolsubstitution unter Zugabe von Sexualsteroiden.

Therapie Die *Therapie* beabsichtigt, durch lebenslängliche Cortisonsubstitution die pathologische ACTH-Ausschüttung zu supprimieren und die überschießende Androgenbildung zu normalisieren. Bei Salzverlust wird auch das Mineralocorticoid substituiert.

Nur das akut bedrohliche Salzverlustsyndrom benötigt eine Notfalltherapie. Sie besteht in einer speziellen Infusionsbehandlung. Bei nachgewiesener Hyponatriämie und Hyperkaliämie empfiehlt sich die Mischung isotoner Natriumchloridlösung mit 5%iger Glucoselösung 1:1 oder die isotone 5%ige Glucoselösung mit 50 ml 10%iger NACl-Lösung/l. Liegt das Kalium sehr hoch (über 8 mmol/l) und finden sich im EKG Veränderungen im Sinne einer Schenkelblockbildung, empfiehlt es sich außerdem, 20–50 ml 10%ige Calciumgluconat/l-Lösung der Erstinfusion zuzusetzen. Die Infusionsmenge ent-

Tabelle **44** Klinische Merkmale und Laborbefunde bei den verschiedenen Formen des Adrenogenital-Syndroms (aus *Gupta*)

Klinische Merkmale						Laborbefunde								
Neugeborenes mit intersexuellem Genitale		Salz-verlust	Hyper-tonie	Postnatale Virilisie-rung	Enzymdefekt	Urinausscheidung				Zirkulierende Hormone im Plasma				
Weib-lich	Männ-lich					17-KS	17-OH	P'triol	Aldo	17-OHP	Δ4	DHEA	Testo-steron	Renin
+	0	0	0	+	21-Hydroxylase – ohne Salzverlust	↑↑	n/↓	↑↑	n	↑↑	↑↑	n/↑ (DHEA Δ4↓)	↑	n/↑
+	0	+	0	+	– Mit Salzverlust	↑↓	→	↑↓	→n→	↑↓	↑↓	n/↑	↑	↑n→
0	0	0	0	+	– „spät symptomatisch"	↑↓	nᵃ	↑↓	n→	↑↓	↑↓	n/↑	n/↑	←→
+	0	0	+	+	11β-Hydroxylase	↑↓ᶜ	↑↓	↑↓	→→	↑↓	↑↓	↑↓	←	←→
+	+	+	0	0	3β-HSDᵇ	↑↓	→→	↓/n	→→	n/↑	n/↑	↑↓	d	→←→
0	+	0	+	0	17α-Hydroxylase	→→	→→	→→	→→	→→	→→	→→	→→	→←→
0	+	+	+	0	Cholesteroldesmolase	→↓	→↓	→↓	→↓	→↓	→↓	→↓	→↓	←↑

n = normal, a = vor allem THS, b = Werte treffen für Säuglinge und Kleinkinder zu, c = vor allem Δ5-17-Ketosteroide, d = ↓ oder normal beim Knaben, / = oder ↑ oder normal beim Mädchen.

spricht den üblichen Regeln. Als weitere Sofortmaßnahme können in bedrohlichen Fällen 0,5 –1,0 mg Aldosteron und 10 mg Prednisolon parenteral gegeben werden. Keinesfalls sollen beim Salzverlustsyndrom mit Schock elektrolytarme Infusionen erfolgen.

Die Dauerbehandlung des unkomplizierten adrenogenitalen Syndroms besteht in einer oralen Substitution mit Corticoiden. Da das Längenwachstum am wenigsten durch Hydrocortison beeinträchtigt wird, empfiehlt sich die Verwendung desselben. Die Dosierung beträgt 15–25 mg/m^2/die Hydrocortison. Später kann auch Prednison oder Prednisolon 4–8 mg/m^2/die eingesetzt werden. Die Steroidgaben sind auf drei Einzeldosen zu verteilen: Die Hälfte der geforderten Menge wird am frühen Morgen appliziert, die möglichst spät zu gebende Abenddosis sollte mindestens 1/4 der Tagesdosis betragen. Neuerdings wird nach Abschluß des Längenwachstums zunehmend Dexamethason 0,25–0,75 mg/die zur Dauertherapie eingesetzt. Diese Therapie hat Vorteile bei instabilem Menstruationszyklus. Die Einstellung muß individuell sehr sorgfältig erfolgen. Dies ist besonders lohnend, da individuelle Gegebenheiten, wie die Rezeptorkonzentration, determiniert und konstant zu sein scheinen.

Beim Salzverlustsyndrom muß ein Mineralocorticoid substituiert werden. Es empfiehlt sich das 9-α-Fluorhydrocortison (Fludrocortison = Astonin H). Die Dosierung beträgt 0,05–0,1 mg/m^2/die. In den ersten Lebenswochen wird oft das Doppelte benötigt, um den Kaliumspiegel zu senken. Kochsalzzulagen um 1 g/die sind nur noch selten erforderlich. Es empfiehlt sich, die Mineralocorticoidsubstitution auch über das Schulalter hinaus fortzusetzen.

Ein adrenogenitales Syndrom ist gut eingestellt, wenn keine Cushing-Symptome auftreten, Serumnatrium und -kalium im Normbereich liegen und das Längenwachstum dem Alter entspricht. Auch die Skelettossifikation sollte chronologisch korrekt sein. Zunehmende Virilisierung läßt auf ungenügende Einstellung schließen. Bei 11-Hydroxylase-Mangel sollte ein normaler Blutdruck resultieren.

Labortechnische Kontrollparameter sind Pregnantriol im Harn, das Tagesprofil des 17-Hydroxyprogesterons im Speichel, die Plasmareninaktivität und evtl. das 17-Hydroxyprogesteron, Testosteron oder Androstendion im Plasma. Bei 11-Hydroxylase-Defizit Tetrahydro-S und Tetrahydro-DOC im Urin.

Nach Knorr sind Pregnantriolwerte bei Säuglingen von 50–200, Kleinkindern 200–500, Schulkindern 200–1500 und Erwachsenen 500–3000 ng/dl tolerabel. Die Konzentration des freien 17-Hydroxyprogesterons im Speichel liegt im Bereich 3-50 ng/dl. Dieser Bereich ist jedoch bei AGS-Patienten oft nur bei Überbehandlung zu erreichen. Der Normalbereich für 17-Hydroxyprogesteron im Plasma jenseits der Neugeborenenzeit reicht bis 100 ng/dl. Für die Plasmareninaktivität sind Werte von 4–5 ng/dl/Stunde erträglich.

Die Kontrollintervalle sind individuell zu bestimmen. Im ersten Lebensjahr werden sie meist 2–3 Monate betragen, um anschließend bei guter Einstellung auf 6 Monate ausgedehnt zu werden. Bei fraglich befriedigender Einstellung und Compliance läßt sich ein »Speichelprofil« alle 2–3 Monate erstellen.

Die operativen Maßnahmen beschränken sich auf eine klitoriserhaltende Korrektur des virilisierten weiblichen Organs.

Kontraindikationen für eine Substitutionsbehandlung bestehen beim adrenogenitalen Syndrom nicht, eine laufende Substitution darf nicht unterbrochen werden.

Bei Streßsituationen, Infektionen und Operationen ist die Dosis kurzfristig zu erhöhen.

Kinder mit Adrenogenital-Syndrom sowie Patienten mit Nebennierreninsuffizienz sind mit einem Cortisonausweis (s. S. 36 f.) zu versehen. Einschränkungen für Impfungen mit Lebendimpfstoffen, wie sie für andere mit Corticoiden behandelte Kinder gelten, sind nicht zutreffend für Patienten mit Adrenogenital-Syndrom, da es sich um eine Substitutionstherapie handelt. Lediglich bei Kranken mit Salzverlustsyndrom ist die Vakzination mit Vorsicht durchzuführen.

Neugeborenen-Screening für Adrenogenital-Syndrom infolge 21-Hydroxylase-Mangels: Seit 1977 wurde durch die Entwicklung einer Mikrofiltermethode für die Bestimmung des 17-OHP ein Neugeborenen-Screening möglich. Die Studien von PANG u. Mitarb. aus den letzten Jahren wiesen die Zuverlässigkeit und Durchführbarkeit der Methode des 17-OHP-Mikrofilter-Screening nach. Zahlreiche Screening-Pilotstudien sind derzeit eingeleitet.

Literatur

Knorr D. Das connatale adrenogenitale Syndrom. Mschr. Kinderheilk 1985; 133: 327

Knorr D. Erkrankungen der Nebennierenrinde. In: v. Harnack G. A. Therapie der Krankheiten des Kindesalters, Springer, Berlin 1985

Leiber B. Bartsch-Trefs. Pais 1985; 4: 296 5. Sympos. Kli. Genetik i. d. Pädiatrie, Kiel 1985

New IM: In: Gupta D. Endokrinologie der Kindheit und Adoleszenz. Thieme, Stuttgart 1986

New IM, Dupont B, Pang S, Pollack M, Levine LS. An update of congenital adrenal hyperplasia. Rec Progr Horm Res 1981; 37: 105

Pang S, Levine LS, Cedervist LL, Fuentes M, Riccardi VM, Holcombe JH, Nitowsky HM, Sachs G, Anderson CE, Duchon MA, Owens R, Merkatz I, New MI. Amniotic fluid concentrations of 5 and 4 steroids in fetuses with congenital adrenal hyperplasia due to 21-hydroxylase deficiency and in anencephalic fetuses. J Clin Endocr 1980; 51: 223

Pang S, Murphey W, Levine LS, Spence D, Leon A, LaFranchi S, Surve A, New MI. A pilot newborn screening for congenital adrenal hyperplasia (CAH) at New York Hospital (NYH) and Alaska. Pediat Res 1981; 15: 512

Pang S, Murphey W, Levine LS, Spence DA, Leon A, LaFranchi S, Surve AS, New MI. A pilot newborn screening for congenital adrenal hyperplasia in Alaska. J Clin Endocr 1982; 55: 413

Petrykowski VW. Laboratoriumskontrollparameter bei AGS. Paediatr Praxis 1988; 36: 628

Schlaghecke R, Kley HK. Circadian and seasonal variations of glucocorticoid receptors in normal human Lymphocytes. Steroids 1986; 47: 287

Sitzmann FC. Kinderheilkunde. Hippokrates, Stuttgart 1987

Young MC, Cook N, Read GF, Hughes IA. The pharmacokinetics of low-dose dexamethason in congenital adrenal hyperplasia. Eur J Clin Pharmacol 1989; 37: 75

Die *Nebennierenrindeninsuffizienz* (s. S. 32 ff.) ist bei Kindern in allen Altersabschnitten möglich. Die Ätiologie ist unterschiedlich. Einige Formen der Nebennierenrindeninsuffizienz seien aufgeführt: NNR-Insuffizienz

sporadische idiopathische NNR-Insuffizienz,
familiäre x-chromosomale NNR-Insuffizienz,
NNR-Ausfall durch Destruktion (Tbc, Blutung, Wolman-Syndrom),
Addison-Schilder-Syndrom,
Nichtansprechen auf ACTH,
Fehlen von ACTH,
Adrenogenital-Syndrom,
Steroidtherapiefolge.

Kombinationen mit weiteren hormonalen Störungen, wie Hypothyreose, Hypoparathyreoidismus (Schmidt-Syndrom) sind möglich. Mit Ausnahme der corticoidinduzierten iatrogenen Nebennierenrindeninsuffizienz sind Spontanheilungen nicht zu erwarten. Klinisch findet sich – ähnlich wie beim Adrenogenital-Syndrom mit Salzverlust – Hypotonie, Adynamie, Hypoglykämie, Erbrechen, Anorexie, Fieber, Schock und Gewichtsverlust und häufig eine Hyperpigmentierung. Die Laborparameter zeigen niederes Plasmacortisol (morgens unter 10 μg/dl und nach ACTH-Stimulation mit Synacthen 0,25 mg i.v./m² innerhalb von 60 min Werte unter 25 μg/dl). Bei Grenzwerten empfiehlt sich dreitägige Stimulation mit 1 mg Depotsynacthen i.m. Die Bestimmung des 17-OHCS im Harn vor und nach dieser Stimulation ist aussagekräftig. Im Urin sind 17-OHCS und 17-Ketosteroide erniedrigt. Es besteht Hyponatriämie und Hyperkaliämie.

Die Ausprägung der Nebennierenrindeninsuffizienz ist von Kind zu Kind verschieden. Leichte Formen zeigen sich nur in Streßsituationen und sind nur dort behandlungsbedürftig. Schwere Formen können Sofortmaßnahmen erfordern. Die Substitutionsbehandlung ist ähnlich wie beim Adrenogenital-Syndrom mit Salzverlust durchzuführen.

Die Notfalltherapie bei Schock und Nebennierenrindenkoma besteht in der Infusion natriumangereicherter Lösungen (s. Therapie des AGS mit Salzverlust). Sofortige i.v. Gabe von 20 mg/m² Prednisolon und 1 mg/m² Aldosteron (Aldocorten). Dann weitere Substitution mit 10–50 mg Prednison/m² und 0,5–1 mg/die Aldosteron parenteral je nach Befinden.

Zur oralen Dauersubstitution empfiehlt sich beim Kind Hydrocortison 10–20 mg/m²/die verteilt auf 3 Portionen oder alternativ 2,5–5 mg/m² Prednison auf 2 Portionen unter Zugabe von 9-α-Fluorcortison 0,02–0,1 mg auf 2–3 Portionen. Bei Streß ist das Glucocorticoidsubstitutionsprogramm zu verdoppeln (s. AGS). Kochsalzzulagen sind im allgemeinen bei guter Einstellung nicht erforderlich. Besteht ein Morbus Addison mit Hypoparathyreoidismus, ist Vitamin-D₃-Zufuhr nötig (meist 1–3 mg = 40 000–120 000 IE Cholecalciferol/die).

Es sei vermerkt, daß sich bei gleichzeitigem ACTH- und Adiuretin-Mangel unter der geschilderten Therapie einer Nebennierenrindeninsuffizienz ein Diabetes insipidus verstärken kann.

Die Kontrolle der Patienten ist ähnlich wie beim AGS in 3- bis 6monatigen Abständen je nach Stabilität des Befindens notwendig und umfaßt die Gewichts- und Wachstumsparameter sowie Blutdruck und Elektrolytbestimmung. Cortisolprofile sind nur in Ausnahmefällen erforderlich.

Die Patienten sind mit Ausweis zu versehen und der elterliche Haushalt für Notfälle mit Prednisolon- und Aldosteronampullen auszurüsten.

Literatur

Knorr D. Erkrankungen der Nebennierenrinde. In: v. Harnack GA. Therapie der Krankheiten des Kindesalters, 3. Aufl. Springer, Berlin 1985

Labhart A. Klinik der inneren Sekretion, 3. Aufl. Springer, Berlin 1978
Stolecke H. Endokrinologie des Kindes- und Jugendalters. Springer, Berlin 1982

Erkrankungen im Neugeborenen- und Säuglingsalter

In der Neonatologie gibt es einige wichtige Indikationen für den Einsatz von Glucocorticoiden. Es ist selbstverständlich, daß das Adrenogenital-Syndrom, insbesondere der 21-Hydroxylase-Defekt mit Salzverlust, einer möglichst frühen Substitutionstherapie bedarf. Nebennierenrindeninsuffizienz durch perinatale Blutungen in dieses Organ werden meist erst autoptisch diagnosti

ziert und gehen als solche in den Gesamtkomplex des schweren Neugebore-
nenschocks ein. Sie entziehen sich somit einer rechtzeitigen Diagnose und
gezielten Therapie.

Das *Atemnotsyndrom des Neugeborenen* teilt sich im wesentlichen ätiologisch
in drei Gruppen ein:

Idiopathisches
Atemnotsyndrom

1. Wet-lung-Syndrom = Syndrom der feuchten Lunge nach Sectio oder Sturz-
   geburt, seltener bei Lungenödem, Lungenhämorrhagie oder Hydrops feta-
   lis.
2. Mekoniumaspiration = Aspiration von mekoniumhaltigem Fruchtwasser
   intrauterin oder sub partum.
3. Atemnotsyndrom bei Surfactant-Mangel (Frühgeborene mit noch mangel-
   hafter Produktionsleistung durch Pneumozyten Typ II, Kinder diabetischer
   Mütter).

Die Differenzierung dieser Atemnotsyndrome erfolgt durch Anamnese, klinischen und röntgenologischen Befund. Der Schweregrad wird im sog. Silver-
man-Score mit 1–10 beurteilt.

Die Corticoidtherapie spielt in der Prophylaxe des Surfactant-Mangels, der
zur sog. Hyaline-Membran-Krankheit führen kann, eine Rolle. Die Letalität
dieser Erkrankung ist durch neonatale intensiv-therapeutische Maßnahmen,
insbesondere durch Verbesserung der Beatmungstechniken, stark abgesun-
ken. Alle Maßnahmen haben ausreichende Ventilation und Offenhalten der
Alveolarräume zum Ziel. Surfactant stellt ein Gemisch von Phospholipiden
dar, das neben anderem Lecithin und Sphingomyelin in einem bestimmten
Verhältnis enthält. »Reife Lungen« jenseits der 35. Gestationswoche sind im
allgemeinen imstande, in ihren alveolären Epithelzellen Surfactant-Faktor zu
bilden. Dieser Faktor ist oberflächenwirksam und verhindert bei Ingangkom-
men der Atmung den Alveolarkollaps. Es gibt verschiedene Methoden, in der
Amnionflüssigkeit den Grad der Reife zu beurteilen. Dies geschieht durch
Fruchtwasseruntersuchungen, wie Schaumtest, Oberflächenspannung, Fluo-
reszenzpolarisation, Lecithin, Sphyngomyelin, L/S-Quotient, Palmitinsäure,
Gesamtphospholipide und Phosphatidylglycerol.

Seit den Arbeiten von MOTOYAMA, BADEN u. Mitarb. sowie LIGGINS u. HOWIE
weiß man, daß Corticoide die Lungenreifung des Fetus stimulieren und die
Surfactant-Bildung fördern. Zahlreiche Studien bestätigen, daß durch Verabfolgung von Corticoiden an die Mutter noch vor der 32. Schwangerschaftswoche und 24–48 Std. ante partum das Atemnotsyndrom an Häufigkeit und
Schweregrad reduziert wird. Cortisol ist in beiden Richtungen plazentagängig. Zur Verabreichung an die Mutter können alle Corticoidderivate verwendet werden; die Dosierung ergibt sich aus der Tab. **45**. Es werden 0,5–2 mg/kg
KG einer Prednisolonäquivalenz von 1 verwendet. Solche Dosen von Corticoiden, der Mutter verabreicht, führen nach plazentarem Transfer zu Werten
im fetalen Serum, wie sie auch durch physiologischen Stimulus, z.B. bei Streß,
erreicht werden. 60 mg Methylprednisolon i.v. der Mutter gegeben, führen zu
100–500 mg/ml Plasmakonzentration beim Feten. Dieses Verhältnis erklärt
die erfahrungsgemäße Seltenheit von Komplikationen dieser Therapie beim
Neugeborenen. Die verschiedenen synthetischen Corticoide, in wirkungsä-
quivalenter Dosierung gegeben, führen zu vergleichbarer Lecithinsynthese
im Lungengewebe. Sie unterscheiden sich hinsichtlich der Suppressivwirkung
auf den adrenalen Regelkreis und der Östriolsynthese. Dexamethason und
Betamethason sind hier am stärksten wirksam, was Veranlassung sein könnte,

Tabelle **45** Dosierung der Corticoide zur Prophylaxe der Hyaline-Membran-Krankheit (Verabreichung der jeweiligen Dosis an zwei aufeinanderfolgenden Tagen).

Corticoid	mg/die
Cortison	250–400
Cortisol	200–300
16-Methylenprednisolon	60–100
Prednison	50–80
Prednisolon	50–80
6-Methylprednisolon	40–60
Triamcinolon	40–60
Paramethason	20–30
Dexamethason	7–10
Betamethason	5–8

auf weniger suppressivwirkende Derivate auszuweichen, denen gleiche rezeptorvermittelte Induktion differenter Enzyme zur Produktion von Surfactant-Komponenten zukommt. Bisher ist die Synthesestimulation von α-, β-, Dipalmityllecithin und Phosphatidylglycerol und Apoproteinen der Hypophyse bewiesen.

Die Prophylaxe des Atemnotsyndroms Frühgeborener darf heute als erfolgreich und gut verträglich betrachtet werden. Sie stellt eine gesicherte Indikation für Corticoide dar, wenngleich auch hier noch manche Fragen offen sind, wie die Wirksamkeit bei Frühgeborenen vor der 28. SSW, die besseren Ergebnisse bei Mädchen bestimmter Gewichtsklassen, mögliche Blockierungseffekte durch Testosteron u.a.m. Substanzen wie Ambroxol und Thyroxin, welchen ebenfalls eine Stimulation der Surfactant-Sekretion zukommt, stellen bisher keine Alternative zum Einsatz der Corticoide dar.

Den artifiziellen Surfactant-Derivaten aus Amnionflüssigkeit, Schweineoder Rinderlungen (Surfactant TA, Curosurf, Survanta) kommt bei manifestem Atemnotsyndrom Frühgeborener eine bedeutende therapeutische Effizienz zu. Der Gasaustausch und die Oxygenierung werden unmittelbar nach ihrer Anwendung (Instillation über Trachealtubus) gebessert, was auch zur Verbesserung der Beatmungskondition und Absenkung der Früh- und Spätkomplikationsrate führt. Diese erfreuliche Entwicklung läßt aber noch keinen Verzicht auf die bewährte Corticoidprophylaxe des Atemnotsyndroms Frühgeborener zu.

Dringend und intensiv überwachungsbedürftig sind die Neugeborenen, deren Mütter in der Gestationszeit einer Corticoid-Langzeittherapie unterzogen werden mußten. Hier ist evtl. mit anhaltenden Suppressionseffekten zu rechnen. Es sei noch darauf verwiesen, daß vorzeitiger Blasensprung als Streßfaktor zur Lungenreifung bei Neugeborenen beiträgt.

Die vorgegebenen *Indikationen* einer Corticoidtherapie sind

- drohende Frühgeburt (dabei Tokolyseversuch 24–48 Std.),
- im Gang befindliche Frühgeburt,
- geplante Frühgeburt, z.B. bei Rhesusunverträglichkeit (Lungenreifungsbestimmung vor Einleitung der Geburt).

Als *relative Kontraindikationen* müssen gelten:

- schwere EPH-Gestose, also Hypertonie,
- Tuberkulose der Mutter,

- Ulcera des Verdauungstraktes,
- Diabetes,
- akute Infektionen,
- Tokolytika der Gruppe β-Sympathomimetika.

Literatur

Amato M, Hüppi PS, Markus D. Die hycline Membrankrankheit und die exogene Surfactant-Therapie. Paediatr Praxis 1990; 40: 555

Arad I, Landau H. Adrenocortical reserve of neonates born of long-term steroid-treated mothers. Eur J Pediatr 1984; 142: 279

Crowley P, Chalmers I, Keirse M. The effects of corticoid-administration before preterm delivery: an overview of the evidence from controlled trials. Bw J Obstet Gynecol 1990; 97, 1: 11

Farrell E, Silver RK, Kimberlin LV, Wolf E, Dusik JM. Impart of antenatal dexamethasone administration on RDS in surfactant-treated infants. Amer J Obstet Gynecol 1989; 3, 161: 628

Gamsu HR, Mullinger BM, Domai P, Dash CH. Antenataladministration of betamethasone to prevent RDS in preterm Infants. Report of a VK multicentre trial. Brit J Obstet Gynaecol 1989; 96: 401

Gerner R. Die Prophylaxe des kindl. Atemnotsyndroms unter besonderer Berücksichtigung der Glukokortikoide. Med Klin 1990; 85: 151

Kachel W, Lasch P. Das Atemnotsyndrom des Neugeborenen. Med Welt 1987; 38: 1468

Kämmerer W. Prophylaxe und Therapie des Atemnotsyndroms beim Frühgeborenen. PZ 1988; 14: 9

Knitza R, Linke M, Wisser J, Hepp H. Zum Stand der medikamentösen RDS-Prophylaxe an deutschen Frauenkliniken. Geburtshilfe Frauenheilk 1989; 49: 345

NG PC, Thomson MA, Dear PRF. Dexamethasone and infection in preterm babies, a controlled study. Arch Dis Child 1990; 65: 54

Ohrlander S, Gennser G, Nilson KO, Eneroth P. ACTH-Test to neonates after administration of Corticoids during gestation. Obstetrics and Gynecol. 1977; 49: 691

Rennie JM, Baker B, Lucas A. Does dexamethason suppress the ACTH response in preterm babies? Arch Dis Child 1989; 64: 612

Speer CP, Harms K, Müller U, Schröter W, Curstedt T, Robertson B. Behandlung des schweren Atemnotsyndroms Frühgeborener mit natürlichem Surfactant. Mschr Kinderheilk 1988; 136, 65

Speer CP, Müller V, Harms K, Schröter W, Curstedt, T, Roberston B. Surfactant Substitution. Dtsch Ärztebl 1988; 485: 48

Stockhausen H. Kontroversen zur Lungenreifung mit Corticosteroiden. Frauenarzt 1987; 28: 57

Taeusch HW, Polk D. Steroids for respiratory distress syndrome - again. J Pediatr 1990; 117: 248

Wolff F, Bolte A. Der Stellenwert der praenatalen Lungenreifung. Geburtshilfe Frauenheilk. 1990; 3: 171

Ye TF, Rastologia TJA, Anyebuno MA, Pildes RS. Early postnatal dexamethasone therapy in premature infants with severe respiratory distress syndrom. J Pediatr 1990; 117: 273

Die *bronchopulmonale Dysplasie* oder die chronische Lungenerkrankung Frühgeborener ist eine der Hauptursachen der Spätmortalität und Morbidität von Frühgeborenen. Das Krankheitsbild besteht in fibrösen proliferativen Prozessen des Lungengewebes, welche an Alveolargängen, Bronchiolen und Septen atelektatische und emphysematöse Veränderungen bewirken. Diese lassen infektiöse Prozesse, asthmaartige Zustände, Cor pulmonale und Herzinsuffizienz entstehen. Ätiologisch ist die Unreife des Lungengewebes, Respiratorbeatmung mit höheren O_2-Konzentrationen und Drucken, die Zeitdauer der Beatmung und Flüssigkeitsüberladung der Lunge anzuschuldigen. All dies ist eng verknüpft mit dem Krankheitsbild des ARDS, also dem Atemnotsyndrom der Frühgeborenen und dessen Therapie.

Neuere Erfahrungen lassen den Schluß zu, daß durch Dexamethason die Beatmungssituation verbessert werden kann und die Beatmungszeit verkürzt wird. Der positive Effekt könnte durch eine Reduktion des pulmonalen Ödems, eine Dämpfung entzündlicher Reaktionen und eine Minderung der Mitoserate begründet sein. Die Dosis betrug in den Therapieversuchen 0,5

Bronchopulmonale Dysplasie

mg/kg/KG Dexamethason und wurde in 3–4 Tagesabständen um 0,1 mg reduziert. Die Infektrate war unter dieser Therapie nicht erhöht und auch die Suppression des Regelkreises schien von untergeordneter Bedeutung. Die Schädelsonographie wies jedoch vermehrt echodichte Bezirke nach, weshalb eine kritische Betrachtungsweise dieser Behandlungsform notwendig erscheint.

Literatur

Arnold JD, Leslie GI, Williams G, Rack P, Silink M. Adrenocortical responsiveness in neonates weaned from the ventilator with dexamethasone. Austr Paediatr J 1987; 23: 227

Avery ME, Tooley WH, Kelelr JB. Is chronic lung disease in low birthweight infants preventable. A survey in eight centers. Pediatrics 1987; 79: 26

Avery GB, Fletscher AB, Kaplan M, Bruchno DS. Controlles trial of dexamethasone in respiratory-dependent infants with bronchopulmonary dysplasia. Pediatrics 1985; 75: 106

Bourchier D. Dexamethasone therapy in severe bronchopulmonary dysplasia. Austr Pediatr J 1988; 24: 41

Cummings JJ, D'Eugenio DB, Grosse SJ. A controlled trial of dexamethasone in preterm infants at high risk for bronchopulmonary dysplasia. New Engl J Med 1989; 320: 1505

Herz U, Kuchl G, Linderkamps O. Dexamethasontherapie bei bronchopulmonaler Dysplasie. Klin Pädiatr 1989; 210: 11

Noble-Jamieson CM, Reger R, Silverman M. Dexamethasone in neonatal lung disease: pulmonary effects and intracranial complications. Eur J Pediatr 1989; 148: 365

NG PC, Blackburn ME, Brownlex KG, Bucker JM, Dear PRF. Adrenalresponse in very low birthweight babies after Dexamethasone treatment for bronchopulmonary dysplasia. Arch Dis Child 1989; 64: 1721

Van Marther L, Leviton A, Kuban K, Pagano M, Allred E. Maternal Glucocorticoid Therapy and reduced risk of bronchopulmonary dysplasia. pediatrico 1990; 86: 331

Yeh T, Torre I, Rastogi A, Anyebuno M, Pildes R. Early postnatal dexa methasone therapy in prematur infants with severe respiratory distress Syndrom A double-blind, controlled study. J Pediatr 1990; 117: 273

Offener Ductus arteriosus

Einzelne Beobachtungen lassen eine positive Wirkung der Corticoide auf den *Verschluß des offenen Ductus arteriosus* annehmen.

Literatur

Heyman E, Ohlson A, Shennan A T, Heibut M, Coceani F. Closure of patent ductus arteriosus after treatment with dexamethasone. Acta paediat Scand 1990; 79: 698

Nekrotisierende Enterocolitis

Eine bedrohliche *gangränöse Entzündung des Dünn- und Dickdarmes* kann bei Früh- und Neugeborenen auftreten. Häufig betrifft sie Kinder, deren Geburtsverlauf risikoreich mit Asphyxie, Hypothermie, Sepsis, Austauschtransfusion belastet war. Die Ätiologie wird heute als multifaktoriell betrachtet, wobei hypoxisch-ischämische enterale Schäden, Ernährungsfaktoren und Infektion mit diversen Keimen, wie E. coli, Klebsiellen, Staphylokokken und besonders Clostridien neben Darmläsionen eine Rolle spielen. Plättchenaktivierender Faktor und Tumor-Nekrose-Faktor scheinen ebenfalls beteiligt zu sein. Seit BAUER u. Mitarb. die Beobachtung einer Minderung der Enterocolitishäufigkeit nach pränataler Glucocorticoidtherapie mitgeteilt hatten und bei postnataler Anwendung eine günstigere Prognose der gefährlichen Erkrankung vermutet wird, hat diese Indikation mehr und mehr Beachtung gefunden. Allerdings bleibt vieles noch im spekulativen Bereich. Es wird mit einer Induktion der Enzymreifung, ähnlich der der pulmonalen Surfactant-Produktion gerechnet. Umfangreiche Kontrollstudien sind im Gange.

Verabfolgt wird meist Beta- oder Dexamethason bis 2 mg/kg KG i.v. in 12stündigem Rhythmus.Die bisherigen Ergebnisse scheinen ermutigend zu sein.

Literatur

Bauer GR, Morrison JC, Pool KW. A decreased incidence of NEC after prenatal glucocorticoid therapy. Pediatrics 1984; 73: 682

Halac E, Halac J, Begue E, Casanas J, Indiveri D, Petit J, Figuera M, Olmas J, Rodriguez L, Obregon R, Martinez M, Grinblat D, Vilarodona H. Prenatal and postnatal corticosteroid therapy to prevent neonatal necrotizing enterocolitis: a controlled trial. J Pediatr 1990; 117: 132

Kliegman RM, Fanaroff AA. Necrotizing enterocolitis. New Engl J Med 1986; 310: 1093

Kosloske AM, Musemeche CA. Necrotizing enterocolitis of the neonate. Clin Perinatol 1989; 16: 97

Mc Clead RE, Neonatal necrotizing enterocolitis: current concepts and controversies. J Pediatr 1990; 117 Suppl. 2

Die *Hypoglykämien* der Neugeborenenzeit sind nicht selten, besonders betroffen sind Kinder diabetischer Mütter. Ein Teil der Hypoglykämien verläuft asymptomatisch, ein anderer Teil zeigt schwere Symptome. Von einer Neugeborenenhypoglykämie spricht man bei Werten unter 25 mg/dl (139 μmol), bei Neugeborenen über 72 Std:
Kinder unter 2500 g/35 mg/dl (194 μmol),
Kinder über 2500 g/45 mg/dl (244 μmol).
Die Therapie besteht in einer kontinuierlichen Glucoseinfusion 4–5 ml/kg/ Std. der 10%igen Lösung. Bei schwerer Symptomatik sollte eine einmalige Bolusgabe von 20%iger Glucose 3–5 ml/kg erfolgen und nachfolgend eine kontinuierliche Infusion 10%iger Glucoselösung stattfinden.
Glucagon ist nur bei normalgewichtigen reifen Neugeborenen mit ausreichenden Glykogenreserven sinnvoll. Läßt sich mit geschilderter Infusionstherapie keine Besserung erzielen, sollte nach Abnahme von Plasma zu weiteren Hormonanalysen (Insulin, Cortisol, NNR-Steroide) sofort Hydrocortison 5 mg/kg/die in 2 Dosen gegeben werden. Versagt auch diese Maßnahme, bleibt die orale Gabe von Diazoxid (10–25 mg/kg/die).

(Randnotiz: Hypoglykämien)

Literatur

Sitzmann FC. Kinderheilkunde. Hippokrates, Stuttgart 1987

Versmold H. Richtlinien Neonatologie. Bayerische Neonatalstudie 4/1984

Des weiteren ist eine Corticoidtherapie bei Neugeborenen mit *Hirnödem* verschiedenster Ätiologie angezeigt (Blutung, Trauma, Entzündung). Die Dosierung von Dexamethason beträgt 0,2–0,3 mg/kg/die und kann mit Phenobarbital 10/5 mg/kg am Tag kombiniert werden.

(Randnotiz: Hirnödem)

Literatur

v. Bernuth H. Perinatale Schädigung des Nervensystems. In: v. Harnack GA. Therapie der Krankheiten des Kindesalters, 3. Aufl. Springer, Berlin 1985

Cloherty JP, Stark AR. Manual of Neonatal Care. Little, Brown, Boston 1982

Icterus
prolongatus
Beim sehr seltenen sog. *Inspissated-bile-Syndrom,* also einer Exkretionsstörung des eingedickten Bilirubins aus den Gallenwegen, ist eine Glucocorticoidtherapie erfolgversprechend. Die Dosierung beträgt 1–2 mg/kg/die Prednison.

Schocksyndrome

Ein Schocksyndrom kann bei Kindern in allen Altersstufen vom Neugeborenen bis zum Adoleszenten auftreten. Es stellt ein akutes Kreislaufversagen mit Störung der Makro- und Mikrozirkulation und der Sauerstoffversorgung der Gewebe dar. Blutdruck und Herzzeitvolumen müssen in der Initialphase noch nicht auffällig verändert sein.

Dem Schocksyndrom beim Kind liegen 3 Hauptursachen zugrunde:

1. Volumenmangel durch Verluste von Blut, Plasma und Wasser, letzteres bei Kindern besonders häufig.
2. Gefäßregulationsversagen durch Endotoxineinschwemmung bei infektiöstoxischen Grunderkrankungen (Säuglingstoxikose, Sepsis, Waterhouse-Friderichsen-Syndrom u.a.); des weiteren durch Antigen-Antikörper-Reaktionen oder zerebrale Dysregulation.
3. Herzversagen infolge Erkrankung des Myokards und des Perikards sowie durch Rhythmusstörungen.

Die 1. Phase der Makrozirkulationsstörung geht gewöhnlich in die 2. der Mikrozirkulationsdysregulation mit Stoffwechselentgleisung über.
Wie beim Erwachsenen erfolgt auch beim Kind die Therapie des Schocksyndroms breit angelegt mit Beseitigung des Volumenmangels durch Infusionen, Sicherstellung der Ventilation und ausreichende O_2-Zufuhr, Vermeidung von Wärmeverlusten, Sedierung und Schmerzbekämpfung, medikamentöse Stabilisierung des Blutdrucks (Suprarenin, Alupent, Dopamin usw.), Bekämpfung der Gerinnungsstörung (Heparin), der Azidose sowie des Herzversagens (Digitalis). Selbstverständlich muß die Bekämpfung einer bakteriellen Grunderkrankung durch Antibiotika erfolgen.
Die Anwendung von Corticoiden beim Schockgeschehen ist umstritten. Dies zeigt sich schon in den variablen Dosisempfehlungen für Prednisolonäquivalent, die zwischen 10 mg/kg bis zu 100 mg/kg reichen. In erster Linie sinnvoll ist eine Corticoidgabe bei endotoxin- und anaphylaxiebedingtem Schock. Wir fügen sie der üblichen intensiv-medizinischen Betreuung von Schockpatienten hinzu und folgen dabei im großen und ganzen den Empfehlungen von PALITZSCH:

1. Tag Säuglinge 50–100 mg Prednisolonäquivalent; ältere Kinder 200–500 mg Prednisolonäquivalent i.v. Wiederholung in 6- bis 12stündigem Abstand.
2. Tag Reduzierung der Dosis um die Hälfte.
3. Tag Reduzierung der Dosis auf ein Viertel.

Auch die Therapie des *Waterhouse-Friderichsen-Syndroms* ist in diesem Rahmen zu sehen. Wir betrachten es als endotoxin-ausgelöstes Sanarelli-Schwartzmann-Syndrom, wobei in erster Linie Meningokokken mit und ohne Meningitis, aber auch andere Erreger, wie A-Streptokokken, Pneumokokken und Haemophilus influenzae in Frage kommen. Die Wiederholung von Interaktionen des Gefäßendothels mit Endotoxin löst eine disseminierte intravasale Gerinnung aus, die durch Thrombosierung der Endstrombahn zu Einblutungen in die Nebennierenrinde und zu deren Ausschaltung führen kann. Der fulminante Sepsisverlauf mit Verbrauchskoagulopathie und septischem Schock bestimmt das Krankheitsbild weitgehend und sicher mehr als die Nebenniereninsuffizienz. Wenn auch die Grundtherapie der intensiv-medizinischen Schockbehandlung entspricht, empfiehlt sich trotz Bedenken eine hochdosierte Corticoidtherapie mit Hydrocortison 10 mg/kg sofort i.v. und Wiederholung dieser Dosis in 4–6 Teilmengen über 24–48 Std.

Literatur

Nessler G. Infektionskrankheiten. In: v. Harnack GA. Therapie der Krankheiten des Kindesalters, 3. Aufl. Springer, Berlin 1985

Palitzsch D. Pharmakotherapie mit Corticosteroiden im Kindesalter. Enke, Stuttgart 1981

Rheumatischer Formenkreis

Das *rheumatische Fieber* ist wesentlich seltener geworden. Fanden sich anfangs des Jahrhunderts noch 20 Fälle auf 10 000 Kinder, so ist es heute nur mehr knapp ein einziger Fall. Das Krankheitsbild hat sich in seiner Ausprägung verändert. Es scheint weniger schwer und in seiner Symptomatik inkomplett aufzutreten. Zwar gelten immer noch die 5 Jonesschen Hauptkriterien, nämlich Polyarthritis, Karditis, Chorea minor, Erythema anulare und Rheumaknötchen, doch sie werden kaum mehr alle gefunden. Das Interesse gilt dem Organ, an welchem sich Dauerschäden ernster Natur manifestieren können, dem Herzen. Das Prädilektionsalter des rheumatischen Fiebers liegt zwischen dem 4. und 12. Lebensjahr. Bestimmte Serotypen der β-hämolysierenden Streptokokken der Gruppe A setzen den rheumatischen Prozeß in Gang. Zu Beginn finden sich häufig auch Streptokokken im Rachen, der Antistreptolysintiter ist erhöht. Die übrigen Laborparameter weisen auf Entzündungsvorgänge hin.

Rheumatisches Fieber

Die Behandlung ist konsequent durchzuführen. Der erste Erkrankungsschub vermag das Endergebnis zu gestalten. Bettruhe ist nötig, Penicillintherapie oral in den ersten 2 Wochen in einer Dosis von 1–1,5 g/die vermag die Streptokokken zu eliminieren. Zur Dauerprophylaxe genügen 2mal täglich 200 000 E. Die Prophylaxe kann auch mit i.m. Gaben von Depotpenicillin, z.B. Tardocillin 1200, durchgeführt werden. Penicillin kann durch Erythromycin ersetzt werden. Eine Prophylaxedauer von 5 Jahren bzw. bis zum 18. Lebensjahr wird empfohlen.

Das gängigste Antiphlogistikum ist die Acetylsalicylsäure. Die Initialdosis beträgt aufgeteilt in 4 Portionen 60–80 mg/kg/die. Nach 6 Tagen sollten therapeutische Spiegel von 20–30 mg/100 ml erreicht sein. Eine Erhaltungsdosis von 60–90 mg/kg/die garantiert dies meist. Die Therapiedauer beträgt 6–8 Wochen und sollte die Phase einer gleichzeitigen Glucocorticoidtherapie überschreiten, um ein sog. Rebound-Phänomen zu verhüten. Der Abbau ist langsam zu vollziehen.

Wird zu Beginn eines rheumatischen Fiebers eine Karditis gefunden oder auch nur vermutet, ist eine Corticosteroidtherapie gerechtfertigt. Meist wird Prednison in einer Dosis von 2 mg/kg/die, später reduziert auf 1 mg/kg/die ausreichen, wenn man es 4–6 Wochen gibt. Der Abbau dieser Medikation muß vorsichtig ausschleichend schrittweise geschehen.

Chorea minor   Die sehr selten gewordene *Chorea minor* erfordert sedierende Maßnahmen und spricht kaum auf Antirheumatika und Corticoide an.

Literatur

Di Sciascio G, Taranta A. Rheumatic fever in children: a review. Amer Heart J 1980; 99: 635

Truckenbrodt H. In: Sitzmann FC. Kinderheilkunde. Hippokrates, Stuttgart 1987

Rheumatoide
Arthritis

Als *juvenile chronische Arthritis* bezeichnet man mono-, oligo- und polyartikuläre Arthritiden bei Kindern und Jugendlichen mit wechselnd stark ausgeprägten Allgemeinsymptomen. Die Genese der teils exsudativen, teils proliferativen intra- und periartikulären Entzündung ist nicht ganz erforscht. Autoimmunvorgänge und Infektionen werden angeschuldigt und es scheint eine genetische Disposition zu bestehen, wie man aus der hohen Beteiligung von HLA-B27-Merkmalsträgern (40%) vermuten darf. Man kann eine Einteilung in mon- und oligoartikuläre, polyartikuläre sowie systemische Erkrankungen vornehmen.

Die weitere Differenzierung der Verlaufsformen ergibt Tab. **46**, wobei besonders die Mono- und Oligoarthritiden mit spätem Beginn und mit einer gewissen Tendenz zur Entwicklung eines Morbus Bechterew eine enge Koppelung an das Merkmal HLA-B27 aufweisen.

Im Rahmen der Corticoidtherapie gilt das besondere Interesse den systemischen Verlaufsformen, den kompletten oder inkompletten Still-Syndromen, deren Symptomatik sich wie in Tab. **47** dargestellt gliedert.

Tabelle **46** Verlaufsformen der juvenilen rheumatoiden Arthritis (aus *Göbel u v. Harnack*)

Erkrankungsform	Untergruppe	Betroffene Gelenke	Extraartikuläre Symptome	Bevorzugt	Antinukleäre Antikörper	Rheumafaktor
Mono- und Oligoarthritis	a	früher Beginn	wenige große Gelenke	chronische Iridozyklitis in 50%		+/-	-
	b	später Beginn	wenige große Gelenke Hüftgürtel	akute Iridozyklitis in 5–10%		-	-
Polyarthritis	a	seronegativ	alle	Fieber, Anämie		(+)	-
	b	seropositiv	alle	Fieber, Anämie Rheumaknötchen		+	++
Systemische Erkrankung (Still-Syndrom)	a	komplett	alle	wochenlanges Fieber, Lymphknotenschwellung, Hepatosplenomegalie u. a.	+	-	-
	b	inkomplett					

Tabelle **47** Systemische Formen der juvenilen chronischen Arthritis (aus *Hayern*)

	Jungen und Mädchen
Besondere Aspekte des Gelenkbefalls	Bilaterale symmetrische Schwellung der Hand-, Knie-, und Fußgelenke
Extraartikuläre Symptome	– intermittierendes Fieber, mit ein bis zwei Spitzen pro Tag – flüchtige Exantheme, gleichzeitig mit dem Fieberanstieg – Lymphknotenvergrößerung in 25% – Splenomegalie in 10–25% – Hepatomegalie in 10–16% – Perikardbeteiligung in 7–20% – Myokardbeteiligung – abdominale Schmerzen in 25%
Befunde	stark beschleunigte Blutsenkungsgeschwindigkeit Leukozytose (Vermehrung neutrophiler Granulozyten) Thrombozytose Rheumaserologie negativ
Verlauf	unvorhersehbare Schübe Remissionen von einigen Monaten bis Jahren
Komplikationen	Wachstumsstörung + + + Amyloidose in 4% Verbrauchskoagulopathie

Die Prognose des *Still-Syndroms* hat sich unter der Corticoidtherapie und der Kombination mit Azathioprin deutlich gebessert, ist aber immer noch als ernst zu betrachten. Beim Still-Syndrom sind vor nicht allzu langer Zeit Letalitätszahlen von 13% angegeben worden, wobei Amyloidose, Karditis, Arteriitis necroticans und Nephritis als Todesursachen angesehen werden müssen. Die Gesamtletalität der juvenilen Arthritis liegt heute bei etwa 4%. Die im Rahmen der mono- und oligoartikulären Formen häufiger vorkommende Iridozyklitis mit der Folge Katarakt, Keratitis, Glaukom, Synechien hat ebenfalls eine ernste Prognose, die nur durch Frühdiagnose und Therapie verbessert wird.

Still-Syndrom

Die Behandlung hat zum Ziel, Schmerzen und Gelenkentzündungen zu beseitigen, die extraartikulären systemischen Organerkrankungen unter Kontrolle zu bekommen und die Gelenkfunktionen zu erhalten sowie die normale somatische und geistige Entwicklung des Kindes zu garantieren. Zahlreiche Laborparameter gestatten das Ausmaß und die Rückbildung der Entzündungsvorgänge unter der Therapie zu kontrollieren und zu beurteilen; ihre Normalisierung wird angestrebt.

Zum Einsatz kommen nichtsteroidale Antirheumatika, wie z.B. Acetylsalicylsäure, Diclofenac, Indomethacin. Die Auswahl richtet sich nach individueller Verträglichkeit beim jeweiligen Patienten und persönlicher Erfahrung des Therapeuten. Des weiteren kommen sog. »Basismedikamente« mit Langzeitwirkung zum Einsatz. Hierzu gehören Gold, D-Penicillamin und evtl. Chloroquinabkömmlinge. Die Basismedikamente sind oft mit erheblichen Nebenwirkungen behaftet. Gleichberechtigt stehen neben der medikamentösen Behandlung Physiotherapie und Diätetik.

Die Corticoide haben ihre Domäne fast ausschließlich in der Behandlung der extraartikulären Manifestationen und ihre Verwendung ist in einen Gesamtbehandlungsplan zu integrieren, um einen zu langen Einsatz zu vermeiden. Es kommen beim Still-Syndrom Prednisolongaben, möglichst zirkadianem Rhythmus entsprechend oder alternierend eingesetzt, in einer Dosis von 1–3 mg/kg zur Anwendung und lassen sich mit Azathioprin 2–5 mg/kg/die kombinieren.

Spricht eine Iridozyklitis nicht auf lokale Therapie (z.B. Dexamethason-Augentropfen) und Mydriatika an, muß auch sie einmal systemisch behandelt werden.

Die Prognose der juvenilen chronischen Arthritis ist insgesamt – mit Ausnahme der vereinzelten therapierefraktären Still-Syndrome – als gut zu bezeichnen und 85% der Fälle heilen ohne größere bleibende Behinderungen aus.

Literatur

Ansell B M. Juvenile chronic arthritis, juvenile rheumatoid arthritis and inflammatory arthropathies of Childhood. Current opinion rheumatol 1990; 2: 799

Gerber N J, Sauvain N J. Juvenile chronische Arthritiden: therapeutische Strategie 1990. Schweiz Med Wschr 1991; 121: 598

Göbel V, v. Harnack GA. Rheumatische Erkrankungen. Therapie der Krankheiten des Kindesalters, 3. Aufl. Springer, Berlin 1985

Hayem F. Die chronische juvenile Arthritis. Klin J 1985; 11: 32

Jacobs JC. Pediatric Rheumatology for the Practitioner. Springer, Berlin 1982

Michels H, Schuchmann L, Truckenbrodt H. Die Iridozyklitis, eine gefährliche Komplikation rheumatischer Erkrankungen im Kindesalter. Therapiewoche 1981; 31: 1799

Petty R E. The use of local corticosteroids in the management of juvenile arthritis and its complications. Current opinion rheumatol 1990; 2: 85

Stoeber E. Subgruppen der juvenilen chronischen Arthritis (juvenile rheumatoide Arthritis) und ihre Prognose. Kinderarzt 1981; 12: 1765

Truckenbrodt H. In: Sitzmann FC. Kinderheilkunde. Hippokrates, Stuttgart 1987

Truckenbrodt H, Häfner R. Allgemeine und lokale Wachstumsstörungen bei chronischer Arthritis im Kindesalter. Schweiz Med Wschr 1991; 121: 608

Wahn V, v. Kries R, Ebell W, Schlenker M, Göbel U. Klinisch-organische Diagnostik bei juveniler rheumatoider Arthritis. Sozialpädiatrie 1983; 9: 394

Wahn V, Orlowski M, Ebell W, Jürgens H, Göbel U. Therapie der juvenilen chronischen Arthritis. Sozialpädiatrie 1981; 7/8: 332

Woo P, White P H, Ansell B M. Pediatric Rheumatology Update. Oxford University Press 1990

Autoimmunkrankheiten

Bei verschiedenen Krankheiten lassen sich Autoantikörper sowie zellvermittelte Immunreaktionen gegen körpereigene Antigene (Autoantigene) nachweisen. Zu diesen Autoimmunkrankheiten gehören z.B. Autoantikörperanämien, Autoantikörper-Thrombozytopenien, Hashimoto-Struma, chronisch-aggressive Hepatitis, Lupus erythematodes visceralis, Dermatomyositis, Sklerodermie, um nur die wesentlichsten aufzuführen. Durch Immunmodulation versucht man die an der Entstehung von Autoimmunphänomenen beteiligten Lymphozytenpopulationen, wie B-Lymphozyten, T-Lymphozyten vom Helfer- oder Suppressortyp zu stimulieren oder zu unterdrücken.

Immunsuppression

Als *Immunsuppressiva* mit dem Effekt der Immunmodulation gelten:

1. chemische Substanzen, wie Corticoide, Ciclosporin, Azathioprin, Amethopterin, Actinomycin C, D-Penicillamin,
2. Anti-T-Lymphozyten-Globulin,

3. menschliches IgG in hohen Dosen,
4. Plasmapherese.

Unspezifische Immunphänomene lassen diagnostische Schlüsse und Verlaufs-beobachtungen sowie Therapiekontrollen zu. Dies sind Kernantikörper (an-tinukleäre Faktoren), Rheumafaktoren, mitochondriale Antikörper, Vermin-derung der Komplementfaktoren, Immunkomplexe. Eine hohe Aussagekraft kommt dabei dem IgG-Anti-DNS-Nachweis zu. Auch der Nachweis organ-spezifischer Antikörper ist möglich, z.B. im Erythrozyten-Coombs-Test.

Grundsätzlich wird man die immunsuppressive Therapie wie folgt gestalten: Prednisolon 1–2 mg/kg/die (bei Bedarf auch höhere Dosen) mit baldigem Übergang zu alternierender Therapieform.

Eventuell kann eine Kombination mit Azathioprin (Imurek) 3–5 mg/kg/die oral versucht werden. Nach 4 Wochen sollte eine Dosisreduzierung erfolgen, und die Therapie ist bis zu 24 Monaten durchzuführen.

Auch Cyclophosphamid (Endoxan) 2–3 mg/kg/die 3–6 Monate kann in Fra-ge kommen.

Einige wesentliche Krankheitsbilder des Kindesalters aus dem Spektrum der Autoimmunleiden seien herausgegriffen.

Die *Autoantikörper-Anämie* setzt Wärme-IgG-Autoantikörper (Nachweis: positiver direkter Coombs-Test) voraus. Zum Ausschluß neuraminidaseindu-zierter Hämolyse ist dabei immer eine Untersuchung mit Anti-T erforderlich, da Reaktion mit dem Kryptantigen T der Erythrozyten möglich. **Autoantikörper-Anämie**

Die primäre Therapie erfolgt mit 1–2 mg/kg/die Prednisolon in kontinuierli-cher Weise. Dosisreduzierung bei Rückgang der Retikulozytenzahl unter 50% und bei einem Hb-Gehalt über 8 g/dl ist möglich. Die Übertragung von dichtem Erythrozytensediment unter besonders vorsichtigen Kautelen (d.h. speziellen Verträglichkeitsproben) behebt die Anämie. Führt die Therapie in 6 Monaten nicht zum Erfolg und fehlen antinukleäre Faktoren, kommt bei Kindern über 5 Jahren die Splenektomie in Betracht. Sonst könnten evtl. Immunsuppressiva, wie Azathioprin, eingesetzt werden.

Abgegrenzt werden muß die postinfektiöse hämolytische Anämie des sehr jungen Kindes mit Bindung der Komplementfaktoren C3b C3d und positivem Coombs-Test. Bei dieser Form der hämolytischen Anämie genügt fast immer eine kurzzeitige Glucocorticoidtherapie.

Die *idiopathische thrombozytopenische Purpura* – bei Erkrankung der Mut-ter ist oft auch das Neugeborene betroffen – tritt in akut passagerer Form und seltener als chronische Erkrankung auf. Bei normaler Megakaryozytenzahl im Mark kommt es oft im Anschluß an Infekte zur Thrombozytopenie mit Purpura und u.U. zu gefährlichen Blutungen. Die kritische Grenze der Thrombozytopenie liegt bei $40\cdot10^9$/l Plättchen, bei $20\cdot10^9$/l kommt es häufig zu Blutungen, allerdings kann auch eine Purpura bei $10\cdot10^9$/l noch ausbleiben. **Thrombozyto-penie**

Die Therapie besteht in Verabfolgung von Corticoiden: 1–2 mg/kg/die Pred-nisolon. In der Mehrzahl jedoch kommt es zu einer Remission mit und ohne Corticoidtherapie. Treten stärkere Blutungen auf, sind Thrombozytentrans-fusionen angezeigt. Bei schweren und chronischen Verlaufsformen ist eine Splenektomie nicht zu umgehen. Lohnend ist stets der Versuch einer hochdo-sierten i.v. IgG-Therapie, wobei jedoch nur das intakte IgG-Molekül seine Wirkung tut und in einer Dosis von 0,4 g/kg an 5 aufeinanderfolgenden Tagen verabfolgt wird.

Auch bei drohender Immunthrombozytopenie des Neugeborenen (Mutter akut oder chronisch an idiopathischer thrombozytopenischer Purpura erkrankt mit Plättchenwerten unter $100 \cdot 10^9/l$) können Corticoidgaben und i.v. IgG-Infusionen das Purpurarisiko reduzieren und eine vorhandene Thrombozytopenie bessern. Allerdings scheint die Corticoidtherapie eher die Purpurasymptomatik zu beeinflussen als einen Plättchenanstieg zu verursachen.

Lupus erythematodes Beim *Lupus erythematodes visceralis* werden primär Acetylsalicylsäure, in zweiter Linie erst Corticoide (1–2 mg/kg/die Prednisolon) gegeben. Unter zusätzlichen Azathiopringaben ist es möglich, die Corticoiddosen zu reduzieren.

Polymyositis Bei *Polymyositis* und *Dermatomyositis* empfiehlt sich sofort nach Diagnosestellung (Serumenzymerhöhungen für Kreatinkinase, Aldolase, GOT, GPT, LDH und elektromyographischer Befund sowie Biopsie) eine relativ hochdosierte Corticoidtherapie (60 mg/m^2/die Prednisolon) einzuleiten. Als weiteres Immunsuppressivum wird Methothrexat empfohlen. Führt Prednisolon- und Immunsuppressivtherapie nicht zum Erfolg, ist Plasmapherese indiziert.

Panarteriitis Die schubweis verlaufende *Panarteriitis nodosa* bedarf ebenfalls der Corticoidtherapie mit Prednisolon in einer Dosis von 1–2 mg/kg/die. Dasselbe gilt für die progressive Sklerodermie, wobei hier zusätzlich noch Zytostatika in Betracht kommen.

Myasthenia Die *Myasthenia gravis* verlangt evtl. zur Vorbereitung der Thymektomie eine Corticosteroidtherapie; desgleichen ist sie angezeigt beim Versagen der Cholinergika und bei den okulären Formen.

Literatur

Berg PA. Diagnose der Kollagenkrankheiten. Internist 1984; 25: 37

Bunel JB, Goldman A, Imbach P, Shuman I, Hilgartner M. Treatment of idiopathic thrombocytopenia of childhood with intravenous infusions of gammaglobulin. J. Pediatr 1985; 106: 886

Fateh-Magbadam A, Besinger U, Wick M. Hochdosierte Immunglobulintherapie bei Autoimmunerkrankungen. Immun Infekt 1984; 12: 129

Niethammer D. Therapiemöglichkeiten in der pädiatrischen Immunologie. Mschr. Kinderheilkd. 1984; 132: 464

Soothill JE, Hayward AR, Wood CBS. Paediatric Immunology. Blackwell, Oxford 1983

Stevens MB, Han BH. Zur Behandlung des systemischen Lupus erythematosus (SLE). Eular Bull 1982; 12: 97

Imbach P, d'Apuzzo V, Hirt A, Rossi E, Vest M, Barandur S, Baumgartner, C, Morell A, Schöni M, Wagner HP. High-dose intravenous gammaglobulin for idiopathic thrombocytopenic purpura in childhood. Lancet 1981; I: 1228

Imbach P, d'Apuzzo V, Hirt A, Rossi E, Vest M, Barandur S, Baumgartner C, Morell A, Schöni M, Wagner HP. Intravenöse Immunglobulintherapie in hohen Dosen bei idiopathischer Thrombozytopenie (ITP) im Kindesalter. Schweiz Med Wschr 1981; 111: 1548

Schmidt RE, Budde U, Müller-Eckhardt C. Therapie und Wirkungsmechanismen der intravenösen Gammaglobuline bei Erwachsenen mit Immunthrombopenie. Verh Ges Inn Med 1982; 88: 1161

Schmidt RE, Budde U, Schaefer U, Stroehmann G. High-dose intravenous gammaglobulin for idiopathic thrombocytopenic purpura. Lancet 1981; II: 475

Müller-Eckhardt C, Küenzler E, Kiefel V, Vahrson, H, Graubner M. Cyclophosphamide-induced immune thrombocytopenia in a patient with ovarian carcinoma successfully treated with intravenous gammaglobulin. Blut 1983; 46: 165

Kawasaki-Syndrom Das *mukokutane Lymphknotensyndrom* (Kawasaki-Syndrom) ist ein 1967 erstmals in Japan beschriebenes Krankheitsbild und findet sich zunehmend häufig jetzt auch bei uns. Die Diagnose stützt sich auf Fieber, Konjunktivitis mit Entzündung der Mundschleimhaut. Palmare und plantare Erytheme mit typischer Schuppung, Lymphknotenschwellung am Hals sowie Karditis werden beobachtet. Die Krankheit ist meist selbst limitierend, aber in bis zu 2% sterben Kinder an Koronaraneurysmen und Thrombosen. Corticoide führen meist schnell zur Entfieberung und zur Besserung des Gesamtbefindens, doch wird ihnen eine ungünstige Koronarbeeinflussung angelastet. Derzeit steht die Verabfolgung von Salicylaten im Vordergrund und nur in Einzelfällen ist die Corticoidtherapie erforderlich. Einen präventiven Einfluß gegen die Entstehung koronarer Aneurysmen besitzt die intravenöse Gammaglobulintherapie; gleichzeitig wird die akute klinische Symptomatik relativ schnell günstig beeinflußt. Die i.v. Gammaglobulintherapie in Kombination mit Aspirin stellt z.Zt. wohl die effektivste Therapie des Kawasaki-Syndroms dar.

Literatur

Engle M, Fatica N, Bussel I, O'Loughlin I, Snyder M, Lesser M. Clinical trial of Single-Dose i.V. Gammaglobulin in acute Kawasaki Disease. Am J Dis Child 1989; 143: 1300

Furusho K, Kamings T, Nakano H. Le traitment de la maladie de Kawasaki par administration intraveineuse de gammaglobulines. Méd et Hyg 1987; 45: 1425

Kawasaki T, Kosaki F, Okawa S, Shigematsu J, Yanagawa H. A new infantile acute febrile mucocutaneous lymph node syndrome (MLNS) prevailing in Japan. Pediatrics 1974; 54: 271

Lebranchu Y. Maladie de Kawasaki. Traitement par gammaglobulines intraveineuses. Presse Méd 1989; 18: 1147

v. Mühlendahl KE. Das mukokutane Lymphknotensyndrom (Kawasaki-Krankheit). Dtsch Ärztebl 1979; 76: 1761

Newburger JW, Takamash M, Burns JC. The treatment of Kawasaki syndrome with intravenous gammaglobulins. New Engl J Med 1986; 315: 341

Nishihara S, Ishibashi K, Iribe K, Matsuba J. Intravenous gammaglobulins and reduction of coronary abnormalities in children with Kawasaki disease. Lancet 1988; 973

Rowley A, Shulman S. Current therapy of acute Kawasaki Syndrom. J Pediatr 1991; 118: 987

Allergische Erkrankungen

Allergische Krankheiten werden durch Stoffe der Umwelt ausgelöst, welche unser Immunsystem stimulieren. Reagieren sie mit Antikörpern oder T-Lymphozyten, kommt es oft zu klinisch manifesten allergischen Erscheinungen. Wir unterscheiden vier differente Formen allergischer Reaktionsweisen, die auch bestimmten Krankheitsbildern zugeordnet sind.

Typ I: Sofortreaktion, IgE- oder IgG-vermittelt, führt z.B. zu Urtikaria, Pollinosis, Rhinitis allergica, allergischem Asthma bronchiale und anaphylaktischem Schock. Diese Gruppe beinhaltet die Mehrzahl der allergischen Erkrankungen im Kindesalter.

Typ II: IgG vermittelt, zeigt zytotoxische Reaktion. Dazu gehören Transfusionsreaktionen, Autoimmunkrankheiten und hämolytische Anämien.

Typ III: verzögerte Reaktion, IgG- und durch präzipitierende Antikörper vermittelt. Zu diesen gehören Vaskulitiden, Alveolitis, Serumkrankheit, Arthritis und Nephritisformen sowie das Erythema multiforme.

Typ IV: Spätreaktion, T-Lymphozyten-vermittelt. Dazu ordnen sich Tuberkulinempfindlichkeit, Kontaktekzeme und Autoimmunkrankheiten ein.

Die Neigung zu stärkeren allergischen Reaktionen ist z.T. genetisch fixiert und solche Phänomene treten bekanntlich familiär gehäuft auf. Versuche, diese Disposition durch IgE-Bestimmung im Nabelschnurblut zu erfassen, sind im Gange und zeigen erfolgversprechende Ansätze. Auch scheinen diätetische Einflüsse in frühester Kindheit von Bedeutung zu sein, wobei gestillte Kinder weniger zu allergischen Reaktionen neigen dürften. Aber auch bei muttermilchernährten Kindern werden Erkrankungen aus dem Formenkreis der Atopie beobachtet; die Erstmanifestation verzögert sich jedoch.

Die *Therapie* setzt an verschiedenen Punkten ein. Der ätiologische Ansatzpunkt ist einmal das Antigen, zum anderen sind es die Antikörper. Alle weiteren Maßnahmen, wie die Verhinderung der Mediatorsubstanzbildung und -freisetzung und die Steuerung neurovegetativer Vorgänge gehören in den Bereich der symptomatischen Therapie. Neben der kausalen Therapie der Antigenkarenz und Hyposensibilisierung, die sicher Bevorzugung verdient, kommt der symptomatischen Behandlung ein hoher Stellenwert in der Praxis zu. Wirksam sind bei

- Typ I: Adrenalinderivate, Antihistaminika, Dinatriumcromoglycicum, Corticoide, Theophyllinderivate,
- Typ II–IV: Corticoide.

Beim Anaphylaxiesyndrom ist in der Pädiatrie dasselbe Vorgehen wie beim Erwachsenen üblich:
– Adrenalin 0,1%ig s.c. oder i.v.:
  Säuglinge 0,1–0,15 ml,
  Kleinkinder 0,3 ml,
  ältere Kinder 0,5 ml.
– Corticoide i.v.: 1–2 mg/kg, bei älteren Kindern bis 100 mg Prednisolon.

Anschließend Sauerstoffbeatmung, Infusion, Antihistaminika und Calcium.

Urtikaria, Quincke-Ödem

Urtikaria und *Quincke-Ödem*, deren Ursachen in etwa 30% der Fälle aufgedeckt werden können, sprechen in erster Linie auf Antihistaminika an. Corticoide sind in allen Fällen der Urtikaria und des Quincke-Ödems wirksam, mit Ausnahme des hereditären Angioödems mit autosomal dominantem Erbgang. Hier fehlt die Komplement-C1-Esterase. Akute Fälle im Glottisbereich benötigen C1-Inaktivator (Behring). Die Kälteurtikaria spricht vereinzelt auf hohe Dosen i.m. gegebenen Penicillins oder D-Penicillamins an.

Serumkrankheit

Corticoide sind das Mittel der Wahl bei der *Serumkrankheit* (Allergie Typ III). Die Dosierung liegt bei 2 mg/kg/die Prednisolon.

Arzneimittelreaktionen

Arzneimittelreaktionen reichen in ihrem Schweregrad bis hin zum Lyell-Syndrom (bei Kindern oft durch Staphylokokkenstämme bedingt). Sie sprechen im allgemeinen gut auf lokale oder systemische Corticoidtherapie an.

Insektenstiche

Insektenstiche mit starker allergischer, bedrohlicher Reaktion sind wie anaphylaktoide Reaktionen, also durch Schocktherapie, zu behandeln. Wichtig ist jedoch stets die nachfolgende Hyposensibilisierungsbehandlung.

Literatur

Aas K. Das allergische Kind. Thieme, Stuttgart 1974; 2. Aufl. 1981
Lessof MH. Immunological and Clinical Aspects of Allergy. MTP Press, Lancaster 1981
Ring J. Angewandte Allergologie. Medizin-Verlag, München 1983
Stern M. Nahrungsmittelallergie im Kindesalter. Dtsch Ärztebl 1990; 87: A 2480
Warin RP, Champion RH. Urticaria. Saunders, Philadelphia 1974
Zabransky S, v. Brenndorff Chr, Kenkel B. Atopische Erkrankungen. Extracta Paediat 1985; 9, 3: 187

Das *Asthma bronchiale*, z.T. schon im Säuglingsalter beginnend, stellt ein Syndrom mit vorwiegend exspiratorisch behinderter Atmung, Giemen, Husten und Auswurf dar. Es besteht eine gewisse Knabenwendigkeit. Mit Spätschäden muß bei inkonsequenter Behandlung gerechnet werden und nur 30% der kindlichen Asthmatiker werden im frühen Erwachsenenalter beschwerdefrei.

Asthma
bronchiale

Die erschwerte Atmung führt zu unrationeller Atemmechanik mit Thoraxverformung, zu pathologischen Gasaustauschverhältnissen und beeinträchtigt die Hämodynamik. Auch das Verlaufsbild ist uneinheitlich. Wir finden die asthmatische Bronchitis und den eigentlichen Asthmaanfall oder eine Kombination von beidem.

Eine Beurteilung des Schweregrades des Asthma bronchiale ist für therapeutische Konsequenzen hilfreich, da sich leichtere Formen meist durch Therapie mit Dinatriumcromoglycicum evtl. unter Zusatz eines Sympathomimetikums beherrschen lassen und keines Corticoids bedürfen.

Leichtes Asthma im Kindesalter bedeutet nicht mehr als 6 Wochen im Jahr asthmatische Bronchitis und weniger als 5 Anfälle, mittelschweres Asthma 2–3 Monate asthmatische Bronchitis und 6–10 Anfälle, schweres Asthma bronchiale mehr als 3 Monate asthmatische Bronchitis und mehr als 10 Anfälle. In der letzten Gruppe findet sich die Mehrzahl der corticoidbedürftigen Patienten.

Nach Ursachen gegliedert kennen wir das allergische Asthma bronchiale, zu sichern durch Anamnese, RAST, Prick- und Provokationsteste sowie meist einen hohen IgE-Serum-Spiegel. Des weiteren tritt das Asthma bronchiale in Abhängigkeit von Infekten auf. Beide Formen sprechen, falls erforderlich, gut auf Corticoide an. Als dritte Form ist Anstrengungsasthma zu finden. Tag-Nacht-Wechsel, psychische Momente, Klimabedingungen, Hormone und insbesondere irritative Reize der Atmungsorgane aus der Umwelt spielen insgesamt in der Ätiologie des Asthma bronchiale eine Rolle.

Die *Therapie* ist einmal antiallergisch ausgerichtet, mit Allergenkarenz (z.B. durch Haussanierung), sowie durch subkutane und orale Hyposensibilisierung. Im Bedarfsfall werden Antibiotika gegeben. Immunologisch wirksam können auch Bakterienlysate wie Broncho-Vaxom sein.

Eine Bronchospasmolyse können Sympathikomimetika wie Fenoterol, Salbutamol und Terbutalin in altersgerechter Dosierung bewirken. Xanthinderivate wie Theophyllin sind bei Serumspiegeln zwischen 10 und 20 ng/ml ebenfalls gut wirksam. Bei ihrem Einsatz ist eine gesteigerte Diurese durch Flüssigkeitszufuhr auszugleichen. Tropasäureester (Atrovent, Ventilat) sind sehr gut verträglich, haben aber eine gewisse Latenzzeit bis zum Wirkungseintritt (10–15 min).

Die Sekretolyse kann durch Kalium jodatum, Ambroxol, Carbocistin und insbesondere durch Inhalation von physiologischer Kochsalzlösung erleichtert werden. Voraussetzung zur ausreichenden Sekretolyse ist genügende Flüssigkeitszufuhr.

Dinatriumcromoglycicum und Ketotifen beeinflussen Mediatoren wie Histamin und dienen in erster Linie zur Vorbeugung.

Corticoide zeigen entzündungshemmende Eigenschaften und vermindern die Bronchialschleimhautschwellung sowie das Volumen des Bronchialsekrets. Für die Langzeitbehandlung sind 2–2,5 mg/die Prednisolon oder besser 3mal 2 Hübe Beclometasondiproprionat (oder 2mal 1–2 Sprühstöße Budesonid) zu empfehlen. Kurzzeittherapie (oder die sog. Corticoidtherapie nach Bedarf) erfolgt mit 5–30 mg/die Prednisolon täglich oral. Insgesamt aber wird man der Corticoidtherapie aufgrund der Risiken nur beim schweren Asthma bronchiale ihren Platz einräumen.

Status asthmaticus

Besondere Probleme bietet die Therapie des schweren Anfalls und des *Status asthmaticus*. Die Corticoidtherapie ist hier in das Spektrum weiterer Maßnahmen eingebunden. Diese sind Hochlagerung des Oberkörpers, Euphyllin 5 mg/kg langsam i.v., Flüssigkeitszufuhr durch i.v. Elektrolytlösungen, Sekretolyse mit Mucosolvan oder Kalium jodatum (2 Compretten zu 0,5 g) evtl. Sedierung, Antibiotikagaben, Verneblerzelt mit O_2-Zufuhr, wenn nötig Digitalisierung und Azidoseausgleich. Als Corticoidgabe kommen 50–100 mg Prednisolon i.v. zur Anwendung. Die Weiterführung geschieht nach dieser initialen Bolusgabe mit 2–5 mg/kg/die Prednisolon.

Zusammenfassend seien die medikamentösen Maßnahmen bei obstruktiven Atemwegserkrankungen sowohl im Sinne der Prophylaxe wie auch der Therapie stufenweise dargestellt:

1. Inhalation 0,9%iger NaCl-Lösung oder DNCG-Lösung. Die Kombination mit Ipatropriumbromid-Inhalation ist möglich. Orale Gaben von Ketotifen bieten sich zugleich an.
2. Einsatz von β_2-Sympathikomimetika vorzugsweise als Aerosol, aber auch oral und im schweren Status asthmaticus als s.c. Injektion.
3. Theophyllinderivate (in Retardform oder auch rektal). Bei akutem Anfall und schwerer Obstruktion 5 mg/kg wasserfreies Theophyllin sehr langsam i.v.
4. Inhalative Corticoide, deren völlige Nebenwirkungsfreiheit allerdings zunehmend bezweifelt wird.
5. Corticoide oral als Kurzbehandlung oder bei schwerem Status asthmaticus 2–10 mg/kg/die Prednisolon in 4 Einzeldosen.

Die Prophylaxe obstruktiver Atemwegserkrankungen sollte sich aber nicht nur auf medikamentöse Maßnahmen beschränken, sondern die gesamten Lebensbedingungen mit einbeziehen. Dazu gehören Maßnahmen wie Sanierung des häuslichen Bereiches (indoor pollution), Vermeidung passiven Rauchens, Verzicht auf Tierhaltung, Vermeidung von Staub (Staubsauger mit Feinstaubfilter verwenden), evtl. Klimatherapie, Reduzierung der outdoor pollution.

Literatur

Brunette M, Lands S, Thibodean L. Childhood asthma: prevention of attacks with short-term corticosteroid treatment of upper respiratory tract infection. Pediatrics 1988; 81: 624

David TJ. Steroidscare. Arch Dis Child 1987; 62: 876

Dolan LM, Kesarwala H, Holroyde J, Fischer T. Shortterm, high-dose systemic steroids in children with asthma. The effect on the hypothalamic-pituitary-adrenal axis. J Allergy clin Immunol 1987; 80: 81

Gleeson I, Loftus B, Price I. Placebo controlled trial of systemic corticosteroids in acute childhood asthma. Acta Paediatr Scand 79; 1990 :1052.

Kelly W, Hudson I, Phelau P, Pain M, Olynski A. Childhood asthma in adult life: a further study at 28 years of life. Brit Mmed J 1987; 294: 1059

Prahl P, Jensen I, Bjerregaard-Andersen H. Adrenocorticalfunction in children on high-dose steroid aerosol therapie. Allergy 1987; 42: 541

Reinhard D. Asthma bronchiale im Kindesalter. Erg Inn Med Kinderheilkd 1984; 52: 60

Schuster A. Akuter Asthmaanfall im Kindesalter. Notfallmedizin 1988; 14: 179

Solthers O, Pedersen S. Shorter linear growth in asthmatic children during treatment with prednisolone. Brit Med J 1990; 301: 145

Tabachnik E, Zadik Z. Diurnal cortisol secretion during therapy with inhaled beclomethasone dipropionate in children with asthma. J Pediatr 1991; 118: 295

Tal A, Levyn Bearman J. Methylprenisolone therapy for acute Asthma in infants and toddlers: a controlled clinical trial. Pediatrics 1990; 86: 350

Younger R, Gerber P, Herrod H, Cohen R, Crawford L. Intravenous methylprednisolone efficacy in status asthmaticus of childhood. Pediatrics 1987; 80: 225

Wir unterscheiden die *Laryngitis supraglottica* (Epiglottitis acutissima), hervorgerufen meist durch Haemophilus influenzae Typ B oder Staphylokokken, als lebensbedrohende Erkrankung meist des Kleinkindesalters von den übrigen »Pseudokrupp«-Erkrankungen. Diese schwerste Form der Laryngitis erfordert sofortige Klinikbehandlung und meist Intubation. Ihr Verhältnis zum Pseudokrupp ca. 1 : 20. Mit Abnahme des Syndroms als Folge möglicher Schutzimpfung ist zu rechnen.

Krupp-Syndrom

Die *Laryngitis subglottica*, ebenfalls junge Kleinkinder bevorzugend, und unter Bezeichnungen wie Krupp, Pseudokrupp oder akute obstruktive Laryngitis subglottica geführt, wird meist durch Viren ausgelöst. Sie hat einen Häufigkeitsgipfel im Herbst, Klimaeinflüsse und out- wie indoorpollution spielen eine Rolle. Letztere Faktoren der Umweltbedingungen als ätiologische Auslöser der Erkrankung befinden sich zur Zeit in lebhafter kritischer Diskussion. Heiserkeit, Husten und inspiratorischer Stridor beherrschen das Krankheitsbild. Ohne Therapie kann es zu Zyanose, ja zum Erstickungstod führen. Die Behandlung besteht in Freilufttherapie und Sedierung in leichten Fällen; in schwereren ist Klinikbehandlung mit Anfeuchtung der Atemluft, Inhalation von Mikronephrin und seltener Intubation über möglichst kurze Zeit erforderlich.

Die Gabe von Corticoiden war lange Zeit umstritten hinsichtlich Notwendigkeit und Effektivität. Ausgedehnte meta-analytische Studien scheinen aber den Einsatz bei schweren Formen des Pseudokrupps als effiziente Maßnahme zu rechtfertigen.

Die *Laryngitis spastica* oder der spasmodische Krupp ist als Ausdruck einer Hyperreagibilität des Respirationstraktes zu sehen. Meist aus völligem Wohlbefinden ohne Anzeichen eines Infektes kommt es oft in der Nacht zu Heiserkeit, Husten und Stridor. Bei hoher Rezidivquote ist die Beschwerdedauer limitiert. Meist genügt Sedierung, Anfeuchtung der Atemluft oder Frischlufttherapie.

Die *akute eitrige Laryngotracheitis* ist als Komplikation einer Laryngitis zu sehen und beruht meist auf einer bakteriellen Sekundärinfektion und unterscheidet sich damit deutlich vom Pseudokrupp. Sie erfordert Kliniktherapie, Antibiotika evtl. Tracheoskopie und Mukolyse.

Die Corticoidtherapie des Pseudokrupp kann oral mit 2 mg/kg/die Prednisolon oder i.v. 100 mg Prednisolon erfolgen. Wählt man die für das Kind weniger strapaziöse rektale Anwendung, ist auf genügend hohe Dosierung, meist 100 mg Prednisolon, zu achten.

Die Behandlungsdauer ist meist kurz, weshalb höhere Dosierung von untergeordneter Bedeutung hinsichtlich unerwünschter Nebenwirkungen ist.

Literatur

Eskola I, Peltola H, Takala Ak, Käythy H, Hakulinen M, Karanko V, Kela E, Rekola P, Rönnberg PR, Samuelson IS, Gordon LK, Mäkelä Th. Efficacy of haemophilus influenzae B. Polysaccharide – Diphteria toxoid conjugate Vaccine in infancy. N Engl J Med 1987; 317: 717

Kayris SW, Ohmstead EM, O'Connor GT. Steroid treatment of laryngotracheitis: a meta-analysis of the evidence from randomized trials. Pediatrics 1989; 83: 683

Kuusela AL, Vesikari T. A randomized double-blind placebo-controlled trial of dexamethasone and racemic epinephrine in the treatment of croup. Acta Paediatr Scand 1988; 77: 99

Mieteus G. Stenosierende subglottische Laryngotracheitis – Pseudokrupp –. Dtsch Med Wschr 1988; 113: 704

Super DM, Cartelli NA, Brooks LJ, Lembo RM, Kumar ML. A prospective randomized double-blind-study to evaluate the effect of dexamethasone in acute laryngotracheitis. J Pediatr 1989; 115: 323

Darmkrankheiten

Colitis ulcerosa   Die *Colitis ulcerosa* hat in den letzten Jahren – im Gegensatz zur Ileocolitis granulomatosa (Crohn) – nicht zugenommen. Die Ursache der Erkrankung scheint multifaktoriell zu sein. Autoimmunphänomene, Umweltfaktoren und psychosoziale Momente dürften an der Entstehung beteiligt sein.

Neben der Therapie mit Salazosulfapyridinen (Azulfidin, Salazopyrin) in altersgebundener Dosierung und einer immunsuppressiven Behandlung mit Azathioprin kommen in erster Linie Retentionseinläufe mit 10–20 mg/die Prednisolon täglich in Frage. Diese sind jedoch nur bei einer Einwirkdauer von etwa 1 Std. sinnvoll. Ist das Kind nicht imstande, diese Einläufe zu halten, muß auf orale Gabe von Prednisolon 60 mg/m^2/die übergegangen werden.

Neuere Entwicklungen mit oberflächenaktiven Corticoiden, wie Beclometasondiproprionat, Budesonid, Tixocortol-pivalat und Prednisolon-metasulfobenzoat erscheinen vielversprechend, befinden sich aber noch im Prüfstadium. Der Vorteil läge in der geringen Nebenwirkungsrate.

Morbus Crohn   Die *Enterocolitis granulomatosa Crohn* nimmt derzeit bei Patienten insbesondere im Schulalter zu. Diese vorwiegend im terminalen Ileum, aber auch auf weitere Darmabschnitte fistelnd, stenosierend und granulierend übergreifende Erkrankung wird medikamentös ebenso wie die Colitis ulcerosa mit Corticoiden rektal und systemisch behandelt, wobei zusätzlich Azathioprin, 6-Mercaptopurin, Ciclosporin sowie Salazosulfapyridine zum Einsatz kommen.

Literatur

Chin TW, Stiehm ER, Fallon I, Gallin I. Corticosteroids in treatment of obstructive lesions of chronic granulomatosis disease. J Pediatr 1979; 111: 349

Hyams IS, Treem WR. Cyclosporin treatment of fulminant colitis. J Pediatr. Gastroenterol Nutr 1989; 9: 383

Malchow H. Ulmer Symposium, Entzündliche Darmerkrankungen. Falk, Freiburg 1990

Schwartz MZ, Hayden CK, Richardson CJ, Tyson KRT, Lobe TE. A prospective evaluation of intestinal stenosis following necrotizing enterecolitis. J Pediat Surg 1982; 17: 764

Nephrotisches Syndrom

Das nephrotische Syndrom ist gekennzeichnet durch massiven Eiweißverlust im Urin. Die glomerulär bedingte Eiweißausscheidung liegt meist über 1 g/m^2 innerhalb 24 Std. Albumin, α_1-Globulin und Teile der γ-Globulin-Fraktion gehen hierbei verloren. Daraus resultiert eine typische Hypalbuminämie und die Erhöhung der α_2- und β-Globulin-Anteile im Plasma. Hyperlipidämie, Ödem und Oligurie sind Folgen der Dysproteinämie. Nephritische Symptome können diesem Krankheitsbild beigemischt sein.

Die Ursachen des nephrotischen Syndroms sind verschieden. Differentialdiagnostische Maßnahmen sind deshalb zu einem frühen Zeitpunkt erforderlich, um eine sinnvolle Therapie zu etablieren.

Die Luesnephritis, die Staphylococcus-albus-Nephritis, allergisch und toxisch bedingte nephrotische Syndrome sind fallweise kausal zu beeinflussen. Als corticoidresistent müssen das Krankheitsbild der mikrozystischen Nieren, die diffuse angeborene mesangiale Sklerose, das Lowe- und Alport-Syndrom angesehen werden. Ähnliches gilt wohl auch für die chronische Glomerulonephritis, Amyloidose und Nierenveränderungen bei Diabetes mellitus. Zweifelhaft sind Therapieerfolge mit Corticoiden bei fokaler Glomerulosklerose, mesangial-proliferativer Glomerulonephritis, fokal-proliferativer Glomerulonephritis, membranoproliferativer Glomerulonephritis und bei perimembranöser Nephropathie.

Ausgezeichnet sprechen dagegen *Lipoidnephrosen* mit minimalen glomerulären Läsionen auf Steroide an. Erfreulicherweise gehören 70–90% aller Kinder mit nephrotischem Syndrom dieser Gruppe an. Corticoidresistenz ist eine Ausnahme, Rezidive sind häufig.

Lipoidnephrose

Die initiale Steroiddosis ist hoch anzusetzen und liegt bei 60 mg/m^2/die Prednisolon. Die Applikation erfolgt am besten in drei Einzeldosen. Wählt man das Gewicht als Dosierungsparameter (2 mg/kg/die Prednisolon), so gilt das »Präödemgewicht« als Berechnungsgrundlage.

Diese Therapie sollte 4–6 Wochen beibehalten werden und wird dann versuchsweise auf alternierende Applikationsform umgestellt (40 mg/m^2 morgens jeden 2. Tag). Innerhalb der nächsten 4–6 Wochen ist eine Reduzierung der 2-Tages-Gabe schrittweise um je 5 mg durchzuführen. Ist jedoch nach 8–10 Wochen kein Therapieerfolg deutlich geworden, ist eine Biopsie der Niere erforderlich. Eine Entscheidung zur zytostatischen Therapie oder zu einer Änderung des gesamten Behandlungsverfahrens muß dann getroffen werden. Finden sich bei der Biopsie jedoch nur die erwähnten »minimal change lesions«, sollte die Steroidtherapie fortgesetzt werden.

Rezidive, die bei 40–90% aller Kinder mit Lipoidnephrose auftreten, erfordern erneut den Einsatz der beschriebenen Initialtherapie bis zum Verschwinden der Proteinurie. Dann kann wiederum auf alternierende Applikationsweise für 4–6 Wochen übergegangen werden. Flüchtige Proteinurien bei interkurrenten Infekten sollten nicht als Rezidiv betrachtet werden.

Versuche, diese Standardtherapie zu modifizieren, wurden gemacht. Sie zeigen die Effizienz von Therapieregimen mit verkürzter Dauer der Corticoid-Applikation. Die höhere Rezidivquote bei so behandelten Kindern läßt zur Zeit die Beibehaltung des Standardtherapieschemas noch angeraten erscheinen. Von Interesse sind in diesem Zusammenhang neuere pharmakokinetische Studien, die Hypalbuminämie und Proteinbindung berücksichtigen.

Zytostatische Therapie einer corticoidsensiblen Nephrose sollte eine Ausnahme darstellen; sie ist in erster Linie bei corticoidbedingten Komplikationen erforderlich. Die Remissionsquote bei zytostatischer Therapie der Lipoidnephrose ist erfreulich hoch. Zur Anwendung kommt Cyclophosphamid in einer Dosis von 2 mg/kg/die; sie wird morgens verabreicht. Reichliches Trinken kann die Komplikation der hämorrhagischen Zystitis vermindern, Chlorambucil wird in einer langsam ansteigenden Initialdosierung von 0,1–0,15 mg/kg/die auf drei Einzeldosen verteilt gegeben. Die am Ende der Behandlung erreichte Höchstdosis liegt bei 8,4 mg/kg. Die Therapiedauer beträgt etwa 2 Monate. Für beide Medikamente gelten die bei zytostatischer Therapie üblichen Überwachungsvorschriften. Chlorambucil scheint etwas stärker mit Nebenwirkungen behaftet zu sein als Cyclophosphamid. Gonadenschäden sind jedoch bei beiden Pharmaka bekannt.

Kombination mit Zytostatika

Corticoidinsensible oder auf Corticoide nur wenig ansprechende nephrotische Syndrome, wie die fokale Glomerulosklerose, mesangial-proliferative Glomerulonephritis, fokale und membranoproliferative Glomerulonephritiden sowie die perimembranöse Nephropathie lassen eine kombinierte Therapie mit Corticoiden und Zytostatika dann gerechtfertigt erscheinen, wenn eine Progredienz des Leidens bei schlechter Prognose vorliegt. Hier werden dann 20–50 mg/die Prednisolon mit Cyclosphosphamid oder Chlorambucil in oben beschriebener Dosis appliziert. Es handelt sich dabei um eine Langzeittherapie bis zu einem Jahr oder darüber hinaus mit allen bekannten Gefahren und Nebeneffekten einer solch aggressiven Behandlungsform. Ein sichtbarer Erfolg und bioptische Kontrollen nach 6–8 Monaten entscheiden über eine Fortsetzung der Behandlungsweise.

Therapieversuche mit Levamisol, Ciclosporin oder Plasmapherese sowie hochdosierter intravenöser Corticoidstoßtherapie lassen noch keine endgültige Beurteilung zu.

Unterstützende Therapie

Es liegt auf der Hand, daß eine *unterstützende Therapie* insbesondere bei den corticoidinsensiblen nephrotischen Syndromen erforderlich ist. In Frage kommt die Applikation von Diuretika, von Spironolacton oder Albumininfusionen. Letztere sind vorsichtig und keinesfalls zu rasch durchzuführen. Der Kaliumhaushalt ist zu überwachen. Bakterielle Infektionen erfordern eine intensive gezielte antibiotische Therapie. Neuerdings wird Pneumokokkenvakzination empfohlen. Dauer-Prophylaxe mit Breitbandantibiotika kann jedoch nicht befürwortet werden. Prophylaktische Gabe von g-Globulinen sollte ebenfalls nur gezielt erfolgen. Der Verlust des zugeführten g-Globulins geht relativ schnell vonstatten. Bei jedem nephrotischen Syndrom besteht eine erhöhte Thrombosegefahr. Des weiteren bedürfen die Kinder während der Langzeittherapie einer sorgfältigen und verständisvollen psychischen Führung und die Eltern einer entsprechenden Information.

Literatur

Arbeitsgemeinschaft für pädiatrische Nephrologie: Short versus standard prednisonetherapy for initial treatment of idiopathic nephrolic syndrome in children. Lancet 1988; I 380

Brodehl J. Therapie des nephrotischen Syndroms im Kindesalter. Dtsch Med Wschr 1989; 114: 40

Choonara IA, Heney D, Meadow SR. Low dose prednisolone in nephrotic-syndrome. Arch Dis Child 1989; 64: 610

Ehrich JHH. Multizentrische Therapiestudien zur Behandlung des steroidsensiblen nephrotischen Syndroms im Kindesalter. Kinderarzt 1988; 19: 1134

Frey FJ, Ruegsegger MK, Frey BM. The dose dependent systemic availability of prednisone: one reason for the reduced biological effect of alternate day prednison. Brit J Clin Pharmacol 1986; 21: 182

Hoyer PF. Therapie des nephrotischen Syndroms im Kindesalter. Kinderarzt 1989; 20: 482

Hunt L, Short CD, Mallinck NP. Prognostic indicators in patients presenting with the nephrotic Syndrome. Kidney Int 1988; 34: 382

Laurent J, Lagrue G. Dietary manipulation for idiopathic nephrotic Syndrome: a new approach to therapy. Allergy 1989; 44: 599

Layer PF, Krull F, Brodehl J. Cyclosporin in frequently relapsing minimal change nephrotic syndrom. Lancet 1986; II: 335

Milelr PFW, Bowmer CJ, Wheeldon J, Brocklebank JT. Pharmacokinetics of prednisolone in children with nephrosis. Arch Dis Child 1990; 65: 196

Müller-Wiefel DE, Bonzel KE, Schärer K. Biological basis and techniques of plasmapheresis. In: Murakami K (Hrsgb.): Recent advances in pediatric nephrology. Excerpta medica, Amsterdam 1987; 431

Niandet P, Habib R, Tete M, Hinglais N, Broyer M. Cyclosporin in the treatment of idiopathic nephrotic syndrom in childen. Pediatr Nephrol 1987; 1: 566

Schärer K, Wingen AM. Nephrotisches Syndrom im Kindesalter. Krankenhausarzt 1988; 61: 725

Schulman SL, Kaiser BA, Polinsky MS, Srinivasan R, Baluarte HI. Predicting the response to cytotoxic therapy for childhood nephrotic Syndrome: Superiority of response to corticosteroid therapy over histopathology patterns. J Pediatr 1988; 113: 996

Ueda N, Chihara M, Kawaguchi S. Intermittend versus long term tapering prednisolone for initial therapie in children with idiopathic nephrotic-syndrome. J Pediatr 1988; 112: 122

Warshaw BL, Hymes LC. Daily single-dose and daily reduced-dose Prednisontherapie for children with the nephrotic-syndrome. Pediatrics 1989; 83: 694

Wingen AM, Müller-Wiefel D, Schärer K. Comparison of different regimens of prednisone therapy in frequently relapsing nephrotic syndrome. Acta Paediatr Scand 1990; 79: 305

Maligne Erkrankungen

Der Einsatz von Corticoiden bei der Behandlung von Malignomen, bei der akuten Leukämie und bei der Histiozytose X ist meist in der Induktionsphase kombiniert mit einer aggressiven zytostatischen oder radiologischen Therapie üblich. Da die Behandlung der malignen Erkrankungen heute nach Protokollen und Anweisungen von multizentrischen Studiengruppen erfolgt, ist es nicht möglich, in diesem Rahmen verbindliche Empfehlungen zu geben. Im Rahmen dieser Protokolle ist der Stellenwert der Corticoidtherapie jeweils unterschiedlich.

Anfallsleiden

Einige Krankheitsbilder aus dem Formenkreis der kindlichen zerebralen Anfallsleiden werden als einer Corticoidtherapie zugänglich betrachtet.
Dies gilt für die kleinen generalisierten Anfälle fokaler Genese vom Typ der Blitz-, Nick- und Salaamkrämpfe oder des West-Syndroms. Betroffen sind in erster Linie Säuglinge mit einer frühkindlichen Hirnschädigung. Therapie erfolgt zunächst mit Antikonvulsiva. Bleibt der Erfolg aus, kann ein Versuch mit 0,4–0,8 mg/die ACTH durchgeführt werden. Diese Therapie ist jedoch häufig mit erheblichen Nebeneffekten behaftet.
Petit-mal-Anfälle vom myoklonisch astatischen Typ treten vorzugsweise bei Knaben in den ersten 5 Lebensjahren auf, differentialdiagnostisch sollten sie von dem sog. Lennox-Syndrom abgegrenzt werden. Trotz sorgfältiger Einstellungsversuche mit Antikonvulsiva kommt es bei einem Teil der Patienten zum gefährlichen Petit-mal-Status. Auch hier kann sich die Notwendigkeit einer ACTH-Therapie in etwas höherer Dosierung ergeben. (Siehe hierzu auch S. 351)

Literatur

Doose H. Zerebrale Anfälle. In: Bachmann KD, Ewerbeck H, Joppich G, Kleinhauer E, Rossi E, Stalder GR (Hrsgb.). Pädiatrie in Praxis und Klinik, Bd. III. Thieme, Stuttgart 1980; 2. Aufl. 1990
Doose H. Zerebrale Anfälle im Kindesalter. Desetin, Hamburg 1983
v. Harnack GA. Therapie der Krankheiten des Kindesalters. Springer, Berlin 1985
Matthes A. Epilepsien, 4. Aufl. Thieme Stuttgart 1984
Palitzsch D. Pharmakotherapie mit Kortikosteroiden im Kindesalter. Enke, Stuttgart 1981

Zusammenfassung

Insgesamt ist es kaum möglich, alle Indikationen für eine Corticoidtherapie aufzuzählen. So wurde darauf verzichtet, den Einsatz bei einzelnen Infektionskrankheiten, wobei sie häufig als unterstützende Behandlungsweise in Frage kommen, zu erwähnen. Neurologische Erkrankungen wurden zum größten Teil ausgeklammert.

Sachverzeichnis